C. M. Ofenstein, S. Tönjes

Lehrbuch Heilpraktikerinnen und Heilpraktiker für Psychotherapie

Finde heraus, was dein Herz dir sagt
Wenn du es verstehst, habe Mut, es auszusprechen
Wenn du es ausgesprochen hast, habe den Mut, ihm zu folgen

Christopher M. Ofenstein

Ich bedanke mich bei all meinen Studenten, die mich mit ihrer kreativen Art inspirieren, mich mit dem vorhandenen Stoff immer wieder aufs Neue auseinanderzusetzen.

Christopher M. Ofenstein

Christopher M. Ofenstein, Sibylle Tönjes

Lehrbuch Heilpraktikerinnen und Heilpraktiker für Psychotherapie

5. Auflage

ELSEVIER

Elsevier GmbH, Bernhard-Wicki-Str. 5, 80636 München, Deutschland
Wir freuen uns über Ihr Feedback und Ihre Anregungen an kundendienst@elsevier.com

ISBN 978-3-437-55059-1 eISBN 978-3-437-05731-1

Aus Gründen der Barrierefreiheit sind die Bilder in elektronischen Ausgaben dieses Buches mit Alt-Text-Beschreibungen versehen, die von Elsevier bereitgestellt werden. Mehr Informationen erhalten Sie unter https://www.elsevier.com/about/accessibility.

Bücher und Zeitschriften, die von Elsevier veröffentlicht werden, entsprechen den geltenden Produktsicherheitsanforderungen. Für etwaige Bedenken oder Fragen zur Produktsicherheit wenden Sie sich bitte an unseren autorisierten Vertreter, Elsevier B.V., productsafety@elsevier.com.

Elsevier nimmt eine neutrale Position in Bezug auf territoriale Meinungsverschiedenheiten oder Zuständigkeitsansprüche in seinen veröffentlichten Inhalten ein, einschließlich Landkarten und institutionellen Zugehörigkeiten.

Wichtiger Hinweis
Die medizinischen Wissenschaften unterliegen einem sehr schnellen Wissenszuwachs. Der stetige Wandel von Methoden, Wirkstoffen und Erkenntnissen ist allen an diesem Werk Beteiligten bewusst. Sowohl der Verlag als auch die Autorinnen und Autoren und alle, die an der Entstehung dieses Werkes beteiligt waren, haben große Sorgfalt darauf verwandt, dass die Angaben zu Methoden, Anweisungen, Produkten, Anwendungen oder Konzepten dem aktuellen Wissensstand zum Zeitpunkt der Fertigstellung des Werkes entsprechen.
Der Verlag kann jedoch keine Gewähr für Angaben zu Dosierung und Applikationsformen übernehmen. Es sollte stets eine unabhängige und sorgfältige Überprüfung von Diagnosen und Arzneimitteldosierungen sowie möglicher Kontraindikationen erfolgen. Jede Dosierung oder Applikation liegt in der Verantwortung der Anwenderin oder des Anwenders. Die Elsevier GmbH, die Autorinnen und Autoren und alle, die an der Entstehung des Werkes mitgewirkt haben, können keinerlei Haftung in Bezug auf jegliche Verletzung und/oder Schäden an Personen oder Eigentum, im Rahmen von Produkthaftung, Fahrlässigkeit oder anderweitig übernehmen.

Für die Vollständigkeit und Auswahl der aufgeführten Medikamente übernimmt der Verlag keine Gewähr.
Geschützte Warennamen (Warenzeichen) werden in der Regel besonders kenntlich gemacht (®). Aus dem Fehlen eines solchen Hinweises kann jedoch nicht automatisch geschlossen werden, dass es sich um einen freien Warennamen handelt.

Bibliografische Information der Deutschen Nationalbibliothek
Die Deutsche Nationalbibliothek verzeichnet diese Publikation in der Deutschen Nationalbibliografie; detaillierte bibliografische Daten sind im Internet über https://www.dnb.de abrufbar.

25 26 27 28 29 5 4 3 2

In ihren Veröffentlichungen verfolgt die Elsevier GmbH das Ziel, genderneutrale Formulierungen für Personengruppen zu verwenden. Um jedoch den Textfluss nicht zu stören sowie die gestalterische Freiheit nicht einzuschränken, wurden bisweilen Kompromisse eingegangen. Selbstverständlich sind **immer alle Geschlechter** gemeint.

Planung: Stefanie Schröder
Projektmanagement: Martha Kürzl-Harrison
Redaktion: Dr. med. Sibylle Tönjes, Kiel
Bildrechteklärung: Katja Sieger-Schauer
Satz: Thomson Digital, Noida/Indien
Druck und Bindung: Printer Trento S.r.l., Trento/Italien
Umschlaggestaltung: SpieszDesign, Neu-Ulm
Titelfotografie: © Anna - stock.adobe.com

Aktuelle Informationen finden Sie im Internet unter **www.elsevier.de**

Vorwort zur 5. Auflage

Liebe angehende Heilpraktikerinnen und Heilpraktiker für Psychotherapie,

Sie halten nun die 5. überarbeitete Auflage des Lehrbuchs *Heilpraktiker für Psychotherapie* in der Hand. Auch weiterhin gilt, dass die Prüfungskriterien je nach Bundesland und Kommune unterschiedlich sind. Was im Süden der Republik Standard ist, muss es nicht unbedingt auch im Norden sein und umgekehrt. Das gilt bezüglich des Vokabulars, aber auch hinsichtlich des praktischen Bezugs der Psychotherapie. Dementsprechend finden sich in diesem grundsätzlich an der ICD-10 ausgerichteten Buch nicht nur Bezugnahmen auf beide ICD-Klassifikationen, sondern vereinzelt auch auf das im Sprachgebrauch oft noch zitierte triadische System. Dies hat didaktische Gründe.

In dieser 5. Auflage haben wir die Ziffern von ICD-10 und ICD-11 wo immer dies möglich war einander gegenübergestellt und inhaltlich einen Mittelweg zwischen beiden Klassifikationen gesucht. Wir wollen so den Übergang von der ICD-10 zur Nachfolgeversion ICD-11 erleichtern, der sicherlich noch mehrere Jahre in Anspruch nehmen wird. Da die in der ICD-11 teils aktualisierten Krankheitskonzepte eine einfache Umschlüsselung oft erschweren, wird die ICD-10 wohl auch in den nächsten Jahren noch Anwendung finden.

Trotzdem haben wir konzeptuelle Aktualisierungen durchgeführt und tragen beispielsweise mit dem Teilkapitel Psychodynamik dem inzwischen gewandelten Konzept der Persönlichkeitsstörungen Rechnung. Das Neurosenkonzept wird zwar weiterhin dargestellt, wegen seiner inzwischen aber nur noch historischen Bedeutung bei der Besprechung der Krankheitsbilder nicht mehr berücksichtigt. Weitere inhaltliche Modernisierungen betreffen die Psychosomatosen, die kindlichen Entwicklungsstörungen, die Intelligenzminderung und die Geschlechtsinkongruenzen.

Wie immer waren an diesem Buch nicht nur die Autoren beteiligt. Wir danken daher dem gesamten Team vom Elsevier-Verlag für die allseits kompetente, zuverlässige und verständnisvolle Zusammenarbeit, insbesondere Frau Stefanie Schröder für die Projektplanung und Frau Kürzl-Harrison für das Projektmanagement.

Wir wünschen unseren Leserinnen und Lesern Freude und Gelassenheit bei Ihrem individuellen Lernprozess, Zuversicht bei der Prüfungsvorbereitung sowie viel Erfolg bei der Amtsprüfung zum Heilpraktiker oder der Heilpraktikerin für Psychotherapie. Für die Zukunft erhoffen wir uns von Ihnen kritische und konstruktive Anmerkungen und Kommentare zu diesem Buch, das Ihnen auf Ihrem Weg hoffentlich ein guter und wertvoller Berater sein wird.

München und Kiel im April 2025
Christopher Ofenstein, MFT
Dr. med. Sibylle Tönjes

Zur besseren Orientierung wird im Text mit verschiedenen farbigen Kennzeichnungen gearbeitet. An der Farbe der „Kästen“ und den Symbolen lässt sich der Informationsschwerpunkt auf einen Blick erkennen:

Kapitelübersicht bzw. Verständnisfragen

Jedem Kapitel vorangestellte Zusammenfassungen für einen Überblick über das Thema und die zu lernenden Inhalte.

Verständnisfragen am Kapitelende zur selbstständigen Wissensüberprüfung.

MERKE

Sehr wichtige, prüfungsrelevante Hinweise zum gerade erläuterten Thema.

FALL/ERLÄUTERUNGEN ZUM FALL/BEISPIEL

(Fall-)Beispiele zur Veranschaulichung und Verdeutlichung des jeweiligen Themas.

THERAPEUTISCHE PRAXIS

Nützliche Hinweise zur therapeutischen Praxis.

GUT ZU WISSEN

Hintergrundinformationen, Exkurse und Ergänzungen zum vorgestellten Thema.

Gesetzestexte im Originalwortlaut.

Fehler gefunden?

An unsere Inhalte haben wir sehr hohe Ansprüche. Trotz aller Sorgfalt kann es jedoch passieren, dass sich ein Fehler einschleicht oder fachlich-inhaltliche Aktualisierungen notwendig geworden sind.

Sobald ein relevanter Fehler entdeckt wird, stellen wir eine Korrektur zur Verfügung. Mit diesem QR-Code gelingt der schnelle Zugriff.

https://else4.de/9783437550591

Wir sind dankbar für jeden Hinweis, der uns hilft, dieses Werk zu verbessern. Bitte richten Sie Ihre Anregungen, Lob und Kritik an folgende E-Mail-Adresse: kundendienst@elsevier.com

Abkürzungen

Abb. Abbildung
AD Alzheimer-Demenz
ADHS Aufmerksamkeitzsdefizit- und Hyperaktivitätsstörung
BGB Bürgerliches Gesetzbuch
BOH Berufsordnung für Heilpraktiker
BPRS *Brief Psychiatric Rating Scale*
BtMG Betäubungsmittelgesetz
bzgl. bezüglich
bzw. beziehungsweise
CJK Creutzfeld-Jakob-Krankheit
CRP C-reaktives Protein
CT Computertomografie, -gramm
d. h. das heißt
DSM *Diagnostic and Statistical Manual*
DVO Durchführungsverordnung
EEG Elektroenzephalografie, -gramm
EKT Elektrokrampftherapie
EMDR Eye Movement Desensitization and Reprocessing
engl. Englisch
evtl. eventuell
GABA *Gamma-Amino Butyric Acid* (Gamma- Aminobuttersäure)
G-BA gemeinsamer Bundesausschuss
ggf. gegebenenfalls
gr. Griechisch
HEE *High Expressed Emotions*
HP(G) Heilpraktiker(-Gesetz)
HIV humanes Immundefizienz-Virus
i. v. intravenös
ICD *International Classification of Diseases*
IQ Intelligenzquotient
JGG Jugendgerichtsgesetz
Jh. Jahrhundert
Kap. Kapitel
lat. Lateinisch
Lj. Lebensjahr
LSD Lysergsäurediethylamid
MALT Münchner Alkoholismus-Test
MAO Monoaminoxidase
Mio. Million
MMST Mini-Mental-Status-Test
MRT Magnetresonanztomografie (auch: Kernspintomografie)
MS multiple Sklerose
OVG Oberverwaltungsgericht
PANS *Positive and Negative Symptom Scale*
PET Positronen-Emissions-Tomografie
PsychKG Psychisch-Kranken-Gesetz
PsychThG Psychotherapeutengesetz
PTBS posttraumatische Belastungsstörung
RA rheumatoide Arthritis
RVO Reichsversicherungsordnung
s. o./u. siehe oben/unten
SANS *Scale for Assessment of Negative and Positive Symptoms*
SHT Schädel-Hirn-Trauma
SNRI selektive Noradrenalin-Wiederaufnahmehemmer
sog. sogenannt
SSNRI selektive (duale) Serotonin-Noradrenalin-Wiederaufnahme-hemmer
SSRI selektive Serotonin-Wiederaufnahmehemmer
StGB Strafgesetzbuch
Tab. Tabelle
TFP *Transference-Focused Psychotherapy* (übertragungsfokussierte Psychotherapie)
THC Tetrahydrocannabinol
u. a. unter anderem
UAW unerwünschte Arzneimittelwirkung
UnterbrG Unterbringungsgesetz
v. a. vor allem
WHO *World Health Organisation* (Weltgesundheitsorganisation)
z. B. zum Beispiel
z. T. zum Teil

Abbildungsnachweis

Der Verweis auf die jeweilige Abbildungsquelle befindet sich bei allen Abbildungen im Werk am Ende des Legendentextes in eckigen Klammern. Alle nicht besonders gekennzeichneten Grafiken und Abbildungen © Elsevier GmbH, München.

E604-1	Josef Bäuml in Bäuml, J. (2008): Psychosen aus demschitzophrenen Formenkreis. 2. Auflage. Berlin, Springer Verlag
L106	Henriette Rintelen, Velbern
L141	Stefan Elsberger, Planegg
L143	Heike Hübner, Berlin
L157	Susanne Adler, Lübeck
L190	Gerda Raichle
L234	Helmut Holtermann, Dannenberg
M515	Prof. Dr. med. Klaus Lieb, Mainz
M516	Dr. Sabine Frauenknecht, Freiburg
M1010	Prof. Dr. Dr. med. Stefan Brunnhuber, Colditz
R132-002	Prof. Dr. med. et phil. G. Danzer in Classen M, Diehl V, Kochsiek K. Innere Medizin. 5.Aufl., Elsevier/Urban & Fischer Verlag, 2004
R132-003	Prof. Dr. med. B. Klapp in Classen M, Diehl V, Kochsiek K. Innere Medizin. 5.Aufl., Elsevier/Urban & Fischer Verlag, 2004.
R263-1	Alsleben H, Hand I. (2006): „Soziales Kompetenztraining. Gruppentherapie bei sozialen Ängsten und Defiziten". 1. Auflage, Elsevier/Urban & Fischer Verlag
S007-1-22	Putz R, Pabst R. Sobotta, Atlas der Anatomie des Menschen, Band 1 mit StudentConsult Zugang, 22. Aufl., Elsevier/Urban & Fischer, 2006
W203-012	ICD-10-GM (BfArM) International Statistical Classification of Diseases and Related Health Problems. World Health Organization (WHO), Genf. 2024
W798-008	ICD-11 (BfArM) Mortality and Morbidity Statistics, World Health Organization (WHO), Genf. 2022

Inhaltsverzeichnis

I Grundlagen der Psychotherapie

KAPITEL

1 Fachbereiche

Kapitelübersicht

Die **Psychiatrie** ist eine Schnittstelle zwischen verschiedenen Fachbereichen. Überschneidungen gibt es mit der Psychotherapie, Psychologie, Psychosomatik und Neurologie, aber auch mit der somatischen Medizin. Wichtig ist zudem eine Unterscheidung der Berufsgruppen, die in der Bundesrepublik Deutschland psychotherapeutisch tätig sein dürfen. Dazu gehören u. a. die Fachärzte und Fachärztinnen für Psychiatrie und Psychotherapie, Psychologische Psychotherapeuten und Psychotherapeutinnen sowie Heilpraktiker und Heilpraktikerinnen für Psychotherapie. Die Berufsgruppen lassen sich in mehreren Aspekten voneinander abgrenzen, u. a. im Hinblick auf Ausbildungsweg und -dauer, Berufs- und Gebührenordnung, Verantwortungs- und Tätigkeitsbereich, Rechte und Pflichten.

1.1 Psychiatrie

Psychiatrie, ein Gebiet der Medizin, befasst sich mit der Diagnostik, Therapie und Prävention der seelischen Krankheiten des Menschen einschließlich deren Erforschung und Lehre. Weil bei seelischen Krankheiten auch körperliche Störungen auftreten und weil psychische und soziale sowie somatische Bedingungen an der Entstehung beteiligt sind, muss Psychiatrie (klinisch und wissenschaftlich) sowohl psychologische als auch biologische Vorgehensweisen pflegen.

R. Tölle

Die Psychiatrie (gr. *psyche* = Seele; *iatrik* = ärztliche Heilkunst) ist ein Teilgebiet der Medizin und umfasst die **Diagnostik, Therapie** und **Prävention psychischer (seelischer) Erkrankungen.**

Die moderne Psychiatrie geht auf den Arzt **Wilhelm Griesinger** zurück, der Anfang des 19. Jahrhunderts die These vertrat, seelische Erkrankungen seien Erkrankungen des Gehirns. **Emil Kraepelin** (1856–1926) hat in den ersten Jahren des 20. Jahrhunderts erstmals in der Geschichte der Psychiatrie ein Klassifikationssystem für psychische Krankheiten etabliert, das bis in die 1990er-Jahre klinisch bestimmend blieb und schließlich mit der Einführung der *International Classification of Diseases* **(ICD)** durch die Weltgesundheitsorganisation (WHO) ersetzt wurde. Die Psychiatrie entwickelte dadurch ein neues Krankheitsverständnis.

Durch die Entwicklung und den Einsatz von **Psychopharmaka** wurde die Therapie psychisch kranker Menschen deutlich verbessert. So trugen etwa in der Behandlung der Schizophrenie die Antipsychotika (Neuroleptika) maßgeblich zu einer positiven Wende bei. Zwangsjacken und gewaltsame Fixierungen konnten aus der Routinebehandlung psychischer Störungen verbannt und die Krankenhausaufenthalte wesentlich verkürzt werden. In den 1970er-Jahren wurden in den westlichen Ländern seelische Erkrankungen als **eigenständige Krankheitsbilder anerkannt.** Es setzte eine Reihe von gesetzlichen Reformen ein, welche die Behandlungs- und Pflegesituation im Sinne des Patienten verbesserten, eine wohnortnahe Versorgung förderten und weitere Fachkräfte wie Psychologen und Sozialarbeiter in den Behandlungsprozess integrierten.

Die NS-Diktatur bescherte der Psychiatrie in Deutschland ein sehr dunkles Kapitel. Psychisch Kranke, geistig Behinderte und sozial Schwache wurden zu Menschen dritter Klasse diskriminiert. Sie wurden zwangssterilisiert, ausgehungert und ermordet. 150.000 psychisch kranke Menschen wurden im Rahmen des Euthanasieprogramms umgebracht. Die Aufarbeitung dieser verabscheuungswürdigen und menschenverachtenden Vorgänge kam nach dem Zweiten Weltkrieg in der Bundesrepublik Deutschland nur schleppend in Gang.

Der auf die Teildisziplin Psychiatrie spezialisierte Arzt ist der **Facharzt für Psychiatrie und Psychotherapie** oder kurz der Psychiater. Er muss nach dem Medizinstudium eine mindestens 5-jährige Weiterbildung absolvieren, die mit einer Prüfung abschließt. Ein Psychiater befasst sich mit den biologischen und sozialen Aspekten der seelischen Krankheiten, er führt die **medikamentöse, sozialtherapeutische** und **psychotherapeutische Behandlung** durch bzw. koordiniert sie. Teilbereiche der Psychiatrie sind z. B. forensische Psychiatrie, Gerontopsychiatrie (gr. *geron* =Greis; psychische Störungen des älteren Menschen) oder Sozialpsychiatrie.

MERKE

Psychische Störungen, deren Behandlung den Einsatz von Medikamenten erfordert, gehören auf jeden Fall in den **Kompetenzbereich von Ärzten** bzw. vorwiegend Psychiatern.

1.2 Neurologie

Neurologie ist die Lehre und Behandlung von organischen Erkrankungen des zentralen, peripheren und vegetativen Nervensystems, und zwar von denjenigen Krankheiten, bei denen psychische Krankheiten nicht im Vordergrund stehen.

A. Diester

Der spezialisierte Arzt wird als **Facharzt für Neurologie** oder kurz als Neurologe bezeichnet. Er ist Spezialist für die organischen Erkrankungen des Nervensystems wie die multiple Sklerose (MS) oder die Parkinson-Krankheit. Auch diese Weiterbildung dauert mindestens 5 Jahre und schließt mit einer Prüfung ab. Die Weiterbildung zum Arzt für Nervenheilkunde („Nervenarzt"), die mindestens 6 Jahre beanspruchte und sowohl neurologische als auch psychiatrische Kenntnisse umfasste, ist in der aktuellen Facharztweiterbildung nicht mehr vorgesehen. Der Titel wird aber noch von niedergelassenen Ärzten getragen, die ihn in der Vergangenheit erworben haben. Neurologie und Psychiatrie sind medizinische Fachgebiete, die eine Reihe von Überschneidungen und Gemeinsamkeiten besitzen (➤ Kap. 25).

1.3 Psychosomatik

Psychosomatik ist die Lehre und Behandlung von körperlich in Erscheinung tretenden Krankheiten, die seelisch bedingt oder mit bedingt sind. Die Psychosomatik ist inzwischen ein eigenes medizinisches Fachgebiet geworden.

H.-J. Möller

Der Begriff „psychosomatisch" beinhaltet also die komplexen Einwirkungen seelischer Einflüsse auf die Entstehung und den Verlauf von Erkrankungen, die sich als körperliche Funktionsstörungen sowohl mit als auch ohne Organbefund manifestieren. Dies bedeutet, dass bestimmte Körpersymptome durch psychische Ursachen mit bedingt oder zumindest mit geformt sein können. Dabei kann es sich auch um chronische Belastungs- und Konfliktsituationen handeln, die aus der Biografie des Patienten ableitbar sind und deren Einflüsse sich teilweise bis in die Kindheit zurückverfolgen lassen.

Ein **Facharzt für Psychosomatische Medizin und Psychotherapie** hieß bis 2003 „Facharzt für Psychotherapeutische Medizin". Er ist auf die psychotherapeutische Behandlung, Prävention und Rehabilitation von psychosomatischen Erkrankungen spezialisiert (➤ Kap. 2.6).

1.4 Psychologie

Die Psychologie ist die Wissenschaft, die sich mit den Erscheinungen und Zuständen des bewussten und unbewussten Seelenlebens befasst und das Erleben und Verhalten des Menschen in Bezug auf sich selbst sowie auf alle seine Lebensbereiche erforscht.

G. Laux

Im Studienfach Psychologie – wörtlich „Seelenkunde" – werden Beschreibungen, Erklärungen und Vorhersagen zum **Erleben** und **Verhalten** des Menschen erforscht. Die Psychologie ist eine Wissenschaft mit fließenden Übergängen zu anderen Wissenschaften. Ihr nahe stehend sind die Geistes-, Sozial- und Naturwissenschaften (v. a. Mathematik und Medizin). Sie beschäftigt sich vornehmlich mit **„normalen"** seelischen Vorgängen und Phänomenen des **gesunden** Menschen. Ein Absolvent des Studiums der Psychologie ist Diplom-Psychologe.

MERKE

Nicht jeder Diplom-Psychologe ist automatisch Psychotherapeut! **Psychologische Psychotherapeuten** müssen zusätzlich zum Studium eine definierte psychotherapeutische Ausbildung absolvieren und eine spezielle Prüfung ablegen.

Teilbereiche der Psychologie sind u. a. Arbeits- und Organisationspsychologie, Entwicklungspsychologie, Rechtspsychologie, Schulpsychologie und die klinische Psychologie. Die klinische Psychologie ist der Bereich, der sich insbesondere mit gestörtem psychischen Verhalten und Erleben auseinandersetzt.

1.5 Psychotherapie

Psychotherapie ist das methodische Handhaben psychologischer Verfahren auf emotionaler, kognitiver und verhaltensbezogener Ebene zur Therapie von psychischen oder psychosomatischen Störungen oder Bearbeitung von Lebensproblemen.

W. Frank

Psychotherapie (gr., Pflege der Seele) ist die Behandlung psychisch, emotional und psychosomatisch bedingter Krankheiten, Leidenszustände oder Verhaltensstörungen mithilfe wissenschaftlich fundierter psychologischer Methoden durch verschiedene Formen verbaler und nonverbaler Kommunikation.

Je nach der Form der Psychotherapie geht es bei der Klärung der Krankheitsursachen um die Auseinandersetzung mit dem Unbewussten (z. B. Psychoanalyse, tiefenpsychologische Verfahren oder Gesprächstherapie), oder es wird der Bereich des bewussten Denkens, Empfindens und Handelns ergründet und durchleuchtet (z. B. Verhaltenstherapie). Die Anwendung der Psychotherapie erfolgt durch **ärztliche** und **Psychologische Psychotherapeuten** sowie in beschränktem Umfang durch **Heilpraktiker für Psychotherapie.**

Die Bezeichnung **„Psychotherapeut"** ist in Deutschland seit **1999** durch das Psychotherapeutengesetz (PsychThG) geschützt und darf nur von Psychologischen Psychotherapeuten, Kinder- und Jugendlichenpsychotherapeuten sowie ärztlichen Psychotherapeuten geführt werden. Heilpraktiker mit Erlaubnis zur Ausübung der Psychotherapie dürfen zwar nach dem Heilpraktikergesetz bei bestimmten Erkrankungen eine Psychotherapie durchführen, aber **nicht** die Berufsbezeichnung „Psychotherapeut" führen.

Ärztliche Psychotherapeuten sind: Facharzt für Psychosomatische Medizin und Psychotherapie (früher: Facharzt für psychotherapeutische Medizin), Facharzt für Psychiatrie und Psychotherapie und Ärzte mit der Zusatzbezeichnung „Fachgebundene Psychotherapie" (früher: „Arzt mit Zusatzbezeichnung Psychotherapie").

Ein Arzt mit der **Zusatzbezeichnung „Fachgebundene Psychotherapie"** ist ein somatischer Facharzt mit einer Weiterbildung in den psychosozialen Fragen seines Fachs (in der Urologie z. B. die psychogenen Störungen der Sexualfunktion).

Ein Facharzt für Kinder- und Jugendpsychiatrie und -psychotherapie behandelt Kinder und Jugendliche psychiatrisch und psychotherapeutisch.

Ein **Psychologischer Psychotherapeut** ist ein Diplom-Psychologe mit anschließender 3- oder 5-jähriger Psychotherapieausbildung an einem Institut. Er behandelt nach den Psychotherapie-Richtlinien mit Psychoanalyse, tiefenpsychologisch fundierter Psychotherapie, Systemischer Therapie (seit 2008) oder Verhaltenstherapie.

Kinder- und Jugendlichenpsychotherapeuten sind gelernte Psychologen, Sozialpädagogen, Sozialarbeiter oder Lehrer mit anschließender Ausbildung in Kinder- und Jugendlichenpsychotherapie.

Verständnisfragen

- Was sind Psychiatrie, Psychosomatik, Psychotherapie und Psychologie?
- Nennen Sie mindestens zwei Teilbereiche der Psychiatrie!
- Welche Ausbildung besitzt ein Psychologischer Psychotherapeut bzw. eine Psychologische Psychotherapeutin?
- Welche Ausbildung besitzt ein Facharzt bzw. eine Fachärztin für Psychiatrie und Psychotherapie?
- Welche Berufsgruppen dürfen in Deutschland psychotherapeutisch tätig sein?

KAPITEL

2 Heilpraktiker und Heilpraktikerin für Psychotherapie

Kapitelübersicht

Nichtärztliche Therapeuten und Therapeutinnen können eine Anerkennung zur Ausübung der **Heilkunde, beschränkt auf die Psychotherapie,** erwerben, wenn sie entsprechende Zulassungsbedingungen erfüllen und in bestimmten Bundesländern eine Prüfung ablegen. Die Prüfung soll vornehmlich sicherstellen, dass der Kandidat oder die Kandidatin **keinen Schaden** für die Volksgesundheit darstellt. Darüber hinaus sollten verantwortungsvolle Heilpraktiker und Heilpraktikerinnen für Psychotherapie von einer positiv formulierten Berufsvorstellung ausgehen, die **detaillierte Kenntnisse** und **praktische Erfahrungen** im Bereich der Symptomatik, der Diagnostik und der Behandlungsmöglichkeiten psychischer Erkrankungen verlangt. Durch **Supervision** und regelmäßige **Fortbildung** können sie die Qualität ihrer Therapie sichern. Da laut Gesetz nur bestimmte psychische Störungen in ihren Zuständigkeitsbereich fallen, müssen nichtärztliche Therapeuten und Therapeutinnen differenzialdiagnostische Aussagen treffen können, um zu entscheiden, welche Krankheiten sie behandeln dürfen. Dazu müssen sie einen **psychopathologischen Befund** erstellen und die psychischen Störungen in ein Klassifikationssystem einordnen können.

2.1 Berufsbild

Seit **1993** können zuständige Aufsichts- und Genehmigungsbehörden (v. a. Gesundheitsämter) eine Erlaubnis zur berufsmäßigen Ausübung der Heilkunde, beschränkt auf das Gebiet der Psychotherapie, nach dem Heilpraktikergesetz (HPG) erteilen. Die Antragstellenden müssen dabei **nicht** Ärzte, Psychologen oder Heilpraktiker sein. Im Gegensatz zur unbeschränkten Heilpraktikerzulassung hat der **Heilpraktiker für Psychotherapie** ausschließlich die Erlaubnis zur Ausübung der Heilkunde auf dem Gebiet der Psychotherapie. Diese Erlaubnis wird oft als „Kleiner Heilpraktiker" bezeichnet.

Das neue Berufsbild entstand 1993 im Rahmen eines Gerichtsverfahrens, bei dem in Niedersachsen eine Klägerin Recht zugesprochen bekam, die dagegen geklagt hatte, dass sie das gesamte für den Heilpraktiker mit unbeschränkter Zulassung geforderte medizinische Wissen beherrschen müsse, um psychotherapeutisch tätig sein zu dürfen.

2.2 Ausbildung

Die Ausbildung zum Heilpraktiker für Psychotherapie unterliegt keiner gesetzlichen Regelung und ist dementsprechend von großen qualitativen Unterschieden geprägt. Ein Heilpraktiker für Psychotherapie sollte für eine seriöse Behandlung gewisse Mindestanforderungen erfüllen:

- Psychotherapeutische Fortbildung über mehrere Jahre
- Selbsterfahrung
- Therapiestunden unter fachlicher Aufsicht (Supervision)
- Überprüfung der therapeutischen Kenntnisse am Ende der Ausbildung

2.3 Zulassungsvoraussetzungen und Überprüfung

Ein **Antrag auf Erlaubnis zur Ausübung der Heilkunde** umfasst:

- Tabellarischer Lebenslauf
- Geburtsurkunde
- Ggf. Heiratsurkunde
- Nachweis der Staatsangehörigkeit (Personalausweis, Reisepass, Staatsangehörigkeitsurkunde)
- Nachweis der Schulausbildung (mindestens Hauptschulabschluss)
- Nachweis über Tätigkeiten und Ausbildungen im Bereich der Psychotherapie
- Amtliches Führungszeugnis
- Ausschluss eines anhängigen gerichtlichen Straf- oder staatsanwaltschaftlichen Ermittlungsverfahrens
- Ärztliches Eignungszeugnis
- Versicherung des Antragstellers, sich in der betreffenden Gemeinde oder Stadt niederzulassen

Die Erlaubnis zur berufsmäßigen Ausübung der Heilkunde, beschränkt auf das Gebiet der Psychotherapie, wird in den einzelnen Bundesländern unterschiedlich überprüft. So wird z. B. in Sachsen-Anhalt, Schleswig-Holstein und Bremen auf eine Überprüfung vollständig verzichtet. In anderen Bundesländern erfolgt eine amtsärztliche Prüfung.

Die **amtsärztliche Prüfung** zum Heilpraktiker für Psychotherapie setzt sich in den meisten Bundesländern (z. B. Bayern, Baden-Württemberg, Hessen) aus zwei Teilen zusammen: Der erste Teil ist ein **schriftlicher Test,** bestehend aus 28 Multiple-Choice-Fragen, von denen mindestens 75 % in 55 Minuten richtig beantwortet werden müssen. Der zweite Teil der Prüfung besteht aus der **mündlichen Einzelprüfung,** die zwischen 30 und 45 Minuten dauert und im Gesundheitsamt von drei Prüfern abgehalten wird. In mehreren Bundesländern findet die schriftliche Prüfung jeweils am dritten Mittwoch im März und am zweiten Mittwoch im Oktober statt. Die Prüfung soll sicherstellen, dass der Kandidat ausreichende Kenntnisse in **Psychopathologie, Diagnostik** und **Behandlungsmöglichkeiten psychischer Erkrankungen** sowie entsprechende Fähigkeiten in der **psychotherapeutischen Behandlung** besitzt. Entscheidend ist weiterhin, dass sich der Kandidat der Grenzen seiner heilkundlichen Tätigkeit bewusst ist, v. a. gegenüber Ärzten, Psychologischen Psychotherapeuten und Heilpraktikern mit unbeschränkter Zulassung. Wurde die Prüfung mit Erfolg absolviert und die Zulassung vom Gesundheitsamt erteilt, darf der Absolvent eine Praxis eröffnen und die Leistung „Psychotherapie" anbieten. Mögliche Bezeichnungen sind z. B. „Heilpraktiker (Psychotherapie)" in Kombination mit der jeweils praktizierten Therapieform. Er darf sich jedoch **nicht** „Psychotherapeut" nennen; diese Bezeichnung ist akademisch ausgebildeten Psychotherapeuten vorbehalten (Berufsbezeichnung).

2.4 Berufsbezeichnung

Die Berufsbezeichnung **„Heilpraktiker für Psychotherapie"** ist laut Aussage von Dr. Werner Weishaupt vom Deutschen Heilpraktikerverband legitim und angemessen. Nach wie vor herrscht große Unsicherheit darüber, welche Berufs- und Praxisbezeichnungen rechtlich unangefochten verwendet werden dürfen. Diese Unsicherheiten kommen nicht von ungefähr, da sehr unterschiedliche Auffassungen kursieren.

Die Vorgabe einer bundesweit einheitlichen Berufsbezeichnung für Berechtigte einer auf das Gebiet der Psychotherapie eingeschränkten Zulassung gibt es zurzeit von Gesetzes wegen nicht in eindeutiger Form. Es bestehen voneinander abweichende Urteile verschiedener Gerichte; ein grundlegendes Urteil des Bundesgerichtshofs ist noch nicht ergangen.

In einem Urteil des OVG Lüneburg (Aktenzeichen 8L71/10, Beschluss vom 7.2.2011) wurde die Zulässigkeit des Titels **„Heilpraktiker für Psychotherapie"** festgestellt.

Im Folgenden wird die aktuelle Rechtsauffassung des Urteils dargelegt. Die Bezeichnungen „Heilpraktiker für Psychotherapie" oder „Heilpraktiker (Psychotherapie)" können all diejenigen führen, die eine amtliche Zulassung zur Ausübung der Heilkunde, beschränkt auf das Gebiet der Psychotherapie, besitzen. Die genannten Bezeichnungen beschreiben unverwechselbar das **genuine Tätigkeitsfeld dieser Berufsgruppe** und grenzen sie auch **klar und deutlich** von den approbierten Psychologischen Psychotherapeuten sowie von den allgemein auf dem Gebiet der Naturheilkunde tätigen Heilpraktikern ab.

THERAPEUTISCHE PRAXIS

Wegen einer evtl. Verwechslungsgefahr mit den Praxen der „Psychologischen Psychotherapeuten" ist es sinnvoll, die eigene Legitimation zur Psychotherapie klar auszuweisen, insbesondere dann, wenn man die Praxisbezeichnung „Praxis für Psychotherapie" wählt. In diesem Fall **muss** dem Namen des Praxisinhabers entweder eine der o. g. Berufsbezeichnungen oder der Hinweis auf die Zulassung zur Psychotherapie nach dem Heilpraktikergesetz folgen. Dabei reicht das bloße Kürzel „HPG" **nicht** aus, weil der Normalverbraucher dieses Kürzel womöglich nicht kennt und es für die Abkürzung einer bestimmten Therapiemethode halten könnte.

Das „Psychotherapeutengesetz" von 1999 (PsychThG) schützt die Berufsbezeichnungen **„Psychotherapeut"** und **„Kinder- und Jugendlichenpsychotherapeut"** und legt fest, dass diese Bezeichnungen nur von den nach den Bestimmungen dieses Gesetzes ausgebildeten und approbierten Diplom-Psychologen oder Ärzten geführt werden dürfen. Eine widerrechtliche Titelführung steht unter Strafe.

Aus Gründen des Wettbewerbsrechts folgt daraus, dass auch alle ähnlichen Bezeichnungen, welche die Gefahr einer Verwechslung mit den oben genannten Berufsbezeichnungen beinhalten, vermieden werden sollten, wenn man keine Zulassung nach dem PsychThG hat.

Daher sind alle Bezeichnungen wie „Heilpraktischer Psychotherapeut" oder auch „Fachtherapeut für Psychotherapie" **nicht** empfehlenswert.

Auch die Bezeichnung „Psychologie" ist – wie Gerichte schon vor Jahren festgelegt haben – für Absolventen eines universitären Psychologiestudiums reserviert. Deshalb kommen Bezeichnungen wie „Beratender Psychologe" oder „Verkehrspsychologe" nur für diesen Personenkreis infrage.

„Diplom"-Titel können **nur** von Hochschulen und Fachhochschulen vergeben werden, die dem deutschen Hochschulrecht unterliegen, oder sind ggf. mit Auslandszusatz zu führen. Bezeichnungen wie „Diplom-Coach", „Diplom-Familienaufsteller" usw. klingen zwar gut, sind aber rechtlich nicht zulässig.

Wichtig ist auf alle Fälle, dass eine Heilpraktikererlaubnis mit Einschränkung auf das Gebiet der Psychotherapie deutlich zum Ausdruck kommt, damit der Verbraucher nicht getäuscht wird.

Als **zulässig** wurden von der Psychotherapeutenkammer Niedersachsen folgende Berufsbezeichnungen aufgeführt:

- Heilpraktiker für Psychotherapie
- Heilpraktiker (Psychotherapie)
- Heilpraktiker, beschränkt auf das Gebiet der Psychotherapie

Als **unzulässig** gelten folgende Berufsbezeichnungen:

- Therapie für heilkundliche Psychotherapie
- Praxis für Psychotherapie
- Psychotherapeutische Praxis
- Psychotherapeutischer Heilpraktiker
- Psychotherapeut HPG
- Psychotherapeut nach dem HPG
- Heilpraxis (Psychotherapie)
- Heilpraxis nur für Psychotherapie
- Heilpraxis für Psychotherapie
- Psychotherapeutische Heilpraxis

THERAPEUTISCHE PRAXIS

Konkreter Vorschlag für **Praxisschild, Visitenkarte, Flyer oder Homepage:**

Praxis für Psychotherapie nach dem Heilpraktikergesetz
Marion Mustermann
Heilpraktikerin für Psychotherapie
oder:
zugelassen zur Psychotherapie nach dem Heilpraktikergesetz

Damit ist einerseits das Fachgebiet der Tätigkeit und die rechtliche Grundlage dafür klar gekennzeichnet und andererseits jede Verwechslungsgefahr mit anderen Berufsgruppen ausgeschlossen. Darunter können selbstverständlich weitere Spezialisierungen oder Tätigkeitsgebiete aufgeführt werden, z. B.:

Familientherapie und Familienaufstellung
Lösungsorientierte Kurztherapie
Gestalt- und Hypnosetherapie

Allen Kolleginnen und Kollegen, die hinsichtlich ihrer Berufstätigkeit oder Praxisgründung unsicher sind oder wegen ihrer Berufs- oder Praxisbezeichnung von irgendeiner Seite kritisiert werden, empfehle ich den Beratungsservice der zuständigen Berufsverbände.

Letztlich obliegt die Normierung von Berufsbezeichnungen nicht den (Landes-)Gesundheitsämtern, sondern allein dem Bundesgesetzgeber, wie er das beim Psychotherapeutengesetz und beim Heilpraktikergesetz umgesetzt hat. Eine Gesetzesnovelle ist aber in absehbarer Zeit von dort nicht zu erwarten.

2.5 Gesetzliche Grundlagen für die Ausübung der Heilkunde

2.5.1 Heilpraktikergesetz

Das **Heilpraktikergesetz** stammt noch aus der Zeit des Nationalsozialismus und hatte das Ziel, die „Volksgesundheit" zu schützen. Um die Erlaubnis zur Ausübung der Heilkunde zu erlangen, waren keine positiven Voraussetzungen oder Ziele formuliert. Der Heilpraktiker muss also nicht bestimmte Kenntnisse oder Fertigkeiten nachweisen, sondern es muss überprüft werden, dass von ihm **keine Gefahr für die Gesundheit anderer** ausgeht.

Gesetz über die berufsmäßige Ausübung der Heilkunde ohne Bestallung (17.2.1939, letzte Änderung am 23.12.2016)

Heilpraktikergesetz in der im Bundesgesetzblatt Teil III, Gliederungsnummer 2122-2, veröffentlichten bereinigten Fassung, das zuletzt durch Artikel 17e des Gesetzes vom 23. Dezember 2016 (BGBl. I S. 3191) geändert worden ist.

§ 1

(1) Wer die Heilkunde, ohne als Arzt bestallt zu sein, ausüben will, bedarf dazu der Erlaubnis.

(2) Ausübung der Heilkunde i. S. des Gesetzes ist jede berufs- oder gewerbsmäßig vorgenommene Tätigkeit zur Feststellung, Heilung oder Linderung von Krankheiten, Leiden oder Körperschäden beim Menschen, auch wenn sie im Dienste von anderen ausgeübt werden *(Anmerkung zu: „berufsmäßig" – Tätigkeit mit Wiederholungsabsicht; „gewerbsmäßig" – gegen Entgelt ausgeführt).*

(3) Wer die Heilkunde bisher berufsmäßig ausgeübt hat und weiterhin ausüben will, erhält die Erlaubnis nach Maßgabe der Durchführungsbestimmungen; er führt die Berufsbezeichnung „Heilpraktiker".

§ 2

(1) Wer die Heilkunde, ohne als Arzt bestallt zu sein, bisher berufsmäßig nicht ausgeübt hat, kann eine Erlaubnis nach § 1 in Zukunft nach Maßgabe der gemäß § 7 erlassenen Rechts- und Verwaltungsvorschriften erhalten, die insbesondere Vorgaben hinsichtlich Kenntnissen und Fähigkeiten als Bestandteil der Entscheidung über die Erteilung der Erlaubnis enthalten sollen.

(2) Wer durch besondere Leistungen seine Fähigkeit zur Ausübung der Heilkunde glaubhaft macht, wird auf Antrag des *Reichsministers des Innern* durch den *Reichsminister für Wissenschaft, Erziehung und Volksbildung* unter erleichterten Bedingungen zum Studium der Medizin zugelassen, sofern er seine Eignung für die Durchführung des Medizinstudiums nachweist. (Nach übereinstimmender Ansicht der Länderkommission zur Rechtsbereinigung gem. Art. 123ff. GG 100-1 kein Bundesrecht.)

§ 3 Die Erlaubnis nach § 1 berechtigt nicht zum Ausüben der Heilkunde im Umherziehen.

§ 4 Weggefallen

§ 5 Wer, ohne zur Ausübung des ärztlichen Berufs berechtigt zu sein und ohne eine Erlaubnis nach § 1 zu besitzen, die Heilkunde ausübt, wird mit Freiheitsstrafe bis zu einem Jahr oder mit Geldstrafe bestraft.

§ 5a

(1) Ordnungswidrig handelt, wer als Inhaber einer Erlaubnis nach § 1 die Heilkunde im Umherziehen ausübt.

(2) Die Ordnungswidrigkeit kann mit einer Geldbuße bis zu zweitausendfünfhundert Euro geahndet werden.

§ 6

(1) Die Ausübung der Zahnheilkunde fällt nicht unter die Bestimmungen dieses Gesetzes.

(2) (Gegenstandslos, Ergänzungsermächtigung erloschen gem. Art. 129 Abs. 1 GG 100-1)

§ 7 Der *Reichsminister des Innern* erlässt … die zur Durchführung … dieses Gesetzes erforderlichen Rechts- und Verwaltungsvorschriften. (Auslassung in Zeile 1 durch die staatsrechtliche Entwicklung überholt, Ergänzungsermächtigung erloschen gem. Art. 129 Abs. 1 GG 100-1)

§ 8

(1) Dieses Gesetz tritt am Tag nach der Verkündung in Kraft.

(2) Gleichzeitig treten § 56a Abs. 1 Nr. 1 und § 148 Abs. 1 Nr. 7a der Reichsgewerbeordnung, soweit sie sich auf die Ausübung der Heilkunde im Sinne dieses Gesetzes beziehen, außer Kraft.

Erste Durchführungsverordnung zum Gesetz über die berufsmäßige Ausübung der Heilkunde ohne Bestallung (Heilpraktikergesetz) (18.2.1939), letzte Änderung vom 23.12.2016

Erste Durchführungsverordnung zum Gesetz über die berufsmäßige Ausübung der Heilkunde ohne Bestallung (Heilpraktikergesetz) in der im Bundesgesetzblatt Teil III, Gliederungsnummer 2122-2-1, veröffentlichten bereinigten Fassung, die zuletzt durch Artikel 17f iVm Artikel 18 Absatz 4 des Gesetzes vom 23. Dezember 2016 (BGBl. I S. 3191) geändert worden ist.

Eingangsformel

Auf Grund § 7 des Gesetzes über die berufsmäßige Ausübung der Heilkunde ohne Bestallung (Heilpraktikergesetz) vom 17. Februar 1939 (Reichsgesetzbl. I S. 251) wird verordnet:

§ 1 –

§ 2

(1) Die Erlaubnis wird nicht erteilt, wenn

(a) der Antragsteller das 25. Lebensjahr noch nicht vollendet hat,

(b) wenn er nicht die deutsche Staatsangehörigkeit besitzt (nach Maßgabe der Entscheidungsformel mit Art. 2 Abs. 1 GG [100-1] unvereinbar und nichtig gem. BVerfGE v. 10.5.1988 I 1587 [1 BvR 482/84]),

(c) (weggefallen),

(d) wenn er nicht mindestens abgeschlossene Volksschulbildung nachweisen kann,

(e) (weggefallen),

(f) wenn sich aus Tatsachen ergibt, dass ihm die … sittliche Zuverlässigkeit fehlt, insbesondere, wenn schwere strafrechtliche oder sittliche Verfehlungen vorliegen,

(g) wenn er in gesundheitlicher Hinsicht zur Ausübung des Berufs ungeeignet ist,

(h) wenn mit Sicherheit anzunehmen ist, dass er die Heilkunde neben einem anderen Beruf ausüben wird,

(i) wenn sich aus einer Überprüfung der Kenntnisse und Fähigkeiten des Antragstellers durch das Gesundheitsamt, die auf der Grundlage von Leitlinien zur Überprüfung von Heilpraktikeranwärtern durchgeführt wurde, ergibt, dass die Ausübung der Heilkunde durch den Betreffenden eine Gefahr für die Gesundheit der Bevölkerung oder für die ihn aufsuchenden Patientinnen und Patienten bedeuten würde. Das Bundesministerium für Gesundheit macht Leitlinien zur Überprüfung von Heilpraktikeranwärtern bis spätestens zum 31. Dezember 2017 im Bundesanzeiger bekannt. Bei der Erarbeitung der Leitlinien sind die Länder zu beteiligen.

§ 3

(1) Über den Antrag entscheidet die untere Verwaltungsbehörde im Einvernehmen mit dem Gesundheitsamt.

(2) Der Bescheid ist dem Antragsteller, … und der zuständigen Ärztekammer zuzustellen; das Gesundheitsamt erhält Abschrift des Bescheides. Der ablehnende Bescheid ist mit Gründen zu versehen.

(3) Gegen den Bescheid können der Antragsteller … und die zuständige Ärztekammer binnen eines Monats Beschwerde einlegen. Über diese entscheidet die höhere Verwaltungsbehörde nach Anhörung eines Gutachterausschusses (§ 4).

§ 4

(1) Der Gutachterausschuss besteht aus einem Vorsitzenden, der weder Arzt noch Heilpraktiker sein darf, aus zwei Ärzten sowie aus zwei Heilpraktikern. Die Mitglieder des Ausschusses werden vom *Reichsminister des Innern* … für die Dauer von zwei Jahren berufen. Die Landesregierungen werden ermächtigt, durch Rechtsverordnung die zuständige Behörde abweichend von Satz 2 zu bestimmen. Sie können diese Ermächtigung auf oberste Landesbehörden übertragen.

(2) Für mehrere Bezirke höherer Verwaltungsbehörden kann ein gemeinsamer Gutachterausschuss gebildet werden.

§ 5 und 6 Weggefallen

§ 7

(1) Die Erlaubnis ist durch die höhere Verwaltungsbehörde zurückzunehmen, wenn nachträglich Tatsachen eintreten oder bekannt werden, die eine Versagung der Erlaubnis nach § 2 Abs. 1 rechtfertigen würden. Die Landesregierungen werden ermächtigt, durch Rechtsverordnung die zuständige Behörde abweichend von Satz 1 zu bestimmen. Sie können diese Ermächtigung auf oberste Landesbehörden übertragen.

(2) Weggefallen

(3) Vor Zurücknahme der Erlaubnis nach Absatz 1 ist der Gutachterausschuss (§ 4) zu hören.

(4) Weggefallen

§ 8 und 9 Weggefallen

§ 10

(1) Anträge auf Zulassung zum Studium der Medizin gemäß § 2 Abs. 2 des Gesetzes sind an die für den Wohnort des Antragstellers zuständige höhere Verwaltungsbehörde einzureichen.

(2) Die Antragsteller dürfen das 30. Lebensjahr noch nicht überschritten haben.

(3) Die höhere Verwaltungsbehörde prüft, ob die Voraussetzungen des § 2 der Verordnung erfüllt sind, und hört zu dem Antrag den Gutachterausschuß (§ 4).

(4) Nach Abschluss der Ermittlungen legt sie den Antrag mit dem Gutachten dem *Reichsminister des Innern* vor, der … gegebenenfalls den Antrag an den *Reichsminister für Wissenschaft, Erziehung und Volksbildung* weiterleitet.

§ 11

(1) Höhere Verwaltungsbehörde im Sinne dieser Verordnung ist in *Preußen*, Bayern … der *Regierungspräsident*, in Berlin der *Polizeipräsident*, … im Saarland der *Reichskommissar für das Saarland* und im übrigen die oberste Landesbehörde. (Kursivierung: jetzt die Gemeinde- und Kreisordnungen der Länder)

(2) Untere Verwaltungsbehörde im Sinne dieser Verordnung ist in Gemeinden mit staatlicher Polizeiverwaltung die staatliche Polizeibehörde, im übrigen in Stadtkreisen der *Oberbürgermeister*, in Landkreisen der *Landrat*. (Kursivierungen: jetzt die Gemeinde- und Kreisordnungen der Länder)

§ 12–14 Weggefallen

2.5.2 Berufsordnung für Heilpraktiker

Die Berufsordnung für Heilpraktiker, die von den großen Berufsverbänden beschlossen wurde, regelt die Pflichten des Heilpraktikers sowie seinen Umgang mit Patienten und Kollegen (➤ Kap. 26).

Bei Mitgliedschaft in einem Heilpraktikerverband gilt die **Berufsordnung für Heilpraktiker** (BOH):

- Keine Eigenwerbung anlässlich von öffentlichen Äußerungen (auch Vorträge!)
- Veröffentlichung von Krankengeschichten und Behandlungsberichten unter Nennung eines Namens nur in Fachzeitschriften
- Keine unentgeltliche oder briefliche Fernbehandlung
- Schaltung von Anzeigen nur zu bestimmten Anlässen (Eröffnung, Urlaub) und in beschränkter Anzahl
- Einhaltung der Vorschriften über die Größe des Praxisschildes, Eintragungen in Verzeichnisse, Beschriftung von Vordrucken und Verzicht auf die Führung bestimmter Titel

2.5.3 Verbote für den Heilpraktiker für Psychotherapie

Der Heilpraktiker darf folgende Leistungen **nicht** anbieten bzw. Handlungen vornehmen:

- Rezepte ausstellen, nur Ausgabe von „Erinnerungszetteln" (Arzneimittelgesetz)
- Mischen, Ausgeben oder Verkaufen von Arznei- und Betäubungsmitteln
- Zahnbehandlungen (HPG)
- Zusammenarbeit mit Ärzten in denselben Praxisräumen (BO Ärzte)
- Behandlung/Leistung nach RVO (Rehabilitationsmaßnahmen)
- Kassenärztliche Abrechnung
- Ausstellen von ärztlichen Todesbescheinigungen
- Ausüben der Heilkunde im Umherziehen, d. h. ohne Niederlassung (HPG)
- Heilversprechen und Fernbehandlungen (Heilmittelwerbegesetz)
- Behandlung bei Verdacht auf strafbare Handlungen (StGB)
- Werbeverbot, Titelverbot und Behandlungen, die Können und Wissen überschreiten

2.5.4 Behandlungsvertrag

Der **Behandlungsvertrag** ist ein **Dienstvertrag** im Sinne des BGB; der Heilpraktiker schuldet eine Dienstleistung. Da es sich nicht um einen **Werkvertrag** handelt, besteht keine Erfolgsschuld, d. h., es muss kein bestimmtes Ergebnis erreicht werden. Das Erscheinen des Patienten/Klienten in der Praxis ist die Willensbekundung, die Aufnahme der Behandlung ist Abschluss des Vertrags. Nur unter bestimmten Voraussetzungen entsteht ein „Kurierzwang" (**Hilfspflicht:** wenn kein anderer Heilpraktiker oder Arzt verfügbar ist oder in Notfällen).

Die Vergütung ist **frei vereinbar.** Eine Kündigung, ohne dass die Dienstleistung in vollem Umfang erbracht wurde, ist möglich (z. B. Patient verweigert die Mitarbeit/-hilfe).

2.5.5 Haftpflicht

Die **Haftpflicht** des Heilpraktikers ergibt sich aus dem Behandlungsvertrag:

- Bei schuldhaftem Nichterbringen der Dienstleistung
- Bei unsachgemäßer oder falscher Behandlung, mangelhafter Aufklärung oder wenn auf andere Weise Leben, Körper oder Gesundheit des Patienten verletzt werden
- Bei unterlassener Hilfeleistung oder der Verletzung der Sorgfaltspflicht
- Bei rechtswidrigem Verhalten
- Bei Verletzung der Fortbildungspflicht

2.5.6 Aufklärungspflicht

Jeder Heileingriff zum Zweck der Diagnose oder Therapie ist haftungsrechtlich eine rechtswidrige Körperverletzung. Nur die Einwilligung des Patienten beseitigt die Rechtswidrigkeit eines Heileingriffs.

Minderjährige müssen nach „eigener geistiger und sittlicher Reife" die Bedeutung der Behandlung ermessen können, damit sie selber Nutzen und Risiko abwägen können. Somit gibt es auch kein Mindestalter für die Einwilligungsfähigkeit. Ein einwilligungsfähiger Minderjähriger kann eine Behandlung ablehnen, für deren Durchführung ist aber weiterhin die elterliche Zustimmung notwendig. Allgemein geht man davon aus, dass **Kinder unter 14 Jahren** nur in Ausnahmefällen einwilligungsfähig sind. Somit ist bei ihnen die Einwilligung beider Eltern erforderlich, sofern nicht ausnahmsweise nur ein Elternteil das alleinige Sorgerecht hat. Das gilt in der Regel auch für unverheiratete oder geschiedene Eltern.

Von **Einwilligungsunfähigkeit** ist zudem auszugehen bei psychischen Krankheiten oder geistigen Behinderungen bzw. Einschränkungen, aufgrund derer der Sachverhalt weder versanden, noch angemessen auch hinsichtlich der eigenen Wünsche bewertet werden kann.

MERKE

Die Erfüllung der Aufklärungspflicht und die Einwilligung muss **sorgfältig dokumentiert** werden.

2.5.7 Sorgfaltspflicht

Die **Sorgfaltspflicht** des Heilpraktikers bezieht sich auf folgende Inhalte:

- Verpflichtung zum Einsatz aller Kenntnisse, Fähigkeiten und Möglichkeiten
- Aufklärungspflicht über Art des Leidens und Behandlung
- Beachtung der eigenen Grenzen
- Unterlassung von Heilungsversprechen

2.5.8 Schweigepflicht

Der Heilpraktiker gehört nicht zu den sog. Katalogberufen wie der Arzt oder der Ärztliche Psychotherapeut, die nicht unbefugt ein fremdes Geheimnis offenbaren dürfen. In der Berufsordnung für Heilpraktiker erlegt er sich in § 3 eine Schweigepflicht nach BGB auf (➤ Kap. 23). Im Prinzip kann nur der Patient den Heilpraktiker von seiner **Schweigepflicht** entbinden, außer bei:

- Erfüllung einer Rechtspflicht (meldepflichtige Krankheiten, Verhütung von Straftaten)
- Schutz eines höherwertigen Rechtsguts
- Ggf. im Zuge der Wahrnehmung eigener Interessen vor Gericht

2.5.9 Dokumentationspflicht

Die Dokumentationspflicht ergibt sich aus der Berufsordnung für Heilpraktiker: Es ist eine Kartei mit den persönlichen Daten der Klienten sowie eine Krankengeschichte mit Notizen über Diagnose, Verordnungen und Therapie anzulegen. Diese muss **10 Jahre** aufbewahrt werden!

2.6 Arbeitsgebiete des Heilpraktikers für Psychotherapie

Grundsätzlich darf der Heilpraktiker für Psychotherapie **nicht** alle psychischen Erkrankungen behandeln. Er ist verpflichtet, die Krankheitssymptome des Patienten/Klienten in einem Anamnesegespräch zu erfassen und anhand einer Verdachtsdiagnose zu entscheiden, welche Klienten er behandeln darf und welche nicht. Um dieser Verpflichtung gerecht zu werden, ist es entscheidend, dass der Heilpraktiker für Psychotherapie durch theoretisches Studium und praktische Erfahrungen die nötigen Kenntnisse und Fertigkeiten mitbringt, um die Symptome des Klienten **verlässlich beurteilen** zu können. In der Mitte des letzten Jahrhunderts wurde dazu das sog. triadische System, das auf der kausalen Zuordnung der Symptome beruhte, eingeführt. Es wurde 1993 von der ICD-10 (International Classification of Diseases) abgelöst, für die eine mehr phänomenologische Betrachtung gewählt wurde, da die Ursache meistens nicht klärbar war. In der ICD-11 wird diese Entwicklung weiter vorangetrieben.

Die Gruppe der an **psychogenen Störungen** leidenden Menschen ist die Klientel, die nach geltendem Recht nicht oder nicht ausschließlich von psychologischen oder ärztlichen Psychotherapeuten behandelt werden muss. Diese Klienten können vom Heilpraktiker für Psychotherapie therapiert werden. Alle Klienten mit psychischen Erkrankungen exogener und endogener Natur müssen an **ärztliche Fachtherapeuten** oder **Psychiater** verwiesen werden. Nach Absprache mit dem ärztlichen Fachtherapeuten/Psychiater ist jedoch in vielen Fällen eine begleitende psychotherapeutische Therapie durch den Heilpraktiker für Psychotherapie möglich.

MERKE

Kenntnisse über den **psychopathologischen Befund, die ICD-10 und -11** und die **psychischen Krankheitsbilder** sind für den nichtärztlichen Therapeuten zur differenzialdiagnostischen Abgrenzung **unabdingbar,** um zu erkennen, welche Krankheiten in seinen Zuständigkeitsbereich fallen und welche Klienten er an ärztliche Therapeuten verweisen muss. Nur so ist ein verantwortungsbewusstes Arbeiten gewährleistet!

Der Heilpraktiker für Psychotherapie kann im Gegensatz zum öffentlichen Gesundheitswesen **Therapieformen** anbieten, die nicht von der Krankenkasse finanziert werden (z. B. Hypno-, Gestalt- oder Körperpsychotherapie). Die Kosten für die Behandlung trägt in diesem Fall der Klient. Die Arbeit des Heilpraktikers stellt somit eine Ergänzung zu den Angeboten der ärztlichen und psychologischen Psychotherapeuten dar, die häufig auf die wissenschaftlich anerkannten Therapieverfahren (tiefenpsychologische Verfahren, Verhaltenstherapie, Gesprächspsychotherapie) spezialisiert sind.

In den Richtlinien des Gemeinsamen Bundesausschusses (G-BA) über die Durchführung der Psychotherapie (Psychotherapie-Richtlinie) werden die von den gesetzlichen Krankenkassen erstattungsfähigen psychotherapeutischen Behandlungen detailliert aufgelistet. Zu diesen Verfahren zählen psychoanalytisch begründete Verfahren und Verhaltenstherapie.

Als psychoanalytische Verfahren gelten im Rahmen der Psychotherapie-Richtlinie die tiefenpsychologisch fundierte Psychotherapie und die analytische Psychotherapie.

MERKE

Die Erfordernisse der Psychotherapie-Richtlinie werden nicht erfüllt von:

- Gesprächspsychotherapie
- Gestalttherapie
- Logotherapie
- Psychodrama
- Respiratorischem Biofeedback
- Transaktionsanalyse

2.7 Therapeutische Arbeit

Die therapeutische Arbeit als Heilpraktiker für Psychotherapie setzt zunächst den Erwerb grundlegender theoretischer Kenntnisse sowie praktische Erfahrungen über die Entstehung, die Symptomatik, den Verlauf und die Therapie psychischer Störungen voraus. Dies wird im Rahmen der mündlichen und schriftlichen Prüfung durch die Gesundheitsämter in den verschiedenen Bundesländern ermittelt und geprüft. Gelten die persönliche Eignung sowie auch die fachlichen Voraussetzungen für die therapeutische Arbeit als gegeben und erfüllt, darf der Heilpraktiker für Psychotherapie tätig werden. Um die professionelle Berufsausübung sicherzustellen, sollte der Heilpraktiker für Psychotherapie im Folgenden seine Arbeit einer regelmäßigen Supervision und Intervision unterziehen und darüber hinaus regelmäßig an Aus- und Weiterbildungen teilnehmen, die seinen Wirkungskreis und sein Arbeitsgebiet betreffen und dazu dienen, die Qualität der eigenen Arbeit kontinuierlich zu überprüfen, zu sichern und weiterzuentwickeln (> Abb. 2.1).

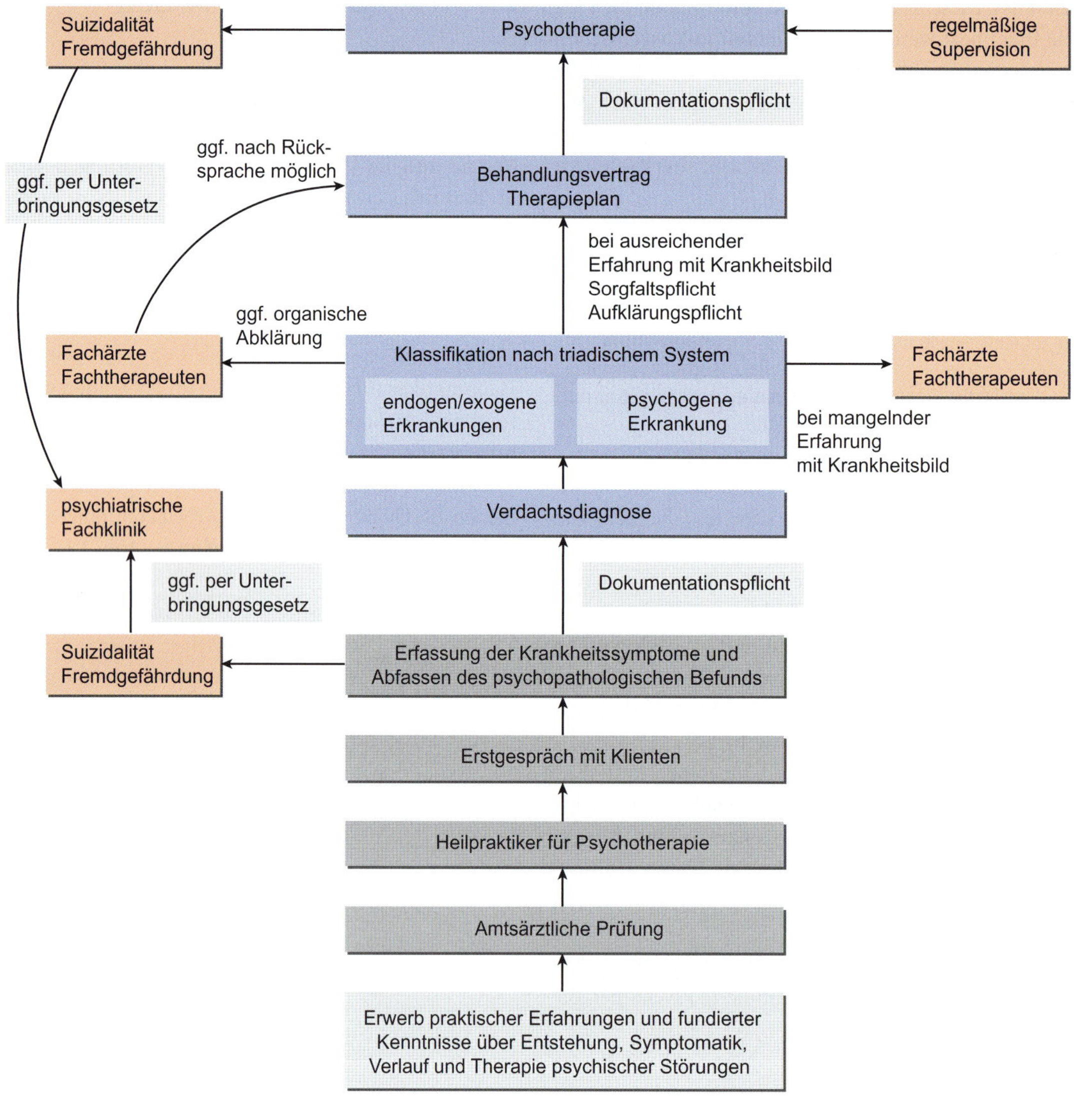

Abb. 2.1 Der Weg zum therapeutischen Arbeiten als Heilpraktiker für Psychotherapie [L157]

Verständnisfragen

- Ist es erlaubt, dass Heilpraktiker bzw. Heilpraktikerinnen für Psychotherapie alle psychischen Erkrankungen behandeln?
- Was müssen Heilpraktiker bzw. Heilpraktikerinnen für Psychotherapie entscheiden, nachdem sie das Anamnesegespräch geführt, die Krankheitssymptome festgestellt und die psychische Erkrankung diagnostiziert hat?
- Dürfen Heilpraktiker bzw. Heilpraktikerinnen ihre Heilkunde überall anwenden?
- Welche Voraussetzungen (nach § 2 DVO) müssen Heilpraktiker und Heilpraktikerinnen erfüllen, damit sie die Heilkunde ausüben dürfen?
- Nennen Sie die Verbote bei der Ausübung der Arbeit als Heilpraktiker bzw. Heilpraktikerin.
- Wie lauten die fünf Pflichten, die in der Berufsordnung für Heilpraktiker (BOH) geregelt sind?
- Erklären Sie den Begriff „Behandlungsvertrag".
- Was hat es mit der Haftpflicht auf sich? Erklären Sie die fünf Fälle, in denen Heilpraktiker und Heilpraktikerinnen haften.
- Was ist bei der Aufklärungspflicht wichtig?
- In welchem Rahmen haben Heilpraktiker und Heilpraktikerinnen eine Sorgfaltspflicht?
- Was verstehen Sie unter der Dokumentationspflicht?

KAPITEL

3 Klassifikation psychischer Störungen

Kapitelübersicht

Das von dem deutschen Psychiater **Kurt Schneider** entwickelte triadische System unterteilte die psychischen Erkrankungen **nach ihrer Entstehungsursache** in **exogene, endogene** und **psychogene Psychosen.** Es geht zurück auf die von **Emil Kraepelin** Anfang des 19. Jahrhunderts erstmals in die Psychiatrie eingeführte Systematik, die psychiatrische Erkrankungen nach ihrem Verlauf kategorisierte. Dieses **triadische System,** das aus didaktischen Gründen eine gute Einteilung ermöglicht, gilt inzwischen als überholt.

Daher sollten Heilpraktiker und Heilpraktikerinnen für Psychotherapie vor allem mit der **Internationalen Krankheitsklassifikation (ICD-10 und ICD-11)** vertraut sein, die in Deutschland das verbindliche Referenzsystem darstellt. Sie ist zu einem **multifaktoriellen** Entstehungsmodell übergegangen und nimmt eine Einteilung der psychischen Erkrankungen nicht mehr nach **ätiologischen,** sondern nach **phänomenologischen** Aspekten vor.

Das aktuelle in Deutschland anerkannte Klassifikationsmodell psychischer Erkrankungen ist die *International Classification of Diseases* in der 10. Revision als **ICD-10** und inzwischen in der 11. Revision als **ICD-11.**

3.1 Entwicklungsgeschichte der Systematik

3.1.1 Erste Klassifikationsansätze

Anfang des 19. Jahrhunderts wurde das Prinzip der Nosologie (Krankheitsbeschreibung) auf die psychischen Störungen ausgeweitet und führte zu den ersten psychiatrischen Klassifikationen. Dabei wurde zunächst versucht, die psychischen Krankheiten ähnlich wie die körperlichen Erkrankungen zu Krankheitseinheiten zusammenzufassen. Später wurde gefordert, nicht nur die aktuellen Symptome, sondern auch den Krankheitsverlauf einfließen zu lassen.

Darauf aufbauend führte **Emil Kraepelin** (1856–1926) Anfang des letzten Jahrhunderts eine Klassifikation Psychiatrie ein, die psychische Erkrankungen nach ihrem Verlauf kategorisierte. Er unterschied zwischen endogenen und exogenen Psychosen und trennte die manisch-depressiven Erkrankungen von der Dementia praecox („frühzeitige Verblödung"). **Eugen Bleuler** (1857–1939) modifizierte die Systematik von Kraepelin, indem er für die Dementia praecox den Begriff der Schizophrenie einführte. Er zeigte auch, dass die Schizophrenie nicht immer, wie von Kraepelin postuliert, in einen Defektzustand münden muss. **Kurt Schneider** (1887–1967) entwickelte 1967 daraus das triadische System, das psychische Erkrankungen nach ihrer Entstehungsursache in drei große Kategorien (exogene, endogene und psychogene Psychosen) unterteilt, sowie die klinische Psychopathologie. Diese unterschied erstmals zwischen auffälligen Wesensveränderungen und Krankheitsfolgen.

MERKE

Das anschauliche **triadische System** zur ätiologischen Einteilung psychischer Krankheiten dominierte jahrzehntelang die Psychiatrie und Psychologie vor allem in Deutschland und findet sich daher in vielen Veröffentlichungen. Allerdings ist das Einteilungsprinzip nach heutigem Kenntnisstand nicht mehr aufrechtzuerhalten.

3.1.2 Moderne Klassifikationssysteme

Die modernen Klassifikationssysteme haben die ätiologische Einteilung, also die Einteilung nach der Krankheitsursache, verlassen und orientieren sich vornehmlich an der Phänomenologie, d. h. an der Symptomatik, dem Verlauf und dem Schweregrad von Erkrankungen. Das in Deutschland gängigste Referenzsystem ist die **International Classification of Diseases.** Im angloamerikanischen Sprachraum ist das **Diagnostic and Statistical Manual of Mental Disorders** in Gebrauch. Bei uns findet das DSM häufig auch in der Forschung Anwendung.

MERKE

Die modernen Klassifikationssysteme ICD-10 bzw. ICD-11 und DSM-5 unterscheiden sich vom inzwischen obsoleten triadischen System hauptsächlich in ihren Einteilungskriterien. Sie stützen sich nicht auf ätiologische, sondern auf phänomenologische Aspekte und gehen weit über die Einteilung nach dem triadischen System hinaus. Dies wird schon beim vergleich der Systeme (➤ Tab. 3.1) ersichtlich sowie bei der Anzahl beispielsweise Indexbegriffe der Einträge (z. B. 32 bei den Persönlichkeitsstörungen) in der der ICD-11.

International Classification of Diseases (ICD)

Die erste Version des ICD, die auf den Arbeiten von William Farr, einem englischen Epidemiologen, sowie auf der *Internationalen Nomenklatur der Todesarten* von Jacques Bertillon beruhte, wurde im Jahr 1900 von der französischen Regierung veröffentlicht und bis zur ICD-4 im Jahr 1929 aktualisiert. Seit 1948 (ICD-6) erfolgt die Veröffentlichung der international akzeptierten Systematik psychischer Erkrankungen durch die Weltgesundheitsorganisation (WHO).

Wegen der einschneidenden Veränderungen von Diagnostik und Klassifikation psychischer Störungen in Klinik und Forschung wurden die psychischen Erkrankungen in die zunächst somatisch orientierte *International Statistical Classification of Diseases and Related Health Problems* (1991) aufgenommen. Damit trug die WHO diesen Veränderungen Rechnung.

Die **ICD** gilt somit als **diagnostische Leitlinie** für die Psychiatrie, die klinische Psychologie und die damit verbundene Psychotherapie. Sie bietet **eindeutige** diagnostische Kriterien sowie Ein- und Ausschlussdiagnosen, anhand derer eine psychische Erkrankung einer Störungskategorie zugeordnet werden kann. Sie ermöglicht auch das Verschlüsseln (Kodieren) mehrerer gleichzeitig auftretender psychischer Erkrankungen **(Komorbiditäten).**

Tab. 3.1 Inhaltliche Entwicklung der Klassifikationssysteme [W203-012, W798-008]

Triadisches System		ICD-10	ICD-11
Exogene Psychose	Körperliche Erkrankungen mit Hirnbeteiligung	Jeweilige Hirnerkrankung *bei andernorts klassifizierter Erkrankung*	
	Primäre Hirnerkrankungen	G00–G99 (Krankheiten des Nervensystems)	08 (Krankheiten des Nervensystems)
Endogene Psychose	Schizophrenien	F20.0–F20.9 (Schizophrenie)	6A20.0–6A20.2 (Schizophrenie)
	Manisch-depressive Erkrankungen	F31.0–F31.9 (bipolare affektive Störung)	6A60–6A62 (bipolare und verwandte Störungen)
	Schizoaffektive Erkrankungen	F25.0–F25.9 (schizoaffektive Störungen)	6A21.0–6A21.2 (schizoaffektive Störung)
	Wahnhafte Erkrankungen	F22.0 und F22.8 (anhaltende wahnhafte Störung)	6A24.0–6A24.2 (wahnhafte Störung)
Psychogene Erkrankungen	Persönlichkeitsstörungen (Psychopathien, Charakterneurosen)	F60–F69 (spezifische Persönlichkeitsstörungen)	6D10.0–6D10.3 (Persönlichkeitsstörung)
	Abnorme Erlebnisreaktionen und Persönlichkeitsentwicklungen („Symptomneurosen")	F45.0–F45.3 (somatoforme Störungen)	6C20 (somatische Belastungsstörung)
	Süchte (Alkohol- und Drogenabhängigkeit)	F10–F19 (psychische und Verhaltensstörungen durch psychotrope Substanzen)	6C40–6C4H (Störungen durch Substanzgebrauch), 6C50 Glücksspielsucht, 6C51 Computerspielsucht
	Sexualstörungen	F52.0–F52.9 (sexuelle Funktionsstörungen, nicht verursacht durch eine organische Störung oder Krankheit)	HA00–HA03 (sexuelle Dysfunktion), HA60/61 (Geschlechtsinkongruenz), 6D30–6D36 (paraphile Störungen)
	Essstörungen	F50.0–F50.9 (Essstörungen)	6B80–6B85 (Fütter- und Essstörungen)
	Schlafstörungen	G47.0–G47.9 (Schlafstörungen)	07 (Schlaf-Wach-Störungen)

THERAPEUTISCHE PRAXIS

Die Begriffe „endogen" und „psychogen" werden in der ICD0 nicht mehr verwendet. Häufig findet man sie aber noch im klinischen Alltag.

ICD-10

Die ICD-10 wurde 1990 von der WHO gebilligt und stellt seit dem Jahr 2000 als ICD-10-GM (GM = German Modification oder Anpassung an Deutschland) auch das in Deutschland verbindliche Klassifikationssystem in der ambulanten und stationären Versorgung dar. Seit dem 1. Januar 2024 steht eine Version 2024 zur Verfügung, die seither anzuwenden ist. Die ICD-10 wird seit 2019 nicht mehr von der WHO aktualisiert. Da die ICD-10 lange Jahre in Deutschland zur Einteilung psychischer Erkrankungen gebräuchlich war, **orientiert sich dieses Buch überwiegend noch an der Struktur der ICD-10.** Die psychischen und Verhaltensstörungen finden sich in **Kapitel F** der ICD-10 (➤ Tab. 3.2). Die einzelnen Ziffern des Kapitels F sind entsprechend den Störungsbildern weiter unterteilt und bieten die Möglichkeit, durch Zusatz einer fünften Stelle z. B. den Verlauf zu kodieren. Eine hebephrene Schizophrenie, die kontinuierlich verläuft, erhält z. B. die Kodierung F20.10.

THERAPEUTISCHE PRAXIS

Sowohl für die Mortalitätskodierung als auch für die Morbiditätskodierung gilt, dass bis zu einer Einführung der ICD-11 im jeweiligen Anwendungsbereich die ICD-10 weiterhin die gültige amtliche Klassifikation für Deutschland bleibt – ICD-10-WHO für Mortalität und ICD-10-GM für Morbidität (BfArm, Stand April 2024).

Tab. 3.2 Kapitel V „Psychische und Verhaltensstörungen" (F00–F99) der ICD-10-GM Version 2024 [W203-012]

Kapitel	Hauptgruppen
F00–F009	Organische einschl. symptomatische psychische Störungen
F10–F019	Psychische und Verhaltensstörungen durch psychotrope Substanzen
F20–F29	Schizophrenie, schizotype und wahnhafte Störungen
F30–F39	Affektive Störungen
F40–F49	Neurotische, Belastungs- und somatoforme Störungen
F50–F59	Verhaltensauffälligkeiten mit körperlichen Störungen oder Faktoren
F60–F69	Persönlichkeits- und Verhaltensstörungen
F70–F79	Intelligenzstörung
F80–F89	Entwicklungsstörungen
F90–F98	Verhaltens- und emotionale Störungen mit Beginn in der Kindheit und Jugend
F99–F99	Nicht näher bezeichnete psychische Störungen

ICD-11

Am 25. Mai 2019 wurde die 11. Revision der ICD von der 72. Generalversammlung der WHO beschlossen. Sie ist in Deutschland seit ihrem Inkrafttreten am 1. Januar 2022 einsehbar, befindet sich aber in der deutschsprachigen Fassung noch in der Entwurfsphase (Stand April 2024). Sie kann somit aus lizenzrechtlichen Gründen weder aus dem Internet heruntergeladen, noch auf andere Weise erworben werden.

Tab. 3.3 **ICD-11-Klassifikation psychischer Störungen, Verhaltensstörungen und neurologische Entwicklungsstörungen [W798-008]**

- Neuronale Entwicklungsstörungen
- Schizophrenie und andere primäre psychotische Störungen
- Katatonie
- Affektive Störungen
- Angst- oder furchtbezogene Störungen
- Zwangsstörung oder verwandte Störungen
- Störungen, die spezifisch Stress-assoziiert sind
- Dissoziative Störungen
- Fütter- und Essstörungen
- Ausscheidungsstörungen
- Störungen der körperlichen Belastung oder des körperlichen Erlebens
- Störungen durch Substanzgebrauch oder Verhaltenssüchte
- Störungen der Impulskontrolle
- Disruptives Verhalten oder dissoziale Störungen
- Persönlichkeitsstörungen und zugehörige Persönlichkeitsmerkmale
- Paraphile Störungen
- Artifizielle Störungen
- Neurokognitive Störungen
- Psychische Störungen oder Verhaltensstörungen in Zusammenhang mit Schwangerschaft, Geburt oder Wochenbett
- Psychologische Faktoren oder Verhaltensfaktoren bei anderenorts klassifizierten Störungen oder Erkrankungen beeinflussen(6E40)
- Sekundäre psychische und Verhaltenssyndrome bei anderenorts klassifizierten Störungen und Erkrankungen
- *Sonstige näher bezeichnete psychische Störungen, Verhaltensstörungen oder neuronale Entwicklungsstörungen (6E8Y)*
- *Psychische Störungen, Verhaltensstörungen oder neuronale Entwicklungsstörungen, nicht näher bezeichnet (6E8Z)*

Die ICD-11 ermöglicht eine noch differenziertere Kodierung hinsichtlich Anwendbarkeit, Zuverlässigkeit und Nützlichkeit (➤ Tab. 3.3), gewährleistet eine bessere weltweite Vergleichbarkeit von Diagnosen (z. B. durch eine weitgehende Harmonisierung mit der DSM-5-Klassifikation) und lässt sich leichter in Anwendungen digitalisierter Gesundheitssysteme einfügen.

Die Zahl der Kapitel ist von 22 auf 28 gestiegen. Mehrfachkodierungen von Phänomenen unter verschiedenen Hauptgruppen auch über Kapitel hinweg sind möglich. Es werden nur noch Stamm-Codes verwendet, die mit einem Erweiterungs-Code aus dem Kapitel X versehen werden: zwei Stamm-Codes werden mit einem Schrägstrich verbunden, Stamm und Erweiterungscode mit dem kaufmännischen Zeichen &.

Aus Kapitel F „Psychische und Verhaltensstörungen" mit 10 Hauptgruppen wurde Kapitel 6 „Psychische Störungen, Verhaltensstörungen und neurologische Entwicklungsstörungen" mit 24 überwiegend nicht nummerierten Hauptgruppen (➤ Tab. 3.3). Nummeriert sind nur die *Psychologische Faktoren oder Verhaltensfaktoren bei anderenorts klassifizierten Störungen und Erkrankungen* **(6E40)** mit 13 Unterkategorien, die teilweise noch weiter unterteilt sind, *sonstige näher bezeichnete psychische Störungen, Verhaltensstörungen oder neuronale Entwicklungsstörungen* **(6E8Y)** sowie *psychische Störungen, Verhaltensstörungen oder neuronale Entwicklungsstörungen, nicht näher bezeichnet* **(6E8Z).**

An anderer Stelle als bei den psychischen Störungen und Verhaltensstörungen werden in der ICD-11 klassifiziert:

- **Schlaf-Wach-Störungen:** Sie haben ein eigenes Kapitel (07) erhalten, das in 6 nummerierte Unterkapitel eingeteilt ist.
- **Sexuelle Dysfunktion:** Sie wird in Kapitel 17 *(Zustände mit Bezug zur sexuellen Gesundheit)* mit den Ziffern HA00–HA03 sowie HA0y und HA0Z kodiert.
- **Geschlechtsinkongruenz:** Sie wird ebenfalls in Kapitel 17 mit den Ziffern HA60, HA61 und HA6Z kodiert.
- **Akute Belastungsreaktion** (QE84): Sie befindet sich in der Gruppe *Faktoren, die den Gesundheitszustand beeinflussen oder zur Inanspruchnahme des Gesundheitswesens führen* unter dem Eintrag *Problematik in Verbindung mit schädlichen oder traumatischen Ereignissen.*
- **Katatone Störungen:** Sie werden nicht mehr bei der katatonen Schizophrenie kodiert, sondern haben ein eigenes Unterkapitel Katatonie (6A40, 6A41 und 6A4Z).

Neu aufgenommen wurden unter anderem die komplexe posttraumatische Belastungsstörung (6B41), die Spielsucht (6C50), die Computerspielsucht (6C51) und das zwanghafte Sexualverhalten (6C72), die anhaltende Trauerstörung (6B42) sowie im neuen Kapitel *Problematik in Verbindung mit Abwesenheit, Verlust oder Tod von anderen* der unkomplizierte Trauerfall (QE62).

Verständnisfragen

- Welches Klassifikationssystem ist derzeit für psychische Störungen gültig? Auf welchen Prinzipien beruht es?
- Warum wurde das triadische System verlassen?
- Worin unterscheiden sich ICD-10 und ICD-11?

KAPITEL

4 Psychiatrische und psychotherapeutische Diagnostik

Kapitelübersicht

Den Ausgangspunkt für die psychotherapeutische Arbeit bildet die psychiatrische und psychotherapeutische Diagnostik. Sie vollzieht sich in mehreren Schritten und stützt sich bei der Untersuchung der psychischen Erkrankung auf die Eigen- und Fremdanamnese, den psychopathologischen Befund sowie die körperliche Untersuchung der Patienten und Patientinnen. Je nach Symptomatik kommen auch testpsychologische, laborchemische oder apparative Untersuchungen zum Einsatz. Anhand von operationalisierten Kriterien und klaren Ein- und Ausschlussdiagnosen erfolgt schließlich eine eindeutige Zuordnung zu einer Krankheitskategorie. Die Grundlage dazu bildet das gängige Klassifikationssystem (z. B. ICD-10 oder ICD-11).

4

Die Bestandteile der psychiatrischen Diagnostik sind:

- Eigenanamnese (Erhebung mit dem Patienten)
- Fremdanamnese (Erhebung mit den Angehörigen oder Bezugspersonen)
- Erhebung des psychopathologischen Befunds
- Körperliche Untersuchung
- Testpsychologische Zusatzuntersuchung (z. B. Intelligenztest)
- Laborchemische (z. B. Blutanalyse) oder apparative Zusatzdiagnostik (z. B. CT, EEG)

Die Untersuchung einer psychischen Störung beginnt mit der Anamnese (griech. *anamnêsis:* Erinnerung). In einem systematischen Erstgespräch erkundet (exploriert) der Therapeut neben den persönlichen und biografischen Daten des Patienten/Klienten dessen augenblickliches psychisches und körperliches Befinden sowie die Entwicklung seiner Beschwerden. In der Regel sind zunächst somatische (körperliche) Symptome abzuklären und körperliche Ursachen auszuschließen, d. h., der Patient/Klient ist ggf. an einen ärztlichen Fachkollegen bzw. vom nichtärztlichen Therapeuten an einen Arzt zu überweisen.

4.1 Eigenanamnese

Das **Gespräch** steht im Zentrum des psychiatrisch-psychotherapeutischen Arbeitens und ist wichtiger Bestandteil der Diagnostik und Therapie.

Das **Erstgespräch** mit dem Patienten erfüllt dabei mehrere Funktionen (➤ Abb. 4.1). Zunächst sollte der Patient die Möglichkeit erhalten, seine Beschwerden und seine Krankheitsgeschichte ohne unnötige Unterbrechungen zu schildern. Daran schließt sich ein stärker strukturierter Gesprächsteil an, in dem der Untersucher gezielt psychopathologische Phänomene erfragen kann.

THERAPEUTISCHE PRAXIS

Es kann dem Patienten helfen, sich im Gespräch zu öffnen, wenn im Erstgespräch nochmals ausdrücklich auf die **Schweigepflicht** des Untersuchers hingewiesen wird.

In der **Anamnese** sollen folgende Aspekte erfasst werden:

- **Persönliche Daten:** Name, Alter, Geschlecht, Familienstand, Anschrift und ggf. Anschrift von Angehörigen, Telefonnummer
- **Aktuelle Beschwerden und Krankheitsentwicklung:** Beginn, Dauer und Stärke der aktuellen Beschwerden, subjektive Beeinträchtigung und Beurteilung der Beschwerden, Entwicklung der aktuellen Beschwerden, Auslösebedingungen, Art und Erfolg der bisherigen Therapie, Erwartungen an die Therapie
- **Krankheitsvorgeschichte (psychische und körperliche Erkrankungen):** Entwicklung der Erkrankungen, Diagnose und Therapie, Suizidversuche, psychosoziale Beeinträchtigungen
- **Drogen- und Medikamentenanamnese**
- **Familienanamnese:** psychische oder somatische Erkrankungen in der Verwandtschaft
- **Biografische Daten:** Schwangerschafts- und Geburtsumstände, Geschwister und Geschwisterreihenfolge, frühkindliche und vorschulische Entwicklung, Pubertät, Familienatmosphäre, sexuelle Entwicklung, schulische und berufliche Entwicklung, Partnerschaften, Kinder, Ehe, belastende Lebensereignisse

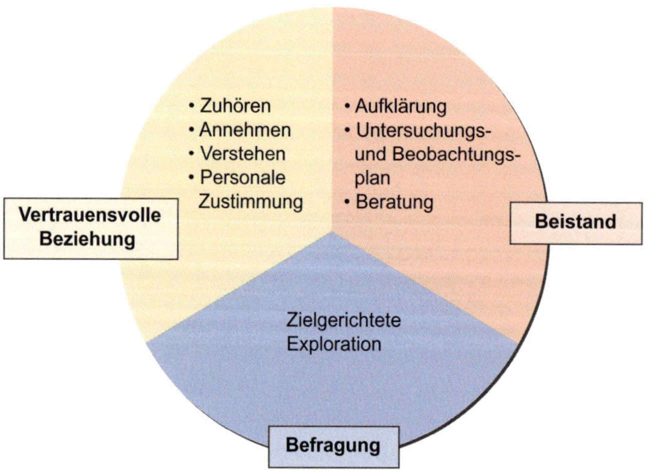

Abb. 4.1 Das psychiatrisch-psychotherapeutische Erstgespräch [L157]

- **Aktuelle soziale Situation:** Lebensumstände und -gewohnheiten, sozioökonomische Aspekte, Freizeitgestaltung, soziales Umfeld

THERAPEUTISCHE PRAXIS

Es ist wichtig, dass bestimmte Themen (z. B. Suizidversuche in der Vorgeschichte, Sexualentwicklung) nicht aus Scham oder anderen Gründen gemieden werden. Das Verhältnis zwischen Patient und Untersucher sollte so vertrauensvoll sein, dass solche Themen angeschnitten werden können. Ein einfühlsames und verständnisvolles Vorgehen ist dabei entscheidend. Bestimmte Gesprächsinhalte können auch in weiteren Treffen vertieft werden, wenn es dem Patienten zunächst noch schwerfällt, darüber zu reden.

4.2 Fremdanamnese

Die **Fremdanamnese** ist dann unerlässlich, wenn der Patient aufgrund seiner Erkrankung nicht in der Lage ist, Auskunft zu geben (z. B. schwer depressiver Patient). Sie kann aber auch hilfreich sein, um die Aussagen eines Patienten zu objektivieren (z. B. Verschuldungswahn eines depressiven Patienten) oder um zusätzliche Informationen zu erhalten. Bei schweren psychischen Erkrankungen kann sie die Angehörigen der Patienten dadurch entlasten, dass ihre Sorgen und Nöte erstmals Verständnis und Gehör finden. Die Fremdanamnese ist dann Einstieg zu einer in der Regel wünschenswerten Einbeziehung der Angehörigen in den Behandlungsprozess.

4.3 Psychopathologischer Befund

Das Kernstück der psychiatrischen Anamnese ist der **psychopathologische Befund.** Zu seiner Erhebung sind gute Kenntnisse der Psychopathologie notwendig (zur Psychopathologie und Befunderhebung ➤ Kap. 5).

4.4 Körperliche Untersuchung, testpsychologische und apparative Zusatzuntersuchungen

Die **körperliche Untersuchung** eines psychiatrischen Patienten ist unerlässlich. Sie dient folgenden Zwecken:

- Mögliche körperliche Ursachen der psychischen Störung aufdecken
- Körperliche Krankheiten feststellen, die unabhängig von der psychischen Störung vorliegen
- Konstitutionelle Besonderheiten aufdecken, die sich auf das psychische Erleben auswirken können
- Die Diagnose einer hypochondrischen oder somatoformen Störung vermeiden, wenn eindeutige körperliche Symptome vorliegen
- Dem Patienten vermitteln, dass er in seiner körperlich-seelischen Gesamtheit wahrgenommen wird

MERKE

Eine körperliche Untersuchung darf **nicht** vom Heilpraktiker für Psychotherapie durchgeführt werden. Sie gehört in den ärztlichen Kompetenzbereich.

Tab. 4.1 Beispiele für testpsychologische Verfahren

Einsatzbereich	Selbstbeurteilungsverfahren	Fremdbeurteilungsverfahren
Depression	Beck-Depressions-Inventar (BDI)	Hamilton-Depressionsskala (HAMD)
Angststörungen	State-Trait-Angst-Inventar (STAI)	
Alkoholismus	Münchner Alkoholismus-Test (MALT)	Münchner Alkoholismus-Test (MALT)
Zwangsstörungen	Hamburger Zwangsinventar (HZI)	Yale-Brown Obsessive Compulsive Scale (Y-BOCS)
Posttraumatische Belastungsstörung	Posttraumatic Diagnostic Scale (PDS)	
Intelligenzstörungen	Hamburg-Wechsler-Intelligenztest für Erwachsene (HAWIE)	

Testpsychologische Untersuchungen können durchgeführt werden, um den Verdacht auf eine Störung zu objektivieren, das Ausmaß der Störung zu quantifizieren oder eine genaue Beurteilung der Beeinträchtigungen zu erhalten (➤ Tab. 4.1). Dafür gibt es eine Vielzahl von standardisierten Fragebogen, die zur Selbst- oder Fremdbeurteilung eingesetzt werden können. Durchführung und Auswertung unterliegen strengen Vorgaben und werden in der Regel von psychologischen Psychotherapeuten, Neuropsychologen oder Psychiatern vorgenommen. Psychologische Tests können aber auch die Entscheidungsfindung des Heilpraktikers unterstützen, der bei ausreichenden Vorkenntnissen zum Einsatz dieser Techniken berechtigt ist. Bei der Anwendung von psychologischen Tests sind die Kriterien der Qualitätssicherung in der psychologischen Diagnostik für Auftraggeber, Diagnostiker und Diagnostizierte zu beachten. Die Qualitätssicherung muss den gesamten diagnostischen Prozess umfassen; dazu gehören:

- Für die Testverfahren: Objektivität (Testergebnisse nicht durch den Untersucher beeinflussbar), Validität (Genauigkeit, mit welcher der Test das erfasst, was er messen soll) und Reliabilität (Genauigkeit, mit der mehrere Untersucher mit demselben Test zum selben Ergebnis kommen)
- Qualifikation der beteiligten Untersucher
- Einhaltung von Abläufen und Regeln (Datenschutz, Wahrung der persönlichen Integrität, Art der Rückmeldung der Ergebnisse) von der Planung bis zur diagnostischen Entscheidung

Im deutschsprachigen Raum sind schätzungsweise mehrere tausend psychologische Tests verfügbar, von denen einige breite Anwendung finden, andere hingegen für sehr spezielle Anforderungen entwickelt wurden.

Die **psychologische Diagnostik** ist ein zentraler Bestandteil der Psychologie und dient dem Zusammentragen von Informationen über das menschliche Erleben und Verhalten. Ausgangspunkt ist eine präzise Frage, die empirisch beantwortet werden kann. Zu dieser Frage werden verschiedene Vermutungen (Hypothesen) aufgestellt, für die jeweils festgelegt wird, durch welche Angaben sie bestätigt oder widerlegt werden. Im nächsten Schritt werden geeignete psychologische Testverfahren ausgewählt, um die benötigten Informationen zu erhalten. Nach deren Durchführung werden alle Informationen zusammengetragen und es wird beurteilt, ob und

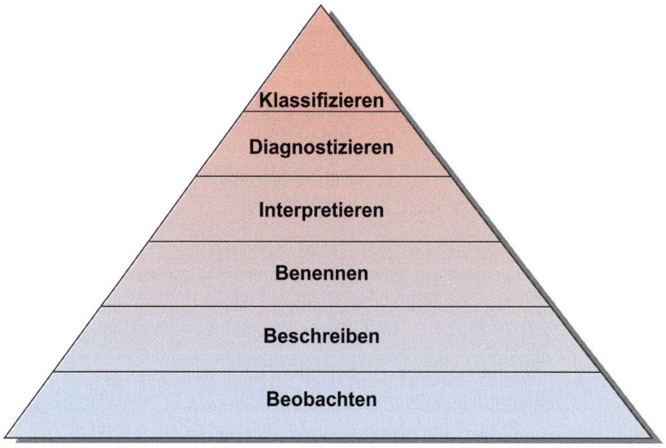

Abb. 4.2 Psychiatrische Diagnostik [L157]

in welchem Umfang die Ergebnisse die Vermutungen bestätigen oder widerlegen. Am Ende dieser Überlegungen steht die (Verdachts-)Diagnose und sind oft auch Aussagen über den weiteren Verlauf möglich. Aufgrund der zahlreichen dabei zu beachtenden Einflussfaktoren und Voraussetzungen erfolgt die psychologische Diagnostik immer durch entsprechend weitergebildete Psychologen und Psychiater.

Zu den **apparativen Zusatzuntersuchungen** zählen u. a. laborchemische, bildgebende oder sonografische Untersuchungen, mit denen die organischen Ursachen der psychischen Störung sowie eine Beteiligung der inneren Organe ausgeschlossen werden.

4.5 Vorgehen bei der psychiatrischen Diagnostik

Die psychiatrische Diagnostik vollzieht sich in mehreren Schritten (> Abb. 4.2).

Im ersten Schritt werden Verhalten, Ausdruck, Gestik, Mimik und Erscheinungsbild des Patienten beurteilt. Das Erleben des Patienten wird empathisch und unter Berücksichtigung des aktuellen psychischen Zustands beschrieben. Die **Beschreibung** dieser Beobachtungen soll in der Umgangssprache erfolgen und sich auf das gesamte Erleben und Verhalten beziehen.

Im nächsten Schritt werden die Auffälligkeiten im Verhalten und Erleben in die psychiatrische Fachsprache (Psychopathologie) übersetzt und festgehalten **(Benennen).** Dabei lassen sich die Symptome meistens zu typischen Merkmalskombinationen zusammenfassen, die als Arbeitshypothese ein Zwischenschritt zur Diagnose sind.

Im nächsten Schritt werden Zusammenhänge zwischen dem krankhaften Verhalten oder Erleben und den Ursachen gesucht **(Interpretieren),** z. B. zwischen dem Symptom und einem körperlichen Befund (depressive Störung bei Schilddrüsenfunktionsstörung) oder einem lebensgeschichtlichen Ereignis (ängstlich-vermeidendes Verhalten nach Verkehrsunfall).

Nun wird das beobachtete Verhalten und/oder Symptom einer bestimmten **diagnostischen Kategorie** zugeordnet, wobei folgende Punkte zu berücksichtigen sind:

- Verlauf der Erkrankung (chronisch, episodisch usw.)
- Dauer der Erkrankung
- Erkrankungsalter
- Ursache, z. B. psychosoziale Stressoren, organische Befunde
- Erbliche Faktoren (Familienanamnese)
- Bisheriges Ansprechen auf Therapien

Als letzter Schritt erfolgt die Einordnung der Störung in ein Klassifikationssystem (z. B. ICD-10 und ICD-11), das durch operationalisierte Kriterien und klare Ein- und Ausschlussdiagnosen die Zuordnung zu einer Krankheitskategorie ermöglicht **(Klassifizieren).**

Verständnisfragen

- Nennen Sie die wichtigsten Bestandteile der psychiatrischen Diagnostik.
- Welche Daten sollten bei der (Eigen-)Anamnese erfasst werden?
- Was versteht man unter Fremdanamnese?
- Warum ist die körperliche Untersuchung von psychiatrischen Patienten und Patientinnen unerlässlich?
- In welchen Schritten vollzieht sich die psychiatrische Diagnostik?

KAPITEL

5 Allgemeine Psychopathologie und psychopathologischer Befund

Kapitelübersicht

Der **psychopathologische Befund** dient der systematischen Überprüfung und Ermittlung, ob und inwieweit bestimmte Bereiche der Psyche oder Elementarfunktionen gestört und welche Symptome infolgedessen vorhanden sind. Er wird schriftlich verfasst und enthält neben den Angaben der Betroffenen v. a. Angaben zu deren (vom Untersuchenden oder Therapierenden, aber auch von Dritten wie z. B. Angehörigen) beobachteten Verhalten sowie eine fundierte Beurteilung durch die Untersuchenden und Therapierenden. Im psychopathologischen Befund werden somit alle Veränderungen und Auffälligkeiten festgehalten, die für die jeweils vorliegende psychische Störung bedeutsam sind. Sie können Erscheinungsbild, Verhalten und Ausdruck sowie innerpsychisches Erleben und Affektlage betreffen.

Die Erstellung eines präzisen, vollständigen psychopathologischen Befunds bildet das Kernstück der psychiatrischen und psychotherapeutischen Diagnostik und setzt umfangreiche Kenntnisse und Erfahrungen voraus.

Um zu einer Diagnose zu gelangen, muss festgehalten werden, welche Bereiche der Psyche oder Elementarfunktionen gestört sind und welche Symptome demzufolge vorliegen. Dies erfolgt mit dem **psychopathologischen Befund.** Er setzt sich zusammen aus dem beobachteten äußeren Erscheinungsbild und dem Verhalten der Betroffenen in der Untersuchungssituation sowie aus der Beurteilung von Bewusstsein, Orientierung, Aufmerksamkeit, Gedächtnis, formalem und inhaltlichem Denken, Wahrnehmung, Ich-Erleben, Antrieb und Psychomotorik, Affektivität, zirkadianen Besonderheiten sowie Selbst- und Fremdgefährdung.

5

5.1 Bewusstseinsstörungen

Unter **Bewusstseinsstörungen** versteht man die **Beeinträchtigung der Bewusstseinsklarheit** mit Störungen des einheitlichen und sinnhaften Erlebens. Es handelt sich hierbei um einen **Oberbegriff** für alle Veränderungen der Bewusstseinslage. Man unterscheidet **quantitative** und **qualitative** Bewusstseinsstörungen.

MERKE

Die **Bewusstseinsklarheit** wird anhand folgender Faktoren geprüft:
- Funktion der Sinne
- Orientierung
- Gedächtnis- und Erinnerungsfunktionen
- Aufmerksamkeits-, Konzentrations- und Auffassungsfähigkeit
- Möglichkeit zur sprachlichen Verständigung und situationsangepasstem Verhalten

5.1.1 Quantitative Bewusstseinsstörungen

FALL

Quantitative Bewusstseinsstörungen: Somnolenz

Eine 65-jährige Patientin wird nach einem Fahrradunfall stationär aufgenommen. Das Stationspersonal stellt fest, dass sich die Patientin verstärkt in einem schläfrigen Zustand befindet. Ihr Ehemann bestätigt dies und berichtet, dass sie auf der Fahrt in die Ambulanz immer wieder eingenickt sei. Bei Ankunft in der Klinik sei sie erst wach geworden und ausgestiegen, als er ihren Namen laut gerufen habe.

Bei der Untersuchung durch den Stationsarzt fällt auf, dass die Patientin erst erwacht und auf seine Fragen antwortet, wenn er sich unmittelbar neben das Bett stellt, sie am Arm berührt und laut in ihr Ohr spricht. Seine Fragen beantwortet sie nur langsam und leise und fällt schon kurz darauf wieder in den Schlaf zurück.

Die **quantitativen Bewusstseinsstörungen** zeichnen sich durch eine Minderung der Vigilanz (Wachheit) aus. Das Bewusstsein ist verändert, bleibt aber in seiner Qualität erhalten. Es gibt fließende Übergänge im Grad der Bewusstseinsstörung. Typische Formen der quantitativen Bewusstseinsstörungen sind:
- **Benommenheit:** leichte Beeinträchtigung der Bewusstseinsklarheit; verlangsamt, schläfrig, eingeschränkte Informationsaufnahme und -verarbeitung
- **Somnolenz:** Apathie und abnorme Schläfrigkeit; Patient ist durch lautes Ansprechen relativ leicht zu wecken
- **Sopor:** sehr starke Trübung des Bewusstseins, nur stärkste Reize führen zum Erwachen aus der Schläfrigkeit
- **Koma:** tiefe Bewusstlosigkeit, ggf. Fehlen der natürlichen Schutzreflexe, im Extremfall Störungen zentraler vegetativer Funktionen wie Atmung, Kreislauf und Temperaturregulation

5.1.2 Qualitative Bewusstseinsstörungen

FALL

Qualitative Bewusstseinsstörungen: Bewusstseinstrübung

Einem 72-jährigen Mann wird ein neues Hüftgelenk eingesetzt. Am Tag nach der Operation wirkt er sehr unruhig und nervös. Immer wieder unternimmt er Versuche, das Bett ohne Hilfe zu verlassen. Als eine Krankenschwester sein Zimmer betritt, hält er sie für seine Tochter (Bewusstseinstrübung). Er erzählt ihr, dass er jetzt aufstünde, um wie üblich den Tisch für das Sonntagsfrühstück mit der Familie zu decken (situative, zeitliche und örtliche Desorientierung).

Die Qualität des Bewusstseins, also das Erleben, Erinnern und Denken, ist verändert. Zu den qualitativen Bewusstseinsstörungen zählen:
- **Bewusstseinstrübung:** mangelnde Klarheit des gegenwärtigen Erlebens mit Verwirrtheit des Denkens und Handelns. Bestimmte Aspekte der eigenen Person und der Umgebung können nicht mehr sinnvoll miteinander in Zusammenhang gebracht werden. Die Bewusstseinseintrübung ist ein typisches Zeichen des Delirs.
- **Bewusstseinseinengung:** betrifft den Umfang des Bewusstseins, z. B. starre Fixierung des Denkens, Fühlens und Wollens auf bestimmte Aspekte des Erlebens mit verminderter Reaktionsfähigkeit auf Außenreize; schwieriger zu erkennen, da komplexe äußere Handlungsabläufe normal bewältigt werden können. Vorkommen z. B. beim epileptischen Dämmerzustand oder bei abnormen Erlebnisreaktionen.

- **Bewusstseinsverschiebung:** entspricht einer Bewusstseinssteigerung mit dem Gefühl einer Intensitätssteigerung des äußeren und inneren Erlebens. So können im Drogenrausch (z. B. LSD) Farben und Gerüche subjektiv stärker wahrgenommen und der persönliche Erfahrungshorizont als erweitert erlebt werden.

THERAPEUTISCHE PRAXIS

Die **Bewusstseinseinengung** wird auch als „eingeschränkter Lichtkegel des Bewusstseins" beschrieben, wobei ein Mensch sein Bewusstsein wie einen engwinkligen und starren Lichtkegel nur auf wenige innere und äußere Umstände richten kann und davon gebannt ist. Dies kann im Trancezustand geschehen (Hypnose) oder wenn ein Mensch innere Stimmen hört, denen er lauscht (Schizophrenie).

5.2 Orientierungsstörungen

FALL

Orientierungsstörungen: örtliche Desorientierung

Eine Frau wird nach einem Sturz in ihrer Wohnung mit einem gebrochenen Arm in die Klinik eingeliefert. Bei der Aufnahme ist sie stark alkoholisiert, was laut Auskunft der Nachbarin häufiger der Fall zu sein scheint. Nach drei Tagen Klinikaufenthalt (ohne Alkohol) hat sich der Zustand der Patientin zwar deutlich gebessert, allerdings berichtet sie von kleinen braunen Käfern, die ununterbrochen über ihr Kissen und ihre Decke liefen (optische Halluzination). Bei der Visite macht sie einen verwirrten, geistesabwesenden Eindruck (Bewusstseinstrübung). Sie versteht die Fragen der Stationsärztin nicht und erkundigt sich danach, wo sie sich momentan eigentlich aufhalte (örtliche Desorientierung).

Fehlende Klarheit über zeitliche, örtliche, situative Gegebenheiten und über die eigene Person (Merksatz: Z-Ö-S-P) wird als **Orientierungsstörung** bzw. Desorientierung bezeichnet (➤ Tab. 5.1).

MERKE

- Eine Orientierungsstörung ist **nicht** automatisch eine Bewusstseinsstörung.
- Das Nichtwissen des genauen Kalendertags gilt **nicht** als Orientierungsstörung! Das Datum kann um einen Tag abweichen, wichtig ist das Wissen um den Wochentag.

Tab. 5.1 Kennzeichen der Orientierungsstörungen

Orientierung	Kennzeichen	Erfragen der Orientierungsstörung
Zur Zeit	Wissen von Datum, Tag, Jahr oder Jahreszeit	„Welchen Wochentag haben wir heute?", „In welcher Jahreszeit befinden wir uns?"
Zum Ort	Wissen um derzeitigen Aufenthaltsort	„In welcher Stadt liegt diese Klinik/Praxis?", „In welcher Straße befinden Sie sich?"
Zur Situation	Erfassen der augenblicklichen Situation	„Wo befinden Sie sich derzeit?" (Klinik, Praxis), „Warum sind Sie hier?", „Wer bin ich?" (Therapeut, Untersucher)
Zur eigenen Person	Wissen um eigene persönliche Situation	„Wann sind Sie geboren?", „Wie heißen Sie?", „Wie ist Ihr Familienstand?", „Welchen Beruf üben Sie aus?"

5.3 Aufmerksamkeits- und Gedächtnisstörungen

BEISPIEL

Aufmerksamkeits- und Gedächtnisstörungen

Mit folgenden einfachen Aufgaben werden verschiedene Bereiche des Gedächtnisses und der Aufmerksamkeit geprüft: Der Patient soll sich drei neutrale Begriffe einprägen (z. B. Tür, Seil und Knopf) und danach von 100 schrittweise jeweils 8 abziehen (Hinweis auf Konzentrationsstörungen). Dann wird er aufgefordert, die Fabel vom Löwen und von der Maus nachzuerzählen (Hinweis auf Auffassungsstörung). Nach 10 Minuten wird er gebeten, die gemerkten Begriffe aus der ersten Aufgabe zu wiederholen (Hinweis auf Merkfähigkeitsstörungen). Danach lassen Sie sich schildern, was er in den letzten Tagen getan und unternommen hat (Hinweis auf Störungen des Altgedächtnisses).

Bei den **Aufmerksamkeits- und Gedächtnisstörungen** handelt es sich um die verminderte Fähigkeit, neue und alte Gedächtnisinhalte wiederzugeben. Unterschieden werden in diesem Zusammenhang:

- **Auffassungsstörungen:** Die gedankliche Verarbeitung einer Wahrnehmung ist gestört.
- **Konzentrationsstörungen:** Unfähigkeit, die Aufmerksamkeit über längere Zeit auf eine bestimmte Tätigkeit oder ein Thema zu fokussieren.
- **Störungen der Merkfähigkeit:** Die Fähigkeit, neue Eindrücke über einen Zeitraum von ca. 10 Minuten zu behalten, ist vermindert oder aufgehoben.
- **Gedächtnisstörungen:** Die Fähigkeit, Eindrücke und Erfahrungen länger als 10 Minuten zu speichern oder sich an Ereignisse zu erinnern, die länger als 10 Minuten zurückliegen, ist vermindert oder aufgehoben.
- **Konfabulationen:** Erinnerungslücken werden mit Einfällen gefüllt, die vom Betroffenen für Erinnerungen gehalten werden. Konfabulationen sind ein typisches Zeichen der Wernicke-Enzephalopathie (➤ Kap. 10.2.2).
- **Amnesien:** abhängig vom betroffenen Zeitraum werden folgende Untergruppen definiert:
  - **Retrograde Amnesie:** keine Erinnerung an eine bestimmte Zeitspanne unmittelbar vor einer Hirnschädigung (z. B. Schädel-Hirn-Trauma)
  - **Kongrade Amnesie:** Erinnerungslücke für die Dauer der Bewusstlosigkeit
  - **Anterograde Amnesie:** Gedächtnislücke für die Ereignisse in der unmittelbaren Zeit nach dem Trauma
- **Zeitgitterstörungen:** Unfähigkeit, Erlebnisse in eine richtige zeitliche Reihenfolge zu bringen.

THERAPEUTISCHE PRAXIS

Bei der Beurteilung von Orientierung, Gedächtnis und Aufmerksamkeit ist es entscheidend, keine Suggestivfragen oder Ja-Nein-Fragen zu stellen, um zu einem verwertbaren Ergebnis zu kommen. Fragen wie „Wissen Sie, wer ich bin?" oder „Können Sie sich an alles erinnern?" sollten also vermieden werden.

5

MERKE

Die **transiente globale Amnesie** bzw. die **amnestische Episode** ist eine neurologische Erkrankung unbekannter Ursache. Sie äußert sich als höchstens 24 Stunden anhaltende, retrograde und anterograde Amnesie. Das Bewusstsein und die Orientierung zur Person bleiben erhalten. Oft bestehen leichte vegetative Begleitsymptome wie Schwindel oder Übelkeit. Betroffen sind nur Menschen über 30 Jahren (meist 50–70 Jahre). Bei 85 % der Betroffenen findet sich ein auslösendes Ereignis, meistens starke körperliche Anstrengung oder emotionale Belastung, ein Sprung ins kalte Wasser oder Geschlechtsverkehr. Manche der Betroffenen sind noch mehrere Tage lang irritiert und fühlen sich nicht fit. Die Prognose ist aber sehr gut und die Symptome verschwinden im Laufe der Zeit.

5.4 Denkstörungen

Das Denken ist ein komplexer Prozess, bei dem alle Bereiche des täglichen Lebens – z. B. Situationen, Probleme und Gegenstände – rational verarbeitet, also abstrahiert, analysiert, visualisiert und beurteilt werden. Die Art und Weise, wie ein Mensch denkt, also wie schnell, beweglich und inhaltsreich seine Gedanken sind und wie er die Ergebnisse seines Denkprozesses äußert, gibt Auskunft über sein Wesen und seine aktuelle Gemütslage. Denken ist also immer ein vielschichtiger Vorgang, der den Menschen als Ganzes betrifft. Störungen dieses Prozesses und seiner Äußerungen werden unterteilt in **formale Denkstörungen,** die sich auf die Art und Weise des Denkens beziehen, sowie **inhaltliche Denkstörungen,** die den Inhalt der Gedanken betreffen.

5.4.1 Formale Denkstörungen

Bei den **formalen Denkstörungen** ist die Verarbeitung der Gedanken gestört. Die Verknüpfung der Gedanken wirkt auf andere unlogisch und nicht schlüssig. Die Betroffenen denken zu schnell oder zu langsam und können ihre Gedanken nur schwer in Worte fassen (➤ Tab. 5.2): Wie denkt jemand, und wie fasst er seine Gedanken in Worte? Bricht er mitten im Satz ab? Ist verständlich, was er äußert? Wie schreibt er? Klar gegliedert oder zusammenhanglos? Bleibt er bei einem Thema?

Formale Denkstörungen sind **nicht krankheitsspezifisch,** sie führen erst im Zusammenhang mit anderen Symptomen zu einer bestimmten Diagnose.

MERKE

Das **Abstraktionsvermögen** ist eine wichtige kognitive Eigenschaft. Um sie zu prüfen, bitten Sie um die Erläuterung des Unterschieds zwischen Zwerg und Kind oder um die Erklärung eines Sprichwortes. Wird der abstrakte Zusammenhang nicht erfasst, spricht man von **Konkretismus.**

5.4.2 Inhaltliche Denkstörungen

Bei **inhaltlichen Denkstörungen** interpretieren die Betroffenen eigentlich reale Wahrnehmungen irreal oder haben Vorstellungen z. B. von Situationen und Menschen, die einer logischen Überprüfung nicht standhalten : Was denkt jemand? Was schreibt er? Sind seine Ideen und Vorstellungen für unseren Kulturkreis „normal", oder sind sie verändert, krankhaft oder „ver-rückt"?

Es gibt drei Formen inhaltlicher Denkstörungen: Wahnvorstellungen, Zwangsgedanken und überwertige Ideen.

Wahn (Paranoia)

FALL

Wahn

„Die ganze letzte Zeit war so merkwürdig. Ich spürte, dass etwas geschehen würde. Mir kam alles so fremd und seltsam vor" (Wahnstimmung).
„Als ich dieses Kind mit der roten Fahne sah, war es mir schlagartig klar (Wahneinfall): Die Mutter Gottes hatte mir ein Zeichen gegeben: Ich sollte auf die alarmierenden Nachrichten reagieren und die kranken Kinder dieser Welt retten (Wahnwahrnehmung). Ich musste ihnen helfen! Schon als Kind hatte ich diese Kraft (mnestischer Wahneinfall = Wahneinfall, das Gedächtnis betreffend), ich konnte heilen. Die Berichte aus den Medien über all die vielen Kinder gaben mir Recht. Sie ließen mich wissen, dass ich auserwählt bin (Beziehungswahn). Auf der Straße und in der U-Bahn traf ich immer wieder auf Schwangere und Kinder mit roten Kleidungsstücken und Spielzeugen. Einmal, als ich auf einer Bank in der Nähe eines Spielplatzes saß, ließ sich ein Marienkäfer auf meinem Zeigefinger nieder und zeigte mir damit meine Bestimmung und die Richtung, die ich zur Rettung der Kinder einschlagen musste. Ich sollte runde Geldmünzen sammeln und damit ins Kloster Maria Laach fahren, um in der spirituellen Meditation alle Kinder zu heilen (systematisierter Wahn)."

Wahn ist eine inhaltlich falsche Beurteilung der Realität, an welcher der Betroffene **unkorrigierbar,** entgegen allen bisher gemachten Erfahrungen, festhält. Seine Überzeugung steht im Widerspruch zur Wirklichkeit und zur Überzeugung der Mitmenschen (subjektive Wahngewissheit, Privatwirklichkeit).

MERKE

Wahn tritt in erster Linie isoliert bzw. spezifisch auf und fokussiert somit nur auf eine einzige Sache; damit muss er das Leben des Betroffenen keinesfalls dominieren. Er kann aber auch lebensbestimmend sein. Dann beherrscht er das gesamte Fühlen, Denken und Handeln des Betroffenen.

Formale Begrifflichkeiten

- **Wahnstimmung:** geht dem Wahn häufig voraus und ist durch eine gespannte oder „geladene", unheildrohende, nicht eindeutig fassbare Gestimmtheit gekennzeichnet („Es liegt was in der Luft", „Da braut sich was zusammen").
- **Wahnwahrnehmung:** die falsche Interpretation einer richtigen Sinneswahrnehmung. Die Betroffenen sehen, hören, riechen, schmecken oder fühlen etwas, das sie umdeuten und ihrem Wahnsystem anpassen. Der Wahn kann so beherrschend werden, dass alle realen Wahrnehmungen des Alltags im Sinne des Wahns umgedeutet werden.
- **Wahneinfall/Wahngedanke/Wahnidee:** plötzlich auftretende Überzeugung ohne objektivierbare und plausible Begründung.
- **Wahnarbeit und Wahnsystem:** Die Betroffenen „arbeiten" ihren Wahn mithilfe von Erklärungsansätzen, logischen und scheinbar

Tab. 5.2 Formale Denkstörungen

Psychopathologie	Erklärung	Beispiel	Beispielhaftes Vorkommen
Denkverlangsamung	Verlangsamtes und schleppendes Denken	„Na ja, also … ich weiß nicht recht … die Gedanken sind so schwer …"	Depression, organisches Psychosyndrom
Denkhemmung	Denken wird als mühsam, wie blockiert erlebt	„Am schlimmsten war das Denken. Ich kam nicht mehr voran, meine Gedanken waren wie verschluckt …"	Depression, Schizophrenie
Gedankenabreißen, Gedankensperrung	Plötzlicher Abbruch eines flüssigen Gedankengangs bzw. des Sprechens ohne ersichtlichen Grund	„Dann ging ich in das Zimmer …" (Patient schweigt, schaut in den Raum, lauscht) „Das Leben ist merkwürdig und belastet mich."	Schizophrenie
Umständliches Denken	Weitschweifiger Gedankengang, wesentliche Inhalte können nicht von Nebensächlichem getrennt werden, inhaltlicher Zusammenhang bleibt erhalten	Patient wird nach Zwangshandlungen gefragt: „Mein Wohnzimmer ist relativ groß, so um die 30 qm, und die Balkontür liegt am hinteren Ende, etwa 50 cm von der rechten Wand entfernt. Ich habe sie erst neu streichen lassen, sie sieht jetzt ganz gut aus. Obwohl, ein paar Ausbesserungen muss ich noch machen. Also, ich muss immer wieder prüfen, ob sie verschlossen ist …"	Zwangsstörung, Demenz
Eingeengtes Denken	Gedanken sind auf wenige Themen eingeengt, haften an diesen Inhalten	„Die Gedanken drehen sich im Kreis, immer wieder die Frage, ob ich schuld an ihrem Verschwinden bin. Eine einzige Gedankenschleife, immer wieder …"	Depression
Perseverationen	Ständiges Wiederholen eines bestimmten Gedankens	„Sie hat mir das Geld gestohlen! Da bin ich mir sicher. Es war an Ostern, als wir uns alle trafen. Sie hat mir das Geld gestohlen, zweifelsfrei. Die Kinder haben die Eier gesucht, und wir haben den Tisch geschmückt. Natürlich hat sie es getan, sie hat mir das Geld gestohlen."	Organisches Psychosyndrom, Zwangsstörung, wahnhafte Störung
Gedankendrängen	Patient ist dem Druck vieler unterschiedlicher Gedanken ausgesetzt	„Ich musste so viel denken, musste immer wach bleiben und konnte nicht schlafen. Ich war total überdreht."	Manie, Schizophrenie
Ideenflucht	Beschleunigtes Denken und Sprechen, extrem einfallsreicher Gedankengang, wobei einzelne Gedanken nicht zu Ende geführt, sondern durch Assoziationsflut unterbrochen werden	„Gustav IV. ist es gewesen, König von Schweden, diese Macht zu haben, wie ein König, da wäre das Leben aber schön, schöner noch am Strand liegen, nichts tun und Wasser, das ist es! Wasser wird uns erlösen. Kühl und klar und rein …"	Manie
Vorbeireden	Eine Frage wird, obwohl sie verstanden wurde, mit anderen Inhalten beantwortet	Ein Patient berichtet, er fühle sich verfolgt. Auf die Frage, wer ihn verfolgt, antwortet er: „Nichts ist mehr so, wie es war, das schaffen sie."	Schizophrenie
Zerfahrenheit, Inkohärenz	Zusammenhanglosigkeit von Denken und Reden	„Gott lebt dort und redet, manche schaffen es zum Heiland bis ins Hirn hinein. Das schmerzt im Kopf, man merkt, wer dort regiert. Gott vierteilt oder halbiert, ich weiß nicht, aber ich sah es."	Schizophrenie
Neologismen	Wortneuschöpfungen, die nicht der sprachlichen Konvention entsprechen und oft nicht unmittelbar verständlich sind	„Blutgebären", „Jahreswechselgeld", „Verschnittbehörde", „trausam"	Schizophrenie
Konkretismus	Unfähigkeit, die übertragene Bedeutung von Sprichwörtern zu erkennen; alles wird wörtlich genommen	Das Sprichwort „Wer anderen eine Grube gräbt" wird so erklärt: „Wenn ich im Garten grabe, gibt es ein Loch, ein großes, und dann gehen sie da vorbei und plumps, sind sie drin."	Schizophrenie

logischen Verknüpfungen systematisch aus. Sachverhalte und Beziehungen werden so umgedeutet oder konstruiert, dass der Wahn immer wahrhaftiger erscheint und in ein logisch zusammenhängendes (Gedanken-)Gebilde eingebettet ist. In dem Fall spricht man von einem Wahnsystem (oder systematisiertem Wahn). Es schützt vor Einwänden, die den Wahrheitsgehalt der Wahnideen entkräften könnten.

- **Wahndynamik:** affektive Anteilnahme am Wahn. Eine starke Wahndynamik zeigt z. B. ein Patient mit einem depressiven Schuldwahn, der weint, sich die Haare rauft und völlig verzweifelt ist.
- **Wahnhafte Personenverkennung:** Bekannte oder unbekannte Personen werden wahnhaft „verkannt".
- **Erklärungswahn:** rationaler Versuch der Betroffenen, die Erlebnisse des Wahns zu erklären, z. B.: „Die Stimmen in meinem Kopf empfange ich durch einen Sender im Zahn. Die Radiowellen sendet der Geheimdienst."
- **Symbiotischer Wahn:** Sonderfall der Wahnvorstellung, bei dem ein gesunder Partner den Wahn – oft Verfolgungswahn – des Erkrankten übernimmt. Bei einer nahen Bezugsperson des Wahnkranken wird der Wahn also induziert (Folie à deux).

MERKE

Eine **Wahnwahrnehmung** ist keine Wahrnehmungsstörung, denn die Wahrnehmung des Sinnesreizes erfolgt ungestört. Lediglich die kognitive Umdeutung ist gestört.

THERAPEUTISCHE PRAXIS

Wenn ein wahnhaftes Erleben nicht erkennbar ist, weil kein ausgeprägtes Krankheitsbild vorliegt, muss es **behutsam** erfragt werden, z. B. auf folgende Weise: „Haben Sie das Gefühl, dass sich in letzter Zeit etwas in Ihrer Umgebung verändert hat?", „Haben Sie in letzter Zeit merkwürdige Dinge erlebt?", „Gibt es etwas, das Sie verunsichert, Ihnen Angst macht oder Sie beunruhigt?", „Haben Sie das Gefühl, dass etwas gegen Sie im Gange ist?", „Haben Sie das Gefühl, etwas falsch gemacht oder Schuld auf sich geladen zu haben?"

Wahnthemen

Es werden folgende **Wahnthemen** unterschieden (➤ Tab. 5.3):

- **Beziehungswahn:** alles, was in der Umgebung geschieht, wird auf sich selbst bezogen (z. B., dass die entgegenkommenden Autos die Scheinwerfer nur anhaben, um einen selbst vor dem Geheimdienst zu warnen).
- **Beeinträchtigungs- und Verfolgungswahn:** Die Betroffenen fühlen sich bedroht, beleidigt, verspottet oder glauben, man wolle ihnen Schaden zufügen (Beeinträchtigungswahn). Fühlen sie sich verfolgt oder in ein Komplott verstrickt, das Geld oder Leben bedroht, spricht man von Verfolgungswahn. Entscheidend ist dabei v. a. die Art der Begründung, die schwer nachvollziehbar und inadäquat wirkt.
- **Größenwahn:** wahnhafte Selbstüberschätzung bis hin zur Identifikation mit berühmten Persönlichkeiten. Die Betroffenen können die eigenen Fähigkeiten nicht mehr realistisch einschätzen. Sie glauben, alles bewirken und beeinflussen zu können. Sie wähnen sich reich, von besonderer Abstammung (z. B. Napoleon) oder zu höheren Aufgaben berufen (z. B. Erlöser, Retter, Gott).

Tab. 5.3 Wahninhalte und Vorkommen

Wahninhalte	Beispielhaftes Vorkommen
Beziehungswahn	Schizophrenie, schizoaffektive Störung
Beeinträchtigungs- und Verfolgungswahn	Schizophrenie, wahnhafte Störungen, schizoaffektive Störung
Größenwahn	Manie, Schizophrenie, schizoaffektive Störung
Schuld- und Versündigungswahn	Depressive Störung mit psychotischer Symptomatik, schizoaffektive Störung
Nihilistischer Wahn	Depression mit psychotischer Symptomatik, schizoaffektive Störung
Hypochondrischer Wahn	Depression mit psychotischer Symptomatik, schizoaffektive Störung
Verarmungswahn	Depression mit psychotischer Symptomatik, schizoaffektive Störung
Eifersuchtswahn	Chronische Alkoholabhängigkeit, Schizophrenie, schizoaffektive Störung
Liebeswahn	Wahnhafte Störung, Schizophrenie, schizoaffektive Störung
Dermatozoenwahn	Schizophrenie, organisch psychotische Störung

- **Schuldwahn/Versündigungswahn:** wahnhafte Überzeugung, große Schuld auf sich geladen oder sich versündigt zu haben.
- **Nihilistischer Wahn/Nichtigkeitswahn:** das Gefühl, nicht mehr zu sein, keine Familie, keine Organe oder nichts mehr zu haben.
- **Hypochondrischer Wahn:** krankhafte Überzeugung, unheilbar an AIDS, einer Tumor- oder anderen Erkrankung zu leiden.
- **Verarmungswahn:** unbegründete Überzeugung, nicht über ausreichende finanzielle Mittel zu verfügen oder durch die Erkrankung sich und die Familie in den Ruin zu treiben.
- **Eifersuchtswahn:** wahnhafte Überzeugung von der Untreue des Partners, wobei zufällige Beobachtungen und Vorkommnisse als Beweis für die Untreue gewertet werden. Männer sind häufiger betroffen als Frauen.
- **Liebeswahn:** Überzeugung, von einem Menschen geliebt zu werden, zu dem häufig nur ein geringer oder flüchtiger Kontakt besteht. Gesten und Blicke werden dabei im Sinne des Wahns gedeutet. Frauen sind häufiger als Männer betroffen.
- **Dermatozoenwahn:** Vorstellung, an einer Hauterkrankung zu leiden, die durch Parasiten oder in die Haut eingedrungene Erreger hervorgerufen wurde.

Doppelte Buchführung

Der von E. Bleuler eingeführte Begriff „doppelte Buchführung" beschreibt das gleichzeitige und parallele Wahrnehmen einer Wahnwirklichkeit und der Realität durch den Betroffenen. Ein Patient, der z. B. überzeugt ist, Napoleon zu sein, gibt als Eltern seine leibliche Mutter und seinen leiblichen Vater an.

Zwangsgedanken

MERKE

Menschen mit Zwangsneurosen wissen, dass die Zwangsgedanken (z. B. „Alles ist voller Bakterien") und Zwangsimpulse („Ich springe vor ein Auto", „Ich bringe meine Frau um") unsinnig und in ihnen entstanden sind. Sie erleben sie als „dem eigenen Ich nicht zugehörig" **(ich-dyston).** Damit unterscheiden sie sich von Menschen mit einer anankastischen (zwanghaften) Persönlichkeitsstörung, deren oft zwanghafte Gedanken und Handlungen als dem Ich zugehörig und damit als ich-synton erlebt werden.

- **Zwangsgedanken bzw.-ideen (Obsessionen):** sich immer wieder beharrlich aufdrängende, stereotype Ideen oder Gedanken, nicht unterdrückbare Denkinhalte, die meist als sinnlos und quälend erlebt werden.
- **Zwangsimpulse:** angsterzeugende, repetitive Antriebserlebnisse gegen den inneren Widerstand.
- **Zwangshandlungen (Kompulsionen):** monoton-ritualisiert ausgeführte wiederkehrende Handlungen aufgrund von Zwangsgedanken oder -impulsen, die von den Betroffenen trotz erkannter Unsinnigkeit immer wieder umgesetzt werden müssen.
- **Zwangsrituale:** Zwangshandlungen können sich zu komplexen Zwangsritualen zusammenfügen, die in einer festgelegten Reihenfolge durchlaufen werden müssen. Bei der geringsten Störung muss oft der gesamte Handlungsablauf wiederholt werden. Zwangsrituale neigen dazu, sich auszubreiten und immer größere Bereiche des Alltags zu besetzen.

MERKE

Vorkommen von Zwängen

Zwangsdynamiken sind nicht spezifisch, d.h., sie treten bei verschiedenen psychischen Erkrankungen auf:
- Zwangsstörungen
- Zwanghafte Persönlichkeitsstörung
- Depressive Erkrankungen
- Schizophrenie
- Verschiedene neurologische Erkrankungen

Überwertige Ideen

Ideen, die das Denken in einseitiger und unsachlicher Form dominieren und beherrschend werden. Die Ideen werden rücksichtslos gegen Anfeindungen und beharrlich vertreten, auch wenn die Betroffenen dadurch massive Nachteile in Kauf nehmen müssen. Die Ideen können allen Lebensbereichen entstammen, beziehen sich jedoch meist auf eine Weltanschauung, die Politik oder Wissenschaft. Sie führen zu Eingleisigkeit, Isolation oder Intoleranz. Die Übergänge zu einer querulatorischen Persönlichkeitsakzentuierung (➤ Kap. 19.3.1) sind fließend.

5.5 Wahrnehmungsstörungen und Sinnestäuschungen

FALL

Halluzinationen

„Es beginnt damit, dass ich in der Ferne ein Poltern höre (Akoasmen). Schließlich kommt es näher und wird lauter, und dann sind sie da. Ich bin umgeben von Priestern und vermummten Kreaturen, und sie streiten miteinander. Sie schreien sich an und beschuldigen sich: Ihr Dummköpfe – ihr bringt uns nur Unheil! – Wir haben doch alle Gebote befolgt. Gebt Ruhe! – Von wegen! Ihr macht uns nichts vor! (dialogisierende Stimmen). Ich versuche mich dann zu verstecken und mir die Ohren zuzuhalten, aber es hört nicht auf. Dann kommen die alten langbärtigen Greise, die sind am schlimmsten. Sie rufen mir zu: Geh dahin! – Schnell! Lauf weg! – Stopp! Dreh dich um! (imperative Stimmen). Und manchmal passiert es, dass ich einen ungeheuren Druck im Kopf und in den Augäpfeln spüre. Es bilden sich schleimige Tropfen, die meine Gehirnwindungen verkleben und sich wie ein Film auf meine Augen und meine Zunge legen (Körperhalluzinationen). Das fühlt sich ganz ekelhaft an und schmeckt wie Kleister (Geschmackshalluzinationen)."

Wahrnehmung ist das Bemerken von sinnlichen Eindrücken aus unserer Umwelt und der Regungen des eigenen Leibes. Äußere Reize (Sinnesreize) werden über Augen, Ohren, Nase, Mund und Tastsinn wahrgenommen, in unser Gehirn geleitet und dort verarbeitet. Wahrnehmungen können auf zwei Ebenen gestört sein. Entweder ist die Funktion des Sinnesorgans gestört, oder die kognitive Verarbeitung und Interpretation des Sinnesreizes ist fehlerhaft, oder eine Sinneswahrnehmung erfolgt ohne entsprechenden Sinnesreiz. Zu den Wahrnehmungsstörungen gehören:
- Illusionen
- Halluzinationen
- Pseudohalluzinationen

5.5.1 Illusionen

Bei Illusionen oder illusionären Verkennungen wird ein realer Sinnesreiz fehlinterpretiert. Begünstigende Faktoren für das Auftreten von Illusionen können ein Erwartungsdruck durch eine starke affektive Spannung (z. B. Fahrt in Geisterbahn), Unschärfe oder mangelnder Kontrast eines Objekts (z. B. im Halbdunkel oder in der Dämmerung) oder aber eine Beeinträchtigung der Wahrnehmung (z. B. durch Übermüdung, Fieber oder Drogen) sein. Illusionäre Verkennungen treten häufig bei Kindern auf, die z. B. einen Kleiderhaufen auf dem Stuhl in der Nacht für einen Menschen oder eine Hexe halten.

5.5.2 Halluzinationen

Halluzinationen sind Sinneswahrnehmungen ohne äußeren Reiz. Jemand nimmt etwas wahr, was real nicht vorhanden ist und von seinen Mitmenschen nicht nachvollzogen bzw. bestätigt werden kann, z. B. Stimmen, Ungeziefer, Dämonen oder Gerüche. Definitionskriterien sind also der mangelnde Zusammenhang mit **realen Sinneseindrücken** und die **subjektive Gewissheit** des Betroffenen. Halluzinationen können in allen Sinnesbereichen auftreten. Danach werden unterschieden (➤ Tab. 5.4):
- **Optische Halluzinationen:** Wahrnehmen von Farben, Blitzen, Mustern, Gegenständen und Personen bis hin zu ganzen Szenen.
- **Akustische Halluzinationen:** Akustische Trugwahrnehmungen äußern sich als amorphe Geräusche wie Zischen, Knallen, Tuscheln (Akoasmen) oder Stimmen, Worte, Reden (Phoneme). Die Stimmen können als dialogisierend wahrgenommen werden, also in Form von Rede und Gegenrede, oder als kommentierende Stimmen, welche die Handlungen der Betroffenen begleiten, oder als imperative Stimmen, die den Betroffenen Befehle erteilen.
- **Geruchs- und Geschmackshalluzinationen:** das Gefühl, z. B. Gas oder Fäulnis zu riechen oder einen bitteren Geschmack (z. B. Vergiftungswahn) wahrzunehmen.
- **Taktile oder haptische Halluzinationen:** Wahrnehmungen der Haut, also das Gefühl, berührt, festgehalten oder durchstochen

Tab. 5.4 Halluzinationen und ihr Vorkommen

Art der Halluzination	Beispielhaftes Vorkommen
Optische Halluzinationen	Organische psychotische Störung (Alkoholentzugsdelir, Drogeneinnahme [LSD])
Akustische Halluzinationen	Schizophrenie, organische psychotische Störung (z. B. Alkoholhalluzinose, epileptische Aura), schizoaffektive Störungen, wahnhafte Störungen
Geruchs- und Geschmackshalluzinationen	Organische psychotische Störung (z. B. Hirntumoren), Schizophrenie (z. B. Verfolgungs- und Vergiftungswahn), Depression mit psychotischen Symptomen (z. B. Fäulnis- und Leichengeruch)
Taktile und haptische Halluzinationen	Organische psychotische Störung (z. B. Dermatozoenwahn), Schizophrenie
Körperhalluzinationen	Schizophrenie

zu werden, oder das Gefühl, dass Tierchen über oder in der Haut krabbeln.

- **Körperhalluzinationen (Zönästhesien):** abnorme , fremdartige und meist unangenehme Leibsensationen, z. B. das Gefühl, die Organe würden sich verändern; der Betroffene fühlt sich wie versteinert, vertrocknet, leer, der Körper sei entstellt (geschrumpft, übergroß, unförmig, einzelne Körperteile in Form oder Lage verändert), oder brennende, stechende Schmerzen durchdringen ihn. Da sie den Charakter des von außen Gemachten haben können, werden die Körperhalluzinationen auch bei den Ich-Störungen (➤ Kap. 5.6) aufgeführt.

Weiteren Formen von Halluzinationen sind Metamorphopsie (verzerrte Wahrnehmung einer Farbe, eines Gegenstands) sowie Makropsie bzw. Mikropsie (Gegenstände werden größer bzw. kleiner wahrgenommen).

THERAPEUTISCHE PRAXIS

Halluzinationen müssen indirekt erfragt werden, denn die direkte Frage, ob Halluzinationen vorhanden sind, würde sicherlich verneint werden. Akustische Halluzinationen können Sie z. B. folgendermaßen erfragen: „Haben Sie in letzter Zeit beunruhigende Geräusche oder Dinge gehört, die andere Menschen nicht wahrgenommen haben, z. B. aus dem Radio oder Fernseher?" Mit Halluzinationen aus den anderen Sinnesbereichen verfahren Sie in ähnlicher Weise.

5.5.3 Pseudohalluzinationen

Sinnestäuschungen, bei denen der Betroffene den Trugcharakter erkennen kann, werden als Pseudohalluzinationen bezeichnet. Wenn z. B. bei hohem Fieber ein Stern oder eine Hand gesehen wird, dies aber als „Bild" enttarnt wird, spricht man von einer Pseudohalluzination.

5.6 Ich-Störungen

BEISPIELE

Ich-Störungen

Depersonalisationserleben

Eine Patientin beschreibt ihre Angstgefühle: „Da ist dieser Druck auf der Brust, als würde der Brustkorb zusammengezogen. Auch meine Arme und Beine erscheinen mir dann ganz schwer, ich habe das Gefühl, ich bin nicht mehr richtig in meinem Körper."

Gedankenausbreitung, Gedankeneingebung und Fremdbeeinflussung

Ein schizophren erkrankter Patient berichtet: „Gott ist immer da. Er ist in mir, er hat sich bei mir eingenistet. Er liest meine Gedanken, und wenn sie schlecht sind, flößt er mir seine ein. Ich weiß genau, so etwas würde ich nicht denken, es ist sein Fluidum."

Unter **Ich-Störungen** versteht man die Beeinträchtigung der Unversehrtheit und Ganzheit des subjektiven Erlebens und Verhaltens, der Abgrenzung der eigenen Person gegenüber der Umwelt sowie des Ich-Erlebens. Die Betroffenen erleben eigene seelische Vorgänge als nicht mehr zu sich selbst gehörig, sondern als von außen und von anderen gemacht, beeinflusst, gesteuert.

MERKE

Ich-Störungen: Übersicht

- **Entfremdungserleben:**
  - Depersonalisationserleben
  - Derealisationserleben
- **Psychotische Ich-Störungen:**
  - Gedankenausbreitung
  - Gedankeneingebung
  - Gedankenentzug
  - Fremd-/Willensbeeinflussung

Zu den Ich-Störungen gehören (➤ Tab. 5.5):

- **Depersonalisationserleben:** Die Betroffenen erleben sich oder Teile ihres Körpers als fremd, nicht zu ihnen gehörig, verändert oder unwirklich („Ich komme mir fremd vor", „Ich bin nur ein Schatten meiner selbst", „Ich fühle mich leer und ausgebrannt").
- **Derealisationserleben:** Die Betroffenen erleben ihre Umwelt als verfremdet, unwirklich oder räumlich verändert („Ich nehme alles wie durch einen Schleier wahr, alles wirkt so künstlich").
- **Gedankenausbreitung:** Die Gedanken gehören den Betroffenen nicht mehr allein. Sie sind nicht mehr hinter der Ich-Grenze verborgen, sondern sie haben das Gefühl, dass andere ihre Gedanken lesen oder mithören können („Alle wissen, was in meinem Kopf vorgeht").
- **Gedankeneingebung:** Die Betroffenen haben das Gefühl, dass ihre Gedanken von außen eingegeben, gelenkt, gesteuert und beeinflusst werden („Dies sind nicht meine Gedanken, sie werden mir in den Kopf hypnotisiert").
- **Gedankenentzug:** Die Betroffenen haben das Gefühl, dass ihre Gedanken von außen weggenommen oder abgesaugt werden, sodass sie ihnen selbst nicht mehr zur Verfügung stehen.
- **Fremdbeeinflussung:** Die Betroffenen glauben, ihr ganzes Fühlen, Wollen und Handeln werde von außen gemacht, gelenkt und beeinflusst („Ich bin eine Marionette – die machen, dass ich randaliere"). Eine besondere Form nehmen hier die **Leibhalluzinationen** ein, bei denen die Betroffenen das Gefühl haben, ihr Körper werde von außen beeinflusst, und erleben diesen dementsprechend als verändert („Sie schicken elektrischen Strom durch meinen Bauch, und dann zieht sich der Darm zusammen").

MERKE

Depersonalisations- und Derealisationsphänomene sind häufige psychische Symptome, die nicht immer Krankheitswert (z. B. Übermüdung, Stress) haben und sehr **unspezifisch** sind.

Tab. 5.5 Ich-Störungen und Vorkommen

Ich-Störungen	Beispielhaftes Vorkommen
Depersonalisations-/Derealisationserleben (Entfremdungserlebnisse)	Angststörung, posttraumatische Belastungsstörung, dissoziative Störung, Schizophrenie, depressive Störung, organische Hirnerkrankung, Epilepsie, Drogenabusus
Gedankenausbreitung, -entzug, -eingebung, Fremdbeeinflussung	Schizophrenie, schizoaffektive Störung, wahnhafte Störung

MERKE

Ich-Störungen: typische Aussagen

- **Entfremdungserlebnisse:** „Ich komme mir fremd vor", „Meine Umgebung kommt mir fremd vor"
- **Gedankenausbreitung:** „Jeder kennt meine Gedanken"
- **Gedankenentzug:** „Meine Gedanken werden von außen abgesaugt"
- **Gedankeneingebung:** „Meine Gedanken werden von außen eingegeben"
- **Fremdbeeinflussung:** „Ich bin eine Marionette"

5.7 Störungen der Affektivität und Angst

Störungen der Affektivität

FALL

Störungen der Affektivität

Eine depressive Patientin schildert ihre Situation wie folgt: „Seit etwa einem Vierteljahr kann ich mich zu nichts mehr aufraffen. Ich habe einfach keine Kraft und Energie mehr (Störungen der Vitalgefühle) – selbst die einfachsten Dinge kann ich manchmal nicht mehr erledigen, wie z. B. morgens aufstehen oder einkaufen. Seit 2 Wochen schaffe ich es nicht mal mehr, regelmäßig zur Arbeit zu gehen und für meinen Mann und die Kinder zu kochen. Ich bin irgendwie zu nichts mehr zu gebrauchen (Insuffizienzgefühl). Und dann diese innere Leere. Ich kann das gar nicht beschreiben, aber mir kommt es so vor, als würde das alles um mich herum mich gar nicht berühren. Selbst die Menschen und Dinge, die mir am Herzen liegen, sind mir inzwischen irgendwie gleichgültig. Meine Empfindungen und Gefühle sind wie totgestellt: Ich kann weder lachen noch weinen noch sonst irgendetwas (Gefühl der Gefühllosigkeit). Ich fühle nichts mehr, und auch meinen Mann und meine Kinder spüre ich nicht mehr (Affektarmut). Es ist, als würde ich mich hinter einer Milchglasscheibe befinden und ihnen beim Leben zuschauen. Wo soll das nur hinführen? Es ist die reinste Qual!"

Die **Affektivität** umfasst die Gesamtheit des Gefühlslebens (Emotionalität) und der Stimmungslage (Gemüt) des Menschen.

Zur Affektivität gehören auch die zeitlich nur kurzen, aber sehr intensiven **Affekte** (Gefühlswallungen) wie Wut, Hass oder Freude. Diese Affekte können bei psychischen Störungen im Vergleich zu Gesunden dauerhaft schwächer oder stärker vorhanden sein. Außerdem kann die Schwingungsfähigkeit verändert sein, also die Fähigkeit, die Affekte einer gegebenen Situation so anzupassen, dass die eigenen Gefühle korrekt kommuniziert werden. Die Übergänge zwischen „gesund" und „krank" sind im Bereich der Affektivität oft unscharf und schwer bestimmbar. Außerdem treten Affektstörungen bei verschiedenen psychischen Störungen auf, sind also nicht spezifisch.

Die Störungen der Affektivität umfassen folgende Teilaspekte (➤ Tab. 5.6):

- **Gefühl der Gefühllosigkeit:** Die Betroffenen leiden unter einem Mangel an Affektivität, fühlen sich wie abgestorben und können für nichts und niemanden mehr etwas empfinden.
- **Affektarmut:** wird auch als Affektverflachung bezeichnet und bezeichnet einen Mangel oder völligen Verlust der affektiven Ansprechbarkeit. Die Betroffenen wirken teilnahmslos, unbeteiligt und desinteressiert, emotional zurückgenommen.

Tab. 5.6 Störungen der Affektivität und Vorkommen

Störungen der Affektivität	Beispielhaftes Vorkommen
Affektverarmung, -starre	Depressive Störung, organische affektive Störung, Schizophrenie, schizoaffektive Störung, wahnhafte Störung, schizophrenes Residuum
Parathymie	Schizophrenie
Affektlabilität, -inkontinenz	Demenz, organische affektive Störung
Ambivalenz	Depressive Störung, Zwangsstörung, Schizophrenie
Störungen der Vitalgefühle	Depressive Störung, Manie
Ängstliches Erleben	Angststörung, Zwangsstörung, Schizophrenie, depressive Störung, posttraumatische Belastungsstörung
Insuffizienzgefühle	Depressive Störung, Persönlichkeitsstörung

- **Affektverarmung:** quantitative Reduktion von Affekten, sodass manche intakt sind, andere nicht.
- **Affektstarre:** beeinträchtigte oder aufgehobene Schwingungsfähigkeit der Affekte. Diese können nicht an Situationen oder Personen angepasst werden, z. B. Wut gegen Alles und Jeden.
- **Affektlabilität:** rascher Wechsel von Stimmungen (Stimmungslabilität), die schnell und meist schon durch schwache Reize ausgelöst werden.
- **Affektinkontinenz:** aufkommende Affekte können nicht kontrolliert oder unterdrückt werden. So ist zu beobachten, dass diese Menschen in völlig unpassender Umgebung plötzlich laut loslachen, in Tränen ausbrechen oder schreiend ihren Ekel ausdrücken.
- **Depressives Erleben, Deprimiertheit:** Niedergeschlagenheit, Freudlosigkeit, die von dem Gefühl „ich bin so traurig" bis zur „entsetzlichen Qual" reichen kann. Dazu kommt meist ein Gefühl der **Hoffnungslosigkeit.**
- **Störungen der Vitalgefühle:** Herabsetzung der selbst erlebten Spannkraft und Frische und des Tatendrangs (Klagen über „Müdigkeit", „Alles ist so schwer und drückt mich nieder", „Ich fühle mich so kraftlos") oder Steigerung derselben („Ich könnte Bäume ausreißen", „Ich fühle mich so energiegeladen").
- **Ängstliches Erleben:** unbestimmtes Gefühl der Beengung, der Bedrohung, des Ausgeliefertseins, oft ohne konkreten Bezug.
- **Euphorie oder Dysphorie:** übersteigertes Wohlbefinden oder missmutige, reizbare Stimmungslage.
- **Klagsamkeit, Jammerigkeit:** Schmerz, Kummer und Ängstlichkeit werden deutlich sicht- und hörbar gemacht („Wehklagen").
- **Ambivalenz:** gleichzeitiges Erleben von widersprüchlichen Gefühlen, die sich eigentlich aufheben (z. B. Glück – Unglück, Liebe – Hass). Dieser Zustand wird in der Regel als quälend erlebt.
- **Parathymie:** Diskrepanz zwischen Erleben und Affekt, d. h., Inhalt der Situation und Gefühlsäußerung stimmen nicht überein. Menschen mit hebephrener Schizophrenie berichten z. B. grinsend über Gräueltaten aus dem Krieg (inadäquater Affekt).
- **Insuffizienzgefühl:** Verlust des Vertrauens in die eigene Leistungsfähigkeit oder den eigenen Wert.

MERKE

Verarmungsgefühle, Schuldgefühle und ein **übersteigertes Selbstwertgefühl** müssen von wahnhaftem Erleben abgegrenzt werden.

Angst

Definition: Angst ist ein nicht greifbares, qualvolles, unbestimmtes, subjektives und sehr unterschiedlich ausgeprägtes Gefühl der Beengung, der Bedrohung und des Ausgeliefertseins. Angst geht meist mit starken vegetativen Symptomen wie Herzrasen, Zittern und Schwitzen einher.

Auftreten:

- Als Realangst (Heilpraktikerprüfung, unbekannte Situation, Trauma)
- Vor bestimmten Objekten oder Situationen (Phobie) und als generalisierte Angst
- Bestandteil anderer psychischer Störungen, wie Depressionen oder Anpassungsstörungen
- Körperlichen Erkrankungen

5.8 Antriebsstörungen

Der **Antrieb** ist die grundsätzliche Aktivitätsbereitschaft des Menschen, eine angenommene Kraft, die Tempo, Intensität und Ausdauer aller seiner psychischen und physischen Leistungen bestimmt. Unterschieden werden **herabgesetzter Antrieb** und **Antriebssteigerung.** Kennzeichnend für die Antriebsstörungen ist, dass die Betroffenen sie meistens bewusst erleben und unter dem Mangel oder dem Übermaß an Antrieb leiden.

Es werden folgende Antriebsstörungen unterschieden (➤ Tab. 5.7):

- **Antriebslosigkeit:** unterschiedlich starke Einschränkung der Motivation, Begeisterungsfähigkeit und Eigeninitiative (Antriebsschwäche, Antriebsmangel, Antriebsarmut), die für die Betroffenen mit Leidensdruck einhergeht und/oder von der Umgebung als inadäquat empfunden wird. Spontaneität der Motorik und Gesprächsinitiative sind vermindert oder gehen verloren. Die Folge sind Trägheit, Verstimmung und Interessenlosigkeit.
- **Antriebssteigerung:** Die Betroffenen sind besonders lebhaft und initiativ, stecken voller Ideen und sprechen mehr und schneller. Sie sind umtriebig und haben vermehrte soziale Kontakte. Die Aktivitäten sind dabei grundsätzlich zielgerichtet. Die Antriebssteigerung kann sich auch zur **Antriebsenthemmung** entwickeln, bei der die Aktivitäten sich unkontrolliert gestalten und von einer inneren Unruhe, Rastlosigkeit und Triebhaftigkeit mit Impulshandlungen begleitet sind.

Tab. 5.7 Antriebsstörungen und Vorkommen

Antriebsstörungen	Beispielhaftes Vorkommen
Antriebslosigkeit (Antriebsarmut, -mangel, -hemmung, -schwäche)	Organisch affektive Störung (Schilddrüsenfunktionsstörung, Tumor, Hirnhautentzündung), depressive Störung, bei Residualzuständen schizophrener Störungen
Antriebssteigerung, -überschuss	„Agitierte" Depression, organische psychische Störung, Manie (bis zur Enthemmung), Schizophrenie, Einfluss von Amphetaminen (sog. Weckamine), Koffein oder Nikotin, histrionische Persönlichkeitsstörung

MERKE

Antriebsmangel (fehlendes Interesse) und Antriebshemmung (innere Blockade bei der Durchführung) lassen sich klinisch nicht eindeutig voneinander abgrenzen.

5.9 Katatone Störungen (Katatonien)

Unter dem Begriff **Psychomotorik** werden alle psychisch beeinflussbaren Bewegungen zusammengefasst, dazu gehören neben den offensichtlichen Bewegungen (z. B. Mimik und Gestik) auch die Körperhaltung und der Spannungszustand (Tonus) der Muskulatur.

Störungen der Psychomotorik werden als **Katatonien** bezeichnet. Sie sind durch das gleichzeitige Auftreten von Symptomen einer reduzierten (Hypokinesen), erhöhten (Hyperkinesen) oder veränderten (Parakinesen) Psychomotorik gekennzeichnet. Dazu gehören (➤ Tab. 5.8):

Hyperkinesen

- **Motorische Unruhe:** gesteigerte motorische, ungerichtete Aktivität; sie geht vom „nervösen" Händereiben bis zur psychomotorischen Erregung mit Umherlaufen, Schreien oder Heulen
- **Manieriertheit:** Alltägliche Handlungen erscheinen dem Beobachter verstiegen, bizarr verschroben oder gekünstelt. **Theatralik** erfasst dagegen den Aspekt der Selbstdarstellung
- **Echolalie:** sinnloses Nachsprechen von Gehörtem (Nachplappern)

Hypokinesen

- **Stupor:** Starrezustand des Körpers bei **wachem** Bewusstsein.
- **Mutismus:** völlige Erstarrung des Sprechens; tritt typischerweise bei Kindern und/oder bei Traumata auf.

Tab. 5.8 Katatone Störungen und Vorkommen

Psychomotorische Störung	Beispielhaftes Vorkommen
Motorische Unruhe	„Agitierte" Depression, organische psychische Störung, Manie, Schizophrenie, histrionische Persönlichkeitsstörung, Einfluss von Amphetaminen, Koffein oder Nikotin
Manieriertheit, Theatralik	Hebephrene Schizophrenie, Manie, histrionische Persönlichkeitsstörung
Mutismus	Schizophrenie, depressive Störung, organische psychische Störung
Echolalie	Schizoaffektive Störung, Schizophrenie
Parakinesen	Gilles-de-la-Tourette-Syndrom, katatone Schizophrenie, organische psychische Störung

Parakinesen

Qualitativ abnorme, meist komplexe Bewegungsabläufe, die Gestik, Mimik oder Sprache betreffen. Hierzu gehören die Ticstörungen (➤ Kap. 23.7) sowie Stereotypien, Befehlsautomatismen und Negativismus (➤ Tab. 11.3).

MERKE

In der ICD-11 haben die Katatonien ein eigenes Kapitel erhalten, während sie in der ICD-10 nur als katatone Schizophrenie aufgeführt wurden.

5.10 Weitere wichtige psychopathologische Aspekte

- **Schlaf-Wach-Störungen:** Typisch für die Depression ist z. B. das Morgentief, während die Befindlichkeitsverschlechterung bei Dysthymie eher am Abend auftritt.
- **Suizidalität:** Suizidgedanken oder -handlungen, Ausdruck der Suizidalität, können von passiven Todeswünschen bis hin zu Suizidversuchen reichen (➤ Kap. 24).
- **Aggressivität:** verbale Aggression oder Bereitschaft zu Gewalttaten gegenüber anderen Personen oder Gegenständen.
- **Soziales Verhalten:** sozialer Rückzug und Isolierung oder soziale Umtriebigkeit.
- **Krankheitseinsicht:** Es sollte erfasst werden, inwieweit die Betroffenen ihre Störungen wahrnehmen, sie als krankhaft erleben und bereit sind, eine Behandlung in Anspruch zu nehmen.

5.11 Somatische Aspekte

Da bei psychischen Störungen auch körperliche Funktionen in Mitleidenschaft gezogen sein können (z. B. der Schlaf bei Depression, das Gewicht bei Essstörungen), sollten die folgenden Parameter ebenfalls erhoben werden:

- **Schlaf- und Vigilanzstörungen:** Einschlaf-, Durchschlafstörungen, Früherwachen, Tagesmüdigkeit
- **Appetenzstörungen:** veränderter Appetit und Durst, verändertes sexuelles Verhalten
- **Vegetative Störungen:** u. a. Kopfschmerzen, -druck, vermehrter Speichelfluss, Mundtrockenheit, Schwindel, Herzrasen, -stolpern, Bauchschmerzen, Übelkeit, Erbrechen, Durchfall, Verstopfung, Atembeschwerden, Schwitzen, Blasenentleerungsstörungen, Menstruationsstörungen

THERAPEUTISCHE PRAXIS

Wegen der **großen interindividuellen Schwankungen** bei Schlaf, Appetit und sexuellem Verhalten ist es wichtig, eine Veränderung im persönlichen Erleben zu erkennen: Gibt es bei den Betroffenen Unterschiede im Verhalten vor und nach Auftreten der psychischen Beschwerden?

5.12 Abfassen des psychopathologischen Befunds

FALL

Psychopathologischer Befund einer depressiven Patientin

Eine gepflegte, freundliche 53-jährige Klientin zeigt sich im Anamnesegespräch zugewandt, aber wenig schwingungsfähig. Die Klientin ist bewusstseinsklar und allseits orientiert. Die Konzentrationsfähigkeit ist geringfügig eingeschränkt, im Gespräch muss der Therapeut eine Frage zweimal wiederholen, weil die Klientin nicht aufmerksam gefolgt ist. Sie gibt Schwierigkeiten bei der Merkfähigkeit und Gedächtnisprobleme an, die sich bei der Erkundung im Gespräch zunächst nicht objektivieren lassen. Das formale Denken ist verlangsamt, die Antworten kommen zögerlich. Subjektiv erlebt sie ihren Gedankengang als blockiert oder gehemmt und berichtet von einer ausgeprägten Grübelneigung. Inhaltlich ist sie auf die Versäumnisse in der Erziehung ihrer Kinder (ihre Tochter mit zwei Kleinkindern lässt sich derzeit scheiden) eingeengt, fühlt sich schuldig am Schicksal ihrer Tochter und deren Unglück. Die Schuldgefühle haben keinen wahnhaften Charakter, die Klientin kann sich bedingt von dem Erleben distanzieren. Weiter klagt sie über Insuffizienzgefühle gegenüber ihrem Ehemann und der Haushaltsführung. Sie beschreibt Depersonalisationserleben (sie fühle sich wie ein Schatten ihrer selbst); weitere Sinnes- oder Ich-Störungen sind nicht festzustellen. Der Affekt ist deutlich minimiert, mit tageszeitlicher Rhythmik (Morgentief) und von Vitalstörungen begleitet (Energielosigkeit, Kraftlosigkeit und Druckgefühl auf der Brust). Ihre Mimik und Sprache sind wenig moduliert, die Antworten eher einsilbig. Der Antrieb ist deutlich reduziert und sie klagt über Freud- und Interessenlosigkeit. Sie leidet unter sozialem Rückzug, Ein- und Durchschlafstörungen mit morgendlichem Früherwachen. Der Appetit ist schlecht; die Patientin hat nach eigenen Angaben im letzten Monat ca. 6 kg abgenommen. Zudem erlebt sie eine sexuelle Inappetenz und beklagt leichten Schwindel und Obstipation. Es bestehen passive Todeswünsche; von akuter Suizidalität ist sie aber glaubhaft distanziert. Die Patientin ist krankheitseinsichtig und kommt auf eigenen Wunsch in die Behandlung.

Nach ausführlicher Exploration wird der psychopathologische Befund festgehalten. Es hat sich bewährt, ein **bestimmtes Schema** einzuhalten, um eine Vergleichbarkeit zu anderen Krankheitsfällen und eine eigene Systematik zu erhalten, damit keine Aspekte vergessen werden (➤ Abb. 5.1).

Man beginnt zunächst mit der Beschreibung des äußeren Erscheinungsbildes und des Sprechverhaltens, macht dann Angaben zur Kontaktfähigkeit des Patienten, also wie bzw. ob er mit dem Untersucher Kontakt aufnimmt, und wendet sich dann den einzelnen psychopathologischen Aspekten zu. Die Stärke der psychopathologischen Phänomene sollte dabei ebenfalls in den Befund eingehen. Es sollte ein möglichst plastisches Bild von den Betroffenen und dem aktuellen psychischen Zustand erfasst werden. Dabei ist es empfehlenswert, auch Krankheitseinsicht und Behandlungsbereitschaft, mögliche Gefährdungen (Selbst- oder Fremdgefährdungen) sowie Dissimulations- oder Simulationstendenzen zu benennen.

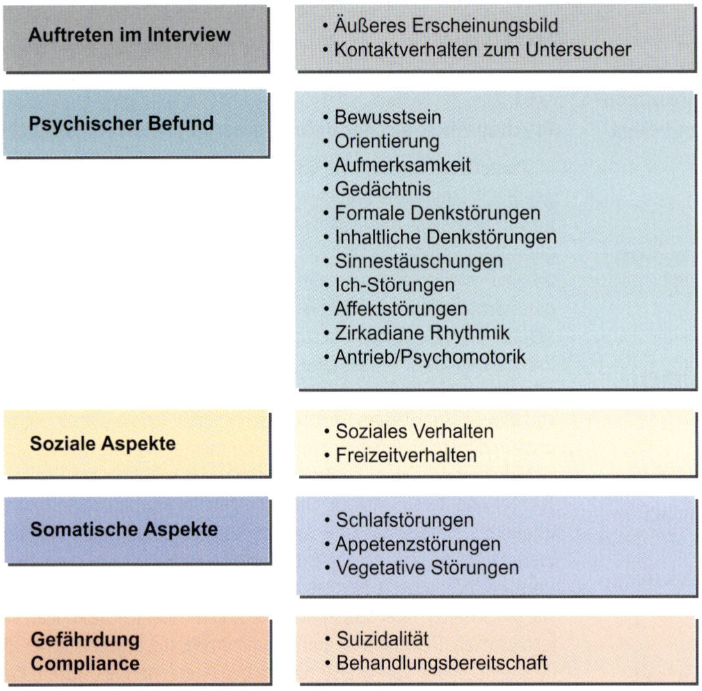

Abb. 5.1 Systematik des psychopathologischen Befunds [L157]

Verständnisfragen

- Wozu dient der psychopathologische Befund?
- Auf welche Elementarfunktionen stützt sich der psychopathologische Befund? Zählen Sie sie möglichst vollständig auf!
- Was verstehen Sie unter formalen Denkstörungen? Nennen Sie Beispiele und Vorkommen.
- Was ist ein Wahn? Wie unterscheidet sich der Wahn von schizophrenen, depressiven und manischen Erkrankungen?
- Was ist ein Zwang? Wie unterscheidet sich der Zwang in der Zwangsneurose von der zwanghaften Persönlichkeitsstörung?
- Zu welcher Art von Störungen zählt eine Wahnwahrnehmungsstörung?
- Wie definieren Sie Ich-Störungen?
- Nennen Sie Beispiele für Affektstörungen.
- Nennen Sie Arten von katatonen Störungen.
- Welche Aspekte müssen im psychopathologischen Befund erfasst werden? Warum dokumentieren Sie auch körperliche Beschwerden?

KAPITEL

6 Therapie psychischer Störungen

Kapitelübersicht

Die Behandlung psychischer Störungen darf nicht eindimensional durchgeführt werden, da entsprechend den Pathogenesen auch biologische, psychische und/oder soziale Faktoren berücksichtigt werden sollten. Deshalb sollte je nach Krankheitsbild immer eine **multimodale Therapie** erfolgen:

- In der Praxis haben sich bei Erkrankungen, die früher als rein „psychogen" klassifiziert wurden und damit als Aufgabengebiet der Psychotherapie mit ihren jeweiligen Verfahren galten, begleitend auch pharmakologische Therapien als wirksam erwiesen. So sprechen z. B. Angst- und Zwangsstörungen nicht nur gut auf eine kognitive Verhaltenstherapie, sondern auch auf eine Behandlung mit Antidepressiva an.
- Umgekehrt sind bei der Behandlung von biologisch-endogenen Störungsbildern (z. B. Schizophrenie mit chronisch positiver Symptomatik), die mit Psychopharmaka behandelt werden, zusätzliche psychotherapeutische Behandlungen wirksam und nicht verzichtbar.

Psychopharmaka sind Substanzen, die einen psychotropen Effekt auf das zentrale Nervensystem (ZNS) haben und deshalb zur Behandlung psychischer Störungen angewendet werden. In diesem Kapitel werden folgende Gruppen von Psychopharmaka beschrieben:

- Antidepressiva
- Stimmungsstabilisierer
- Antipsychotika (früher Neuroleptika)
- Anxiolytika und Hypnotika

Unter **Psychotherapie** versteht man die Behandlung psychischer oder körperlicher Beschwerden mit psychologischen Mitteln. Darüber hinaus kommen zur Therapie psychischer Erkrankungen die Psychopharmakotherapie, sog. nichtmedikamentöse, biologische Verfahren, die Soziotherapie und die psychiatrisch-psychotherapeutische Rehabilitation zum Einsatz. Ziel ist es, die Beschwerden der Betroffenen zu heilen oder zu lindern und problematische Denk- oder Verhaltensweisen positiv zu beeinflussen. Nicht selten erfordert eine psychische Störung ein interdisziplinäres Vorgehen, d. h., zur Behandlung werden die Kompetenz und das Fachwissen mehrerer Fachrichtungen (z. B. Medizin, Psychotherapie, Sozialpädagogik) hinzugezogen.

Die Therapie psychischer Störungen ist wie ihre Entstehung **multikonditional,** d. h., sie umfasst unterschiedliche Aspekte. Dementsprechend stützt sich die Behandlung auf mehrere Säulen:

- Psychopharmakotherapie
- Nichtmedikamentöse, biologische Verfahren
- Psychotherapie
- Soziotherapie
- Psychiatrisch-psychotherapeutische Rehabilitation

Außerdem richtet sich die Therapie selbstverständlich nach dem jeweiligen Krankheitsbild und dem Wunsch der Betroffenen. Sie kann **ambulant, teilstationär** (Tag- oder Nachtklinik) oder **stationär** erfolgen. Auch die **gemeindenahe psychiatrische Versorgung** (sozialpsychiatrische Dienste, Tagesstätten etc.) spielt v. a. in der Rehabilitation eine bedeutende Rolle. Entscheidend ist die Zusammenarbeit aller an der Behandlung Beteiligten. Die psychiatrisch-psychotherapeutische Behandlung ist in der Regel **Teamarbeit,** bei der Ärzte, psychologische Psychotherapeuten, nichtärztliche Therapeuten (z. B. Ergotherapeuten, Kunsttherapeuten, Sozialarbeiter, Heilpraktiker, Physiotherapeuten) und Pflegefachpersonen im Sinne der Erkrankten zusammenarbeiten, um den verschiedenen Aspekten psychischer Genesung Rechnung zu tragen. Damit die Betroffenen langfristig vom Behandlungserfolg profitieren, sind auch die Vernetzung und der Informationsaustausch zwischen den einzelnen Institutionen und Einrichtungen wichtig. Nur so ist ein fließender Übergang von der stationären in die ambulante Behandlung gewährleistet.

6.1 Psychopharmakotherapie

Die medikamentöse Therapie psychischer Störungen wird meist in eine **akute Therapie,** eine **Erhaltungstherapie** und die **Rezidivprophylaxe** eingeteilt. Dabei werden pharmakologische Substanzen verabreicht, die auf das zentrale Nervensystem (ZNS) einwirken und die psychische Symptomatik positiv beeinflussen können. Welche Substanzen im Einzelnen eingesetzt werden und mit welchen Nebenwirkungen gerechnet werden muss, wird bei den jeweiligen Krankheitsbildern ausführlich besprochen (Teil III).

Nachfolgend wird ein kurzer Überblick über die Grundlagen der Psychopharmakotherapie gegeben. Dabei werden vor allem solche Aspekte berücksichtigt, die für Heilpraktiker für Psychotherapie von Belang und hilfreich sind. Insbesondere werden folgende Medikamentenklassen näher beschrieben: Antidepressiva (➤ Kap. 6.1.2), Stimmungsstabilisierer (➤ Kap. 6.1.3), Antipsychotika (Neuroleptika, ➤ Kap. 6.1.4) sowie Anxiolytika und Hypnotika (➤ Kap. 6.1.5).

6.1.1 Wichtige Begriffe

Pharmakokinetik

Die **Pharmakokinetik** umfasst die Vorgänge, durch die sich die Menge eines verabreichten Medikaments im Körper im Laufe der Zeit verändert. In der ersten Phase gehören dazu die Applikation (Gabe) des Arzneistoffs mit Freisetzung aus dem verwendeten Präparat (Bioverfügbarkeit) sowie seine Resorption und Verteilung im Körper über das Blut. In der zweiten Phase erfolgen die chemische Veränderung des Arzneistoffs (Metabolisierung) durch körpereigene Prozesse und die Ausscheidung (Elimination bzw. Exkretion).

Die **Bioverfügbarkeit** gibt Auskunft über den Anteil eines Wirkstoffs, der am Wirkort bzw. im Blut unverändert zur Verfügung steht. So wird ein oral verabreichter Wirkstoff im Magen-Darm-Trakt aus seiner Darreichungsform freigesetzt, über die Darmschleimhaut ins Blut resorbiert und gelangt durch die Leber in den systemischen Blutkreislauf.

MERKE

Die galenische Verfügbarkeit gibt an, wie gut ein Wirkstoff aus seiner Darreichungsform freigesetzt wird.

Der **First-Pass-Effekt** beschreibt die Metabolisierung einer oral verabreichten Substanz bei der ersten Passage mit dem Blut durch die Leber. Durch die dort ablaufende biochemische Umwandlung (Biotransformation) können wirksame oder unwirksame **Metaboliten** (Abbauprodukte) gebildet werden. Für den Abbau von Arzneistoffen in der Leber sind verschiedene Enzyme verantwortlich, wie Cytochrom P450 2D6 (ein Cytochrom-P450-Enzym), die Alkoholdehydrogenase (ADH) und die Monoaminoxidasen (MAO).

Für **Cytochrom P450 2D6** sind in der Bevölkerung bislang 50 genetische Varianten **(Polymorphismen)** beschrieben. Sie sind der Grund, warum Arzneimittel unterschiedlich schnell oder langsam in der Leber abgebaut oder Prodrugs zu Wirkstoffen überführt werden. Man unterscheidet verschiedene **Metabolisierungstypen:**

- **Ultrarapid Metabolizer** bauen die Wirkstoffe so schnell (engl. „rapid“) ab, dass die gewünschte bzw. erforderliche Plasmakonzentration oft nicht erreicht wird.
- **Extensive Metabolizer** weisen eine normale Verstoffwechslung auf und stellen mit etwa 75 % die größte Gruppe in der Bevölkerung.
- **Poor Metabolizer** bauen die Wirkstoffe so langsam ab, dass bereits bei niedriger Dosierung ausgeprägte Nebenwirkungen auftreten können.

Die Leberenzyme bauen einen Wirkstoff zu **Metaboliten** ab, die sich in ihren pharmakokinetischen und pharmakodynamischen Eigenschaften oft von der Muttersubstanz (dem ursprünglichen Wirkstoff) unterscheiden. Ein Wirkstoff kann zu einer Vielzahl von wirksamen Metaboliten verstoffwechselt werden. Metaboliten können auch toxisch sein und bei Überdosierung zu einer akuten Vergiftung führen. Manchmal wird der aktive Wirkstoff erst durch einen Metabolisierungsschritt aus einem sog. **Prodrug** gebildet. So entsteht z. B. Dopamin aus dem Prodrug Levodopa.

MERKE

Arznei-, Genuss- oder Nahrungsmittel oder in der Leber durch Überlastung ihrer Entgiftungskapazität nicht abbaubare, angereicherte Stoffe (z. B. Pestizide, Lösungsmittel, Schwermetalle) können die Leberenzyme hemmen oder ihre Expression erhöhen. Die Folge ist eine erhöhte bzw. reduzierte Wirkung dieser Enzyme bis hin zum völligen Wirkverlust.

Die **Clearance** gibt an, wie schnell ein Arzneistoff aus einem bestimmten Plasmavolumen entfernt wird. Sie bestimmt gemeinsam mit der verabreichten Dosierung, wie hoch der Wirkspiegel im Blut ist.

Die **Eliminationshalbwertszeit** ist der Zeitraum, in dem die Konzentration eines Arzneistoffs im Plasma um 50 % reduziert wird. Bis er ganz aus dem Körper verschwunden ist, können somit viele Eliminationshalbwertszeiten vergehen.

MERKE

Die (Eliminations-)Halbwertszeit entspricht nicht bei jedem Arzneistoff auch seiner Wirkdauer. Abhängig vom Wirkort kann die Wirkung viel langsamer abklingen.

Die **Exkretion (Ausscheidung)** von Wirkstoffen und ihren Abbauprodukten erfolgt über die Leber (Galle) oder die Niere (Urin). Von weit geringerer Bedeutung ist die Ausscheidung über Atemwege, Speichel, Schweiß, Milch, Haare und Tränen.

Im **Steady-State** besteht ein Gleichgewicht zwischen der Geschwindigkeit von Wirkstoffzufuhr und Umsatz bzw. Abbau.

Pharmakodynamik

Die Pharmakodynamik beschreibt die Wirkungen und Wirkmechanismen eines Arzneistoffs . Dazu gehören die Art der Wirkung (Wirkqualität) und die Wirkung am Reaktionspartner (Drug Target) im Körper. Dies sind vor allem Proteine (wie Rezeptoren, Transporter, Enzyme und Ionenkanäle, aber auch Nukleinsäuren).

Als **Agonisten** werden Wirkstoffe bezeichnet, die an einem Rezeptor dieselbe Wirkung auslösen, wie der eigentliche Bindungspartner.

Antagonisten sind Wirkstoffe, die den eigentlichen Bindungspartner verdrängen (kompetitive Antagonisten), selbst aber keine Wirkung auslösen, oder die den Rezeptor nach der Bindung an ihn chemisch so verändern, dass er seine Funktion nicht mehr ausüben kann.

Die **therapeutische Breite** gibt den Abstand zwischen der Dosis, welche die gewünschte Wirkung erzielt, und der toxischen Dosis an. Dieser Sicherheitsabstand wird gelegentlich auch als therapeutisches Fenster bezeichnet.

Nebenwirkungen

Als **Nebenwirkungen** werden unerwartete und/oder unerwünschte Wirkungen von Arzneimitteln (UAW) bezeichnet. Sie werden unterteilt in:

Übersteigerte (z. B. zu starke Blutdrucksenkung durch blutdrucksenkende Medikamente) oder **unerwünschte Hauptwirkungen** (z. B. Magengeschwüre durch Schmerzmittel wie Ibuprofen, da es die Schleimproduktion im Magen hemmt). Sie beruhen auf dem Wirkmechanismus des Wirkstoffs und sind diesem leicht zuzuordnen. Dazu gehören auch toxische Reaktionen durch eine zu hohe Dosierung (auch in Bezug auf Lebensalter und Geschlecht) oder mangelnden Abbau (z. B. infolge einer Leberinsuffizienz).

Unabhängig vom Wirkmechanismus auftretende UAW, die z. B. durch eine unerwartete Reaktion des Körpers auf den Wirkstoff entstehen, sind schwerer auf ihn zurückzuführen und umfassen:

- Teratogene und embryotoxische Reaktionen
- Biologische Reaktionen (z. B. Veränderungen der Mund- und Darmflora)
- Physische oder psychische Arzneimittelabhängigkeit
- Allergische oder anaphylaktische Sensibilisierungsreaktionen
- Reaktionen durch Lichteinwirkung (fototoxische bzw. fotosensible Reaktionen)

Wechselwirkungen

Jeder verabreichte Wirkstoff kann durch **Wechselwirkungen (Interaktionen)** mit gleichzeitig eingenommenen anderen Wirkstoffen und/oder Genuss- oder Nahrungsmitteln beeinflusst werden. Wechselwirkungen von Wirkstoffen können pharmakokinetisch (auf der

Ebene von Resorption, Verteilung und Elimination) oder pharmakodynamisch (z. B. Wirkung am selben Rezeptor mit wechselseitiger Verstärkung oder Abschwächung der Wirkung) sein.

6.1.2 Antidepressiva

Antidepressiva (oder Thymoleptika, ➤ Tab. 6.1) heben die Stimmung bei psychisch kranken Menschen und wirken unterschiedlich stark antriebssteigernd oder -dämpfend.

Pharmakokinetik und -dynamik

Antidepressiva werden in der Regel oral eingenommen, einige der Tri- und Tetrazyklika können auch parenteral („am Darm vorbei") verabreicht werden. Die **Bioverfügbarkeit** ist bei den meisten Antidepressiva aufgrund eines starken First-Pass-Effekts in der Leber eingeschränkt. Einen Anhaltspunkt geben die Plasmaspiegel, die 1–6 Stunden nach Einnahme eines Medikaments gemessen werden. Die **Eliminations- oder Plasmahalbwertszeit** liegt bei 10–40 Stunden, sodass bei den meisten Substanzen nach etwa 5–10 Tagen ein Fließgleichgewicht (sog. Steady-State) erreicht wird.

Tab. 6.1 Einteilung der Antidepressiva nach Substanzgruppen (Lieb 2023)

Substanzgruppen	Wichtigste Vertreter
Klassische Antidepressiva	
Trizyklische Antidepressiva (TZA)	Amitriptylin, Desipramin, Doxepin, Imipramin, Nortriptylin
Tetrazyklische Antidepressiva	Maprotilin, Mianserin
Monoaminoxidasehemmer (MAO-Hemmer)	
• Irreversible Hemmung	Tranylcypromin
• Reversible Hemmung	Moclobemid
Neuere Antidepressiva	
Selektive Serotonin-Wiederaufnahmehemmer (SSRIs)	Fluoxetin, Paroxetin, Fluvoxamin, Citalopram, Sertralin, Escitalopram
Selektive Noradrenalin-Wiederaufnahmehemmer (SNRIs)	Reboxetin (nicht mehr erstattungsfähig)
Duale Serotonin-Noradrenalin-Wiederaufnahmehemmer (SSNRIs)	Venlafaxin, Duloxetin, Milnacipran
Selektive Noradrenalin- und Dopamin-Wiederaufnahmehemmer (SNDRIs)	Bupropion
α_2-Adrenozeptor-Antagonisten oder noradrenerge und spezifisch serotonerge Antidepressiva (NaSSA)	Mirtazapin
Melatoninrezeptor-Agonist, Serotoninrezeptor-Antagonist ($5\text{-}HT_{2C}$)	Agomelatin
Serotonin-Wiederaufnahmeförderung	Tianeptin
Glutamat-(NMDA)-Rezeptor-Antagonist	Esketamin (Spavato® Nasenspray)
Andere Wirkmechanismen	Trazodon, Trimipramin, Vortioxetin
Pflanzliche Präparate	
Johanniskrautextrakte	

Plasmaspiegelbestimmung

Die Bestimmung der Plasmakonzentration von Psychopharmaka ist ausgesprochen wichtig, v. a. bei einer Behandlung mit Antidepressiva, Antipsychotika oder Stimmungsstabilisierern. Besonders Kinder, Schwangere, ältere Menschen sowie Patienten vom Ultrarapid- und Poor-Metabolizer-Typ profitieren davon. In der Praxis hat sie eine große Bedeutung zur

- Überprüfung der Compliance (Therapietreue) der Patienten
- Überprüfung der Dosis bei Nichtansprechen oder starken Nebenwirkungen
- Therapiesteuerung bei pharmakokinetischen Wechselwirkungen

Die Untersuchung sollte erst nach Erreichen von Steady-State-Bedingungen erfolgen. In der Regel werden dazu 5 Halbwertszeiten benötigt. Um eine unbeabsichtigte Überdosierung zu vermeiden, empfiehlt es sich, den Blutspiegel in der Anfangsphase der Medikation (1–2 HWZ) zu kontrollieren. Zur optimalen individuellen Einstellung sollte der Medikamentenspiegel erneut nach Erreichen des Steady-State gemessen werden.

THERAPEUTISCHE PRAXIS

Patienten, die stark rauchen, sind darüber aufzuklären, dass sich ein völliger Nikotinverzicht oder eine plötzliche Reduktion des Rauchens auf den enzymatischen Abbau von Antidepressiva in der Leber auswirkt. Dadurch kann es z. B. zu einer erhöhten Plasmakonzentration des Antidepressivums und ggf. zu verstärkten Nebenwirkungen kommen, sodass in diesen Fällen die bisherige Dosierung angepasst werden muss.

Elimination

Fast alle Psychopharmaka (außer z. B. Lithium und Duloxetin) werden über die Leber verstoffwechselt. Die Ausscheidung der Medikamente und ihrer Metaboliten geschieht hauptsächlich über die Nieren.

Pharmakologische Grundlagen

Kielholz-Schema (Einteilung nach Wirkqualität)

Der Schweizer Psychiater Arthur Kielholz (1879–1962) teilte die klassischen (tri- und tetrazyklischen) Antidepressiva nach ihrer Wirkqualität ein **(Kielholz-Schema):**

1. Substanzen vom **Amitriptylin-Typ** mit eher **sedierenden** Eigenschaften, die mehr oder weniger stark beruhigend wirken.
2. Substanzen vom **Imipramin-Typ,** die bzgl. ihrer Wirkung eine Mittelstellung zwischen 1 und 3 einnehmen und vorwiegend **stimmungsaufhellend** wirken.
3. Substanzen vom **Desipramin-Typ** mit eher **antriebssteigernden** Eigenschaften.

Auch die Antidepressiva der neueren Generation lassen sich in das Kielholz-Schema integrieren, sodass ihm im klinischen Alltag nach wie vor Bedeutung zukommt (➤ Tab. 6.2). Damit kann man ein Antidepressivum somit nach der Zielsymptomatik der Depression auswählen:

- Bei Depressionen mit **starker psychomotorischer Gehemmtheit** kommen Antidepressiva vom **Desipramin-Typ** mit antriebssteigernder und erst später eintretender stimmungsaufhellender Wirkung in Betracht (→ Fallbeispiel 1).

- Bei **vital-depressiven Verstimmungen** mit starker körperlicher Symptomatik gibt man Antidepressiva vom **Imipramin-Typ** mit stark depressionslösender (stimmungsaufhellender) Wirkung, die psychomotorisch aktivierend, aber auch sedierend sein können (→ Fallbeispiel 2).
- Für das **gehemmt-depressive Syndrom** mit ängstlich-psychomotorischer Erregtheit (agitierte Depression) werden Antidepressiva vom **Amitriptylin-Typ** (psychomotorisch dämpfend, gleichzeitig stimmungsaufhellend) verabreicht (→ Fallbeispiel 3).

FALLBEISPIELE

Anwendung des Antidepressivums

Fall 1

Ein 37-jähriger Lehrer leidet seit 6 Monaten an einem antriebsarmen und depressiven Syndrom. Sein Psychiater verschreibt ihm wegen der im Vordergrund stehenden Antriebsarmut Paroxetin, einen selektiven Serotonin-Wiederaufnahmehemmer. Durch Einnahme des Mittels treten eine leichte Unruhe und Übelkeit auf, die sich innerhalb von 12 Tagen zurückbilden. Innerhalb von 2–3 Wochen kommt es systematisch zu einer Antriebssteigerung und nach 4 Wochen zu einer erheblichen Stimmungsaufhellung. Die Vollremission tritt nach 6 Wochen ein.

Fall 2

Eine 52-jährige Kinderpflegerin befindet sich seit 3 Wochen erneut in einer depressiven Episode. Die Patientin beschreibt ihre Symptomatik folgendermaßen: „Ich fühle mich den ganzen Tag so kraftlos und so tief traurig und hoffnungslos. Auch mein Rücken schmerzt, und ich wache jeden Morgen gegen 5 Uhr auf. Dann bin ich ganz unruhig, fühle mich gleichzeitig wie gelähmt und komme vor 10 Uhr morgens nicht aus dem Bett. Nur mit Mühe kann ich dann mein Frühstück zubereiten. Mir fehlt für vieles die nötige Kraft." Die Symptome der rezidivierenden Depression entsprechen der vorangegangenen Depression vor 3 Jahren, sodass sich der Psychiater entscheidet, der Patientin das trizyklische Antidepressivum Imipramin zu verschreiben, auf das sie das letzte Mal sehr gut angesprochen hat. So ist die Stimmung der Patientin auch dieses Mal nach 3 Wochen wesentlich aufgehellter; sie hat weniger somatische Schmerzen und fühlt sich deutlich kraftvoller.

Fall 3

Eine 47-jährige Patientin stellt sich mit einem ängstlich und psychomotorisch angeregten (agitierten) Syndrom in der psychiatrischen Ambulanz vor. Nach ärztlicher Untersuchung und Ausschluss organischer Ursachen wird eine erste mittelschwere depressive Episode diagnostiziert. Der Arzt leitet eine Behandlung mit einem Antidepressivum vom Amitriptylin-Typ ein, das sedierend wirkt und unter dem es innerhalb von 4 Wochen zu einer kompletten Remission der Depression kommt.

Physiologische Grundlagen

Aus dem Wirkmechanismus der Antidepressiva wurde abgeleitet, dass **Depressionen** durch einen **Mangel an Neurotransmittern (Monoaminen)** an bestimmten Synapsen entstehen. Inzwischen gilt als gesichert, dass für Depressionen u. a. eine mangelhafte Übertragung in den neuronalen Schaltkreisen verantwortlich ist, bei denen die Weiterleitung der elektrischen Impulse (Signale) durch die **Neurotransmitter** (Botenstoffe) **Noradrenalin** oder **Serotonin** erfolgt (➤ Kap. 12.5.2). Wir sprechen in diesem Fall auch von „noradrenergen" (das Noradrenalin betreffenden) und „serotonergen" (das Serotonin betreffenden) Neuronen (➤ Kap. 25.3).

Normalerweise kommt es bei einer Reizung der sendenden Nervenzelle **(präsynaptisches Neuron)** zu einer Ausschüttung von Neurotransmittern – in unserem Fall von Noradrenalin und Serotonin – in den **synaptischen Spalt.** Die Vesikel (Bläschen) entleeren sich, das Noradrenalin und Serotonin docken an den passenden Rezeptoren am empfangenden **(postsynaptischen)** Neuron an, und der Impuls wird durch Umwandlung in einen elektrischen Reiz weitergeleitet. Anschließend wird ein Teil der Botenstoffe von Transporterproteinen wieder in das präsynaptische Neuron zurückgeführt, ein anderer Teil wird durch die **MAO** im synaptischen Spalt chemisch abgebaut (➤ Abb. 6.1).

Pathophysiologie

Bei depressiven Störungen ist die Konzentration von Noradrenalin und Serotonin gering. Da zu wenige postsynaptische Rezeptoren besetzt werden, wird der Reiz nur in abgeschwächter Form weitergeleitet. Dadurch verlangsamen sich Denkvorgänge, werden Antrieb und Stimmung gehemmt, treten Schlafstörungen auf und wird die Funktionsfähigkeit der glatten Muskulatur reduziert, die u. a. die Verdauung regelt (➤ Abb. 6.2).

Wirkmechanismen

Alle heute gängigen Antidepressiva erhöhen im synaptischen Spalt die Konzentration von Monoaminen, die im Körper z. B. als Neurotransmitter (Botenstoffe) fungieren. Dazu blockieren die Antidepressiva deren Wiederaufnahme in die präsynaptische Membran, verhindern deren Abbau durch Hemmung des dafür verantwortlichen Enzyms oder verstärken deren Freisetzung in den synaptischen Spalt. Grundsätzlich werden 3 Wirkmechanismen unterschieden, welche

Tab. 6.2 Einteilung der trizyklischen Antidepressiva nach dem Kielholz-Schema

Antidepressiva-Typ	Wirkqualität	Zielsymptomatik	Substanzen
Desipramin-Typ	Vorwiegend **antriebssteigernd,** leicht stimmungsverbessernd	Depression mit starker **psychomotorischer Gehemmtheit**	Nortriptylin, Paroxetin, Moclobemid
Imipramin-Typ	Gleichgewicht zwischen **Stimmungsaufhellung,** leichterer Antriebssteigerung und angstlösender Wirkung	Depression mit ausgeprägter **Störung der Vitalgefühle**	Imipramin
Amitriptylin-Typ	Vorwiegend **beruhigend,** angstlösend, stimmungsaufhellend	Depression mit **ängstlich-psychomotorischer Erregtheit** (agitierte Depression)	Amitriptylin, Doxepin, Mirtazapin, Trimipramin, Mianserin

6

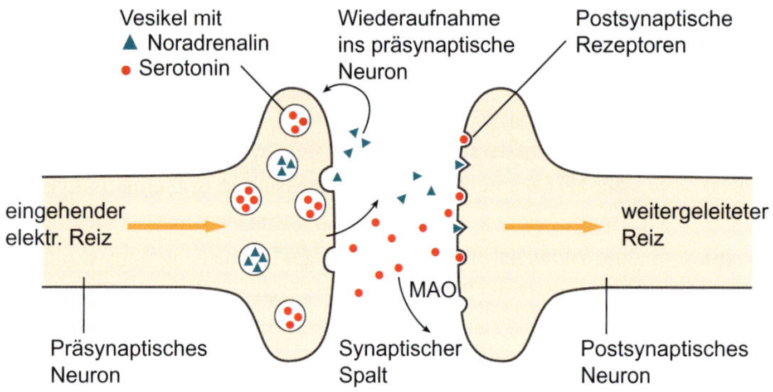

Abb. 6.1 Normale Reizweiterleitung am synaptischen Spalt [L157]

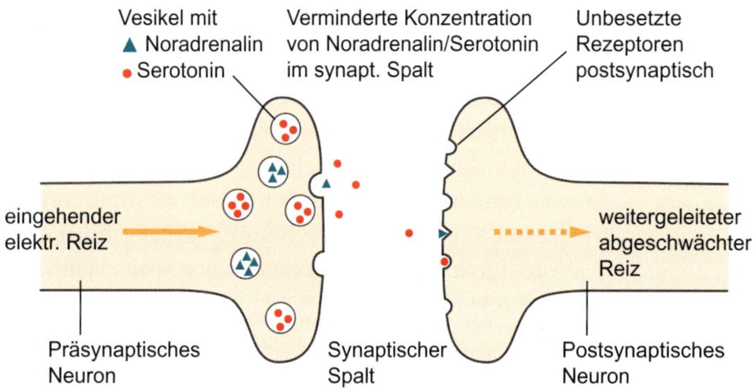

Abb. 6.2 Reizweiterleitung am synaptischen Spalt bei einer Depression [L157]

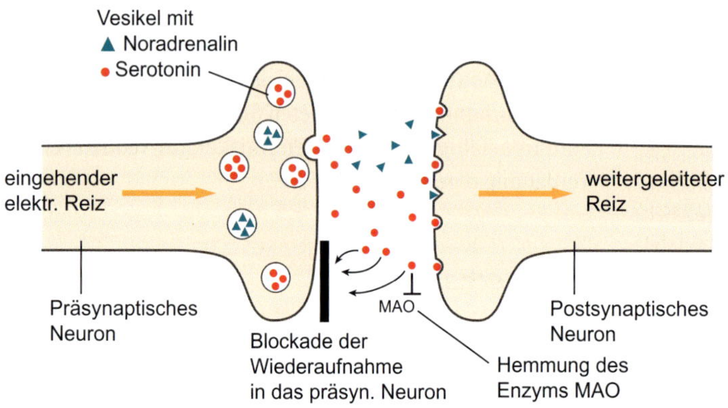

Abb. 6.3 Wirkungsweise von Antidepressiva am synaptischen Spalt [L157]

die Neurotransmitterkonzentration im synaptischen Spalt erhöhen (➤ Abb. 6.3):

1. Die **Die Hemmung (Inhibition) der Wiederaufnahme** der Neurotransmitter durch die Nervenzellen per Transporter (Klasse der Wiederaufnahmehemmer mit zahlreichen Untergruppen)
2. Die **Steigerung der Ausschüttung** durch Verminderung der Dichte (Downregulation) von neurotransmitterbindenden Rezeptoren (Klasse der α_2-Adrenozeptor-Antagonisten)
3. Die **Hemmung des Abbaus** durch Hemmung des Neurotransmitter abbauenden Enzyms Monoaminoxidase (Klasse der MAO-Hemmer)

Die Monoaminkonzentration im synaptischen Spalt erhöht sich zwar meist bereits nach wenigen Stunden, die Stimmung depressiver Patienten hellt sich häufig aber erst nach mehreren Einnahmewochen auf. Somit ist die Erhöhung der Neurotransmitterkonzentration im synaptischen Spalt wohl nur ein Aspekt der Wirkung. Derzeit nimmt man an, dass Prozesse wie die Noradrenalin- und Serotonin-Wiederaufnahmehemmung langfristig Veränderungen auf der Ebene der prä- und postsynaptischen Rezeptoren, der sekundären Neurotransmittersysteme (Second Messengers, die der Umwandlung von extra- in intrazelluläre Signale dienen) und der von ihnen mit regulierten Genexpression (Ausprägung der im Gen kodierten Information zu einem von der Zelle nutzbaren Genprodukt) hervorrufen. Diese aus der erhöhten Transmitterkonzentration resultierenden Mechanismen scheinen für die Wirkungen von Antidepressiva wichtig zu sein und den um einige Wochen verzögerten Wirkungseintritt (sog. Wirklatenz, s. u.) zu bedingen. Im Mittelpunkt der Forschung zum Wirkmechanismus von Antidepressiva stehen derzeit vor allem die postsynaptischen Prozesse.

MERKE
Bislang gibt es keinen Referenz- oder Normalspiegel von Serotonin oder Noradrenalin. Welche Werte ein Gleichgewicht und welche ein Ungleichgewicht der primären Botenstoffe anzeigen, ist unbekannt. Die Absenkung der Transmitterspiegel allein kann weder bei gesunden Menschen eine Depression induzieren, noch eine bereits vorhandene Depression verschlimmern.

Tetra- und trizyklische Antidepressiva

Diese klassischen Antidepressiva greifen in den gestörten Neurotransmitterhaushalt ein, indem sie die Konzentration der Botenstoffe Noradrenalin oder Serotonin im synaptischen Spalt erhöhen (> Abb. 6.3). Dazu hemmen sie die Transporterproteine in der präsynaptischen Membran, die einen Teil der Neurotransmitter aus dem synaptischen Spalt wieder dem präsynaptischen Neuron zuführen, und somit die Wiederaufnahme von Serotonin und Noradrenalin. Die erhöhte Konzentration der Botenstoffe im synaptischen Spalt verstärkt die Reizweiterleitung. Nach einigen Tagen oder Wochen werden die Rezeptoren an der empfangenden Nervenzelle durch die höheren Konzentrationen empfindlicher für die Botenstoffen.

MERKE
Amitriptylin hemmt die Wiederaufnahme von Noradrenalin und Serotonin sowie einen präsynaptischen Rezeptor, der für die Hemmung der Freisetzung von Serotonin zuständig ist. Dadurch fördert es auch die Ausschüttung von Serotonin.

Wiederaufnahmehemmer

Diese Antidepressiva der neuen Generation wirken *gezielt* auf einzelne Überträgersubstanzen und sollen dadurch Nebenwirkungen verringern. Wird primär die Wiederaufnahme von Serotonin gehemmt, spricht man von **selektiven Serotonin-Wiederaufnahmehemmern** (engl. „selective serotonine reuptake inhibitors", SSRIs), während bei den **selektiven Noradrenalin-Wiederaufnahmehemmern (SNRIs)** vorrangig die Noradrenalin-Wiederaufnahme gehemmt wird.

Aus der Kombination dieser beiden Wirkmechanismen gingen die **dualen Serotonin-Noradrenalin-Wiederaufnahmehemmer (SSNRIs)** wie Venlafaxin und Duloxetin hervor, welche die Wiederaufnahme von Noradrenalin und Serotonin hemmen. Das trifft auch auf etliche TZA zu. So hemmt z. B. Amitriptylin die Wiederaufnahme von Serotonin und Noradrenalin, weshalb dieses Medikament ebenfalls als dualer SSNRI bezeichnet wird.

Johanniskrautextrakte haben v. a. bei leichten Depressionen Wirksamkeit gezeigt. Vermutlich hemmen sie ebenfalls die Wiederaufnahme von Serotonin und Noradrenalin.

α_2-Antagonisten

Diese Substanzen (wie Mirtazapin) erhöhen die Freisetzung von Noradrenalin und Serotonin in den synaptischen Spalt, indem sie das negative (die Freisetzung reduzierende) Feedback auf die präsynaptischen α_2-Rezeptoren abschwächen. Durch Verminderung der Rezeptorendichte erhöht Mirtazapin zudem die noradrenerge Aktivität im ZNS.

MAO-Hemmer

MAO-Hemmer blockieren das Enzym Monoaminoxidase im synaptischen Spalt und verhindern so den Abbau von Serotonin und Noradrenalin direkt nach der Reizübertragung. Dadurch wird die Konzentration der Neurotransmitter im synaptischen Spalt erhöht.

Wirksamkeit

Die Wirksamkeit (Effektivität) von Antidepressiva wurde in zahlreichen placebokontrollierten Studien nachgewiesen. Alle derzeit auf dem Markt befindlichen Antidepressiva sind bei der Behandlung von Depressionen Placebo überlegen. Antidepressiva werden in erster Linie bei schweren Depressionen eingesetzt, bei leichteren depressiven Störungen eher zurückhaltend (> Kap. 12.6). Die Ansprechraten auf Antidepressiva betragen bei Patienten mit Depressionen bei einer 3- bis 6-wöchigen Therapiedauer im Allgemeinen 60–70 %.

MERKE
Die Wirkung eines Antidepressivums tritt in der Regel erst nach **1–2 Wochen** ein. Bei erfolgloser Therapie sollte der Wechsel auf ein anderes Antidepressivum daher frühestens nach **4 Wochen** erfolgen.

Wie aktuelle Studien jedoch gezeigt haben, bleibt die Ansprechwahrscheinlichkeit bei Patienten, die nach 2-wöchiger Verabreichung des Medikaments weniger als 20 % Wirkung zeigen, auch nach 6 Wochen Behandlung sehr gering. Insofern wird zurzeit in der Fachwelt diskutiert, die antidepressiven Medikamente bei Nichtansprechen bereits nach 2 Wochen umzusetzen und damit nicht 4–6 Wochen zu warten; weitere Studien zu dieser Frage laufen.

Ungeachtet der unterschiedlichen Wirkmechanismen auf synaptischer Ebene unterscheiden sich die verschiedenen Antidepressivaklassen in ihrer Wirksamkeit nur relativ wenig voneinander, wie man in zahlreichen vergleichenden Wirksamkeitsstudien festgestellt hat. Auf der Basis dieser Untersuchungen kann man folgende Aussagen zur **differenzierten Wirksamkeit** treffen:

- Tri- und tetrazyklische Antidepressiva sowie SSRIs wirken gut bei depressiven Episoden, wobei Amitriptylin aufgrund seines Wirkmechanismus bei schweren Episoden den SSRIs überlegen ist.
- Der SNRI Venlafaxin ist den SSRIs überlegen, da es im direkten Vergleich häufiger zu einem Therapieansprechen führt.
- Die Nicht-TZA sind nicht immer besser verträglich. In Studien unterscheiden sich die Abbruchraten nicht wesentlich von denen der klassischen Antidepressiva (TZA).

MERKE
Obwohl sich die Bezeichnung „trizyklisch" eigentlich nur auf die chemische Struktur dieser Antidepressivaklasse bezieht, ermöglicht sie eine „Eselsbrücke" für deren Wirkung, die in 3 Phasen („tri-zyklisch") abläuft:
- 1. Phase: sedierend
- 2. Phase: antriebssteigernd
- 3. Phase: stimmungsaufhellend

Grundsätze der Therapie mit Antidepressiva

Da Antidepressiva unterschiedliche Wirkqualitäten und Nebenwirkungsprofile haben und z. T. auch bei anderen psychischen Symptomen (z. B. Angst) wirksam sind, muss das geeignete Antidepressivum korrekt ausgewählt werden. **Auswahlkriterien** sind:

- Früheres Ansprechen auf ein Antidepressivum
- Nebenwirkungsprofil
- Wirkqualität (Zielsymptomatik)
- Psychische Komorbidität
- Internistische und neurologische Begleiterkrankungen
- Wechselwirkungen mit gleichzeitig eingenommenen Medikamenten
- Alter des Patienten
- Erfahrung des Arztes
- Kosten der Therapie

Der **Wirkungseintritt** von Antidepressiva erfolgt mit einer gewissen Latenz:

- Antriebssteigernde Wirkung nach einigen Tagen
- Stimmungsaufhellung nach 1–2 (in einigen Fällen sogar erst nach 3) Wochen

MERKE

Die verzögerte Stimmungsaufhellung bei antidepressiver Therapie birgt die Gefahr von **Suizidalität.** Wenn depressive Menschen plötzlich antriebsgesteigert sind, aber die Stimmung unverändert depressiv ist, begehen sie eher einen Suizid. Deswegen kann in den ersten Wochen der antidepressiven Behandlung eine beruhigende Begleitmedikation lebensrettend sein!

Neben den Auswahlkriterien spielen bei der antidepressiven Therapie auch die **Verabreichungskriterien** eine wichtige Rolle:

- Antidepressiva werden schrittweise unter Beachtung der Verträglichkeit aufdosiert.
- Bei ängstlich-agitierten, suizidalen oder wahnhaft-depressiven Betroffenen kann die zusätzliche Gabe von Beruhigungsmitteln oder Antipsychotika (➤ Kap. 6.1.4) notwendig sein.
- Bei antriebssteigernden Antidepressiva wird die Hauptdosis morgens und bei sedierenden Antidepressiva abends verabreicht.
- Bei Suizidgefahr sollten keine TZA verabreicht werden, weil Überdosierungen lebensbedrohlich sind.
- Dosisanpassungen sollten abhängig von Alter, Begleiterkrankungen und gleichzeitig eingenommenen Medikamente erfolgen.
- Bei wirkungsloser Therapie (Non-Response) sollte erst nach 4 Wochen auf ein Präparat mit anderer Wirkqualität umgestellt werden.
- Antidepressiva werden ausschleichend abgesetzt, um das Rezidivrisiko zu minimieren und Absetzphänomenen entgegenzuwirken.

Normalerweise sollten Antidepressiva in langsam steigender Dosierung gegeben werden. Im **höheren Alter** sollte man dabei jedoch wegen der stärkeren Anfälligkeit des Organismus noch behutsamer vorgehen. Dadurch kann sich der Wirkungseintritt zwar auf mehr als die bei jüngeren Patienten üblichen 1–2 Wochen verlängern. Dadurch hat man aber den Vorteil, dass mögliche Begleiterscheinungen schneller und effektiver abgefangen werden können. Auch bei der Gesamtdosis ist auf die altersbedingte Beeinträchtigung des Gesundheitszustands Rücksicht zu nehmen. In vielen Fällen wird nur die Hälfte, manchmal sogar nur ein Drittel der üblichen Antidepressiva-Dosis verordnet. Da depressive Phasen im höheren Alter zwar **schwächer** ausgeprägt sind, aber in der Regel **länger** anhalten, ist bei älteren Menschen mit einer längeren Behandlungsdauer von meist 1 Jahr oder mehr zu rechnen.

THERAPEUTISCHE PRAXIS

Wenn Sie einen Klienten oder eine Klientin, die Antidepressiva einnehmen, psychotherapeutisch begleiten, sollten Sie über folgende Eigenschaften informiert sein, um hilfreich unterstützen zu können:

- Antidepressiva sind einer reinen Placebobehandlung nachweislich **überlegen.**
- Nicht immer zeigt das erste verabreichte Antidepressivum Wirkung. Aufgrund der zur Verfügung stehenden unterschiedlichen Substanzklassen findet sich aber nach wenigen Behandlungsversuchen in der Regel eine passende Substanz. Die Antidepressiva haben im Schnitt eine **Ansprechrate von 60–70 %.**
- Es kann bis zu **3 Wochen** dauern, bis die Wirkung der antidepressiven Therapie eintritt.
- Zu Beginn einer medikamentösen Therapie treten oft Nebenwirkungen auf, die sich bei längerer Einnahme **größtenteils zurückbilden.**
- Antidepressiva haben Wechselwirkungen mit anderen Medikamenten und führen bei Alkoholgenuss zu einer **unerwünschten Wirkungsverstärkung.**
- Da die **Reaktionszeit** unter Einwirkung von Antidepressiva verlangsamt sein kann, sollte z. B. auf das Autofahren verzichtet werden.

Nebenwirkungen

Besonders die klassischen Antidepressiva zeigen neben der gewünschten antidepressiven Wirkung auch eine Vielzahl von unerwünschten Arzneimittelwirkungen (UAW). Die u. U. auch ausgeprägten Nebenwirkungen sind Folge der Beeinflussung des cholinergen, adrenergen, serotonergen und histaminergen Systems. Sie treten vor der antidepressiven Wirkung auf und können besonders am Anfang der Therapie sehr irritierend und störend sein. Oft reduzieren eine mangelnde und/oder stark verzögert einsetzende erwünschte und/oder unerwünschte Wirkung die Behandlungsbereitschaft. Die meisten Nebenwirkungen klingen bei längerer Einnahme von selbst ab. Sofern die Betroffenen die Nebenwirkungen tolerieren, kann ein beobachtendes Abwarten häufig erfolgversprechend sein. Dennoch müssen gelegentlich Therapien wegen der Nebenwirkungen abgebrochen werden und muss auf ein anderes Medikament umgestellt oder eine zusätzliche Therapiestrategie in Erwägung gezogen werden.

Die neueren Antidepressiva sind insgesamt wohl verträglicher, allerdings auch nicht nebenwirkungsfrei. Die Therapie erfolgt auch hier unter genauer Beobachtung der UAW und der Toleranz der Betroffenen gegenüber der UAW (➤ Tab. 6.3).

Die Nebenwirkungen hängen mit der jeweiligen Hauptwirkung zusammen und lassen sich z. B. von den entsprechenden Rezeptoren ableiten, die blockiert werden:

- Blockade von Histaminrezeptoren: Sedierung und Gewichtszunahme
- Blockade von cholinergen Rezeptoren: Mundtrockenheit, Schwitzen, Sinustachykardie (beschleunigte Herzfrequenz), Ob-

Tab. 6.3 Nebenwirkungen (UAW) der antidepressiven Therapie

Substanzgruppe	Nebenwirkungen
Klassische (tri-/tetrazyklische) Antidepressiva, MAO-Hemmer	• Mundtrockenheit • Obstipation • Miktionsstörungen (Blasenentleerungsstörungen) • Akkommodationsstörungen („Unscharfsehen“) • Herzrasen oder -stolpern • Blutdrucksenkung • Kollapsneigung • Schwitzen • Müdigkeit • Gewichtszunahme • Libidoverlust • Allergien • Gelegentlich Krampfanfälle
SSRIs	• Übelkeit, Erbrechen • Unruhe • Schlafstörungen • Sexuelle Funktionsstörungen
SNRIs	• Schlafstörungen • Mundtrockenheit • Obstipation • Miktionsstörungen • Herzrasen
SSNRIs	• Übelkeit, Erbrechen • Unruhe • Schlafstörungen • Sexuelle Funktionsstörungen • Blutdruckerhöhung
α_2-Adrenozeptor-Antagonisten	• Blutbildveränderung (Mianserin) • Sedierung

stipation, Miktionsbeschwerden (erschwertes Wasserlassen), Sehstörungen
- Blockade von adrenergen Rezeptoren: Hypotonie, Orthostase, reflektorische Tachykardie
- Blockade von Serotoninrezeptoren: sexuelle Funktionsstörungen, Übelkeit und Erbrechen

Daraus ergeben sich folgende Rückschlüsse: **Amitriptylin** und **Mirtazapin** wirken sedierend. **Citalopram** tut dies nicht, geht aber mit einer Gewichtszunahme einher. Amitriptylin löst im Gegensatz zu den SSRIs und SNRIs anticholinerge Nebenwirkungen aus. Weiter lässt sich aus der Forschung ableiten, dass die Blockade postsynaptischer Rezeptoren bei Mirtazapin seltener mit sexuellen Funktionsstörungen einhergeht (was gerade bei den SSRIs ein lästiges Problem darstellt) und sich auch Übelkeit und Erbrechen (bei SSRIs ebenfalls häufig) reduzieren lassen. Deshalb ist eine Kombinationsbehandlung von SSRIs und Mirtazapin sinnvoll.

Vor der Medikamentengabe ist ein ausführliches Aufklärungsgespräch über die möglichen Nebenwirkungen absolut notwendig. So informiert und aufgeklärt wird der Patient den Nutzen des Medikaments und die Inkaufnahme möglicher Nebenwirkungen für sich abwägen können, und zwar in dem Wissen, dass die Nebenwirkungen nur anfängliche Begleiterscheinungen der Therapie sind und bei längerer Einnahme größtenteils zurückgehen werden. Viele Nebenwirkungen wird er dann womöglich eher tolerieren können. In jedem Fall sind in regelmäßigen Abständen Kontrolluntersuchungen notwendig.

Wechselwirkungen

Antidepressiva können vielfältige **Wechselwirkungen** z. B. mit Antibiotika oder Analgetika haben. Daher bedarf es gerade am Anfang einer medikamentösen Behandlung der engmaschigen fachärztlichen Begleitung.

Das Enzym MAO kann auch das potenziell den Blutdruck stark erhöhende Tyramin rasch abbauen. Bei der Einnahme von **irreversiblen MAO-Hemmern** kann es daher zu Bluthochdruckkrisen kommen, wenn zusätzlich tyraminhaltige Lebensmittel (z. B. Schokolade, Rotwein, fermentierter Käse, Salami) verzehrt werden. Daher muss eine strikte Diät eingehalten werden. Seit 1990 sind reversible MAO-Hemmer erhältlich, bei denen das Einhalten dieser strengen Diätvorschriften nicht mehr erforderlich ist.

MERKE

Aufgrund ihrer gegenläufigen Wirkmechanismen sollten α_2-Adrenozeptor-Antagonisten und MAO-Hemmer nicht gleichzeitig bzw. nicht direkt aufeinanderfolgend eingenommen werden.

Absetzbarkeit

Antidepressiva machen nicht abhängig. Dies bedeutet jedoch nicht, dass beim Absetzen des Medikaments nicht Symptome auftreten können. So kann ein zu schnelles, abruptes Absetzen von TZA und SSRIs zu Unruhe, Schweißausbrüchen, Erbrechen und Schlafstörungen führen. Antidepressiva sollten aus diesen Gründen immer ausschleichend abgesetzt werden.

6.1.3 Stimmungsstabilisierer (Phasenprophylaktika)

Stimmungsstabilisierer (engl. Mood Stabilizer) wirken in depressiven und insbesondere manischen Episoden im Rahmen bipolarer affektiver (➤ Kap. 12.3.5) und schizoaffektiver Störungen (➤ Kap. 11.8) stabilisierend. In Forschung und Praxis kommen folgende Substanzen zur Anwendung:
- Lithium (z. B. Quilonum®, Hypnorex®)
- Lamotrigin (z. B. Lamictal®)
- Valproinsäure (z. B. Orfiril®, Ergenyl®)

Auch verschiedene Antipsychotika werden als Stimmungsstabilisierer eingesetzt, wenn die Akutbehandlung einer manischen oder depressiven Episode mit den o. g. Medikamenten erfolglos geblieben ist.

Lithium

Der australische Psychiater John Frederick Cade setzte Lithium erstmals 1949 in der Behandlung von Manien ein. Auch heute noch wird

6

es zur Akutbehandlung manischer Episoden verabreicht. Darüber hinaus kommt Lithium in der Prophylaxe uni- und bipolarer affektiver Störungen zur Anwendung. Weitere Anwendungsbereiche sind die Behandlung und Prophylaxe schizoaffektiver Psychosen und auch Depressionen, bei denen Antidepressiva allein nicht ausreichend sind (sog. Augmentationstherapie).

MERKE

Da die antimanische Wirkung von Lithium nach etwa 5–7 Tagen einsetzt, ist Lithium bei schweren Manien nicht zur akuten Monotherapie geeignet.

Pharmakokinetik

Nach oraler Gabe erreicht Lithium nach 1–3 Stunden seinen maximalen Serumspiegel, der interindividuell stark schwanken kann. Daher muss die Dosierung individuell nach Plasmaspiegelbestimmung angepasst werden. Da die Halbwertszeit (HZW) von Lithium etwa 24 Stunden beträgt, ist eine Spiegelbestimmung erst nach 4–6 Tagen sinnvoll.

Lithium sollte nie abrupt abgesetzt werden, denn damit steigt das Risiko einer erneuten Episode. Stattdessen sollte man es immer ausschleichend absetzen, d. h., die Dosis über einen längeren Zeitraum (Monate) reduzieren.

MERKE

Wegen der sehr geringen therapeutischen Breite von Lithium können leicht Vergiftungssymptome auftreten. Daher sind regelmäßige Serumspiegelkontrollen unerlässlich. Auch sollte an die Gefahr einer Überdosierung in suizidaler Absicht gedacht werden.

Applikationsform

Lithiumsalze stehen als schnell wirkende Tabletten und in Retardform zur Verfügung. Durch Anwendung der Retardform werden gleichmäßigere Serumspiegel erreicht und starke Ausschläge nach oben verhindert, wodurch sich UAW vermindern lassen.

FALL

Eine 72-jährige Patientin wurde im Rahmen einer manischen Episode mit Lithium behandelt. Wegen einer Zahnfleischentzündung wurde ihr für 10 Tage Voltaren verschrieben. Im Laufe der nächsten 4 Tage stellten sich Apathie, psychomotorische Verlangsamung, Übelkeit, Erbrechen und ein Rigor (Muskelsteifheit) als Zeichen einer Vergiftung ein. Durch das nichtsteroidale entzündungshemmende Medikament wurde die Ausscheidung von Lithium gehemmt, was zu einer Lithiumvergiftung führte. Die Wirkmechanismen von Lithium sind noch nicht vollständig verstanden. Es wird die These vertreten, dass Lithium über eine Mitwirkung von Proteinen steuernd in die Funktionen verschiedener Neurotransmitter (z. B. Serotonin, GABA, Dopamin oder Acetylcholin) eingreift.

Nebenwirkungen

Bei Lithium unterschieden sich die Nebenwirkungen abhängig von der Therapiedauer (➤ Tab. 6.4).

Tab. 6.4 Unerwünschte Wirkungen von Lithium

Akute Nebenwirkungen	Nebenwirkungen einer Langzeittherapie
• Feinschlägiger Tremor • Polyurie (pathologische Vermehrung der Harnmenge) • Polydipsie (pathologisch gesteigertes Durstgefühl) • Gastrointestinale Nebenwirkungen mit Bauchschmerzen, Übelkeit, Erbrechen, Diarrhö • Muskelschwäche und Müdigkeit	• Gewichtszunahme (bei 30–50 % der Patienten) • Strumabildung • Verstärkte Alkoholempfindlichkeit • Niereninsuffizienz • Schilddrüsenfunktionsstörung • Gesichts- und Knöchelödeme (eher selten)

Vor Therapiebeginn sind eine ausführliche Anamnese und ein Aufklärungsgespräch unerlässlich. Dabei muss über die möglichen Nebenwirkungen sowie darüber aufgeklärt werden, dass ein Wiederauftreten nicht mit der Wirkungslosigkeit des Medikaments gleichzusetzen ist und Lithium nicht selbstständig abgesetzt werden darf. Die Therapiedauer hängt von der vorliegenden Störung ab.

MERKE

Da die antimanische Wirkung von Lithium nach etwa 5–7 Tagen einsetzt, ist Lithium bei schweren Manien nicht zur akuten Monotherapie geeignet.

Lithium sollte nie abrupt abgesetzt werden, denn damit steigt das Risiko einer erneuten Episode. Stattdessen sollte man es immer ausschleichend absetzen, d. h., die Dosis über einen längeren Zeitraum (Monate) reduzieren.

Wechselwirkungen

Die Kombination von Lithium mit tri- und tetrazyklischen Antidepressiva ist in der Regel unproblematisch. Bei der kombinierten Gabe mit SSRIs oder SSNRIs ist wegen der Gefahr eines serotonergen Syndroms Vorsicht geboten.

MERKE

Ein serotonerges Syndrom ist an folgenden Symptomen erkennbar:
- Trias aus Fieber, neuromuskulären Symptomen mit psychopathologischen Auffälligkeiten wie Desorientiertheit, Verwirrtheit und Erregungszuständen
- Übelkeit, Erbrechen, Diarrhö
- Vitale Komplikationen: Krampfanfälle, Herzrhythmusstörungen, Koma, Multiorganversagen

Lamotrigin

Lamotrigin ist ein Antiepileptikum. In psychiatrischen Studien hat es sich bei der Behandlung rezidivierender Depressionen bei bipolaren Episoden als ausgesprochen wirksam erwiesen. Seine erfolgreiche Anwendung bei depressiven Episoden ist wissenschaftlich erwiesen. Darüber hinaus wird es erfolgreich bei der Akuttherapie schwerer Depressionen und gemischter Episoden eingesetzt. Als nicht wirksam einzuschätzen ist Lamotrigin dagegen bei der Akuttherapie und Rezidivprophylaxe manischer Episoden. Lamotrigin muss sehr langsam aufdosiert werden, da die Gefahr gefährlicher Haut- und Schleimhautentzündungen besteht.

Nebenwirkungen

Kopfschmerzen, Somnolenz, Aggressivität, Übelkeit und Erbrechen, Hautausschläge sowie Doppelbilder und Verschwommensehen.

Wechselwirkungen

Für Lamotrigin gibt es keinen definierten Plasmaspiegel bezüglich seiner therapeutischen Wirksamkeit bei Depressionen. Eine Kontrolle des Plasmaspiegels ist erforderlich, wenn weitere Medikamente verabreicht werden. Wechselwirkungen bestehen z. B.:

- **Valproinsäure** hemmt den Abbau von Lamotrigin in der Leber, sodass es zu erhöhten Plasmaspiegeln von Lamotrigin kommen kann.
- **Östrogenhaltige orale Kontrazeptiva** („Pille") senken die Plasmakonzentration von Lamotrigin um die Hälfte.

Valproinsäure

Valproinsäure ist ein Antiepileptikum, das in der Psychiatrie auch zur Akuttherapie manischer Episoden, zur Rückfallprophylaxe bei bipolaren affektiven Störungen sowie bei Panikattacken eingesetzt wird. Sie blockiert den Einstrom von Natrium- und Kalziumionen in die Natrium- und Kalziumkanäle und dadurch die neuronale Reizübertragung. Darüber hinaus erhöht Valproinsäure die synaptische Konzentration des hemmenden Botenstoffs GABA, der eine zentral dämpfende Wirkung hat.

Nebenwirkungen

Vor allem Magen-Darm-Beschwerden, Gewichtszunahme, Haarausfall, zentralnervöse Störungen und Blutbildveränderungen. Darüber hinaus werden Valproinsäure keimschädigende (teratogene) Effekte zugeschrieben, weshalb die Gabe in der Schwangerschaft kontraindiziert ist.

6.1.4 Antipsychotika (Neuroleptika)

Mit **Antipsychotika** (früher: Neuroleptika) lassen sich psychische und psychotische Symptome im Rahmen schizophrener bzw. psychotischer oder auch manischer Störungen bessern. Sie wirken dämpfend auf psychomotorische Erregungs- und affektive Spannungszustände sowie psychosebedingte Wahnvorstellungen und Halluzinationen, ohne Bewusstsein und Denkfähigkeiten stark zu beeinträchtigen. Die Entdeckung der Antipsychotika brachte den Durchbruch bei der Behandlung psychotischer Erkrankungen.

Klassifikation nach Wirkungsweise

Die Antipsychotika werden auch weiterhin in 2 große Gruppen eingeteilt (➤ Tab. 6.5):

MERKE

Die Antipsychotika der 2. Generation bilden eine sehr heterogene Gruppe und werden schon seit den 1990er-Jahren nicht mehr nur über die Abwesenheit extrapyramidalmotorischer Nebenwirkungen definiert. Auch bei den Antipsychotika der 1. Generation hat sich herausgestellt, dass sie nicht nur die ihnen bislang aufgrund ihrer neuroleptischen Potenz zugeschriebenen Wirkungen haben. Daher wird die Einteilung der Antipsychotika in 2 große Gruppen zunehmend in Frage gestellt (Leucht et al. 2013).

Die **Antipsychotika der 1. Generation** sind im Grunde Dopaminantagonisten. Sie wirken über die Antagonisierung bestimmter Dopaminrezeptoren (D_2) in der mesolimbischen Bahn (dem Belohnzentrum) antipsychotisch. Da sie allerdings auch andernorts im Gehirn auf diese sowie auf andere Dopaminrezeptoren wirken, rufen sie extrapyramidalmotorische Störungen hervor (➤ Tab. 6.6).

Die **Antipsychotika der 2. Generation** lösen die für die 1. Generation typischen extrapyramidalmotorischen Störungen kaum oder gar nicht aus, weil sie eher nicht über D_2-Rezeptoren, sondern über D_4- und/oder bestimmte Serotoninrezeptoren (5-HT_{2A}) antipsychotisch wirken (➤ Tab. 6.6). Außerdem wirken manche von ihnen auch auf α_1-Adrenozeptoren, Muskarinrezeptoren und Histaminrezeptoren (H_1-Rezeptoren), was viele der Nebenwirkungen erklärt. Ihre Wirkung auf den Serotoninrezeptor wird mit der Wirkung auf die Negativsymptomatik (z. B. Antriebsmangel, sozialer Rückzug, Konzentrationsstörungen) der Schizophrenie in Zusammenhang gebracht.

Indikationen

Aufgrund ihrer zahlreichen und unterschiedlichen Wirkungen haben Antipsychotika vielfältige Indikationen. Sie sind zur Akutbehandlung und Langzeittherapie inkl. Rezidivprophylaxe schizophrener Psychosen sowie zur Behandlung von Manien zugelassen. Darüber hinaus kommen sie auch bei folgenden Störungen zur Anwendung:

- Akute Psychosen (z. B. wahnhafte Depression)
- Erregungs- und Unruhezustände im Rahmen verschiedener Erkrankungen (z. B. Tourette-Syndrom, Autismus)

Tab. 6.5 Merkmale der beiden Arten von Antipsychotika

Antipsychotika	Neuroleptika	Wirkung	EPM-Nebenwirkungen
1. Generation	Klassische oder typische	Überwiegend begrenzt auf die Positivsymptomatik schizophrener Psychosen	Substanzabhängig sehr ausgeprägt
2. Generation	Atypische	Wirksam auch gegen die Negativsymptomatik schizophrener Psychosen	Keine oder nur schwache

EPM = extrapyradimalotorisch

6

Tab. 6.6 Rezeptorabhängige Wirkungen der Antipsychotika (Dellas 2017)

Antagonismus an	Wirkung
Antipsychotika der 1. und 2. Generation	
Dopaminrezeptoren (D_2)	
• Im mesolimbisch-mesokortikalen System	Antipsychotische Wirkung
• Im nigrostriatalen System	Parkinsonähnliche extrapyramidalmotorische Störungen (EPMS)
• Im tuberoinfundibulären System	Neuroendokrine Störungen
• In der Area postrema	Antiemetische Wirkung
• Im Hypothalamus	Hypothermie
Nur Antipsychotika der 2. Generation	
Dopaminrezeptoren (D_4)	Antipsychotische Wirkung ohne EPMS
Serotoninrezeptoren ($5\text{-}HT_{2A}$)	Guter Effekt auf Negativsymptome bei Schizophrenie
Serotoninrezeptoren ($5\text{-}HT_{2A/2c}$)	Gewichtszunahme
Histaminrezeptoren (H_1)	Sedierung, erhöhte Krampfneigung
α_1-Adrenozeptoren	Vegetative Symptome (Blutdruckabfall, Herzrhythmusstörungen)
Muskarinrezeptoren	Anticholinerge Symptome (Mundtrockenheit, Obstipation, Miktionsstörungen, Akkomodations- und Sehstörungen, Erhöhung des Augeninnendrucks)

6

- Schlafstörungen
- Organische psychische Störungen
- Zwangserkrankungen vor allem bei wahnhaften Verläufen
- Erbrechen
- Schmerzen (als Adjuvanzien)

Antipsychotika der 1. Generation und neuroleptische Potenz

GUT ZU WISSEN

Das erste antipsychotische Medikament, **Chlorpromazin,** wurde in den 1950er-Jahren aus Promethazin entwickelt, um durch seine angstlösende Wirkung Operationen zu vereinfachen. Dieses Phenothiazin erwies sich jedoch auch als stark sedierend und wirkte selbst bei Manien beruhigend. Im Laufe weniger Jahre kristallisierte sich als wichtigstes Anwendungsgebiet die Behandlung der psychomotorischen Unruhe bei Schizophrenie heraus. Inzwischen ist es aufgrund sehr starker Nebenwirkungen nicht mehr erhältlich. Es ist aber weiterhin die Referenzsubstanz (neuroleptische Potenz) für alle Antipsychotika.

Der Psychiater Hans-Joachim Haase stellte 1961 fest, dass extrapyramidalmotorische Nebenwirkungen umso ausgeprägter sind, je stärker antipsychotisch eine Substanz wirkt. Daher führte er die Begriffe „neuroleptische Potenz" und „neuroleptische Schwelle" ein.

MERKE

Die **neuroleptische Potenz** wird auf die Wirkqualität von Chlorpromazin bezogen, dem man definitionsgemäß die neuroleptische Potenz von 1 zuordnet. Danach lassen sich folgende Wirkstärken unterscheiden:
- Niedrige Potenz: Potenz: < 1
- Mittlere bzw. mäßige Potenz: 1–10
- Hohe Potenz: 10–50
- Sehr hohe Potenz: 50 bis > 400

- **Niedrige neuroleptische Potenz** (➤ Tab. 6.7): stark sedierende (beruhigend), aber nur schwach antipsychotische Wirkung. Geringe unerwünschte Wirkungen auf die Motorik, häufiger vegetative Nebenwirkungen (z. B. Mundtrockenheit, Kreislaufstörungen, Abgeschlagenheit).
- **Hohe bis sehr hohe neuroleptische Potenz** (➤ Tab. 6.7): leicht sedierende, aber starke antipsychotische Wirkung. Durch letztere auch ausgeprägte extrapyramidalmotorische Nebenwirkungen.

Die Indikationen der Antipsychotika der 1. Generation ergeben sich aus der unterschiedlichen Wirkungsweise und der Potenz (➤ Tab. 6.8). Häufig werden Substanzen der beiden Gruppen auch miteinander kombiniert, um vom sedierenden und antipsychotischen Effekt profitieren zu können.

MERKE

Antipsychotika der 1. Generation

Niedrigpotent: Levomepromazin, Promethazin, Melperon, Pipamperon, Chlorprothixen
Mittelpotent: Perazin, Sulpirid
Hochpotent: Haloperidol, Fluphenazin, Benperidol, Flupentixol, Pimozid, Fluspirilen

Tab. 6.8 Anwendungsbereiche der Antipsychotika der 1. Generation

Niedrigpotente Antipsychotika	Hochpotente Antipsychotika
Vornehmlich zur Dämpfung psychotischer Erregungszustände: • Wutanfälle • Erregungszustände • Starke psychomotorische Unruhe	Therapie produktiver Symptome: • Wahn • Denkstörungen • Sinnestäuschungen

Tab. 6.7 Wirkung von Antipsychotika der 1. Generation mit unterschiedlicher neuroleptischer Potenz

Neuroleptische Potenz	Wirkungen			Nebenwirkungen	
	Sedierend	Antriebshemmend	Antipsychotisch	Vegetative	Motorische
Niedrigpotent	Stark	Stark	Gering	Stark	Gering
Hochpotent	Gering	Gering	Stark	Gering	Stark

Antipsychotika der 2. Generation

In den 1970er-Jahren wurde als erstes Antipsychotikum der 2. Generation **Clozapin** (Leponex®) entwickelt, das als erste Substanz keine extrapyramidalmotorischen Nebenwirkungen hervorrief. Daher gilt es als das erste atypische Neuroleptikum. Es beeinflusst auch die Minussymptomatik positiv und ist bei therapieresistenten Schizophrenien erfolgreich. Da es jedoch **lebensbedrohliche Blutbildveränderungen** verursachen kann, darf es nur bei gesicherter ärztlicher Überwachung mit regelmäßigen Blutbildkontrollen verabreicht werden.

MERKE

Ab Mitte der 1990er-Jahre kamen weitere Antipsychotika der 2. Generation auf den Markt: Risperidon, Olanzapin, Amisulprid, Quetiapin, Ziprasidon, Aripiprazol, Sertindo, Asenapin.

Verabreichung

Oral: Alle Antipsychotika (außer Loxapin und Asenapin) werden als Tabletten oder Tropfen eingenommen.

Sublingual: Asenapin (Sycrest®) wird nur sublingual verabreicht und ist dadurch schneller im Körper verfügbar als bei oraler Einnahme. Es ist sehr teuer und nur bei schweren manischen Episoden im Rahmen bipolarer Störungen zugelassen.

Parenteral: Intramuskulär injizierbare Depotpräparate werden zur Langzeitanwendung und Rezidivprophylaxe verwendet. Da sie nicht mehr jeden Tag eingenommen werden müssen, verbessern sie oft die Therapietreue. Eine Depotspritze wirkt, je nach Präparat, eine bis mehrere Wochen lang. Als Depotpräparate erhältlich sind (Stand 05/2024) Aripiprazol, Flupentixol, Olanzapin, Paliperidon, Promethazin, Risperidon, Ziprasidon und Zuclopenthixol.

Inhalatives Präparat: Loxapin (Adasuve®) steht nur in dieser Darreichungsform zur Verfügung. Es wird zur Akuttherapie bei leichter bis mittelschwerer Agitiertheit bei Erwachsenen mit Schizophrenie oder bipolarer Störung verwendet. Es ist aber sehr teuer.

Nebenwirkungen

Die Nebenwirkungen der Antipsychotika hängen wesentlich davon ab, wie stark sie an welche Rezeptoren binden (➤ Tab. 6.6): Dopamin-, Serotonin-, Histamin- und muskarinische Acetylcholinrezeptoren sowie α-Adrenozeptoren.

MERKE

Antipsychotika rufen weder eine psychische noch eine körperliche Abhängigkeit hervor.

Antipsychotika der 1. Generation lösen abhängig von ihrer neuroleptischen Potenz, die auf der Wirkung an Dopaminrezeptoren beruht, unterschiedlich starke extrapyramidalmotorische Störungen (EPMS ➤ Tab. 6.9) aus. Dabei handelt es sich beispielsweise um Sitzunruhe oder Muskelstarrheit, ähnlich wie bei einer Parkinson-Krankheit. Sie werden durch die Dopaminblockade im extrapyramidalen System verursacht, das für die Koordination der Bewegungsabläufe zuständig ist.

Tab. 6.9 Extrapyramidalmotorische Nebenwirkungen

Extrapyramidalmotorische Nebenwirkungen	Kennzeichen
Frühdyskinesien (gr. *kinesis* = Bewegung)	In den ersten Behandlungstagen auftretende Krämpfe und Spasmen, die als sehr beängstigend und quälend erlebt werden, obwohl sie harmlos und durch Gabe von Biperiden zu beheben sind. *Beispiele:* Zungen-, Schlund- oder Blickkrämpfe; Kiefersperre (Trismus), unwillkürliche Bewegungen der Gesichtsmuskulatur (Grimassieren)
Parkinsonoid	Durch hochpotente Antipsychotika verursachte Parkinson-Symptomatik, die sofort oder erst nach ein paar Wochen auftritt. Sie bildet sich nach Absetzen des Medikaments vollständig zurück, da nur die Dopaminwirkung im Gehirn blockiert wurde. Typische Symptome: • **Akinese:** Verlangsamung oder Erstarrung (Rigor) der Bewegungen und der Gestik durch Erhöhung des Muskeltonus • **Hypomimie:** Erstarrung der Mimik, Salbengesicht • **Tremor:** Zittern (oft nur einer Hand)
Akathisie (gr. *kathisein* = sitzen)	Starker körperlicher Bewegungsdrang mit Sitzunruhe schon nach kurzer Zeit. Sie tritt meist erst nach einigen Behandlungswochen auf.
Spätdyskinesien (tardive Dyskinesien)	Störungen von Bewegung und Muskulatur nach antipsychotischer Langzeittherapie, die sich im Laufe mehrerer Jahre entwickelt. *Beispiele:* Grimassieren, saugende, schmatzende und kauende Automatismen, Pisa-Syndrom (Schiefhaltung von Kopf, Hals und Schultern), Herausstrecken der Zunge, unwillkürliche Bewegungen der Finger und Hände, Rabbit-Syndrom (rhythmischer Lippentremor) Die Störungen verschwinden im Schlaf, werden jedoch durch Stress verstärkt. Etwa 1 % der Spätdyskinesien ist trotz Absetzen der Medikation **irreversibel.**

Die **Antipsychotika der 2. Generation** lösen definitionsgemäß keine EPMS aus.

Antipsychotika der 1. sowie auch einige der 2. Generation führen zur **QT-Zeit-Verlängerung** im EKG. Dadurch wird die Entwicklung von Herzrhythmusstörungen begünstigt und es kann u. U. zum plötzlichen Herztod kommen. Zudem kann die Langzeitanwendung von Antipsychotika zur Heraufregulierung der Dopaminrezeptoren und damit zu einer stärkeren Reaktion bei Rezeptorreizung führen. Darauf können einige der spät auftretenden Nebenwirkungen, wie die Spätdyskinesien, zurückgeführt werden.

Weitere Nebenwirkungen:

- Starke Gewichtszunahme, die nicht selten zu einem Therapieabbruch (Non-Compliance) führt
- Entwicklung eines metabolischen Syndroms sowie von Blutdruckabfall, Schwindel und Benommenheit bei Substanzen mit starken antihistaminergen Eigenschaften (Histamin-H_1-Rezeptor-Blockade)
- Anticholinerge Nebenwirkungen wie Mundtrockenheit, erweiterte Pupillen, Obstipation/Harnverhalt; verminderte Schweißbildung; stark erhöhte Herzfrequenz (Tachykardie) (Blockade der muskarinergen (M_1-)Acetylcholinrezeptoren)

- Sexuelle Funktionsstörungen (Blockade von Serotoninrezeptoren)
- Vegetative Nebenwirkungen treten häufiger bei niedrigpotenten Neuroleptika auf, da bei diesen die anticholinerge Wirkung stärker ausgeprägt ist als bei den hochpotenten Neuroleptika.

MERKE

Malignes neuroleptisches Syndrom

Das maligne neuroleptische Syndrom (MNS) wird in der Heilpraktiker-Prüfung häufiger als eigenes Krankheitsbild abgefragt. In der ICD-10 wurde es mit der Ziffer G21.0 kodiert, in der ICD-11 wird es unter den sonstigen näher bezeichneten Bewegungsstörungen (8A0Y) aufgeführt, da es sich nicht um ein eigenständiges Krankheitsbild, sondern um einen Symptomkomplex handelt, der als Nebenwirkung von Antipsychotika der 1. und 2. Generation, die als Dopaminantagonisten wirken, auftreten kann.
Diese lebensgefährliche Nebenwirkung tritt bei 1 % der antipsychotisch behandelten Patienten auf, bei denen sich innerhalb von 1–3 Tagen folgende Leitsymptome entwickeln:
- Schwerer Rigor – extrapyramidales Symptom
- Hohes Fieber – vegetativ
- Koma – Bewusstseinsstörung

Es muss sofort eine intensivmedizinische Behandlung eingeleitet und das auslösende Medikament umgehend abgesetzt werden. Unbehandelt sterben 20–30 % der Betroffenen, unter Behandlung liegt die Sterblichkeit immerhin noch bei 5–10 %.

6

6.1.5 Anxiolytika und Hypnotika

Anxiolytika (Tranquilizer) haben eine beruhigende, angstlösende und entspannende Wirkung. Zu den Medikamenten, die als Anxiolytika zur Anwendung kommen, gehören u. a. Benzodiazepine, Buspiron, Hydroxyzin, Opipramol, Pregabalin, Betablocker und als pflanzliches Präparat Lavendelölextrakt.

Hypnotika sind den Schlaf anbahnende Substanzen, die zum einen in der Anästhesie zur Prämedikation und Narkoseeinleitung, zum anderen in der Behandlung von Schlafstörungen eingesetzt werden. Als schlaffördernde Substanzen gelten u. a. Benzodiazepine, die sogenannten „Z-Substanzen“ (Zolpidem, Zaleplon und Zoplicon), Chloralhydrat, Antihistaminika, Barbiturate und als pflanzliches Präparat Baldrian.

Die Übergänge zwischen den beiden Gruppen sind fließend, weil Benzodiazepine anxiolytische und hypnotische Eigenschaften besitzen und als die wichtigsten Vertreter beider Medikamentenklassen gelten. Daher liegt der Schwerpunkt im Folgenden auf den Benzodiazepinen. Im Gegensatz zu den Barbituraten, die ein ähnliches Anwendungsprofil aufweisen, besitzen Benzodiazepine ein größeres therapeutisches Fenster: Das ist der wesentliche Grund dafür, dass sie die Barbiturate in der Praxis nahezu vollständig verdrängt haben.

Benzodiazepine

Einteilung

Benzodiazepine werden nach ihrer **chemischen Struktur** oder nach ihrer Halbwertszeit eingeteilt.
- Alle Benzodiazepine zeichnen sich dadurch aus, dass sie aus zwei miteinander verbundenen Ringsystemen aufgebaut sind: einem Benzolring und einem Diazepinring. Die meisten Benzodiazepine gehören chemisch gesehen zur Gruppe der sogenannten **1,4-Benzodiazepine.** Typische Beispiele sind u. a. Diazepam (Valium), Lorazepam, Oxazepam. Weiterhin gibt es **Imidazol-Benzodiazepine** (z. B. Midazolam) und **Triazolo-Benzodiazepine** (z. B. Alprazolam).
- Eine andere Klassifikation der Benzodiazepine beruht auf der Einteilung nach ihrer **Halbwertszeit** (HWZ). Dabei unterscheidet man zwischen Präparaten mit langer, mittellanger und kurzer HWZ. Allgemein gilt: Je kürzer die HWZ, desto besser lässt sich die anxiolytische Therapie steuern. Bei Präparaten mit langer HWZ ist die Gefahr von *Hangover-Effekten* mit verstärkter Tagesmüdigkeit, eingeschränkter kognitiver Leistungsfähigkeit und damit auch der Verkehrstauglichkeit zu berücksichtigen. Bei Benzodiazepinen mit kurzer HWZ wie z. B. Triazolam muss an das Auftreten sogenannter Rebound-Effekte mit erhöhter Ängstlichkeit und Unruhe gedacht werden.

MERKE

Diazepam, Lorazepam und Midazolam stehen auf der Liste der unentbehrlichen Medikamente der WHO.

Wirkmechanismen

Auf der molekularen Ebene beruht die zentral dämpfende Wirkung der Benzodiazepine auf ihrer Wechselwirkung mit dem Rezeptor für Gamma-Aminobuttersäure (GABA), und zwar dem Subtyp $GABA_A$. Infolge der bevorzugten Bindung der Benzodiazepine an eine Untereinheit der $GABA_A$-Rezeptoren kommt es zu einem vermehrten Einstrom von Chloridionen, wodurch das Membranpotenzial der Zelle

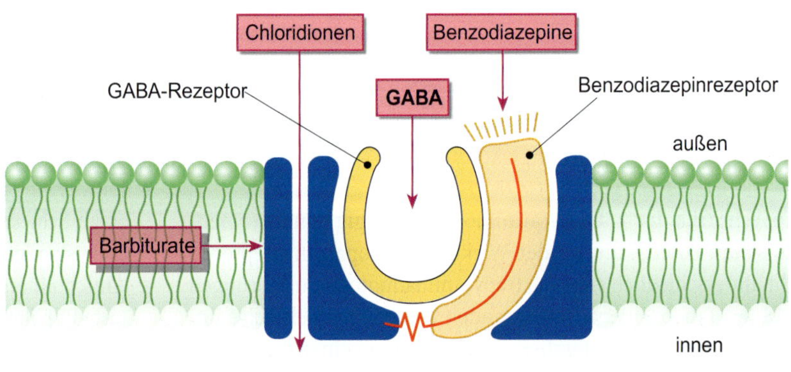

Abb. 6.4 Angriffspunkte von Benzodiazepinen und Barbituraten am GABAergen System (Lieb 2016) [L141]

ansteigt (Hyperpolarisation) und dadurch zu einer verminderten Erregbarkeit der Nervenzellen durch Hyperpolarisation (➤ Abb. 6.4).

Anders als Barbiturate sind Benzodiazepine auch in hohen Dosierungen relativ ungefährlich. Der Grund dafür ist, dass Benzodiazepine im Gegensatz zu den Barbituraten auch in hohen Dosen den $GABA_A$-Rezeptor nicht unabhängig aktivieren können.

Wirkungen

Benzodiazepine zählen aufgrund ihrer Wirkungen auf das zentrale Nervensystem zu den psychoaktiven Substanzen. Ihre wichtigsten, dosisabhängigen **Wirkungen** sind:

- Angstlösung und affektive Entspannung
- Sedierung und Schlafanbahnung (hypnotischer Effekt)
- Muskelrelaxation
- Krampflösung

Indikationen

Die wichtigsten Zielsymptome sind **Angst-, Erregungs- und Unruhezustände,** wie sie z. B. im Rahmen der folgenden Störungen auftreten können:

- Akute Panikattacken oder -störungen
- Depressionen (ergänzende Behandlung bei starker Angst, Agitiertheit oder Suizidgedanken bei Depression)
- Generalisierte Angststörung
- Schizophrenie, Manie
- Katatoner Stupor, Mutismus
- Schlafstörungen (Kurzzeitbehandlung)

In der Neurologie werden Benzodiazepine vor allem zur krampflösenden Therapie eingesetzt, in der Anästhesie (vor allem in Notfallsituationen) zur Sedierung und zur Einleitung von Narkosen.

MERKE

Benzodiazepine gehören zu den Medikamenten mit einem sehr hohen Abhängigkeitspotenzial; sie fallen unter das Betäubungsmittelgesetz (BtMG). Bei leichten Angst- und Schlafstörungen sollten daher bevorzugt psychotherapeutische und schlafhygienische Interventionen bzw. Medikamente eingesetzt werden, die keine Abhängigkeit verursachen, z. B. pflanzliche Präparate, sedierende Antidepressiva (➤ Kap. 6.1.2) oder niedrigpotente Antipsychotika (➤ Kap. 6.1.4).

In jedem Fall muss die Verordnung von Benzodiazepinen stets zeitlich begrenzt und ärztlicherseits engmaschig überwacht werden, um die Entwicklung einer Benzodiazepinabhängigkeit zu vermeiden.

Kontraindikationen

Benzodiazepine sind kontraindiziert bei Überempfindlichkeit gegen das Medikament, Myasthenia gravis (wegen der muskelrelaxierenden Wirkung), akutem Engwinkelglaukom und akuten Vergiftungen durch Alkohol, Opioide, Schlafmittel oder Psychopharmaka.

Nebenwirkungen und Überdosierung

Vor allem zu Beginn der Behandlung kommt es häufig zu Müdigkeit oder Schläfrigkeit, verminderter Konzentrationsfähigkeit und Aufmerksamkeit, Schwindel, Ataxie und Gedächtnisstörungen. Darüber hinaus kann es zu einer Verlangsamung der Reaktionszeit und einer damit einhergehenden Verminderung der Verkehrstüchtigkeit kommen. Seltener sind Artikulations-, Appetit- und sexuelle Störungen.

Vor allem bei älteren Patienten kann die Gabe von höher dosierten Benzodiazepinen eine umgekehrte Wirkung hervorrufen (sog. **paradoxe Reaktion**), die sich mit Unruhe, Schlafstörungen und Angstzuständen äußert.

Bei langfristiger Behandlung werden auch Persönlichkeitsänderungen sowie eine dysphorisch-depressive Verstimmung beobachtet. Als unangenehmste Nebenwirkung wird oft die muskelentspannende Wirkung empfunden.

Als besonders relevant ist bei Langzeitverordnung jedoch die Gefahr der Entwicklung einer Abhängigkeit einzustufen.

Insgesamt sind Benzodiazepine aber sehr gut verträglich und zeichnen sich durch eine große therapeutische Breite aus. Daraus ergibt sich, dass auch eine Überdosierung nicht lebensbedrohlich ist.

MERKE

Bei einer **Überdosierung** kann die zentraldämpfende Wirkung der Benzodiazepine durch Gabe des Benzodiazepin-Rezeptorantagonisten **Flumazenil** (Anexate®) aufgehoben werden. Flumazenil verdrängt die Benzodiazepine von ihren Bindungsstellen.

Abhängigkeitsentwicklung und Entzugssyndrom

Wie bereits erwähnt, besteht die größte Gefahr bei der Verordnung von Benzodiazepinen in der Toleranzbildung und der Entwicklung von körperlicher und psychischer **Abhängigkeit** (➤ Kap. 10.5.2). Schon nach 4- bis 8-wöchiger Einnahme und bei zu raschem Absetzen kann sich ein **Entzugssyndrom** entwickeln. Dabei steigt das Risiko einer Abhängigkeitsentwicklung mit zunehmender Einnahmedauer und steigender Dosis. Das Ausmaß des Problems zeigt sich in der beträchtlichen Anzahl von 1,2–1,5 Millionen benzodiazepinabhängigen Menschen in Deutschland.

Die Entzugssymptome können sehr unterschiedlich ausgeprägt sein:

- Leichte Entzugssymptome: innere Unruhe, Schlaflosigkeit und Angst, dysphorische Stimmungslage und erhöhte Erregbarkeit sowie Tremor, Tachykardie, Schwitzen, Übelkeit und Erbrechen
- Schwere Entzugssymptome (ca. 20 % d. F.): paranoid-halluzinatorische Symptome, Verwirrtheitszustände und Delir, Krampfanfälle und Wahrnehmungsveränderungen

Um Entzugssymptome zu vermeiden, sollten Benzodiazepine nicht abrupt, sondern schrittweise über mehrere Wochen und unter ärztlicher Aufsicht ausgeschlichen werden. Bewährt hat sich ein sog. **fraktionierter Entzug,** bei dem die Dosis über einen Zeitraum von mindestens 4 Wochen wöchentlich um etwa 25 % reduziert wird. Die letzten 25 % erweisen sich dabei in der Regel als größte Hürde, sodass in dieser Zeit besonders vorsichtig und in kleinen Schritten vorgegangen werden sollte.

Ein besonderes Problem ist die Entwicklung einer Abhängigkeit bei längerer Einnahme von Benzodiazepinen *in therapeutischen Dosen.* Man spricht hierbei von **Niedrigdosisabhängigkeit** (Low-dose Dependency). Auch in diesem Fall können Entzugssymptome auftreten.

MERKE

Um einer Abhängigkeitsentwicklung vorzubeugen, sind folgende Punkte zu beachten:
- Die Indikation muss streng gestellt und regelmäßig überprüft werden.
- Benzodiazepine dürfen nicht länger als (in der Regel) 3–4 Wochen verordnet werden.
- Es sollte die niedrigstmögliche therapeutisch wirksame Dosis verabreicht werden. Dabei ist zu beachten, dass die angstlösende Wirkung meist in niedrigerer Dosierung eintritt als die sedative Wirkung.
- Benzodiazepine sollten nicht an Menschen mit Suchtproblematik verordnet werden. Stattdessen sollten nicht abhängig machende niedrigpotente Neuroleptika (➤ Kap. 6.1.4) oder Antidepressiva (➤ Kap. 6.1.2) zur Anwendung kommen.

Barbiturate

Früher wurden Barbiturate von Ärzten häufig zur Behandlung von Ein- oder Durchschlafstörungen verschrieben. Heute haben sie in der Schlafbehandlung sowie in vielen anderen Gebieten der Psychiatrie keine Bedeutung mehr. Phenobarbital wird nur noch zur Behandlung der Epilepsie und zur Narkoseeinleitung verwendet und Thiopental zur Einleitung von Narkosen. Da jedoch Suizidversuche damit vorkommen, sollte auch der Heilpraktiker für Psychotherapie damit vertraut sein. Barbiturate fallen unter das Betäubungsmittelgesetz (BtMG) und sind ab einer bestimmten Einzeldosis pro Tablette BtM-pflichtig.

6

Derzeit noch erhältliche Substanzen

Thiopental: Dieses ultrakurz wirksame Barbiturat wird heute noch zur Narkoseeinleitung eingesetzt.
Phenobarbital: Dieses lang wirksame Barbiturat wurde früher bei Schlafstörungen verabreicht. Es ist seit 1992 wegen seines hohen Abhängigkeitspotenzials nicht mehr als Schlafmittel zugelassen. Als verschreibungspflichtiges Betäubungsmittel kommt es heute vor allem bei der Langzeittherapie der Epilepsie (Anfallsprophylaxe) zum Einsatz, wenn andere Antiepileptika nicht ausreichend wirksam sind. Außerdem ist es zur Akuttherapie des Status epilepticus (➤ Kap. 25.4.1) zugelassen.
Pentobarbital: Dieses mittellang wirksame Barbiturat wurde früher bei Durchschlafstörungen eingesetzt. Heute wird es in Deutschland nur noch in der Veterinärmedizin beim Einschläfern von Tieren verwendet, weil es bei Überdosierungen schnell zum Atemstillstand führt. Aus demselben Grund wird es als Natrium-Pentobarbital von Sterbehilfeorganisationen in der Schweiz eingesetzt sowie in den USA zur Vollstreckung der Todesstrafe.

Wirkungen

Die Wirkung der Barbiturate richtet sich nach dem Verabreichungsweg und nach der Dosis: Alle Barbiturate wirken beruhigend (sedierend), schlafanstoßend und/oder -fördernd (hypnotisch) und krampflösend (antikonvulsiv). Hoch dosiert haben sie eine narkotische Wirkung. Barbiturate verändern den biologischen Schlafrhythmus, indem sie die erholsamen Tiefschlaf- und REM-Schlaf-Phasen verkürzen. Beim plötzlichen Absetzen kommt es häufig zu einem sog. REM-Rebound mit dem Auftreten von Albträumen.

Nebenwirkungen

Barbiturate werden meist oral eingenommen, können aber auch intravenös oder intramuskulär appliziert werden. Ihre Einnahme geht mit einer extrem raschen physischen Toleranzentwicklung einher (meist schon nach 10 Tagen), die zur Dosiserhöhung zwingt, um den hypnotischen Schlafeffekt aufrechtzuerhalten. Deshalb besteht eine große Gefahr der Gewöhnung und Abhängigkeitsentwicklung (➤ Kap. 10.5.2).

Bei lang, aber auch bei kurz wirksamen Barbituraten kann es in hoher Dosierung zur Anreicherung und zu Hangover-Effekten mit extremer Müdigkeit und Konzentrationsschwäche am Tage kommen. Eine **Überdosierung** (z. B. in suizidaler Absicht) kann zu Atemdepression und Herzstillstand führen. Um den Tod des Patienten abzuwenden, ist eine Magenspülung auch noch 12–24 Stunden nach Einnahme sinnvoll, da Barbiturate die Motilität des Magen-Darm-Traktes herabsetzen.

6.2 Nichtmedikamentöse biologische Verfahren

Zu den nichtmedikamentösen biologischen Therapien gehören Schlafentzugs-, Licht- und Elektrokrampftherapie (EKT). Da diese bei depressiven Störungen zum Einsatz kommen, werden sie in ➤ Kap. 12.6.2 besprochen.

6.3 Psychotherapie

Die Psychotherapie einschließlich der Entspannungsverfahren und der Psychoedukation werden in ➤ Kap. 8 detailliert dargestellt.

6.4 Soziotherapie

Soziotherapie ist ein **wichtiger Bestandteil** der Behandlung psychischer Störungen. Sie soll die Erkrankten auf gedanklicher und emotionaler Ebene ausreichend fördern sowie zwischenmenschliche Probleme oder Schwierigkeiten im sozialen Umfeld aufgreifen und lösen helfen. Ziel ist es, die Erkrankten in ihrem alltäglichen Leben **zu unterstützen** und gegenüber Belastungen **zu stärken.** Zu den soziotherapeutischen Verfahren zählen:
- Beschäftigungs- und Arbeitstherapie (Ergotherapie)
- Sozialpsychiatrische Beratung (z. B. Klärung der Wohnsituation, von Versicherungs- oder Rentenfragen, Behördenangelegenheiten, gesetzliche Betreuung, Arbeitsplatzprobleme) und langfristige Betreuung (Sozialdienste)
- Kreative Therapien (Musik-, Kunst- und Tanztherapie)

6.4.1 Ergotherapie

Die **Beschäftigungstherapie** soll das Selbstvertrauen der Erkrankten stärken und sie aus dem krankheitsbedingt reduzierten Verhalten herausholen. Fähigkeiten und Kräfte der Erkrankten werden durch eine sinnvolle Aktivität geweckt, die ihre Konzentration und Aufmerksamkeit fördert, ihnen Freude macht und ihre Kreativität und Initiative anregt. Dazu gehören z. B. Kochen, handwerkliche Tätigkeiten oder gestalterische Arbeiten mit unterschiedlichen Materialien (Ton, Papier, Holz usw.).

Die **Arbeitstherapie** soll den normalen Arbeitsalltag imitieren, aber an das aktuelle Leistungsvermögen der Erkrankten angepasst sein. Durch die schrittweise Belastung werden sie an ihre normale Arbeitssituation herangeführt. Die Betätigung stammt dabei z. B. aus dem handwerklichen, bürotechnischen oder industriellen Bereich.

6.4.2 Kreative Therapien

Die **Kunsttherapie** soll das Gesunde und Kreative in den Erkrankten wecken und ihre Selbstheilungskräfte stärken. Speziell ausgebildete Kunsttherapeuten motivieren sie zur eigenen Produktivität, ohne Anforderungen an das künstlerische Produkt zu stellen. Im anschließenden Gespräch werden Reflexionen über die Kunst und die Wirkung auf die Erkrankten ausgetauscht. Die Kunsttherapie soll die Erkrankten für ein Erleben jenseits der Erkrankung öffnen und sie zu weiterführenden psychotherapeutischen Interventionen ermutigen.

Die **Musiktherapie** ermöglicht den Erkrankten die Wiedergewinnung und Erweiterung ihrer Erlebnisfähigkeit. Die Musik wird als Mittel zur Lösung von emotionalen Spannungszuständen und zur Aktivierung verborgener Kräfte eingesetzt. Gleichzeitig wird das soziale und kommunikative Verhalten gefördert. Die Therapie wird von ausgebildeten Musiktherapeuten angeboten.

Für die **Tanztherapie** gilt Ähnliches wie für die Musiktherapie. Die Erkrankten können sich durch Bewegung neu erleben und Zugang zu bisher nicht wahrgenommenen Erlebnisbereichen finden. Ziel ist auch hier die Aktivierung von Selbstheilungskräften.

6.5 Psychiatrisch-psychotherapeutische Rehabilitation

Unter **psychiatrisch-psychotherapeutischer Rehabilitation** werden die Maßnahmen verstanden, die es den Betroffenen nach einer akuten psychischen Erkrankung oder bei einer chronischen psychischen Störung ermöglichen, ihr Leben im Alltag möglichst eigenständig und alleinverantwortlich wiederaufzunehmen. Die Reintegration in die Gesellschaft ist also das Hauptziel. Dazu gehören die **medizinische, berufliche** und **soziale** Rehabilitation (> Abb. 6.5).

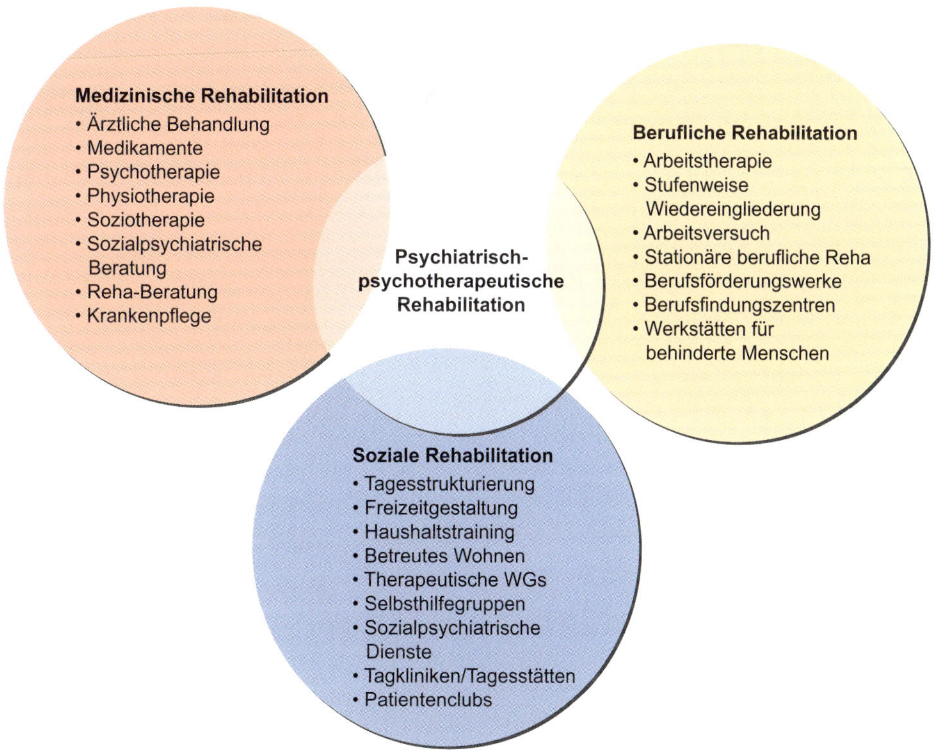

Abb. 6.5 Psychiatrisch-psychotherapeutische Rehabilitation [L157]

Verständnisfragen

- Nennen Sie wichtige Formen der Therapie psychischer Störungen.
- Warum spielt disziplinübergreifende Zusammenarbeit bei der Therapie psychischer Störungen oft eine wichtige Rolle?
- Nennen Sie die wichtigsten Gruppen von Psychopharmaka.
- In welche Phasen wird eine Psychopharmakotherapie häufig eingeteilt?
- Benennen Sie die häufigsten Nebenwirkungen von Antidepressiva und Antipsychotika (Neuroleptika).
- Welche nichtmedikamentösen biologischen Verfahren kennen Sie?
- Was versteht man unter „kreativen Therapien“?

II Psychotherapie

KAPITEL

7 Grundlagen der Psychotherapie

Kapitelübersicht

Bei der Psychotherapie werden gezielt psychologische Methoden (z. B. psychotherapeutische Gespräche, Entspannungsverfahren oder kognitive Methoden) eingesetzt, um Störungen im Denken, Erleben und Verhalten zu behandeln. Sie kann verbal oder nonverbal erfolgen.

Obwohl die Psychotherapieforschung nur für wenige Therapieverfahren einen Wirksamkeitsnachweis erbringen konnte, gibt es zahlreiche Therapieschulen und -methoden, die sich hinsichtlich ihres Verständnisses der Entstehung von psychischen Krankheiten, in ihrem Therapiekonzept und in der psychotherapeutischen Haltung oder Werthaltung mehr oder weniger stark voneinander unterscheiden.

7.1 Wichtige Begriffe

Als **Psychotherapie** wird die verbale oder nonverbale Behandlung von psychischen oder körperlichen Beschwerden mithilfe psychologischer Mittel, also ohne Einsatz von Medikamenten bezeichnet. Sie soll die Beschwerden lindern, Verhaltensweisen oder Denkmuster positiv verändern oder die Persönlichkeitsstruktur günstig beeinflussen. Im Laufe der Zeit wurden zahlreiche Methoden und Techniken entwickelt, deren wissenschaftlicher Wirksamkeitsnachweis sehr unterschiedlich ausfällt oder teilweise auch fehlt.

Psychotherapeutische Interventionen sind von der eigentlichen Psychotherapie abzugrenzen, weil sie nur einzelne Aspekte der Therapie aufgreifen und zur Bearbeitung eines begrenzten Problembereichs eingesetzt werden, z. B. die Suizidprävention in einer Beratungsstelle oder psychoedukative Elemente bei der Erläuterung von Krankheitskonzepten.

Die **Psychodynamik** geht davon aus, dass sich das Erleben und Verhalten von Menschen durch die Wechselwirkungen ihrer psychischen Kräfte erklären lässt.

7

Die **Psychoanalyse** ist ein Heilverfahren, das Ende des 19. Jahrhunderts von Josef Breuer und Sigmund Freud entwickelt wurde. Freud definiert sie als (1) ein Verfahren zur Untersuchung seelischer Vorgänge, welche sonst kaum zugänglich sind; (2) eine Behandlungsmethode neurotischer Störungen, die sich auf diese Untersuchung gründet; (3) eine Reihe von psychologischen, auf solchen Wegen gewonnenen Einsichten, die allmählich zu einer neuen wissenschaftlichen Disziplin zusammenwachsen (Freud 1923).

Unter dem Begriff **Tiefenpsychologie** werden psychodynamische Therapieverfahren, die auf der Psychoanalyse beruhen, zusammengefasst.

7.2 Einteilung

Die Entstehung unterschiedlicher Psychotherapie-Schulen, die sich häufig vehement bekämpft oder den alleinigen Anspruch erhoben haben, alle psychischen Störungen behandeln zu können, ist historisch zu erklären. Die verschiedenen Therapieverfahren lassen sich in 6 Bereiche zusammenfassen (➤ Tab. 7.1):

Tab. 7.1 Einteilung der Psychotherapieverfahren

Therapieformen	Beispiele für Psychotherapieverfahren	Verweis
Psychodynamische/ psychoanalytische (tiefenpsychologische) Therapien	„Klassische" Psychoanalyse, Fokaltherapie (tiefenpsychologisch orientierte Kurzzeittherapie)	➤ Kap. 8.1
Kognitiv-behaviorale Therapien	Kognitive Therapie, systematische Desensibilisierung, „klassische" Verhaltenstherapie, soziales Kompetenztraining	➤ Kap. 8.2
Interpersonelle oder systemische Therapien	Interpersonelle Psychotherapie, systemische Familientherapie, Paartherapie	➤ Kap. 8.3
Humanistische/ erlebnisorientierte Therapien	Gestalttherapie, Psychodrama, klientenzentrierte Gesprächspsychotherapie	➤ Kap. 8.4
Kreative, körperorientierte, ergänzende spezielle Therapien	Kunsttherapie, Musiktherapie, Tanztherapie, bioenergetische Analyse, Muskelrelaxation nach Jacobson, Hypnotherapie, autogenes Training, Yoga	➤ Kap. 8.5
Schematherapie	Psychoedukation, verhaltenstherapeutische Techniken wie Exposition, systematische Desensibilisierung, Selbstsicherheitstraining, kognitive Umstrukturierung, emotionsfokussierte Techniken wie Imaginationsübungen	➤ Kap. 8.2.7

Die ausschließlich auf Schulen bezogenen Therapieansätze haben sich in den letzten Jahren **integrativen** und **störungsspezifischen** Behandlungsformen geöffnet. Die Therapie richtet sich also nicht allein nach einer Therapieschule, sondern beachtet, welches psychotherapeutische Verfahren bei welcher Erkrankung am besten wirkt, und gestattet Kombinationen verschiedener Interventionen. Diese vielschichtigen Therapieformen werden häufig durch spezifische Therapiemanuale unterstützt. Ihre Wirksamkeit ist meist empirisch überprüft (z. B. Interpersonelle Therapie bei Depression, dialektisch-behaviorale Therapie nach Linehan bei Borderline-Störungen).

MERKE

Bei vielen psychischen Erkrankungen hat sich eine empirische Überlegenheit der **Kombinationstherapie,** also der Psycho- **und** Pharmakotherapie, gegenüber einer alleinigen Psychotherapie oder Pharmakotherapie ergeben.

7.3 Setting

Als **Setting** werden die Rahmenbedingungen, unter denen Psychotherapie stattfindet, bezeichnet:

- Ambulant oder stationär
- Einzeltherapie oder Gruppentherapie

- Dauer der Therapie und Häufigkeit der Sitzungen
- Art der Sitzungen

Eine **ambulante Therapie** hat den Vorteil, dass die Betroffenen nicht aus ihrem gewohnten Umfeld gerissen werden und die Möglichkeit haben, die in den Sitzungen gewonnenen Erfahrungen und Erkenntnisse im Alltag auszuprobieren und Schwierigkeiten bei der Umsetzung im Therapiegespräch zu besprechen. Sofern es die Störung erlaubt, ist auch keine Unterbrechung der beruflichen Tätigkeit erforderlich. Wenn es keine geeignete ambulante Therapie am Wohnort gibt, ein schwieriges soziales Umfeld (z. B. Missbrauch, Gewalt in der Familie) existiert oder die Erkrankung schwer ausgeprägt ist, kann eine **stationäre** Behandlung erforderlich sein.

THERAPEUTISCHE PRAXIS

Nicht jedes Gespräch mit einem Therapeuten ist eine Psychotherapie! Eine Psychotherapie ist eine **klar definierte** und **strukturierte Behandlungsform,** die das Einverständnis der Betroffenen voraussetzt und vom Therapeuten eine entsprechende Ausbildung verlangt. Die Persönlichkeit des Therapeuten, seine Fähigkeit, sich in die Betroffenen einzufühlen (Empathie) und deren Probleme zu verstehen und zu benennen, sowie seine fachliche Kompetenz, Lösungen für die Konflikte zu finden, leisten zwar einen wesentlichen psychotherapeutischen Beitrag, stellen für sich genommen aber keine Psychotherapie dar.

In der **Einzeltherapie** kann den individuellen Problemen entsprechend Zeit gewidmet und eine vertrauensvolle Atmosphäre geschaffen werden, in der sich die Betroffenen öffnen können, um Konflikte oder Sorgen anzusprechen. Dies gelingt in der Gruppensituation nicht jedem. Allerdings bietet die **Gruppentherapie** auch wesentliche Vorteile. Neben dem ökonomischen Aspekt, für mehrere Menschen mit ähnlichen Problemen gleichzeitig effiziente Lösungen zu finden, entspricht sie am ehesten dem Abbild der sozialen Situation außerhalb der Therapie. Damit können Konflikte in der Gruppe aktualisiert und erkannt und alternative Verhaltensweisen in **Übungssituationen** erprobt und trainiert werden. Die anderen Teilnehmer bilden dabei einen **kritischen Spiegel,** sind aber auch eine wichtige **Unterstützung,** weil sie entscheidende Erfahrungen mit den anderen teilen. Dadurch erleben sie sich nicht mehr als „Einzelschicksale", sondern können Mut daraus schöpfen, dass andere Menschen ähnlichen Problemen und Situationen ausgesetzt waren und sie gemeistert haben. Im günstigsten Fall können die Gruppenteilnehmer gewünschtes Verhalten im Sinne des „Modelllernens" (Verhaltenstherapie) voneinander lernen.

Die **Dauer der Therapie** und die Häufigkeit der Sitzungen richten sich nach der Schwere der Erkrankung, dem gewählten Therapieverfahren und dem zu bearbeitenden Problembereich. Sie kann von einer 10 Stunden dauernden Krisenintervention bis hin zu einer mehrjährigen, wöchentlich 2–3 Sitzungen umfassenden Psychoanalyse reichen.

Das psychotherapeutische Verfahren bestimmt auch die **Art der Sitzungen,** also ob die Betroffenen wie in der klassischen Psychoanalyse auf einer Couch liegen und der Therapeut hinter ihnen sitzt oder ob sie einander wie in der klientenzentrierten Gesprächstherapie gegenübersitzen. Bei anderen Verfahren wie Kunst- oder Tanztherapie finden räumliche Besonderheiten entsprechende Berücksichtigung.

7.4 Voraussetzungen

Um einen Erfolg mittels Psychotherapie zu erzielen, müssen bestimmte Voraussetzungen erfüllt sein.

Klient oder Klientin

- Motivation zur Therapie, subjektiver Leidensdruck
- Introspektionsfähigkeit (Einsichtsfähigkeit)
- Fähigkeit zur kritischen Selbstprüfung
- Mindestmaß an Konfliktfähigkeit und Ausdauer
- Mindestmaß an Beziehungsfähigkeit: bei fehlender **Einsichtsfähigkeit** oder der Unfähigkeit, eigenes Verhalten zu hinterfragen, können Konflikte nicht bearbeitet bzw. kann das Verhalten nicht entsprechend angepasst oder verändert werden. Ohne ein Mindestmaß an Ausdauer, **Konflikt**- und **Beziehungsfähigkeit** wird die Therapie vorzeitig abgebrochen und können die Betroffenen von den in der Therapie aktualisierten Konflikten nicht profitieren. Daher ist eine Psychotherapie z. B. bei Menschen mit einer dissozialen Persönlichkeitsstörung (➤ Kap. 21.4) oder Demenz (➤ Kap. 9.3.1) mitunter unmöglich.

Therapeut oder Therapeutin

- Beherrschen von Gesprächsführungstechniken
- Empathie (Einfühlungsvermögen)
- Authentizität (Echtheit)
- Emotionale Wärme
- Fachkompetenz

MERKE

Unerlässliche Grundlage professioneller Psychotherapie ist das Fachwissen über die psychischen Störungen sowie ihre Ursachen und Behandlungsmöglichkeiten. Regelmäßige Supervision und Selbstreflexion sind dabei selbstverständliche Voraussetzungen, um Schaden von den Klienten abzuwenden.

Therapeut-Klient-Beziehung

Eine Psychotherapie kann nur wirken, wenn eine vertrauensvolle und **tragfähige Therapeut-Klient-Beziehung** besteht. Der Klient muss sich von seinem Therapeuten angenommen und verstanden fühlen. Wertschätzung, Zuhören und Einfühlungsvermögen **(Empathie)** des Therapeuten sind die Voraussetzung dafür, dass der Klient auch über für ihn unangenehme oder schmerzliche Erfahrungen reden und eigene Schwächen ansprechen kann.

Kritische Situationen oder die Wiederbelebung von Konflikten in der Therapie können nur bei ausreichender **Tragfähigkeit** der Beziehung überstanden und sinnvoll bearbeitet werden. Andernfalls besteht die Gefahr, dass der Klient die Therapie abbricht und/oder sich seine Symptome verschlechtern.

Für den Therapeuten ist es wichtig, die **Machbarkeit** der Therapie im Auge zu haben und die Grenzen des Klienten sowie die eigenen

Unzulänglichkeiten zu berücksichtigen. An sich sollte der Therapeut Veränderungen fördern, aber Therapieziele nicht zum psychischen oder körperlichen Schaden des Klienten erzwingen wollen. Vielmehr muss er in der Lage sein, mit der nötigen Selbstkritik Kompromisse zu finden und die Therapie anzupassen.

Er sollte ein Gespür für die Grenzen des Klienten entwickeln und ihm, unabhängig von seinem Verhalten, eine positive Einstellung (**emotionale Wärme**) entgegenbringen.

Entscheidend ist auch die **Authentizität,** mit welcher der Therapeut dem Klienten begegnet, d. h. die Übereinstimmung seiner Äußerungen und Reaktionen in der Therapie mit seiner Einstellung und seinem Verhalten. Klienten können sehr hellhörig werden und sich missverstanden fühlen, wenn sie Diskrepanzen zwischen dem, was der Therapeut ihnen sagt, und dem, was er nonverbal und durch sein Verhalten vermittelt, wahrnehmen. Ehrliches Ansprechen gegensätzlicher Meinungen kann in einem solchen Fall weitaus hilfreicher sein.

MERKE

Authentizität bedeutet, sich nicht zu verstellen, sondern anderen gegenüber so aufzutreten, wie man ist. Nur wer selbstkongruent ist, kann auf andere authentisch wirken.
Selbstkongruenz bedeutet, dass die eigenen Gefühlsäußerungen und die eigene Lebensführung den eigenen Werten und Einstellungen entsprechen, man also sich selbst gegenüber ehrlich ist.

BEISPIEL

Ein Patient berichtet, er habe wegen Schwierigkeiten den Arbeitsplatz gekündigt. Der Therapeut stuft dieses Verhalten zwar als ungünstig für dessen Entwicklung ein, äußert das dem Patienten gegenüber aus Scheu vor dem Konflikt jedoch nicht. Da der Therapeut nun unaufrichtig (nicht authentisch) auftritt, wird der Klient dessen ablehnende Haltung mit hoher Wahrscheinlichkeit wahrnehmen und möglicherweise fehlinterpretieren („Dieser Mann mag mich auch nicht, ich komme mit Männern einfach nicht klar").
Zielführender sind also ein behutsames Ansprechen der unterschiedlichen Sichtweisen zur Kündigung, die Auseinandersetzung mit den Auslösern und Konsequenzen der Kündigung und das Finden alternativer Verhaltensweisen.

Zwischen Klient und Therapeut sollte eine **Zielvereinbarung** erarbeitet werden, in der **Ziele** und **Dauer** der Therapie festlegt werden. Dabei ist v. a. auf realistische Ziele zu achten. Bei einer Panikstörung könnte das Therapieziel z. B. heißen: „Ich kann wieder angstfrei U-Bahn fahren" statt „Ich werde alle meine Ängste los". Der Klient sollte dabei in alle Behandlungsentscheidungen aktiv einbezogen werden, um seine Eigenverantwortlichkeit zu stärken und die Therapie **transparent** zu gestalten.

THERAPEUTISCHE PRAXIS

Therapeuten sollten imstande sein, problematisches Verhalten des Klienten nicht allein aus pathologischer Sicht zu betrachten und dementsprechend nur Defizite und Probleme zu erkennen, sondern auch die **Ressourcen** und die Situationsabhängigkeit des Verhaltens wahrzunehmen und zu schätzen. So kann ein Verhalten, das aktuell als „krankhaft" erscheint, in einer früheren Entwicklungsstufe oder Lebensphase zur Stabilisierung oder zum emotionalen Überleben beigetragen haben. Schreckhaftigkeit, emotionale Gleichgültigkeit und Ängste bei KZ-Überlebenden sind dafür ein prägnantes Beispiel. Ein anderes Beispiel für die Mehrdimensionalität von starker Feinfühligkeit bzw. Vulnerabilität ist die Kreativität mancher Patienten mit einer schizophrenen Störung (➤ Kap. 11.3).

7.5 Wirksamkeit

Ob und warum Psychotherapie wirksam ist, war und ist Gegenstand der Forschung. Dabei haben Grawe et al. (1994) allgemeine Wirkfaktoren gefunden, die in den verschiedenen psychotherapeutischen Verfahren zum Tragen kommen und den Erfolg der Therapie bestimmen:

- Klärung
- Bewältigung
- Problemaktualisierung
- Ressourcenorientierung
- Therapeutische Beziehung

Klärung bedeutet, dass der Therapeut dem Klienten hilft, die Zusammenhänge zwischen seinen Beschwerden, seinem Verhalten und seinen Gefühlen besser zu verstehen.

FALL

Klärung

Herr M. ist ein 56-jähriger depressiver Patient, der unter morgendlichem Früherwachen und starker Grübelneigung leidet. In einer psychoedukativen Gruppensitzung erfährt er von den anderen Teilnehmern, dass sie unter den gleichen Beschwerden leiden und diese Beschwerden Ausdruck der Erkrankung „Depression" sind. Ein Teilnehmer, der kurz vor der Entlassung aus der stationären Behandlung steht, erzählt, dass er nach erfolgreicher Therapie wieder sehr gut schlafen und auch die positiven Aspekte seines Lebens genießen könne. Obwohl die Beschwerden zunächst noch weiterbestehen, ist Herr M. erleichtert. Er beginnt zu verstehen, dass das, was er erlebt, Krankheitszeichen sind, die sich mithilfe der Therapie wieder zurückbilden können.

Bei der **Bewältigung** wird dem Klienten das „Handwerkszeug" vermittelt, mit dem er seine Probleme besser lösen kann. Dazu gehören z. B. soziales Kompetenztraining, Entspannungsverfahren oder Problemlösestrategien.

BEISPIEL

Bewältigung

Eine 28-jährige ängstliche und selbstunsichere Frau übt im Rollenspiel mit ihrem Therapeuten, sich gegenüber Kollegen, die ihr unliebsame Aufgaben zuschieben wollen, abzugrenzen.

Die Psychotherapie soll ein Raum sein, in dem der Klient unbewusste **Probleme** und Konflikte **aktualisieren** kann, d. h., sie werden für ihn „erfahrbar" und wahrnehmbar gemacht. Dieser Prozess ist in der Regel mit unangenehmen Gefühlen (z. B. Angst, Wut oder Trauer) verbunden und erfordert vom Therapeuten fachliches Geschick, damit der Klient von der Auseinandersetzung mit seinen Problemen profitieren und neue Lösungswege entdecken kann. Die Problemaktualisierung kann z. B. Gegenstand einer verhaltenstherapeutischen Reizkonfrontationsbehandlung, einer Imagination oder einer psychoanalytischen Übertragungssituation sein.

FALL

Problemaktualisierung

Eine 48-jährige Hausfrau befindet sich wegen einer dissoziativen Störung (➤ Kap. 15) in psychotherapeutischer Behandlung. Vor einem halben Jahr entwickelte sie eine Lähmung des rechten Beins und der rechten Hand. Seit einem Jahr sind ihre erwachsenen Kinder aus dem Haus. Die Symptome nehmen in der Therapie deutlich zu, wenn im Gespräch die Beziehung zum Ehemann thematisiert wird (Problemaktualisierung). Nach genauer Analyse stellt sich heraus, dass der Ehemann eine außereheliche Affäre mit einer Kollegin hat und die Patientin fürchtet, ihn wie die Kinder zu „verlieren". Er sei wie ihre „rechte" Hand, habe stets die Schwierigkeiten in ihrem Leben gemeistert; ohne ihn sei sie komplett hilflos. Er habe sich bereit erklärt, sie nicht zu verlassen, solange es ihr so schlecht gehe.

In der Psychotherapie werden aber auch **Ressourcen,** also Fähigkeiten und Stärken der Klienten, benannt und gefördert. Dadurch steigt das Selbstvertrauen, und der Klient wird motiviert, Verantwortung für sein eigenes Handeln zu übernehmen und Probleme zu lösen. Er erlebt sich dabei nicht nur als „krank" oder defizitär, sondern nimmt seine Fertigkeiten bewusst wahr.

FALL

Ressourcenorientierung

Ein junger depressiver Patient, der vor seiner Erkrankung Leistungssport betrieben hat, wird durch die Psychotherapie motiviert, trotz seiner Antriebsschwäche einmal wöchentlich schwimmen zu gehen. Obwohl er nur, wie er sich ausdrückt, „ein bisschen planscht", gewinnt er dadurch wieder Selbstvertrauen und fühlt sich nach dem Schwimmen deutlich besser.

Die **therapeutische Beziehung** ist ein entscheidendes Kriterium für die Wirksamkeit der Therapie. Selbst ein gutes Therapieprogramm kann nicht wirken, wenn der Therapeut nicht über die oben genannten Qualitäten wie emotionale Wärme, Akzeptanz und Offenheit verfügt (Voraussetzungen der Psychotherapie).

Ein wissenschaftlicher **Wirksamkeitsnachweis** wurde bislang nur für sehr wenige Psychotherapieverfahren erbracht, und nur diese sind **anerkannte Verfahren,** d.h., die Kosten der Therapie werden nach Prüfung von den Krankenkassen übernommen, wenn die Therapie von einem ärztlichen Psychotherapeuten oder approbierten Psychologischen Psychotherapeuten durchgeführt wird. Dazu gehören die kognitive Verhaltenstherapie, bestimmte tiefenpsychologisch orientierte Kurzzeittherapien und die Psychoanalyse. Die Privatkrankenkasse übernimmt u. U. auch die Behandlung durch den Heilpraktiker für Psychotherapie, wenn dies im Behandlungstarif des Patienten enthalten ist.

THERAPEUTISCHE PRAXIS

Werden die Kosten der Psychotherapie vom Klienten selbst getragen, kann das Verfahren – das Einverständnis des Klienten vorausgesetzt – frei gewählt werden. Der **Heilpraktiker für Psychotherapie** sollte sich aber immer über die Möglichkeiten und Grenzen des jeweiligen Verfahrens im Klaren sein und die nötigen Kenntnisse und Erfahrungen mitbringen, um die Methode fachmännisch auszuführen.

7.6 Unerwünschte Effekte

Wird eine Psychotherapie nicht fachgerecht, also ohne die nötigen Kenntnisse und Erfahrungen mit der Erkrankung und ihren Behandlungsmöglichkeiten und ohne die notwendigen Voraussetzungen durchgeführt (z. B. fehlender Konsens zwischen Therapeut und Klient, unreflektierte narzisstische Persönlichkeitszüge des Therapeuten, mangelhafte Diagnostik, fehlende Supervision), kann dies zur Verschlechterung der Symptome oder zum Therapieabbruch führen. In schweren Fällen besteht die Gefahr, dass der Klient sich selbst oder anderen Schaden oder Verletzungen zufügt (z. B. Suizid, Gewalt).

MERKE

Der **Heilpraktiker für Psychotherapie** muss über folgende Punkte informiert sein, bevor er psychotherapeutisch tätig wird:

- Er darf nur bestimmte Störungsbilder behandeln.
- Er muss sich vor der Psychotherapie von der Güte der Diagnose überzeugen bzw. die Diagnose von einem Facharzt absichern lassen.
- In kritischen Situationen (z. B. Suizidgefahr) muss er kompetente Hilfe einholen bzw. den Patienten der entsprechenden Therapie zuführen (Überweisung an den Facharzt, Hilfe von der Polizei usw.).
- Er trägt die Verantwortung für die fachgerechte Durchführung der Therapie und sollte sich in regelmäßiger Supervision befinden.

Eine nicht professionell und fachgerecht durchgeführte Psychotherapie kann dem Klienten **schwer schaden!**

Verständnisfragen

- Was versteht man unter einem therapeutischen Setting?
- Was sind bekannte und anerkannte Therapieverfahren?
- Zu welcher Art von Therapien zählen die Gesprächspsychotherapie und die Gestalttherapie?
- Welche grundsätzlichen Wirkfaktoren bestimmen die Psychotherapie nach Grawe?
- Welche Voraussetzungen müssen Heilpraktiker und Heilpraktikerinnen für Psychotherapie beachten, bevor sie psychotherapeutisch tätig werden?
- Was versteht man unter Ressourcenorientierung?
- Nennen Sie ein Beispiel für Problemaktualisierung!

KAPITEL

8 Psychotherapeutische Verfahren

Kapitelübersicht

Es gibt 4 bedeutende, wissenschaftlich anerkannte Therapieverfahren: **psychoanalytische Therapie, Verhaltenstherapie, Gesprächspsychotherapie** (humanistisches Verfahren) und (seit 2008) **systemische Therapie.**

Im Mittelpunkt der **psychoanalytischen Therapie** steht die Vorstellung, dass psychische Störungen durch **unbewusste Konflikte** entstehen, die in kindlichen Entwicklungsphasen nicht ausreichend bewältigt werden konnten, durch aktuelle Lebensereignisse wiederbelebt werden und zu krankhaftem Erleben und Verhalten führen. In der Interaktion mit dem Therapeuten oder der Therapeutin sollen diese Konflikte aufgedeckt und bearbeitet werden.

Aus **verhaltenstherapeutischer Sicht** sind psychische Erkrankungen durch **fehlerhafte Lernprozesse** bedingt. In der Therapie sollen die Betroffenen versuchen, fehlerhafte Verhaltensweisen zu korrigieren, neues Verhalten zu erlernen und einen positiven Einfluss auf intrapsychische Prozesse zu nehmen.

Eine Vielzahl weiterer psychotherapeutischer Verfahren (Entspannungsverfahren, Gestalttherapie, Psychoedukation etc.) haben sich im Laufe der letzten Jahrzehnte entwickelt. Welche Therapieform Heilpraktiker und Heilpraktikerinnen für Psychotherapie anwenden, hängt von ihrer Ausbildung und Erfahrung, der Diagnose und dem Wunsch der Betroffenen ab, sie dürfen aber nur **bestimmte Störungsbilder** behandeln. Dabei tragen sie die volle Verantwortung für die **professionelle** und **kompetente** Durchführung der Therapie. Dazu gehört ein umfassendes **Fachwissen** über die **psychischen Störungen, deren Ursache** und **Behandlungsmöglichkeiten,** aber auch **regelmäßige Selbstreflexion** und **Supervision.** Heilpraktiker und Heilpraktikerinnen für Psychotherapie sollten ihre eigenen und die Grenzen der Therapie kennen. Eine **unprofessionell** durchgeführte Psychotherapie kann bei den Betroffenen viel Leid und Schaden anrichten.

8.1 Psychoanalytische Therapie

8.1.1 Definition

Die **psychoanalytische Therapie** geht von der Idee aus, dass Verhalten und Erleben von unbewussten Persönlichkeitsanteilen bestimmt werden. Die unbewussten Persönlichkeitsanteile sind also psychodynamisch wirksam und können in der Interaktion von Therapeut und Klient aufgedeckt werden. Die klassische Form der psychoanalytischen Therapie ist die **Psychoanalyse.** Aus der Psychoanalyse entwickelte sich, nicht zuletzt unter dem Kostendruck des Gesundheitssystems, eine modifizierte, weniger zeitintensive **tiefenpsychologisch orientierte Therapie.** Beide Verfahren sind **psychodynamische** bzw. **aufdeckende Therapieformen.**

Nach den Psychoanalytikern Peter Kutter und Thomas Müller (Psychoanalyse. Eine Einführung in die Psychologie unbewusster Prozesse. Stuttgart: Klett-Cotta; 2008) lässt sich Psychoanalyse näher verstehen als:

- „Konflikttheorie“
- „Spannende Geschichte“
- „Wissenschaft“
- „Entwicklungspsychologie“
- „Lehre vom Traum“
- „Persönlichkeitstheorie“
- „Krankheitslehre“
- „Diagnostisches Verfahren“
- „Behandlungsverfahren“

GUT ZU WISSEN

Die psychoanalytische Therapie oder **Psychoanalyse** wurde von **Sigmund Freud** zwischen 1890 und 1939 im Rahmen seiner Behandlung von hysterischen Erkrankungen in Wien entwickelt. Angeregt durch die Arbeiten Charcots, der die „Hysterie“ mit Hypnose behandelte, motivierte er seine hysterischen Patientinnen, unvermittelt alle Wünsche, Gedanken, Erinnerungen, Fantasien und Träume, die sie bewegten, mitzuteilen. Er versuchte so, die Frauen mit ihren spezifischen Problemen zu verstehen, und entwickelte seine **Neurosenlehre,** ein Modell zum Verständnis der Entstehung und Behandlung psychischer Störungen. Im therapeutischen Prozess wird der Therapeut dazu angehalten, sich empathisch introspektiv auf die innere Erlebniswelt des Klienten zu konzentrieren und in einem nächsten Schritt das Mitgeteilte mithilfe von **Übertragungsphänomenen** zu deuten.

8.1.2 Grundannahmen der Psychoanalyse

Die Psychoanalyse wurde in den Jahren nach Freuds Tod vielfach weiterentwickelt und modifiziert und ist Grundlage für verschiedene Therapieschulen (➤ Tab. 8.1).

Zum klassischen Verständnis der Psychoanalyse sind folgende von Freud entwickelte Theorien von Bedeutung:

- Phasen der kindlichen Entwicklung
- Instanzenmodell
- Abwehrmechanismen

Tab. 8.1 Psychoanalytische Schulen/Therapieverfahren

Begründer		Therapieschule/-verfahren
Alfred Adler	1870–1937	Individualpsychologie
Carl Gustav Jung	1875–1961	Analytische Psychologie
Viktor Frankl	1905–1997	Existenzanalyse
Erich Fromm Harry Stack Sullivan	1900–1980 1892–1949	Neopsychoanalyse
Margaret Mahler	1897–1985	Psychoanalyse für Kinder/Jugendliche
Otto Friedmann Kernberg	Geboren 1928	Übertragungsfokussierte Psychotherapie (Transference-Focused Psychotherapy, TFP)

Die **Libido** (Sexualtrieb, Streben nach sexueller Lust oder, besser verständlich: „Lebenstrieb") umfasst dabei alle psychischen Regungen und ist eng mit dem **Unbewussten** verbunden. In Freuds späteren Werken wird die Libido eher als Lebenskraft oder lebensbejahende Energie verstanden. Die durch die Libido bedingten Gefühle und Impulse streben nach unverzüglicher Befriedigung. Im Laufe der **psychosexuellen Entwicklung** stehen unterschiedliche körperliche Bereiche im Mittelpunkt von Lust und Befriedigung. Erst bei abgeschlossener ungestörter psychosexueller Entwicklung findet die Libido ihren Ausdruck in der Sexualität mit genitaler Befriedigung an einem anderen Menschen. Bis zu diesem Zeitpunkt werden nach Freud verschiedene Entwicklungsstadien durchlaufen. Störungen können in jeder Entwicklungsphase auftreten. In der Sprache der Entwicklungspsychologie heißt dies, dass die Phase „nicht gelungen" bewältigt werden konnte. Entwicklungsschritte können dann auf einer bestimmten Stufe „fixiert" werden, d. h., in späteren Krisensituationen fällt die betroffene Person wieder auf eine frühere Entwicklungsstufe mit den dazugehörigen Verhaltensmustern zurück **(Regression).**

Phasen der kindlichen Entwicklung

Freud unterscheidet die folgenden kindlichen Entwicklungsphasen:
- **Orale Phase** (0–1½ Jahre)
- **Anale Phase** (1½–3 Jahre)
- **Phallische (ödipale) Phase** (4–6 Jahre)
- **Latenzphase** (6–12 Jahre)
- **Genitale Phase** (ab Pubertät)

Orale Phase (0–1½ Jahre)

Nach Freud existiert die Libido schon bei der Geburt des Kindes. In der **oralen Lebensphase** erlebt das Kind diese sexuelle Lust über den Mund (lat. *os* = Mund). Es empfindet Lust beim Saugen und bei der Nahrungsaufnahme. Wohlbefinden stellt sich also beim saugenden und nährenden Kontakt mit der mütterlichen Brust ein. Saugen, Anklammern und Lutschen gehören somit zu den wichtigsten Betätigungen, um Befriedigung für die grundlegenden körperlichen Bedürfnisse (Hunger, Durst) zu erhalten. „Ich" und „Umwelt" gehören für den Säugling noch untrennbar zusammen. Erst später lernt das Kind, zwischen „Ich" und „Umwelt" zu unterscheiden. Kommt es zu einer Störung in der oralen Phase, können sich aus psychoanalytischer Sicht folgende Störungen entwickeln:
- Dysthymie (neurotische Depression)
- Sexualstörung
- Narzisstische, schizoide oder Borderline-Persönlichkeitsstörung
- Abhängigkeitsstörung
- Psychosomatische Erkrankungen
- Angst- und Kontaktstörungen

Oral fixierte Personen haben aufgrund ihres geringen Selbstwertgefühls eine geringe **Frustrationstoleranz.** Sie sind ungern allein, meist sehr liebesbedürftig und anhänglich. Eine Fixierung auf die orale Phase geht mit übertriebenen Ansprüchen und Erwartungen an die Umwelt einher. Der Betroffene muss – wie der Säugling – im Mittelpunkt allen Geschehens stehen, damit er eine gewisse Befriedigung erfährt.

Anale Phase (1½–3 Jahre)

In der **analen Phase** rücken das bewusste Erleben der Ausscheidungsfunktionen und die eigene Kontrolle über diese Funktionen in den Mittelpunkt der lustvollen Empfindungen. Mit zunehmender Beherrschung der Darmentleerung entwickelt sich die Problematik von Behalten und Abgeben, die eng mit Selbstbestimmung und Autonomie verbunden sind. Auch die Zunahme der motorischen Beweglichkeit und der Erkundungsdrang fördern den Wunsch nach Selbstbestimmung. Der Bewegungsfreiheit wird jedoch oft von Erziehungspersonen Einhalt geboten, sodass Macht, Kontrolle und Selbstbestimmung dem Gehorsam und der Abhängigkeit gegenüberstehen. Dementsprechend gehören **Abhängigkeits-Autonomie-Konflikte** zu den Hauptthemen der analen Phase. Das Kind reift in einer ungestörten Entwicklung in der analen Phase dazu heran, sich widerstrebende Gefühle mit den Bedürfnissen der Außenwelt in Einklang zu bringen. Regeln und Verbote formen dabei die Ausgestaltung des „Über-Ichs" (Instanzenmodell).

Störungen in der analen Phase können aus psychoanalytischer Sicht zu folgenden Erkrankungen führen:
- Zwangsstörungen
- Angststörungen
- Zwanghafte oder abhängige Persönlichkeitsstörungen

Phallische (ödipale) Phase (4–6 Jahre)

In dieser Phase richtet sich die Wahrnehmung des Kindes auf die eigenen Geschlechtsorgane und die damit verbundenen lustvollen Empfindungen, die z. B. im spielerischen Umgang mit dem eigenen Körper entstehen können. Dadurch gelangt das Kind auch zu ersten Annahmen von geschlechtsspezifischen Unterschieden und Rollen. Das Kind erfährt und entdeckt die Liebe zum gegengeschlechtlichen Elternteil sowie die Rivalität mit dem gleichgeschlechtlichen Elternteil (**Ödipuskomplex** bei Jungen). Das Erkennen der anatomischen Unterschiede führt nach Freuds Vorstellung zur Kastrationsangst bzw. zum Penisneid. Bei gesunder Entwicklung steht am Ende der Phase die Ausbildung der sexuellen Identifikation.

Eine gestörte phallische Phase führt nach psychoanalytischer Vorstellung zu:
- Sexualstörungen
- Phobien
- Konversionsstörungen
- Histrionischer Persönlichkeitsstörung

Latenzphase (6–12 Jahre)

In der Latenzphase richtet sich die Aufmerksamkeit weniger auf die libidinösen (Trieb-)Impulse als vielmehr auf die Erfahrungen mit der sozialen Umwelt und die Entwicklung intellektueller Fähigkeiten. Störungen in dieser Phase finden ihren Ausdruck in:
- Kontaktstörungen
- Konzentrations- und Leistungsschwächen
- Autistischen und autoaggressiven Entwicklungen und Abweichungen

Genitale Phase (ab Pubertät)

In dieser Phase setzt die Selbstfindung ein; das äußert sich durch Abgrenzung von der Welt der Erwachsenen, insbesondere der Eltern. Die körperlichen Veränderungen und die neue Stellung in der Gesellschaft zwingen dazu, sich mit Normen und Rollenvorstellungen auseinanderzusetzen. Bei ungestörter Entwicklung der genitalen Phase steht am Ende die ausgereifte Sexualität mit der Fähigkeit zur genitalen Befriedigung an einem anderen Menschen.
Störungen in dieser Phase führen laut psychoanalytischem Modell zu:
- Störungen der Geschlechts- bzw. Ich-Identität
- Störungen der Sexualpräferenz

➤ Tab. 8.2 fasst die Entwicklungsphasen und ihre Charakteristika nochmals zusammen. Welche Störungen sich aus einer „nicht gelungenen" bzw. gestörten Phase ergeben können, ist jeweils der „normalen" Entwicklung gegenübergestellt.

GUT ZU WISSEN

Das **Modell der Objektbeziehungen** (nach Winnicott, Klein, Balint und anderen) ist eine Weiterentwicklung von Freuds Phasenmodell. Als **Objekt** gilt die entscheidende Bezugsperson in der frühkindlichen Entwicklung. Wie sich die eigene Identität ausbildet, also die Vorstellung von sich selbst **(Selbstrepräsentanz),** ist eng an die Wahrnehmung und die Vorstellung von einem Objekt (**Objektrepräsentanz)** geknüpft. Abhängig davon, wie die Bezugsperson auf die Bedürfnisse und Gefühle des Kindes reagiert, kann dieses eine realistische Vorstellung mit einem gesunden Selbstbewusstsein und Selbstwertgefühl von sich selbst entwickeln und wird befähigt, seine Umgebung und andere Menschen adäquat einzuschätzen und wahrzunehmen. In dem Maße, in dem dies misslingt, können sich psychische Störungen entwickeln.

Instanzenmodell nach Freud

Freud nahm an, dass es 3 intrapsychische (innerhalb der Psyche existierende) Instanzen gibt, die das Denken und Handeln einer Person beeinflussen und deren Zusammenwirken man als „Psychodynamik" bezeichnet. ➤ Tab. 8.3 beschreibt diese Instanzen. Das **Es** stellt dabei diejenige Persönlichkeitsstruktur dar, die durch unbewusste Triebe, Impulse und Bedürfnisse gesteuert wird. Das **Über-Ich** bildet sich mit der moralischen Entwicklung des Menschen aus und ist geprägt durch Normen, Regeln und Verbote. Es ist die moralische Instanz des Menschen und bestimmt dessen Wertvorstellungen. Das **Ich** ist die vermittelnde Instanz. Es versucht, die widerstrebenden Motivationen von Es und Über-Ich in Einklang zu bringen und an die äußeren Bedingungen anzugleichen. Vom Ich wird also ein hohes Maß an Integrationsleistung gefordert, damit die Konflikte zwischen den Instanzen und der Außenwelt nicht zu psychischen Störungen führen. Die verschiedenen Instanzen stehen somit über das Ich in enger Beziehung und beeinflussen das Handeln jedes Menschen (➤ Abb. 8.1).

Tab. 8.2 Phasen der kindlichen Entwicklung nach Freud

Entwicklungsphase	Alter [Jahre]	Charakteristika	Kriterien eines „gelungenen" Abschlusses	Mögliche Störungsbilder
Orale Phase	0–1½	Lustvolles Empfinden beim Saugen und bei der Nahrungsaufnahme	Bildung von Urvertrauen	Dysthymie (neurotische Depression) Sexualstörung Narzisstische, schizoide oder Borderline-Persönlichkeitsstörung Abhängigkeitsstörungen Psychosomatische Erkrankungen Angst- und Kontaktstörungen
Anale Phase	1½–3	Lustvolles Erleben der Ausscheidungsfunktionen und eigene Kontrolle über die Ausscheidungsfunktionen sowie die Lust an der Selbstbestimmung	Erlernen von Fremd- und Selbstbestimmung, Integration sich widerstrebender Gefühle	Zwangsstörungen Angststörungen Zwanghafte oder abhängige Persönlichkeitsstörungen
Phallische (ödipale) Phase	4–6	Lustvolles Erleben der eigenen Geschlechtsorgane, Wahrnehmen der Geschlechtsunterschiede mit Werben und Konkurrenz	Erleben der sexuellen Unterschiede, sexuelle Identifikation	Sexualstörungen Phobien Konversionsstörungen Histrionische Persönlichkeitsstörungen
Latenzphase	6–12	Lustvolles Interesse am Geschlechtlichen nimmt zugunsten der Aufmerksamkeit für die soziale Umwelt und die Entwicklung intellektueller Fähigkeiten ab	Ausbildung von „Ich" und „Über-Ich"	Kontaktstörungen Konzentrations- und Leistungsschwächen Autistische und autoaggressive Entwicklungen und Abweichungen
Genitale Phase (Pubertät)	ab 12	Selbstfindung durch Abgrenzung gegenüber der Welt der Erwachsenen, verstärkte Identifikation mit der eigenen sexuellen Identität	Autonomie, weitere Ausbildung der Identität	Störungen der Geschlechts- bzw. der Ich-Identität Störungen der Sexualpräferenz

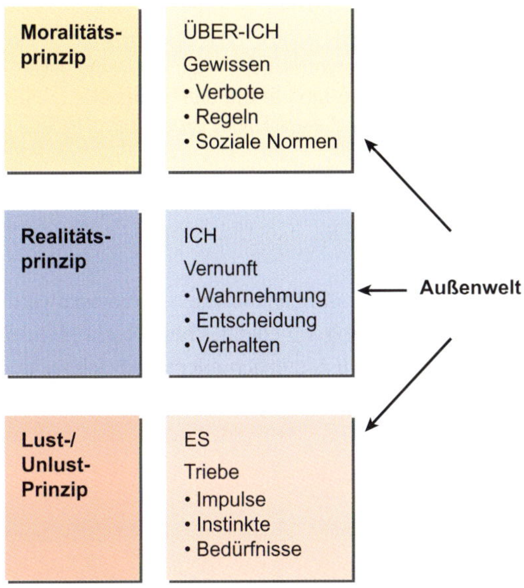

Abb. 8.1 Persönlichkeitsstruktur nach Freud [L157]

Abwehrmechanismen

Viele Konflikte, die im Laufe des Lebens entstehen, lassen sich nur durch das Annehmen von **Unlustgefühlen** (Angst, Schuldgefühle, Schmerz) lösen. Viele Menschen sind dazu jedoch oft nicht fähig. In den ersten Jahren ihrer Entwicklung (0–7 Jahre) können Kinder die Triebbefriedigung noch nicht bewusst unterlassen und die daraus resultierende Unlust, z. B. das Gefühl der Einsamkeit oder die fehlende Zuneigung der Mutter, akzeptieren. Darum sorgen sie stattdessen für die Befriedigung des Triebes (z. B. Bewältigen der Einsamkeit durch Schreien nach der Mutter), was aber bedeutet, dass sie demzufolge ein schlechtes Gewissen aushalten müssen („Wenn Mama das rauskriegt, wird sie böse auf mich sein."). Ganz gleich, wie der Konflikt also gelöst wird, entstehen Unlustgefühle.

Um sich diesen Unlustgefühlen nicht aussetzen zu müssen, verschiebt das Ich den Konflikt ins Unbewusste (Verdrängung). Dadurch werden der ungelöste Konflikt und die daraus resultierenden Unlustgefühle aus dem Bewusstsein entfernt, sodass die Psyche zunächst eine Entlastung erfährt. Die Leistung des Ichs, Konflikte im Unbewussten zu halten, ist mit einem Haus mit zwei Falltüren vergleichbar: Die eine führt in den Keller, wo die triebhaften Impulse liegen, die andere auf den Dachboden, wo die abgeschobenen Moral- und Wertvorstellungen der Gesellschaft und der entsprechenden Kultur „unter Verschluss" gehalten werden. Die verdrängten Konflikte oder Triebimpulse streben jedoch danach, vom Ich wahrgenommen zu werden. Je mehr in die Persönlichkeit verdrängt wurde, desto schwieriger wird es, die beiden Türen geschlossen zu halten, v. a. wenn die Aktualisierung alter, verdrängter Konflikte durch äußere Auslöser droht.

Um die Aktualisierung alter Konflikte zu unterdrücken, hat das Ich diverse **Abwehrmechanismen** entwickelt. Das sind Reaktionen, mit denen Konflikte, die sich aus der Diskrepanz zwischen Triebregungen und Wünschen auf der einen und den Geboten bzw. Verboten auf der anderen Seite ergeben, neutralisiert werden und damit nicht wahrgenommen werden müssen. Folgende **Abwehrmechanismen** sind beschrieben:

- Verdrängung, Verleugnung
- Projektion
- Identifikation/Introjektion
- Reaktionsbildung
- Regression
- Verschiebung
- Isolierung/Abspaltung
- Sublimierung
- Rationalisierung
- Konversion

Verdrängung/Verleugnung

Nach klassischer Vorstellung werden affektbesetzte Konflikte, Gedanken oder Triebimpulse aus dem Bewusstsein verdrängt oder verleugnet („Vogel-Strauß-Technik").

BEISPIEL

Verdrängung/Verleugnung

Die Mutter erklärt ihrem Sohn, dass Rauchen gesundheitsschädlich ist. Dieser reagiert zunächst mit Verleugnung: „Das ist doch gar nicht wahr. Das sind nur Behauptungen von Gegnern der Tabakindustrie", dann mit Verdrängung: „Ich will davon nichts hören, was kümmert mich das?"

Projektion

Die Schwachstellen, die jemand an sich selbst nicht akzeptieren kann, werden einer anderen Person zugeschrieben, auf sie übertragen (projiziert) und dann an ihr kritisiert, vergleichbar einem Spiegelbild. Dies bezeichnet man als Projektion.

BEISPIEL

Projektion

Eine Frau kritisiert an ihrem Mann, dass er immer unzufrieden sei und ständig an ihr herumnörgele. Dabei fällt auf, dass die Frau selbst unzufrieden ist und ihrem Mann dauernd Vorhaltungen macht.
Oder: „Ich bin gar nicht aggressiv. Du bist doch ständig wütend auf mich!"

Tab. 8.3 Instanzenmodell nach Freud

Instanz	Inhalt	Wahrnehmung	Zugehörige Begriffe
Es	Triebhaftes Denken (ererbte Triebe und Instinkte)	Meist unbewusst	**Lust-Unlust-Prinzip:** Triebe, Impulse, Instinkte, Strebungen, Bedürfnisse
Ich	Logisches, realistisches Denken (Vernunft)	Meist bewusst	**Realitätsprinzip:** Wahrnehmung, Entscheidung, Verhalten, Reflexion
Über-Ich	Verbote, Normen und Regeln (erworbenes Gewissen)	Unbewusst und bewusst	**Moralitätsprinzip:** soziale Normen, Gewissen, Regeln

Introjektion/Identifikation

Die Introjektion kann als Gegenteil der Projektion gesehen werden, bei der jemand Teile von sich selbst in jemand anderen hineinprojiziert. Bei der Introjektion (Verinnerlichung) werden Eigenschaften einer anderen Person übernommen, um eigene unerwünschte Triebe und Bedürfnisse abzuwehren. In starker Ausprägung kann Introjektion dazu führen, dass sich jemand die Bewegungen, die Gedanken, die Sprache und sogar die Wertvorstellungen einer anderen Person aneignet und mit derselben Gestik und Mimik auftritt wie diese. Introjektion und Identifikation stellen den gleichen Abwehrmechanismus dar.

BEISPIEL

Introjektion/Identifikation

Ein Vater verbietet seinem Sohn, die Hochschule zu besuchen, obwohl er als junger Mann selbst darunter gelitten hat, dass er seine berufliche Laufbahn unterbrechen musste, um den Handwerksbetrieb der Eltern fortzuführen. Oder: Ein kleines Mädchen putzt und kocht für seinen Vater, während die Mutter im Urlaub ist.
Unter der Identifikation mit dem Aggressor (Angreifer) wird eine besondere Form der Identifikation verstanden, bei der z. B. eine vergewaltigte Frau den Täter in Schutz nimmt. Um die ohnmächtige und unerträgliche Angst, die an das Verbrechen geknüpft ist, erträglicher zu machen, stellt sich die bedrohte Frau auf die Seite des Bedrohenden. Oder der Bedrohte macht sich die Wertmaßstäbe des Angreifers zu eigen: „Es geschieht mir gerade recht, dass mein betrunkener Vater mich schlägt; ich habe mich unmöglich verhalten."

GUT ZU WISSEN

Um angsterzeugende Gedanken und Bilder nicht zulassen zu müssen, wird der Konflikt auf eine andere Person (aus dem sozialen Umfeld) abgewälzt, die z. B. die Rolle des „Sündenbocks" oder auch des „idealen Selbst" zu erfüllen hat. Diese Reaktion bezeichnet man auch als **psychosoziale Abwehr.**

Reaktionsbildung

Werden nicht akzeptierte Erlebnisinhalte ins Gegenteil verkehrt und damit kompensiert, spricht man von Reaktionsbildung. Statt Hass entsteht Mitleid oder Freundlichkeit. Um Faulheit zu kompensieren, wird übertriebene Geschäftigkeit an den Tag gelegt. Das Verhalten der überfürsorglichen Mutter (Overprotective Mother) ist z. T. durch eine latente Ablehnung erklärbar.

BEISPIEL

Reaktionsbildung

Eine Großmutter mag eines ihrer Enkelkinder nicht so gern und lehnt es im Gegensatz zu den anderen Enkeln emotional ab. Wenn sie mit den Enkelkindern gemeinsam etwas unternimmt, ist sie zu dem abgelehnten Enkelkind jedoch viel freundlicher als zu den anderen und lässt größere Nachsicht walten.

Regression

Regression (lat. *regredi* = zurückgehen) entspricht der Rückkehr zu unreifen frühkindlichen Verhaltensweisen. Dadurch wird der Betroffene seiner Verantwortung oder Entscheidung enthoben.

BEISPIEL

Regression

Bei der Geburt eines Geschwisterchens beginnt ein Kind nachts im Bett wieder einzunässen **(Regression in die anale Phase).**
Oder: Eine Studentin, die von ihrem Freund verlassen wurde, lässt sich von einer Freundin „bemuttern".

Verschiebung

Wenn Triebspannungen an Ersatzobjekten abreagiert werden, weil die Bedürfnisbefriedigung am eigentlichen Objekt nicht möglich, sozial nicht akzeptiert, zu gefährlich oder unerreichbar ist, spricht man von Verschiebung.

BEISPIEL

Verschiebung

Ein Büroangestellter ist wütend auf seinen Chef, zerreißt das ausgestellte Arbeitszeugnis und wirft es in den Papierkorb. Auf dem Nachhauseweg beschimpft er einen Passanten (anstatt des Chefs) und gerät mit ihm in eine Prügelei.

Affektisolierung/Abspaltung

Bei der Affektisolierung werden unangenehme oder unerwünschte Gefühle vom Erlebten getrennt. Die zusammengehörenden Inhalte werden nur noch rational wiedergegeben.

BEISPIEL

Affektisolierung

Kriegssoldaten erzählen oft wehmütig von den schrecklichen Kriegsereignissen. Das damit verbundene Gefühl der Angst wird dabei isoliert und schwingt bei der Erzählung nicht mit. Auch bei Zwangsstörungen kommt es häufig zu einer Trennung von Gefühlen (z. B. dem Gefühl, schmutzig zu sein oder die Kontrolle zu verlieren) und den zwanghaften Handlungen (hier: Waschzwang bzw. Kontrollzwang).

Sublimierung

Sublimierung ist die Befriedigung triebhafter Bedürfnisse durch gesellschaftlich anerkannte Ersatzhandlungen. Sozial weniger akzeptierte Regungen werden damit in sozial höherwertige Ziele umgewandelt.

BEISPIEL

Sublimierung

Ein junger Mann, der Kontaktschwierigkeiten hat, wird Informatikstudent, verbringt seine Freizeit vor dem Computer und widmet sich beruflich ausschließlich der Entwicklung neuer Softwareprodukte.
Ein Mann, der unter aggressiven, selbstzerstörerischen Impulsen leidet, bringt seine Gefühle in Gedichten oder in der Malerei zum Ausdruck. Auch sexuelle Bedürfnisse finden oft im künstlerischen Bereich ihren gesellschaftlich anerkannten Ausdruck.

Rationalisierung

Rationalisierung ist die nachträgliche verstandesmäßige Begründung eines emotional schmerzhaften Erlebens.

BEISPIEL

Rationalisierung

„Ich bin froh, dass ich diesen Mann los bin. Er ging mir sowieso auf die Nerven."
Oder: „Ich kann nicht mit dem Rauchen aufhören – ich brauche jetzt Kraft für das Studium."
Ein Heilpraktiker, der ungenügend auf die Prüfung vorbreitet ist, begründet sein Scheitern damit, dass der Prüfer ihn einfach nicht leiden konnte und ihn deswegen habe durchfallen lassen.

Konversion

Bei der Konversion (lat. *convertere* = umwandeln) findet ein ungelöster Konflikt einen körperlichen Ausdruck.

BEISPIEL

Konversion

Eine Frau kann die Nähe ihres Partners nicht mehr ertragen und leidet unter Ausfallerscheinungen und Lähmungen, wenn sie mit ihm zusammen ist.
Oder: Eine Jugendliche möchte am Abend gern mit ihren Freundinnen ins Kino gehen. Die Mutter bittet sie aber, bei ihr zu Hause zu bleiben, weil es ihr nicht so gut gehe. Kurz darauf bekommt das Mädchen einen Krampfanfall, sodass es die Verabredung mit den Freundinnen absagen muss. Dadurch umgeht das Mädchen den Konflikt, ins Kino zu gehen und die Mutter zu versetzen.

Einen weiteren Abwehrmechanismus stellt nach Adler die **Kompensation** dar. Dabei werden unangenehme Empfindungen oder Vorstellungen durch ein bestimmtes Verhalten abgewehrt (z. B. ein kleingewachsener Mann, der seinen vermeintlichen körperlichen Mangel durch den Besitz von teuren Autos und übertriebenes berufliches Engagement kompensiert).

MERKE

Abwehrmechanismen sind **nicht** grundsätzlich pathologisch! Sie sind Strategien zur intrapsychischen Konfliktbewältigung. Vor allem die Sublimierung spielt eine wichtige Rolle bei der Entwicklung von „Kultur" (reifer Abwehrmechanismus), und die Fähigkeit zur Identifikation ist ein wichtiger Bestandteil der „normalen" kindlichen Entwicklung. Ob ein Abwehrmechanismus als krankheitsbedingend eingestuft werden muss, ist nur individuell zu klären. Entscheidend ist, ob er dem Entwicklungsstand des Individuums angemessen ist oder ob ein Erwachsener z. B. auf eine infantile Lösungsstrategie zurückgreift, bei der die Abwehr misslingt und sich Symptome einer Neurose ausbilden.

8.1.3 Psychoanalytisches Krankheitskonzept

Aus psychoanalytischer Sicht werden als Ursachen für die Entstehung neurotischer Störungen unbewusste und **ungelöste frühkindliche Konflikte** gesehen, die durch aktuelle traumatische Ereignisse wieder aufleben und zu krankhaftem Erleben und Verhalten führen können **(Neurosenlehre).** Konflikte entstehen, wenn Regungen und Wünsche der verschiedenen Persönlichkeitsinstanzen sich widersprechen (Instanzenmodell).

BEISPIEL

Konflikte zwischen den Instanzen

- Eine übergewichtige Person möchte sich in einem Restaurant gern noch ein zweites Dessert bestellen (Es). Das logische Denken (Ich) sagt ihr jedoch, dass dies ihrer Gesundheit abträglich ist.
- Ein junges Pärchen, das von den Eltern sehr konventionell erzogen wurde, möchte gern ein Kind zeugen (Es), ohne vorher zu heiraten. Damit würden sie allerdings die Wertvorstellungen der Eltern verletzen, sodass sie von Zweifeln geplagt sind und ein schlechtes Gewissen gegenüber den Eltern haben (Über-Ich).
- Ein pflegebedürftiger Mann weiß, dass er aufgrund seiner körperlichen Verfassung eine große Belastung für seine Frau ist, die ihm versprochen hat, ihn zu Hause zu versorgen und zu betreuen. Deshalb spielt er mit dem Gedanken (Ich), sein Leben zu beenden, doch nach seiner religiösen Überzeugung (Über-Ich) wäre dies eine große Sünde.

Tritt ein solcher Konflikt in einer bestimmten Phase der frühkindlichen Entwicklung auf (frühkindliche Entwicklungsphasen nach Freud) und können die sich widerstrebenden Intentionen nicht in Einklang gebracht werden, sodass der Konflikt nicht sinnvoll bewältigt wird, entsteht **Angst,** die durch verschiedene **Abwehrmechanismen** neutralisiert werden kann. Die Entwicklungsphase ist damit nicht „gelungen" bzw. es findet eine **Fixierung** auf der entsprechenden Entwicklungsstufe statt. Wird der Konflikt zu einem späteren Lebenszeitpunkt durch äußere Bedingungen erneut aktualisiert, kann der Betroffene **regredieren** und die infantilen Denk- und Verhaltensmuster annehmen, die in der gestörten Entwicklungsphase vorherrschten. Der Konflikt ist demnach nicht angemessen bewältigt und bringt **neurotische Symptome** hervor (➤ Abb. 8.2).

FALL

Eine 20-jährige Studentin entwickelt in den ersten Monaten des Studiums eine generalisierte Angststörung. Die Studentin und ihre Schwester wurden sehr streng und gläubig erzogen. Bei Ungehorsam oder schlechten schulischen Leistungen wurden ihnen „Ausgänge" und Treffen mit Freundinnen gestrichen. Oft redete die Mutter manchmal zur Strafe einen ganzen Tag nicht mit ihnen. Die Studentin erhält aufgrund ihres vorbildlichen Abiturs ein Stipendium und darf in einer vom Heimatort 100 km entfernten Stadt studieren. Bereits mit dem Umzug entwickeln sich die ersten Angstsymptome, die sich später zum Vollbild einer generalisierten Angststörung ausbilden (➤ Kap. 13.5).
Psychoanalytisch lassen sich folgende Zusammenhänge aufdecken: Der rigide Erziehungsstil mit Liebesentzug führte in der analen Phase zu einem **Autonomie-Abhängigkeits-Konflikt.** Wollte die Studentin als Kind mehr Selbstständigkeit erleben, wurde dies bestraft. Das Über-Ich entwickelte also starke Verbote gegen Autonomietendenzen. Das Ich blieb dabei schwach ausgeprägt. Die Angst, die diese Konflikte mit sich brachten, wurde abgewehrt, eine Fixierung auf die anale Phase wurde damit begünstigt.
Als die Studentin eine tatsächliche Möglichkeit zur Selbstständigkeit in Aussicht hatte, nämlich durch Auszug aus dem elterlichen Heim und dem Einflussbereich der Eltern, wurde der verdrängte Autonomie-Abhängigkeits-Konflikt reaktiviert. Da die Studentin Autonomietendenzen als etwas Unerlaubtes und Verbotenes erlebt hat, entwickelt sie Angst, wenn diese Autonomie real wird. Sie verfällt auf ein Denk- und Verhaltensmuster der analen Phase (Regression) zurück und entwickelt neurotische Symptome (Angststörung).

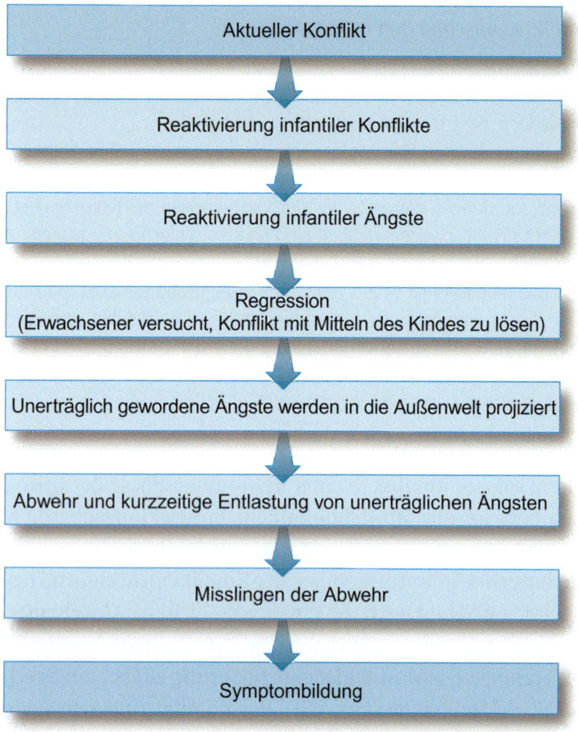

Abb. 8.2 Konfliktmodell zur Erklärung der Neurosenentstehung [L141]

8.1.4 Psychodynamik

Die bekannte psychiatrische Klassifikation der 10 „nicht normalen" Persönlichkeiten von **Kurt Schneider,** der sie als angeboren und somit nahezu unveränderlich betrachtete, war der vorläufige Endpunkt des Bestrebens, anhand der Persönlichkeitsstruktur Vorhersagen über die Wahrscheinlichkeit einer psychischen Erkrankung treffen zu können.

8

MERKE

Persönlichkeitstypen nach Kurt Schneider: hyperthym – depressiv – selbstunsicher – fanatisch – geltungsbedürftig – stimmungslabil – explosibel – gemütlos – willenlos – asthenisch.

Die **Psychodynamik** betrachtet die Persönlichkeitsstruktur hingegen nicht als angeboren, starr und unveränderlich, wie es noch Kurt Schneider tat, sondern vor dem Hintergrund zwischenmenschlicher Interaktionen: Jeder Mensch geht von Geburt an Beziehungen ein und reagiert auf Situationen. In jeder dieser Beziehungen kommt es zu Übertragung und Gegenübertragung, werden Rollenmodelle eingenommen und erfahren, Emotionen ausgelöst und empfangen, Konflikte ausgelöst und behoben (➤ Kap. 8.1.3). Gleichzeitig hat jeder Mensch (Grund-)Bedürfnisse, Wünsche und Träume, ein für ihn typisches Selbsterleben und Selbstwertgefühl sowie eine gewisse Grundausstattung an Fähigkeiten, mit denen er Konflikten begegnen und sie auflösen kann. Diese Fähigkeiten verändern sich im Laufe des Lebens durch die Interaktionen mit andere Menschen, Erfahrungen mit der Konfliktlösung, das Erlernen von Kompromissbereitschaft usw.

Antriebserleben

Harald Schultz-Hencke (1892–1953) führte in seinem Lehrbuch der analytischen Psychotherapie den Begriff des **Antriebserlebens** ein, das in seiner einfachsten Form z. B. vorliegt, wenn ein Mensch Durst hat und in greifbarer Nähe ein Glas Wasser sieht. Der Durst kann in diesem Fall als Antrieb oder als Bedürfnis gewertet werden. Damit kann das Antriebserleben (das Ergreifen des Glases und Trinken des Wassers), das in der Psychologie oft verkürzt nur als Antrieb bezeichnet wird, einem Bedürfniserleben gleichgesetzt werden. Sind die Antriebe (Bedürfnisse) emotional bewertet, handelt es sich um Affekte.

Das Antriebserleben zerfällt in einen agonistischen Teil, der auf das Erleben des Antriebs (Bedürfnisbefriedigung) gerichtet ist, und in einen antagonistischen Teil (Gefühle, Vorstellungen usw.), der das Erleben steuert.

Nach Schultz-Hencke entsteht eine neurotische Erkrankung, wenn Antriebe immer wieder nicht vollständig erlebt werden können und so zu **Sprengstücken** werden. Darunter versteht er ein Antriebserleben, dass immer wieder in seinem Ablauf abgebrochen wurde und nun dauerhaft an diesem Punkt endet und so in die Persönlichkeit einfließt. Daraus leitet er ab, dass es einen Zeitpunkt, nämlich die früheste Kindheit, gibt, in dem das Antriebserleben erstens auf diese Weise verstümmelt werden kann, und zweitens auch so beeinflussbar ist, dass dies nicht geschieht.

In diese Kategorie fallen folgende **Antriebsarten:**

- **Intentionales Antriebserleben:** emotionale Zuwendung zur Welt und allem Wahrgenommenen, um Erfahrungen zu sammeln.
- **Orales, kaptatives Antriebserleben:** Zugreifen, Nehmen und Tasten, Saugen und Schmecken, um die Welt zu erobern, zu erleben und kennenzulernen (Be-greifen).
- **Retentives, anales Antriebserleben:** Be-halten, Nicht-hergeben-Wollen, Widerstand gegen das Absetzen von Kot, um zu sichern, was bereits im Besitz ist.
- **Aggressives, geltungsstrebiges Antriebserleben:** Herangehen und -laufen an die Welt, Zupacken, (teils triumphierendes, zerstörerisches) Beseitigen von Widerständen bei der Lustgewinnung (= Adgredi; Wortstamm von Aggression). Bewertung der durchgeführten Handlungen abhängig von der Reaktion der Bezugspersonen: Bei Bestätigung Entwicklung von Geltungsstreben und Werkfreude, bei Widerstand durch Werkstoff oder Menschen Entwicklung von Hass.
- **Urethrales Antriebserleben:** durch Bestätigung bei der Abgabe von Urin im Kleinkindalter (Sich-gehen-lassen) Erleben des Urinierens als Hingabe, später durch Reinlichkeitserziehung anale und aggressive Komponenten (s. o.).
- **Liebendes, sexuelles Antriebserleben:** liebende, kontaktsuchende und bejahende Zuwendung. Sehnsucht nach vertrauender Hingabe, um Geborgenheit und Akzeptanz zu erleben.

MERKE

Da nicht alle Formen des Antriebserlebens gleichermaßen störungsanfällig sind, geht Schultz-Hencke von 3 Bereichen aus **(Dreiteilung),** in denen vorzugsweise Konflikte auftreten: Besitzstreben, Geltungsstreben und Sexualstreben.

Neurosenstruktur

Aus den Störungen (Hemmungen) des Antriebserlebens leitet Schultz-Hencke den Begriff der **Neurosenstruktur** ab (➤ Tab. 8.4). Sie wird durch die Summe der Sprengstücke geprägt und bedeutet für die Betroffenen, dass sie unter bestimmten Umständen im Laufe des Lebens eher eine Persönlichkeitsstörung entwickeln.

MERKE

Der Übergang zwischen einem von anderen Menschen als auffällig empfundenen Verhalten, einer Neurosenstruktur und einer Persönlichkeitsstörung („neurotischen Erkrankung") ist fließend. Nur die letztgenannten werden in der ICD aufgeführt.

Entwicklung von Neurosen

Die vorgenannten Besonderheiten bei der Entwicklung der Persönlichkeitsstruktur *können* unter ungünstigen Umständen zu einer Persönlichkeitsstörung (Neurose) führen. Diese liegt beispielsweise vor, wenn es zu einer vergleichbaren (Versuchungs-)Situation kommt, in welcher das Erleben des Antriebs versagt wird, oder wenn es zu Schicksalsschlägen kommt, die das psychische System insgesamt endgradig belasten.

Die in diesen Fällen auftretende Konfliktspannung kann positiv aufgelöst werden, wenn der Betroffene einen Kompromiss mit sich selbst eingeht: Er stellt seinen Antrieb (seine Bedürfnisse) zurück und passt sich der neuen Situation an. Kann die Situation jedoch durch die vorhandenen Anpassungs-, Kompensations- und Abwehrmechanismen (➤ Kap. 8.1.2) nicht zufriedenstellend aufgelöst werden, fällt der Betroffene in das in früheren Zeiten erlernte neurotische Verhalten (Sprengstück) zurück, um die Konfliktspannung abzubauen.

Tab. 8.4 Die 4 Hauptneurosenstrukturen nach Schultz-Hencke

Neurosenstruktur	Gehemmter Bereich	Beschreibung
Schizoide	Intentionales Antriebserleben	Kontaktgestörtheit; Zurückziehen von der Welt, Distanz gegenüber Mitmenschen, Unsicherheit beim Eingehen von Beziehungen
Depressive	Oral-aggressives Antriebserleben	Oberflächlich wehrlos, gefügig und nachgiebig gegenüber Mitmenschen, hohe Opferbereitschaft; Dämonisierung der Mitwelt
Zwangsneurotische	Motorische Entfaltung der aggressiven Antriebe (Adgredi)	Zeitliche Verlagerung von Handlungsimpulsen aus der eigentlichen Situation auf spätere Zeitpunkte und Ausleben in Form anderer (Zwangs-)Handlungen
Hysterische	Auflösung der magischen (kindlichen) Auffassung der Welt	Andauernde Infantilität; statt Struktur, Ordnung und sachgerechtem Handeln oft Clownerie und Rollenspiel

GUT ZU WISSEN

Klaus Grewe (*1944) bezeichnet in seinem Konsistenzmodell das Ausleben der Grundbedürfnisse als **Konsistenzstreben.** Konsistenz besteht, wenn alle aktuell parallel ablaufende Prozesse im Gehirn miteinander übereinstimmen. In diesem Zustand bestehen keine inneren Konflikte. Sobald diese Passung nicht mehr gelingt, tritt ein als unangenehme Spannung empfundener **Inkonsistenzkonflikt** auf. Da der Organismus bestrebt ist, seine Grundbedürfnisse durchzusetzen und zu erfüllen, werden derartige Konflikte möglichst rasch aufgelöst.

Im Extremfall kann sich eine Art neurotische Ideologie entwickeln, bei welcher die Neurose Ordnung in das Chaos bringt. Sie erzeugt ein Regelwerk, welches das Weltbild und die eigene Rolle stabilisiert. Daher leben manche Menschen sehr gut mit ihrer Persönlichkeitsstörung und empfinden sie nicht als störend, während sich andere nur situativ neurotisch verhalten.

MERKE

Krankheitswert erlangt ein Persönlichkeitsmerkmal, wenn es bei den Betroffenen einen Leidensdruck auslöst. Dabei besteht kein direkter Zusammenhang zwischen der Stärke der Ausprägung des Persönlichkeitsmerkmals und dem Ausmaß des Leidensdrucks.

8.1.5 Therapiesetting

Klassische Psychoanalyse

Die äußeren Rahmenbedingungen bei der **klassischen Psychoanalyse** sind festgelegt. Man nennt sie auch das psychotherapeutische „Setting". Der Klient liegt auf der Couch, der Therapeut sitzt, nicht sichtbar für den Klienten, am Kopfende. Er ist ihm mit gleichschwebender Aufmerksamkeit (Therapieprinzipien) zugewandt. Dieses Setting soll dem Klienten gestatten, sich – von äußeren Einflüssen möglichst unbeeinflusst – auf seine Gedanken und psychischen Wahrnehmungen zu konzentrieren. Die Sitzungen finden über mehrere Jahre zwei- bis dreimal wöchentlich (hochfrequent) statt.

Tiefenpsychologisch orientierte Psychotherapie

Die **tiefenpsychologisch orientierte Psychotherapie** ist eine modifizierte Form der Psychoanalyse. Die Therapie ist stärker auf die aktuellen Probleme und ihren Bezug zur Lebensgeschichte ausgerichtet. Dabei sitzt der Klient gewöhnlich dem Therapeuten gegenüber, und der Therapeut ist in den Sitzungen aktiver (macht z. B. Vorschläge). Die Sitzungen finden einmal pro Woche statt und die gesamte Therapie umfasst maximal 30 Stunden.

Die **Fokaltherapie** ist auf die Behandlung von Krisensituationen und aktuellen Beziehungskonflikten beschränkt. Im Fokus der Therapie steht der für die aktuelle Symptomatik auslösende Konflikt. Sie dauert nicht länger als 30 Therapiestunden und ist in ihrem Vorgehen klar strukturiert.

8.1.6 Therapievoraussetzungen

Anamnese

Am Beginn jeder psychodynamischen Therapie steht die ausführliche tiefenpsychologische Anamnese, auch **psychoanalytisches „Erstinterview"** genannt. Sie dient zur Klärung von grundsätzlichen Fragen zur Person, biografischen Daten und deren Bedeutung für aktuelle Konflikte und Symptome. Im Erstgespräch versucht der Therapeut, sich bereits durch die Art, wie sich der Klient in der Situation verhält (die „Szene"), ein erstes Bild von dessen unbewusster Dynamik zu machen.

Die Anamnese ist Voraussetzung und Grundlage für die Bestimmung des Krankheitsbildes (Symptome, Beginn, Verlauf, gegenwärtige und vergangene Lebensbedingungen), den Aufbau einer therapeutischen Beziehung sowie die Entscheidung über das therapeutische Vorgehen. Besondere Beachtung finden dabei Beziehungsaspekte und ihre Dynamik. Der Arbeitskreis **OPD** (Operationalisierte Psychodynamische Diagnostik) versucht, die Behandlungskriterien für die psychodynamische Arbeit klar zu definieren und Standards zu entwickeln, die auch eine wissenschaftliche Überprüfung der Verfahren möglich machen.

Fähigkeiten des Klienten

Für die Durchführung einer psychoanalytischen Therapie sollte der Klient bestimmte Voraussetzungen erfüllen:

- Ausgeprägter Leidensdruck
- Motivation zur Therapie
- Ich-Stärke und Fähigkeit zur Introspektion (Selbstbeobachtung)
- Ausreichende Intelligenz sowie Verbalisierungsfähigkeit und Reflexionsvermögen

8.1.7 Therapieprinzipien

8

Abstinenzregel

Als eine Grundregel für den Therapeuten gilt die Abstinenzregel:

- Er pflegt außerhalb der Therapie keine persönlichen Kontakte zu seinem Klienten oder dessen Bezugspersonen.
- Er gibt keine Informationen über die eigene Person, persönliche Erlebnisse oder eigene Probleme weiter.
- Er ist nicht verführerisch.

Der Therapeut ist vielmehr ein Spiegel – eine Art weiße Leinwand, auf die der Klient alle seine Gefühle, Wünsche und Sehnsüchte projizieren kann und die der Therapeut anschließend mit ihm beleuchtet und analysiert.

BEISPIEL

Abstinenzregel – „Schmetterlinge im Bauch"

Lisa kommt in die psychotherapeutische Praxis. Der Therapeut fragt: „Was führt Sie zu mir?" Sie antwortet: „In meinem Bauch und um meinen Kopf herum flattern lauter Schmetterlinge." Dabei wedelt sie wild mit den Armen. Daraufhin antwortet der Therapeut mit ärgerlichem Gesichtsausdruck und abwehrenden Bewegungen: „Na und? Aber doch bitte nicht alle zu mir!"

Gleichschwebende Aufmerksamkeit

Um eine gelungene Analyse vornehmen zu können, muss sich der Therapeut dem Klienten aufmerksam zuwenden, sich eigener Meinungsäußerungen enthalten und dem Klienten gegenüber wertneutral bleiben. Diese Einstellung des Therapeuten wird als **„gleichschwebende Aufmerksamkeit"** bezeichnet.

Freie Assoziation

Für den Klienten gilt das Prinzip des **freien Assoziierens.** Er soll alles aussprechen dürfen, was ihm spontan einfällt, auch Dinge, die ihm unlogisch, nicht zur Sache gehörig oder unwichtig erscheinen. Dadurch sollen verstärkt Impulse des Es angeregt werden, die dem Analytiker das Material für seine Deutungsarbeit liefern. Ziel ist es, die Regression zu verstärken, bei der der Bezug zur gegenwärtigen Realität gelockert wird, unbewusste, in der Kindheit erworbene Anteile zum Vorschein zu bringen und eine Übertragung zu erleichtern.

Übertragung

Bei der **Übertragung** werden unbewusste, bisher verbotene, unterdrückte (verdrängte) kindliche Gefühle und Wünsche (z. B. Aggressionen, Liebeswünsche, Hassgefühle) insbesondere gegenüber primären Bezugspersonen (z. B. Vater oder Mutter) wiederbelebt und auf den Analytiker übertragen. Die so geschaffene Situation wird dann Gegenstand der psychotherapeutischen Deutungsarbeit. Der Therapeut hilft dem Klienten, die verdrängten Gefühle zu erkennen und zu bearbeiten. Bei diesem Prozess ist es besonders wichtig, dass sich der Therapeut seiner eigenen neurotischen Konflikte bewusst ist, damit er sich nicht in die Problematik des Patienten hineinziehen lässt und mit einer Gegenübertragung reagiert.

Gegenübertragung

Der Therapeut sollte sich über seine eigenen neurotischen Anteile bewusst sein, damit er den Äußerungen und Regungen des Klienten neutral begegnen kann. Werden durch das Verhalten des Klienten Gefühle und konflikthafte Impulse im Therapeuten wachgerufen, spricht man von **Gegenübertragung.** Auch sie kann im Rahmen einer Supervision Teil der Therapiearbeit sein. Sie wirkt sich jedoch nur dann positiv auf den Therapieverlauf aus, wenn sich der Therapeut aktiv mit dieser Gegenübertragung beschäftigt und sie professionell analysiert.

Nach Freuds anfänglicher Konzeption beinhaltete die Gegenübertragung nur jene in der Therapie ausgelösten Konflikte und Probleme des Therapeuten, die dieser auf den Klienten überträgt (z. B. sich seinerseits verliebt, aggressiv reagiert oder sich bewertet fühlt) und dadurch den Therapieprozess beeinträchtigt. Später erfuhr der Begriff „Gegenübertragung" eine Erweiterung, sodass gegenwärtig 3 Auffassungen die Diskussion unter Psychoanalytikern um diesen Begriff bestimmen:

1. Gegenübertragung ist die unbewusste Reaktion des Analytikers auf die Übertragung des Klienten.
2. Als Gegenstück zur Übertragung beinhaltet der Begriff Gegenübertragung alle Übertragungen des Psychotherapeuten, die durch eigene ungelöste Konflikte hervorgerufen oder verursacht werden.
3. Gegenübertragung ist die Gesamtheit der Gefühle und Einstellungen des Analytikers seinem Klienten gegenüber.

Widerstand

Im Therapieprozess werden unbewusst Konflikte reaktiviert, die in der Regel mit unangenehmen Empfindungen wie Schmerz, Wut, Angst oder Scham assoziiert sind. Das kann zur Verunsicherung des Klienten führen. Dieser kann bewusst oder unbewusst **Widerstand** gegen die Aufdeckung der Konflikte leisten und damit den Prozess der Therapie blockieren oder erschweren. Offene oder versteckte Aggressionen gegenüber dem Therapeuten (als Ausdruck von Angst) wie das Vergessen oder Versäumen von Terminen, wiederholte Verspätungen (Ausweichverhalten), Schweigen während der Sitzung, mehrfaches Missverstehen des Therapeuten sowie Vergessen zentraler Ereignisse in der eigenen Biografie können Zeichen des Widerstands sein.

8.1.8 Interventionstechniken

Ziele der analytischen Therapie sind die Aufdeckung und das Bewusstmachen von verdrängten und nicht wahrgenommenen Konflikten sowie ihre Bearbeitung in der Interaktion von Klient und Therapeut. Zu den Interventionstechniken der psychoanalytischen Therapie zählen:

- Klarifizieren
- Interpretieren
- Konfrontieren
- Durcharbeiten

Im ersten Schritt werden die entscheidenden Inhalte des Konflikts aufgedeckt **(Klarifizierung).** Anschließend deutet der Therapeut die Inhalte des Konflikts sowie die Übertragungssituation und erarbeitet einen Zusammenhang zwischen den Symptomen und dem Konflikt **(Interpretation).** Mit diesen Interpretationen konfrontiert er dann den Klienten **(Konfrontation),** der diese Informationen verarbeitet und in sein Selbstbild zu integrieren versucht **(Durcharbeiten).**

8.1.9 Therapieindikationen

Hauptindikationen der psychodynamischen Therapien sind nach gängiger Nomenklatur die Störungen der körperlichen Belastung oder des körperlichen Erlebens, Angststörungen, Persönlichkeitsstörungen und die Dysthymie. Sie eignen sich nach individueller Prüfung für aufdeckende Therapieverfahren. Andere Krankheitsbilder sind eher Gegenstand von supportiven und/oder übenden Verfahren (Verhaltenstherapie).

GUT ZU WISSEN

Früher wurde unterschieden zwischen Symptomneurosen und Charakterneurosen. Diese Begriffe werden inzwischen nicht mehr verwendet.

- Symptomneurosen entsprechen laut ICD-10 den somatoformen autonomen Funktionsstörungen und laut ICD-11 den Störungen der körperlichen Belastung oder des körperlichen Erlebens.
- Charakterneurosen sind in der ICD-10 und in der ICD-11 die jeweils unterschiedlich klassifizierten Persönlichkeitsstörungen.

Kontraindikationen der psychodynamischen Therapie sind akute schwere Depressionen und schizophrene Störungen, da sie eine Verschlechterung der Symptomatik bis hin zum Suizid bewirken können.

FALL

Zur Veranschaulichung eines psychotherapeutischen Settings soll das folgende Therapietranskript (Auszug) dienen:

„Der paranoide Klient: sich sicher fühlen in der Welt"

Therapietranskript: Rose

Rose ist zu einem viertägigen Therapie-Workshop gekommen. Ihr Problem ist, dass sie Männern und ganz allgemein der Welt nicht vertraut. Ihr Vertrag über das, was sie ändern möchte, lautet: „zu vertrauen, wenn es sicher und angebracht ist".

Vann: Was würdest du gerne an dir ändern?

Rose: Ich möchte … ein … Ich möchte in der Lage sein, diesen Filter rauszubekommen … so'n bisschen zumindest. Ich möchte Männern mehr vertrauen können. Ich möchte vertrauen können, aber vermutlich nicht nur Männern, sondern auch der Welt, und das scheint auch das zu sein, woran ich noch arbeiten muss. Deshalb möchte ich vertrauen, mehr vertrauen und dennoch nicht meine ganze Urteilsfähigkeit verlieren … (*lacht*)

Rose eröffnet das Gespräch, indem sie gleich auf das Thema Vertrauen/Misstrauen eingeht, ein zentrales Thema für eine Veränderung bei einem paranoiden Persönlichkeitsstil. Gleichzeitig wertet sie aber ihre Fähigkeit ab, sich ändern und vertrauen zu können. Dies deutet sie gleich zu Anfang durch die für Paranoide typische Spieleinladung an, dass sie fähig sein möchte, anstatt zu sagen, dass sie es sein wird. Dies mache ich ihr in meiner Antwort deutlich:

Vann: Du sagtest eben: „Ich würde es gern können", als ob du diese Fähigkeit nicht hättest. Deshalb glaube ich, es ist wichtig zu erkennen, dass es keine Frage der Fähigkeit ist, sondern des Wollens, und du hattest auch gute Gründe, nicht zu vertrauen.

Rose: Ah, hm.

Vann: Möchtest du in Situationen, die du als sicher einschätzt, vertrauen; und auch deine Fähigkeit einsetzen, Situationen und Menschen, die dir nicht vertrauenswürdig erscheinen, davon zu unterscheiden? Mir ist schon klar, dass man Vertrauen nicht einfach ein- und ausschalten kann, sondern über einen bestimmten Zeitraum mit Zuverlässigkeit kontinuierlich aufbauen muss.

Rose: Ah, hm … Ja, dann möchte ich genau das machen, was du gerade sagtest (*lacht*).

Roses Wortwahl und ihr Lachen bewerte ich als übermäßige Anpassung ihres Kind-Ichzustands an mich. Dies ist wahrscheinlich ihre Reaktion auf eine paranoide Angst, dass sie verletzt werden könnte, wenn sie sich zu weit weg vom Vertrauten wagt. Ich antworte, indem ich ihr die Verantwortung zurückgebe:

Vann: Wie würdest du es ausdrücken?

Rose: O. K., in meinen eigenen Worten: Ich würde gerne vertrauen, wenn es sicher ist zu vertrauen und wenn es … ähm, angebracht ist, und ich möchte nicht vertrauen, wenn es nicht angebracht ist. So würde ich es ausdrücken.

Vann: O.K., dann vertraue deiner Fähigkeit, das zu erkennen.
Ich bestätige ihr, dass das eigentliche Thema beim Vertrauen das Vertrauen in sich selbst ist, für die eigene Sicherheit zu sorgen.
Rose: Ah, hm.
Vann: Bist du damit einverstanden, das in deine Tasche zu tun? (*Sie hat mit dem Mikrophon rumgespielt.*) Der Grund, warum ich das sage ist, dass du dich damit ablenken kannst.
Rose: Ah, hm.
Vann: Ich sehe auch, wie du dasitzt, dass du auf einem deiner Füße sitzt.
Rose (*verändert ihre Sitzposition*): O.K.
Wenn die Klientin auf ihrem Fuß sitzt, kann das ein Anzeichen dafür sein, dass sie einen Teil von sich versteckt, beschützt oder unterdrückt. Sobald ich ihr das bewusst mache, passt sie sich übermäßig an mich an und ändert ihre Position. Das deutet auf ihre Überempfindlichkeit hin, etwas nicht zu tun, was jemand kritisieren könnte. Wieder konfrontiere ich ihre übermäßige Anpassung:
Vann: Nun, ich wollte nicht damit sagen, dass du deine Sitzposition verändern sollst. Vielleicht wäre es ganz hilfreich, sich zu überlegen, wie man das in Worten ausdrücken kann.
Rose: Ah, hm (*nimmt die vorherige Sitzposition wieder ein*). Das fühlt sich einfach … Es fühlt sich bequem an und ich fühle mich etwas mehr bei mir selbst. Wenn ich meinen Fuß unter mir habe, fühle ich mich ein bisschen sicherer in meinem Körper, und wenn ich beide Füße hochnehmen könnte (*nimmt den anderen Fuß auch hoch*), fühle ich mich ziemlich wohl … So, so würde ich es am liebsten machen, aber das ist schon fast etwas unbequem … (*nimmt das rechte Bein wieder runter*).
Vann: Wenn du dein linkes Bein wärest … und du solltest das beschreiben, was würdest du sagen?
Rose: Na ja, es fühlt sich gut an, da drunter.
Vann: „Ich fühle mich gut …"
Rose: Ich fühle mich sicher. Ich fühle mich gut. Ich fühle mich beschützt und … ähm, ich fühle mich, ja, als wäre ich beschützt … So unter ihr sitzend, fühle ich mich beschützt … da drunter.
Die Wichtigkeit dieser Position wird später deutlich, wenn sie über das Verstecken ihrer Gefühle spricht. Sie hat sich als Kind auch unter dem Bett versteckt. Ich lade Rose jetzt ein, nicht mehr zu verallgemeinern (eine weitere für Paranoide typische Verteidigungstaktik) und frage sie nach einer bestimmten Situation, um ihr zu helfen, noch weiter in den Zielbereich für Paranoide vorzudringen, in die Gefühle:
Vann: O.K., und was genau wäre momentan eine Situation, in der du gerne vertrauen würdest und in der es dir schwerfällt, Männern zu vertrauen … oder einem Mann?
Rose: Ähm, z.B. bei der Arbeit … Mein Abteilungsleiter … ähm, ich arbeite dort seit fünf Monaten und … ähm … ähm, ich mag ihn. Er ist … ähm … und manchmal … ähm … sage ich ihm nicht, was ich wirklich denke. Weißt du, ähm, er sagt mir oft, dass er mich schätzt, und ich glaube, das tut er, und manchmal glaube ich das nicht wirklich. Ich glaube, er versucht, mich reinzulegen. Ich glaube, er sagt das bloß, damit ich härter arbeite oder, weißt du, er sagt mir das, und dann mache ich irgendwie das, was ich machen soll. Ich traue manchmal nicht dem, was er mir sagt.
Dies ist ein Beispiel für das Misstrauen eines paranoiden Persönlichkeitsstils. Es rechtfertigt, Distanz zu halten, damit man nicht verwundbar ist.
Vann: Ist das der Teil von dir, auf dem du sozusagen sitzt oder den du versteckst oder zurückhältst oder was auch immer … das, was du wirklich fühlst?
Rose: Ja, so wie zu diesem Workshop zu kommen oder eine bestimmte Schulung zu machen, er sagt, dass das so viel kostet, und wir sollten in der Lage sein, uns das selbst beizubringen, und das fühlt sich an, als ob ich für das, was ich weiterhin gerne machen würde, wie z.B. Weiterbildungen, abgewertet werde.
Vann: Wenn du nun sagen solltest, was du wirklich sagen möchtest, wenn du wirklich für dich selbst eintreten solltest, was würdest du ihm sagen? Vielleicht versuchst du mal, beide Füße auf den Boden zu stellen, um zu schauen, was du in der Sitzhaltung sagen würdest.
Mit diesem Vorschlag lade ich sie ein, sich ihrer Stärke als Erwachsene zu bemächtigen – für sich selbst einzustehen.
Rose: Ähm, ich würde sagen … ähm … Fred, ich glaube an das, was ich machen möchte. Ich glaube an die Schulungen, die ich mache und ich … ähm, ich schätze es gar nicht, wenn du dann laut wirst und sagst: „Du weißt, wie viel das kostet! Diese Leute bescheißen dich vielleicht" … Und es fühlt sich an, als ob du mich herabsetzen würdest, und … ähm, ich sollte das besser nicht hinnehmen, ich will ein klares „Ja" oder „Nein" von dir hören, und nicht das ganze andere Gedöns.
Vann: Gut. Wie fühlt es sich an, das zu sagen?
Rose: Na ja, hier und jetzt fühlt es sich gut an, es zu sagen.
Vann: Sicher … sicher. Ich habe die Vermutung, dass es irgendwann in deinem Leben nicht sicher war, für dich selbst einzutreten.
Rose: Ah, hm. Ja, nun …
Vann: Bei wem war das so?
Nachdem klar ist, welche Veränderung Rose im Hier und Jetzt möchte, suche ich nun nach der Person, von der sie als Kind ihr Unsicherheitsgefühl gelernt hat.
Rose: Oh, hm, mein Vater … Weißt du, ich habe vermutlich … meinen Vater … ich hab es aber einmal gemacht. Ich habe mich für mich selbst eingesetzt.
Vann: Was ist passiert?
Rose: Oh, ich, na ja, ich habe ihn zusammengeschlagen, im Prinzip. Also … ich bin gegangen … er hat versucht, mich fürs letzte Mal zu prügeln und hat mich mit dem Gürtel geschlagen und ich bin ihm nach.
Vann: Dann bedeutet, dich gegen deinen Vater durchzusetzen, ihn zu verprügeln.
Ich helfe ihr, ihren paranoiden Glauben im Kind-Ichzustand ans Licht zu bringen, dass „ich entweder die volle Kontrolle haben muss oder gar keine".
Rose: Ah, hm, ja.
Vann: Wenn das also die Optionen sind, dann fühlt es sich nicht gut an, für sich selbst einzutreten, weil …
Rose: Oder wegrennen. Ah, hm, genau.
Vann: Wie alt warst du … ähm … als all das mit dir und deinem Vater passierte? Als du dich fühltest, du müsstest entweder weglaufen oder ihn verprügeln?
Rose: Ein, nun, … ähm, ungefähr neun, und ich habe mich oft, … ähm, unter meinem Bett versteckt, weißt du …
Vann: Dann versetz dich doch einfach mal in die neunjährige Rose und beschreibe, wo du bist und was passiert. Du versteckst dich oft unterm Bett, was noch? (Joines und Stewart 2008)

8.2 Verhaltenstherapie

8.2.1 Definition

Die **Verhaltenstherapie** (VT) geht davon aus, dass Krankheitssymptome Zeichen von erlerntem Fehlverhalten sind. Die fehlerhaften Verhaltensmuster, die meist schon in der frühen Kindheit erlernt wurden, können somit durch neue Lernprozesse auch wieder verändert werden. Die VT umfasst verschiedene lerntheoretisch fundierte Behandlungsmethoden, die auf experimentalpsychologischen Erkenntnissen beruhen. Die Behandlungstechniken können einzeln eingesetzt oder miteinander kombiniert werden.

GUT ZU WISSEN

Die Verhaltenstherapie wurde in den 1950er-Jahren von **Burrhus Frederic Skinner** (1904–1990) begründet, der sich u. a. auf Experimente von **Iwan Petrowitsch Pawlow** (1849–1936) stützte. Sichtbares Verhalten wurde als Reaktion auf Umweltreize gesehen, das sich experimentell untersuchen ließ. Empirische Untersuchungen, vielfach an Tieren, bildeten die Grundlage für Modelle, welche die Entstehung von „normalem" und gestörtem Verhalten erklärten. In den 1970er-Jahren gewannen innerpsychische Aspekte, die das wahrnehmbare Verhalten modifizieren, immer mehr an Bedeutung und erweiterten die lerntheoretischen Vorstellungen.

8.2.2 Grundannahmen

Grundlegende Prinzipien, die das menschliche Verhalten aus **lerntheoretischer Sicht** steuern, sind:

- Klassische Konditionierung
- Operante Konditionierung
- Modelllernen

In der weiteren Entwicklung der Verhaltenstherapie gewannen auch innerpsychische Prozesse mehr Bedeutung, und das Prinzip der **Kognitionen** fand Eingang in die Entstehungsmodelle von Verhalten.

Klassische Konditionierung

Die **klassische Konditionierung** geht zurück auf den russischen Mediziner und Physiologen **Iwan Petrowitsch Pawlow,** der das Verhalten von Hunden studierte. Er beobachtete, wie ein Hund beim Anblick von Futter (unbedingter Reiz) mit vermehrtem Speichelfluss (unbedingte Reaktion) reagierte. Ertönte gleichzeitig mit dem Darbieten des Futters eine Glocke (neutraler Reiz), löste allein der Glockenton (bedingter Reiz) nach einiger Zeit den Speichelfluss (bedingte Reaktion) aus, ohne dass Futter bereitgestellt werden musste (➤ Abb. 8.3). Der **neutrale Reiz** war zum bedingten oder **konditionierten Reiz** geworden und löst die **konditionierte Reaktion** aus. Dieser Lernprozess wird als **klassische Konditionierung** bezeichnet.

MERKE

Begriffe aus der Verhaltenstherapie und ihre Synonyme:

- Reiz = Stimulus
- Bedingt = konditioniert
- Unbedingt = unkonditioniert

Allerdings verflacht bzw. verschwindet diese klassische Konditionierung wieder, wenn man den Hunden über eine gewisse Zeit nur die Glocke ohne das Futter anbietet. Man nennt dies **Extinktion** (Löschung). Erfolgt die Auslösung des Speichelflusses durch ähnliche, vergleichbare Reize, z. B. durch Betätigung einer Fahrradklingel, spricht man von einer **Reizgeneralisierung.**

Bemerkt der Hund allerdings, dass eine Belohnung mit Futter lediglich beim Erklingen der Glocke erfolgt, wird die Speichelproduktion nur dann einsetzen und nicht auch bei Erzeugung eines ähnlichen Tons mit einem anderen Instrument. In diesem Fall handelt es sich um **Reizdiskriminierung** (Reizunterscheidung).

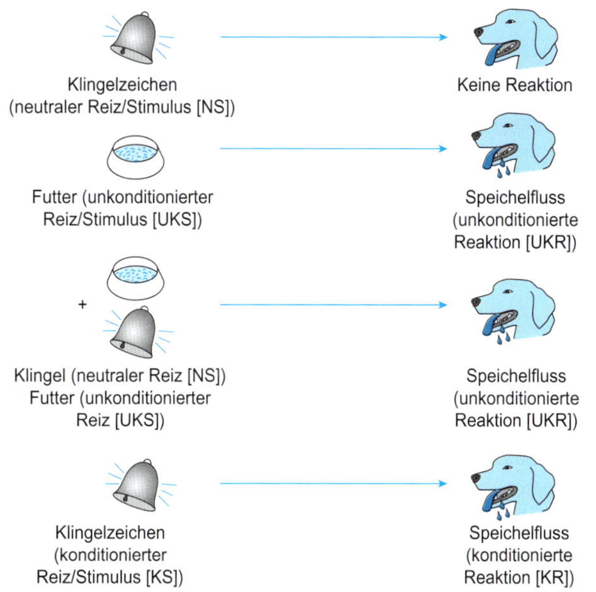

Abb. 8.3 „Pawlow-Hund". Der ursprünglich neutrale Reiz wird zum spezifischen Auslöser. [L143]

BEISPIEL

Klassische Konditionierung und Reizgeneralisierung

Tanzbären

Um Bären für eine Zirkusvorführung zum Tanzen zu bringen, zwang man sie, sich auf eine heiße Metallplatte zu stellen. Gleichzeitig spielte man eine bestimmte Musik. Um dem Schmerz auszuweichen, begannen die Bären zu „tanzen". Nach einiger Zeit kam es zur Kopplung von „heiß" und Musik und Schmerz. Die Bären „tanzten" dann zur Musik auch ohne heiße Platte. *(Heute ist die Tanzbärenhaltung wegen Tierquälerei nahezu weltweit verboten.)*

„Little Albert"

Der amerikanische Psychologe und Behaviorist John B. Watson (1878–1958) ließ einen 11 Monate alten Jungen namens Albert mit einer weißen Ratte in einem Zimmer allein. Der Junge kroch zwar furchtlos auf sie zu, aber immer, wenn er in die Nähe der Ratte kam, wurde er durch einen lauten Knall erschreckt und fing an zu weinen. Bereits nach kurzer Zeit reagierte er auf den Anblick der weißen Ratte mit Angst (➤ Abb. 8.4). Auch Kaninchen, ein Pelzmantel und ein Mann mit langem Bart lösten bei ihm eine Angstreaktion aus (Reizgeneralisierung) (mod. nach Bandura 1979). *(Dieses Experiment ist als sehr kritisch zu bewerten, weil es alle ethischen Kriterien außer Acht lässt und in dieser Form heute verboten ist.)*

Operantes Konditionieren (instrumentelle Konditionierung)

Die Auftretenshäufigkeit eines Verhaltens wird durch Belohnung oder Bestrafung beeinflusst. Diesen Zusammenhang stellte **Burrhus Frederic Skinner** in den Mittelpunkt seiner Theorie. Das Verhalten wird also wesentlich von seinen Konsequenzen bestimmt. Bei dieser

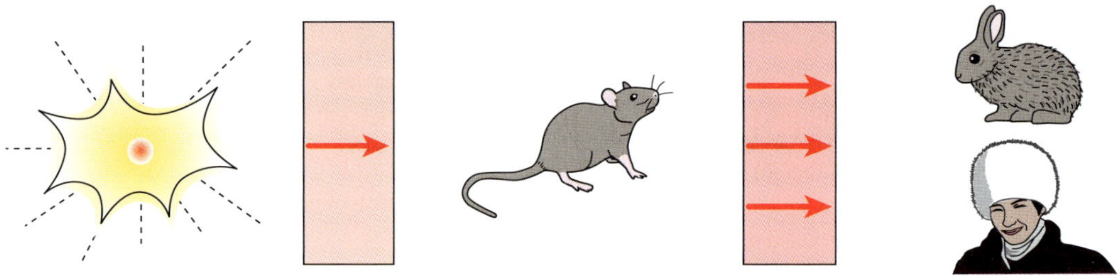
Unkonditionierte Furcht vor lauten Geräuschen
Konditionierung
Konditionierte Furcht vor einer Ratte
Reizgeneralisierung
Furcht vor allem Pelzartigen

Abb. 8.4 Reizgeneralisierung [L157]

Art von Konditionierung kommt es nicht – wie bei Pawlow – zu einer zufälligen Kopplung zweier Reize, vielmehr wird ein bestimmtes Verhalten bewusst verstärkt. Diese Art von „Belohnungslernen" heißt **operantes Konditionieren** oder instrumentelle Konditionierung.

Verstärker sind Reize, welche die Auftretenswahrscheinlichkeit eines bestimmten Verhaltens erhöhen. Wie sie wirken können, zeigen unterschiedliche Verstärkungsformen:

- Positive Verstärkung
- Negative Verstärkung
- Indirekte Bestrafung
- Direkte Bestrafung

MERKE
Um eine Verhaltensänderung herbeizuführen, muss die Belohnung (Verstärkung) **unmittelbar** auf das erwünschte Verhalten erfolgen.

Positive Verstärkung

Ein Verhalten wird dadurch verstärkt, dass unmittelbar danach angenehme Reize angeboten werden.

BEISPIEL
Positive Verstärkung

- Ein Pferd erhält nach erfolgreicher Lektion ein Stück Zucker.
- Ein Kind wird von seiner Mutter gelobt, weil es den Tisch gedeckt hat.

Negative Verstärkung

Ein Verhalten wird dadurch verstärkt, dass dadurch ein unangenehmer Reiz vermindert wird oder wegfällt.

BEISPIEL
Negative Verstärkung

- Durch das Einnehmen von Schmerztabletten werden die Schmerzen reduziert. Der Konsum von Schmerztabletten wird durch das Nachlassen des Schmerzes negativ verstärkt.
- Das Vermeiden einer angstbesetzten Situation (z. B. öffentliche Plätze oder enge Räume) reduziert bei Panikpatienten die ängstliche Erregung. Die Folge ist eine Zunahme des Vermeidungsverhaltens. Im Extremfall können sie die Wohnung nicht mehr verlassen (➤ Kap. 13.3). Das Verhalten, nicht aus dem Haus zu gehen, wird durch Wegfall der ängstlichen Erregung „belohnt".

Indirekte Bestrafung

Fallen positive Verstärker nach einem Verhalten weg, wird dieses Verhalten reduziert.

BEISPIEL
Indirekte Bestrafung

Eine Patientin mit einer somatoformen Schmerzstörung erhält, wenn sie sich über ihre schmerzhaften Beschwerden äußert, keine Zuwendung mehr vom Pflegepersonal oder den Therapeuten.

Direkte Bestrafung

Folgen unangenehme Reize auf ein Verhalten, wird dieses Verhalten reduziert. Allerdings führt eine derartige Bestrafung meist nur zur kurzzeitigen Verhaltensänderung. Wird ein unerwünschtes Verhalten durch Missbilligung, Liebesentzug oder gar Schläge bestraft, wird es zwar zunächst nicht mehr gezeigt, bei Wegfall der Strafe aber wieder auftreten. Eine direkte Bestrafung führt also nicht zur Extinktion. Auch aus ethischer Sicht ist die direkte Bestrafung in der Therapie oder in der Pädagogik kein geeignetes Mittel.

GUT ZU WISSEN
Verstärker können auch in primär und sekundär unterteilt werden:

- **Primäre Verstärker** befriedigen die Grundbedürfnisse des Menschen, z. B. Lob, Zuwendung; Essen, Trinken, Sexualtrieb, Körperkontakt (➤ Abb. 8.5).
- **Sekundäre Verstärker** hatten ursprünglich keine verstärkende Wirkung, sondern wurden durch einen vorangegangenen Lernvorgang zu Verstärkern (➤ Abb. 8.6). Dazu zählen materielle Verstärker wie Süßigkeiten, Wertmarken oder Geld.

Modelllernen

Die lerntheoretischen Konzepte, die sich allein auf das sichtbare Verhalten bezogen, stießen schnell an ihre Grenzen. **Albert Bandura** (1925–2021) stellte andere Aspekte des Lernens in den Vordergrund seiner Untersuchungen, nämlich das soziale Lernen, und entwickelte das Konzept des **Modelllernens.** Allein die Beobachtung von „Vorbildern" (z. B. von Bezugspersonen, Gleichaltrigen, Stars) und deren

8

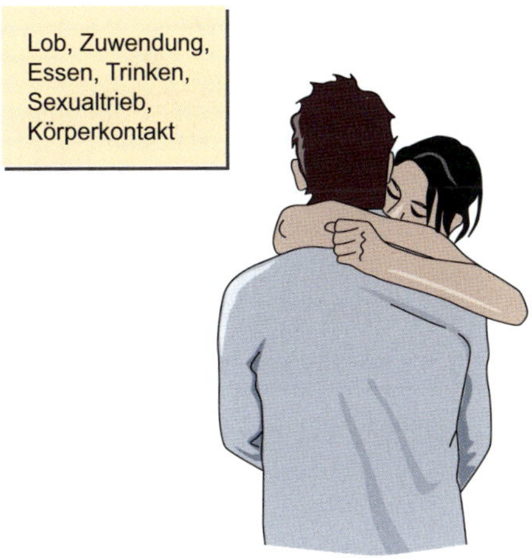

Abb. 8.5 Primäre Verhaltensverstärker [L157]

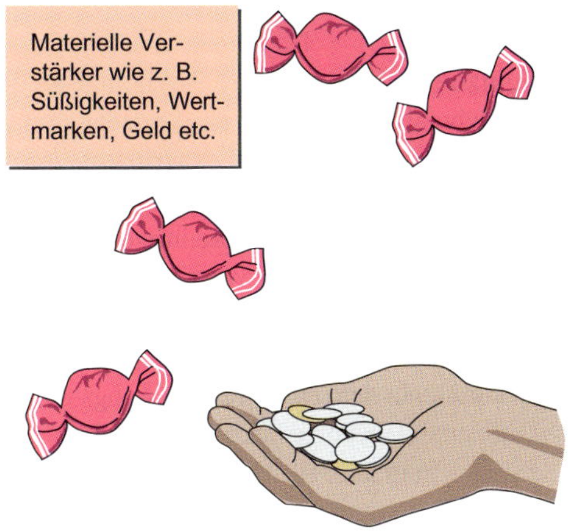

Abb. 8.6 Sekundäre Verhaltensverstärker [L157]

Verhalten hat einen wesentlichen Einfluss auf die Verhaltensmuster von Kindern und Jugendlichen.

MERKE

Modelllernen ist ein klassischer Lernprozess bei Kindern, welche die Verhaltensweisen der Eltern nachahmen. Kinder, die ihre Mutter beim Kochen beobachten, spielen die gleiche Situation gern in ihrer Puppenküche nach und imitieren dabei Gestik, Mimik und Aussagen der Mutter.

Kognitionen

In den 1970er-Jahren wurde die Lernpsychologie um entscheidende Überlegungen erweitert. Verhalten wurde nicht mehr nur als Reaktion auf äußere Reize gesehen, sondern als Zusammenspiel von innerpsychischen Prozessen und Reaktionen auf die Umwelt gedeutet. Wie das Individuum auf äußere Faktoren reagiert, hängt von seiner individuellen Wahrnehmung, Speicherung und Verarbeitung von Informationen ab. Diese Prozesse werden als **kognitive Prozesse** bezeichnet. Sie sind bestimmend für die Gefühle, die Motivation und die Motorik eines Menschen. **Irrationale Überzeugungen** (Ellis) und bestimmte **typische Denkinhalte** (Beck) sind dabei für die Entstehung psychischer Störungen (z. B. Depression) entscheidend.

Weitere lerntheoretische Begriffe

Zum Verständnis der verhaltenstherapeutischen Interventionen sind weitere lerntheoretische Begriffe von Bedeutung (➤ Tab. 8.5).

Tab. 8.5 Lerntheoretische Begrifflichkeiten

Lerntheoretischer Begriff	Beschreibung	Beispiele
Kontinuierliche Verstärkung	Jedes Auftreten des gewünschten Verhaltens wird verstärkt.	Jedes Mal, wenn ein Kleinkind die Toilette benutzt und nicht in die Windel macht, erhält es einen Aufkleber.
Intermittierende Verstärkung	Das gewünschte Verhalten wird nur unregelmäßig verstärkt. Der Lernvorgang dauert länger, das Gelernte ist jedoch löschungsresistenter als bei kontinuierlicher Verstärkung.	Ein Kleinkind, das mit dem Handy seines Vaters spielen will, schreit und tobt, um es zu erhalten. Obwohl der Vater es eigentlich nicht gutheißt, gibt er ihm das Handy gelegentlich, um das Theater zu unterbrechen. Das Kind lernt: „Wenn ich tobe und schreie, kriege ich häufig das Handy", also setzt es das Verhalten fort.
Habituation (Gewöhnung)	Ein zunächst neuartiger Reiz löst nach mehrfacher Darbietung keine Reaktion mehr aus.	Ein Lehrer, der sich im Unterricht Gehör und Respekt durch Schreien zu verschaffen sucht, wird bald nicht mehr wahrgenommen. Ein Schafhirte machte sich einen Spaß daraus, alle paar Tage in sein Dorf zu laufen und „der Wolf kommt" zu rufen. Wenn die Dorfbewohner dann zu Hilfe eilten, stellte sich der Notruf als unbegründet heraus. Nach einiger Zeit reagierten sie nicht mehr auf seine Hilferufe.
Adaptation (Anpassung)	Ein Dauerreiz führt zu einer Abschwächung der Reaktion.	Eine Frau, die in ein Haus gezogen ist, an der die S-Bahn direkt vorbeifährt, beklagt sich anfangs beim Ehemann über den starken Lärm. Mit der Zeit reagiert sie gar nicht mehr auf die vorbeifahrenden Züge; sie nimmt sie nicht mehr wahr.
Kontingenz (engl. *contingent on* = abhängig von, bedingt durch)	Der Zusammenhang von Verstärkerdarbietung und Verhalten; bei erwünschtem Verhalten werden Verstärker angeboten, bei unerwünschtem Verhalten werden Verstärker entzogen.	Anorektische Patienten dürfen bei Zunahme des therapeutisch vereinbarten Gewichts bestimmte sportliche Geräte nutzen.

Erlernte Hilflosigkeit

Martin Seligman (*1942), klinischer Psychologe an der Universität von Pennsylvania, entwickelte ein Konzept zum genaueren Verständnis der Depression, das auf experimentellen Versuchen mit Hunden basierte. Er setzte Hunde in einen sog. „Pendelkäfig", der sich aus 2 verschiedenen Abteilungen zusammensetzte, die nur durch eine kleine Hürde voneinander getrennt waren (➤ Abb. 8.7). Der Boden des Käfigs bestand aus einem Eisenrost, über das er den Hunden eine bestimmte Anzahl von Stromstößen verabreichen konnte. In dem einen Teil des Käfigs war eine Lampe angebracht, die er stets wenige Sekunden vor dem Auslösen der Stromstöße aufleuchten ließ. Die Hunde konnten sich demzufolge beim Aufleuchten der Lampe durch einen Sprung in den anderen Käfigteil vor dem elektrischen Schmerzreiz retten. Wenn auch die andere Seite des Käfigs mit Stromstößen versehen wurde oder das Springen in den anderen Käfigteil durch eine Barriere verhindert wurde, konnten die Hunde sich der Wirkung der Stromstöße nicht entziehen.

Infolge der fehlenden Ausweichmöglichkeit liefen sie zunächst jaulend umher, bis sie schließlich dazu übergingen, sich wimmernd und ohne Abwehr in eine Ecke zu legen und den Schmerzreiz über sich ergehen zu lassen. Sie hatten gelernt, dass sie hilflos sind.

Ähnliches gilt – so vermutet Seligman – auch für den Menschen. Macht ein Mensch die Erfahrung, dass er eine unangenehme oder schmerzhafte Situation nicht durch ein bestimmtes Verhalten beeinflussen und kontrollieren kann, entsteht eine erlernte Hilflosigkeit. Der Mensch fühlt sich ausgeliefert. Die subjektive Auffassung, dass andere Menschen die gleiche Situation sehr wohl positiv lösen können, steigert das Gefühl, versagt zu haben. Das Selbstwertgefühl verringert sich bei gleichzeitiger Zunahme des Schuldgefühls. Dadurch kann es zur Entwicklung einer Depression kommen.

8

FALL

Erlernte Hilflosigkeit

Frau Hohler lebte bis zu ihrem 72. Lj. zusammen mit ihrem 2 Jahre älteren Mann in einer hübschen Wohnung in der Innenstadt. Das Ehepaar hatte trotz der altersbedingten körperlichen Einschränkungen viel Freude daran, seinen Alltag zu meistern. Sie kauften zusammen ein, kochten und hielten ihre Wohnung gemeinsam in Schuss. Frau Hohler führte dabei Regie, bis zu dem Tag, als sie plötzlich einen tödlichen Herzinfarkt erlitt.

Wenige Wochen später wird Herr Hohler in ein Pflegeheim aufgenommen, mit der Begründung, er habe seit dem Tod seiner Frau stark abgebaut. Er könne sich demzufolge nicht mehr selbst versorgen und allein in der Wohnung leben. Ärztliche Untersuchungen ergeben jedoch, dass sich sein körperlicher Zustand im Vergleich zu früheren Untersuchungen nicht auffallend verschlechtert hat. Im Pflegeheim fällt auf, dass Herr Hohler sich von seinen Altersgenossen zurückzieht. Er verbringt seine Zeit ausschließlich in seinem kleinen Zimmer, außer fernsehen tut er nicht viel. Selbst alltägliche Dinge wie Essen, Waschen und Ankleiden erledigt er nicht mehr von selbst, sondern nur mit Hilfe. Versucht man ihn dazu zu motivieren, etwas allein zu tun, stammelt er nur: „Davon habe ich doch keine Ahnung."

In den darauffolgenden Wochen wird Herr Hohler anhand eines speziellen Rehabilitationsplans in die Lage versetzt, seinen Tagesablauf ohne fremde Hilfe zu gestalten.

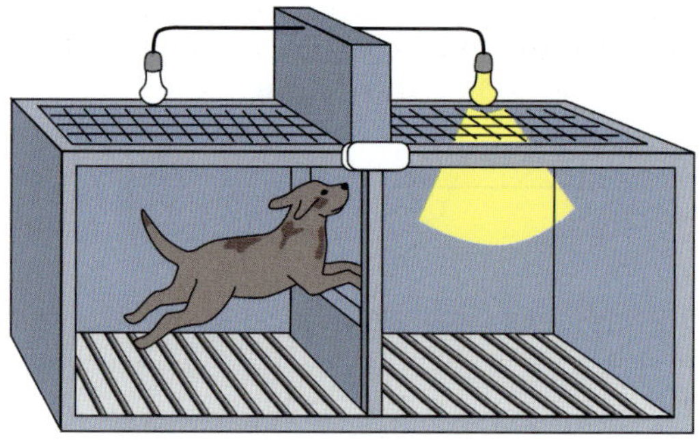

Abb. 8.7 Pendelkäfig [L157]

8.2.3 Modernes verhaltenstherapeutisches Krankheitskonzept

Die moderne Verhaltenstherapie geht davon aus, dass psychische Erkrankungen ihre Ursachen in **Lernprozessen** haben, die das **fehlerhafte Verhalten** bestimmen. Menschliches Verhalten wird dabei von innerpsychischen Prozessen gesteuert, die entscheiden, wie Menschen auf ihre Umwelt und auf innere Strebungen reagieren. Wie ein Individuum Informationen aus der Umwelt aufnimmt, sie bewertet und bearbeitet und mit welchen Gefühlen es reagiert, ist von der **individuellen Lerngeschichte,** von **genetischen Faktoren** und von der **Motivation** abhängig. Mithilfe einer Fülle von verhaltenstherapeutischen Techniken kann der Erkrankte versuchen, fehlerhafte Verhaltensweisen zu korrigieren, neues Verhalten zu erlernen und seine innerpsychischen Prozesse positiv zu beeinflussen.

8.2.4 Therapiesetting

Je nach Behandlungsfokus und Störungsbild kann die Verhaltenstherapie 10–40 Stunden umfassen. Die Sitzungen finden in der Regel im wöchentlichen Abstand statt. Sie sind je nach Störungsbild von übenden Einheiten begleitet (z. B. Expositionstraining), in deren Rahmen „Hausaufgaben" besprochen werden, mit denen der Klient die Inhalte der Therapiestunden im Alltag überprüft, sich selbst beobachtet und neues Verhalten ausprobiert bzw. einübt. Auch nach Abschluss der eigentlichen Behandlung können in mehr oder weniger größeren Zeitabständen „Auffrischungsübungen und -sitzungen" empfehlenswert sein. Bei einer stationären Behandlung kann auf spezielle Therapieeinrichtungen zurückgegriffen werden, die nur verhaltenstherapeutisch arbeiten und sich meist auf bestimmte Störungsbilder spezialisiert haben.

8.2.5 Therapievoraussetzungen

Anamnese

Ein entscheidender Aspekt der Verhaltenstherapie ist die Anamnese bzw. die **verhaltenstherapeutische Diagnostik,** die weit über eine einfache Anamnese hinausgeht. Sie beinhaltet eine genaue Problem-, Situations- und Verhaltensanalyse (nach dem **SORCK-Modell**) und erfasst auch die **individuelle Lern- und Entwicklungsgeschichte** sowie die **Motivation zur Verhaltensänderung.** Anhand dieser Informationen wird eine detaillierte Therapieplanung erstellt.

Transparenz

Der Klient sollte über die Entstehungsmodelle seiner Symptomatik und alle Schritte der Therapie laienverständlich aufgeklärt werden. Die Ziele sollten konkret formuliert und ggf. in einem **Behandlungsvertrag** festgehalten werden. Der Klient akzeptiert dabei die Übernahme der Verantwortung für seine aktive Mitarbeit und erklärt sein Einverständnis für das therapeutische Vorgehen.

SORCK-Modell

Das **SORCK-Modell** dient in der Verhaltenstherapie zur Analyse der Problematik auf Symptomebene. SORCK steht für **S**timulus, **O**rganismusvariablen, **R**eaktion, Konsequenz (**C**), **K**ontingenz. ➤ Tab. 8.6 erläutert das SORCK-Modell am konkreten Beispiel einer alkoholkranken Patientin.

Mit dem SORCK-Schema lassen sich die auslösenden und die aufrechterhaltenden Bedingungen sehr gut erfassen und dem Klienten vermitteln. Vor allem die kurzfristigen positiven Konsequenzen sind Verstärker, um das problematische Verhalten fortzusetzen. Will ein Klient sein Verhalten ändern, sollte ihm dieser Zusammenhang klar sein. Deutlich wird bei der Analyse auch, welche Verhaltensanteile gestärkt und welche Konflikte geklärt werden müssen, um die auslösenden Situationen zu verringern (z. B. Aufbau sozialer Kompetenzen, Stärkung des Selbstwertgefühls, Klärung des Partnerschaftskonflikts, Reintegration in den Arbeitsmarkt). Aus der Analyse lässt sich der **Therapieplan** ableiten und wird dem Klienten so verständlich.

MERKE

Der Therapeut übernimmt in der Verhaltenstherapie einen aktiveren Part als in der psychoanalytischen Therapie. Die Beziehung zwischen Therapeut und Klient steht nicht im Fokus der Therapie. Die Verhaltenstherapie ist **problemorientiert,** sie ist stärker im „Hier und Jetzt" verankert und klarer strukturiert (Therapieplanung). Im Mittelpunkt der Therapie steht die aktuelle Symptomatik des Klienten mit ihren Auswirkungen. Ziel ist es, dem Klienten zur **Selbsthilfe** zu verhelfen.

8.2.6 Therapieprinzipien

Die **Verhaltenstherapie** beschäftigt sich vornehmlich mit den prädisponierenden, auslösenden und die Symptomatik aufrechterhaltenden Bedingungen. In ihrem Fokus steht ein aktuelles problematisches Verhalten, für das Lösungswege in der Therapie erarbeitet werden. Ziel ist es, die neu gewonnenen Erfahrungen nicht nur auf die Lösung der aktuellen Problematik anzuwenden, sondern auch auf andere Lebensbereiche auszuweiten.

8.2.7 Interventionstechniken

Zu den **gängigen Interventionstechniken** der Verhaltenstherapie zählen:

- Konfrontationsverfahren (systematische Desensibilisierung, Expositionsverfahren)

Tab. 8.6 SORCK-Modell

SORCK	Erklärung	Am Beispiel einer alkoholkranken Patientin
Stimulus	Reiz, der das problematische Verhalten auslöst. Dies kann eine Situation, ein bestimmter Gedanke, ein Gefühl oder physiologischer Vorgang sein.	Alleinsein (Situation), Streit mit Partner (soziale Situation), Gefühl der Minderwertigkeit, Angst vor Überforderung, Anblick von Alkohol (z. B. im Kühlschrank, TV-Werbung)
Organismusvariablen	Konstitutionelle und biologisch-physiologische Aspekte, die das problematische Verhalten auslösen oder aufrechterhalten.	Chronischer Partnerkonflikt, Arbeitslosigkeit, fehlende soziale Kontakte, alkoholkranke Mutter
Reaktion	Sichtbares problematisches Verhalten, aber auch Gedanken, Gefühle und physiologische Reaktionen.	Alkohol trinken (sichtbares Verhalten), *„Ohne Alkohol schaffe ich es nicht"*, *„Niemand versteht mich"*, *„Ich bin nichts wert"* (kognitiv), Hilflosigkeit, Angst und Verzweiflung (emotional), Zittern, Unruhe, Schwitzen, körperliche Anspannung, Suchtdruck (Craving) (physiologisch)
Konsequenzen	Kurz- und langfristige Folgen des problematischen Verhaltens	**Negative Verstärkung** (kurzfristig): Nachlassen des Suchtdrucks, Abklingen der Verzweiflung, Alleinsein wird erträglicher, Nachlassen potenzieller Entzugssymptome (z. B. Zittern, Unruhe), Auseinandersetzung mit Partnerschaftskonflikt wird verschoben **Positive Verstärkung** (kurzfristig): Entspannung, Euphorie, gesteigertes Selbstwertgefühl **Direkte Bestrafung** (überwiegend langfristig): Übelkeit, Kopfschmerzen, vermehrter Suchtdruck und verstärkte Entzugssymptome, Albträume, Scham, weitere soziale Isolierung, Zuspitzung der Partnerschaftsproblematik **Indirekte Bestrafung** (überwiegend langfristig): Selbstachtung und Selbstwertgefühl gehen verloren, Toleranzentwicklung (es müssen immer größere Mengen Alkohol getrunken werden, um denselben Effekt zu erreichen)
Kontingenz	Regelmäßigkeit, mit der das problematische Verhalten auf einen Reiz erfolgt	Abstinenz nur noch ganz selten möglich; Stimulus führt in der Regel zum Trinken

- Operante Verfahren (Aufbau von gewünschtem Verhalten/Abbau von problematischem Verhalten, Selbstkontrolle/Selbstmanagement)
- Kognitive Verfahren (Therapie nach Ellis und Beck, Selbstverbalisation)
- Kompetenztraining
- Problemlösestrategien
- Stressbewältigungstraining (Entspannungsverfahren)
- Modelllernen und Rollenspiel

Konfrontationsverfahren

Grundsätzlich ist die Verhaltenstherapie ein konfrontatives Verfahren, bei dem sich der Klient mit auslösenden und aufrechterhaltenden Bedingungen seiner psychischen Problematik auseinandersetzen muss. Es haben sich aber spezielle Konfrontationsverfahren herausgebildet, die v. a. zur Behandlung von Angststörungen, Panikstörungen, Phobien und Zwangsstörungen sehr effektiv sind. Der Reiz kann dabei in der **Fantasie** (z. B. systematische Desensibilisierung) oder in der **Realität** (z. B. Expositionstraining) präsentiert und dabei abgestuft oder mit einer **massierten Reizkonfrontation** (Flooding) angeboten werden.

Systematische Desensibilisierung

Die **systematische Desensibilisierung** wird auch als **„reziproke Hemmung“** bezeichnet. Sie wird v. a. bei **einfachen Phobien** (➤ Kap. 13.4) angewandt. Der Klient erlernt zunächst eine Entspannungstechnik (z. B. progressive Muskelrelaxation). Dann wird der entspannte Patient erst mit sehr schwachen Angstreizen konfrontiert und langsam an das angstbesetzte Objekt (z. B. Hunde, Spinnen) gewöhnt. Dazu muss er zunächst mit dem Therapeuten eine Stufenleiter der Angst **(Angsthierarchie)** erarbeiten und sich im entspannten Zustand die am wenigsten angsteinflößende Situation vorstellen (➤ Tab. 8.7). Diese Vorstellung wird so lange wiederholt, bis der Klient die Situation angstfrei visualisieren kann. Dann wird die nächste Stufe der Angsthierarchie durchlaufen. Ein angenehmer Reiz (Entspannung) wird also an ein angstbesetztes Objekt gekoppelt. Grundannahme ist, dass Entspannung und Angst **nicht** gleichzeitig existieren können, sich also gegenseitig **(reziprok)** hemmen.

Expositionsbehandlung

Beim **Expositionstraining** wird der Betroffene mit der angstauslösenden Situation konfrontiert, sodass er lernt, die auftretende Angst zu ertragen und das die Symptomatik aufrechterhaltende Verhalten (z. B. Vermeidungsverhalten) zu verhindern. Diese Konfrontationstechnik wird auch als Exposition (engl. *expose* = sich aussetzen) bezeichnet. Für den Klienten ist es dabei entscheidend zu erfahren, dass es nicht zur befürchteten Katastrophe kommt, sondern dass die Angst mit zunehmender Exposition wieder abflaut (➤ Abb. 8.8). Die problematische Situation kann dabei in der Vorstellung (Exposition **in sensu**) oder in der Realität (Exposition **in vivo**) aufgesucht werden.

Das Vorgehen kann gestuft, entsprechend einer Angsthierarchie, oder durch massierte Reizkonfrontation **(Flooding)** erfolgen. Beim Flooding (engl. = [Reiz-]Überflutung) setzt sich der Klient an mehreren Tagen hintereinander dem Reiz über mehrere Stunden aus. Dabei werden Situationen gewählt, die maximale Angst auslösen (z. B. bei Aufzugsangst stundenlanges Fahren im Aufzug; bei Angst vor Mäusen das Verbringen einer längeren Zeit in einem Raum mit vielen Mäusen; bei Höhenangst das Verbleiben auf einem extrem hohen Punkt über längere Zeit).

Tab. 8.7 Angsthierarchie bei Spinnenphobie

Stufen der Angsthierarchie	Visualisierung	Angstskala [%]
10	Spinne krabbelt über meine Hand	100
9	Spinne ist 10 cm von mir entfernt und krabbelt auf mich zu	90
8	Spinne ist 10 cm von mir entfernt und bewegt sich nicht	80
7	Spinne ist 50 cm von mir entfernt	70
6	Spinne ist 1 m von mir entfernt	60
5	Spinne ist oben an der Decke	50
4	Spinne ist in einem Glas eingesperrt	40
3	Lebendige Spinne ist im Fernsehen	30
2	Foto von Spinne	20
1	Jemand spricht über Spinnen	10

MERKE

Eine **Konfrontationsbehandlung** mittels Flooding **muss immer vom Therapeuten angeleitet und begleitet** werden. Eine graduierte Expositionsbehandlung kann auch vom Klienten ohne Therapeuten umgesetzt oder mit einem Selbsthilfemanual durchgeführt werden.

FALL

Expositionstraining in vivo bei Zwangsstörung – „Die Türklinke“

Einem unter einem Waschzwang leidenden Patienten wird anhand der Angstkurve das Prinzip der Exposition erklärt (➤ Abb. 8.8). Auslösende Situation ist dabei eine von vielen Menschen benutzte Türklinke, die beim Patienten die Furcht vor einer ansteckenden Krankheit auslöst. Der Patient wird nach genauer Übungsbeschreibung zur Türklinke im Eingangsbereich der Praxis gebracht. Er gibt auf einer Erregungsskala (minimale Erregung 0, maximale Erregung 10) eine Ausprägung von 4 an. Dann wird er aufgefordert, die Hand auf die Türklinke zu legen und kräftig hin und her zu reiben. Die Erregung erhöht sich auf 6. Vor dem Waschbecken soll er sich dann seine Hand genau anschauen und sich die Situation vergegenwärtigen, ohne sein Waschritual auszuführen. „Machen Sie sich klar, was Sie jetzt tun.“ Der Patient zeigt daraufhin eine heftige Erregung, die er mit 10 auf der Skala angibt. Er beginnt zu weinen und wird vom Therapeuten gefragt, was er empfinde. „Ein fürchterliches Gefühl“, antwortet er. „Wie würden Sie das Gefühl bezeichnen?“ „Ich bin voll Spannung. Ich bin traurig und wütend.“ Auf die Frage, ob ihm das Gefühl bekannt vorkomme, berichtet er von der Beerdigung seiner Mutter, die er mit 6 Jahren erleben musste. „Wem gilt die Wut?“, fragt der Therapeut. „Der Mutter, weil sie uns verlassen hat.“ Er berichtet weiter von der folgenden schwierigen Zeit in seiner Familie. Im Laufe der Erzählung flaut die Erregung etwas ab. Der Therapeut geht behutsam auf die Schilderung ein und zeigt auf, wie wichtig es ist, die emotionalen Auslöser des Zwangs zu akzeptieren und die damit verbundenen Trennungsängste und aggressiven Vorstellungen zu klären. Zum Ende der Sitzung gibt der Patient seine Erregung mit 1 an und zeigt sich sehr erleichtert, dass er kein Waschritual durchgeführt hat. Er wird nochmals aufgefordert, die Klinke zu berühren und die Hände danach nicht zu waschen, was ihm ohne sichtliche Erregung gelingt. Als Hausaufgabe bis zur nächsten Sitzung wird er aufgefordert, die Klinke seiner Wohnungstür in 2-stündigem Abstand zu berühren, ohne anschließend ein Waschritual auszuführen.

8

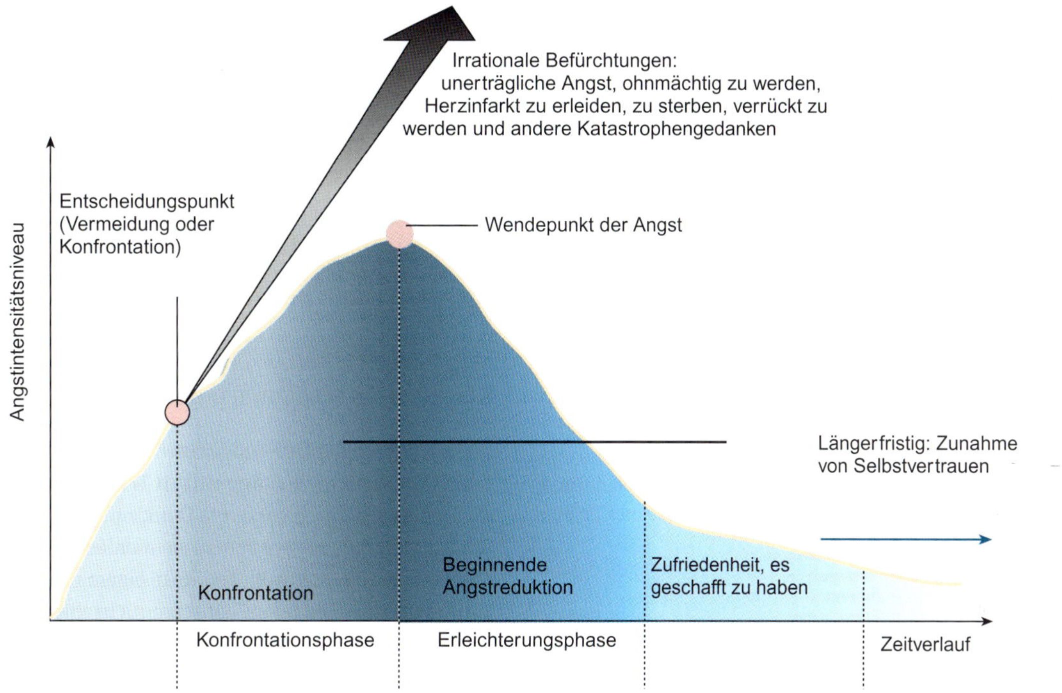

Abb. 8.8 Angstkurve [R263–1]

Operante Verfahren

Operante Verfahren bemühen das Prinzip der operanten Konditionierung zum Aufbau von gewünschtem oder zum Abbau von problematischem Verhalten (Grundannahmen der Verhaltenstherapie). Dabei werden gezielt **negative** oder **positive Verstärker** eingesetzt. Dies kann in Form von Behandlungsverträgen geschehen, bei denen sich der Klient verpflichtet, eine bestimmte Vereinbarung und ein bestimmtes Verhalten einzuhalten, und eine besondere Begünstigung erfährt bzw. eine Vergünstigung verliert, wenn er die Vereinbarung nicht einhält. Anorektische Patienten erhalten z. B. beim Erreichen ihrer im Therapievertrag vereinbarten wöchentlichen Gewichtszunahme die Möglichkeit, Joggen zu gehen. Bei der **Token Economy** (Münzverstärkungssystem) werden Münzen, Wertmarken, Chips oder Punkte für ein erwünschtes Verhalten verteilt bzw. abgezogen, wenn das problematische Verhalten gezeigt wird. Die Wertmarken, Punkte etc. können gegen Privilegien eingetauscht werden. Durch positive Verstärkung werden ein Aufbau und eine Stabilisierung des erwünschten Verhaltens erreicht. Voraussetzung ist, dass die angestrebten Ziele bekannt und definiert sind und das erwünschte Verhalten und die Belohnung rasch aufeinander folgen (kontingent). Dies ist ein klassisches Erziehungsmittel bei Jugendlichen, die z. B. pünktlich nach Hause kommen sollen und denen danach das Taschengeld angeglichen wird. Bei gut differenzierten Klienten sowie akuten Erkrankungen ist das Münzverstärkungssystem weniger geeignet.

Operante Verfahren können natürlich als **Selbstkontrolle** vom Klienten in Eigenregie übernommen werden. Mithilfe von Selbstbeobachtung (Tagebüchern), Stimuluskontrolle und Selbstverstärkung (z. B. Klient belohnt sich erst, wenn er ein bestimmtes Lernpensum abgeschlossen hat) übernimmt er damit die Verantwortung, sein problematisches Verhalten im Selbstmanagement zu verändern. Die Stimuluskontrolle wird v. a. bei Abhängigkeitserkrankungen oder Essstörungen eingesetzt.

BEISPIEL

Stimuluskontrolle

Im Rahmen eines **Gewichtsreduktionsprogramms** von adipösen Patienten wird die Stimuluskontrolle häufig eingesetzt. So kann der Patient angehalten sein, nach einem detaillierten Einkaufszettel nur kalorienarme Nahrungsmittel zu besorgen und in seiner Wohnung vorzuhalten. Auch die Rahmenbedingungen für das Essen werden genau festgelegt. Die Nahrungsaufnahme wird auf folgende Regeln beschränkt: Gegessen wird nur im Sitzen an einem ordentlich gedeckten Tisch und nur die Portion einer zubereiteten Speise. Es wird langsam gegessen, das Besteck wird während des Essens abgelegt und alle anderen Aktivitäten, die nicht zum Essen gehören, werden eingestellt. Damit wird ungünstiges und gewichtssteigerndes Essverhalten eingedämmt: z. B. das Essen im Stehen in der Küche, von Chips auf der Couch beim Fernsehen, unter Stress oder bei der Zeitungslektüre. Der Patient kann sich auf den Vorgang der Nahrungsaufnahme konzentrieren, nimmt das Essen so bewusst wahr und kann es genießen. Er kann sich auch für Tageszeiten, an denen die Esslust besonders groß ist, eine angenehme Tätigkeit einplanen, bei der man nicht essen kann (mod. nach Epstein et al. 2004).

Biofeedback

Durch diese Methode soll der Patient lernen, seine Körperfunktionen (z. B. Puls, Muskelanspannung) unter seine willentliche Kontrolle zu bringen. Dabei helfen technische Geräte, welche die körperlichen Funktionen akustisch oder optisch wiedergeben und wahrnehmbar machen. So kann der Puls – als Ausdruck des Herzschlags – durch ein akustisches Signal hörbar gemacht werden. Der Patient erfährt über dieses Rückmeldesystem sofort den Erfolg seiner Bemühung, biologische Prozesse zu beeinflussen. Dies entspricht einer positiven Verstärkung im Sinne der operanten Konditionierung. Eingesetzt wird dieses Verfahren z. B. bei Spannungskopfschmerz, Bluthochdruck, Schlafstörungen oder Muskelspasmen.

FALL

Biofeedback – Bericht eines Patienten

Vor 2 Wochen hat Herr S. es geschafft, eine Migräneattacke zu „verkürzen". Ganz erleichtert und auch mit ein bisschen Verwunderung berichtet er von seinem Erfolg. Anstelle der sonst im Durchschnitt 52 Stunden anhaltenden Migräneschmerzen musste er dieses Mal nur 6 Stunden durchleben. Dabei half ihm die Methode des Biofeedbacks. Er habe, so wie er es in der Klinik gelernt habe, tief geatmet und seine Aufmerksamkeit auf das Gefühl von Kälte und Enge geleitet. Er habe sich gleich bei den ersten Anzeichen für einen Migräneanfall zu Hause zurückgezogen, sich in eine entspannte Haltung gebracht und das Bild mit den Strichmännchen imaginiert. Dazu habe er sich ganz intensiv auf die Begriffe „eng", „kühl" und „blau" konzentriert.

In der Klinik hatte ein „Fotoplethysmograf" mithilfe von Infrarotlicht die durch seine linke Schläfenarterie fließende Blutmenge gemessen. Auf dem Computerbildschirm seien zwei Strichmännchen rechts und links neben einer Ader erschienen. Zunächst hätten sie sich nicht bewegt, sie hätten mit herabhängenden Armen dagestanden. Doch plötzlich, ohne dass er es selbst sofort bei sich bemerkt habe, hätten sich die Arme der Strichmännchen gehoben und die Adern „zusammengedrückt".

Kognitive Verfahren

Die **kognitive** Therapie geht davon aus, dass jedem Handeln bestimmte Gedanken vorausgehen, die Emotionen auslösen und ein entsprechendes Verhalten bewirken. Entschlüsselt man die Gedankenmuster, die das problematische Verhalten bedingen, lassen sich mithilfe von Übungen die ungünstigen Gedankenabläufe und negativen Selbstgespräche so beeinflussen, dass der Betroffene dem krankhaften Verhalten aktiv entgegenwirken kann.

Rational-emotive Therapie nach Ellis

Albert Ellis (1913–2007) ging davon aus, dass bestimmte Ereignisse mit **irrationalen Grundannahmen** bewertet werden, die das problematische Verhalten und die dazugehörigen Gefühle hervorbringen. Ziel der Therapie ist es, den Zusammenhang zwischen irrationalen Grundannahmen und krankhaftem Verhalten zu erkennen und das Verhalten durch alternative positive Gedanken zu verändern.

BEISPIEL

Irrationale Grundannahmen nach Ellis

Ein depressiver Patient wird von den irrationalen Grundannahme „Ich bin nichts wert" und „Niemand interessiert sich für mich" geleitet. Er sieht sich, nachdem er in der Arbeit von einem Kollegen nicht gegrüßt wurde (auslösende Situation), in seinem Urteil bestätigt. Verzweifelt zieht er sich in sein Arbeitszimmer zurück und grübelt über seine Wertlosigkeit. Arbeiten auf seinem Schreibtisch bleiben unerledigt liegen (problematisches Verhalten). Ziel der Therapie ist eine kritische Hinterfragung der irrationalen Grundannahme (z. B. Hinweis auf seine liebevolle Frau und Tochter, die ihn schätzen und sich rührend um ihn kümmern), die zur Stärkung des Selbstwertgefühls beitragen und zu einer Neubewertung von Situationen führt (z. B. der Kollege ist in Eile, hat den Kopf voll anderer Dinge und geht deswegen grußlos an ihm vorbei). Ein alternatives Verhalten wird damit auf längere Sicht möglich: Der Patient spricht den Kollegen an, ob er sehr in Eile sei und viel zu tun habe. Dieser bestätigt das, freut sich aber über die Anteilnahme und verabredet sich zum Mittagessen mit dem Patienten.

THERAPEUTISCHE PRAXIS

Ein solcher Prozess erfordert Zeit und muss im Alltag immer wieder geübt werden. Irrationale Annahmen lassen sich nicht durch einmaliges Aufdecken beheben!

Kognitive Therapie nach Beck

Ausgehend von der Depression entwickelte Aaron Temkin Beck (1921–2021) das Konzept der **„kognitiven Triade"**. Er ging davon aus, dass die Depression durch **verzerrte Denkmuster** ausgelöst und unterhalten wird. Der depressive Patient sieht dabei die **eigene Person,** seine **Umwelt** und die **Zukunft** (Triade) in einem negativen Licht. Negative „automatische Gedanken" sind ein nicht hinterfragter Bestandteil seines Denkens. Sie lösen die depressiven Gefühle aus. Zur genauen Selbstbeobachtung werden **Tagesprotokolle** über automatische Gedanken und die daran knüpfenden Gefühle eingesetzt (➤ Tab. 8.8).

Diese Gedanken zu identifizieren und sie auf ihren Wahrheitscharakter zu prüfen, ist entscheidender Teil der Therapie. Der Patient lernt so, unangemessene und depressionsfördernde Gedanken durch realistische und positive zu ersetzen und damit dem Stimmungseinbruch im Alltag entgegenzuwirken **(kognitive Umstrukturierung).** Der Therapeut hilft dem Patienten dabei, einseitige Bewertungen durch neue Zuschreibungen zu ersetzen (**„Reattribuierung"**) und neue Deutungen für das Erleben zu entdecken. Straßenlärm kann z. B. als Zeichen der Ruhelosigkeit, aber auch als Zeichen der Lebendigkeit gedeutet werden. Zwischenzeitlich wurde das Konzept der dysfunktionalen Annahmen auch erfolgreich auf andere psychische Störungen übertragen (z. B. Angststörungen, somatoforme Schmerzstörungen).

Gedankenstopp

Eine weitere Technik der kognitiven Therapie ist z. B. der **„Gedankenstopp"**. Kann der Klient sich aufdrängende Gedanken oder Emotionen nicht kontrollieren, klatscht er in die Hände und sagt laut „Stopp!". Damit wird der automatische Gedankenfluss unterbrochen. Dies übt der Klient erst mit dem Therapeuten und lernt in der Folge, auch ohne äußere Hilfe seine negativen Gedanken zu stoppen und durch andere, sinnvollere zu ersetzen.

Selbstverbalisationstraining

Hinter dem Selbstverbalisationstraining steht die Idee, dass durch realitätsprüfende Selbstgespräche (sokratischer Dialog, z. B. „Andere Situationen habe ich auch schon gemeistert, es muss nicht immer alles schiefgehen") oder der konstruktiven Selbstinstruktion (z. B. „Ich schaffe das") das Verhalten positiv beeinflusst wird und dementsprechend Bestandteil der Therapie werden kann.

8

Tab. 8.8 Ausschnitt aus einem Selbstbeobachtungsprotokoll (automatische Gedanken)

Zeitpunkt	Situation	Emotion [Stärke von 0–100]	Automatischer Gedanke	Rationale Antwort	Ergebnis: Neubewertung der Emotion [Stärke von 0–100]
11.7., 19:00 Uhr	Eine Heilpraktikerin möchte gern die psychotherapeutische Zusatzausbildung machen und sieht sich die Lerninhalte an	Hoffnungslos, verzweifelt (90), ratlos (100)	„Oh je, das ist so viel Stoff. Das kann ich nie lernen. Ich vergesse immer alles. Die Prüfung schaffe ich nie."	„Auch wenn ich keine Einser-Schülerin war, habe ich meine Schulabschlüsse geschafft, und das ist das Entscheidende. Wenn ich die Prüfung geschafft habe, bin ich froh, dass ich die Herausforderung angenommen habe. Es ist sicher viel Arbeit, aber ich kann mir einen Lernplan erstellen und manches anders und besser machen als bei früheren Prüfungsvorbereitungen."	Hoffnungslos, verzweifelt (30), ratlos (10)

Dialektisch-behaviorale Therapie nach Marsha M. Linehan

Die **dialektisch-behaviorale Therapie** nach Marsha M. Linehan (*1943) ist eine Variante der kognitiven Verhaltenstherapie speziell zur Behandlung von Borderline-Persönlichkeitsstörungen. Die Dauer dieser Therapie beträgt mehrere Jahre mit durchschnittlich zwei Sitzungen pro Woche.

Schematherapie nach Jeffrey E. Young und Eckhard Roediger

Die **Schematherapie** wurde von Jeffrey E. Young (*1950) erdacht und von Eckhard Roediger (*1959) in Deutschland weiterentwickelt. Diese Variante der kognitiven Verhaltenstherapie berücksichtigt neben der klassischen verhaltenstherapeutischen Behandlung auch biografische und emotionale Aspekte. Indikationen sind u. a. schwere Persönlichkeitsstörungen wie die Borderline-Störung oder die narzisstische Störung sowie chronische Lebensprobleme und Lebenskrisen. Die Dauer dieser Therapie kann mehrere Jahre mit durchschnittlich zwei Sitzungen pro Woche beanspruchen.

Kompetenztraining

Fehlen dem Klienten bestimmte Fertigkeiten und tragen diese Defizite zur Aufrechterhaltung der Erkrankung bei, ist es entscheidend, den Klienten beim Aufbau dieser fehlenden Verhaltensweisen zu unterstützen. Eine klassische Intervention ist das **soziale Kompetenztraining,** bei dem der Klient allein oder in der Gruppe lernt, soziale Kontakte zu knüpfen und zu pflegen, Bedürfnisse und Wünsche zu äußern, sich durchzusetzen und „Nein" zu sagen. Ähnliche Verfahren sind das Selbstbehauptungs- und Selbstsicherheitstraining (engl. *Assertiveness Training*).

Problemlösetraining

Mittels **Brainstorming** werden mit dem Klienten Lösungsmöglichkeiten erfasst, die bei einem genau definierten Problem zum Einsatz kommen könnten. Die Bewertung der Möglichkeiten und die Überprüfung auf ihre Praktikabilität erfolgen erst im zweiten Schritt. Nachdem sich der Klient für eine Möglichkeit entschieden hat, plant er die konkrete Umsetzung im Alltag und bespricht nach der Umsetzung das Ergebnis mit dem Therapeuten. Ziel ist es, dem Klienten Wege aufzuzeigen, wie er selbst an schwierige Situationen herangehen und sich zukünftig in solchen Situationen konstruktiv verhalten kann.

Stressbewältigungstraining

Ziel der **Stressbewältigung** ist es, dem Klienten die psychologischen und physiologischen Zusammenhänge beim Verhalten in Stresssituationen verständlich zu machen und ihn durch bestimmte kognitive Bewältigungsstrategien und Entspannungsverfahren in die Lage zu versetzen, stressreiche Situationen im Alltag besser zu bewältigen. Praktische Übungen im Alltag sind dabei Teil des Trainings.

Modelllernen und Rollenspiel

Wie bereits bei den verhaltenstherapeutischen Grundannahmen beschrieben (➤ Kap. 8.2.2), ist das **Modelllernen** ein wichtiger Faktor, um neues Verhalten zu erlernen oder alte Verhaltensmuster zu verändern. Durch die Imitation anderer Menschen und ihres Verhaltens in bestimmen Situationen kann der Klient sein Verhaltensrepertoire erweitern. In einem **Rollenspiel** können kritische Situationen durchgespielt werden, um den Klienten auf die Umsetzung im Alltag vorzubereiten und gewünschte Verhaltensweisen einzuüben. Vorbildfunktion haben dabei der Therapeut, aber auch Mitpatienten, Gruppenteilnehmer oder Personen in Filmen oder Büchern. Modelllernen und Rollenspiel werden in der Verhaltenstherapie sehr vielfältig eingesetzt. Sie sind eine unverzichtbare Interventionsform, ohne ein eigenständiges Therapieverfahren zu sein.

8.2.8 Therapieindikationen

Klassische Indikationen der Verhaltenstherapie sind Depressionen sowie Angst- und Zwangsstörungen. Zwischenzeitlich ist die Verhaltenstherapie so weit modifiziert und entwickelt worden, dass sie in sehr unterschiedlichen Indikationsbereichen Anwendung findet. Anwendungsbeispiele:

- Systematische Desensibilisierung: einfache Phobien
- Expositionstraining in vivo: Agoraphobie mit Panikstörung, posttraumatische Belastungsstörung, Zwangsstörung, soziale Phobie
- Expositionstraining in sensu: posttraumatische Belastungsstörung, Zwangsgedanken
- Operante Verfahren: Essstörungen, Abhängigkeitserkrankungen, Jugendliche mit Verhaltensauffälligkeiten, Angststörungen, Persönlichkeitsstörungen, Schlafstörungen
- Kognitive Therapie: Depressionen, somatoforme Schmerzstörungen, Essstörungen
- Soziales Kompetenztraining: soziale Phobie, Angststörungen, Depression, schizophrene Störungen (nicht in der akuten Phase!)

MERKE

Es sollten immer Verfahren gewählt werden, bei denen der Patient die schnellstmögliche Unabhängigkeit vom Therapeuten erreichen kann, z. B. durch **Selbstkontrollmethoden.**

8.3 Systemische Psychotherapie

In der **Paar- und Familientherapie** wird die psychische Störung eines Familienmitglieds immer unter **systemischen Gesichtspunkten** betrachtet. Der Erkrankte ist somit kein unabhängiges Individuum im beziehungslosen Raum, sondern steht mit allen Familienmitgliedern im wechselseitigen Kontakt, und sie beeinflussen sich gegenseitig. Die Interaktion des gesamten Systems „Familie" gibt dabei mehr Auskunft und macht eine psychische Erkrankung leichter verständlich als die individuelle Perspektive des Symptomträgers. Sind gestörte familiäre Interaktionsmuster Auslöser oder aufrechterhaltende Bedingung einer psychischen Erkrankung, können familientherapeutische Ansätze wirksam werden.

Häufig findet das Verfahren in der Kinder- und Jugendpsychiatrie Anwendung. Typische **Indikationsbereiche** bei Erwachsenen sind die Anorexia nervosa, schizophrene Störungen und affektive Erkrankungen. Voraussetzung ist allerdings, dass sich die Familienmitglieder vom Problem betroffen fühlen und aktiv in der Therapie mitarbeiten wollen. Über die Jahre haben sich sehr unterschiedliche familientherapeutische Schulen etabliert, die je nach Erkrankung und individuellen Gegebenheiten zur Therapie herangezogen werden sollten.

8.4 Humanistische und erlebnisorientierte Verfahren

8.4.1 Gesprächspsychotherapie

Synonyme: klientenzentrierte, klientenbezogene, personzentrierte Gesprächspsychotherapie oder nondirektive Psychotherapie

Definition

Die Gesprächspsychotherapie gehört zu den Verfahren der humanistischen Psychologie und ist eng mit dem Namen **Carl R. Rogers** (1902–1987) verbunden. Im Zentrum der Therapie steht das Gespräch mit dem ratsuchenden Menschen. Ziel ist die persönliche Entwicklung und innere Reifung des Klienten, die durch den Therapeuten im Gespräch gefördert wird.

Dabei hat die Gesprächspsychotherapie ein eigenes Menschenbild: Sie geht von einem kreativen, selbstbestimmten Menschen aus, der im Grunde weiß, was für ihn gut und richtig ist, um glücklich und im Einklang mit sich selbst zu leben. In der Therapie wird dieses Wissen durch Verbalisieren der Gefühle wahrnehmbar gemacht und die Diskrepanz zwischen dem als „richtig Empfundenen" und dem „tatsächlich Gelebten" aufgedeckt. Der Klient wird dabei in Eigenverantwortlichkeit und -aktivität zur positiven Veränderung ermutigt, damit eigenes Erleben und Wertvorstellungen besser übereinstimmen. Der Klient kann so bisher nicht akzeptierte Erfahrungen leichter in sein Selbstkonzept integrieren und neue Lösungsstrategien für sich erarbeiten. Der Therapeut bleibt dabei nondirektiv.

GUT ZU WISSEN

Der amerikanische Psychologe **Carl R. Rogers** stellte seinen **nichtdirektiven Beratungsansatz** bereits Anfang der 1940er-Jahre vor und setzte sich damit von der Psychoanalyse ab. Später kam der Begriff der **klientenzentrierten Therapie** hinzu, in der sich der Therapeut bemüht, die subjektive Welt des Klienten zu erfassen und seinen inneren Bezugsrahmen zu erkennen. Mit der **Spiegeltechnik** reflektiert der Therapeut dem Klienten, wie er dessen verbalisierte Gedanken, Gefühle, Erfahrungen und Wertvorstellungen verstanden hat, um die Selbsterkenntnis beim Klienten zu fördern. Im Laufe der Zeit wurde die Therapie modifiziert und ist in Teilaspekten in andere Therapieformen eingeflossen. Die Gesprächspsychotherapie steht derzeit als **anerkanntes wissenschaftliches Verfahren** zwischen Psychoanalyse und Verhaltenstherapie.

Grundannahmen

Die theoretischen Grundannahmen der Gesprächspsychotherapie sind:

- **Selbstverwirklichungsstreben:** Jeder Mensch strebt danach, seine eigenen Vorstellungen, Werte und Ideen zu verwirklichen, um glücklich und in Übereinstimmung mit sich selbst zu leben (**Kongruenz** von Selbst und Erfahrung).
- **Selbstkonzept:** Durch die Interaktion mit seiner Umgebung entwickelt jeder Mensch eine Vorstellung von sich selbst. Dieses Selbstkonzept versucht er durch seine Selbstbehauptung aufrechtzuerhalten. Jeder Mensch verfügt über **Selbstheilungskräfte,** die in einer angstfreien und vertrauensvollen Umgebung aktiviert werden können.
- **Unbedingte Akzeptanz:** Eine nicht an Bedingungen geknüpfte Akzeptanz durch seine Umgebung ermöglicht dem Menschen, sich selbst anzunehmen.
- **Reintegration von Erlebnisinhalten:** Werden Diskrepanzen zwischen den Wertvorstellungen und Erlebnisinhalten auf-

gedeckt, kann der Klient neue Lösungswege für sich erarbeiten, die zur Integration des verdrängten Erlebens führen.

Therapeutisches Gespräch

Es umfasst immer eine **Wortebene** (Sach- oder kognitive Ebene: „Was wird gesagt?") und eine **Gefühlsebene** (Erfahrungs- oder affektive Ebene: „Was wird gemeint?"). Diese Ebenen muss der Therapeut kennen, um das Gespräch als vertrauensbildendes und damit anregendes Element für den Klienten zu nutzen. Dadurch fühlt dieser sich angenommen und lässt die Aktualisierung traumatischer Erlebnisse zu, kann sie reflektieren und sich mit ihnen auseinandersetzen.

Krankheitskonzept

Rogers ging davon aus, dass bei fehlender Übereinstimmung von Erleben und Selbst **(Inkongruenz)** seelische Störungen entstehen können. Durfte ein Klient z. B. als Kind bestimmte Bedürfnisse und Gefühle (Ungehorsam und Wut) in einem sehr strengen und rigiden Elternhaus nicht ausleben, werden diese Bedürfnisse von ihm ausgeblendet, und lebt er nicht mehr in voller Übereinstimmung mit seinem Selbst. Es fällt ihm z. B. schwer, Ansprüche anderer Menschen abzuwehren und „Nein" zu sagen. Dementsprechend wird er in bestimmten zwischenmenschlichen Situationen leiden und ggf. weitere (z. B. depressive) Symptome ausbilden. Im Mittelpunkt der Therapie steht, Diskrepanzen im inneren Erleben des Klienten aufzuspüren, sie durch Selbsterkenntnis herauszuarbeiten und durch seine Selbstheilungskräfte zu verändern.

Therapievoraussetzungen

Klient und Therapeut sollen in der Gesprächspsychotherapie zueinander in einer **gleichwertigen Beziehung** stehen. Als Voraussetzung müssen Therapeut und Klient bestimmte Kriterien erfüllen.

Therapeutenvariablen

Echtheit und Selbstkongruenz: Offenheit des Therapeuten für Gefühle und Erfahrungen aller Art und Übereinstimmung seiner Äußerungen mit seinem inneren Erleben (Kongruenz). Dabei ist es erforderlich, auf bedeutsame interaktive Gefühle und Empfindungen zu achten.

Positive Wertschätzung, unbedingte Akzeptanz und **emotionale Wärme (Empathie):** Die Akzeptanz des Klienten als Person in seiner Ganzheitlichkeit wird nicht von Bedingungen oder Bewertungen beeinflusst. Der Therapeut ist außerdem bereit, an den Gefühlen, Erlebnissen, Bemühungen des Klienten ohne Bewertung der Person, der Gedanken und Handlungen Anteil zu nehmen, ihn aber weder zu bemitleiden, noch ihn in allem zu unterstützen oder zu bestärken.

Klientenvariablen

Selbstständige und **aktive** Auseinandersetzung mit den eigenen Problemen sowie ausreichende Fertigkeiten in der **zwischenmenschlichen Interaktion.**

Interventionstechniken

Verbalisieren von Erlebnisinhalten des Patienten

Bemühen des Therapeuten, die persönlich-emotionalen Inhalte im verbalen und nonverbalen Verhalten des Klienten wahrzunehmen und wiederzugeben. Dabei ist der Therapeut bestrebt, die innere Wahrnehmungs- und Erlebniswelt des Klienten zu verstehen, z. B. zu spüren, welche Gefühle hinter seinen Worten stecken. Dies „spiegelt" er dem Klienten, d. h., er verbalisiert seine Wahrnehmung und ermöglicht dem Klienten durch die „Spiegelung" der eigenen, oft verdrängten Gefühle die Überprüfung, Präzisierung oder Korrektur seiner inneren Welt. Damit wird auch künftiges Verhalten und Erleben beeinflusst.

Aktives Zuhören

Durch Blickkontakt, offen zugewandte Körperhaltung, Wiederholen des Gesagten, Nicken oder akustische Signale („hmhm, ja") gibt der Therapeut zu verstehen, dass er dem Klienten in seiner Erzählung aufmerksam folgt.

Nondirektivität

Der Therapeut hört dem Patienten vornehmlich zu. Er analysiert oder kommentiert nicht, strukturiert den therapeutischen Prozess nicht durch Fragen oder andere Interventionen (Rollenspiele, Übungen etc.).

Therapieindikationen

Die Gesprächstherapie zählt zu den sog. aufdeckenden Therapieverfahren, da durch die Technik des Gesprächs verdrängte Gefühle und die damit zusammenhängenden Konflikte scheinbar ohne direktes Eingreifen des Therapeuten bewusst gemacht werden. Sie kann für eine Vielzahl von psychischen Störungen eingesetzt werden, ist aber bei akuten Formen der affektiven oder schizophrenen Störungen, bei akuter Suizidalität, bei Hirnschädigung bzw. Oligophrenie und ausgeprägten Persönlichkeitsstörungen kontraindiziert.

8.4.2 Gestalttherapie

Definition

Die Gestalttherapie ist eine Form der **ganzheitlichen Psychotherapie** im Selbstverständnis der „humanistischen Psychotherapie". Sie entwickelte sich aus Elementen von Gestaltpsychologie, Psychoanalyse, Existenzialismus und Lernpsychologie. Besonderes Merkmal ist die Einbeziehung der Körpersprache (sog. „Erlebnistherapie"). Gründer der Gestalttherapie war der Psychologe **Fritz Perls** (1893–1970).

Krankheitskonzept

Die **Gestalttherapie** geht davon aus, dass Störungen aus der Desintegration, Abspaltung und (unbewussten) Vermeidung von Wünschen oder Vorstellungen, die Unbehagen oder Angst erzeugen könnten, entstehen. Dadurch können bestimmte Ressourcen nicht genutzt und erweitert werden, sodass keine „kontaktvolle" Begegnung mit dem Gegenüber oder der Umwelt aufgebaut werden kann. Störungen zeigen sich in verschiedenen Momenten des „Kontaktzyklus". Es ergibt sich eine Störung in der Bezogenheit von „Figur und Feld" (Individuum und Umwelt).

Voraussetzung für die Heilung ist – mit Unterstützung durch den Therapeuten – das Wahrnehmen („Bewusstheit") des eigenen Körpers und der eigenen Gefühle sowie das bewusste Durchleben der aufsteigenden Fantasien, Gefühle und Vorstellungen. Indem vermiedene, nicht abgeschlossene, unerledigte Impulse und Handlungsansätze aufgedeckt oder unpassende Glaubenssätze („Introjekte") wahrgenommen und „abgeschlossen" werden („Assimilation"), wird das Entstehen einer Ganzheitlichkeit bei einer nicht integrierten Persönlichkeit angestrebt. Ein Ziel in der Gestalttherapie ist es, das jeweils fehlende Stück des Ganzen zu identifizieren, es zur Verfügung zu stellen und dadurch das **Ganze (die Gestalt)** „rund zu machen".

Therapieindikationen

Die Gestalttherapie kann bei Depressionen und Ängsten im Rahmen von neurotischen und Anpassungsstörungen, Persönlichkeitsstörungen, Suchterkrankungen, psychosomatischen und somatoformen Störungen zum Einsatz kommen. Grundsätzlich ist sie auch als Hilfe zur Selbsterkennung und Selbstentfaltung anwendbar. Möglich sind Einzel- und Gruppenbehandlungen.

Da es sich um ein emotional belastendes Therapieverfahren handelt, können – bei mangelnder Ich-Stärke – Unruhe- und Angstzustände, Erregtheit, Aggressivität, Suizidalität, Niedergeschlagenheit, Erschöpfungsgefühl und Schlafstörungen hervorgerufen werden. Im Einzelfall kann eine schizophrene Störung ausgelöst oder reaktiviert werden.

Kontraindikationen sind daher:

- Schizophrene Störungen
- Oligophrenien, organische Psychosen bzw. Demenz
- Konversionsneurotische Störungen
- Asthenische, hypochondrische und histrionische Persönlichkeitsstörungen

8.4.3 Logotherapie und Existenzanalyse

Die von **Viktor E. Frankl** (1905–1997) begründete Logotherapie und Existenzanalyse, eine sinn- und wertorientierte Psychotherapie, gilt neben der Ersten Wiener Schule (Psychoanalyse nach Sigmund Freud) und der Zweiten Wiener Schule (Individualpsychologie nach Alfred Adler) als die Dritte Wiener Schule der Psychotherapie.

Grundannahmen

Der Mensch ist existenziell auf Sinn ausgerichtet. Ein menschliches Leben ohne Sinn kann zu psychischen Erkrankungen führen, oder die psychischen Störungen können von einem eingeschränkten individuellen Sinnbezug begleitet sein. Als humanistische Psychotherapie hat die Logotherapie und Existenzanalyse das Ziel, dem Klienten zu einem geistig und emotional freien Erleben zu verhelfen, damit er gegenüber sich selbst und seiner Umwelt wieder verantwortungsvoll agieren kann.

Indikationen

Diese Therapieform kann bei allen Formen von psychisch, psychosozial oder psychosomatisch bedingten Verhaltensstörungen und Leidenszuständen als spezifische oder supportive Psychotherapie angewandt werden.

Krankheitskonzept

Nach Frankl haben Menschen 3 Dimensionen:

1. die physische Dimension (Leib)
2. die psychische Dimension (Seele)
3. die noetische Dimension (Geist)

Die ersten beiden Dimensionen (Leib und Seele) stehen in einem engen Zusammenhang. Frankl bezeichnet dies als den sog. psychophysischen Parallelismus. Nach Frankl kann sich der Mensch über dieses Psychophysikum aufgrund seiner geistigen Dimension erheben. Von den Annahmen der Logotherapie und Existenzanalyse ausgehend kann der Mensch nur im Psychophysikum erkranken. Seine noetische Dimension bleibt dagegen gesund.

Therapieprinzipien

Logotherapie und Existenzanalyse unterstützen den Patienten, seine Lebenslagen sinnvoll auszufüllen oder kognitiv umzubewerten. Fehlt beim Patienten der Lebenssinn völlig, so nennt Frankl dies „noogene Neurose". Frankls Konzept der Logotherapie und Existenzanalyse leitet sich aus 3 philosophischen und psychologischen Grundgedanken ab:

1. der Freiheit des Willens
2. dem Willen zum Sinn
3. dem Sinn im Leben

Therapieverfahren

Zwei verhaltenstherapeutische Techniken gehen auf die Logotherapie zurück:

Paradoxe Intention: Der Patient wird vom Therapeuten aufgefordert, sich vorzustellen und herbeizuwünschen, was er im besonderen Maße fürchtet.

Dereflexion: Versuch, krankhafte Symptome durch Ablenkung weitgehend zu ignorieren.

8.4.4 Weitere wichtige Psychotherapien

Weitere wichtige Psychotherapien sind u. a. die **Kurztherapie** nach Steve De Shazer und Insoo Kim Berg, die **katathym-imaginative Psychotherapie** nach Hanscarl Leuner und die **Individualpsychologie nach Alfred Adler.**

Ein weiterer psychotherapeutischer Ansatz ist die **psychodynamisch-integrative Psychotherapie,** die in der Praxis von **Christopher Ofenstein** mittlerweile einen festen Bestandteil in der Arbeit mit Klienten darstellt. Sie baut auf der Gesprächspsychotherapie nach Carl Rogers auf und verfolgt einen **übergreifenden Ansatz,** d. h., zusätzlich zur nondirektiven Gesprächsführung kommen in einem speziellen Vorgehen verschiedene therapeutische Verfahren und Methoden wie Imaginationstherapie, Focussing, Feldenkrais sowie systemische Ansätze zur Anwendung. Die Einbeziehung von Feldenkrais-Lektionen ist eine Besonderheit in der Arbeit von Christopher Ofenstein. Der Vorteil bei der Zusammenführung dieser unterschiedlichen Therapieansätze liegt darin, dass sich Themen sehr fokussiert und intensiv bereits in wenigen Sitzungen bearbeiten lassen. Ziele sind in erster Linie das umfassende Aufdecken, Neuordnen und Lösen der Ursachen von (gegenwärtigen) Konflikten.

8.5 Ergänzende spezielle Psychotherapieverfahren

8.5.1 Körperorientierte Psychotherapieverfahren

Die körperorientierte Psychotherapie oder Körperpsychotherapie geht im Wesentlichen auf den Psychoanalytiker **Wilhelm Reich** (1897–1957) zurück. Dabei kommt der Lebensenergie, die je nach Begründer unterschiedlich benannt wird (z. B. Bioenergie, Orgonenergie), eine entscheidende Rolle zu. Nach Reich wird die Lebensenergie durch körperliche und seelische Prozesse beeinflusst, neurotische Erkrankungen stören ihren Fluss. Ziel der Therapie ist die Freisetzung der verdrängten Gefühle und damit die ungehinderte Entfaltung der Lebensenergie. Erst wenn die Lebensenergie wieder ungehindert fließen kann, ist der Mensch in seinem emotionalen Ausdruck und seiner Beziehungsfähigkeit frei. Die Neurose ist dann überwunden.

8.5.2 Entspannungsverfahren

Zu den Entspannungsverfahren zählen autogenes Training und progressive Muskelrelaxation nach Jacobson, aber auch Yoga. Sie können in ein Gesamttherapieprogramm eingebettet oder als selbstständige Interventionstechnik erlernt werden.

Progressive Muskelrelaxation nach Edmund Jacobson (PMR)

Edmund Jacobson (1888–1983) beobachtete, dass jeder Muskel eine Grundspannung hat, die nach Anspannung des Muskels steigt und nach Loslassen der Anspannung unter das Niveau der Grundspannung sinkt.

Daraus entwickelte er sein Entspannungsverfahren, bei dem in einer festgelegten Reihenfolge Muskelgruppen angespannt und entspannt werden. Die dadurch erreichte muskuläre Entspannung hat Auswirkungen auf das Erleben von Angst. Nervosität und Angst erhöhen häufig unbemerkt die muskuläre Anspannung, was zu einer Steigerung des Angstgefühls führt. Durch die progressive Muskelentspannung kann positiv auf die Angst eingewirkt werden. Die Muskelentspannung reduziert angstvolle Gefühle.

Das Verfahren kann in ca. 6–12 Therapiestunden erlernt werden. Danach ist der Klient in der Lage, in kürzester Zeit einen Entspannungszustand herbeizuführen. Auf das Verfahren wird bei vielen verhaltenstherapeutischen Interventionen zurückgegriffen.

Autogenes Training nach J. H. Schultz

Johannes Heinrich Schultz (1884–1970) entwickelte eine autosuggestive Methode, um eine Entspannung und vegetative Dämpfung des Organismus zu erreichen. Der Klient nimmt eine entspannte Körperhaltung ein. Mithilfe standardisierter Formeln gelangt er in einen tranceähnlichen Zustand und erhält Einfluss auf vegetative Vorgänge, die nicht der willentlichen Kontrolle unterliegen (z. B. verringerte Atemfrequenz, Erweiterung der Blutgefäße, Entspannung der Bauchorgane). Die Übungen werden in Eigenregie mehrmals täglich durchgeführt und sind v. a. bei funktionellen und psychosomatischen Störungen sinnvoll.

8.5.3 Hypnotherapie

Die Hypnotherapie nach **Milton H. Erickson** (1901–1980) ist die moderne Form der Hypnose. Trance und Suggestionen sind wesentliche Bestandteile der Hypnotherapie. Sie werden zur Förderung von Heilungs-, Such- und Lernprozessen eingesetzt. In der Trance befindet sich der Klient in einem entspannten Wachzustand mit Bewusstseinseinengung. In diesem Zustand findet er leichter Zugang zum Unbewussten und kann Widerstände teilweise umgehen. Dies wird für die therapeutische Arbeit genutzt.

Suggestionen sollen dabei helfen, die innere Selbstorganisation des Klienten zu verändern und damit Lösungen für Fragen oder Probleme zu finden. Daneben kann Hypnotherapie auch zum Selbsthypnosetraining bzw. zum Erlernen von Entspannungsübungen dienen. Oft reichen wenige Sitzungen aus. Die Behandlung erfolgt nach einem bestimmten Auftrag, d. h., die vom Klienten und Therapeuten erarbeiteten Zielvorstellungen werden am Ende der Therapie überprüft. Für den Erfolg der Therapie sind auch hier eine vertrauensvolle Klient-Therapeut-Beziehung und das Verfolgen gemeinsam vereinbarter Ziele entscheidend.

THERAPEUTISCHE PRAXIS

Die Hypnotherapie hat nichts mit der „Showhypnose" zu tun! Auch können die Klienten **nicht** dazu gebracht werden, während oder nach der Hypnose etwas gegen ihren Willen zu tun. Diese Information ist wichtig für den Klienten, damit er sich auf das Verfahren einlassen kann.

8.5.4 Psychoedukation

Unter **Psychoedukation** versteht man Interventionen, bei denen Patienten und Angehörige strukturierte Informationen über psychische Erkrankungen sowie deren Ursachen und Behandlungsmöglichkeiten erhalten.
Die Psychoedukation verfolgt folgende **Ziele:**
- Gezielte Wissensvermittlung über die Erkrankung
- Förderung des kompetenten Umgangs von Patienten und Angehörigen mit der Erkrankung
- Emotionale Entlastung
- Sicherung der langfristigen Behandlungsbereitschaft und Senkung des Rückfallrisikos

Die **Durchführung** kann in Einzel- oder Gruppensitzungen erfolgen. Die Psychoedukation hat sich ursprünglich aus der Familientherapie entwickelt und kann Betroffenen und ihren Angehörigen angeboten werden. Die Teilnahme an einer psychoedukativen Gruppe führt zunächst zur **emotionalen Entlastung.** Häufig gehen der Teilnahme ein langes Leiden und eine Stigmatisierung durch die Erkrankung voraus. Der **Erfahrungsaustausch** über schmerzvolle und belastende Erfahrungen in der Gruppe und das Gefühl, kein Einzelschicksal zu erleiden, erleben die meisten Patienten als sehr entlastend. Durch die **Informationsvermittlung** über die Erkrankung wird auch die Hilflosigkeit der Betroffenen gemildert. Bei Betroffenen und Angehörigen wird Verständnis für die Ursachen und Behandlungsmöglichkeiten geschaffen, und es werden Wege aufgezeigt, wie man der Erkrankung sinnvoll begegnen kann. Der Umgang mit der Erkrankung wird allen Beteiligten erleichtert. Langfristig kann dies die Betroffenen zu „Experten" ihrer Erkrankung machen, ihre Behandlungsbereitschaft fördern und das **Rückfallrisiko** senken.

Psychoedukative Behandlungselemente sind zwischenzeitlich schon Bestandteil zahlreicher Psychotherapieformen. Strukturierte **psychoedukative Programme** mit Therapiemanualen und Ratgebern wurden bereits für viele psychische Erkrankungen wie Depression, Zwangsstörungen, Angststörungen, Borderline-Störung, schizophrene Störungen sowie Suchterkrankungen entwickelt und erprobt.

8.5.5 Eye Movement Desensitization and Reprocessing (EMDR)

Die Trauma bearbeitende Psychotherapiemethode EMDR (**E**ye **M**ovement = Augenbewegungen; **D**esensitization = Desensibilisierung, Unempfindlich-Machen; **R**eprocessing = Be-/Verarbeitung des Traumas) zählt zu den effektivsten Methoden bei der Behandlung der posttraumatischen Belastungsstörung (PTBS) und wurde 2006 vom deutschen Wissenschaftlichen Beirat für Psychotherapie anerkannt.

Nach dem für die EMDR handlungsleitenden Modell der adaptiven Informationsverarbeitung sind die belastenden Erfahrungen in blockierten bzw. unvollständig integrierten Erinnerungsnetzwerken des Gehirns verankert. Um möglichst große Behandlungseffekte zu erzielen, beinhaltet das EMDR-Verfahren Elemente vieler wirksamer Psychotherapieansätze (u. a. kognitiv-verhaltenstherapeutische, psychodynamisch/tiefenpsychologische, körpertherapeutische und interpersonelle), die in strukturierter Weise eingesetzt werden.
Zu den **wichtigsten Elementen** der EMDR gehören:
- die „bilaterale Stimulation", wobei durch Augenbewegungen, Töne oder (nach Absprache mit dem Klienten) auch kurze Berührungen z. B. des Handrückens oder der Oberschenkel (sog. „Taps") ausgleichend auf die beiden durch den Gehirnbalken (das Corpus callosum) verbundenen Gehirnhälften eingewirkt wird,
- der Aufbau psychischer Kräfte (Ressourcen),
- die Bearbeitung belastender (traumatischer) Erlebnisse, die an der Auslösung vieler psychischer Erkrankungen beteiligt sind.

Nach einer erfolgreichen EMDR-Behandlung erleben sich die meisten Patienten als deutlich entlastet; negative Überzeugungen können (auch von der Gefühlsebene her) neu und positiv formuliert werden, und die physiologische Erregung klingt deutlich ab.

MERKE
In wissenschaftlichen Studien zur EMDR hat sich gezeigt, dass dieses traumatherapeutische Verfahren die gleichen Behandlungseffekte erzielt wie andere bewährte Behandlungsmethoden, dazu jedoch nur 40 % der Behandlungsstunden benötigt.

Auch wenn die EMDR in erster Linie zur Behandlung belastender Erinnerungen bei PTBS entwickelt wurde, hat sich die Methode auch bei **anderen Indikationen** als wirksam erwiesen. Dazu gehören Störungsbilder, zu deren Entstehung belastende Erlebnisse beigetragen haben, sowie Kinder mit Verhaltensstörungen, außerdem Anpassungsstörungen, traumatischer Trauer nach Verlusterlebnissen und chronische komplexe Traumafolgestörungen viele Jahre nach schweren Kindheitsbelastungen. Darüber hinaus zeigen wissenschaftliche Studien eine Wirkung der EMDR auch bei der Behandlung von Phantomschmerzen sowie zur Senkung der Rückfallneigung bei Alkoholabhängigkeit.

Allerdings ist diese hoch wirksame Methode auch nicht ohne **Nebenwirkungen** und **Kontraindikationen.** Daher sollte eine EMDR-Behandlung nur von entsprechend geschulten Psychotherapeuten durchgeführt werden.

Verständnisfragen

- Welche kindlichen Entwicklungsphasen werden nach Freud unterschieden? Was sind ihre jeweiligen Themen?
- Welche Grundtechniken gehören zur psychoanalytischen Therapie?
- Worauf liegt der Schwerpunkt bei der analytischen Behandlungstechnik? Was soll in der Therapie „wiederbelebt" werden?
- Was bedeutet „Widerstand" in der psychoanalytischen Therapie? Woran ist er erkennbar?
- Was besagt die Abstinenzregel? Bei welchem Therapieverfahren ist sie bedeutsam?
- Welche Voraussetzung muss ein Klient für die klassische Psychoanalyse erfüllen?
- Worin bestehen die Hauptunterschiede von psychoanalytischer und Verhaltenstherapie?
- Was beschreibt das SORCK-Modell?
- Welche verhaltenssteuernden Elemente werden bei den operanten Verfahren der Verhaltenstherapie eingesetzt? Welche weiteren behavioralen Verfahren kennen Sie? Charakterisieren Sie kurz deren Prinzipien!
- Welche Grundannahme erklärt das Prinzip der systematischen Desensibilisierung?
- Was versteht man unter der Angstkurve, und worin besteht ihr therapeutischer Nutzen?
- Charakterisieren Sie die Gesprächspsychotherapie. Wie wirkt sie?
- Welche Entspannungsverfahren kennen Sie? Wodurch zeichnen sie sich aus?
- Was versteht man unter Psychoedukation?
- Wer hat EMDR als solches entwickelt?
- Für was steht EMDR?
- Was ist eine bilaterale Stimulation?

III Psychiatrische Krankheitsbilder

KAPITEL

9 Organisch bedingte und symptomatische psychische Störungen

Kapitelübersicht

Das frühere ICD-10-Kapitel organischer, einschließlich symptomatischer Störungen wird in der ICD-11 in 2 Kategorien umgeschlüsselt.

Die erste sind die **neurokognitiven Störungen,** bei denen im Laufe des Lebens erworbene Funktionen wieder verloren gehen. Dies kann **primär** (organisch bedingt) durch Erkrankungen des Gehirns oder **sekundär** bzw. symptomatisch im Rahmen von Erkrankungen des Gesamtorganismus geschehen. Typische neurokognitive Störungen sind das Delir, die leichte neurokognitive Störung, die amnestische Störung und die Demenzen. Beim **Delir,** das sich in der Regel akut entwickelt, steht die Störung von Aufmerksamkeit, Orientierung und Bewusstsein im Vordergrund, bei der sich chronisch und schleichend entwickelnden **Demenz** die Beeinträchtigung von mindestens zwei kognitiven Bereichen auf ein Niveau, das nicht mehr dem Alter, dem Bildungsstand und dem Niveau vor der Erkrankung entspricht.

Die zweite Kategorie sind die **sekundären** oder psychischen Verhaltenssyndrome bei andernorts klassifizierten Störungen oder Erkrankungen, also die **symptomatischen** Störungen. Entscheidend für die Heilung und damit Rückbildung der Symptome sind das **frühzeitige** Erkennen der Störungen und die Diagnose der Ursachen. Wird der schädigende Reiz auf das Gehirn rechtzeitig beseitigt, können die fortschreitende Schädigung und Zerstörung von Hirnstrukturen sowie eine irreversible Störung verhindert werden.

Eine **internistische und neurologische Abklärung** der psychischen Symptome ist für den Gesundungsprozess nicht nur entscheidend, sondern kann, z. B. bei einem Delir, auch lebensrettend sein. Die primäre Versorgung und Therapie der an organisch bedingten und symptomatischen psychischen Störungen Erkrankten liegt damit in **fachärztlicher** Hand.

9.1 Definition

Neurokognitive Störungen entstehen durch Erkrankungen des Gehirns (primär) oder als Folge einer krankhaften Veränderung des Gesamtorganismus (sekundär). Primäre Hirnerkrankung sind z. B. ein Schädel-Hirn-Trauma, ein Hirntumor oder die Alzheimer-Krankheit. Zu einer sekundären Hirnfunktionsstörung führen z. B. Vergiftungen. Als sekundär wird eine Hirnveränderung somit nur eingestuft, wenn sie durch eine gesundheitliche Veränderung entstehen, die nicht zu den psychischen Störungen oder Verhaltensstörungen gehört.

GUT ZU WISSEN

Die **ICD-10** vermeidet das Wort „Psychose" und spricht stattdessen von „organischen psychischen Störungen". In der ICD-11 wurde diese Gruppe umgeschlüsselt in die sekundären psychischen oder Verhaltenssyndrome bei anderenorts klassifizierten Störungen oder Erkrankungen.

Manche Autoren verwenden auch weiterhin den Begriff „organische Psychose" und grenzen ihn von der „symptomatischen Psychose" ab. Andere verwenden die Bezeichnung „organische Psychose" nur für Krankheitsbilder, die auf eine primäre Funktionsstörung des Gehirns zurückzuführen sind. Häufig werden auch alle körperlich verursachten psychischen Störungen unter der Sammelbezeichnung „organische Psychosen" zusammengefasst.

9.2 Klassifikation

9.2.1 ICD-Klassifikation

In der **ICD-10** wurden die organischen psychischen Störungen nach der Ätiologie in solche 1. und 2. Ranges unterteilt:

- **Organische psychische Störungen 1. Ranges:** nach Schädel-Hirn-Trauma, vaskulären Prozessen (z. B. Herzinsuffizienz, Hypertonie), Entzündungen (z. B. Hirnhautentzündung, HIV-Infektion) oder Hirntumoren (➤ Tab. 9.1)
- **Organische) psychische Störungen 2. Ranges:** bei schweren Nieren- oder Leberkrankheiten, Schilddrüsenerkrankungen, Vitaminmangelzuständen oder metastasierenden Tumoren (➤ Tab. 9.2)

Anders ausgedrückt:

- **Primäre Hirnschädigungen** entstehen durch intrazerebrale Erkrankungen oder Verletzungen.
- **Sekundäre Hirnschäden** sind die Folge von systemischen Erkrankungen oder von Drogen- bzw. Medikamenteneinflüssen, welche die Hirnfunktion beeinträchtigen.

MERKE

Unterschiedliche körperliche Erkrankungen können dieselben psychischen Symptome hervorrufen, d. h., die Symptome sind **nicht** spezifisch für die Ursache der Erkrankung!

In der **ICD-11** wurden die organischen Störungen 1. Ranges (Demenz, organisches amnestisches Syndrom und Delir) zu den neurokognitiven Störungen zusammengefasst (➤ Tab. 9.1), die organischen Störungen 2. Ranges zu den sekundären psychischen oder Verhaltenssyndromen (➤ Tab. 9.2).

9.2.2 Veraltete Klassifikationen und Bezeichnungen

Triadisches System

Im triadischen System wurden organische psychische Störungen nach dem Verlauf in akute und chronische organische Psychosen eingeteilt. Das klassische Krankheitsbild einer akuten organischen Psychose ist das **Delir,** während die **Demenz** eine typische chronische organische Psychose ist.

GUT ZU WISSEN

Der **akute exogene Reaktionstyp nach Bonhoeffer** ist identisch mit der akuten organischen Psychose.

Tab. 9.1 Organische psychische Störungen 1. Ranges nach ICD-10 bzw. neurokognitive Störungen nach ICD-11 [W203-012, W798-008]

ICD-10-Klassifikation		ICD-11-Klassifikation	
Demenzen			
F00	Demenz bei Alzheimer-Krankheit	6D80	Demenz durch Alzheimer-Krankheit
F01	Vaskuläre Demenz	6D81	Demenz durch zerebrovaskuläre Krankheit
• F02	Demenz bei anderenorts klassifizierten Krankheiten	6D85	Demenz durch anderenorts klassifizierte Krankheiten
• F02.0	Demenz bei Pick-Krankheit	6D83	Frontotemporale Demenz
• F02.1	Demenz bei Creutzfeldt-Jakob-Krankheit	• 6D85.5	Demenz durch Prionenerkrankung
• F02.3	Demenz bei primärem Parkinson-Syndrom	• 6D85.0	Demenz durch Parkinson-Krankheit
• F02.4	Demenz bei HIV	• 6D85.3	Demenz durch humanes Immundefizienz-Virus [HIV]
F03	Nicht näher bezeichnete Demenz	6D8Z	Demenz, nicht näher bezeichnete oder unbekannte Ursache
Delir			
F05	Delir, nicht durch Alkohol oder sonstige psychotrope Substanzen bedingt	6D70.Z	Delir, nicht näher bezeichnete oder unbekannte Ursache
	Nach Substanzen verschlüsselt	6D70.1	Delir durch psychoaktive Substanzen, einschließlich Medikamente
Amnestisches Syndrom			
F04	Organisches amnestisches Syndrom	6D72.0	Amnestische Störung durch anderenorts klassifizierte Krankheiten
	Nach Substanzen verschlüsselt	6D72.1	Amnestische Störung durch psychoaktive Substanzen, einschließlich Medikamente
Leichte kognitive Störung			
F06.7	Leichte kognitive Störung	6D71	Leichte kognitive Störung

Tab. 9.2 Organische psychische Störungen 2. Ranges nach ICD-10 bzw. sekundäre psychische oder Verhaltenssyndrome nach ICD-11 [W203-012, W798-008]

ICD-10-Klassifikation		ICD-11-Klassifikation	
F06.0	**Organische Halluzinose**	**6E61.0**	**Sekundäres psychotisches Syndrom mit Halluzinationen**
F06.1	Organische katatone Störung	6E69	Sekundäres katatones Syndrom
F06.2	Organische wahnhafte Störung	6E61.1	Sekundäres psychotisches Syndrom mit Wahnvorstellungen
F06.3	Organische affektive Störung	6E62	Sekundäres affektives Syndrom
F06.4	Organische Angststörung	6E63	Sekundäres Angstsyndrom
F06.5	Organische dissoziative Störung	6E65	Organische emotional labile asthenische Störung
F06.6	Organische emotional labile asthenische Störung	6E65	Organische emotional labile asthenische Störung
F06.8	Sonstige näher bezeichnete organische psychische Störungen aufgrund einer Schädigung oder Funktionsstörung des Gehirns oder einer körperlichen Krankheit	6E6Y	Sonstige näher bezeichnete sekundäre psychische Syndrome oder Verhaltenssyndrome
F07	Persönlichkeits- und Verhaltensstörungen aufgrund einer Krankheit, Schädigung oder Funktionsstörung des Gehirns	(–.–)	Sekundäre psychische oder Verhaltenssyndrome bei anderenorts klassifizierten Störungen oder Erkrankungen
• F07.0	Organische Persönlichkeitsstörung	6E68	Sekundäre Persönlichkeitsänderung
• F07.2	Organisches Psychosyndrom nach Schädel-Hirn-Trauma	6D71	Leichte neurokognitive Störung
F09	Nicht näher bezeichnete organische oder symptomatische psychische Störung	6E6Z	Sekundäre psychische Syndrome oder Verhaltenssyndrome, nicht näher bezeichnet

Hirnorganisches Psychosyndrom

Dies ist die inzwischen veraltete Bezeichnung für akute und chronische organische Psychosen. Es wird auch weiterhin oft auf nichtpsychiatrischen Stationen für kognitive und affektive Störungen mit einer Veränderung der Psychomotorik verwendet. Daneben bestehen oft emotionaler Kontrollverlust, eine Veränderung des Bewusstseins und die Umkehr des Schlaf-Wach-Rhythmus. Die ICD-11 kennt nur noch das organische Psychosyndrom nach Schädel-Hirn-Trauma.

Durchgangssyndrom

Dieser Begriff nach Hans Heinrich Wieck (1918–1980) ist eine Sammelbezeichnung für verschiedene unspezifische, organisch bedingte reversible Psychosyndrome, die historische Bedeutung hat. Sie wurde in der ICD-10 als **organische psychische Störung** kodiert, gehört zur Gruppe der akuten organischen Psychosyndrome und unterscheidet sich vom Delir durch eine **fehlende Bewusstseinsstörung.** Eine solche psychische Störung wird häufig beim Abklingen, manchmal auch zu Beginn einer hirnorganischen Schädigung durchlaufen und kann nahezu jeden Menschen im Zusammenhang mit körperlichen Erkrankungen (z. B. Fieber, Operation, Unfall, Intoxikation) betreffen.

Heute wird der Begriff Durchgangssyndrom vermieden, weil er nahe legt, dass es sich um eine zu durchlaufende Phase handelt, nach deren Ende wieder der Normalzustand erreicht wird. Tatsächlich handelt es sich aber um ein Delir, das plötzlich und akut auftritt und auch einen schweren Verlauf nehmen kann. Betroffen sind vor allem ältere Menschen vor, während oder nach einem Krankenhausaufenthalt, nach einer Operation oder einer Vollnarkose. Bei entsprechenden therapeutischen Maßnahmen bildet es sich jedoch wieder völlig zurück.

Je nach vorherrschenden Symptomen unterschied man früher zwischen:

- **Affektivem Durchgangssyndrom** mit depressiver oder manischer Symptomatik
- **Paranoid-halluzinatorischem Durchgangssyndrom** mit Wahnideen und Wahrnehmungsstörungen
- **Amnestischem Durchgangssyndrom** mit Gedächtnis- und Denkstörungen

9.3 Neurokognitive Störungen

9.3.1 Demenz

Definition

Eine **Demenz** (lat. *demens* = schwachsinnig) ist ein infolge einer Hirnkrankheit **erworbener kognitiver Defekt,** der mit einem **irreversiblen,** groben und nicht selten **progredienten** (fortschreitenden) intellektuellen und **mnestischen** (das Gedächtnis betreffenden) Abbau einhergeht. Es kommt also zu einem Verlust früher vorhandener intellektueller Fähigkeiten.

Symptomatik

FALL

Demenz – „Kein Kartenspiel mehr"

Ein 69-jähriger ehemaliger Bankkaufmann kommt zusammen mit seiner Frau und seiner Tochter in die Sprechstunde. Die Angehörigen beklagen eine zunehmende Vergesslichkeit und soziale „Abkapselung" ihres Mannes bzw. Vaters. Häufig müsse die Ehefrau ihn mehrfach um etwas bitten. Wenn sie ihn z. B. bitte, die Wäsche in den Keller zu bringen, und er dann das Zimmer mit diesem Auftrag verlasse, bleibe er aber im Wohnzimmer stehen, setze sich hin und schaue zum Fenster raus. Wenn sie ihn nicht ansprechen würde, bliebe er dann stundenlang untätig sitzen. Er sei so schweigsam geworden, gehe nicht mehr gern einkaufen und seit einem Monat meide er auch seine „heiß geliebten" Canasta-Abende. Eigentlich sei er ein geselliger Mann, der gern mit den Freunden rede und Karten spiele. Der Ehefrau sei außerdem aufgefallen, dass er sich wiederholt mit dem Auto verfahren habe, obwohl ihm die Strecken absolut geläufig seien. Auch habe er Termine verwechselt oder versäumt. Als sie zum Steuerberater gehen wollten, sei sie erschrocken, welche Unordnung in den Unterlagen ihres Mannes geherrscht habe; er sei sonst so genau und gewissenhaft. Vor gemeinsamen Treffen mit Freunden habe er sich auch öfters gedrückt, und seit Neustem gehe er nicht mal mehr gern zu seiner Tochter. Wenn man ihn auf diese Veränderungen anspreche, reagiere er abweisend oder sogar böse. Im Gespräch mit der Therapeutin gibt der Klient jedoch zu, dass er Schwierigkeiten habe, sich Dinge zu merken, und auch nicht mehr richtig rechnen könne. Auch falle es ihm schwer, Gesprächen zu folgen, weswegen er ungern Freunde und die Familie treffe. Er sei einfach nicht mehr „der Alte" und fühle sich so nutzlos. Während er dies berichtet, steigen ihm Tränen in die Augen.

Klassische Symptome des **demenziellen Syndroms** sind Störungen des **Gedächtnisses** und der **Lernfähigkeit.** Das **Urteilsvermögen** ist eingeschränkt und der **Ideenfluss** vermindert. Hinzu kommen **Orientierungsstörungen, Sprachverständnisstörungen** und sog. **Werkzeugstörungen.** Die Werkzeugstörungen umfassen u. a. Lesen, Schreiben, Rechnen und komplexe Handlungsabläufe.

MERKE

Zur Symptomatik der Demenz gehört **keine** qualitative Bewusstseinsstörung!

Die Demenz dämpft die kognitiven Fähigkeiten generell. Es gibt keine verminderte Ansprechbarkeit oder gesteigerte Empfindlichkeit auf einzelne Wahrnehmungsbereiche. Die Bewusstseinsinhalte sind geschwächt, aber nicht verschoben.

Begleitet werden diese Symptome meist von einer Verschlechterung der emotionalen Kontrolle, des sozialen Verhaltens und der Motivation. Langfristig zeichnet sich eine **Veränderung der** Persönlichkeit ab. Im fortgeschrittenen Stadium der Demenz können **neurologische** Symptome wie Harn- oder Stuhlinkontinenz auftreten. **Psychische** Symptome wie Depression, Störungen des Schlaf-Wach-Rhythmus, **Wahnsymptome** und **Halluzinationen** können sich ebenfalls entwickeln.

ERLÄUTERUNGEN ZUM FALL

Kognitive Einbußen

Bei einer demenziellen Entwicklung sind zunächst v. a. **Konzentration, Merkfähigkeit** und **Kurzzeitgedächtnis** betroffen. Die Erscheinungen wie im Fallbeispiel sind nicht an ein Geschlecht gebunden. Sie entwickeln sich bei Männern und Frauen gleichermaßen. Allerdings überdecken in Beruf und Haushalt eingespielte Routinen die Symptome, weil das Langzeitgedächtnis zunächst intakt bleibt und vornehmlich das Kurzzeitgedächtnis betroffen ist. Der Bankangestellte im Fallbeispiel hat z. B. Schwierigkeiten, sich Aufgaben zu merken, die ihm kurz zuvor aufgetragen wurden. Außerdem vergisst er Verabredungen und Termine. Im Verlauf der Erkrankung kann aber auch das Abrufen von Inhalten aus dem **Altgedächtnis** Schwierigkeiten bereiten. **Biografische Daten** werden in der Regel noch am längsten behalten.

Orientierungsstörung

Die Gedächtniseinbußen sind mitverantwortlich für die Entwicklung von **räumlichen und zeitlichen Orientierungsstörungen.** Im Beispiel kann der Bankangestellte die Termine nicht mehr voneinander unterscheiden. Er versäumt sie ganz oder bereitet sich nicht mehr wie gewohnt ordentlich vor. Auch die örtliche Orientierung fällt zunehmend schwer; so erklärt sich, dass sich der Mann aus dem Fallbeispiel in bekannter Umgebung verfährt. Die Orientierungsstörung prägt sich zunehmend stärker aus: So vergisst der Bankangestellte den Auftrag seiner Frau bereits, wenn er das Zimmer wechselt.

Vermeidungsverhalten

Neben Antriebslosigkeit, die bei der Hälfte der Patienten mit Unruhe gekoppelt ist, zeigt sich ein ausgesprochenes Vermeidungsverhalten. Der Demenzkranke meidet bewusst Situationen, in denen seine Probleme schwer zu kaschieren sind. So verzichtet der Bankangestellte aus dem Fallbeispiel sogar auf seine Canasta-Abende.

Sprachverständnis- und Werkzeugstörungen

Häufig verändert sich die Sprache der Betroffenen, sie wird umständlich oder stereotyp als Folge der **Wortfindungsstörung.** Die verminderte Fähigkeit zur Kombination und Erfassung von **Sinnzusammenhängen** macht es den Erkrankten schwer, Gesprächen zu folgen und sich daran zu beteiligen. Im Fallbeispiel macht das gesellige Abende unmöglich, weil der Bankangestellte den Gesprächen zunehmend schwerer folgen kann. Aber auch seine Unfähigkeit zu **rechnen** macht ihm diese Treffen zum Problem und erschwert ihm das Einkaufen. Häufig sind auch das **Lesen, Schreiben und Erfassen von dreidimensionalen Zusammenhängen** betroffen. Die Erkrankten haben dementsprechend Probleme, **komplexere Handlungsabläufe** wie Kochen, Anziehen oder Waschen umzusetzen. Der Bankangestellte scheint z. B. nicht mehr in der Lage zu sein, seine Unterlagen zu sortieren und zu ordnen. Die Unfähigkeit zum Ausführen von Tätigkeiten führt nicht selten zu ausgeprägter **Hilflosigkeit.** Der Bankangestellte im Fallbeispiel nimmt diese Veränderungen wahr und reagiert entsprechend. Er ist herabgestimmt und fühlt sich nutzlos.

Wesensveränderung und Verhalten

Vor dem Beginn der eigentlichen kognitiven Symptome zeigen sich oft Frühsymptome wie **Apathie, Rückzug, Motivationsverlust, Reizbarkeit und Stimmungslabilität.** Im Fallbeispiel zeigt sich, dass der gesellige Mann schweigsam und untätig wird und sich sozial zurückzieht. Im Gespräch mit der Therapeutin stehen ihm schnell Tränen in den Augen, und er reagiert gegenüber Nachfragen seiner Angehörigen oft böse und ungehalten – ein Zeichen der Affektlabilität. Im weiteren Erkrankungsverlauf können sich Persönlichkeitszüge zuspitzen. Patienten verlieren z. T. ihre **Kritik- und Urteilsfähigkeit,** können Unwichtiges nicht mehr von Wichtigem unterscheiden, das **Problemlösen** und die Fähigkeit zum **abstrakten Denken** sind eingeschränkt. Dies verändert die Personen stark und führt zu persönlichkeitsfremden Handlungen. Betroffene werden z. B. menschenscheu, apathisch oder umständlich und bleiben an Details haften. Die Emotionen können nicht mehr kontrolliert werden, und Wut- oder Tränenausbrüche sind die Folge. Im Extremfall kann es zur **Triebenthemmung** kommen.

THERAPEUTISCHE PRAXIS

Menschen, die eine Demenz entwickeln, klagen meist nicht über ihre Defizite, sondern versuchen, ihre Schwierigkeiten zu überspielen. Spricht man sie direkt auf ihre Gedächtnisprobleme an, weichen sie gern aus, entwickeln **Vermeidungsstrategien** (machen Witze oder wechseln das Thema) oder negieren die Problematik.

Die Einschätzung des Schweregrades einer Demenz kann mit der Global Deterioration Scale von Reisberg et al. (➤ Tab. 9.3) erfolgen.

Diagnostik

Laut ICD-10 muss ein demenzielles Syndrom mindestens über einen Zeitraum von **6 Monaten** bestehen, bevor die Diagnose einer **Demenz** gestellt werden kann. In der ICD-11 wurde dieses Zeitkriterium aufgehoben.

MERKE

Ist die Demenz durch einen reversiblen (rückgängig zu machenden) Faktor bedingt, kann sie bei entsprechender Therapie auch vorübergehend sein. Beispiele hierfür sind: Vitamin-B_{12}-Mangel, depressive Pseudodemenz, Alkoholabusus, Sauerstoffmangel bei Herzinsuffizienz oder Schilddrüsenerkrankungen. Daher ist eine internistische und neurologische Abklärung der kognitiven Defizite unabdingbar!

Entscheidend für die Diagnosefindung sind:

- Ausführliche **Eigen- und Fremdanamnese**
- **Testpsychologische** Beurteilung der kognitiven Einbußen
- **Neurologische** bzw. **internistische** Abklärung

Zur **orientierenden Diagnostik** beim Verdacht auf eine Demenz eignen sich folgende Fragen:

- Wie gut können Sie sich Termine oder Namen im Vergleich zu früher merken?
- Fällt Ihnen manchmal ein Wort im Gespräch oder ein Begriff für Alltagsgegenstände nicht mehr ein?
- Haben Sie in letzter Zeit Schwierigkeiten gehabt, den Herd oder die Kaffeemaschine zu bedienen oder sich anzuziehen?
- Wie schätzen Sie Ihre derzeitige Leistungsfähigkeit ein?
- Ist Ihr Alltagsablauf durch die geschilderten Beschwerden beeinträchtigt?
- Seit wann erleben Sie die geschilderten Einschränkungen?

Der **Mini-Mental-Status-Test (MMST)** ist ein klassischer Test, um eine Einschränkung der kognitiven Leistungsfähigkeit zu erfassen. Er beansprucht nur wenig Zeit und lässt sich gut in die Exploration integrieren. Maximal können 30 Punkte erreicht werden. Ältere Menschen erreichen im Schnitt 24–29 Punkte. Bei < 23 Punkten besteht der Verdacht auf ein demenzielles Syndrom.

MERKE

Wichtig ist, v. a. in der Frühphase, die Abgrenzung einer Demenz von einer **depressiven Pseudodemenz,** was jedoch aufgrund der Ähnlichkeit der Symptomatik häufig schwierig ist (➤ Kap. 12, ➤ Tab. 12.3).

Demenzformen

Die verschiedenen Formen der Demenz werden in der ICD-10 und der ICD-11 entsprechend verschlüsselt. Unterschiede und Abgrenzung sind in ➤ Tab. 9.4 zusammengestellt.

Daneben unterscheidet man:

- **Kortikale Demenzen:** Die Schädigung betrifft die Großhirnrinde (Kortex). Beispiele sind Alzheimer-Demenz und frontotemporale Demenz.
- **Subkortikale Demenzen:** Die Schädigung befindet sich in den Hirnregionen unterhalb der Großhirnrinde (Kortex). Beispiele sind die vaskuläre Demenz, die Parkinson-Demenz und die Chorea Huntington.

GUT ZU WISSEN

Die **Creutzfeldt-Jakob-Krankheit** (CJK) ist eine chronische Enzephalopathie (griech. *enképhalos* = Gehirn, griech. *pátheia* = Leiden → Gehirnleiden), die zu den **Prionerkrankungen** gehört und in einer Demenz mündet. Bei allen Prionerkrankungen degenerieren

Tab. 9.3 Global Deterioration Scale von Reisberg (mod. Nach Reisberg B, et al. 1982)

Stadium		Klinische Merkmale
1	Keine Verschlechterung der kognitiven Funktionen	Die Betroffenen wirken klinisch normal. Sie geben keine Gedächtnisstörungen an. Auch im klinischen Interview keine Hinweise auf Gedächtnisstörungen.
2	Sehr leichte Verschlechterung der kognitiven Funktionen	Die Betroffenen klagen über Gedächtnisstörungen, meistens (a) vergessen sie, wo sie etwas hingelegt haben, und (b) vergessen sie vormals bekannte Namen. Keine objektivierbaren Gedächtnisstörungen im klinischen Interview. Keine objektivierbaren Verschlechterungen der beruflichen oder sozialen Situation. Die Betroffenen sind wie zu erwarten besorgt wegen ihrer Symptome.
3	Leichte Verschlechterung der kognitiven Funktionen	Erste deutliche Defizite. Objektive Belege für Gedächtnisstörungen nur bei einem intensiven Interview durch einen fortgebildeten geriatrischen Psychiater. Bei der klinischen Testung zeigen sich evtl. Konzentrationsstörungen. Die Betroffenen zeigen oft Einschränkungen bei: (a) dem Erinnern von Namen nach der Vorstellung fremder Personen; und (b) dem Behalten von Informationen nach dem Lesen einer Textpassage in einem Buch. Das schlechtere Abschneiden zeigt sich in schwierigen beruflichen und sozialen Situationen. Mögliche Beispiele sind: (a) Mitarbeiter bemerken die schlechten Leistungen der Betroffenen; (b) enge Freunde bemerken die Probleme bei der Wortfindung und dem Erinnern von Namen; (c) Verlieren oder Verlegen eines wertvollen Objektes; und (d) sich ernsthaft in fremden Umgebungen verlaufen. Die Subtilität der klinischen Symptome wird durch die oft bei den Betroffenen vorhandene Verleugnung verschärft. Die Symptome werden von einer leichten bis mittelschweren Angst begleitet, die typischerweise in Situationen auftritt, in denen die Betroffenen mit beruflichen und sozialen Herausforderungen konfrontiert werden, denen sie sich nicht mehr gewachsen fühlen.
4	Mäßig ausgeprägte Verschlechterung der kognitiven Funktionen	Deutliche Defizite in einem sorgfältigen klinischen Interview, die viele Bereiche betreffen können, wie: (a) Konzentrationsstörungen ausgelöst durch serielle Subtraktionen; (b) reduzierte Kenntnis vom aktuellen Geschehen und kürzlichen Lebensereignissen; (c) bei gezieltem Nachfragen oft Erinnerungsstörungen der eigenen Geschichte; und (d) reduzierte Fähigkeit, alleine zu reisen und die Finanzen eigenständig zu regeln. Die Betroffenen können komplexe Aufgaben nicht mehr akkurat und effizient durchführen, allerdings bleiben bestimmte Fähigkeiten erhalten, wie: (a) Orientierung zu Zeit und Person; (b) Unterscheidung vertrauter Gesichter von fremden; und (c) Reisen zu vertrauten Orten. Der dominante Verteidigungsmechanismus ist oft Verleugnung. Die offensichtliche Abnahme der eigenen intellektuellen und kognitiven Fähigkeiten ist so überwältigend, dass sie in ihrer Gänze nicht komplett akzeptiert und anerkannt werden kann. Zu beobachten sind eine Affektverflachung und der Rückzug von schwierigen Situationen.
5	Deutliche Verschlechterung der kognitiven Funktionen	Die Betroffenen sind auf eine gewisse Unterstützung angewiesen. In den Interviews erinnern sie sich nicht an einen wichtige aktuellen Aspekt ihres Lebens. Beispiele sind: (a) Probleme beim Erinnern ihrer Adresse oder Telefonnummer, der Namen enger Angehöriger, wie Enkelkindern, oder dem Namen ihrer Schule oder der Universität, an der sie studiert haben; (b) eine gewisse zeitliche (Datum, Wochentag, Jahreszeit) oder räumliche Orientierungsstörung; und (c) ein gut gebildeter Patient kann evtl. nicht mehr von 40 wiederholt 4 abziehen (40, 36. 32 usw.) oder von 20 wiederholt 2. Die Betroffenen wissen auch weiterhin viele Fakten über sich selbst und andere. Sie kennen grundsätzlich den eigenen Namen sowie den ihres Ehepartners und ihrer Kinder. Sie können eigenständig zur Toilette gehen und essen, haben aber oft Probleme bei der Wahl der geeigneten Kleidung und kleiden sich selbst oft falsch an (z. B. den Schuh am falschen Fuß).
6	Stark ausgeprägte Verschlechterung der kognitiven Funktionen	Gelegentlich vergessen sie den Namen des Ehepartners. Sie wissen in der Regel nichts über kürzliche Ereignisse und Erfahrungen in ihrem Leben. Erhalten bleibt ein gewisses Wissen über frühere Ereignisse, dies ist allerdings sehr vage. Sie sind sich im Allgemeinen ihrer Umgebung, des Jahres und der Jahreszeit nicht bewusst. Evtl. können sie nicht mehr von 10 rückwärts und gelegentlich auch vorwärts zählen. Sie benötigen viel Unterstützung bei den Alltagsaktivitäten. Sie werden beispielsweise inkontinent, benötigen Hilfe beim Reisen, können aber gelegentlich auch alleine zu vertrauten Orten reisen. Oft ist der Tagesrhythmus gestört. Die Patienten erinnern fast immer ihren eigenen Namen und können auch weiterhin vertraute und fremde Personen in ihrer Umgebung unterscheiden. Es kommt zu Änderungen der Persönlichkeit und der Emotionen. Diese sind recht unterschiedlich und umfassen: (a) wahnhaftes Verhalten (z. B. beschuldigen sie ihre Ehepartner, Betrüger zu sein, sprechen mit eingebildeten Personen in der Umgebung oder mit ihrem Spiegelbild); (b) Zwangssymptome (z. B. ständiges Wiederholen einfacher Reinigungsbewegungen); (c) Angstsymptome, Agitiertheit und bislang nicht vorhandenes gewalttätiges Verhalten und (d) kognitive Abulie (d. h. Verlust der Willenskraft, weil der Betroffene einen Gedanken nicht lange genug verfolgen kann, um zielführende Handlungen durchzuführen).
7	Sehr starke Verschlechterung der kognitiven Funktionen	Keine verbalen Fähigkeiten mehr. Häufig kompletter Sprechverlust, nur Grunzen. Die Betroffenen sind urininkontinent und benötigen Hilfe beim Toilettengang und beim Essen. Verlust der psychomotorischen Fähigkeiten. Beispielsweise können sie nicht mehr gehen. Das Gehirn scheint dem Körper nicht mehr mitteilen zu können, was er tun soll. Oft bestehen allgemeine kortikale und fokale neurologische Ausfälle und Symptome.

Tab. 9.4 Die häufigsten Demenzformen

Demenzform	ICD-Ziffer	Anamnese	Verlauf	Symptomatik	Befunde
Demenz vom Alzheimer-Typ	ICD10: G30.9 ICD-11: 6D80	In der Regel keine körperlichen oder psychischen Auffälligkeiten	Langsam progredient	Gedächtnis, Orientierung und Urteilsfindung in gleichem Ausmaß betroffen Keine fokalen neurologischen Ausfälle	PET: temporoparietaler Hypometabolismus Liquor: ggf. erhöhtes τ-Protein
Vaskuläre Demenz (Multiinfarkt-Demenz)	ICD10: F01.1 ICD-11: 6D81	Vaskuläre, d. h. die Gefäße betreffende Risikofaktoren (Bluthochdruck, Nikotinabusus, Fettleibigkeit, erhöhtes Cholesterin, Diabetes mellitus), zerebrale Infarkte	Schubweise Verschlechterung	Fokale neurologische Ausfälle, kognitive Defizite ungleich verteilt, Symptome entsprechend dem Bereich der Schädigung	CT: zerebrale Infarkte oder subkortikale vaskuläre Enzephalopathie PET: fokaler Hypometabolismus
Frontotemporale Demenz (Pick-Krankheit)	ICD10: F02.0 ICD-11: 6D83	In der Regel keine auffälligen körperlichen oder psychischen Erkrankungen	Langsam progredient	Verhaltens- und Persönlichkeitsveränderungen gehen Gedächtnisstörungen voraus. Typischerweise völlige Apathie oder Triebenthemmung mit sozialem Tabubruch (sexuelle Enthemmung, Distanzlosigkeit), Witzelsucht Keine neurologische Symptomatik	CT: frontale Atrophie PET: frontaler Hypometabolismus
Demenzen bei neurologischen Grunderkrankungen					
• Chorea Huntington (➤ Kap. 25.4.3)	ICD10: F02.2 ICD-11: 6D85.1	Positive Familienanamnese, choreatische Bewegungsstörung	Langsam progredient, Krankheitsdauer etwa 15 Jahre	Merkfähigkeit oft bis in späte Erkrankungsstadien erhalten, Aufmerksamkeit, Urteilsvermögen, Bewusstsein und exekutive Funktionen schon früh deutlich beeinträchtigt. Häufig Depressionen, Apathie, sozialer Rückzug, Reizbarkeit, vorübergehende Phasen von Enthemmtheit	CT/MRT: Caudatum-Atrophie Genetische Diagnostik
• Parkinson-Krankheit (➤ Kap. 25.4.2)	ICD10: F02.3 ICD-11: 6D85.0	Ruhetremor, vorgebeugte Haltung, Bradykinesie, Maskengesicht, Rigor, Akinese, Tremor	Langsam progredient	Vor allem Exekutivfunktionen und Aufmerksamkeit gestört. Sprache, Gedächtnis und mathematische Funktionen erhalten	
• Creutzfeldt-Jakob-Krankheit	ICD10: F02.1 ICD-11: 6D85.5	Kleinhirnsymptome, Krampfanfälle, Myoklonien	Rascher Verlauf, Tod meist 1 Jahr nach den ersten Symptomen	Schwere kognitive Einbußen, fokale kortikale Symptome, Ataxie und Myoklonien	EEG: triphasische Wellen CT: Hyperintensität in Basalganglien Liquor: Nachweis von Protein 14-3-3
Paraneoplastische Syndrome					
• Paraneoplastische Enzephalitis)	ICD10: G04.8 ICD-11: 6D85.Y	Kleinzelliges Lungenkarzinom		Verwirrtheit, Agitiertheit, Krampfanfälle, Gedächtnisstörungen und emotionale Veränderungen	Diagnose der Grunderkrankung
Infektion					
• HIV-Infektion/AIDS	ICD10: F02.4 ICD-11: 6D85.3	Allgemeine Symptome der Infektion	Langsam progredient	Motorische Verlangsamung, Apathie und Gedächtnisstörung	Diagnose der Grunderkrankung

die Nervenzellen, bilden sich Narben im Hirngewebe, nimmt das Gehirn eine spongiforme (schwammartige) Struktur an und werden Prionproteine abgelagert.

Die nicht genetische (sporadische) Form der Creutzfeldt-Jakob-Krankheit tritt bei 1–3 von 1.000.000 Menschen und Jahr auf und ist damit für etwa 85 % aller Prionerkrankungen beim Menschen verantwortlich. Die genetische Form ist weitaus seltener. Daneben kommen beim Menschen noch weitere genetische Prionerkrankungen vor, wie die letale Insomnie und das Gerstmann-Sträussler-Scheinker-Syndrom.

Außerdem gibt es noch übertragbare Prionerkrankungen: **Kuru** bei den Fore in Papua-Neuguinea durch Kannibalismus und die **übertragbare Variante der CJK** zum Beispiel durch ärztliche Maßnahmen. Eine Übertragung wurde bei Hornhauttransplantationen, Injektionen von Wachstumshormonlösungen menschlichen Ursprungs und fehlerhaft sterilisierten Operationsbestecken bei neurochirurgischen Eingriffen nachgewiesen, tritt aber inzwischen durch entsprechende Gegenmaßnahmen nur noch selten auf. Ebenfalls durch Übertragung kam es zur neuen Variante der CJK. Sie entstand durch den Verzehr von kontaminiertem Rindfleisch von Rindern, die mit boviner spongiformer Enzephalopathie (BSE) infiziert waren.

Krankheitsverlauf

Zum Verlauf der durch neurologische Erkrankung bedingten Demenzen wird auf ➤ Kap. 25 verwiesen.

Alzheimer-Demenz (AD): Ab Diagnosestellung beträgt die durchschnittliche Lebenserwartung **5–8 Jahre.** Die letzten 2 Jahre sind in der Regel durch starke Pflegebedürftigkeit gekennzeichnet, da die Betroffenen häufig Alltagstätigkeiten nicht mehr leisten können oder Gefahr laufen, sich selbst durch ihre Vergesslichkeit zu gefährden (z. B. den Herd nicht ausschalten). Es können auch Phasen großer Unruhe und nächtlicher Verwirrtheit auftreten.

Vaskuläre Demenz: Diese Demenz führt im Schnitt schneller zum Tod als die Alzheimer-Demenz. Die mittlere Lebenserwartung nach Diagnosestellung beträgt 4 Jahre.

Pick-Krankheit: DerKrankheitsverlauf beträgt im Schnitt 5–10 Jahre.

MERKE

Häufige **Todesursache** bei Demenzen ist eine Pneumonie infolge der Bettlägerigkeit.

Epidemiologie

Die Häufigkeit der unterschiedlichen Demenzformen verteilt sich wie in ➤ Abb. 9.1 dargestellt.

Die **Alzheimer-Demenz** (AD) ist die häufigste Demenzform und betrifft 5 % der über 65-Jährigen (➤ Tab. 9.5).

MERKE

In Deutschland leiden ca. 1,2 Mio. Menschen an einer Alzheimer-Demenz.

Man unterscheidet:

- AD mit **frühem** Beginn: vor dem 65. Lj. (präsenile Demenz vom Alzheimer-Typ)
- AD mit **spätem** Beginn: nach dem 65. Lj. (senile Demenz vom Alzheimer-Typ)

Tab. 9.5 Prävalenz der Alzheimer-Demenz

Altersgruppe	Häufigkeit [%]
30–59	0,02
60–69	0,30
70–79	3,20
80–90	10,80

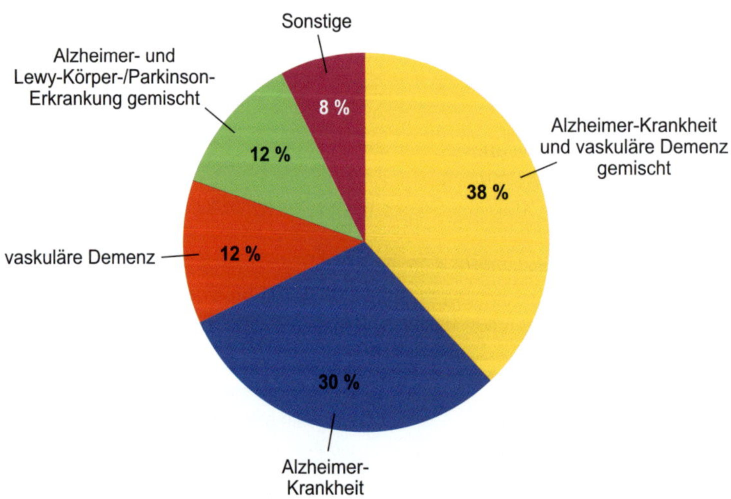

Abb. 9.1 Häufigkeitsverteilung der Demenzen [M515]

Diese Unterformen zeigen jedoch keine bedeutenden Unterschiede bezüglich Symptomatik oder Verlauf. 95 % der AD treten sporadisch auf, nur ein kleiner Anteil zeigt eine familiäre Häufung bei Verwandten 1. Grades. Diese Unterform wird auf einen genetischen Defekt zurückgeführt.

Vaskuläre Demenzen sind die zweithäufigsten Demenzen; sie machen 15 % aller Demenzen aus. Häufig sind vaskuläre Demenz und AD vergesellschaftet.

Die **Pick-Krankheit** ist eine relativ seltene Erkrankung und betrifft vorwiegend Männer unter 65 Jahren. Sie tritt sporadisch und selten familiär gehäuft auf.

Ätiologie

Die Ursachen von Demenzen sind im Folgenden zusammengestellt:

- Degenerative Prozesse im Gehirn (AD, Pick-Krankheit)
- Kardiovaskuläre Erkrankungen mit Störungen der Hirndurchblutung (vaskuläre Demenzen)
- Systematrophien (Parkinson-Krankheit, Chorea Huntington)
- Hirntraumen
- Infektionen (HIV, Enzephalitis, CJK)
- Intoxikationen (Alkohol, Medikamente, Kohlenmonoxid, Schwermetalle)
- Störungen der Liquorzirkulation (Normaldruckhydrozephalus)
- Stoffwechselstörungen (Diabetes mellitus, Schilddrüsenerkrankungen, Leber- und Niereninsuffizienz, Vitaminmangelerkrankungen)
- Tumoren (intrazerebrale oder extrazerebrale Tumoren mit Metastasen)

GUT ZU WISSEN

Alois Alzheimer (1864–1915) beschrieb erstmals 1906 das Krankheitsbild, bei dem sich neuropathologisch **kortikale amyloide Plaques,** eine **Hirnatrophie** und eine Veränderung der **Neurofibrillen** darstellen ließen. Die verstorbene Patientin litt an einer Demenz mit frühem Beginn.

Beim Morbus Pick sterben **frontotemporale Nervenzellen** ab. In den angeschwollenen Nervenzellen lassen sich sog. **Pick-Körper** anfärben.

Therapie der Demenzen

Allgemeine Empfehlungen

Demenzen mit behandelbarer Ursache (z. B. Infektionen, kardiovaskuläre Erkrankungen, Intoxikationen) müssen möglichst früh diagnostiziert und behandelt werden. Dadurch wird die fortschreitende Schädigung des Gehirns verhindert und einer drohenden irreversiblen Demenz entgegengewirkt. Degenerativ bedingte Demenzen (z. B. Pick-Krankheit, Alzheimer-Demenz) lassen sich bisher nicht kurativ therapieren. Diese Krankheiten führen auf jeden Fall zum Tod. Man kann den Krankheitsprozess nur begleitend behandeln.

MERKE

Demenz bei Parkinson-Krankheit: Etwa 30–40 % der Menschen mit Parkinson-Krankheit entwickeln im späteren Verlauf der Erkrankung eine Demenz. Die typische Parkinson-Symptomatik (z. B. Akinese, Verlangsamung, monotone Stimme) täuscht häufig ein demenzielles Syndrom vor. Deshalb müssen alle Therapiemöglichkeiten ausgeschöpft werden, bevor bei einer Parkinson-Krankheit eine Demenz diagnostiziert werden kann.
Alzheimer-Demenz: Wichtige therapeutische Ziele bei der Behandlung der Alzheimer-Demenz sind neben der Verbesserung der klinischen Symptomatik die Stabilisierung auf dem Niveau vor Behandlungsbeginn und die Verlangsamung des Krankheitsprozesses.

Medikamentöse Therapie der Alzheimer-Demenz

Bisher gibt es **keine kurative** Therapie der Alzheimer-Krankheit. Mit eingeschränktem Erfolg werden Psychopharmaka eingesetzt, die den Krankheitsverlauf aber nur verlangsamen und nicht aufhalten können. Dazu zählen **Nootropika** wie Ginkgo biloba und Piracetam und **Acetylcholinesterase-Hemmer** wie Donepezil (z. B. Aricept®).

Beachten muss man bei der eingeschränkten Wirksamkeit auch die Nebenwirkungen, die den Einsatz der Medikamente bei einigen Erkrankten ausschließen. Die psychiatrische Begleitsymptomatik wie Wahn, Depression oder Unruhe kann jedoch eine entsprechende Therapie mit Psychopharmaka (z. B. Antidepressiva, Antipsychotika) nötig machen. Diese wird von einem Psychiater unter Berücksichtigung des Alters und der körperlichen Verfassung der Betroffenen sowie der Nebenwirkungen der Präparate durchgeführt.

Nichtmedikamentöse Therapie der Alzheimer-Demenz

Im Vordergrund der Therapie stehen die **Realitätsorientierung** und die **Organisation des Tagesablaufs.** Die Betroffenen sollten im Frühstadium über die **medizinischen Hintergründe** der Erkrankung aufgeklärt werden. Außerdem sollte ihnen Hilfe angeboten werden, damit sie Alltagsaufgaben möglichst lange selbstständig übernehmen können. Spezielle Tagesstätten oder -kliniken bieten Programme zur Aktivierung mentaler und körperlicher Fähigkeiten an und entlasten die Angehörigen bei der Pflege.

MERKE

Gedächtnistraining verbessert zwar die Symptomatik bei Alzheimer-Erkrankten nicht, kann aber deren Zufriedenheit erhöhen.

Von besonderer Bedeutung bei der Therapie ist die **Einbeziehung der pflegenden Angehörigen.** Aufgrund der extremen Belastung, die mit dem fortschreitenden Krankheitsprozess auf sie zukommt, ist es wichtig, sie fachgerecht aufzuklären und zu entlasten. Oft sind sie nicht auf die krankheitsbedingten Veränderungen der betroffenen Person vorbereitet und fühlen sich überfordert. Die Informationen, auch über die Grenzen der Therapie, beugen unrealistischen Erwartungen und damit verbundenen Enttäuschungen vor. Als besonders hilfreich erleben die Angehörigen Selbsthilfegruppen, die von der Deutschen Alzheimer Gesellschaft angeboten werden (www.deutsche-alzheimer.de).

Grundsätzlich sollte mit den Angehörigen auch frühzeitig über die **Einrichtung einer gesetzlichen Betreuung** und die Möglichkeit einer **Heimunterbringung** bzw. über andere **Pflegeangebote** und ggf.

die **Vorsorge- und Betreuungsvollmacht** des Patienten gesprochen werden, sofern dieser dazu noch fähig ist.

THERAPEUTISCHE PRAXIS

Durch eine ausreichende **Beratung der Angehörigen** kann deren Bereitschaft, die Betroffenen auch in schwierigen Krankheitsphasen zu betreuen, erhöht und die Zahl der Heimunterbringungen reduziert werden. In **Angehörigengruppen** lernen die Angehörigen mit den emotionalen Ausbrüchen und psychischen Begleitsymptomen (Halluzinationen, Wahn) der Betroffenen umzugehen, aber auch ihre eigene Wut, Trauer und Schuld besser zu verstehen.

9.3.2 Organisches amnestisches Syndrom

ICD-10: F04; **ICD-11:** 6D72.0

Definition

Das **organische amnestische Syndrom** ist eine erhebliche Beeinträchtigung des **Kurz- und Langzeitgedächtnisses,** die **nicht** durch Alkohol oder Drogen verursacht ist. Es bestehen eine **anterograde Amnesie** und eine **zeitliche Desorientierung.** Das Intermediatgedächtnis ist meist erhalten. Die Wahrnehmung, kognitive Funktionen und der Intellekt sind in der Regel nicht betroffen. **Konfabulationen** können auftreten, sind aber nicht obligat.

Ätiologie

Mögliche Ursachen des organischen amnestischen Syndroms sind:

- Schädel-Hirn-Trauma
- Zerebrovaskuläre Erkrankung
- Infektion (Enzephalitiden)
- Multiple Sklerose
- Hirntumor
- CO-Vergiftung
- Minderversorgung des Gehirns mit Sauerstoff (z. B. Strangulation, Anämie, Narkosezwischenfälle)

MERKE

Das organische amnestische Syndrom wird auch als nicht durch Alkohol bedingtes **Korsakow-Syndrom** bezeichnet (auch: „akuter Korsakow"). Das alkoholbedingte organische amnestische Syndrom findet sich in ➤ Kap. 10.2.2.

9.3.3 Delir

ICD-10: F05; **ICD-11:** 6D70

Definition

Das **Delir** ist eine **akute, unspezifische Reaktion** des Gehirns auf eine Schädigung, die sich nach Beseitigung der Ursache zurückbildet. Früher wurde unter Delir hauptsächlich das Alkoholentzugsdelir verstanden. Inzwischen wird der Begriff aber weiter gefasst und bezieht dementsprechend vielfältige Ursachen ein.

GUT ZU WISSEN

Im triadischen System ist das Delir der klassische Fall einer **akuten organischen Psychose.** Die Psychodynamik der Suchterkrankung ist psychogen zuzuordnen.

Symptomatik

FALL

Delir – „Käfer auf der Bettdecke"

Eine 67-jährige Patientin wurde am Tag zuvor an der Hüfte operiert. Bei der morgendlichen Visite ist sie schläfrig und reagiert auf Ansprache zunächst nicht. Erst als sie ein Pfleger am Arm berührt, blickt sie verwundert um sich. Auf Fragen nach ihrem Befinden antwortet sie ausweichend und wortkarg. Dann steht sie plötzlich auf und geht unruhig im Zimmer umher. Sie wirkt aufgebracht, schwitzt und zittert. Sie wolle jetzt sofort nach Hause, sagt sie, dieses Hotel sei ein „Saustall". Ob denn die Damen und Herren nicht die Käfer und Spinnen auf ihrem Bett sehen würden. So etwas sei ihr noch nie passiert. Dieses „Etablissement" habe mit Sicherheit ihre Schwägerin ausgesucht. Die sei heute Nacht da gewesen. Sie habe genau gesehen, wie sie durch das Hotelzimmer spaziert sei. Die glaube heute noch, dass sie das Erbe veruntreut habe. „Eine Unperson ist das, ich muss schon sehr bitten", ruft sie. Dann setzt sie sich abrupt auf ihr Bett, verstummt, nestelt wort- und ratlos an ihrem Nachthemd herum.

Zu den **Symptomen** eines Delirs gehören:

- Bewusstseinsstörungen
- **Wahrnehmungsstörungen:** optische Halluzinationen, illusionäre Verkennungen
- **Kognitive Störungen:** Merkfähigkeitsstörung mit meist gut erhaltenem Altgedächtnis, Beeinträchtigung des abstrakten Denkens
- **Desorientierung:** meist zeitlich, aber auch zu Ort und Person
- **Psychomotorische Störungen:** Beschäftigungsunruhe, Nesteln, verlängerte Reaktionszeit, verstärkte Schreckreaktion, verminderter oder verstärkter Redefluss
- **Störung des Schlaf-Wach-Rhythmus** mit Zunahme der Symptome in der Nacht
- **Affektive Störungen:** Depression, Angst, Reizbarkeit, Euphorie, Apathie, staunende Ratlosigkeit
- **Vegetative Begleitsymptome:** z. B. Zittern, Schwitzen

THERAPEUTISCHE PRAXIS

Menschen im Delir sind gewöhnlich sehr **suggestibel.** Das bedeutet, sie würden nach Aufforderung von einem leeren Blatt lesen oder einen nicht vorhandenen Faden aufheben. Von dieser Form der Exploration sollte man aber aus ethischen Gründen Abstand nehmen.

ERLÄUTERUNGEN ZUM FALL

Bewusstseinsstörung und Desorientierung

Die Patientin im Fallbeispiel ist schläfrig und wacht erst auf, als sie angefasst wird. Sie ist **verwirrt,** verkennt die Situation und ordnet ihren aktuellen Zustand falsch ein. Sie glaubt, in einem Hotel zu sein und sofort nach Hause gehen zu können. Situativ und örtlich ist sie desorientiert, der postoperative Zustand ist ihr **nicht bewusst.**

Wahrnehmungsstörungen

Die Patientin sieht nicht vorhandene Käfer und Spinnen auf der Bettdecke als Ausdruck einer **optischen Halluzination.** Sie meint, nachts ihre Schwägerin gesehen zu haben; auch dies ist ein Hinweis auf optische Halluzinationen oder ggf. das Verkennen von Personen (z. B. könnte sie eine Pflegekraft für die Schwägerin gehalten haben).

Psychomotorische und affektive Störung und vegetative Begleitsymptome

Die Patientin ist **motorisch unruhig,** nestelt am Nachthemd, **schwitzt und zittert.** Im Gespräch ist sie zunächst aufgebracht, die Stimmung kippt dann aber relativ abrupt in Ratlosigkeit; die Wut ist wie verflogen. Diese **rasche Fluktuation** der Symptomatik ist typisch für ein Delir.
Da die Bewusstseinsstörung im Delir ebenfalls fluktuieren kann, sollte man klären, ob die Patientin weitere Phasen der Schläfrigkeit bzw. Bewusstseinstrübung gezeigt hat. Weitere Symptome wie kognitive Einbußen müssten bei der Patientin noch genau erfragt werden. Über eine Störung des Schlaf-Wach-Rhythmus würde man im konkreten Fall am besten eine Fremdanamnese einholen und das Pflegepersonal zum nächtlichen Verhalten der Patientin befragen.

Diagnostik

MERKE
Leitsymptom des Delirs ist die Bewusstseinsstörung!

Das charakteristische Krankheitsbild mit den oben beschriebenen Symptomen ist in der Regel einfach zu diagnostizieren. Die Symptome müssen nicht immer alle vorhanden sein bzw. können in der Intensität variieren. Die Symptomatik beginnt **rasch,** zeigt **starke Fluktuationen** und ist von **kurzer Dauer** (< 6 Monate).

THERAPEUTISCHE PRAXIS
Akustische Halluzinationen sind meist ein Hinweis auf eine schizophrene Störung, während optische Halluzinationen häufiger beim Delir auftreten, vereinzelt können auch Akoasmen vorhanden sein.

Teilt man die organischen psychischen Störungen nach ihrem Verlauf ein, lassen sie sich wie in ➤ Tab. 9.6 charakterisieren.

Krankheitsverlauf und Epidemiologie

Verlauf

Delire entwickeln sich plötzlich mit ausgeprägter Symptomatik und dauern in der Regel nicht länger als 1 Monat, wenn ihre Ursache adäquat behandelt wird. Bleibt die Therapie aus, kann ein Delir auch in eine chronische Störung übergehen (z. B. eine Demenz).

Epidemiologie

In der Literatur finden sich Häufigkeitsangaben von 30 % bis mehr als 80 % aller intensivmedizinisch behandelten Patienten.
Risikofaktoren:
- Alter: Kindesalter und > 65 Jahre
- Männliches Geschlecht
- Vorgeschädigtes Gehirn
- Alkohol- oder Drogenabhängigkeit
- Einnahme von vielen unterschiedlichen Medikamenten

Ätiologie

Ursachen des Delirs können sein:
- Entzug von Alkohol, Medikamenten (Barbiturate, Anxiolytika, Benzodiazepine, Opioide) oder Drogen
- Intoxikationen mit Amphetaminen, Halluzinogenen, Medikamenten, z. B. Anticholinergika, Digitalis, trizyklische Antidepressiva, Antiparkinsonmittel
- Stoffwechselerkrankungen
- Leber- oder Nierenerkrankungen
- Schädel-Hirn-Trauma
- Störungen des Elektrolythaushalts (z. B. postoperativ, Fieber)
- Postoperative Zustände
- Gefäßerkrankungen

Nach ICD-10 wird das Delir, das durch psychotrope Substanzen (Alkohol, Drogen, Medikamente) verursacht wird, an anderer Stelle verschlüsselt. Das klinische Bild ist jedoch identisch mit den hier aufgeführten Symptomen. In der ICD-11 wurde diese Auftrennung nicht beibehalten.

Therapie des Delirs

THERAPEUTISCHE PRAXIS
Obwohl Sie ein Delir gewöhnlich nicht in der heilpraktischen Praxis sehen werden, ist es wichtig zu wissen, dass es **unbehandelt lebensbedrohlich** sein kann. Deswegen raten Sie alkohol- oder drogenabhängigen Klienten immer zum stationären Entzug. Bei einem abrupten Entzug kann ein Delir tödlich enden (zur ausführlichen Therapie des Alkoholentzugsdelirs ➤ Kap. 10.2).

Tab. 9.6 Unterscheidung von Delir und Demenz

Form	Verlauf	Leitsymptome	Behandlung	Dauer*
Delir (z. B. Delirium tremens)	Akut einsetzend, reversibel	Bewusstseinsstörung (Eintrübung)	Stationär, Behandlung der Ursache (z. B. Medikamente, chirurgischer Eingriff)	Höchstens 6 Monate
Demenz (z. B. Alzheimer-Typ)	Sich langsam entwickelnd (progredient), irreversibel	Denk- und Gedächtnisstörungen (Störungen der kognitiven Fähigkeiten)	Behandlung der Grunderkrankung (z. B. Medikamente, chirurgischer Eingriff)	Mindestens 6 Monate

* Diese zeitliche Einteilung wurde in der ICD-11 verlassen.

Das Delir kann lebensbedrohlich sein und macht eine **sofortige Einweisung** zur stationären Behandlung notwendig. Entscheidend sind hier die **frühzeitige Erkennung und Behandlung der Grunderkrankung.** Weitere Vorgehensweisen sind:

- Allgemeine und symptomatische Maßnahmen, wie geeignete Ernährung, ausgeglichener Elektrolyt- und Flüssigkeitshaushalt
- Vermeiden von Verletzungen oder Unfällen, ggf. Sedierung und Fixierung
- Medikamentöse Behandlung mit Antipsychotika zur Behandlung psychotischer Symptome, Clomethiazol bei Unruhe und Erregung
- Optimale sensorische, soziale und pflegerische Betreuung, möglichst Einbindung von Familienmitgliedern und persönliche Betreuung bei anstehenden Untersuchungen

MERKE

Clomethiazol (Distraneurin®), das beruhigend und krampflösend wirkt, darf wegen seiner Nebenwirkungen (Gefahr der Atemdepression, vermehrte Schleimbildung in den Bronchien, Gefahr der Abhängigkeit) **nur** stationär angewendet werden.

9.4 Sekundäre psychische oder Verhaltenssyndrome

Diese Störungen wurden in der ICD-10 als organische psychische Störungen 2. Ranges bezeichnet. Sie entstehen durch eine Schädigung oder Funktionsstörung des Gehirns (primär zerebrale Erkrankung) oder sekundär in der Folge von systemischen Erkrankungen, endokrinen Störungen und einigen toxischen Substanzen.

Bei der **Diagnosestellung** müssen folgende Aspekte berücksichtigt werden:

- Nachweis einer zerebralen Erkrankung, Verletzung oder Funktionsstörung, einer systemischen körperlichen Erkrankung oder der Einnahme von Medikamenten mit zeitlichem Zusammenhang mit dem Auftreten des psychischen Syndroms
- Rückbildung der psychischen Störung nach Rückbildung oder Ausschaltung der Ursache
- Kein überzeugender Beleg für eine andere Ursache des psychischen Syndroms (z. B. belastete Familiengeschichte oder belastende Ereignisse)

Im Folgenden werden die einzelnen psychischen Störungen nach der ICD-10 (F06) und ICD-11 in der Übersicht kurz dargestellt (➤ Tab. 9.7).

Tab. 9.7 Sekundäre psychische oder Verhaltenssyndrome nach ICD-11 und ICD-10 (F06) [W203-012, W798-008]

Störung				Symptome
ICD-10		ICD-11		
F06.0	Organische Halluzinose	6E61.0	Sekundäres psychotisches Syndrom mit Halluzinationen	• Anhaltende oder immer wieder auftretende, meist akustische oder optische Halluzinationen (➤ 5.5.2), manchmal auch Pseudohalluzinationen (➤ 5.5.3) • Keine Bewusstseinstrübung • Kein eindeutiger intellektueller Abbau • Keine auffälligen Stimmungsstörungen • Keine Wahnideen
F06.1	Organische katatone Störung	6E69	Sekundäres katatones Syndrom	• Verminderte (Stupor) oder gesteigerte (Erregung) motorische Aktivität, oder mit Wechsel zwischen beiden • Katatone Symptome (➤ 5.9), wie Stereotypien, Flexibilitas cerea, Impulshandlungen • Sorgfältige Abgrenzung gegenüber dem Delir ➤ (9.3.3)
F06.2	Organische wahnhafte (schizophreniforme) Störung	6E61.1	Sekundäres psychotisches Syndrom mit Wahnvorstellungen	• Anhaltende oder immer wieder auftretende Wahnideen (➤ 5.4.2) • Halluzinationen (➤ 5.5.2) • Formale Denkstörungen (➤ 5.4.1) • Einzelne katatone Phänomene (➤ 5.9) • Bewusstsein und Gedächtnis sind ungestört
F06.3	Organische affektive Störung	6E62	Sekundäres affektives Syndrom	• Veränderung der gesamten Aktivitätslage • Affektive Störung • Depressive, hypomanische, manische oder bipolare Zustandsbilder möglich
F06.4	Organische Angststörung	6E63	Sekundäres Angstsyndrom	• Wesentliche Merkmale einer generalisierten Angststörung (➤ 13.5) und/oder Panikstörung (➤ 13.3)
F06.5	Organische dissoziative Störung	6E65	Organische emotional labile asthenische Störung	• Teilweiser oder kompletter Verlust der normalen Verarbeitung von Erinnerungen an die Vergangenheit, des Identitätsbewusstseins und der Wahrnehmungen sowie der Kontrolle von Körperbewegungen
F06.6	Organische emotional labile (asthenische) Störung	6E65	Organische emotional labile asthenische Störung	• Affektinkontinenz oder -labilität • Ermüdbarkeit • Körperliche Missempfindungen
F06.7	Leichte kognitive Störung	6D71	Leichte neurokognitive Störung	• Leichte Beeinträchtigung in einem oder mehreren kognitiven Bereichen bezogen auf das Alter und das individuelle Niveau vor Beginn der Funktionsstörungen

9.4.1 Sekundäres psychotisches Syndrom mit Halluzinationen

ICD-10: F06.0 (organische Halluzinose); **ICD-11:** 6E61.0

Für die Diagnose des sekundären psychotischen Syndroms mit Halluzinationen (oder organische Halluzinose) müssen folgende Kriterien erfüllt sein:Ständige oder immer wieder auftretende Halluzinationen irgendeines Sinnesgebiets

- Keine Bewusstseinstrübung
- Kein eindeutiger intellektueller Abbau
- Keine auffälligen Störungen der Affektivität
- Kein Vorherrschen von Wahnideen

Grundsätzlich muss mittels Anamnese, körperlicher Untersuchung oder anhand von Laboruntersuchungen belegt sein, dass die psychischen Veränderungen direkte Folge eines veränderten Gesundheitszustands sind. Als Ursache kommen die gleichen körperlichen Erkrankungen infrage, die ein Delir oder eine Demenz auslösen können. Psychotische Syndrome werden aber nicht nur durch körperliche Erkrankungen ausgelöst, sondern auch durch Medikamente (z. B. nichtsteroidale Antiphlogistika, Opioide, dopaminerge Medikamente, Anticholinergika und Triptane) und Drogen (Alkohol, Amphetamine, Cannabis, Kokain, Halluzinogene).

Die **Alkoholhalluzinose** als Sonderform der organischen Halluzinose wird in ➤ Kap. 10.2.2 besprochen.

9.4.2 Persönlichkeits- und Verhaltensstörungen aufgrund einer Krankheit, Schädigung oder Funktionsstörung des Gehirns

Die durch eine Krankheit, Schädigung oder Funktionsstörung des Gehirns bedingten Persönlichkeits- und Verhaltensstörungen sind in der ICD-10 unter F07 subsumiert. Im Folgenden werden die einzelnen psychischen Störungen gemäß ICD-10 (F07) und ICD-11 lediglich im Überblick kurz dargestellt (➤ Tab. 9.8).

Tab. 9.8 Organische (sekundäre) psychische Störungen

Störung		Erklärung mit Symptomen
ICD-10	**ICD-11**	
Organische Persönlichkeitsstörung (F07.0)	Sekundäre Persönlichkeitsänderung (6E68)	• Andauernd reduzierte Fähigkeit, zielgerichtete Aktivitäten über längere Zeiträume durchzuhalten und Befriedigungen aufzuschieben • Verändertes emotionales Verhalten, emotionale Labilität, flache und ungerechtfertigte Fröhlichkeit, leichter Wechsel zu Reizbarkeit oder kurz andauernden Ausbrüchen von Wut und Aggression; Apathie • Äußerung von Bedürfnissen und Impulsen meist ohne Berücksichtigung von Konsequenzen oder sozialen Konventionen • Kognitive Störungen in Form von Misstrauen oder paranoidem Denken und/oder exzessiver Beschäftigung mit einem einzigen, meist abstrakten Thema • Auffällige Veränderung der Sprachproduktion und des Redeflusses, Umständlichkeit, Begriffsunschärfe, zähflüssiges Denken und Schreibsucht • Verändertes Sexualverhalten
Postenzephalitisches Syndrom (F07.1)	–	Vorübergehende Auffälligkeiten nach einer viralen oder bakteriellen Enzephalitis: • Unwohlsein, Apathie, Reizbarkeit • Verminderung kognitiver Funktionen • Veränderte Schlaf- und Essgewohnheiten • Änderungen im Sexualverhalten und in der sozialen Urteilsfähigkeit • Bleibende neurologische Funktionsstörungen wie Lähmung, Taubheit, Aphasie, konstruktive Apraxie und Akalkulie
Organisches Psychosyndrom nach Schädel-Hirn-Trauma (F07.2)	Leichte neurokognitive Störung (6D71)	Das Syndrom entsteht durch ein Schädeltrauma, das schwer genug ist, um zur Bewusstlosigkeit zu führen: • Kopfschmerzen, Schwindel, Erschöpftheit, Reizbarkeit • Störungen der Konzentration, des geistigen Leistungsvermögens, Gedächtnisses, Schlafs • Verminderte Belastbarkeit bei Stress, emotionalen Reizen oder unter Alkohol • Depressivität, Angst, vermindertes Selbstwertgefühl, Furcht vor bleibender Hirnschädigung • Einige Patienten werden hypochondrisch

Verständnisfragen

- Welche Begriffe gibt es in der Fachliteratur und Praxis für die organischen bzw. psychischen Störungen?
- Wie werden sekundäre (organische) psychische Störungen in ICD-10 und ICD-11unterteilt?
- Definieren Sie den Begriff „organische Psychose.
- Welches Krankheitsbild ist für sekundäre Psychosen typisch?
- Welche Symptome sind typisch für sekundäre Psychosen?
- Wie kommt es zu einer organischen Psychose?
- Was ist bei der Therapie einer organischen Psychose zu beachten?
- Erklären Sie den Begriff „chronische organische Psychose“. Welches Krankheitsbild ist typisch dafür?
- Welche Demenzformen gibt es? Welche kommt am häufigsten vor?
- Welche Symptome charakterisieren eine Demenz?
- Welche Therapieoptionen gibt es für die Alzheimer-Erkrankung?

KAPITEL

10 Stoffgebundene Abhängigkeitserkrankungen

Kapitelübersicht

Alkoholismus, Nikotin- und Medikamentenabhängigkeit sind die **häufigsten** Suchterkrankungen. 5–7 % der deutschen Bevölkerung leiden unter einer Suchterkrankung. Den zweitgrößten Anteil stellen nach den Nikotinabhängigen die **Alkoholabhängigen.** Die Entstehungsbedingungen der stoffgebundenen Abhängigkeitserkrankungen sind **multifaktoriell** und umfassen genetische, psychosoziale und biologische Aspekte. Entscheidend zur Sucht tragen aber auch **Suchtpotenzial,** Verfügbarkeit und Einnahmeart der Substanz bei.

Mit ihren körperlichen und psychosozialen Folgeschäden stellen die Abhängigkeitserkrankungen ein großes individuelles, aber auch gesundheitspolitisches Problem dar. Tödliche Überdosierungen, Beschaffungskriminalität, Verkehrsdelikte, Gewalttätigkeit im Drogen- oder Alkoholrausch, Suizide und Tod durch körperliche Folgeschäden machen Abhängigkeitserkrankungen zum **sozialmedizinischen Problem** ersten Ranges. Der Genuss von Alkopops und der Konsum von Designerdrogen bei Partys und in Discos sind häufig der **Einstieg** zur langfristigen Drogen- oder Alkoholabhängigkeit. Die psychischen und körperlichen **Entzugserscheinungen** halten den Teufelskreis der Abhängigkeit aufrecht und führen nicht selten zu schwerwiegenden Komplikationen.

Die Therapie verläuft in der Regel in vier Phasen: **Motivations-, Entzugs-, Entwöhnungs- und Nachsorgephase,** wobei die Entzugs- und Entwöhnungstherapie meist **stationär** in Begleitung von **Fachärzten** und speziell geschultem Personal erfolgt. Die Therapieaussichten sind wenig optimistisch; die **Rückfallraten** unter Abhängigen sind sehr hoch.

10.1 Abhängigkeit und Sucht

10.1.1 Begriffsdefinitionen

Abhängigkeit bezeichnet ein unwiderstehliches, dauerhaftes Verlangen nach der Einnahme einer Substanz oder dem Ausführen einer Tätigkeit. Man unterscheidet also **stoffgebundene Abhängigkeit** (z. B. Drogen- oder Alkoholabhängigkeit) von **nicht stoffgebundener Abhängigkeit** (z. B. Spiel- oder Arbeitssucht, ➤ Kap. 19.2).

GUT ZU WISSEN

Die Abhängigkeitsentwicklung lässt sich folgendermaßen skizzieren: **Psychotrope Substanzen** (z. B. Drogen, Alkohol oder Tabak) stimulieren oder dämpfen einen Gemütszustand. Durch ihren Konsum wird vorübergehend eine als unbefriedigend empfundene Situation oder Stimmung scheinbar gebessert. Nach Abklingen der Wirkung folgt gewöhnlich bei Konfrontation mit der Realität eine Ernüchterung, die das Bedürfnis nach erneuter Einnahme der Substanz weckt. Ständige oder periodische Einnahme führt in der Regel zur Substanzabhängigkeit. Langfristig gesehen haben die meisten psychotropen Substanzen schädigende Wirkungen auf den Organismus, insbesondere auf das ZNS.

In den 1960er-Jahren hat die Weltgesundheitsorganisation (WHO) den Begriff **Sucht** durch den Begriff **Abhängigkeit** ersetzt. Die Sucht, deren Hauptmerkmal die **psychische Abhängigkeit** war, wurde von **Gewöhnung** (körperliche Abhängigkeit) unterschieden. Da beide Phänomene ineinander übergehen bzw. gleichzeitig vorhanden sein können, war die Abgrenzung klinisch wenig sinnvoll.

Die Angewohnheit, regelmäßig ein Glas Alkohol zu trinken, „mal" eine zu rauchen oder schnell zu einem Schmerzmittel zu greifen, kann zu **Abusus** (unangemessenem Gebrauch) führen. **Missbräuchlicher** oder **schädlicher Gebrauch** schließt eine übermäßige Dosierung des Genuss- oder Schmerzmittels ein. Die daraus resultierende Gesundheitsschädigung kann psychischer (z. B. Angststörung bei Alkoholabusus) oder körperlicher Art (Leberschaden bei Alkoholabusus) sein. Je nach **Suchtpotenzial** der Substanz und Risikofaktoren des Konsumenten kann sich eine psychische und/oder physische (körperliche) Abhängigkeit entwickeln. Die **psychische Abhängigkeit** bezeichnet ein unbezwingbares ständiges Verlangen nach Einnahme und Beschaffung der Substanz. Die **physische Abhängigkeit** dagegen bezeichnet den Zustand, bei dem der Organismus gegenüber der jeweiligen Substanz eine **Toleranz** entwickelt hat. Die Substanz muss immer wieder und in höheren Dosen eingenommen werden, damit sich beim Organismus der gleiche berauschende Effekt einstellt und keine **Entzugssymptome** auftreten.

Besteht eine Abhängigkeit von mehreren psychotropen Substanzen, die gleichzeitig eingenommen werden, spricht man von **Polytoxikomanie** (z. B. ein Alkoholabhängiger, der auch Cannabis und Benzodiazepine konsumiert).

MERKE

Unter **Suchtpotenzial** versteht man die Stärke, mit der eine psychotrope Substanz beim Konsumenten die Entwicklung einer Abhängigkeit bewirkt. Psychotrope Substanzen mit einem hohen Suchtpotenzial (z. B. Heroin) führen bei sehr vielen Menschen innerhalb kürzester Zeit zur Abhängigkeit. Im angloamerikanischen Sprachraum wird der Suchtdruck, also das unwiderstehliche Verlangen nach der Droge, als **Craving** bezeichnet.

10.1.2 Rückblick

Drogenkonsum ist ein Verhalten, das weit in die Geschichte zurückreicht und schon vor Jahrhunderten durch Bierbrauen und Weinanbau gepflegt wurde. Die entspannende und euphorisierende Wirkung von Drogen und der vermeintliche Zugewinn an Kreativität haben Menschen schon immer zur Einnahme von Drogen bewogen. Wie und welche Drogen konsumiert wurden, hängt jedoch stark vom kulturellen und historischen Umfeld ab.

In arabisch-asiatischen und mittel- bzw. südamerikanischen Kulturen ist **Opium** eine der ältesten und am meisten verbreiteten Drogen. In den genannten Kulturkreisen werden seit Jahrtausenden die Rauschmittel Haschisch (Hanf, Cannabis), Koka und andere Halluzinogene sowie Pilze zu heilerischen und kultischen Zwecken

10

angewendet. Paracelsus wandte Opium als Kur zur Behandlung von endogenen Depressionen an. Aus dem eingedickten Milchsaft des Schlafmohns isolierte der Apotheker W. A. Sertürner 1804 das Morphium. Sigmund Freud verfasste 1899 sein Werk „Traumdeutung" unter dem Einfluss von **Kokain.** In den 1920er-Jahren war der Konsum von Kokain, Morphium und Heroin in großstädtischen gutbürgerlichen Kreisen durchaus „en vogue" und Kokain eine Modedroge. Während nach dem Zweiten Weltkrieg nur einige Wissenschaftler und Autoren mit **Cannabis** experimentierten, entwickelte sich in den 1960er-Jahren mit den Protestbewegungen gegen das sog. Establishment auch der regelmäßige Konsum von Haschisch und Marihuana. In der heutigen Zeit haben sog. **Designerdrogen** wie Crack und Ecstasy als synthetische Rauschmittel den illegalen Markt erobert.

Zu den heute am meisten verbreiteten legalen Drogen gehören noch immer **Alkohol** und **Nikotin.** „Alkopops", alkoholische Mischgetränke, bei denen Softdrinks Wodka oder Rum zugemischt wird, stellen derzeit ebenfalls einen bedenklichen Trend dar, weil sie vielen Jugendlichen als Einstiegsdroge dienen. Synthetische Cannabinoide erfreuen sich leider auch weiterhin großer Beliebtheit. Das früher weit verbreitete Spice in einer „Pflanzenmischung" ist seit 2009 in Deutschland verboten. Inzwischen verbreiten sich immer wieder synthetische Cannabinoide (seit 2024 z. B. Görke), die mit Vapes und E-Zigaretten inhaliert werden und schwere unerwünschte Wirkungen haben.

MERKE

Die Einteilung in illegale (Opiate, Kokain usw.) und legale (Alkohol, Nikotin, Cannabis) Drogen entbehrt jeder rationalen und pharmakologisch begründbaren Basis und hat ausschließlich historische und wirtschaftspolitische Gründe.

10.1.3 Übersicht

➤ Tab. 10.1 gibt einen Überblick über wichtige Unterscheidungskriterien der Abhängigkeitserkrankungen.

10.1.4 Klassifikation

Die **ICD-10** (➤ Tab. 10.2) unterteilt die psychischen und Verhaltensstörungen durch psychotrope Substanzen nach Substanz und klinischem Erscheinungsbild. Nicht stoffgebundene Abhängigkeitserkrankungen wie z. B. Spielsucht, werden in der ICD-10 unter „Abnorme Gewohnheiten und Störungen der Impulskontrolle" (ICD-10 F63) kodiert.

Die **ICD-11** (➤ Tab. 10.2) spricht von Störungen durch Substanzgebrauch und Verhaltenssüchten und unterteilt diese weiter nach den auslösenden Substanzen bzw. Verhaltensweisen.

Tab. 10.1 Zusammenfassung und Unterscheidungskriterien der Abhängigkeitserkrankungen

Substanz	Pupillenreaktion	Psychische Abhängigkeit	Körperliche Abhängigkeit	Vorgehen beim Entzug	Entzugssymptome	Akuttherapie bei Intoxikation
Alkohol	Unauffällig	Ja	Ja	Abrupt	Angst, Unruhe, Schlafstörungen, Tremor, vegetative Symptome, Krampfanfall, Delir	Antipsychotika, Benzodiazepine oder Clomethiazol
Opioide	Miosis	Ja	Ja	Abrupt (Substitution mit Opioidagonisten)	Unruhe, Craving, Übelkeit, Schwitzen, Gliederschmerzen, Nasen- und Tränenfluss, Gähnen, Fieber	Naloxon
Cannabis	Mydriasis	Ja	Nein	Abrupt	Angst, Depressivität, Schlafstörungen	„Talking down"
Benzodiazepine	Unauffällig	Ja	Ja	Langsam ausschleichend	Angst, Unruhe, Schlafstörungen, Tremor, vegetative Symptome, Krampfanfall, Delir	Flumazenil
Barbiturate	Unauffällig	Ja	Ja	Langsam ausschleichend	Angst, Unruhe, Schlafstörungen, Tremor, vegetative Symptome, Krampfanfall, Delir	Antipsychotika, Benzodiazepine
Analgetika	Unauffällig	Ja	Ja	Abrupt	Unruhe, Dysphorie	Antipsychotika
Kokain	Mydriasis	Ja	Nein	Abrupt	Reizbarkeit, Angst, Depressivität, Schlafstörungen	Benzodiazepine
Stimulanzien	Mydriasis	Ja	Nein	Abrupt	Dysphorie, Depressivität, Schlafstörungen	Antipsychotika, Benzodiazepine, Betablocker
Halluzinogene	Mydriasis	Ja	Nein	Abrupt	Dysphorie, Depressivität	Benzodiazepine, Antipsychotika
Nikotin	Unauffällig	Ja	Ja	Abrupt (Substitution mit Nikotinpflaster)	Reizbarkeit, Unruhe	Betablocker
Flüchtige Lösungsmittel	Unauffällig	Ja	Nein	Abrupt	Dysphorie	Antipsychotika

Tab. 10.2 Einteilung der Störungen durch Substanzkonsum oder abhängige Verhaltensweisen nach ICD [W203-012, W798-008]

ICD-10		ICD-11	
Störungen durch Substanzkonsum			
F10	Störungen durch Alkohol	6C40	Störungen durch Alkohol
F11	Störungen durch Opioide	6C43	Störungen durch Opioide
F12	Störungen durch Cannabinoide	6C41	Störungen durch Cannabinoide
		6C42	Störungen durch synthetische Cannabinoide
F13	Störungen durch Sedativa oder Hypnotika	6C44	Störungen durch Sedativa, Hypnotika oder Anxiolytika
F14	Störungen durch Kokain	6C45	Störungen durch Kokain
F15	Störungen durch sonstige Stimulanzien einschließlich Koffein	6C46	Störungen durch Stimulanzien, einschließlich Amphetamin, Methamphetamin und Methcathinon
		6C4C	Störungen durch MDMA oder verwandte Drogen, einschließlich MDA
		6C47	Störungen durch synthetische Cannabinoide
		6C48	Störungen durch Koffein
F16	Störungen durch Halluzinogene	6C49	Störungen durch Halluzinogene
		6C4D	Störungen durch Dissoziativa, einschließlich Ketamin und Phencyclidin
F17	Störungen durch Tabak	6C4A	Störungen durch Nikotin
F18	Störungen durch flüchtige Lösungsmittel	6C4B	Störungen durch flüchtige Lösungsmittel
F19	Störungen durch multiplen Substanzgebrauch und Konsum sonstiger psychotroper Substanzen	6C4E	Störungen durch sonstige näher bezeichnete psychoaktive Substanzen, einschließlich Medikamente
		6C4F	Störungen durch multiple näher bezeichnete psychoaktive Substanzen, einschließlich Medikamente
		6C4G	Störungen durch unbekannte oder nicht näher bezeichnete psychoaktive Substanzen
F55	Schädlicher Gebrauch von nicht abhängigkeitserzeugenden Substanzen	6C4H	Störungen durch nichtpsychoaktive Substanzen
Störungen durch abhängige Verhaltensweisen			
F63.0	Pathologisches Glücksspiel	6C50	Glücksspielabhängigkeit
		6C51	Computerspielabhängigkeit

10.1.5 Symptomatik

➤ Tab. 10.3 gibt eine Übersicht über die körperlichen, psychischen und sozialen Auswirkungen der Abhängigkeit.

MERKE

Eine Abhängigkeitserkrankung ist gekennzeichnet durch:
- Starkes Verlangen nach einer psychotrop wirksamen Substanz
- Kontrollverlust
- Körperliche Entzugssymptome
- Toleranzentwicklung
- Einengung auf den Substanzmissbrauch
- Fortsetzung des Konsums trotz schädlicher Konsequenz

Ein schädlicher Gebrauch einer Substanz besteht, wenn die Einnahme zu physischen und psychischen Problemen führt.

Tab. 10.3 Psychische Symptome, körperliche Symptome und soziale Auswirkungen von Sucht und Abhängigkeit

Psychische Symptome	Körperliche Symptome	Soziale Auswirkungen
• Stimmungsschwankungen • Gleichgültigkeit gegenüber der Umwelt • Interessenverlust • Verfall kognitiver Fähigkeiten • Persönlichkeitsveränderungen bis zur Deprivation • Verstärkung des mangelnden Selbstbewusstseins	• Vegetative Störungen • Schlafstörungen • Gewichtsverlust • Irreversible hirnorganische Schädigungen • Organische Schädigungen (z. B. Leberzirrhose, Hepatitis) • Schädigung des Immunsystems	• Dissoziales Verhalten • Kriminalität • Beruflicher und sozialer Abstieg • Verschuldung • Verkehrsdelikte • Suizidgefährdung

10.1.6 Diagnostik

Um eine **stoffgebundene Abhängigkeitserkrankung** zu diagnostizieren, müssen innerhalb **eines Jahres** mindestens **drei** der folgenden Kriterien aufgetreten sein:
- Starker Wunsch oder starkes Verlangen, Alkohol oder eine andere Substanz zu konsumieren
- Verminderte Fähigkeit, den Konsum der psychotropen Substanz zu kontrollieren
- Entzugssymptome und Substanzgebrauch zur Milderung der Entzugssymptome
- Toleranzentwicklung und Dosissteigerung, um gleiche Wirkung der Substanz zu erreichen
- Einengung auf Substanzgebrauch, Vernachlässigung anderer Interessen zugunsten der Beschaffung und Einnahme der Substanz
- Anhaltender Konsum trotz nachweislich schädlicher Folgen

10.1.7 Krankheitsverlauf und Epidemiologie

Verlauf

Die Therapieaussichten sind wenig optimistisch, die Rückfallrate unter Abhängigen ist sehr hoch (bei Alkoholkranken z. B. 50–80 %). Die Folgen der Abhängigkeitserkrankungen sind immens und betreffen in der Regel Patienten **und** ihre Angehörigen. Neben schweren **psychischen** Störungen und **körperlichen** Schäden stellen die **sozialen** Folgen (z. B. Arbeitsplatzverlust, Verschuldung) die Familien oft vor große, kaum lösbare Probleme. Nicht selten führt die Abhängigkeitserkrankung zum frühzeitigen Tod durch Suizid oder körperliche Folgeschäden.

Epidemiologie

Die Abhängigkeitserkrankungen sind ein großes gesundheitspolitisches Problem. Sie betreffen 5–7 % der deutschen Bevölkerung. Der Anteil der Alkoholabhängigen ist neben den Nikotinabhängigen am größten (➤ Abb. 10.1). Entscheidend sind die körperlichen und sozialen Folge- und Langzeitschäden der Abhängigkeitserkrankungen, die neben dem Leiden für die Betroffenen erhebliche Kosten verursachen.

GUT ZU WISSEN

- Etwa 7,8 Mio. Menschen in Deutschland haben einen riskanten Alkoholkonsum (16 %), 2,4 Mio. (4 %) Alkoholmissbrauch und ca. 1,6 Mio. (3 %) sind alkoholabhängig.
- Etwa 1,3 Mio. Menschen in Deutschland haben einen problematischen Konsum von Cannabis und illegalen Drogen.
- Etwa bei 1,9 Mio. Deutschen besteht ein problematischer Konsum von Medikamenten.
- Etwa 1,3 Mio. Deutsche haben eine glücksspielbezogene Störung.

(Quelle: Datenportal des Beauftragten der Bundesregierung für Sucht- und Drogenfragen)

Fast die Hälfte aller Suchterkrankten weist weitere psychische Störungen auf. Damit ist die **Komorbiditätsrate** bei Abhängigen besonders

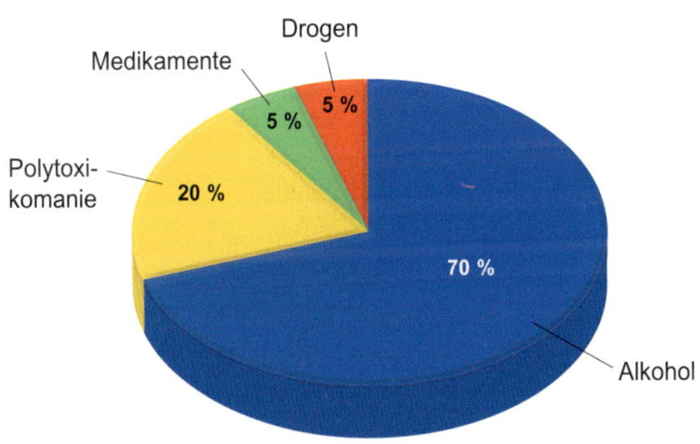

Abb. 10.1 Relative Häufigkeit der Abhängigkeiten [M515]

hoch. Häufige mit der Abhängigkeit vergesellschaftete psychische Erkrankungen sind:

- Persönlichkeitsstörungen
- Affektive Störungen, v. a. Depressionen
- Angststörungen
- Schmerzstörungen
- Schlafstörungen

10.1.8 Ätiologie

Für die Entstehung und Entwicklung von Abhängigkeiten wirken immer mehrere Faktoren im Sinne einer **multifaktoriellen Genese** zusammen:

- Genetische Faktoren
- Abhängig machende Substanz
- Soziale Faktoren
- Lerntheoretische Aspekte
- Psychodynamische Aspekte
- Persönlichkeitsfaktoren

Genetische Faktoren

Familienstudien haben ergeben, dass in Familien mit einem Suchterkrankten das Risiko für die anderen Familienmitglieder, ebenfalls an einer Abhängigkeit zu erkranken, erhöht ist. Dass dies nicht nur auf lerntheoretische Faktoren zurückzuführen ist, belegt das erhöhte Risiko für eineiige Zwillinge. Wenn ein eineiiger Zwilling erkrankt ist, ist die Wahrscheinlichkeit für den anderen Zwilling, ebenfalls eine Abhängigkeit zu entwickeln, größer als bei zweieiigen Zwillingen. Da die Konkordanzrate aber unter 100 % liegt, müssen bei der Entstehung der Abhängigkeit noch weitere Faktoren eine Rolle spielen.

Abhängig machende Substanz

Maßgeblich für die Entwicklung von Abhängigkeitserkrankungen ist auch die Substanz. Dabei sind das **Suchtpotenzial** (➤ Kap. 10.1.1), die Verfügbarkeit und die Einnahmeart (z. B. oral, i. v.) der Substanz entscheidend. Die Drogenwirkung, über eine gesteigerte Dopaminfreisetzung im End- und Mittelhirn eine Entspannung und eine Euphorie beim Konsumenten zu erzeugen, kann eine Abhängigkeitsentwicklung auslösen und die Sucht aufrechterhalten (siehe lerntheoretische Aspekte).

Soziale Faktoren

Wie bereits erwähnt, haben Suchtgefährdete oft Familienangehörige mit einer Suchterkrankung. Auch psychische Erkrankungen und Suizide oder Suizidversuche lassen sich oft in den Familien nachweisen. Die Verhältnisse im Elternhaus sind häufig von gestörten Beziehungen und anderen familiären Belastungen geprägt (sog. Broken-Home-Situation). Aber auch Langeweile und Einsamkeit können Ursache des

Drogenkonsums sein. Weitere soziale Faktoren, welche die Abhängigkeitsentwicklung begünstigen können, sind leichte Verfügbarkeit und geringe Kosten der Droge. Auch kulturelle Normen, Gesetze und Leitbilder in Mode- und Werbeindustrie beeinflussen die Suchtentstehung.

MERKE
Abhängigkeitserkrankungen treten in **allen sozialen Schichten** auf und sind kein spezifisches Problem bildungsferner Menschen.

Lerntheoretische Aspekte

Aus lerntheoretischer Sicht ist die Abhängigkeitsentwicklung ein klassisches Beispiel für die **operante Konditionierung** (➤ Kap. 8.2.1).

Als **„primär" positiver Verstärker** wirken dabei die Entspannung und Euphorie, die durch die Einnahme des Suchtmittels ausgelöst werden. Diese angenehmen Gefühle dämpfen ein zuvor empfundenes Unlust-, Angst- oder Leeregefühl und führen zu Stimmungsaufhellung oder Schmerzlinderung. Häufig ist der Konsum auch ein Versuch, sich bei einer anderen psychischen Störung (z. B. Depression) „selbst zu kurieren". Dies erklärt auch die hohe Komorbiditätsrate bei abhängigen Patienten (Epidemiologie).

Die dadurch geförderte Kontaktfreudigkeit dient als **sekundärer positiver Verstärker,** weil sie die soziale Isolation aufhebt. Weitere sekundäre Verstärker sind die größere soziale Anerkennung und Zugehörigkeit zu einer Gruppe beim Konsum. Hier spielt z. B. der Gruppenzwang unter Jugendlichen oder die soziale Erwünschtheit, bei bestimmten Anlässen Alkohol zu trinken, eine Rolle.

Diese als positiv erlebten Veränderungen nach Drogeneinnahme rufen im Konsumenten den Wunsch nach erneuter Einnahme hervor, um den unangenehmen Gefühlszuständen zu entkommen oder sozial besser integriert zu sein. Bei einer fortgeschrittenen Abhängigkeitserkrankung ist bereits das Bekämpfen der Entzugssymptome durch die Drogeneinnahme eine positive Verstärkung und hält die Abhängigkeit aufrecht.

Psychodynamische Aspekte

Tiefenpsychologische Konzepte gehen bei der Abhängigkeitsentwicklung von einer **Ich-Schwäche** des Konsumenten aus. Eine Überversorgung oder fehlende Versorgung in der Kindheit schränkt die Fähigkeit zur Kontrolle eigener Bedürfnisse und Emotionen ein. Die **Frustrationstoleranz,** d. h. die Fähigkeit, unangenehme Situationen oder Gefühle aushalten zu können, ist herabgesetzt. Dies macht die Betroffenen für den Konsum von Drogen besonders anfällig.

Persönlichkeitsfaktoren

Suchtgefährdete Personen zeichnen sich meist durch eine **wenig stabile Persönlichkeit,** ein geringes Selbstwertgefühl, eine labile Gemütslage und einen gewissen „Reizhunger" aus. Sie leiden häufig unter einer weiteren psychischen Erkrankung (Epidemiologie), und die Droge dient ihnen oft als Ersatz für fehlende oder gestörte Beziehungen.

10.1.9 Therapie

Grundsätzlich lässt sich die Therapie von Alkohol- und Drogenabhängigkeit in **vier Phasen** einteilen (➤ Tab. 10.4).

Kontakt- und Motivationsphase

Die Kontaktphase spielt sich meist im ambulanten Bereich ab, kann aber auch im Rahmen einer stationären Behandlung von Folgeschäden oder Unfällen beginnen. Dem **motivierenden Gespräch** kommt hier besondere Bedeutung zu, denn Abhängige verweigern oft die aktive Problemlösung, die anstelle der bisherigen passiven und nur scheinbaren Konfliktlösung durch den Substanzmissbrauch treten muss. In dieser ersten Kontaktphase sollte auf die **aktuellen Probleme** des Kranken, die zum Drogenkonsum geführt haben oder ihn aufrechterhalten, intensiv eingegangen werden. Parallel sollte eine Beratungsstelle oder das zuständige Gesundheitsamt eingeschaltet werden, um gemeinsam einen **Therapieplan** zu entwerfen und **organisatorische Fragen** (z. B. Kostenübernahme) zu klären. Wichtig ist auch der Kontakt zu **Selbsthilfegruppen;** dem Patienten sollten die entsprechenden Informationen zur Verfügung gestellt werden. Die Kontakt- und Motivationsphase kann mehrere Tage bis Monate in Anspruch nehmen. Am Ende dieser Phase sollte die Entscheidung

Tab. 10.4 Therapiephasen der Abhängigkeitserkrankung

Phase	Dauer	Ambulante Therapie	Stationäre Therapie
Kontaktphase	Tage bis Monate	Familie, Arbeitsplatz, Freundeskreis, ärztliche oder psychotherapeutische Praxis, Poliklinik, Gesundheitsamt, Seelsorge, Suchtberatungsstelle, psychosoziale Beratungsstelle, Selbsthilfegruppen	Psychiatrischer Konsiliardienst nach Unfällen oder Behandlung von Folgeschäden
Entgiftungsphase	1–4 Wochen		Internistische Klinik, psychiatrische Klinik, toxikologische Abteilung
Entwöhnungsphase	4–12 Monate	Ambulante Therapie von bis zu 1 Jahr	Psychiatrische Fachkliniken, psychiatrische Universitätskliniken, Fachkliniken für Suchtkranke
Nachsorgephase	Jahre	Therapeuten, Hausarzt, Fachambulanz, psychosoziale Beratungsstelle, Selbsthilfegruppen (Anonyme Alkoholiker, Blaues Kreuz), Familie und Arbeitsplatz	

stehen, ob eine Entgiftung sinnvoll ist und wie die anschließende Entwöhnung (ambulant, stationär, kurz-, mittel- oder langfristig) ablaufen soll.

THERAPEUTISCHE PRAXIS

Bevor der Abhängige Suchtberatungsstellen aufsucht, können natürlich Gespräche im Freundes- oder Familienkreis sehr entscheidend sein. Abhängige bagatellisieren ihre Sucht im Allgemeinen, sodass dem **offenen, klaren und wiederholten Ansprechen auf die Erkrankung** eine bedeutende Rolle zukommt. Klienten die sich beim Heilpraktiker für Psychotherapie wegen anderer Beschwerden vorstellen, sollten bei Verdacht auf eine Abhängigkeitserkrankung auf die Sucht angesprochen werden.

Entgiftung (Entzug)

In der Entgiftungsphase erfolgt der Entzug vom Suchtmittel. **Ziel** der Entgiftung ist die **komplette Abstinenz** und **Überwindung der Entzugssymptome** als Voraussetzung für die anschließende Entwöhnung. Die Entgiftung dauert in der Regel 1–4 Wochen und erfolgt in einer darauf spezialisierten internistischen oder psychiatrischen Abteilung.

Bei Alkohol oder Drogen erfolgt der Entzug abrupt, bei Barbituraten und Benzodiazepinen fraktioniert. Bei Opioiden ist ein sofortiger Entzug immer möglich, außer bei bedrohlicher Entkräftung und bei Neigung zu zerebralen Krampfanfällen.

Stärkere Entzugssymptome können mit **Clomethiazol** (Distraneurin®) oder mit Benzodiazepinen vermindert werden. Benzodiazepine führen aber bei längerem Gebrauch ihrerseits wieder zur Abhängigkeit. Bei depressiven Verstimmungen im Rahmen eines Entzugs sowie Schlafstörungen und Unruhezuständen können niedrigpotente Antipsychotika (Neuroleptika) eingesetzt werden. Nach erfolgreicher Entgiftung kommt es allmählich zum Abklingen der vegetativen Fehlregulationen und zur körperlichen Erholung.

MERKE

Die Einnahme von **Benzodiazepinen** zur Reduktion der Entzugssymptomatik ist kritisch zu sehen, weil Benzodiazepine bei längerer Einnahme ein eigenes Suchtpotenzial haben.

Entwöhnungsphase

Ziel der Entwöhnung ist der **Aufbau eines drogenfreien Lebens.** Im Vordergrund dieser Phase steht die **Psychotherapie.** Die Patienten müssen lernen, **ohne Drogen** auszukommen, d. h. Stress-, Konflikt- oder sonstigen schwierigen Situationen anders zu begegnen und sie anders zu bewältigen als bisher.

Die stationäre Entwöhnungsphase dauert **4–6 Monate,** gelegentlich auch länger (z. B. bei Heroinabhängigen). Alternativ gibt es inzwischen kurzfristigere Modelle (4–8 Wochen stationäre Entwöhnung; anschließend 1 × jährlich ambulante Entwöhnung mit wöchentlicher Teilnahme an einer geschlossenen Gruppe). Stationäre Entwöhnungsbehandlungen werden von Fachkrankenhäusern und psychiatrischen Kliniken durchgeführt. Die Entwöhnung sollte nahtlos in die Nachsorgephase übergehen, in die Selbsthilfegruppen, soziale Dienste, aber auch die Angehörigen einbezogen werden.

Nachsorgephase

Um die Rückfallquote möglichst niedrig zu halten, ist nach der Entwöhnung eine Nachsorge unverzichtbar. Ziel ist die Aufrechterhaltung der Abstinenz bei Wiedereingliederung in ein drogenfreies Berufs- und Privatleben. Deswegen müssen Arzt, Beratungsstellen, Arbeits- und Sozialamt, Arbeitgeber und Selbsthilfegruppen eng zusammenarbeiten. **Nach der Entlassung** aus der Entwöhnung stehen im Vordergrund:

- Wiedereingliederung in das gesellschaftliche Leben
- Wiedereinstieg ins Arbeitsleben
- Wohnungssuche bzw. -beschaffung
- Aufbau eines neuen Bekanntenkreises ohne Süchtige
- Weiterbetreuung in Selbsthilfegruppen

MERKE

Wichtige **Selbsthilfegruppen** sind Anonyme Alkoholiker, Blaues Kreuz, Guttempler, Kreuzbund, Club 29 (Caritas).

Nicht nur der enge persönliche Kontakt zu einer dieser genannten Nachsorgeorganisationen, sondern auch ein gesicherter Arbeitsplatz, ein fester Wohnsitz, eine enge persönliche Bindung an die Familie oder den Freundeskreis sollten Voraussetzung für eine Entlassung in die Nachsorgephase sein, wobei diese durchaus Jahre beanspruchen kann. Angebote zur sinnvollen Freizeitgestaltung sind unerlässlich, um eine Isolierung und den erneuten Anschluss an Alkoholiker oder an die Drogenszene zu verhindern.

10.2 Störungen durch Alkohol

10.2.1 Alkoholabhängigkeit

ICD-10: F10; **ICD-11:** 6C40.2

FALL

Alkoholabhängigkeit – „Alles schlägt mir auf den Magen"

Ein 56-jähriger selbstständiger Software-Entwickler stellt sich in der Allgemeinarztpraxis vor. Sein Gesicht ist leicht gerötet. Während des Gesprächs muss er sich mehrfach die Stirn abwischen, weil er stark schwitzt. Er ist bei der Schilderung seiner Beschwerden sehr zurückhaltend, schildert vieles erst auf Nachfrage. Er habe seit Wochen Probleme mit dem Magen. Die Schmerzen würden nicht weggehen, alles schlage ihm auf den Magen. Er wisse gar nicht mehr, was er essen solle, sein Appetit sei ihm schon total vergangen. Er habe in den letzten drei Monaten 5 kg abgenommen. Erst auf Nachfragen berichtet er von weiteren Problemen. Seit dem Verlust eines wichtigen Auftrags habe er finanzielle Schwierigkeiten. Er könne seitdem nicht mehr richtig schlafen und traue sich auch nicht, seiner Frau die Wahrheit über seine berufliche Situation zu sagen. Er will sie nicht noch mehr enttäuschen, nachdem er in vielen Gebieten nicht mehr „das bringe, was er früher gebracht habe". Auf sexuelle Probleme angesprochen, gibt er zu, Potenzstörungen zu haben. Insgesamt fühle er sich nicht mehr leistungsfähig und meide den Kontakt mit Kollegen, die ihm immer nur von ihren Erfolgen berichten würden. Er fühle sich zwar ausgelaugt, aber nicht wirklich depressiv. Allerdings falle es ihm schwer, sich eine Verbesserung seiner Situation vorzustellen.

Auf die Frage, ob er Alkohol konsumiere, antwortet er: „Gelegentlich … auch nicht mehr als andere, glaube ich. Na ja, vielleicht ein bisschen mehr, seit der Ärger in der Arbeit begonnen hat." Bei genauem Nachhaken stellt sich heraus, dass er über die letzten Monate täglich 1–1½ Flaschen Wein und „hin und wieder" einen Grappa oder Cognac getrunken habe. Am Anfang habe ein schnell geleertes Glas Wein gereicht, damit er sich besser und seiner Frau gegenüber entspannter fühlte. Nun müsse er schon einen gewissen Pegel an Alkohol trinken, um den gleichen Effekt zu erleben.

Definition

Die **Alkoholabhängigkeit (chronischer Alkoholismus)** ist nach Definition der WHO eine Verhaltensstörung, die durch anhaltenden exzessiven Alkoholkonsum gekennzeichnet ist, d. h., die konsumierten Mengen überschreiten das sozial übliche Maß deutlich und/oder werden zu unpassenden Gelegenheiten getrunken. Folgen davon sind psychische und körperliche Abhängigkeit mit den entsprechenden substanzbedingten Schädigungen sowie Störungen und Konflikte im sozialen und wirtschaftlichen Bereich oder die Vorläufer dazu. Alkoholismus wurde 1968 von der WHO als Krankheit anerkannt.

Psychische Abhängigkeit, also das unwiderstehliche Verlangen nach Alkohol, geht mit einem Kontrollverlust bei der Konsumierung einher, begleitet von depressiven Stimmungslagen und Selbstvorwürfen, was oft auch zu heimlichem Trinkverhalten führt. Die körperliche Abhängigkeit ist durch Entzugssymptome, Toleranzentwicklung und eine damit einhergehende Dosissteigerung gekennzeichnet. Um die gewünschte Wirkung zu erreichen, muss die Menge der Droge zunehmend gesteigert werden. Außerdem muss die Droge ständig eingenommen werden, um Entzugserscheinungen entgegenzuwirken (➤ Kap. 10.1.1).

MERKE
Alkoholabhängigkeit ist eine Krankheit! Ihre allgemeinen Kennzeichen sind Kontrollverlust, Entzugssymptome und Toleranzentwicklung.

Symptomatik

Nur selten begeben sich alkoholabhängige Menschen mit dem Wunsch zum Entzug in Behandlung. In der Regel wird das Alkoholproblem bagatellisiert, und die Vorstellung beim Arzt erfolgt gewöhnlich wegen anderer körperlicher Beschwerden.

MERKE
Bei etwa 20–50 % der Alkoholkranken in Arztpraxen und Krankenhäusern wird die Abhängigkeit übersehen. Es ist daher entscheidend, die **Anzeichen einer Alkoholabhängigkeit** zu erkennen und adäquate Schritte zur Behandlung einzuleiten.

Die **Symptome der Alkoholabhängigkeit** setzen sich aus psychischen Symptomen und Zeichen der internistisch-neurologischen Folgekrankheiten zusammen. Mit fortschreitender Erkrankung gewinnen soziale Folgeschäden an Bedeutung:

- **Psychische Symptome:**
  - Verändertes Trinkverhalten (Erleichterungstrinken, heimliches Trinken, „gieriges" Trinken)
  - Alkoholtoleranz
  - Gedankliche Einengung auf Alkohol
  - Depressive Stimmungslage mit Selbstvorwürfen und Minderwertigkeitsgefühlen
  - Suizidalität
  - Kognitive Einbußen (Konzentrations-, Aufmerksamkeits-, Gedächtnisstörungen)
  - Wesensänderung (bei Alkoholpsychose)
- **Körperliche Symptome:**
  - Reduzierter Allgemeinzustand
  - Gerötete Gesichtshaut mit Gefäßveränderungen
  - Magen-Darm-Störungen (z. B. Gastritis, Ulzera)
  - Schlafstörungen
  - Appetitverlust
  - Vegetative Störungen (z. B. Kreislaufprobleme, Schwitzen, Zittern)
  - Potenzstörungen
- **Soziale Folgeschäden:**
  - Vernachlässigung von Beziehungen (Familie, Freunde) bis hin zum Missbrauch
  - Probleme am Arbeitsplatz, Arbeitsplatzverlust
  - Konflikte mit dem Gesetz, Verkehrsdelikte
  - Probleme mit Mietverhältnis, ggf. Wohnungsverlust
  - Finanzielle Probleme, sozialer Abstieg

ERLÄUTERUNGEN ZUM FALL

Trinkverhalten und Alkoholtoleranz

Der Mann im Fallbeispiel gibt erst im fortgeschrittenen Gespräch zu, dass sich seine Trinkgewohnheiten verändert haben. Zunächst versucht er noch, den Alkoholkonsum zu bagatellisieren. Er trinkt, um eine Entspannung herbeizuführen, und entwickelt so eine **psychische Abhängigkeit.** Das schnelle, also gierige Trinken steigert die Alkoholwirkung. Er muss die Alkoholmenge auch zunehmend erhöhen, um einen Effekt zu spüren. Diese **Toleranzentwicklung** ist ein Anzeichen der **körperlichen Abhängigkeit.**

Affektive Symptome

Er gibt an, ausgelaugt, weniger leistungsstark und zeitweise hoffnungslos zu sein. Sein **Selbstbewusstsein** ist vermindert, er meidet Situationen, in denen er sich mit Konkurrenten messen muss. Bei manchen Alkoholikern können diese Selbstvorwürfe und Minderwertigkeitsgefühle bis zum **Suizid** führen. Differenzialdiagnostisch muss bei dem Patienten natürlich auch ein Alkoholkonsum auf dem Boden einer depressiven Episode in Erwägung gezogen werden.

Kognitive Störungen und organische Wesensänderung

Einbußen im **kognitiven** Bereich zeigen sich bei dem Mann im Fallbeispiel noch nicht. Dazu ist die Erkrankungsdauer vermutlich noch zu kurz. Auch eine organische **Wesensänderung** lässt sich nicht feststellen, dazu wäre auch eine Fremdanamnese wegweisend.

Körperliche Symptome

Erste Anzeichen der körperlichen Abhängigkeit sind **vegetative Symptome.** Der Patient schwitzt stark und hat eine rote Gesichtsfarbe. **Schlaf- und Potenzstörungen** sind weitere Kennzeichen. Entscheidend und organisch unbedingt abklärungsbedürftig sind **Magenschmerzen** und **Inappetenz,** hinter denen sich eine alkoholbedingte Gastritis oder Ulzera verbergen können.

Soziale Folgeschäden

Aufgrund der vergleichsweise kurzen Krankheitsphase sind die Folgeschäden noch nicht so ausgeprägt. Da aber bei dem Mann bereits **finanzielle Probleme** bestehen und er als Selbstständiger sehr von seiner Leistungsfähigkeit abhängig ist, wird sich bei Fortdauer der Alkoholabhängigkeit die Situation sicherlich verschlechtern. Auch zeichnen sich **Beziehungsprobleme** zu seiner Ehefrau ab, die er bislang nicht in seine beruflichen Probleme einbezogen hat.

Klassifikation und Merkmale

Der amerikanische Physiologe **Elvin Morton Jellinek** (1890–1963) unterscheidet 5 Typen des Alkoholismus (➤ Tab. 10.5). Diese Typisierung ist ein grobes Raster, hat sich aber klinisch bewährt.

Alpha-Trinker trinken, um sich Erleichterung zu verschaffen. Sobald Stress- oder Konfliktsituationen eintreten, wird der Wunsch nach Alkohol geweckt, um die angstlösende und entspannende Wirkung zu spüren. Typisches Beispiel ist ein unter Leistungsdruck stehender Angestellter, der kurz vor einer beruflichen Besprechung einen Schluck aus der im Schreibtisch versteckten Flasche trinkt. Es handelt sich um eine psychische Abhängigkeit ohne Kontrollverlust.

Beta-Trinker nutzen Anlässe wie Betriebsfeste oder Stammtisch, um viel zu trinken. Sie sind nicht süchtig. Wegen des hohen Alkoholkonsums bekommen sie jedoch häufig organische Alkoholschäden (z. B. Leberzirrhose, Fettleber, Pankreatitis, Herzverfettung).

Gamma-Trinker sind die eigentlich süchtigen Trinker. Nach einer anfänglichen psychischen Abhängigkeit stellt sich der Stoffwechsel auf die chronische Alkoholzufuhr um. Der Gamma-Trinker muss immer größere Mengen trinken, um den gleichen Effekt zu erzielen, und zeigt Entzugssymptome, wenn er keinen Alkohol konsumiert. Andererseits verliert er schon durch kleinste Mengen Alkohol völlig die Kontrolle über sein eigenes Trinken – er muss weiter trinken, häufig bis zur Bewusstlosigkeit.

Delta-Alkoholiker sind vor allem körperlich abhängig. Um keine Entzugssymptome zu entwickeln, muss der Trinker einen gewissen Blutalkoholspiegel halten. Dieser Typ wird daher häufig auch „Spiegeltrinker" genannt. Er muss kontinuierlich Alkohol trinken, in Mengen, die meist nicht zum Rausch führen. Typischerweise trinken Delta-Alkoholiker bereits am frühen Morgen, um das „Zittern" in den Griff zu bekommen.

Der **Epsilon-Trinker** ist der typische „Quartalssäufer", der in periodischen Abständen trinkt. Er wird plötzlich rastlos und angespannt, kann weder arbeiten noch schlafen und setzt den Alkohol als Mittel gegen diese Spannungszustände ein. Nicht selten konsumiert er zuerst alkoholfreie Getränke, um einen quälenden Durst zu stillen. Schließlich aber trinkt er massenhaft, oft über mehrere Tage, und setzt das Trinken bis zur Betäubung fort. Nach dem Exzess kann der Trinker seine gewohnte soziale Rolle wieder übernehmen und distanziert sich häufig von dem Geschehenen. Die Intervalle zwischen den Exzessen können zunächst Monate dauern, werden aber nicht selten kürzer, sodass die sog. **Dipsomanie** in chronischen Alkoholismus übergehen kann.

MERKE

Die häufigsten Formen sind der Gamma- und der Delta-Alkoholismus, wobei der Gamma-Typ der eigentlich süchtige Trinker ist. Alpha-, Beta- und Epsilon-Typ sind häufig die Vorläufer des süchtigen Trinkers.

Diagnostik

Die Diagnose **Alkoholabhängigkeit** (➤ Kap. 10.1.6) ist von 3 Kriterien abhängig:

1. Dem in Bezug auf Menge und Häufigkeit persönlich und gesellschaftlich abnormen **Trinkverhalten**
2. Den alkoholbedingten physischen, psychischen und sozialen **Schäden**
3. Der psychischen und/oder physischen **Abhängigkeit**

Das entscheidende Kriterium der **Abhängigkeit** lässt sich durch folgende Merkmale überprüfen:

- **Kontrollverlust** beim Trinken
- Unfähigkeit zur **Abstinenz**
- **Toleranzentwicklung** und damit Dosissteigerung
- **Entzugssymptome** beim Absetzen des Alkohols

MERKE

Selten wird Ihnen ein Klient direkt von seiner Suchtproblematik berichten. Das gilt auch für das unmittelbare Umfeld, also Lebenspartner und Familie, die als Koabhängige das Problem ebenfalls bagatellisieren. Häufig lassen sie sich bereitwillig täuschen, oder der Alkoholkranke trinkt in Gesellschaft mäßig, greift zudem aber heimlich zu Hochprozentigem. Auch äußere Kriterien (Hautrötung, Schwitzen usw.) sind nicht immer erkennbar. Deswegen gehört zu einer **ausführlichen Exploration** auch das Hinterfragen von körperlichen Symptomen (z. B. Probleme mit Magen, Leber oder Bauchspeicheldrüse) dazu. Häufig gibt es hier Entzündungen (Gastritis, Pankreatitis) oder Funktionseinschränkungen (Leberzirrhose). Ebenso sollte die täglich konsumierte **Trinkmenge** bestimmt werden. Sie sollten dabei nicht vergessen, dass Alkoholkranke die Trinkmenge sehr häufig aus Scham bagatellisieren (z. B. „nur ein Piccolo"). In Verdachtsfällen ist eine Abklärung beim **Internisten** oder **Psychiater** erforderlich.

Zur ersten groben Abklärung von Alkoholproblemen und als Hilfe für eine Diagnose können **Fragebogen** nützlich und sinnvoll sein

Tab. 10.5 Alkoholikertypen nach Jellinek

Trinker-Typ	Typisierung	Kennzeichen	Abhängigkeit	Häufigkeit [%]
Alpha	Konflikttrinker	Kein Kontrollverlust, Fähigkeit zur Abstinenz	Psychisch	5
Beta	Gelegenheitstrinker	Kein Kontrollverlust, Fähigkeit zur Abstinenz	Keine	5
Gamma	Süchtiger Trinker	Kontrollverlust und Toleranzentwicklung, eingeschränkte Fähigkeit zur zeitweiligen Abstinenz	Erst psychisch, später auch körperlich	65
Delta	Spiegeltrinker	Kein Kontrollverlust, Unfähigkeit zur Abstinenz, rauscharmer, kontinuierlicher Alkoholkonsum	Körperlich	20
Epsilon	Episodischer Trinker	Kontrollverlust, mehrtägige Exzesse, Fähigkeit zur Abstinenz	Psychisch	5

Selbstbeurteilungstest zum Alkoholkonsum

1.	Ich glaube, dass ich zu viel Alkohol trinke und das ändern sollte	☐ Ja	☐ Nein
2.	Der Alkohol macht mir viel Probleme	☐ Ja	☐ Nein
3.	Das Trinken belastet meine Partnerschaft	☐ Ja	☐ Nein
4.	Ich trinke, um zur Ruhe zu kommen und zu entspannen	☐ Ja	☐ Nein
5.	Ich trinke, um meine Probleme und Auseinandersetzungen bewältigen zu können	☐ Ja	☐ Nein
6.	Ich denke oft an Alkohol	☐ Ja	☐ Nein
7.	Ich trinke ab und zu schon am Vormittag	☐ Ja	☐ Nein
8.	Ich habe öfter nach dem Genuss von Alkohol Schuldgefühle	☐ Ja	☐ Nein
9.	Vor Einladungen hilft mir Alkohol, um in Stimmung zu kommen	☐ Ja	☐ Nein
10.	Ich trinke, um am Abend zur Ruhe zu kommen und einschlafen zu können	☐ Ja	☐ Nein
11.	Ich achte immer weniger auf mein Äußeres	☐ Ja	☐ Nein
12.	Gesprächen über Alkohol gehe ich aus dem Weg	☐ Ja	☐ Nein
13.	Probleme und Hindernisse in meinem Leben machen mich verbittert	☐ Ja	☐ Nein
14.	Ich habe schon versucht, das Trinken von Alkohol zu kontrollieren	☐ Ja	☐ Nein
15.	Wenn ich einmal angefangen habe, muss ich weitertrinken	☐ Ja	☐ Nein
16.	Meine Familie und meine Freunde machen mir wegen dem Alkohol Vorwürfe	☐ Ja	☐ Nein
17.	Ich verheimliche mein Trinken	☐ Ja	☐ Nein
18.	Ich habe meistens einen heimlichen Vorrat an Alkohol	☐ Ja	☐ Nein
19.	Wenn ich sehr viel trinke, habe ich auch manchmal Erinnerungslücken	☐ Ja	☐ Nein
20.	Mein Interesse an Sexualität ist weniger geworden und meine Libido lässt nach	☐ Ja	☐ Nein
21.	Ich habe wegen meines Trinkens berufliche Probleme	☐ Ja	☐ Nein
22.	Am Morgen ist es mir öfter schlecht und ich habe einen Brechreiz. Trinken von Alkohol verbessert die Situation	☐ Ja	☐ Nein
23.	Ich bin wegen körperlicher Probleme im Krankenhaus oder von einem Arzt behandelt worden (Magen, Leber, Kreislauf)	☐ Ja	☐ Nein
24.	Ich vertrage immer weniger Mengen an Alkohol	☐ Ja	☐ Nein
25.	Meine Hände zittern öfters am Morgen	☐ Ja	☐ Nein
26.	Ich trinke manchmal, obwohl es der Arzt verboten hat	☐ Ja	☐ Nein
27.	Wenn ich viel trinke, esse ich sehr wenig	☐ Ja	☐ Nein
28.	Ohne die „Trinkerei" wäre ich mit mir und meinem Leben zufriedener	☐ Ja	☐ Nein
29.	Ich habe schon probiert, ohne Alkohol auszukommen	☐ Ja	☐ Nein
30.	Der Alkohol zerstört immer mehr mein Leben	☐ Ja	☐ Nein

Beurteilung
Ab 5-mal Antwort „Ja" weist auf einen bedenklichen Alkoholkonsum hin, und es besteht ein Verdacht auf Alkoholismus

Abb. 10.2 Beurteilungstest zum Alkoholkonsum [L157]

(➤ Abb. 10.2). Auch z. B. der Münchner Alkoholismus-Test (MALT) oder der sog. CAGE-Test (**C**ut down, **A**nnoyed, **G**uilty, **E**ye-opener) dienen einer Ersteinschätzung.

Differenzialdiagnosen

Entscheidend ist die Abklärung der **komorbiden Störungen** (➤ Kap. 10.1.4). Im Fallbeispiel zeigen sich z. B. erste Anzeichen einer depressiven Störung. Ob eine depressive Störung vor dem Alkoholkonsum bestand oder ob sie sich im Rahmen des Alkoholmissbrauchs entwickelt hat, lässt sich häufig erst nach einem Entzug endgültig feststellen.

Viele Alkoholiker leiden unter einer **Polytoxikomanie,** weil sie durch die gleichzeitige Einnahme weiterer Drogen die Alkoholwirkung steigern oder verlängern können.

Krankheitsverlauf

Die Entwicklung vom sozial akzeptierten Alkoholkonsum bis zur Alkoholkrankheit lässt sich anhand eines Stufenmodells darstellen (➤ Tab. 10.6). Die Schnelligkeit, mit der die Phasen eintreten, ist individuell unterschiedlich. Im Schnitt vergehen **6–12 Jahre.** Bei Jugendlichen kann sich das Vollbild der Abhängigkeit auch in 2–3 Jahren entwickeln.

Ein wichtiger Faktor bei der Entwicklung zum Alkoholismus ist die **Alkoholtoleranz** (➤ Kap. 10.1.1). Sie ist individuell unterschiedlich ausgeprägt und hängt von der körperlichen Konstitution (Alter, Körpergewicht und Blutvolumen) und dem gegenwärtigen Gesundheitszustand eines Menschen ab. Bei Medikamenteneinnahme, Organschäden (z. B. Leberinsuffizienz), Überanstrengung, Ermüdung und Infektionen kann die Alkoholtoleranz herabgesetzt sein.

Bei anhaltendem Alkoholabusus sinkt in der chronischen Phase die gewöhnlich erhöhte Alkoholtoleranz ab und wandelt sich später aufgrund von schleichender Leberinsuffizienz zur **Alkoholintoleranz.**

Prognose

Entscheidend für die Prognose der Alkoholabhängigkeit sind die organischen Folgeerkrankungen. Die **Lebenserwartung** von Alkoholkranken ist deutlich erniedrigt (ca. 10 Jahre). Außerdem ist der Anteil der Suizidenten unter den Erkrankten sehr hoch. Rund 10 % aller Alkohol-

Tab. 10.6 Entwicklungsphasen zum süchtigen Trinker

1. Stufe	2. Stufe	3. Stufe	4. Stufe
Präalkoholische Phase (Vorstufe)	**Prodromalphase (Vorläuferphase)**	**Kritische Phase**	**Chronische Phase**
Es gibt Gelegenheits- und Konflikttrinker, die ihr Leben lang in diesem Stadium bleiben. Bei Menschen, die eine Disposition zum Alkoholismus haben, kann die **präalkoholische Phase** jedoch den Ausgangspunkt für die eigentliche Alkoholkrankheit darstellen.	Trinker in dieser Phase werden meist von der Gesellschaft akzeptiert, erlangen u. U. dadurch sogar Ansehen. Ein Rausch wird dann als besondere Leistung oder große Kontaktfreudigkeit verkannt.	Die starke Abhängigkeit wird vom sozialen Umfeld wahrgenommen und ruft meist Unverständnis und Ablehnung der alkoholabhängigen Person durch die Gesellschaft hervor.	Totaler Zusammenbruch, zwanghaftes Trinken wird einziger Lebensinhalt. In diesem Stadium tritt oft der Wunsch nach echter Hilfe auf. Allerdings bestehen häufig Folgeschäden mit bleibender Invalidität oder tödlichem Ausgang.
Merkmale			
• Gelegentliches Trinken mäßiger Alkoholmengen bei bestimmten Gelegenheiten, um Spannungen zu reduzieren (Erleichterungstrinken) • Trinkhäufigkeit und Alkoholmenge nehmen zu (beinahe tägliches Erleichterungstrinken) **Grund:** Die **Frustrationstoleranz,** d. h. die Fähigkeit, unangenehme Situationen auszuhalten und adäquat zu bewältigen, nimmt ab. Alkohol dient mehr und mehr als „Seelentröster". Die **Alkoholtoleranz** steigt, d. h., der Körper verträgt mehr Alkohol, er hat sich an die regelmäßige Alkoholzufuhr gewöhnt, sodass er mehr Alkohol benötigt, um eine berauschende Wirkung zu erzielen.	• Häufiges Gedankenkreisen um Alkohol (Alkoholvorräte) • Erste Gedächtnislücken für die Zeit während des Alkoholkonsums („Filmriss") • Änderung der Trinkgewohnheit (heimlich, allein, morgens, erstes Glas schnell trinken) • Vermeiden des Themas „Alkohol" (Schuldgefühle, aber Unfähigkeit, Trinkverhalten zu ändern) • Weitere Steigerung der Alkoholmengen, aber selten Vollrausch	• Zunehmender Kontrollverlust nach Trinkbeginn (kaum zu stillendes Verlangen nach mehr) • Wiederholte Abstinenzversuche • Zunahme der Entzugserscheinungen nach Trinkpausen (körperliche Abhängigkeit) • Störungen der zwischenmenschlichen Beziehungen und Desintegration (familiäre und berufliche Schwierigkeiten) • Beginnende Wesensveränderung (z. B. Verlust von Interessen, sozialer Rückzug) • Häufige Niederlagen führen zu aggressiven Reaktionen oder Selbstmitleid. Alkoholkonsum wird beschönigt, verharmlost oder rationalisiert	• Regelmäßiges morgendliches Trinken wird notwendig, sonst Abstinenzerscheinungen • Kontrollverlust und tagelange Räusche • Störungen von Konzentration und Merkfähigkeit (beginnende **Alkoholdemenz**) • Körperlicher, psychischer und sozialer Abbau • Minderung der bisher erhöhten Alkoholtoleranz bis hin zur **Alkoholintoleranz** (dadurch vereinzelt auch „pathologische Räusche") • Lebensbedrohliche Komplikationen bei Entzug (Delirium tremens), häufig Krampfanfälle und Entgleisung der vegetativen Funktionen

Tab. 10.7 Alkoholgehalt verschiedener Getränke

Getränk	Alkoholgehalt [Vol. %]	Menge	Reiner Alkohol [g]
Bier	ca. 5	0,2 l	ca. 8
Wein, Sekt	ca. 10	0,1 l	ca. 8
Schnaps (Obstler, Korn)	ca. 35	2 cl	ca. 5
Whisky	ca. 50	2 cl	ca. 8

abhängigen begehen **Suizid.** Prognostisch günstig sind höheres Lebensalter, gute Schulbildung und Berufstätigkeit, Zusammenleben mit einem Partner und Fehlen einer organischen Persönlichkeitsveränderung. Ansonsten gelten die bereits in ➤ Kap. 10.1.3 angeführten Faktoren.

Epidemiologie

Die Alkoholabhängigkeit ist – neben der Nikotinabhängigkeit – die in Deutschland am meisten verbreitete substanzbedingte Störung. Nach Untersuchungen sind etwa **3–5 % der Bevölkerung alkoholabhängig.** In Deutschland leben etwa 2 Mio. Alkoholkranke (Nikotinabhängige etwa 7,5 Mio.), davon ca. 500.000 Kinder und Jugendliche im Alter zwischen 12 und 21 Jahren. Dabei ist die hohe **Dunkelziffer** nicht berücksichtigt. Männer sind häufiger betroffen als Frauen. Der Pro-Kopf-Verbrauch reinen Alkohols liegt in der Bundesrepublik bei ca. 12 Litern pro Jahr.

MERKE

Die Grenze zum Missbrauch liegt für Frauen bei 20 g, für Männer bei 40 g Konsum reinen Alkohols täglich (Deutsche Hauptstelle gegen Suchtgefahren; ➤ Tab. 10.7).

In mehr als einem Viertel der Fälle tritt die Alkoholabhängigkeit mit einer weiteren psychischen Störung auf. Häufige **komorbide** psychische Störungen sind:

- Affektive Störungen
- Angststörungen
- Persönlichkeitsstörungen
- Abhängigkeit von anderen psychotropen Substanzen

Wird der Alkohol als „Selbstbehandlungsversuch" zur Linderung der Beschwerden einer anderen psychischen Störung getrunken, z. B. um einer depressiven Stimmung entgegenzuwirken, kann sich die Alkoholabhängigkeit **sekundär** entwickeln. Bei **primärer** Alkoholerkrankung ist es häufig schwer zu entscheiden, ob die zusätzlichen psychischen Symptome ein eigenständiges Krankheitsbild oder Ausdruck der Abhängigkeitserkrankung sind. So treten z. B. Angst- und depressive Gefühle auch als Entzugserscheinungen auf.

Neben dem persönlichen Leiden für die Alkoholabhängigen und ihre Familien ist die Alkoholkrankheit ein immenses **sozialmedizinisches Problem** in Deutschland. Bis zu 30 Mrd. Euro wirtschaftliche Belastungen entstehen für Staat und Gesellschaft pro Jahr durch Fehlzeiten am Arbeitsplatz, Unfälle sowie direkte und indirekte Therapiekosten. Außerdem werden 50 % aller Straftaten unter Alkoholeinfluss begangen.

Ätiologie

Ursache, Entstehung und Entwicklung (Ätiopathogenese) von Alkoholismus sind **multifaktoriell** und setzen sich zusammen aus Persönlichkeitsstruktur, Substanz und sozialem Umfeld (➤ Kap. 10.1.8). Hinzu kommt eine genetische Disposition, die durch individuelle und ethnische Alkoholtoleranz, also den Abbau und Metabolismus von Alkohol, unterstützt wird. Auch das „Modelllernen" spielt als psychologischer Faktor eine Rolle.

Chronischer Alkoholgebrauch führt zu Veränderungen der Neurotransmittersysteme. Es entwickelt sich ein sog. **Suchtgedächtnis.** Psychische Faktoren ergeben sich meist aus Broken-Home-Situationen oder negativen Vorbildfunktionen. Oft stammen Alkoholiker aus Familien, in denen mindestens ein Elternteil Alkoholmissbrauch betrieb. Die **Persönlichkeitsstruktur** von Alkoholkranken zeichnet sich häufig durch eine besondere Selbstunsicherheit und Kontakthemmung bei starkem Geltungsbedürfnis und hohem Anspruchsniveau aus. Zudem verfügen sie über eine niedrige Frustrationstoleranz bei gleichzeitig hoher Sensibilität. Der Alkohol dient durch seine entspannende und lockernde Wirkung hier als Spannungsausgleich. **Psychodynamisch** wird Alkoholabhängigkeit als eine Fixierung in der oralen Phase verstanden.

Die ständige Verfügbarkeit von Alkohol, Vorbilder in Alltag, Film und Literatur, speziell ausgerichtete Werbung, besondere Berufsgruppen (z. B. Baugewerbe, Gastronomie) sowie die allgemeine soziale Akzeptanz (Gruppendruck) haben hier großen Einfluss (weitere Ausführungen zur Ätiopathogenese ➤ Kap. 10.1.8).

Therapie

Von entscheidender Bedeutung ist die **Frühdiagnose,** also das frühe Erkennen eines Alkoholproblems, **bevor** der Verfall der sittlichen und moralischen Verhaltensweisen einsetzt. Hierzu gehören Aufmerksamkeit von Angehörigen, Freunden und Ärzten in Bezug auf Warnsymptome mit der Konsequenz, Betroffene auf einen schädlichen Gebrauch und Umgang mit Alkohol anzusprechen (konfrontierende und aufklärende Gespräche). Das verlangt ein großes Maß an Geduld, Zeit und Verständnis (kein Moralisieren), Hilfsbereitschaft, Akzeptanz (der Betroffene soll lernen, seine Krankheit als solche annehmen zu können) und Empathie. Es erfordert aber auch eine kompromisslose und konsequente Haltung in Bezug auf die Behandlung und die folgenden **Prinzipien im Umgang mit Alkoholkranken:**

- Verständnisvolle, hilfsbereite, aber kompromisslos-konsequente Haltung
- Viel Geduld und Zeit
- Kein Moralisieren
- Kein Appellieren an die Vernunft
- Angehörige einbeziehen
- Sozialdienste, Beratungsstellen, Selbsthilfegruppen einbeziehen

THERAPEUTISCHE PRAXIS

Wenn ein Klient unter einer Abhängigkeitserkrankung leidet, dann ist sie das **entscheidende Problem.** Es sollte immer erst versucht werden, den Klienten von einem Entzug zu überzeugen und eine Abstinenz zu erreichen, bevor andere Problemfelder oder psychische Störungen zum Ziel der Psychotherapie werden. Alkoholabhängigen fällt es sehr schwer, unangenehme Situationen auszuhalten und neue Bewältigungsstrategien einzusetzen, solange sie Alkohol trinken. Der Griff zur Droge wird daher die Ziele einer Psychotherapie in der Regel vereiteln.

Bei diagnostiziertem Alkoholismus gibt es **4 Behandlungsphasen** (➤ Kap. 10.1.9; ➤ Tab. 10.8).

- **Motivation** des Betroffenen zur Abstinenz durch Ärzte, Suchtberatungsstellen, Fachambulanzen unter Einbeziehung der Angehörigen
- **Entgiftung/Entzug:** 1–4 Wochen meist stationär im Allgemeinkrankenhaus oder in der Psychiatrie (wegen Entzugssymptomen: Krampfanfall- und Delirgefahr), in der Regel pharmakologisch gestützt
- **Entwöhnung:** über 4–6 Monate in Fachkliniken; meist gruppenpsychotherapeutische Maßnahmen zur Selbstfindung und Eigenverantwortlichkeit; der Betroffene soll lernen, **ohne Alkohol** zu leben
- **Nachsorge- und Rehabilitationsphase:** über mehrere Jahre, ambulante Betreuung zur Stabilisierung sowie Hilfe beim Aufbau neuer sozialer Kontakte und beruflicher Existenz durch Ärzte, Suchtberatungsstellen und Selbsthilfeorganisationen

MERKE

Ziel der Behandlung sollte immer die **totale Abstinenz** sein. Kontrolliertes Trinken kommt nur für ganz wenige Ausnahmefälle in Betracht.

Tab. 10.8 Inhalte der Frühintervention

Ziele	Themen
Information über die Erkrankung	• Epidemiologische Faktoren • **Alkoholabhängigkeit** ist eine **Krankheit!** • Körperliche, psychische und soziale Folgen der Alkoholerkrankung
Analyse der persönlichen Situation	• Aufzeigen der negativen Folgen der Alkoholabhängigkeit beim Patienten • Besprechen von Labor- und organischen Befunden
Informationen über die Therapie	• Informationsvermittlung über mögliche Therapieformen • Erarbeiten von realistischen Zielen und konkreten Therapiemaßnahmen

10

Tab. 10.9 Medikamentöse Therapie der Alkoholabhängigkeit

Medikament	Indikation	Wirkung	Merkmale
Clomethiazol (Distraneurin®)	Alkoholentzugssyndrom/-delir	Antikonvulsiv, sedierend	Bei i. v. Gabe Gefahr der Atem- und Kreislaufdepression und Gefahr eines Bronchospasmus
Antipsychotika (Neuroleptika)	Psychotische Symptomatik (Halluzinationen), Erregungszustände	Antipsychotisch, sedierend	Risiko einer Krampfauslösung relativ gering
Benzodiazepine	Erregungszustände, Unruhe, Schlafstörung, Entzugssymptome	Sedierend	**Abhängigkeitspotenzial**
„Anticraving"-Substanzen (z. B. Acamprosat)	Starkes Craving	Drosselt Craving (Acamprosat, Naltrexon), Übelkeit bei Alkoholeinnahme als aversiver Reiz (Disulfiram)	**Begleitende psychosoziale Therapie** ist obligatorisch

Medikamentöse Therapie

Die medikamentöse Therapie ist bei Alkoholkranken eine Begleittherapie, um Komplikationen oder Entzugssymptomen entgegenzuwirken (➤ Tab. 10.9).

MERKE

Clomethiazol darf wegen seiner Nebenwirkungen (Atem-/Kreislaufdepression, Bronchospasmus) nur stationär unter intensivmedizinischer Beobachtung verabreicht werden.

Psychotherapie

THERAPEUTISCHE PRAXIS

Obwohl alkoholkranke Menschen unter einer sekundären Störung leiden und damit grundsätzlich auch vom Heilpraktiker für Psychotherapie behandelt werden dürfen, sollte die Psychotherapie speziell geschulten Therapeuten vorbehalten bleiben. Der Heilpraktiker für Psychotherapie kann aber durch die Benennung der Erkrankung und die Weitervermittlung eines alkoholkranken Menschen in eine geeignete Therapie einen entscheidenden Beitrag zum Wohl des Patienten leisten.

Die **Psychotherapie** ist ein Kernstück der Behandlung und umfasst drei Schwerpunkte: Aufbau der Motivation zur Abstinenz, Festigung der Abstinenz und Hilfe bei einem Leben ohne Alkohol. Sie ist unentbehrlich für die Langzeittherapie. Entwöhnungsbehandlungen liegen in der Kompetenz speziell geschulter Psychologen und Ärzte. Es gibt unterschiedliche **Gruppen- und Einzelprogramme.** Bestandteile dieser Programme sind Psychoedukation und Informationsvermittlung, Entspannungsverfahren, Verhaltensanalysen mit kognitiver Therapie und Techniken zur Rückfallprophylaxe (➤ Kap. 10.1.9).

Mit **Langzeittherapien** erreicht man die besten Heilungsquoten: 40–50 % der Abhängigen erreichen darüber eine stabile Besserung.

Selbsthilfegruppen haben v. a. in der Nachsorgephase eine zentrale Bedeutung. Sie bieten dem Alkoholkranken eine Anlaufstelle und unterstützen ihn in schwierigen Phasen der Rehabilitation.

MERKE

Die Alkoholabhängigkeit ist eine Krankheit, die durch viele Rückfälle gekennzeichnet ist. Mehr als die Hälfte der Abstinenzwilligen erleidet einen Rückfall. Allein der Genuss eines alkoholhaltigen Essens oder eines alkoholhaltigen pflanzlichen Medikaments kann einen Rückfall provozieren. Abstinente Alkoholkranke sind also lebenslang gefährdet.

10.2.2 Neuropsychische Folgeschäden der Alkoholabhängigkeit

➤ Abb. 10.3 zeigt die Folgeerkrankungen der Alkoholabhängigkeit. Die **psychischen Folgeschäden** werden im Text näher erläutert.

MERKE

Etwa 30–60 % der Frauen und etwa 20–40 % der Männer mit einer Alkoholabhängigkeit leiden an einer komorbiden psychischen Störung:
- Angststörung
- Affektive Störungen
- Persönlichkeitsstörungen
- Abhängigkeit von anderen psychotropen Substanzen

Akute Alkoholintoxikation

ICD-10: F10.0; **ICD-11:** 6C40.3

FALL

Alkoholintoxikation – „Ein bisschen Spaß muss sein"

Ein Mann sitzt an der Bar eines Restaurants und trinkt unter kritischer Beobachtung des Kellners in kurzer Zeit auffällig viel Wein. Nach einer Weile versucht er, mit dem Kellner ins Gespräch zu kommen, der jedoch nur kurz antwortet und sich wieder seiner Arbeit zuwendet. Daraufhin schlägt der Mann mit der flachen Hand auf den Tresen und beschwert sich, dass ein freundliches Wort doch nichts koste. Er schenkt sich aus seiner zweiten Flasche Wein ein weiteres großes Glas ein und gleitet unsanft vom Hocker, der dabei fast umfällt. Lallend und mit unsicherem Gang steuert er auf die übrigen Bargäste zu. Er spricht sie in beleidigender Form und lautem Ton an und muss sich dabei immer wieder an den Stuhllehnen festhalten, um nicht umzukippen. Daraufhin wenden sich einige Gäste von ihm ab und rufen den Kellner herbei, um sich über die Störung zu beschweren. Danach eskaliert die Situation: Der Mann wird wütend und aggressiv. Mehrfach schreit er: „Nicht ich – ihr seid doch alle gestört! Alles nur Gestörte hier, die keinen Spaß vertragen!" und schmeißt eine ganze Reihe von Tischen und Stühlen um. Dann verlässt er fluchtartig die Bar. Als die Polizei ihn am nächsten Morgen in seiner Wohnung aufsucht, ist er überrascht und sagt: „Was soll ich getan haben? Davon weiß ich gar nichts mehr."

Definition

Die **akute Alkoholintoxikation** wird auch als „einfacher Rausch" bezeichnet. Dabei liegt die Alkoholzufuhr nur eine, höchstens einige

10

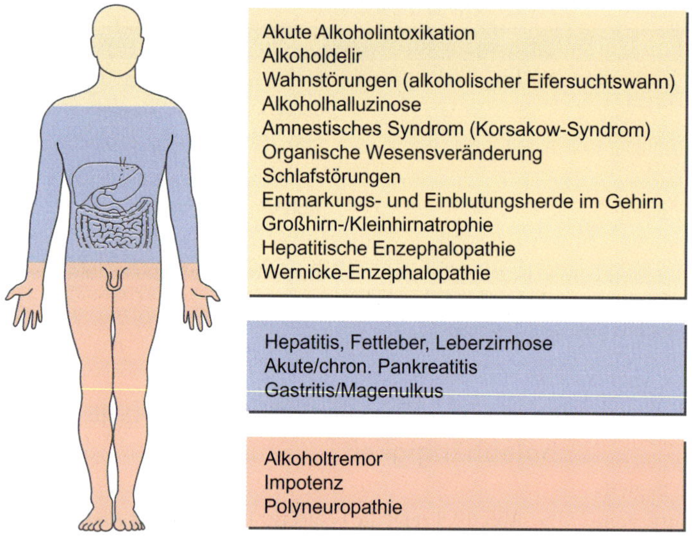

Abb. 10.3 Folgeerkrankungen der Alkoholabhängigkeit [L157]

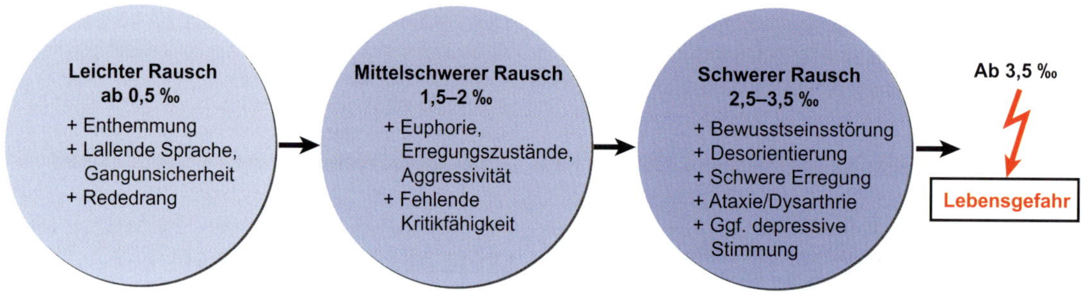

Abb. 10.4 Stadien des Alkoholrauschs [L157]

Stunden zurück. In den meisten Fällen sind die Folgen des alkoholisierten Zustands geringfügig, solange keine zusätzlichen Gefahrenherde (Auto, Fahrrad) dazukommen. Allerdings kommt es des Öfteren zu Stürzen. Die Menge Alkohol, die einem Organismus zugeführt werden muss, damit er Zeichen einer Alkoholvergiftung zeigt, ist von Mensch zu Mensch unterschiedlich. Sie hängt von der individuellen Verstoffwechselung des Alkohols ab, die von genetischen Faktoren, dem Allgemeinzustand und einer Toleranzentwicklung beeinflusst wird.

Symptomatik

Der Rausch kann in unterschiedliche Stadien eingeteilt werden. Die Symptome sind ➢ Abb. 10.4 zu entnehmen.

ERLÄUTERUNGEN ZUM FALL

Der Mann im Fallbeispiel durchläuft die Stadien des Alkoholrauschs in Abhängigkeit von der getrunkenen Menge Alkohol. Im leichten Rausch entwickelt er zunächst einen vermehrten Rededrang, verhält sich enthemmt und spricht andere Gäste an. Er wird psychomotorisch unruhig und bewegt sich durch die Bar. Dabei zeigt er schon eine Gangunsicherheit und eine lallende Sprache. Im mittelschweren Rausch steigert sich seine Aggressivität, die er zunächst verbal auslebt, bevor er handgreiflich wird und in seiner Erregung die Bar verwüstet. Im Nachhinein kann er sich an die Ereignisse nicht erinnern; dies kann als Zeichen einer Bewusstseinsstörung nach seiner Flucht gewertet werden.

Manche Autoren sprechen von einem **„komplizierten Rausch“**, wenn die Symptome intensiver ausgeprägt sind als beim „einfachen Rausch“. Dies ist häufig bei einem vorgeschädigten Gehirn (z. B. Schädel-Hirn-Trauma, Demenz) der Fall. Die Symptomatik unterscheidet sich nur quantitativ, aber nicht qualitativ.

Weitere Symptome: Nach der ICD-10 kann die Alkoholintoxikation anhand ihres klinischen Erscheinungsbildes noch weiter klassifiziert werden:
- Ohne Komplikation
- Mit Verletzung oder anderer Schädigung
- Mit anderen medizinischen Komplikationen
- Mit Delir
- Mit Wahrnehmungsstörungen
- Mit Koma
- Mit Krampfanfällen
- Pathologischer Rausch

Der **pathologische Rausch** ist eine Sonderform und zeichnet sich durch eine **qualitative** Veränderung der Symptomatik im Vergleich zum einfachen Rausch aus. Zur Veranschaulichung folgt ein Beispiel.

FALL

Pathologischer Rausch – „ein jähes Ende"

Auf einer Hochzeitsfeier gerät ein bis dahin sehr zuvorkommender, freundlicher junger Mann nach dem Abendessen plötzlich in einen heftigen Streit mit seinem Tischnachbarn, den er lautstark beschimpft und beim Schlips packt. Als der andere sich zu wehren versucht, ergreift der Mann den Sektkühler und versetzt dem Hilflosen einen tödlichen Schlag. Die Gäste sind fassungslos und wirken für ein paar Sekunden vollkommen ohnmächtig. Der Mann verlässt den Saal und legt sich in der Lounge auf ein Sofa, wo er, beinahe wie ein Toter, in eine Art regungslosen Tiefschlaf verfällt.
Bei der Befragung durch die Polizei gibt er an, er habe keine Erinnerung an den Vorfall – weder an den Tischnachbarn noch an den Streit oder seinen Gefühlsausbruch. Das Einzige, woran er sich erinnern könne, sei, dass er nach dem Dessert einen Obstler serviert bekommen und getrunken habe. Aber nach dem Obstler habe alles bei ihm ausgesetzt, und von diesem Moment an habe er einen absoluten „Filmriss". Bei der ärztlichen Untersuchung stellt sich heraus, dass der junge Mann vor wenigen Wochen bei der Renovierung seines Hauses von einer Leiter gestürzt war und sich dadurch eine schwere Gehirnerschütterung zugezogen hatte, die ausgeheilt schien. Die Aussagen der Hochzeitsgäste belegen, dass der Mann bis dahin ein „überaus netter, sensibler Kerl" gewesen sei und keinerlei Spuren von Aggression gezeigt habe. Stets sei er sehr aufmerksam und freundlich, hilfsbereit und bedächtig gewesen. Der Totschlag entspreche absolut nicht seinem Wesen und seiner Art; niemand könne sich den Vorfall erklären.

Der **pathologische Rausch** kommt relativ selten vor und ist eine schlagartige Reaktion auf die Einnahme einer meistens **geringen Menge** Alkohol. Aufgrund einer Vorschädigung des Gehirns kommt es zu einer herabgesetzten Alkoholtoleranz (ein Glas kann genügen!). Der pathologische Rausch ist gekennzeichnet durch **Bewusstseinstrübung, Desorientiertheit,** oft auch durch **Erregungszustände mit Halluzinationen, Personen- und Situationsverkennung.** Während der Rauschphase kann es zu persönlichkeitsfremden, häufig aggressiven Tätlichkeiten kommen. Der Rausch geht meist in einen Terminalschlaf über, der oft kürzer ist als beim normalen Rausch. Anschließend kann sich der Betroffene an die Ereignisse vor oder im Rauschzustand nur noch bruchstückhaft oder überhaupt nicht mehr erinnern; es besteht also eine Teilamnesie bzw. totale **Amnesie.**

Organische Ursachen für einen pathologischen Rausch können ein langjähriger Alkoholismus mit zunehmender Alkoholintoleranz (am häufigsten), ein Schädel-Hirn-Trauma, eine Epilepsie, eine Hepatitis oder eine Enzephalitis sein.

ERLÄUTERUNGEN ZUM FALL

Alkoholintoleranz

Bei dem jungen Mann im Fallbeispiel reicht schon ein „kleiner Obstler", um bei ihm den „pathologischen Rausch" auszulösen.

Erregungszustand

Er gerät dann in einen aus der Situation heraus nicht nachvollziehbaren Erregungszustand, in dem er zunächst handgreiflich wird und dann seinen Tischnachbarn erschlägt. Diese Handlung entspricht überhaupt nicht seiner Persönlichkeit (Fremdanamnese der Nachbarn).

Terminalschlaf mit Amnesie

Der Rausch endet mit einem zwanghaften Schlafbedürfnis, das aber nur ½ Stunde dauert. Danach besteht für die Dauer des Rauschs eine komplette Amnesie.
Das Schädel-Hirn-Trauma in der Vorgeschichte des Mannes liefert eine Erklärung für die organische Ursache des Geschehens.

Alkoholentzugsdelir

ICD-10: F10.4; **ICD-11:** 6C40.5

FALL

Eine Medizinstudentin erscheint mit ihrer WG-Freundin in der Notfallambulanz. Sie erzählt aufgeregt, ihre Freundin habe nach einer Auseinandersetzung, bei der sie sie zum wiederholten Mal auf ihre Alkoholabhängigkeit aufmerksam gemacht habe, zum Beweis, dass sie nicht süchtig sei, für einen Tag auf Alkohol verzichtet. Als sie von der Uni zurückgekommen sei, habe sie gezittert wie Espenlaub und sei unruhig in der Wohnung umhergelaufen. Sie habe sie gebeten, wieder am Küchentisch Platz zu nehmen. Darauf habe sie sich gesetzt und „zusammenhangloses Zeug" geredet. Sie hatte den Eindruck, die Freundin habe sie für ihre Mutter gehalten. Während sie sprach, habe sie immer seltsam auf das Tischtuch geschaut und daran gezogen. Auf die Frage, was sie da mache, habe sie geantwortet, sie schüttle die Würmer ab. Dann sei sie ganz merkwürdig geworden und plötzlich vom Stuhl gerutscht. Sie habe einen Krampfanfall gehabt, sich dabei aber glücklicherweise keine Verletzung zugezogen. Vor der Fahrt in die Ambulanz habe sie ihr ein kleines Glas Himbeergeist zu trinken gegeben, weil sie so gezittert habe.

Das **Alkoholentzugsdelir** („Delirium tremens") tritt 1–3 Tage bis 1–2 Wochen nach dem letzten Alkoholkonsum auf. Der Alkoholentzug erfolgt meist ungewollt, häufig wird er durch eine Infektionserkrankung oder durch die Aufnahme ins Krankenhaus wegen eines Unfalls oder zur Abklärung der organischen Alkoholschäden ausgelöst.

Als physiologische Ursache des Delirs wird eine **Übererregung des limbischen Systems** diskutiert, die durch den Entzug der „ruhigstellenden" Droge Alkohol ausgelöst wird. Es kommt dabei zu schweren Angst- und Unruhezuständen, starkem Zittern und Sinnestäuschungen (z. B. Sehen von weißen Mäusen oder Spinnen und Erleben von früheren Lebenssituationen oder bedrohlichen Geschehnissen).

MERKE

In Deutschland sind laut der aktuellen S1-Leitlinie *Delir und Verwirrtheitszustände inklusive Alkoholentzugsdelir* von 2020 (Maschke M et al., in: Deutsche Gesellschaft für Neurologie (Hrsg.), Leitlinien für Diagnostik und Therapie in der Neurologie. Online: www.dgn.org/leitlinien) 3 % der Bevölkerung alkoholkrank, tritt bei 5 % (3–15 %) der Alkoholkranken ein Delir auf sowie bei 12–23 % der Delirkranken ein weiteres Delir.

Symptomatik

Hauptsymptome des Delirs (➤ Kap. 9.3.3):

- Akuter Verwirrtheitszustand mit Bewusstseinstrübung (qualitative Bewusstseinsstörung)
- Ggf. quantitative Bewusstseinsstörung (z. B. Schläfrigkeit)
- Gedächtnisstörungen und Desorientiertheit bezüglich Zeit, Ort, Situation
- Optische Halluzinationen
- Situations- und Personenverkennung (illusionäre Verkennung)
- Ausgeprägte Angst und Schreckhaftigkeit
- Dysphorische Verstimmung („grantig")
- Hypermotorik (Unruhe, Nesteln, Herumsuchen)
- Suggestibilität (Faden, weißes Blatt Papier)

- Vegetative Reaktionen wie Schwitzen, Tremor, Gesichtsrötung, Erbrechen und Diarrhö, Störungen des Schlaf-Wach-Rhythmus
- Krampfanfälle

Klassifikation

Das Alkoholentzugsdelir beginnt akut und verläuft mit wechselnder Ausprägung von Störungen der Aufmerksamkeit, des Bewusstseins und/oder der kognitiven und emotionalen Funktionen. Dabei werden zwei Formen unterschieden (Maschke et al. 2020):
- Das **hyperaktive Delir** mit vermehrter motorischer Unruhe und Rastlosigkeit gepaart mit einem fordernden und oft auch aggressiven Verhalten
- Das **hypoaktive Delir** mit verlangsamten kognitiven und motorischen Funktionen, verminderter Aktivität und auch stark reduziertem Antrieb

Nur beim Alkoholentzugsdelir spricht man zudem noch von weiteren Delirformen, wie dem **unvollständigen Delir** oder **Prädelir** mit meist nur abends vorhandenen optischen Halluzinationen oder leichten vegetativen Symptomen wie Schwitzen, Zittern, Atem- und Kreislaufbeschwerden, Magen- und Darmbeschwerden und einem oft morgens zu beobachtenden Tremor.

Beim **vollständigen Delir** (Delirium tremens) hingegen, sind Aufmerksamkeit, Bewusstsein, Affekt und Orientierung gestört, findet sich eine Psychose mit Halluzinationen und sind die vegetativen Störungen in eine Entgleisung übergegangen (z. B. mit Herzrasen, Bluthochdruck, vermehrtem Schwitzen, Tremor) und treten Stoffwechselentgleisungen auf.

ERLÄUTERUNGEN ZUM FALL

Die Patientin im Fallbeispiel erlebt nach dem Entzug von Alkohol ein Prädelir mit den klassischen Symptomen. Nach dem Entzug schwitzt und zittert sie **(vegetative Symptome).** Sie ist unruhig und läuft umher **(motorische Unruhe).** Ihre Freundin hält sie für ihre Mutter und ist über ihre derzeitige Situation nicht richtig im Bilde **(situative und Personenverkennung).** Sie sieht Würmer auf dem Tisch, die sie zu entfernen versucht **(optische Halluzination).** Das Prädelir gipfelt in einem **Entzugskrampf,** einer häufigen Komplikation in den ersten Stunden nach dem Entzug. Dass die Freundin den Entzug unterbricht und ihre abhängige Freundin zunächst in die Klinik bringt, um eine stationäre Therapie anzuregen, war für die alkoholkranke Mitbewohnerin u. U. lebensrettend. Denn ein unbehandeltes Delir kann tödlich enden.

MERKE

Raten Sie einem alkoholkranken Klienten **nie,** selbstständig mit dem Trinken aufzuhören. Der Entzug muss stationär überwacht werden, weil es zu **generalisierten Krampfanfällen** und zum **Delir** kommen kann. Schon bei einem Prädelir besteht die Indikation zur stationären Behandlung, weil vor allem bei Vorerkrankungen rasch Lebensgefahr besteht.

Alkoholhalluzinose

ICD-10: F10.5; **ICD-11:** 6C40.60

FALL

Alkoholhalluzinose – „Quälgeister"

Ein 42-jähriger Arbeitsloser erzählt von Stimmen, die ihn schon seit geraumer Zeit tyrannisieren würden. Meist sei es eine Frauenstimme, manchmal aber auch mehrere Stimmen zugleich. Er würde von ihnen beleidigt und als „Dreckskerl" oder „Hurensohn" beschimpft. Gelegentlich habe er auch den Eindruck, es sei die Stimme seines Vaters, die ihm vorwerfe, aus ihm sei nichts Gescheites geworden. Am Wochenende habe sich die Belästigung durch die Stimmen so verschlimmert, dass er sich bedroht fühlte. Er sei regelrecht in Panik geraten, aus Angst, man wolle ihm das Leben nehmen. Deswegen habe er um Aufnahme in die Klinik gebeten. Der seit seinem 22. Lj. alkoholabhängige Mann habe mehrere Entziehungskuren durchgeführt, die letzte vor einem guten Jahr. Danach habe er auch für kurze Zeit in einem Beschäftigungsverhältnis gestanden, allerdings sei ihm wegen Insolvenz der Firma gekündigt worden. Das habe ihn emotional so mitgenommen, dass er wieder mit dem Trinken begonnen habe. Seitdem würde er auch wieder von den quälenden Stimmen heimgesucht. Im Untersuchungsgespräch ist der Mann voll orientiert und bewusstseinsklar. Seine Konzentrationsfähigkeit ist geringfügig eingeschränkt, er ist leicht ablenkbar. Formale oder inhaltliche Denkstörungen sind nicht festzustellen. Die Affektlage erscheint ängstlich-paranoid.

Definition

Die **Alkoholhalluzinose** (ICD-11: psychotische Störung durch Alkohol, mit Halluzinationen) ist eine seltene Folge von **chronischem Alkoholmissbrauch** und zeichnet sich durch **akustische Halluzinationen** aus. Unbehandelt kann sie Tage bis Monate andauern oder in etwa einem Fünftel der Fälle in eine **chronische Form** übergehen. Bei medikamentöser Therapie mit Antipsychotika (Neuroleptika) oder bei Abstinenz klingt sie innerhalb weniger Tage ab.

GUT ZU WISSEN

Die Alkoholhalluzinose zählt zu den **akuten organischen bzw. sekundären Psychosen** (➤ Kap. 9.3.3).

Symptomatik

Typische Kennzeichen der **Alkoholhalluzinose** sind:
- Akustische Halluzinationen (oft im Chor, bedrohend, schimpfend)
- Angst und/oder Panik (paranoid-ängstliche Gestimmtheit, oft Bedrohungswahn)
- **Keine** Bewusstseinstrübung
- **Keine** Desorientiertheit
- **Keine** Vorstellung von Fremdbeeinflussung (im Gegensatz zur Schizophrenie)
- **Keine** körperlichen Symptome (z. B. Tachykardie, Fieber, Erbrechen, Durchfälle, Schwitzen, Zittern oder epileptische Anfälle)

ERLÄUTERUNGEN ZUM FALL

Im Vordergrund der Beschwerden des 42-Jährigen stehen die **akustischen Halluzinationen.** Die oft im Chor wahrgenommenen Stimmen beschimpfen und bedrohen ihn. Psychopathologische Hinweise auf eine Schizophrenie gibt es nicht. Der Patient hat sich selbst in die Klinik einliefern lassen, weil er die Stimmen als ein Krankheitszeichen wahrnimmt. Ein Realitätsbezug ist also vorhanden. Auch das Bewusstsein ist nicht beeinträchtigt. Es ist also von einer Alkoholhalluzinose auszugehen. Der Exploration sollte natürlich eine körperliche Untersuchung folgen, und der Patient sollte bei einer Bestätigung der Verdachtsdiagnose zum Entzug motiviert werden. Bis dahin kann die Symptomatik mit Antipsychotika (Neuroleptika) behandelt werden.

MERKE

Im Gegensatz zur **Schizophrenie** wissen Patienten mit einer Alkoholhalluzinose, dass sie Halluzinationen erleben. Es handelt sich daher um sog. **Pseudohalluzinationen.** Der Realitätsbezug bei den Patienten ist erhalten, und andere entscheidende psychopathologische Kriterien der schizophrenen Störung fehlen.

Alkoholischer Eifersuchtswahn

ICD-10: F10.5; **ICD-11:** 6C40.6Z (psychotische Störung durch Alkohol, nicht näher bezeichnet)

FALL

Alkoholischer Eifersuchtswahn – „Offener Hosenstall"

Eine 44-jährige Frau beklagt sich, dass ihr Mann schon seit geraumer Zeit mit einer anderen Frau „fremdgehe". Auf die Frage nach Beweisen für diese Annahme gibt sie an, dass sie im Bett Haare gefunden habe, die nicht ihre Haarlänge hätten, und dass sie auf dem Bettlaken Spuren von Make-up entdeckt habe. Eine angebrochene Flasche Prosecco und eine CD mit romantischer Musik im CD-Player, die sie bei der Heimkehr von einem Besuch bei ihren Eltern gesehen hatte, belegten dies ebenfalls. Einmal sei sie auch von der Arbeit heimgekommen, als eine Frau mit schnellen Schritten das Mietshaus, in dem sie wohnten, verließ. Als sie dann leise die gemeinsame Wohnung betreten habe, sei ihr Mann gerade mit geöffnetem Reißverschluss an der Hose aus dem Bad gekommen. Er habe sich merkwürdig verhalten, sei einem Gespräch ausgewichen und sei sich mit der Hand ständig durch die platt gelegene Frisur gefahren. Ihr Mann widersetze sich jedoch nach wie vor vehement ihren Vorwürfen; er habe sie nie betrogen, und sie solle endlich aufhören mit den Anschuldigungen. Er könne sich nicht erklären, wie sie auf solch einen „Unfug" käme. Trennungsabsichten habe ihr Mann nicht geäußert. Allerdings hätten sie momentan eine schwere Zeit miteinander. Ihr Mann leide unter ihrer langjährigen Alkoholabhängigkeit und ihrer sexuellen Inappetenz.

Definition

Zufällige Beobachtungen und Vorkommnisse werden als Beweis für die Untreue des Partners gewertet. Diese Eifersucht kann sich bis zum Wahn steigern, wobei Männer häufiger betroffen sind als Frauen. Der Wahnkranke ist rationalen Argumenten nicht mehr zugänglich. Häufig tritt der **Eifersuchtswahn** beim alkoholkranken Mann auch infolge einer Potenzstörung auf. Unter Antipsychotikatherapie kann sich der Wahn zurückbilden.

Symptomatik

Das Krankheitsbild ist geprägt von einem **ausgestanzten Wahnerleben,** das sich auf die Untreue des Partners bezieht.

ERLÄUTERUNGEN ZUM FALL

Die Patientin im Fallbeispiel weist eine langjährige Alkoholkrankheit auf und hat als Folge davon einen Eifersuchtswahn entwickelt. Sie ist **unkorrigierbar** davon überzeugt, dass ihr Ehemann sie betrügt. Auch **kritisches Hinterfragen** der Verdächtigungen und Hinweise darauf, dass die unumstößlichen Beweise nur **zufällige Beobachtungen** seien, die einen anderen Hintergrund haben könnten, werden von der Patientin nicht akzeptiert. Sind keine anderen psychopathologischen Symptome zu erkennen, die auf andere Ursachen des wahnhaften Erlebens hinweisen, ist von einem **alkoholbedingten Eifersuchtswahn** auszugehen. Eine genaue körperliche Abklärung ist selbstverständlich noch notwendig.

Wernicke-Korsakow-Syndrom

ICD-10: – ; **ICD-11:** 5B5A.1

FALL

Wernicke-Korsakow-Syndrom – „der konfabulierende Wirt"

Eine 58-jährige Weinlokalbesitzerin, die an einer chronischen Alkoholsucht leidet, wird in einem sehr verwirrten Zustand in die Klinik eingeliefert. Sie berichtet, dass sie schon seit längerer Zeit Doppelbilder sehe und Gehschwierigkeiten habe. Ihre Füße fühlten sich wie taub an, sodass sie beim Gehen über den Boden „schlufften". Die Ärzte stellen einen erheblichen Vitamin-B_1-Mangel fest und diagnostizieren eine Lähmung des Augenmuskels sowie eine verminderte Nervenleitgeschwindigkeit in den Beinnerven. Bei der Untersuchung spricht sie die Oberärztin mit „liebe Großmama" an, die – wie sich herausstellt – bereits verstorben ist. Es wird eine medikamentöse Therapie mit Thiamin in hohen Dosen eingeleitet, woraufhin die akuten Symptome abklingen. Merkfähigkeit, Kurzzeitgedächtnis und Orientierungssinn der Patientin bleiben jedoch weiterhin gestört. Die Krankenschwestern berichten, dass die Patientin auffällige Gedächtnislücken habe, die sie mit Inhalten fülle, die nicht der Wahrheit entsprächen. Wenn sie ihr innerhalb kurzer Zeit dieselbe Frage noch einmal stellten, bekämen sie meist zwei unterschiedliche Antworten. So habe sie auf die Frage, was es gestern zum Mittagessen gab, z. B. zunächst geantwortet: „Ja, das war herrlich. Wir waren in der Weinschenke, und es gab einen knusprigen Flammkuchen und Federweißen." Auf den Hinweis, dass dies nicht sein könne, da sie doch im Krankenhaus sei, antwortet sie, „Ja, natürlich! Es gab Wiener Schnitzel mit Kartoffelsalat. Meine Großmutter hat auch probiert, und es hat ihr sehr gut geschmeckt. Lediglich die Preiselbeeren aus unserem Garten haben wir dazu vermisst." Tatsächlich habe es ein ganz anderes Gericht gegeben; außerdem besitze die Patientin (wie sie von der Tochter erfahren hätten) gar keinen Garten.

Wernicke-Enzephalopathie

ICD-10: E51.2; **ICD-11:** 5B5A.10

Definition

Die relativ seltene **Wernicke-Enzephalopathie** (bei ca. 10 % der verstorbenen Alkoholiker nachweisbar) ist die **schwerste,** vielfach tödlich ausgehende **Alkoholfolgeerkrankung.** Ursächlich ist der durch eine langjährige Mangelernährung entstandene Mangel an Thiamin (Vitamin B_1), der im Gehirn vaskuläre und neuronale Schädigungen verursacht.

Symptomatik

Die **Wernicke-Enzephalopathie** ist gekennzeichnet durch:

- Verwirrtheitszustand, Desorientierung
- Augenmuskellähmungen (Ophthalmoplegie), Pupillenstörungen, Nystagmus (ruckartiges Zittern der Augen), Doppelbilder (Diplopie)
- Ataxie (Torkeln, Greifstörungen)
- Vegetative Störungen (Hypotonie, Hyperthermie, Hyperhidrose)

MERKE

Die Wernicke-Enzephalopathie ist eine **lebensbedrohliche Erkrankung** und muss sofort stationär durch die hoch dosierte Gabe von Vitamin B_1 behandelt werden.

Korsakow-Syndrom

ICD-10: F10.6; **ICD-11:** 5B5A.11

Definition

Nach der Genesung von einer Wernicke-Enzephalopathie entwickelt sich häufig ein **Korsakow-Syndrom.** In diesem Fall spricht man vom **Wernicke-Korsakow-Syndrom.**

Symptomatik

Typische Symptome sind:
- Die Unfähigkeit, neue Erinnerungen zu bilden
- Die Störung vor allem des Kurzzeitgedächtnisses
- Konfabulationen
- Halluzinationen

Weitere Symptome sind eine reduzierte Auffassungsgabe, Antriebsstörungen sowie eine Polyneuropathie.

Das Korsakow-Syndrom wurde zwar zunächst beim chronischen Alkoholismus beschrieben, kann aber auch bei Schädel-Hirn-Trauma, Hirnblutungen, Enzephalitis, Toxikosen oder Infektionen (Fleckfieber, Typhus) auftreten. Ursächlich handelt es sich auch hierbei um einen **Thiaminmangel.**

MERKE

Füllt ein Patient Gedächtnislücken mit fantastischen Erlebnissen, spricht man von **Konfabulationen.** Häufig erhält man beim Nachfragen auf dieselbe Frage zwei unterschiedliche Antworten.

Demenz durch Alkohol

ICD-10: F10.7; **ICD-11:** 6D84.0

Durch den Alkohol treten anhaltende kognitive Beeinträchtigungen auf. Dazu gehören Störungen von Gedächtnis, Sprache und der Unfähigkeit, komplexe motorische Aufgaben auszuführen. Diese müssen länger bestehen, als eine übliche Alkoholintoxikation oder ein akuter Entzug.

Alkoholpolyneuropathie

ICD-10: G62.1; **ICD-11:** 8D44.0

Bei einer Polyneuropathie setzen in der Regel zunächst **Parästhesien** ein. Das sind körperliche Missempfindungen wie ein Gefühl des Kribbelns oder Juckens („Ameisenlaufen"), Taubheitsgefühle, brennende Fußsohlen unter der warmen Bettdecke oder eine Druckempfindlichkeit der Waden. Im weiteren Verlauf zeigen sich die Parästhesien oft auch an den Armen, und es ist insgesamt eine zunehmende Schmerzempfindlichkeit festzustellen. Im fortgeschrittenen Stadium kommen weitere Symptome wie **Muskelschwäche, Gangstörungen,** z. T. extreme **Schmerzzustände** sowie in einigen Fällen auch Seh-/Pupillenstörungen und **Augenmuskellähmungen** hinzu.

Schlafstörungen

Alkohol verkürzt bei gelegentlichem Konsum die Einschlafzeit, allerdings ist der Schlaf in der zweiten Nachthälfte unruhig und sind die REM-Schlafphasen verlängert. Auch **Albträume,** starkes Schwitzen, Kopfschmerzen und Mundtrockenheit sind häufige Begleiterscheinungen. Durch diese Schlafstörungen fühlen sich die Betroffenen am Morgen häufig matt und selten frisch und vital.

Bei langfristigem Alkoholkonsum ist im akuten Alkoholentzug die Einschlafzeit verkürzt und der REM-Anteil erhöht (REM-Schlaf-Rebound), sodass der Schlaf zunächst weiterhin als nicht erholsam empfunden wird.

10.2.3 Fetale Alkoholspektrumstörung

ICD-10: Q86.0; **ICD-11:** LD2F.00

Syn.: Fetal Alcohol Spectrum Disorders (FASD)

Die fetalen Alkoholspektrumstörungen sind in Deutschland die häufigste angeborene Erkrankung. Bei vielen Betroffenen bestehen ihr Leben lang Verhaltensauffälligkeiten. Bei etwa 3.000 Kindern jährlich als schwerste Form das Fetale Alkoholsyndrom (FAS) mit zahlreichen Fehlbildungen vor

Begriffsdefinitionen

Fetale Alkoholspektrumstörungen (FASD): Oberbegriff für durch intrauterine Alkoholexposition ausgelöste Veränderungen beim Kind.
Fetales Alkoholsyndrom (FAS): Diese schwerste Form der FASD wird oft als Alkoholembryopathie bezeichnet und geht mit Störungen des zentralen Nervensystems, Wachstumsstörungen und Fehlbildungen einher.
Partielles fetales Alkoholsyndrom (pFAS): Bei dieser Form sind die Symptome des FAS weniger ausgeprägt und bestehen keine Fehlbildungen.
Alkoholbedingte neurologische Entwicklungsstörungen (Alcohol Related Neurodevelopmental Disorder, ARND): Bei dieser Form bestehen vor allem Störungen seitens des zentralen Nervensystems, während keine körperlichen Veränderungen zu erkennen sind.
Alkoholbedingte Geburtsdefekte (Alcohol Related Birth Defects, ARBD): Bei dieser Form bestehen bei normaler Gehirnentwicklung Fehlbildungen an Organen und/oder Knochen.

Symptomatik und Diagnostik

Da das Ausmaß der Schädigung von der zugeführten Alkoholmenge und dem Zeitpunkt des Alkoholkonsums abhängt, sind die Symptome individuell unterschiedlich ausgeprägt.
Die Diagnostik des **fetalen Alkoholsyndroms** stützt sich auf 3 Säulen:

- **Wachstumsauffälligkeiten:** Geburts- oder Körpergewicht unter der 10. Perzentile (= 90 % der gleichaltrigen Kinder sind schwerer), Geburts- oder Körperlänge unter der 10. Perzentile, Body-Mass-Index unter der 10. Perzentile
- **Auffälligkeiten im Gesicht:** Die Lidspalten sind deutlich kürzer als gewohnt, das Philtrum (so wird die Rinne zwischen dem Nasensteg und der Oberlippe bezeichnet) ist verstrichen, also nicht mehr vorhanden, und die Oberlippe ist schmaler als gewohnt.
- **Auffälligkeiten seitens des Gehirns:** Das Kind hat eine Mikrozephalie (= bei 90 % der Kinder ist das Gehirn größer) oder funktionelle Auffälligkeiten, z. B. Intelligenzminderung und/oder Störungen von Sprache, Feinmotorik, Lernfähigkeit, Aufmerksamkeit, sozialen Fertigkeiten
- Die **Alkoholexposition** während der Schwangerschaft wurde von der Mutter oder Angehörigen bestätigt.

Die Veränderungen im Gesicht gehen bis ins Erwachsenenalter oft zurück, was leider nicht für die Funktionsbeeinträchtigungen des Gehirns gilt. Durch die bei FASD besonders häufige Störung der Exekutivfunktionen (z. B. Motivation, Planung, Entscheidungsfindung, Steuerung des eigenen Verhaltens) sind die Betroffenen oft unstrukturiert. Dadurch können sie beispielsweise den Alltag kaum selber bewältigen oder alleine wohnen.

Epidemiologie

Man schätzt, dass in Deutschland jährlich 4.000–6.000 Kinder mit FASD zur Welt kommen, davon macht das Vollbild, also das fetale Alkoholsyndrom, etwa 10 % aus.

Ätiologie

Die Ursache besteht ausschließlich im Alkoholkonsum der Mutter während der Schwangerschaft. **Alkohol ist ein Zellgift** und kann die Plazenta ungehindert durchqueren. Da der kindliche Organismus (bzw. dessen noch unreife Leber) den Alkohol während der gesamten 9 Monate weitaus langsamer abbaut als der Körper der Mutter, kommt es zu **irreversiblen Schäden** an den sich entwickelnden Organen des Kindes.

Die unterschiedlichen Ausprägungen der FASD erklären sich durch den Zeitpunkt des Alkoholkonsums im Schwangerschaftsverlauf. So ist die Organanlage am End der Embryonalphase (3. Schwangerschaftsmonat abgeschlossen). In der anschließenden Fetalphase wachsen und reifen das Kind und seine Organe.

MERKE
Je mehr und je häufiger eine Schwangere Alkohol konsumiert, umso höher wird das FASD-Risiko für das ungeborene Kind. Noch höher wird es, wenn die Mutter schon ein höheres Alter hat, einen schlechten Ernährungszustand aufweist oder während der Schwangerschaft weitere Drogen konsumiert. Die FASD lassen sich durch Abstinenz zu 100 % verhindern.

Therapie

Bei erwachsenen gibt es keine gesichert wirksame Therapie der FASD. Eine medikamentöse Therapie ähnlich wie bei ADHS (➤ Kap. 23.6.7) ist möglich, da beide Syndrome ähnliche Symptome aufweisen.

10.3 Opioidabhängigkeit

ICD-10: F11; **ICD-11:** 6C43.7

BEISPIEL
Opioidintoxikation – „Nur Schnupfen?"
Eine 20-jährige Studentin wird von einer aufgelösten Mutter zum Arzt gebracht. Die junge Frau zittert am ganzen Körper, wirkt blass und abgemagert. Sie gähnt häufig und putzt sich mehrfach die Nase, laut Mutter habe sie auch Fieber. Die Mutter mache sich große Sorgen, weil ihre Tochter in eine „dubiose Clique" geraten sei. Sie habe sich in den letzten Wochen sehr verändert, sei häufig spätabends alkoholisiert nach Hause gekommen, und tagsüber könne man gar nicht mehr mit ihr reden. Sie sei so abweisend und rotzig. Auch werde sie in allem immer nachlässiger, nicht nur in der Körperpflege. Die Mutter habe heute beim Müllentleeren eine Spritze gefunden. Die Tochter tue diesen Fund („harmloses Schmerzmittel") ab, sie habe doch nur einen „blöden Schnupfen". Sie gibt aber zu, dass sie starke Schmerzen in den Beinen und im Nacken habe und ihr Herz rase.

10.3.1 Substanzen

Chemisch betrachtet werden alle Substanzen, die aus Rohopium oder seinen Alkaloiden abgeleitet wurden, als **Opiate** bezeichnet. **Opioide** sind alle Substanzen, die wie Piate wirken, aber nicht notwendigerweise von Rohopium abstammen. Zu den letztgenannten gehören auch synthetische und halbsynthetische Morphinderivate, die z. B. auch in Husten- und Schmerzmitteln verwendet werden.

In der Medizin werden Opiate zur Schmerzbehandlung eingesetzt. Zu diesen so genannten **Opioidanalgetika** gehören Alfentanil, Buprenorphin, Codein und Dihydrocodein (beide auch gegen Husten eingesetzt), Fentanyl, Hydromorphon, Meptazinol, Morphin, Nalbuphin, Naltrexon, Oxycodon, Pethidin, Piritramid, Remifentanil, Sufentanil, Tapentadol, Tilidin und Tramadol. Bis auf Codein, Dihydrocodein, Tilidin und Tramadol unterliegen alle dem Betäubungsmittelgesetz. Bei missbräuchlicher Anwendung denkt man zwar meistens an Heroin (bei dessen Entzug Methadon eingesetzt wird), grundsätzlich können aber alle der vorgenannten Substanzen missbräuchlich eingenommen werden.

10.3.2 Missbräuchliche Anwendung

Opioide werden hauptsächlich gespritzt, aber auch geschluckt, geraucht oder geschnupft. Sie wirken euphorisierend und dämpfend. Bei der üblichen i. v. Einnahme setzt die Wirkung („Kick") innerhalb weniger Minuten ein und hält typischerweise 10–30 Minuten an. Der Rauschzustand geht mit einer **ausgeprägten Euphorie** und einem **Befreiungsgefühl** einher. Wärme- und Glücksgefühle, gesteigertes Selbstbewusstsein sowie ein Gefühl des „Entrücktseins" werden beschrieben. Danach folgt die dämpfende Wirkung: Die Konsumenten können dann apathisch oder gereizt werden. Häufig sind sie auch verlangsamt und zeigen Konzentrationsstörungen. Eine echte Opioidintoxikation tritt bei hoher Dosierung nach etwa 2–5 Minuten ein. Opioide sind die Drogen mit dem **größten Suchtpotenzial:** Bereits 2–3 Injektionen können zur Abhängigkeit führen. Es entsteht eine starke **physische** und **psychische** Abhängigkeit mit **rascher Toleranzentwicklung.**

Synonyme für Heroin: „H", „Brown Sugar", „Horse", „Jack", „Schnee" (auch für Kokain).

MERKE
Gefahren der i. v. Applikation sind **Spritzenabszesse, Hepatitis, HIV-Infektionen** und **tödliche Intoxikationen.**

10.3.3 Symptomatik

Opioide hemmen den Sympathikus (noradrenerges System) und die Reizweiterleitung (➤ Kap. 25.1). Darum werden sie in der Klinik zur Schmerztherapie und Narkose eingesetzt. In höherer Dosierung (Opioidintoxikation) wirken sie auf den Parasympathikus (unwillkürliche Muskulatur).Eine **Opioidintoxikation** ist gekennzeichnet durch (➤ Tab. 10.10):

- Rötung des Gesichts („Flush")
- Miosis (stecknadelkopfgroße Pupillen)
- Langsamer Puls (Bradykardie) und niedriger Blutdruck
- Obstipation (Verstopfung)
- Miktionsstörungen (Störungen der Harnblasenentleerung)
- Evtl. Krampfanfälle
- Bewusstseinsstörung (bis hin zum Koma)
- Verlangsamte Atmung (Atemdepression, Gefahr des Atemstillstands)

MERKE
Die Gefahr der **Opioidintoxikation** ist ein zum Tod führender Atemstillstand („goldener Schuss")!

Tab. 10.10 Körperliche Reaktionen bei Opioidintoxikation und Entzug

	Intoxikation (Rausch) und Abhängigkeit	Entzug
Pupillen	Miosis (stecknadelkopfgroße Verengung)	Mydriasis (lichtempfindliche Erweiterung)
Magen-Darm-Trakt, Blase	Appetitlosigkeit, Obstipation, Blasenentleerungsstörungen	Übelkeit, Erbrechen, Durchfall, erhöhter Harndrang
Puls, Blutdruck, Temperatur	Niedriger Puls, niedriger Blutdruck, niedrige Temperatur (Hypothermie), fahle Haut; wenig durchblutet	Erhöhter Puls, erhöhter Blutdruck, erhöhte Temperatur (Fieber), Schwitzen und Schüttelfrost
Drüsen, Nase, Mund	Trockene Schleimhäute (Mund und Nase)	Vermehrter Speichel- und Tränenfluss, laufende Nase, Schweißausbrüche
Muskeln	Entspannung der Skelettmuskulatur	Skelettmuskelkrämpfe, -schmerzen, -zuckungen
Atmung	Verlangsamt, Gefahr des Atemstillstands!	Normal bis beschleunigt

Die **Opioidabhängigkeit** zeigt weitere **somatische Symptome** (➤ Tab. 10.10):

- Libidostörungen
- Tremor (Zittern)
- Gewichtsverlust, Ernährungsmangel, fahle trockene Haut
- Einspritzstellen an den Armen

Opioidentzugssymptome (➤ Tab. 10.10):

- **Psychisch:**
  - Starkes Craving („Drogenhunger")
  - Schlaflosigkeit
  - Psychomotorische Unruhe
  - Ängstlich-depressive Gestimmtheit
- **Körperlich:**
  - Niesen, Schwitzen, zwanghaftes Gähnen
  - Tränen- und Nasenfluss
  - Mydriasis (Pupillenerweiterung)
  - Muskelschmerzen und -krämpfe
  - Übelkeit, Erbrechen, Durchfall
  - Ständiger Harn- oder Stuhldrang
  - Blutdruckanstieg, Fieber, Tachykardie (erhöhter Puls)

ERLÄUTERUNGEN ZUM FALL
Die Studentin im Fallbeispiel bagatellisiert ihre Symptomatik als bloßen „Schnupfen". Die fremdanamnestischen Angaben der Mutter lenken jedoch den Verdacht auf eine Entzugssymptomatik. Die „dubiose" Clique, in welche die junge Frau hineingeraten sei, die Verhaltensänderung und die gefundene „Spritze" weisen in Richtung Drogenkonsum. Zittern, wiederholtes Gähnen, starker Nasenfluss, Fieber, Muskelschmerzen in Beinen und Nacken sowie Herzrasen (Tachykardie) legen den Verdacht auf einen Opioidentzug nahe **(körperliche Entzugssymptome).** Zur Sicherung der Verdachtsdiagnose gehört neben dem ausführlichen Gespräch mit der Tochter (am besten in Abwesenheit der Mutter, um die Gesprächsbereitschaft der Tochter zu erhöhen, und als Zeichen, dass man sie als Person mit ihren Beschwerden ernst nimmt) eine ausführliche körperliche Untersuchung (z. B. Einstichstellen) und ein Drogenscreening (Blut-, Urinuntersuchung).

10.3.4 Diagnostik

Im Drogenrausch kann eine Abgrenzung zur Schizophrenie oder Manie schwierig sein. Über die Anamnese und den körperlichen Befund, z. B. Injektionsstellen und sog. Spritzenabszesse, Miosis und Rückstände der Substanz im Urin („Drogenscreening") lässt sich eine Opioidabhängigkeit meist erkennen. **Komorbide Störungen** bei Drogenabhängigen sollten bei der Diagnostik unbedingt beachtet werden, wobei diese Störungen häufig vor der Drogenabhängigkeit bestanden. Dazu gehören insbesondere affektive und Angststörungen, schizophrene Störungen, Verhaltens- und Persönlichkeitsstörungen.

MERKE
Opioidabhängige weisen zu 70 % psychische Störungen (Persönlichkeits- und affektive Störungen) auf. Sie haben meist gravierende Ausbildungsdefizite und soziale Probleme und kommen dadurch in die Beschaffungskriminalität und mit Drogenhandel in Kontakt.

10.3.5 Epidemiologie

Laut dem aktuellen epidemiologischen Suchtsurvey (www.esa-survey.de) aus dem Jahr 2021 haben in den letzten 12 Monaten vor der Befragung etwa 0,4 % der Erwachsenen zwischen 18 und 59 Jahren Heroin oder andere Opioide konsumiert. Männer sind mit 0,6 % doppelt so häufig betroffen wie Frauen (0,3 %). Unter Jugendlichen zwischen 12 und 17 Jahren liegt der Anteil bei 0,1 % oder darunter.

Im Jahr 2021 wurden etwa 2.400 Menschen wegen Opioidintoxikationen im Krankenhaus behandelt. Mehr als 1.000 Menschen starben 2022 im Zusammenhang mit dem Konsum von Opioiden.

10.3.6 Ätiologie

Die Entstehungsbedingungen für eine Drogenabhängigkeit sind **multifaktoriell** und setzen sich u. a. aus Faktoren wie Neugier, Gruppenzwang und Verfügbarkeit der Substanz zusammen. Hinzu kommen persönliche Hintergründe wie Biografie und Persönlichkeitsstruktur (z. B. Ich-Schwäche, Reizhunger, geringe Frustrationstoleranz, Mangel an adäquaten Konfliktbewältigungsstrategien). Zur ausführlichen Beschreibung der Ätiopathogenese wird auf ➤ Kap. 10.1.6 verwiesen.

Nach neurobiologischen und pharmakologischen Theorien wirken Morphinderivate auf den Teil des Gehirns, in dem sich das **Suchtgedächtnis** entwickelt: das mesolimbische Gehirn. Hier werden scheinbar Erinnerungen an die erste Drogenerfahrung gespeichert und assoziiert, die damit immer wieder als Auslöser für die nächste Drogeneinnahme fungieren (sog. Trigger).

10.3.7 Therapie

Für den Opioidentzug gelten die in ➤ Kap. 10.1.7 vorgestellten Therapierichtlinien. Besonderheiten der Therapie für Opioidabhängige werden im Folgenden dargestellt.

MERKE

Ein Opioidentzug ist deutlich weniger gefährlich als ein Alkoholentzug, beim Abhängigen aber mit starkem Leiden verknüpft. Ein erster guter Therapieerfolg ist daher schon erreicht, wenn der Betroffene den Entzug durchhält.

Neben den klassischen vier Therapiestufen der Abhängigkeitserkrankungen (➤ Tab. 10.4) sollte in der **Kontakt- und Motivationsphase** auch ein **niederschwelliges Angebot** zum Schutz vor Folgeschäden angeboten werden. Im Fokus stehen dabei v. a. die Verhinderung von Komplikationen der i. v. Drogeneinnahme (z. B. sterile Spritzen, Fixerräume, Kondomautomaten), aber auch soziale Angebote (z. B. „Streetworker“). Beim **„warmen“ Entzug** werden zur Abmilderung der körperlichen Entzugssymptome Opioide (z. B. Methadon oder Buprenorphin) eingesetzt. Diese Opioide haben zwar selbst ein Suchtpotenzial, die körperlichen Entzugserscheinungen sind aber deutlich geringer, und sie haben keine euphorisierende Wirkung. Sie werden nach dem Entzug der Opioide langsam reduziert und abgesetzt. Der **„kalte“ Entzug** erfolgt ohne Einsatz medikamentöser Ersatzstoffe.

MERKE

Der „warme“ Entzug ist dem „kalten“ Entzug vorzuziehen, weil die **Abbruchrate** deutlich geringer ist und das Angebot besser akzeptiert wird. Die **Methadonsubstitutionstherapie** ist im BtMG geregelt und darf nur nach enger Indikationsstellung und nur unter Aufsicht eines Arztes, Apothekers oder speziell geschulten Personals erfolgen.

Innerhalb von 6–12 Stunden stellen sich die ersten Entzugssymptome ein, erreichen nach etwa 2–4 Tagen ihren Höhepunkt und halten etwa 10 Tage an. Nach spätestens 1½ Wochen ist der Patient beim regulären Heroinentzug „clean“ (engl., sauber). Die Körperfunktionen normalisieren sich wieder. Die Pupillen verengen sich auf die normale Größe. Bei Frauen setzt häufig die Regel ein, die sonst durch die Opioide unterdrückt wurde. Allerdings kann die **psychische Abhängigkeit** noch über Wochen weiterbestehen, weswegen eine anschließende Langzeitbehandlung unabdingbar ist. Neben der medizinischen Grundversorgung trägt die Therapie zur Entkriminalisierung, Reintegration und zum Existenzaufbau bei.

10.4 Störungen durch synthetische Cannabinoide

ICD-10: F12; **ICD-11:** 6C42

FALL

Cannabis-Abusus – „Total geflasht“

„Ich bin 21 Jahre alt und rauche seit 6 Jahren Cannabis – angefangen hat es damals in der Realschule. Zwischendurch habe ich zwar immer wieder mal versucht aufzuhören wegen verschiedenster Leute (Eltern, Freundinnen, Ärzte), die mich dazu drängen wollten, aber nie wirklich wegen mir selbst. Vor ein paar Monaten wurde mir dann zum ersten Mal wirklich bewusst, was eigentlich so passiert ist in meinem Leben. Das hatte zur Folge, dass ich meinen ‚Freundeskreis' zum ‚Teufelskreis' umbenannte und jemandem, den ich schon von klein auf kenne, die Freundschaft gekündigt habe. Denn durch den bin ich in den ganzen Mist hineingeraten. Am Anfang waren es scheinbar lockere Sprüche wie: ‚Mann, lass uns Kiffer werden, das sind coole Typen. Und die sind immer so lässig drauf, die stresst ja gar nichts.' Weil es damals bei mir zu Hause ziemlich viel Stress gab und ich mich auch viel zu schwach fühlte, um mich gegen den Erwartungsdruck meiner Freunde zu wehren, habe ich es einfach mal ausprobiert. Beim ersten Mal habe ich von der Wirkung gar nicht so viel gespürt, sodass ich mir dachte, das ist harmlos und schadet mir nicht. Nachdem ich dann ein paar Mal gekifft hatte, war das anders. Die Wirkung hat mich echt ‚geflasht' – ich war total ‚high' und fühlte mich wie auf Wolken. Alles um mich herum erlebte ich viel stärker, wie ‚ungefiltert': Die Farben erschienen mir bunter, die Töne lauter, Gerüche und Geschmäcker viel intensiver. Gleichzeitig hatte ich das Gefühl, total runterzukommen, alle Probleme um mich herum zu vergessen und mich viel mehr zu amüsieren als sonst. Wenn wir total breit waren, diskutierten und philosophierten wir stundenlang bis mitten in die Nacht über Gott und die Welt. Manchmal hatten wir sogar richtige ‚Lach-Flashs', d. h., wir konnten nicht mehr aufhören zu lachen. Wenn mein bester Freund z. B. mal wieder ‚Hallus' hatte, Papa Schlumpf auf der Straße stehen sah und versuchte, grüne Kühe von der Straße zu schieben. Das war schon 'ne lustige und geile Sache – es sei denn, es gab ‚Beschaffungsstress' im Freundeskreis und die Stimmung war mies, weil nicht genug Stoff da war.
Es kam aber auch dazu, dass ich vieles zu ‚relaxed' sah, bis mir die Lehrer und meine Eltern, die das Ganze natürlich auch irgendwann mitkriegten,

erheblich auf den Geist gingen. Meine Noten hatten sich total verschlechtert, ich konnte mich nicht mehr richtig konzentrieren und hatte, wenn ich nicht rausdurfte und kiffen konnte, zu Hause nur noch die ‚Ich-verschanz-mich-Technik' parat. Auf Schule hatte ich echt keine Lust mehr. Tja – den Realschulabschluss habe ich nicht bestanden, ich habe all die Jahre ab der 8. Klasse den ‚Drückeberger' und ‚Lückenschlüpfer' gespielt. Nicht nur in der Schule, auch im Privaten. Das hat sich dann so weit hochgeschaukelt, dass ich mir meine Schlupflöcher suche und erst mal kiffe, bevor ich mich meinen Tagesaufgaben widme, die ich dann sehr oft nicht mehr wahrnehme, zurückstelle und mich lieber ausruhe von der Anstrengung des Rauschs."

10.4.1 Begriffsdefinition

Die Cannabispflanze (indischer Hanf) beinhaltet als Hauptwirkstoff **Tetrahydrocannabinol (THC)**. THC bewirkt eine angeregte, heiter-euphorische Stimmung, hat aber einen eher dämpfenden Einfluss auf den Antrieb. Es gibt zwei Substanzvorkommen, beide aus der weiblichen Pflanze stammend:

1. **Haschisch:** das Harz der Blütenstauden
2. **Marihuana:** getrocknete Blüten und Blätter

Cannabis wird inhaliert („Joint"), macht **körperlich nicht abhängig** und zeigt nur eine geringe Toleranzentwicklung. Vielmehr entwickelt sich eine **psychische Abhängigkeit.** Beim Absetzen nach längerem Konsum werden Unruhe, Schlaflosigkeit und Albträume beobachtet. Cannabis ist häufig **Einstiegsdroge** für andere Suchterkrankungen.

Synonyme: „Bar", „Brown", „Dope", „Shit", „Pot", „Gras", „Heu", „Kiff", „Lady".

10.4.2 Symptomatik

Die **klassischen Symptome** des Cannabisrauschs sind in ➤ Tab. 10.11 zusammengefasst. Beim chronischen Gebrauch können **schizophrenieartige Psychosen** (paranoid-halluzinatorisch, z. B. Verfolgungs- oder Vergiftungswahn), ein **amotivationales Syndrom** und **Flashback-Erlebnisse** (Echo-, Nachhallphänomene) auftreten.

Nachhallphänomene bei Cannabiskonsum erklären sich durch ihre Speicherung im Fettgewebe. Die fettlösliche Substanz (wie auch LSD) kann z. T. erst Wochen nach dem Konsum (z. B. durch körperliche Anstrengung) freigesetzt werden.

MERKE

Beim chronischen Cannabiskonsum kann sich ein **amotivationales Syndrom** entwickeln. Es zeichnet sich durch Konzentrations- und Gedächtnisstörungen, Antriebsminderung, Interessenschwund und Verwahrlosungstendenzen aus.

Tab. 10.11 Symptome des Cannabisrauschs

Symptomebenen	Kennzeichen
Verändertes Raum- und Zeiterleben	• Zeit scheint langsamer zu vergehen (Dehnung der Zeit) • Dinge scheinen weiter entfernt als normal
Sinneswahrnehmungen	• Hören, Sehen, bisweilen auch Riechen und Schmecken sind in ihrer Intensität gesteigert • Gefühl der Irrealität • Bei höherer Dosierung kommt es zu Wahrnehmungsstörungen, z. B. zu illusionärer Verkennung oder optischen Pseudohalluzinationen
Denkstörungen	• Verlangsamung der Denkvorgänge • Ideenflüchtiges (sprunghaftes) Denken • Konzentrationsstörungen • Bei Überdosierung: kurzzeitige Wahnvorstellungen (Vergiftungs- oder Verfolgungswahn)
Affektivität	• Heiter-euphorisch • Bei Überdosierung: Angst
Antrieb	• Apathie (Gleichgültigkeit) • Antriebsmangel (körperliche Bewegungen fallen schwerer als normal) • Passivität (Mangel an Initiative)
Vegetative Symptome (v. a. bei Überdosierung)	• Tachykardie (Steigerung der Herzfrequenz/erhöhter Puls) • Schwindel • Mydriasis (Pupillenerweiterung) • Gerötete Augen (gerötete Bindehaut der Augen), Tränenfluss • Mundtrockenheit • Übelkeit mit Erbrechen • Schwitzen

ERLÄUTERUNGEN ZUM FALL

Verändertes Raum- und Zeiterleben

Cannabis regt bestimmte Hirnstrukturen im Hirnstamm, v. a. im limbischen System (dem Gefühlszentrum), zu erhöhter Aktivität an. Der Hirnstamm steuert z. B. das Zeitgefühl, das Gefühlserleben und die Gefühlsintensität. Infolge des veränderten Hirnstoffwechsels entsteht ein rauschhaftes, hochgestimmtes Gefühl, das sich jedoch häufig erst nach mehrmaligem Konsum von Cannabis voll entfaltet. Es treten Gefühle von Gelassenheit und Sorglosigkeit ein, oft begleitet von einem veränderten Zeitgefühl („Zeitlupengefühl") und einer veränderten Wahrnehmung der Umwelt. Der junge Mann im Fallbeispiel hat das Gefühl, dass die Zeit stehenbleibt, dass aber auch Alltagssorgen mit Eltern und Freundin in die Ferne rücken.

Sinneswahrnehmungen

Farben werden ausdrucksstärker, Töne deutlicher und schöner wahrgenommen, Speisen schmecken aromatischer, und Gerüche können zu intensiven Erlebnissen werden. Hören, Sehen, manchmal auch Riechen und Schmecken sind in ihrer **Intensität gesteigert.** So erlebt es auch der Schüler im Fallbeispiel; er meint, im Rausch auf Wolken zu gehen.

Affektivität

Im Rausch fühlt sich der Schüler **wohlig entspannt.** Cannabis lockert auch die Zensurschranke, hebt Verdrängungen auf und kann bislang verschlossene Bereiche der Persönlichkeit öffnen. Allerdings gibt es auch eine Öffnung für im Alltag beherrschte Ängste. Der Cannabiskonsum führt dann zu intensiv erlebter Angst bis hin zur Paranoia.

Denkstörungen

Die Substanz THC wirkt hemmend auf das retikuläre System, das für Wachsein und Konzentrationsfähigkeit verantwortlich ist. Dadurch wird die Wahrnehmung von Auge und Ohr in Qualität und Geschwindigkeit verändert. Das Sprechen wird gehemmt, verzerrt oder undeutlich. Die gleichzeitige Depression und Reizung wichtiger Gehirnzentren wird als Grund für die psychische Wechselhaftigkeit gesehen, die den Berauschten von einem Gedanken zum anderen übergehen lässt und Lachsalven in plötzliche Tränenausbrüche verwandelt. Davon berichtet auch der junge Mann im Fallbeispiel. In der Schule zeigen sich allerdings **Gedächtnis- und Konzentrationsstörungen.**

Antrieb

Die wichtigste Folge ist eine Aufhebung der alltäglichen Unterscheidung zwischen wichtigen und weniger wichtigen Angelegenheiten. Damit entfällt der Ansporn, sich für ein Ziel anzustrengen. Im Beispiel hat der Realschüler aufgrund seines chronischen Konsums bereits ein **amotivationales Syndrom** mit Leistungsabfall, Desinteresse, Apathie und vermindertem Antrieb entwickelt.

Flashbacks

Die Wirkung der Droge kann sich nach längerem Konsum auch von der Einnahme entkoppelt zeigen. Man nennt dies Flashbacks. Im Beispiel nimmt der Schüler bereits Monate nach dem Entzug der Droge nochmals ähnliche **Gefühlszustände wie im Cannabisrausch** wahr. Diese Flashbacks zeigen sich gern nach körperlicher Anstrengung.

Dass Cannabis in höherer Dosierung nicht nur angenehme Zustände hervorruft, wird im folgenden Fallbeispiel illustriert. Neben **körperlichen Symptomen** stehen hier die **Wahrnehmungsstörungen** und die **Angst** im Vordergrund.

FALL

Cannabiskonsum – „Eine gefährliche Mischung"

In den Schulferien hatte meine beste Freundin „sturmfreie Bude", und wir kamen auf die Idee, mit ein paar Freundinnen Haschischkekse zu backen. Gleich nachdem wir sie aus dem Ofen genommen hatten, probierte jede von uns ein, zwei Kekse. Dann machten wir uns mit dem Auto auf den Weg ins Jugendheim. Während ich auf dem Rücksitz saß, bekam ich plötzlich heftiges Herzrasen. Mein Herz klopfte so stark, und ich nahm die Musik im Radio so eindringlich wahr, dass ich das Gefühl hatte, von ihr erdrückt zu werden. Das Lachen meiner Freunde und ihre Handbewegungen zur Musik kamen mir schrill und bizarr vor. Ich verfiel total in Panik und hatte das Bedürfnis auszusteigen. Doch am Jugendheim angekommen, hatte ich das Gefühl, ich könne nicht mehr aussteigen. Meine Arme und Hände waren wie gelähmt und eiskalt. Meine Freundin fragte mich, was los sei, doch ich konnte kaum sprechen, so trocken waren mein Mund und meine Kehle. Sie versuchte, mich aus dem Auto zu zerren, doch ich wehrte mich. Denn wenn ich sie ansah, verwandelten sich ihre langen, lockigen Haare in zischende Schlangen mit gefährlich langen Zungen. Ich war so verängstigt und verzweifelt, dass ich nicht wusste, ob es besser war, die Augen zu schließen oder offen zu halten. Zwei Freunde hievten mich mit Gewalt aus dem Auto und legten mich im Jugendheim in einem stillen Zimmer auf eine Couch. Dort bin ich dann irgendwann eingeschlafen, und als ich mehrere Stunden später aufwachte, hatte das Ganze ein Ende. Ich war heilfroh und habe mir geschworen, nie wieder davon zu probieren.

Ein spezielles Problem stellt sich bei unkontrollierter Dosierung ein. Das erfolgt häufig, wenn Cannabis nicht geraucht, sondern oral eingenommen wird, z. B. im Backwerk. Hier zeigt sich die Wirkung zum einen zeitlich verzögert, zum anderen mit zunehmender Heftigkeit.

10.4.3 Diagnostik

Vor der Diagnose ist der Ausschluss andersartiger **Intoxikationen, schizophrener Störungen** und **hirnorganischer Wesensänderungen** wichtig. Cannabis kann über Abbauprodukte im Urin nachgewiesen werden. **Komorbide Störungen** wie Persönlichkeitsstörungen, ADHS, Angst-, schizophrene und affektive Störungen sind bei der Diagnostik zu berücksichtigen.

MERKE

Einerseits können Cannabinoide **schizophreniforme Störungen** auslösen, andererseits konsumieren Patienten mit Schizophrenie Cannabis häufig zur Symptomlinderung. Eine genaue Diagnostik ist hier unerlässlich (➤ Kap. 11.3).

10.4.4 Epidemiologie

Laut dem aktuellen epidemiologischen Suchtsurvey (www.esa-survey.de) aus dem Jahr 2021 und der Drogenaffinitätsstudie haben etwa 4,5 Millionen Erwachsene zwischen 18 und 59 Jahren und gut 340.000 Jugendliche zwischen 12 und 17 Jahren in den letzten 12 Monaten bei mindestens einer Gelegenheit Cannabis konsumiert. Der Anteil derer, die innerhalb von 12 Monaten Cannabis konsumieren, steigt seit gut zehn Jahren an.

Jeweils etwa 0,6 % der Erwachsenen in Deutschland leidet unter einer Cannabisabhängigkeit bzw. unter Cannabismissbrauch. Das sind hochgerechnet jeweils etwa 300.000 Menschen.

10.4.5 Bewertung

Grundsätzlich gelten dieselben Prinzipien wie für andere Drogen (➤ Kap. 10.1.6). Der Wunsch nach „Selbsterfahrung", „Bewusstseinserweiterung" und „Emanzipation" und die vermeintliche Anregung geistiger Produktivität und künstlerischer Kreativität verleiten zum Konsum. Wegen der geringen Toleranzentwicklung und fehlenden körperlichen Abhängigkeit ist Cannabis eine beliebte **„Einstiegsdroge"**. Gerade das sich bei chronischem Konsum entwickelnde amotivationale Syndrom fördert dabei den Umstieg auf andere Drogen, um der Apathie zu entkommen.

MERKE

Am 26. Juni 2024 trat das **Gesetz zur Änderung des Konsumcannabisgesetzes und des Medizinal-Cannabisgesetzes** in Kraft. Es legalisiert den privaten Eigenanbau durch Erwachsene zum Eigenkonsum sowie den gemeinschaftlichen, nicht gewerblichen Eigenanbau von Cannabis in Anbauvereinigungen.

10.4.6 Therapie

Ein Entzug im eigentlichen Sinne ist nicht notwendig. Allerdings hat sich die **psychotherapeutische Unterstützung** bei der Drogenabstinenz bewährt. Sie umfasst motivationsverstärkende und kognitiv-verhaltenstherapeutische Aspekte sowie Konfliktlösung und individuelle Beratung. Auftretende Komplikationen können den Einsatz von Medikamenten erfordern, z. B. schizophrenieartige Störungen (Antipsychotika), Unruhe (Benzodiazepine) und depressive Syndrome (Antidepressiva).

THERAPEUTISCHE PRAXIS

Ein stationärer Entzug ist immer dann sinnvoll, wenn längerer und intensiver Missbrauch oder eine Polytoxikomanie vorliegen. Entzugssymptome sind nach einem Intervall von 2–4 Tagen zu erwarten.

10.5 Störungen durch Anxiolytika und Hypnotika

ICD-10: F13; **ICD-11:** 6C44

FALL

Benzodiazepinabhängigkeit – „Kleine Dosis, große Wirkung"

Eine 75-jährige Patientin erscheint beim Arzt mit folgenden Beschwerden: Sie fühle sich so unruhig, ihr zitterten pausenlos die Hände. Sie bringe nichts zustande, müsse immer umhergehen, und ihr Herz schlage ganz wild. Auch habe sie Angst, wieder depressiv zu werden. Sie sei deswegen bereits zweimal stationär behandelt worden, zuletzt vor 1 Jahr. Schlafen könne sie auch nicht mehr, sie wälze sich hin und her, finde keinen Schlaf. Wenn sie dann endlich eingeschlafen sei, würde sie schon nach Kurzem von Albträumen geplagt wieder aufwachen. Weiter berichtet sie, dass sie letztes Jahr in der Klinik ein Antidepressivum erhalten habe. Das habe ihr gut geholfen, und das nehme sie auch immer noch ein. Zur Nacht habe sie Noctamid® (Lormetazepam) genommen, über die letzten Wochen nur noch ¼ Tablette. Da die Dosis so niedrig sei, habe sie sie vor 2 Wochen einfach weggelassen.

10.5.1 Übersicht

Zu den Medikamenten mit Suchtpotenzial gehören:

- **Schlaf- und Beruhigungsmittel** (Benzodiazepine, Barbiturate; ➤ Kap. 6.1.5)
- **Schmerzmittel** (Opioid- und Nichtopioidanalgetika)

Die genannten Medikamente machen **psychisch und physisch abhängig** und fördern eine Toleranzentwicklung. Bei längerem chronischen Missbrauch muss der Entzug **fraktioniert** erfolgen, da beim abrupten Absetzen nicht nur alte Symptome wieder auftreten, sondern es zu einer **deliranten Symptomatik, Angstzuständen** oder **Krampfanfällen** kommen kann.

MERKE

Zu den Erkrankungen, in deren Rahmen eine Medikamentenabhängigkeit auftreten kann, gehören:

- Angststörungen
- Depressionen
- Persönlichkeitsstörungen
- Schmerzsyndrome
- Bereits vorhandene Suchterkrankungen

10.5.2 Substanzen und Symptomatik

Benzodiazepine

Da Benzodiazepine sedierend (dämpfend, schlaffördernd), anxiolytisch (angstlösend), muskelrelaxierend (muskelentspannend) und antikonvulsiv (krampflösend) wirken, werden sie oft auch als **Tranquilizer (Beruhigungsmittel)** oder Anxiolytika (Angstlöser) bezeichnet (➤ Kap. 6.1.5). Aus diesem Grund kommen sie häufig bei Krampfanfällen und Panikattacken zum Einsatz. **Typische Benzodiazepine** sind in ➤ Tab. 10.12 zusammengefasst.

Die höchste Gefahr für eine Abhängigkeit besteht bei Substanzen mit langer Halbwertszeit, da die nächste Dosis eingenommen wird, bevor die letzte ganz abgebaut wurde (Toleranzentwicklung durch Kumulation ➤ Tab. 10.12). Dadurch muss zur Erzielung der Wirkung immer mehr eingenommen werden. Allerdings besteht selbst bei niedriger Dosierung die Gefahr einer Abhängigkeit ohne Toleranzentwicklung (Niedrigdosisabhängigkeit, engl. *low-dose dependency*).

MERKE

Die Benzodiazepinabhängigkeit ist häufig und lässt sich durch die kontrollierte und zeitlich auf 4–6 Wochen begrenzte Verschreibung vermeiden. Risiken des langfristigen Gebrauchs sind neben der Abhängigkeit Verkehrsunfälle, Sturzneigung und kognitive Einbußen.

Tab. 10.12 Häufig eingesetzte Benzodiazepine

Substanz	Halbwertszeit	Indikation	Anmerkung
Alprazolam	12–15 h	Anxiolyse	Weder Wirkstoff noch Metaboliten kumulieren
Bromazepam	10–20 h	Anxiolyse	Bei älteren Pat. HWZ evtl. verlängert
Clonazepam	40–40 h	Anxiolyse	Bei wiederholter Gabe Kumulationsgefahr
Diazepam	20–100 h	Anxiolyse und Sedierung	Bei wiederholter Gabe Kumulationsgefahr
Flunitrazepam	16–35 h	Schlafmittel, Einsatz nur in Ausnahmefällen	Wirksam bereits nach 10–20 Min., bei wiederholter Gabe Kumulationsgefahr
Lorazepam	12–16 h	Anxiolyse	Keine Kumulationsgefahr bei wiederholter Gabe
Lormetazepam	13,6 h	Relativ sicheres Schlafmittel	Kaum Kumulationsgefahr
Nitrazepam	30–40 h	Schlafmittel, Einsatz nur in Ausnahmefällen	Hohe Kumulationsgefahr, hohes Suchtpotenzial
Oxazepam	8 h	Anxiolyse	Keine Kumulationsgefahr bei wiederholter Gabe
Temazepam	5–13 h	Schlafmittel bei Ein- und Durchschlafstörungen	Keine Kumulationsgefahr
Triazolam	2,2–3,2 h	Schlafmittel, nur kurzfristig bei schwersten Schlafstörungen	Keine Kumulationsgefahr bei wiederholter Gabe

Auswirkungen des Missbrauchs:
- Müdigkeit, Ermattung und Erschöpftheit
- Körperliche Symptome wie Übelkeit oder Kopfschmerzen
- Undeutliche Sprache und Konzentrationsstörungen
- Bedrückte, traurige oder missmutige Stimmungslage (dysphorische Verstimmung)
- Manchmal Doppelbilder und Gangstörungen (Ataxie)

Entzugserscheinungen: Bei abruptem Absetzen kann es durch den Entzug zu optischen Halluzinationen, deliranten Zuständen, vegetativen Störungen und Krampfanfällen kommen. Der Entzug muss daher fraktioniert durchgeführt werden, bei längerem Benzodiazepin-Missbrauch in der Regel stationär.

ERLÄUTERUNGEN ZUM FALL

Vegetative Symptome mit Zittern und Herzrasen sowie **psychische Symptome** (Angst, Schlaflosigkeit mit Albträumen) legen beim abrupten Absetzen von Benzodiazepinen den Verdacht einer Entzugssymptomatik nahe. Die niedrige Dosierung der Benzodiazepine ist dabei kein Gegenargument. Schon geringe Dosen können, wenn sie ausreichend lange eingenommen werden, zur Abhängigkeit führen (sog. **Niedrigdosisabhängigkeit**). Risikofaktoren sind hier ein hohes Alter und eine Vorschädigung des Gehirns. Bei der Patientin sollte aber die psychiatrische Vorgeschichte nicht außer Acht bleiben. Natürlich können die unspezifischen Symptome, welche die Patientin schildert, auch Ausdruck einer beginnenden depressiven Phase sein. In psychiatrischer Behandlung könnte die zuletzt eingenommene Benzodiazepin-Dosis wieder verordnet werden, um zu sehen, ob sich die Symptome bessern. Wenn dies der Fall ist, ist von einer Entzugssymptomatik auszugehen. Die Patientin sollte dann über einen erneuten Entzug genau informiert werden; ggf. könnten zur Dämpfung der Entzugserscheinungen niedrigpotente Antipsychotika oder Betablocker eingesetzt werden.

Bei längerer Einnahme kleiner Dosen oder beim abrupten Absetzen können die Krankheitszeichen wieder auftreten, gegen die das Mittel eigentlich eingesetzt wurde. Dies bezeichnet man als **Rebound-Phänomen.** So kann es bei Benzodiazepinen z. B. zu Unruhe, Angst, Schlafstörungen (Rebound-Insomnie) oder zu einem sog. REM-Rebound (Wiederkehr von Traumphasen, oft in Form von Albträumen) kommen.

MERKE

Benzodiazepine in Kombination mit anderen Schlaf- oder Beruhigungsmitteln und Alkohol stellen eine **lebensgefährliche** Mischung dar, die oft in suizidaler Absicht eingenommen wird.

Barbiturate

Barbiturate gehören zur Gruppe der **Hypnotika** und wirken ähnlich wie die Benzodiazepine beruhigend, krampflösend, schlafauslösend oder – bei hoher Dosierung – **narkotisch** (➤ Kap. 6.1.5). Allerdings besteht bei ihnen eine **größere Gefahr der Abhängigkeit,** da es schon nach 10 Tagen zur Toleranzentwicklung kommt und eine Dosiserhöhung erforderlich ist.

Bei einer Abhängigkeit muss der **Entzug** fraktioniert (meist stationär) durchgeführt werden, da sonst die Gefahr besteht, dass epileptische Anfälle und ein Entzugsdelir auftreten.

THERAPEUTISCHE PRAXIS

Barbiturate werden heute nicht mehr zur Behandlung von Schlafstörungen, sondern nur noch zur Behandlung der Epilepsie (Phenobarbital) und zur Narkosevorbereitung in der Anästhesie eingesetzt.

GUT ZU WISSEN

Pentobarbital wurde früher bei Ein- und Durchschlafstörungen eingesetzt. Da es aber schnell psychisch und körperlich abhängig machte, wurde es schon vor langer Zeit durch besser Alternativen ersetzt. Inzwischen wird es außerhalb von Deutschland (z. B. in der Schweiz) von Sterbehilfeorganisationen eingesetzt. Zudem wird es seit 2019 in den USA zur Vollstreckung von Hinrichtungen eingesetzt.

10.5.3 Therapie

Die Therapie erfolgt durch einen **fraktionierten Entzug** unter engmaschiger ärztlicher Kontrolle. Die abhängig machenden Medikamente werden dabei schrittweise über einen langen Zeitraum ausgeschlichen. Die Entzugssymptome können dabei z. T. mit niedrigpotenten Antipsychotika, Betablockern oder Antidepressiva abgefangen werden. Je nach Vorgeschichte und Ausgangssituation kann auch eine stationäre Behandlung nötig sein. Wenn bereits ein Entzugskrampf in der Vorgeschichte bekannt ist, sollte eine begleitende antikonvulsive Therapie eingeleitet werden.

MERKE

Der **Entzug von Benzodiazepinen** erfolgt fraktioniert in einem Zeitraum von 4–10 Wochen. Er kann ambulant durchgeführt werden, bei Hochdosisabhängigkeit stationär:
- Reduktion wöchentlich um ca. 10–25 % der Dosis
- Zum Ende deutlich langsameres Absetzen

10.6 Störungen durch Kokain

ICD-10: F14; **ICD-11:** 6C45

10.6.1 Substanz

Kokain wird aus den Blättern des Kokastrauchs gewonnen. Es wird meist geschnupft oder geraucht (z. B. das Kokaderivat **Crack**), aber auch gespritzt und im Herkunftsland Peru gekaut. Oft wird es mit anderen Drogen kombiniert, z. B. Heroin, Nikotin, Alkohol und LSD.

Synonyme: „Coke", „Koks", „Schnee", „Show", „Star Dust", „Speedball" (Injektion von Kokain und Heroin gemischt).

10.6.2 Symptomatik

Kokain hat eine hohe antriebssteigernde, euphorisierende, enthemmende und libidosteigernde Wirkung. Es entwickeln sich eine starke **psychische,** aber keine körperliche Abhängigkeit und damit keine physischen Entzugssymptome. Es kommt bei Kokain zu keiner

Toleranzentwicklung. Ein längerer Missbrauch geht also nicht notwendigerweise mit einer Dosissteigerung einher.

Merkmale des **Kokainrauschs** („Rush"):

- Antriebssteigerung, vermeintliche Steigerung der Leistungsfähigkeit
- Abbau von Hemmungen (Sexualität, Aggressionen)
- Reduziertes Hunger-, Durst- und Schlafbedürfnis
- Libidosteigerung (sexuelle Lust, Verzögerung der Ejakulation)
  - Drang, den Zustand durch sukzessive Einnahme beizubehalten
  - Beim Ausklingen der Wirkung Umschlagen der Euphorie in Niedergeschlagenheit bis hin zu Depression und Selbstmordgedanken
- Taktile, optische oder akustische Halluzinationen
- Rededrang

GUT ZU WISSEN

Kokain hemmt hauptsächlich die Wiederaufnahme von Dopamin, aber auch von Serotonin und Noradrenalin in den präsynaptischen Nervenzellen des mesolimbischen Systems (➤ Kap. 22.2.3). Ähnliche Transmitterstörungen werden auch bei der Schizophrenie diskutiert (➤ Kap. 11.3). Die Halluzinationen und paranoiden Gedanken bei Kokainkonsum lassen sich also durch das Dopamin-Überangebot erklären.

Merkmale bei **Kokainismus** (chronischer Konsum):

- Starke psychische Abhängigkeit, die materielle und soziale Bedenken (Kosten, soziale Kontakte) in den Hintergrund drängen
- Keine körperliche Abhängigkeit oder Toleranzentwicklung
- Körperlicher Verfall (starke Abmagerung) und kognitive Einbußen
- Delirante Zustände mit euphorisch-ängstlicher Verstimmung
- „Kokain-Wahnsinn" (Verfolgungswahn)
- Akustische, szenische und taktile Halluzinationen (Gefühl, dass Milben, Insekten oder andere Parasiten auf der Haut ein Jucken oder Kribbeln verursachen)
- Antriebsstörungen (apathisches Wesen, nicht zu verwechseln mit dem „amotivationalen Syndrom" oder „Passivitätssyndrom" bei Cannabis)
- Weite Pupillen (Mydriasis), Tachykardie, Temperaturerhöhung und Impotenz; häufig Schädigung der Nasenschleimhaut durch das Schnupfen von Kokainpulver

10.6.3 Diagnostik

Ausschluss andersartiger Intoxikationen, schizophrener Störungen und hirnorganischer Wesensänderung sind entscheidend. Kokain kann über Abbauprodukte im Urin nachgewiesen werden. **Komorbide Störungen** wie Persönlichkeitsstörungen, Angst-, schizophrene und affektive Störungen müssen bei der Diagnostik beachtet werden.

10.6.4 Epidemiologie

Im Jahr 2021 haben laut dem epidemiologischen Suchtsurvey hochgerechnet etwa 725.000 der 18- bis 59-Jährigen in Deutschland Kokain/Crack konsumiert. Für viele Jahre lag der Konsum von Kokain/Crack bei höchstens 1 %. Von 2018 bis 2021 hat der Konsum bei Erwachsenen jedoch um etwa 33 % zugenommen. Bei den 12- bis 17-jährigen Jugendlichen spielt der Kokainkonsum eine stark untergeordnete Rolle: 0,1 % der Befragten gaben dessen Konsum im Jahr 2019 an.

MERKE

Crack hat ein höheres Suchtpotenzial, es wirkt schneller und intensiver. Bei Intoxikationen kommt es häufiger zu Komplikationen als bei Kokain. Der Crackkonsum geht auch mit einer erhöhten Gewaltbereitschaft und Zunahme von kriminellen Handlungen im Rausch einher.

10.6.5 Ätiologie

Auch hier wirken individuelle, drogenbedingte und psychosoziale Faktoren (➤ Kap. 10.1.6) zusammen. Kokain fand durch Sigmund Freud bereits 1884 Eingang in die Schulmedizin, weil er Kokain bei seinen alkoholabhängigen und morphiumsüchtigen Patienten zur Entwöhnung einsetzte. Dem euphorischen Rausch folgt bereits nach etwa einer Stunde ein starker „Kater". Der Konsument fühlt sich abgespannt, missmutig, ängstlich-depressiv und schläfrig. Diese Faktoren stärken den Drang zur erneuten Kokaineinnahme, und die psychische Abhängigkeit entsteht bzw. wird aufrechterhalten.

10.6.6 Therapie

Der Entzug kann mit Antidepressiva wie Imipramin unterstützt werden. Eine eventuelle Intoxikationspsychose wird mit einem Antipsychotikum, z. B. mit Haloperidol, behandelt. Dazu kommen ergänzende psycho-, verhaltens- und soziotherapeutische Maßnahmen und evtl. Medikationen zur Stützung des kardiovaskulären Systems. Die Therapie richtet sich dabei nach den in ➤ Kap. 10.1.7 dargestellten Richtlinien.

10.7 Störungen durch weitere Stimulanzien

ICD-10: F15; **ICD-11:** 6C46 (Störungen durch Stimulanzien, einschließlich Amphetamine, Methamphetamin und Methcathinon)

FALL

Amphetamine – „Meine erste Nacht mit Ecstasy"

Zu vorgerückter Stunde tauchte in meiner Stammdisco plötzlich ein flüchtiger Bekannter auf, der sich aufführte, als verbinde uns weit mehr als nur eine lockere Bekanntschaft. Er war total aufgedreht, wirkte auf mich wie ein vollkommen verzückter Junge in einem Wunderland. Ich beneidete ihn um diesen Zustand, denn er strahlte etwas zutiefst Zufriedenes aus, während mich einmal mehr diese öde Müdigkeit komplett einzufangen drohte.

Und als er dann seine Hand öffnete, in der mehrere kleine Pillen zum Vorschein kamen, und er mir anbot, eine dieser Pillen zu nehmen, griff ich zu. Ich erinnere mich noch an den widerlich bitteren Geschmack, der sich daraufhin augenblicklich in meinem Rachen ausbreitete. Mir wurde leicht

10

übel. Ich bekam Herzrasen und spürte Angst und Kälte in mir aufsteigen. Doch als ich eine halbe Stunde später auf die Tanzfläche ging, schien mein Gehör plötzlich völlig neue Frequenzen zu empfangen. Nie zuvor in meinem Leben hatte ich Musik derart klar und gleichzeitig verzerrt und bei alldem so wunderbar wärmend empfunden. Anfangs dachte ich noch, dass ich vielleicht einfach nur den geilsten Song hörte, der jemals durch meine Gehörtunnel gedrungen ist. Doch als der nächste Track genauso geil klang und mich noch mehr wärmte und die Farben plötzlich keine gewöhnlichen Farben mehr waren, sondern Gefühle in mir auslösten, war mir klar, dass ich „drauf" war. Und wie ich drauf war!
Es zauberte sich ein breites Grinsen in mein Gesicht. Und dies war dermaßen breit, dass ich befürchtete, es würde meinen Kiefer ausrenken. Aber dieser Umstand beunruhigte mich keinesfalls; eher belustigte er mich – so wie mich nunmehr beinahe alles belustigte und in ein heiteres Staunen versetzte. Die ganze Musik umarmte mich und riss mich mit sich. Die Musik wurde Teil von mir und ich Teil der Musik. Hungrige Bässe fingen mich ein und schleuderten mich in unbekannte Höhen. Ich fühlte mich als Zahnrad eines universellen Rhythmus – als Teil eines sich ständig bewegenden und neu erfindenden tanzenden Kosmos. Wellen der Wonne schlugen in mir hoch, voll von purer Lebenskraft. Und ich tanzte und tanzte – wie an unsichtbaren Fäden gezogen – nicht müde werdend. Alles war so leicht, so geil – so überschäumend genial. Einfach nur atmen – einfach nur im Jetzt ersaufen und tanzen – einfach die Leute anschauen und lächeln. Ich war berauscht vor lauter Glückseligkeit, und ein Schauer nach dem anderen durchflutete meinen ganzen Körper. Und dann suchte und fand ich meinen flüchtigen Bekannten, der nun auch in meinen Augen mehr zu sein schien als lediglich ein flüchtiger Bekannter. Jawohl, er war mein Freund. Und ich liebte ihn. Am liebsten wollte ich sofort mit ihm schlafen, all meine Hemmungen, meine Angst vor Nähe oder Zurückweisung waren wie weggeblasen. Ich liebte ihn. Ich liebte alle.
Doch so kolossal dieser erste Rausch meine Seele auch wärmte, so kalt riss es mich anschließend zurück in die Realität. Ich erlebte einen mächtigen Psycho-Kater: Ich hatte Panikattacken, war total deprimiert und fühlte mich wie von der Außenwelt isoliert. Mir war heiß und kalt zugleich, und ich hatte den ganzen Tag keinerlei Appetit. Und wie ich heute weiß, wächst der Preis, den man für dieses heuchlerische Glück zu zahlen hat, mit jeder Pille. Und mit jeder weiteren Pille wächst in mir die Angst, dass der gezahlte Preis für dieses kurze heuchlerische Glück zu hoch ausfallen wird. Die Pillen sind Gift fürs Gehirn! Das Gedächtnis wird mehr und mehr zu einem löchrigen Sieb: Namen, Zahlen oder Telefonnummern kann ich mir nur noch schwer merken, und der gelernte Prüfungsstoff für meinen Abschluss in Jura oder auch Verabredungen sind manchmal wie „weggeblasen".

10.7.1 Substanzen

Zu den Psychostimulanzien (Amphetamin-Gruppe) gehören das in der Natur vorkommende **Ephedrin** sowie das in Chemielabors synthetisch hergestellte Amphetamin, das oft als Speed oder auch Pep bezeichnet wird, sowie Methamphetamin (Crystal Meth). Chemisch sind Amphetamine mit dem Adrenalin unseres Körpers verwandt. Sie werden missbräuchlich zur **Antriebs- und Leistungssteigerung** (Dopingmittel) angewendet, aber auch als „Appetitzügler" zur Unterdrückung von Hungergefühlen (z. B. Recatol®) eingesetzt.

Die bekannteste moderne Designer- oder Partydroge ist der „heart opener" **Ecstasy** („XTC"), chemisch meistens in Form von **MDMA** (3,4-Methylendioxy-N-methylamphetamin).

Synonyme für Stimulanzien: Energetika, Weckamine, Psychoanaleptika, Psychotonika.

Synonyme für Ecstasy: „XTC", „E", „X", „Adam", „Love-Drug".

10.7.2 Symptomatik

Bei den Psychostimulanzien entsteht **keine** körperliche Abhängigkeit, sodass es keine typischen Entzugssymptome gibt. Allerdings kommt es zur Toleranzentwicklung. Nach chronischem Abusus entsteht eine Dysphorie mit Müdigkeit und Abgeschlagenheit.

Psychische Merkmale des Amphetaminrauschs:

- Unruhe, Enthemmung, Euphorie
- Nervosität, optische und akustische Sinnestäuschungen
- Kritiklosigkeit, Ideenflucht, Aggressivität
- Angstzustände, Stimmungslabilität und paranoide Symptome

Körperliche Symptome:

- Erhöhte Pulsfrequenz, erhöhte Körpertemperatur, Blutdruckanstieg mit der Gefahr eines Herz-Kreislauf-Versagens
- Schlaflosigkeit, Kopfschmerz, Tremor
- Weitstellung der Pupillen (Mydriasis)
- Gewichtsverlust

MERKE

Die toxische Wirkung auf das serotonerge System hat bei Ecstasy-Konsumenten, die sich körperlich verausgaben und zu wenig Flüssigkeit zu sich nehmen, schon zu lebensbedrohlichen Zuständen und Todesfällen geführt. Diese Komplikationen werden bei der allgemein propagierten Harmlosigkeit der Droge oft übersehen. Außerdem sind die Langzeitschäden der Droge noch nicht absehbar.

ERLÄUTERUNGEN ZUM FALL

Oftmals sind die Wirkungen unbekannt, und die Einnahme erfolgt aus „blindem" Vertrauen.

Körperliche Symptome

Im Fallbeispiel erlebt die Ecstasy-Konsumentin zunächst unangenehme körperliche Symptome mit Übelkeit, Herzrasen und Schüttelfrost.

Angstzustände

Diese Empfindungen werden von einer aufkommenden Angst begleitet. Häufig treten auch mit oder nach dem Abklingen der Wirkung von Ecstasy Angstzustände auf.

Euphorie, vermeintliche Leistungssteigerung, Enthemmung, Affektlabilität

Die Designerdrogen wirken auf der kommunikativen und emotionalen Ebene. Durch die enthemmende Wirkung kommt es zu größerer Kontaktbereitschaft und Emotionalität. Dies wird sehr eindrücklich im Fallbeispiel beschrieben. Das „Herz öffnet sich", die Konsumentin badet in einem Gefühl der Wärme und Geborgenheit. Die Enthemmung wird in der plötzlich empfundenen Nähe zu anderen Menschen und zur erlebten Aufhebung innerer Barrieren deutlich. Affekte werden nicht mehr zurückgehalten. Durch die euphorischen Zustände und vermeintlich verbesserte Introspektion haben die Konsumenten das subjektive Gefühl einer Leistungssteigerung. Im Fallbeispiel fühlt sich die Konsumentin von einer „irren Energie durchströmt". Zudem entfallen Hemmungen, „ich wollte mit ihm schlafen" und „meine Hemmungen, meine Angst vor Nähe oder Zurückweisung waren wie weggeblasen".
Liquid Ecstasy ist ein GABA-Analogon und wird als geschmacklose Flüssigkeit angeboten. Es hat euphorisierende und dämpfende Wirkung, kann bei Intoxikation zu Atemstillstand, Krampfanfall und Koma führen. Die Gefahr besteht in der unbemerkten Zugabe der Flüssigkeit zu Getränken, um jemanden sexuell gefügig zu machen (engl. *date rape*).

Nebenwirkungen

Durch die Unterdrückung von Müdigkeit und Durst und durch die direkte Wirkung auf die Temperaturregulation im Gehirn kann es bei langem pausenlosen Tanzen zu **gefährlichen Schwankungen der Körpertemperatur** bis hin zum Kollaps kommen. Zu den negativen Effekten zählen darüber hinaus Kieferkrämpfe, Muskelzittern, Übelkeit, Brechreiz und erhöhter Blutdruck. Herz, Leber und Nieren werden besonders stark belastet. Der Konsum von Ecstasy kann auch zu großer Ängstlichkeit, Schreckensvisionen und Orientierungsschwierigkeiten führen. Anlass zur Sorge gibt derzeit die aktuelle wissenschaftliche Diskussion um **langfristige neurologische Schäden** infolge erhöhten Ecstasy-Konsums. Erfahrungsgemäß sind bei dauerhafter Einnahme Störungen der Merkfähigkeit sowie des Kurzzeit- und Langzeitgedächtnisses zu erwarten.

10.7.3 Diagnostik

Neben Intoxikationen anderer Genese müssen differenzialdiagnostisch auch Schilddrüsenüberfunktionen, maniforme Syndrome bei affektiven Störungen oder eine beginnende Schizophrenie ausgeschlossen werden. Der Substanznachweis erfolgt im Blut und Urin.

10.7.4 Epidemiologie

2021 haben laut dem epidemiologischen Suchtsurvey jeweils mehr als 500.000 Erwachsene im Alter von 18 bis 59 Jahren MDMA (Ecstasy) sowie Amphetamin (Speed) konsumiert (www.esa-survey.de).

10.7.5 Ätiologie

Es gibt vielfache Gründe, warum Psychostimulanzien genommen werden, z. B. zur allgemeinen oder besonderen Leistungssteigerung, zur Überwindung innerer Leere, zur Selbstbehandlung von Depressionen oder zur Appetitzügelung, um dem herrschenden Schönheitsideal zu entsprechen (ausführliche Darstellung der ätiopathogenetischen Faktoren der Abhängigkeitserkrankungen ➤ Kap. 10.1.6).

10.7.6 Therapie

Die Therapierichtlinien sind in ➤ Kap. 10.1.7 dargestellt. Bei Intoxikation sind Flüssigkeits- und Glukosezufuhr sowie Abkühlung wichtig. Eine Begleitmedikation kann nötig werden, z. B. Benzodiazepine zur Beruhigung, Antipsychotika bei psychotischer Symptomatik, Antihypertensiva bei Bluthochdruckkrisen und ggf. Antidepressiva.

10.8 Störungen durch Halluzinogene

ICD-10: F16; **ICD-11:** 6C49

FALL

Wirkung der Halluzinogene – „Solomon Snyders Selbstversuche mit LSD"

Nach der Einnahme eines Psychedelikums wird man als Erstes bemerken, dass sich die sensorische, insbesondere die visuelle Wahrnehmung verändert. Zunächst registrierte ich lediglich einen schwachen purpurfarbenen Saum um die Gegenstände in meiner Nähe. Anschließend begann jedes Objekt, das ich fixierte, eine erheiternd wunderliche Gestalt anzunehmen. Die Dachfirste und Fassaden der Häuser erinnerten mich an das Lebkuchenhaus in Hänsel und Gretel, was mich zu unkontrolliertem Kichern veranlasste. Dann nahmen die Wahrnehmungsstörungen eine extremere Form an. Wenn ich meinen Blick auf meinen Zeigefinger richtete, schwoll er an. Wenn ich mir einbildete, er sei unwichtig, schrumpfte er buchstäblich zu einem Nichts zusammen. Als ich zu den verschnörkelten Holzschnitzereien emporblickte, die die Decke einrahmten, begannen die geschnitzten Formen hin und her zu schwingen.
Eine der unglaublichsten Wahrnehmungsstörungen, die durch Psychedelika herbeigeführt werden, trägt den Namen Synästhesie. Dabei handelt es sich um ein Phänomen, bei dem die Sinne vertauscht werden, sodass man beispielsweise eine Berührung als Ton, einen Ton als Bild und so weiter empfindet. Ich selbst habe erlebt, wie eine Stunde nach LSD-Einnahme Schallwellen vor meinen Augen vorbeiliefen, als ich in die Hände klatschte. Klatschten zwei Personen mit unterschiedlichen Frequenzen, sah ich zwei Wellenzüge, die sich in ihrer Amplitude unterschieden und miteinander zu kollidieren schienen.
Auch der Zeitsinn ist stark gestört. Zwei Stunden nach Einnahme der Droge hatte ich den Eindruck, als stünde ich Tausende von Jahren unter ihrem Einfluss. Wenn ich Gitarre zu spielen versuchte, schien jede Viertelnote einen Monat lang nachzuklingen.
Die räumliche Wahrnehmung ist ebenfalls gestört. Ich erinnere mich, wie ich von einem Raum in den anderen ging und dabei das Gefühl hatte, als überquerte ich das Universum in seiner gesamten Breite. So aufwühlend diese Wahrnehmungsveränderungen sein können, noch außergewöhnlicher ist die unbeschreibliche Veränderung der Ich-Empfindung. Die Grenzen zwischen dem Ich und dem Nicht-Ich lösen sich auf und machen dem heitergelassenen Gefühl Platz, eins mit dem Universum zu sein. Ich erinnere mich noch, wie ich immer wieder vor mich hinmurmelte: „Alles ist eins, alles ist eins." Meine Frau war beunruhigt und fragte mich, was denn los sei, worauf ich nur erwidern konnte: „Was ist los? Alles ist eins." Nach psychiatrischer Lehrmeinung ist ein Verlust der Ich-Grenzen eines der Kennzeichen psychotischer Desintegration. In meinem Fall folgte dem mächtigen Gefühl, mit dem Universum eine Einheit zu bilden, ein Verlust des Ich-Bewusstseins. Ich begann zu rufen: „Wer bin ich? Wo ist die Welt?" Auf dem Höhepunkt dieser Auflösung geriet ich in Entsetzen. Ich versuchte, mich mit aller Gewalt an meinen Namen zu erinnern – in der Hoffnung, so zur Realität zurückzufinden –, doch ich schaffte es nicht. Am Ende klammerte ich mich an den einzigen Namen, der mir überhaupt einfiel: „San Francisco". Ich wiederholte ihn ein ums andere Mal: „San Francisco, San Francisco, San Francisco." Es schien mir, als könne er mir verraten, wo ich mich befand und wer ich wohl war. Zu diesem Zeitpunkt – acht Stunden nach der Einnahme des LSD – begannen die Wirkungen der Droge nachzulassen. Indem ich mich an der Vorstellung festhielt, dass San Francisco für mich ein bedeutsamer Ort war, gelang es mir nach und nach, mich daran zu erinnern, wer und wo ich war und wer die Leute um mich herum waren. Sehr schnell brach dann meine Traumwelt zusammen, und die Realität hatte mich wieder (Snyder 1988).

10.8.1 Begriffsdefinition

Halluzinogene werden auch als „psychedelische Drogen" (gr. *delos* = offenlegen) bezeichnet. Sie haben bewusstseinserweiternde Wirkung und rufen lebhafte Wahrnehmungsveränderungen hervor.

Zu den wichtigsten Vertretern dieser Gruppe gehören **LSD** (Lysergsäurediethylamid), ein synthetisches Derivat aus Mutterkorn, und **Mescalin** aus dem Peyote-Kaktus. Daneben gibt es noch **Psilocybin** (Wunderpilze oder „Magic Mushrooms") und Phencyclidin („Angel Dust") sowie Muskarin (Fliegenpilz) und Atropin (Tollkirsche).

Cannabis und Ecstasy (MDMA) werden von einigen Autoren den Halluzinogenen zugerechnet, auch wenn die Wahrnehmungsveränderungen hier im Vergleich zu den oben genannten Substanzen deutlich geringer sind.

10.8.2 Symptomatik

Die **psychische Abhängigkeit** ist unterschiedlich stark ausgebildet, die körperliche fehlt. Allerdings zeigt sich eine **schnelle Toleranzentwicklung,** insbesondere gegenüber LSD. Es ist meist als kleine, weiße Tablette erhältlich. Ein „Trip" kann **6–8 Stunden** dauern. Danach folgt häufig eine depressive Phase, die den Wunsch nach erneuter Einnahme der Droge verstärkt. Entzugssyndrome werden nicht beobachtet.

Im Gegensatz zu den Cannabinoiden werden die intellektuellen Fähigkeiten kaum beeinträchtigt. Halluzinogene gehören zu den Substanzen, bei denen ein alleiniges Abhängigkeitssyndrom eher selten vorkommt. Wichtigstes und stärkstes Halluzinogen ist LSD.

MERKE

Gefährlich werden Halluzinogene, weil sie beim Konsumenten einen **„Horrortrip"** auslösen können. Dabei verleitet eine extreme Depersonalisation, kombiniert mit intensiver Angst, paranoiden Ideen und intensiven Wahrnehmungsstörungen den Konsumenten im Rausch zu suizidalen oder fremdaggressiven Handlungen.

Flashbacks treten beim Konsum von Halluzinogenen häufiger auf als bei Cannabinoiden. Die Ursache dafür ist nicht ein psychedelischer Effekt, sondern ein pharmakologisches Phänomen: Da die stark fettlöslichen Substanzen im Fettgewebe gespeichert werden, können sie zu einem späteren Zeitpunkt wieder freigesetzt werden und zu einem erneuten Rauschzustand führen.

Zu den typischen **psychischen** Auswirkungen von Halluzinogenen gehören:

- Tiefgreifende Wahrnehmungsveränderungen (optische Halluzinationen, Intensivierung von Farben und Formen, illusionäre Verkennungen, veränderte Geräuschwahrnehmung, haptische Halluzinationen, Vermischung von Sinneseindrücken)
- Veränderungen des Denkens
- Desorientiertheit
- Veränderungen der Stimmungslage
- Veränderung des Ich-Bewusstseins („Entgrenzung")

ERLÄUTERUNGEN ZUM FALL

Der Selbsterfahrungsbericht beschreibt eindrücklich die entscheidenden Wirkungen der Halluzinogene auf subjektiver und objektiver Ebene. Der Halluzinogenrausch ist charakterisiert durch extreme Gefühlsintensivierung, optische (Pseudo-)Halluzinationen, starke Affektlabilität und Omnipotenzgefühle. Daneben gibt es Wahrnehmungsverzerrungen und insbesondere ein anderes Ich-Erleben, Raum-, Zeit- und Körpergefühl. In den Nachwirkungsphasen kommt es zu Angst und depressiver Verstimmung.

Halluzinationen

Die Trennung der Sinneskanäle ist nicht mehr stringent. Farben haben Gerüche, Töne erhalten Farben usw.

Emotionen, Entkoppelung

Emotionen werden verstärkt. Dies kann zu absoluten Glücksgefühlen oder aber auch zu Horrorzuständen führen.
Schizophrenieähnliche Psychosen sind durch den Konsum von Halluzinogenen auslösbar. In der Psychiatrie haben Halluzinogene Bedeutung für die Erzeugung sog. **Modellpsychosen** (experimentelle Psychosen) erlangt. Halluzinogene werden bei der Erforschung der Schizophrenie in der funktionellen Magnetresonanztomografie (fMRT) eingesetzt.

Körperliche Auswirkungen sind:

- Anstieg der Herz- und Pulsfrequenz, Bluthochdruck
- Mydriasis
- Schwindel und Übelkeit
- Schwitzen
- Zittern
- Erschöpfung in der Nachwirkungsphase

10.8.3 Diagnostik

Eine Substanzprüfung kann im Urin vorgenommen werden. Wichtig ist die Abgrenzung zu drogeninduzierten Psychosen aus dem schizophrenen Formenkreis (➤ Kap. 11.3).

10.8.4 Therapie

Eine therapeutische Unterstützung ist in der Regel nicht erforderlich, weil nach Abklingen der Wirkung keine Entzugserscheinungen auftreten. Bei akuten Problemen, v. a. psychotischer Art, hilft der Aufenthalt im abgedunkelten Raum mit medikamentöser Unterstützung (z. B. Haloperidol).

10.9 Störungen durch Nikotin

ICD-10: F17; **ICD-11:** 6C4A

10.9.1 Begriffsdefinition

Nikotin ist die suchterzeugende Substanz des Tabaks. Es stimuliert spezielle Rezeptoren im Gehirn, welche die Ausschüttung von Dopamin im mesolimbischen Bereich steigern. Dies wirkt beruhigend und vermeintlich konzentrations- und antriebssteigernd.

GUT ZU WISSEN

Die Verbreitung des Tabaks begann, als Christoph Kolumbus Handelsbeziehungen mit den Indianern in Amerika aufnahm. Bald danach übernahmen auch Seeleute und Händler die indianische Angewohnheit, gerollte Tabakblätter zu rauchen – und wie bei den Indianern wuchs auch bei ihnen die Sucht nach Tabak. Der Tabak wurde geraucht, gekaut oder, stark zerkleinert, durch die Nase geschnupft.

10.9.2 Symptomatik

Entzugssymptome der Nikotinabhängigkeit sind:
- Gesteigerter Wunsch zu rauchen
- Konzentrationsstörungen
- Ängste und depressive Stimmung
- Schlafstörungen
- Gewichtszunahme bei gesteigertem Hungergefühl
- Kollapsneigung

10.9.3 Epidemiologie

Gemäß dem epidemiologischen Suchtsurvey von 2021 (www.esa-survey.de) rauchen in Deutschland 22,3 % der Männer und 15,7 % der Frauen ab 15 Jahren. Mehr als 350.000 Krankenhausaufenthalte waren im Jahr 2021 auf raucherspezifische Erkrankungen zurückzuführen. Außerdem waren in Deutschland 2018 etwa 13,3 % (127.000) aller Todesfälle auf gesundheitliche Folgen des Rauchens zurückzuführen.

Die Drogenaffinitätsstudie Jugendlicher in der Bundesrepublik Deutschland von 2019 ermittelte, dass 7,2 % aller Jugendlichen im Alter von 12–17 Jahren rauchen. Damit hat ihr Anteil weiter abgenommen (2001 waren es noch 27,5 %).

MERKE
Etwa die Hälfte der täglich Rauchenden **stirbt frühzeitig** durch die Folgeschäden des Rauchens. Kardiovaskuläre Erkrankungen und Tumoren spielen dabei die Hauptrolle.

Häufige **komorbide Erkrankungen** der Nikotinabhängigkeit sind:
- Alkohol- und Drogenabhängigkeit
- Schizophrenie
- Depressionen

10.9.4 Therapie

Die Angebote für die Raucherentwöhnung sind vielfältig. Sie reichen von der Methode „reine Willenskraft" bis zur Pharmakotherapie mit Nikotin-Ersatzpräparaten oder der Anti-Raucher-Pille. Sehr wichtig für die Motivation ist die Unterstützung durch Beratungsgespräche mit dem Therapeuten, Hausarzt, Nikotinentwöhnungsgruppen oder Selbsthilfegruppen.

Nikotintherapie

In Form von Pflastern oder Kaugummis wird dem Körper Nikotin zugeführt, das über die Haut bzw. Schleimhaut aufgenommen wird. Es stimuliert die beim Nikotinabhängigen vermehrten Rezeptoren und soll die Erfolgschancen einer Entwöhnung verdoppeln.

Akupunktur

Bei dieser Methode aus dem alten China werden in der Regel Nadeln in die 3 Suchtpunkte des Ohrs gesetzt. Der Nikotinabhängige behält diese Nadeln über einen Zeitraum von mehreren Wochen im Ohr. Rund 50 % der abhängigen Raucher sollen erfolgreich auf diese Methode ansprechen, denn sie dämpft das Verlangen nach Nikotin und mildert gleichzeitig die Entzugserscheinungen. Zur Entwöhnung sind 2–5 Behandlungen erforderlich.

Hypnose

Zunächst werden die typischen Situationen, in denen zur Zigarette gegriffen wird, analysiert und alternative Verhaltensweisen besprochen. Dann wird der abhängige Patient von seinem Therapeuten in einen Trancezustand versetzt. In diesem Zustand kann der Therapeut das Rauchen mit unangenehmen Vorstellungen verknüpfen (z. B. dem Gefühl, Asche im Mund zu schmecken) und alternative Verhaltensweisen im Gedächtnis des Patienten verankern. Gleichzeitig können positive und glückliche Gefühle von Nichtrauchersituationen in der Trance verstärkt werden, z. B. spontan einen Kuss auszutauschen, ohne das Gefühl haben zu müssen, dass sich der Partner vor dem Mundgeruch ekelt. Um Erfolg zu erzielen, sind meist mehrere Sitzungen nötig. Die Erfolgsquoten sind nicht eindeutig und werden mit 30–80 % angegeben.

Psychotherapie

Es sind spezielle **Einzel- und Gruppentherapieprogramme** zur Raucherentwöhnung entwickelt worden, denen folgende Aspekte gemeinsam sind:
- Psychoedukative Elemente mit Informationsvermittlung und Erfahrungsaustausch
- Verhaltensanalysen und Aufbau alternativer Verhaltensweisen
- Erlernen neuer Problemlösungsstrategien
- Vorbereitung auf die Abstinenz und ggf. soziale Unterstützung

Die Programme dauern bis zu 10 Sitzungen und können durch spezielle Manuale unterstützt werden.

THERAPEUTISCHE PRAXIS
Eine Raucherentwöhnung kann auch vom Heilpraktiker für Psychotherapie angeboten werden, wenn er sich die nötigen Erfahrungen angeeignet hat.

10.10 Störungen durch flüchtige Lösungsmittel

ICD-10: F18; **ICD-11:** 6C4B (Störungen durch volatile Inhalanzien)

10.10.1 Begriffsdefinitionen

Das Inhalieren der Dämpfe organischer Lösungsmittel wird als „Schnüffeln" bezeichnet (**Synonyme:** „Sniffing", Thinner-Sucht). Hierzu werden handelsübliche Haushaltsmittel ebenso verwendet wie Industrieprodukte, z. B.:
- Benzin, Feuerzeuggas, Propangas
- Lösungsmittel für Farben, Lacke, Klebstoffe (Uhu®, Pattex®)
- Sprays (Lack-, Haar-, Reinigungs-, Wundsprays)
- Fleckentferner
- Farb-, Lack-, Klebstoffverdünner (Nitroverdünner)
- Ether, Chloroform

Chemische Bezeichnungen: Aceton, Benzol, Trichlorethylen („Tri"), Toluol, Tetrachlorkohlenstoff („Tetra") u. a.

10.10.2 Symptomatik

Durch Inhalation der Dämpfe eines Lösungsmittels werden die oberen Atemwege gereizt. Es entsteht ein kurzer Erregungszustand, der in einen tranceähnlichen Zustand übergeht und zur Bewusstseinstrübung führt. Bei wiederholtem Konsum kommt es zu einer **ausgeprägten psychischen,** jedoch keiner körperlichen Abhängigkeit.

MERKE
Im Rausch besteht eine **akute Gesundheitsgefährdung** durch Atemstörungen, Herzrhythmusstörungen, zerebrale Krampfanfälle, Verletzungen und Unfälle.

Symptome der Inhalation von flüchtigen Lösungsmitteln:
- Kurzes Erregungsstadium mit Übelkeit
- Euphorie und Entspannung (gesteigerte Empfänglichkeit für optische Sinneseindrücke und Gefühl von Wohlbehagen und Schwerelosigkeit)
- Reizerscheinungen in den oberen Atemwegen, Atemnot
- Herzklopfen, Kopfdruck
- Wadenschmerzen
- Desorientiertheit
- Delirante Symptome und optische Halluzinationen
- Bewusstseinstrübung

Bei **chronischem Missbrauch** kann es zu folgenden Schäden kommen:
- Störungen des ZNS mit hirnorganischer Wesensänderung
- Polyneuropathien
- Ataxien (Koordinationsstörungen der Bewegungsabläufe)
- Sprachstörungen
- Schädigungen von Leber, Nieren, Lunge, Herz und Blutbild

10.10.3 Epidemiologie

Das Schnüffeln wird überwiegend von Kindern und Jugendlichen angewandt, um durch die Inhalation von preiswerten Stoffen Rauschzustände zu erzeugen.

10.10.4 Ätiologie

Die Motivation zum Schnüffeln wird durch Neugier, Reizhunger und Geltungsbedürfnis bestimmt. Pharmakologisch geht man von einer serotonergen und adrenergen Wirkung im ZNS aus.

10.10.5 Therapie

Die Therapie läuft nach den in ➤ Kap. 10.1.7 aufgeführten Grundsätzen ab. Zu beachten ist, dass es sich im Allgemeinen um sehr junge Abhängige handelt, bei denen v. a. psychotherapeutische Begleitung und soziotherapeutische Nachsorge von Bedeutung sind.

Verständnisfragen

- Wie definiert man eine Abhängigkeitserkrankung?
- Welche Faktoren sind am Zustandekommen einer Abhängigkeitserkrankung beteiligt? Ist eine Abhängigkeitserkrankung erblich?
- Was versteht man unter dem Suchtpotenzial einer Substanz?
- Welche Folgen ergeben sich aus einer Abhängigkeitserkrankung für die Betroffenen?
- In welche Phasen gliedert sich die Therapie von Abhängigkeitserkrankungen grundsätzlich, und was sind jeweils die Ziele?
- Um eine dauerhafte Abstinenz bei Abhängigen zu unterstützen, ist der nahtlose Übergang zur Nachsorgephase von entscheidender Bedeutung. Wie wird er gewährleistet?
- Wodurch ist Alkoholismus gekennzeichnet? Welche Anzeichen für Alkoholismus gibt es?
- Welches sind die 4 Phasen der Alkoholkrankheit nach Jellinek?
- Worin unterscheiden sich nach Jellinek die 5 Typen von Alkoholikern?
- Welche Alkoholfolgeerkrankungen kennen Sie? Wodurch sind sie charakterisiert?
- Welche komorbiden Störungen kommen beim Alkoholismus häufig vor?
- Was ist eine akute Alkoholintoxikation?
- Was ist ein „Delirium tremens"?
- Wie können Sie eine Alkoholhalluzinose von einer Schizophrenie oder einem Delir diagnostisch abgrenzen?
- Was ist ein pathologischer und komplizierter Rausch? Wodurch unterscheiden sie sich?

- Welche grundsätzlichen Prinzipien sollten Sie im Umgang mit Alkoholkranken beachten?
- Von wem sollte die Therapie des Alkoholismus durchgeführt werden (Entzug, Entwöhnung, Nachsorge)?
- Welche Anzeichen weisen auf eine Opioidabhängigkeit hin?
- Welche Symptome treten beim Opioidentzug auf?
- Welche Gefahr besteht bei einer Opioidintoxikation?
- Welche Formen des Opioidentzugs gibt es, und von wem sollten sie durchgeführt werden?
- Stimmt die Aussage, dass Cannabis eine ungefährliche Droge ist, weil sie keine körperliche Abhängigkeit verursacht?
- Was versteht man unter einem amotivationalen Syndrom, und wann tritt es auf?
- Welcher Zusammenhang kann zwischen Drogenkonsum und einer Schizophrenie bestehen?
- Wodurch ist ein Benzodiazepin-Entzugssyndrom gekennzeichnet, und warum ist es gefährlich?
- Wo werden Barbiturate heute noch eingesetzt? Worin besteht ihre Gefahr?
- Warum ist es wichtig, die Patienten und Patientinnen nach ihrer regelmäßigen Medikamenteneinnahme zu befragen?
- Was sind die Merkmale des Kokainismus?
- Was ist die Gefahr bei einer Überdosierung mit Ecstasy?
- Wie heißt der Hauptvertreter der Halluzinogene? Wie wirkt er?
- Was sind Flashbacks, und wie erklärt man sich ihr Zustandekommen?
- Welche epidemiologische Bedeutung hat die Nikotinabhängigkeit?
- Ist „Schnüffeln“ ein harmloses „Kinderspiel“?

KAPITEL

11 Schizophrenie, schizotype und wahnhafte Störungen

Kapitelübersicht

Schizophrene Störungen sind **tiefgreifende** psychische Erkrankungen, bei denen die Betroffenen neben der von uns allen geteilten Wirklichkeit eine zweite **„Scheinwirklichkeit"** wahrnehmen, die für sie **lebensbestimmend** wird und von der sie sich mit fortschreitender Erkrankung nicht mehr distanzieren können. Sie **verlieren** den Bezug **zur Realität** und nehmen ihren Zustand nicht als krankhaft wahr.

Leitsymptome der Schizophrenie sind **Wahn, Halluzinationen, Denk-** und **Ich-Störungen. Selbst-** und **Fremdgefährdung** sind klinisch entscheidende Aspekte der Schizophrenie, weshalb eine stationäre Unterbringung oft auch gegen den Willen der Betroffenen nötig wird. Je nach Vorherrschen und Ausprägung der Symptomatik werden verschiedene Subtypen unterteilt. Die häufigste ist die **paranoid-halluzinatorische Schizophrenie.** Weitere Störungen, die nach der ICD von der Schizophrenie abgegrenzt werden müssen, sind **wahnhafte Störungen, schizotype Störungen** und **schizoaffektive Störungen.** Die schizoaffektive Störung nimmt eine Zwischenstellung zwischen affektiven (➤ Kap. 12) und schizophrenen Störungen ein. Sie zeigt in derselben Krankheitsphase sowohl affektive als auch schizophrene Symptome.

Das Lebenszeitrisiko, an einer Schizophrenie zu erkranken, ist von kulturellen oder geografischen Faktoren unabhängig und beträgt weltweit etwa 1 %. Ätiologisch wird eine **multifaktorielle Genese** diskutiert, wobei das Zusammenwirken von genetischer Disposition und psychosozialen Faktoren zum Auftreten der Erkrankung führt. Ein Drittel der Erkrankten hat eine einmalige Krankheitsphase, ein weiteres Drittel erleidet mehrere Krankheitsphasen mit mehr oder weniger symptomfreien Intervallen, während das letzte Drittel einen chronischen Krankheitsverlauf aufweist **(Drittelregel).**

Im Vordergrund der Therapie steht die medikamentöse Behandlung mit **Antipsychotika** (Neuroleptika), die das Rückfallrisiko im 1. Jahr nach Auftreten der Erkrankung von 80 auf 20 % verringern können. Neben der medikamentösen Akut-, Erhaltungstherapie und Rezidivprophylaxe spielen auch **psychotherapeutische Interventionen** eine entscheidende Rolle. Wichtig ist, Betroffenen und ihren Angehörigen ein laienverständliches Krankheitskonzept zu vermitteln, um ihnen den Umgang mit der Erkrankung zu erleichtern und ein Verständnis für die Therapie zu schaffen. Außerdem sollen die Erkrankten beim Aufbau oder bei der Erweiterung ihrer **sozialen Fertigkeiten** unterstützt werden, damit sie langfristig wieder in ein soziales und berufliches Leben integriert werden können. Die Therapie der schizophrenen Störungen gehört **ausschließlich** in die Hände erfahrener Fachärzte und -ärztinnen für Psychiatrie und Psychotherapie. Eine ergänzende Therapie kann von spezialisierten psychologischen Psychotherapeuten und Psychotherapeutinnen sowie von geschulten Pflegefachpersonen übernommen werden.

Gesundheitsökonomisch ist die Schizophrenie wegen der Behandlungs- und Rehabilitationskosten sowie der aus der Erkrankung resultierenden Behinderung und Erwerbsunfähigkeit von immenser Bedeutung; sie gehört zu den **teuersten Erkrankungen** des Gesundheitssystems. Prävention und Rückfallprophylaxe stehen damit im Fokus von Forschung und Therapie.

11.1 Definition

Der Begriff **Schizophrenie** leitet sich aus dem Griechischen (*schizein* = spalten und *phrēn* = Zwerchfell, Seele) ab. Er bezeichnet eine **tiefgreifende psychische Erkrankung,** die das **Denken, Fühlen** und **Verhalten** so stark verändert, dass der Bezug zur Realität verloren geht. Die „Wirklichkeit" der Betroffenen ist für die Gesunden nicht mehr nachvollziehbar. Für die Betroffenen ist diese Scheinwirklichkeit aber lebensbestimmend und kann nicht mehr aufgegeben werden. Ein **Perspektivenwechsel** ist unmöglich. Alle Lebensbereiche können von der Störung betroffen sein, obwohl die Betroffenen sich nicht als krank erleben und dementsprechend eine **Krankheitseinsicht fehlt.**

11

GUT ZU WISSEN

1911 wurde der Begriff **Schizophrenie** („Spaltungsirresein") von **Eugen Bleuler** (1857–1939) eingeführt. Er löste den von **Emil Kraepelin** (1856–1926) geprägten Begriff **Dementia praecox** („vorzeitige Verblödung") ab. Kraepelin grenzte damit die Schizophrenie von den manisch-depressiven Erkrankungen ab, betonte aber die Schwere, das frühe Erkrankungsalter und den ungünstigen Verlauf dieser Störung. Für Bleuler stand dagegen die Krankheitssymptomatik im Vordergrund, also die „Spaltung" psychischer Prozesse. Er unterschied Grundsymptome von akzessorischen Symptomen und stellte fest, dass – anders als von Kraepelin postuliert – nicht alle Verläufe ungünstig waren.

11.2 Klassifikationen

In der ICD-10 sind die psychotischen Störungen in Schizophrenien, schizotype und wahnhafte Störungen sowie schizoaffektive Störungen unterteilt (➤ Tab. 11.1).

Der Verlauf einer Schizophrenie kann in der **ICD-10** mit der fünften Stelle kodiert werden: F20.1X (z. B. kontinuierlich, episodisch remittierend oder mit Residuum).

In der **ICD-11** werden die Subtypen der Schizophrenie, der schizoaffektiven Störung sowie akuten und vorübergehenden psychotischen Störung durch Verlaufsmerkmale ersetzt: erste Episode, multiple Episoden und kontinuierlicher Verlauf, jeweils mit den Unterteilungen (aktuell oder innerhalb eines Monats) gegenwärtig symptomatisch, teilremittiert, vollremittiert und nicht näher bezeichnet. Diese 4 Unterteilungen werden nochmals nach Symptomgruppen gegliedert: positive, negative, depressive, manische, psychomotorische und kognitive Symptome.

Tab. 11.1 Schizophrenien und andere psychotische Störungen nach ICD-10 und ICD-11

ICD-10-Klassifikation		ICD-11-Klassifikation	
Primäre psychotische Störungen			
F20	Schizophrenie	6A20	Schizophrenie
• F20.0 Paranoide Schizophrenie • F20.1 Hebephrene Schizophrenie • F20.2 Katatone Schizophrenie • F20.3 Undifferenzierte Schizophrenie • F20.4 Postschizophrene Depression • F20.5 Schizophrenes Residuum • F20.6 Schizophrenia simplex • F20.8 Sonstige Schizophrenie • F20.9 Nicht näher bezeichnete Schizophrenie		• 6A20.0 Schizophrenie, erste Episode • 6A20.1 Schizophrenie, mehrfache Episoden • 6A20.2 Schizophrenie, kontinuierliche	
F21	Schizotype Störung	6A22	Schizotype Störung
F22	Anhaltende wahnhafte Störung	6A24	Wahnhafte Störung
F23	Akute vorübergehende psychotische Störung	6A23	Akute und vorübergehende psychotische Störung
• F23.0 akute polymorphe psychotische Störung ohne Symptome einer Schizophrenie • F23.1 akute polymorphe psychotische Störung mit Symptomen einer Schizophrenie • F23.2 akute schizophreniforme Störung		• 6A23.0 akute und vorübergehende psychotische Störung, erste Episode • 6A23.1 akute und vorübergehende psychotische Störung, mehrfache Episoden	
F24	Induzierte wahnhafte Störung	6A24	Wahnhafte Störung
F25	Schizoaffektive Störung	6A21	Schizoaffektive Störung
• F25.0 schizomanische Störung • F25.1 schizodepressive Störung • F25.2 gemischte schizoaffektive Störung		• 6A21.0 schizoaffektive Störung, erste Episode • 6A21.1 schizoaffektive Störung, mehrfache Episoden • 6A21.2 schizoaffektive Störung, kontinuierliche	

11.3 Schizophrenien

ICD-10: F20; **ICD-11:** 6A20

11.3.1 Symptomatik

FALL

(Paranoide) Schizophrenie – „fliegende Teller"

Ein 23-jähriger Mann wird mit einer blutenden Wunde an der Hand von seiner Freundin in die Klinik gebracht. Diese erscheint sehr verängstigt und berichtet, sie wisse nicht mehr weiter. Ihr Freund sei wie verändert.
Zunächst habe sie ihren Freund bekleidet unter der Dusche gefunden; dort müsse er sich mehrere Stunden aufgehalten haben, denn er sei komplett durchgefroren gewesen, habe irgendwie abwesend gewirkt und ganz blaue Finger gehabt. Anschließend sei er völlig panisch und unruhig durch die Wohnung gelaufen. Er habe sich die Ohren zugehalten und laut um sich gerufen. „Hört auf, ihr blöden Weiber! Hört endlich auf! Ich kriege euch schon noch, ich mach euch alle platt – macht euch darauf gefasst!"
Die Situation sei eskaliert, als sie versucht habe, ihn zu beruhigen, indem sie sagte, dass sie beide doch allein in der Wohnung seien und er keine Angst haben müsse. Daraufhin habe er den Hammer aus der Werkzeugkiste geholt und begonnen, das Porzellan in der Wohnung zu zerschlagen. Dabei habe er sich auch die Verletzung zugezogen. Er habe wild damit um sich geworfen, um die „Drecksstimmen" zu vertreiben. Auch habe er ihr ein Porzellanstück hinterhergeschmissen, weil er meinte, seine Freundin könne seine Gedanken lesen und würde ihn auslachen. Dies war aber gar nicht der Fall. Der Mann selbst erklärt, dass er schon seit Monaten eine große innere Unruhe verspüre und unter extremen Schlafstörungen leide. Auch habe er das Gefühl, beschattet und überwacht zu werden. Es könne schon sein, dass er sich dies einbilde, aber eigentlich sei er ziemlich sicher, dass ihn ein Geheimbund verfolge, weil er bei einem Laborexperiment in seinem Studium zu interessanten Ergebnissen gekommen sei. Außerdem seien da ja noch diese Stimmen, die ihn fast verrückt machten, weil sie sein Handeln ständig kommentierten und ihm Befehle erteilten, wie er sich zu verhalten habe. Darum sei er unter die Dusche gegangen und habe das Porzellan geschmissen – damit sie endlich still seien. Manchmal säßen die Frauen zu Hause oder in der Uni sogar neben ihm und schauten ihn an – und immer, wenn er versuche, sie zu ignorieren, würden sie sich über ihn lustig machen. Er solle doch endlich einsichtig sein und tun, was sie von ihm verlangten. Der Mann scheint sehr verstört und verzweifelt, ratlos äußert er, er wisse keine Erklärung für das alles. Außergewöhnliche Lebensumstände oder besonderen Stress habe er zurzeit nicht. Die Freundin erinnert sich jedoch, dass ihr Freund vor 3 Jahren schon einmal so komisch drauf gewesen sei. Er habe sich damals für 2 Wochen in seinem Zimmer eingesperrt, das Telefon aus der Wand gerissen, sein Handy angezündet und mit niemandem aus dem Familien- und Freundeskreis gesprochen. Das habe seine Großmutter auch des Öfteren gemacht, vielleicht habe er das von ihr geerbt, berichtet er daraufhin achselzuckend.

Schizophrene Störungen zeigen die folgenden, je nach Subtyp (➤ Kap. 11.3.2) unterschiedlich stark ausgeprägten Symptome:

- Inhaltliche Denkstörungen
- Formale Denkstörungen
- Halluzinationen

- Ich-Störungen
- Affektstörungen
- Antriebsstörungen
- Störungen der Psychomotorik
- Störungen des Sozialverhaltens

Inhaltliche Denkstörungen

Oft besteht eine **Wahnstimmung** mit dem Gefühl, dass sich etwas in der Umgebung verändert hat, dass Dinge, Menschen und Situationen fremd erscheinen. Dies wird meist als bedrohlich und unheimlich erlebt. Die Betroffenen beginnen im Folgenden, die Sinneseindrücke wahnhaft zu deuten, es entsteht eine **Wahngewissheit.** Das Erlebte wird zur **Wahnwahrnehmung,** und Gedanken ohne Bezugnahme auf äußere Gegebenheiten werden zu **Wahneinfällen.** Bei Verknüpfung der einzelnen Wahnwahrnehmungen zu einem in sich geschlossenen Erleben (Wahngebäude), leben die Betroffenen in einem **systematisierten Wahn.** Zu den häufigsten Wahnthemen bei schizophren erkrankten Patienten gehören **Beziehungs-** und **Verfolgungswahn,** aber auch Größen- und körperbezogener Wahn kommen vor.

MERKE

Während bei den schweren depressiven Episoden der Wahninhalt meist **synthym** ist, d.h. der Affektlage entspricht, ist die Ausgestaltung des Wahns bei schizophrenen Störungen in der Regel **bizarr** und **magisch-mystisch.** Die Ausgestaltung des Wahns ist von der Persönlichkeit des Patienten, seinem kulturellen Hintergrund und den lebensgeschichtlichen Umständen abhängig. Themen, die für den Patienten zum Zeitpunkt der Erkrankung besonders wichtig sind, fließen häufig in den Wahn mit ein. So können bei einem gläubigen Menschen religiöse Themen den Wahn bestimmen.

Formale Denkstörungen

Zu den formalen Denkstörungen gehören (➤ Tab. 11.2) Konzentrationsstörungen, Denkverlangsamung, Gedankenabreißen und -sperrung, Vorbeireden, Lockerung der Assoziation, Neologismen, Konkretismus sowie Störungen der logischen Gedankenabfolge bis hin zur Denkzerfahrenheit (Inkohärenz). Wenn sich der Informationsgehalt der Aussagen zunehmend reduziert und der logische Zusammenhang der Gedanken verloren geht, kann es zum völligen **Sprachzerfall** kommen (Schizophasie).

BEISPIELE

Zerfahrenes Denken

„Ich kenne euch, ihr Lumpen, Putzen. Was macht ihr schon, wollt Hirnzerfleischen und Gedankenreißen. Ich will mein, sein, rein … Kopf ist heil. Ist nicht heil. Heilsarmee geht Fliegen töten. Bombenwerfer! Bibelerdung, Brotverlaibung, predigt ihr nur Produkte, Konsum und Aufschwung!"

Konkretismus

Ein Patient, der gefragt wird, was das Sprichwort „Ein Apfel fällt nicht weit vom Stamm" bedeutet, antwortet: „Na ja, also der Apfel fällt halt direkt runter, ohne Umwege, und dann liegt er da. Manchmal ist er rot oder auch grün, verrotten tut er erst später …"

11

Tab. 11.2 Formale Denkstörungen bei schizophrenen Störungen

Psychopathologie	Erklärung
Gedankenabreißen, Gedankensperrung	Plötzlicher Abbruch eines flüssigen Gedankengangs bzw. des Sprechens ohne ersichtlichen Grund
Zerfahrenheit, Inkohärenz	Zusammenhanglosigkeit von Denken und Reden
Neologismen	Wortneuschöpfungen, die nicht der sprachlichen Konvention entsprechen und oft nicht unmittelbar verständlich sind, z. B. „Brotverlaibung", „Gedankenreißen"
Kontamination	Verschmelzen von zwei nicht passenden Wörtern; unsinnige Wortkombinationen, z. B. Eingedanken, Bibelerdung, Eisbärenengel
Begriffsverschiebung	Ein bekanntes Wort bedeutet etwas ganz anderes, z. B. Stern steht für Ort oder für Besitz
Konkretismus	Unfähigkeit, die übertragene Bedeutung von Sprichwörtern zu erkennen; alles wird „wörtlich genommen"
Symboldenken	„Ich höre in mir einen Storch klappern" für „Ich bin schwanger"
Paralogik	Unlogische Verknüpfungen

Denkhemmung und **ideenflüchtiges Denken** können ebenfalls bei schizophrenen Störungen vorkommen, sind aber eher charakteristisch für affektive Störungen, die Denkhemmung für die Depression und das ideenflüchtige Denken für die Manie (➤ Kap. 12.3.4).

Halluzinationen

Für schizophrene Störungen sind **akustische Halluzinationen** charakteristisch. Überwiegend handelt es sich dabei um dialogisierende, kommentierende und befehlende (imperative) Stimmen. Aber auch Murmeln oder andere Geräusche wie Pfeifen, Lachen oder Schritte können wahrgenommen werden (Akoasmen). Häufig sind auch **Leibhalluzinationen,** bei denen der Betroffene das Gefühl hat, mit seinem Körper werde etwas **„von außen gemacht"** (z. B. Bestrahlung, Elektrisierung, Abzug von Energie), oder er empfindet sich z. B. wie hohl, leer, aus Stein (Zönästhesien). Bei den **Zönästhesien** ist das Körpererleben verändert, wobei der Charakter des „von außen Gemachten" wegfällt. **Geruchs- und Geschmackshalluzinationen** treten meist im Zusammenhang mit paranoidem Erleben auf, d. h. Angst vor Vergiftung („Gasgeruch").

BEISPIEL

Leibhalluzination

„Ich habe bemerkt, wie sie mir mein Hirn abziehen. Mit magnetischer Strahlung haben sie es gemacht. Dieses Ziehen und Kribbeln im Kopf, ins Weltall sollten meine Gedanken …"

MERKE

Imperative Stimmen sind von entscheidender klinischer Relevanz, weil der Patient durch sie oft Aufforderungen erhält, sich selbst oder andere zu verletzen!

Ich-Störungen

Ist die **Ich-Haftigkeit** des Erlebens beeinträchtigt, spricht man von Ich-Störungen. Die Grenze zwischen Ich und Außenwelt verschwimmt und kann nicht mehr eindeutig gezogen werden. Folgen sind **Derealisations-** und **Depersonalisationserleben,** aber auch **Gedankenausbreitung, -entzug** und **-eingebung** sowie **Fremdbeeinflussungserleben.**

BEISPIEL

Gedankenausbreitung

Im Gespräch äußert ein Patient plötzlich misstrauisch: „Wieso fragen Sie mich das? Sie wissen doch genau, was ich denke. Sie hier in der Klinik können doch das mit den Gedanken machen. Sie wissen doch alle, was in mir vorgeht …" Der Patient hat das Gefühl, dass er nicht mehr allein über seine Gedanken verfügt, sondern dass auch die Umwelt Zugriff auf seine Gedanken hat und sie lesen kann.

Störungen der Affektivität

Typische Affektstörungen, die Menschen mit Schizophrenie erleben, sind **Anhedonie** (Freud-, Lustlosigkeit und Verlust der Genussfähigkeit), **Affektverflachung** mit einer Gefühlsabstumpfung und Leere im schizophrenen Residuum, aber auch **Angst** und **Erregung** im akuten Krankheitsstadium. Eine gehobene Stimmungslage, die mit Größenideen einhergehen kann, ist – anders als bei der Manie – im Allgemeinen weniger mitreißend und lebendig. Das Erleben von Menschen mit Schizophrenie steht oft nicht im Einklang mit dem Gefühlsausdruck oder der aktuellen Situation. Man spricht dann vom **parathymen Affekt.**

BEISPIEL

Parathymer Affekt

Ein Patient mit Schizophrenie berichtet **grinsend** von **bedrohlichen** Wahnvorstellungen, bei denen er um sein Leben fürchten muss.

MERKE

Bei der hebephrenen Schizophrenie (➤ Kap. 11.3.2) steht ein **läppischer Affekt** im Vordergrund der Erkrankung, also eine fehlende Ernsthaftigkeit und „leere Heiterkeit".

Störungen des Antriebs

Der Antrieb kann je nach Phase der Erkrankung verändert sein. Eine Zunahme des Antriebs findet sich eher in der akuten Erkrankungsphase, während der postremissive Erschöpfungszustand oder das schizophrene Residuum (➤ Kap. 11.3.2) von einer Antriebsschwäche geprägt sind.

Störungen der Psychomotorik

Die Psychomotorik kann bei schizophrenen Erkrankungen in unterschiedlicher Weise beeinträchtigt sein. ➤ Tab. 11.3 fasst die psychomotorischen Störungen zusammen.

Tab. 11.3 Störungen der Psychomotorik bei schizophrenen Störungen

Psychopathologie	Erklärung
Katatonie (katatoner Stupor)	Erstarrung willentlicher Bewegungen bis zur Bewegungslosigkeit
Mutismus	Vollkommener Verlust von Stimme und Sprache bei bestehender Sprechfähigkeit
Erregung	Anscheinend sinnlose motorische Aktivität (z. B. Unruhe, Bewegungsdrang, Schreien, Heulen)
Bewegungs-/ Sprachstereotypien	Wiederholung der immer gleichen Bewegungsabläufe (z. B. Schaukeln, Wippen), Sätze bzw. Redewendungen
Haltungsstereotypien	Einnehmen und Verharren in unsinnigen, häufig unbequemen und bizarren Haltungen
Negativismus	Anscheinend unmotivierter Widerstand gegenüber allen Aufforderungen; sie werden immer mit dem Gegenteil beantwortet (z. B. Patient soll sich setzen, er bleibt stehen)
Rigidität	Beibehalten einer starren Haltung gegenüber Versuchen, bewegt zu werden
Wächserne Biegsamkeit („Flexibilitas cerea")	Passive Bewegungen der Gliedmaßen sind nur gegen zähen Widerstand möglich
Befehlsautomatismen	Automatisches Befolgen von (evtl. sinnlosen) Anweisungen
Echopraxie	Ständiges Nachahmen von Bewegungen oder Handlungen
Echolalie	Ständiges Nachreden von vorgegebenen oder gehörten Worten oder Sätzen

Störungen des Sozialverhaltens

Je nach Erkrankungsphase kann das Sozialverhalten schizophreniekranker Patienten in Mitleidenschaft gezogen sein. Dies kann sich in sozialem Rückzug, Kontaktarmut und sozialer Abkapselung oder in Enthemmung und Distanzlosigkeit äußern.

Einteilung der Symptome

In der Vergangenheit gab es mehrere Versuche, die Symptome der Schizophrenie vereinfachend zu beschreiben, um die Diagnostik zu vereinfachen.

Grund- und akzessorische Symptome (Bleuler-Konzept)

Eugen Bleuler (1857–1939) definierte die Schizophrenie Anfang des letzten Jahrhunderts anhand von Grund- und akzessorischen Symptomen. Die Grundsymptome waren obligatorisch für die Diagnose, die akzessorischen Symptome kamen auch bei anderen psychischen Erkrankungen vor:

- **Grundsymptome:** Störungen von Assoziation und Affektivität, Ambivalenz, Autismus
- **Akzessorische Symptome:** Halluzinationen, Wahn, Katatonie

Rangsymptomatik (Schneider-Konzept)

Kurt Schneider (1887–1967) teilte die Symptome nach ihrer diagnostischen Wertigkeit in Symptome 1. und 2. Ranges ein und bezeichnete sie als „abnorme Erlebnisweisen der Schizophrenie“:

- **Symptome 1. Ranges:**
  - Gedankenlautwerden
  - Kommentierende und dialogisierende akustische Halluzinationen
  - Leibliche und andere Beeinflussungserlebnisse mit dem Gefühl des „Gemachten“
  - Gedankenentzug
  - Gedankenausbreitung
  - Gedankeneingebung
  - Wahnwahrnehmung
  - Minus- und Plussymptome
- **Symptome 2. Ranges:**
  - Halluzinationen
  - Wahneinfälle
  - Ratlosigkeit
  - Störungen der Affektivität
- **Uncharakteristische Symptome:**
  - Sensorische Störungen
  - Illusionäre Verkennungen
  - Depersonalisation
  - Derealisation

GUT ZU WISSEN

Als **Autismus** bezeichnet man den Rückzug von der allgemein als real erlebten Wirklichkeit in die persönliche „Scheinwirklichkeit“ des an Schizophrenie erkrankten Menschen.

Unter **Ambivalenz** im Sinne Bleulers wird das Nebeneinander von gegensätzlichen Gefühlsregungen (z. B. Hass und Liebe) verstanden, die sich nicht – wie üblich – gegenseitig aufheben. Bei Menschen mit Schizophrenie sind z. B. Zuwendung und Abneigung kein Gegensatz: Er lebt sie, bezogen auf eine Person, gleichzeitig. Zudem entfallen oft auch mimetische Trennungen: Der Patient lacht und weint ohne Zusammenhang mit der auslösenden Situation.

Positiv- und Negativsymptomatik

Diese Begriffe stammen aus den 1980er- und 1990er-Jahren. Sie wurden von Tim J. Crow (1938–2024) vorgeschlagen, der eine einfachere diagnostische Klassifikation der Schizophrenieformen einführen wollte. Dazu wurden die Symptome in 2 Gruppen eingeteilt: die Positivsymptome als ein „Mehr an Erleben“ im Vergleich zum Gesunden und die Negativsymptome als Mangel an normalem Erleben und Fühlen. Daraus folgten 2 Schizophrenieformen:

- **Typ-I-Schizophrenie** mit überwiegender Positivsymptomatik wie Wahn, Halluzinationen, Ich-Störungen, bizarrem Verhalten, formalen Denkstörungen
- **Typ-II-Symptomatik** mit überwiegender Negativsymptomatik wie Affektverflachung, Verlangsamung von Sprache, Mimik, Gestik sowie Apathie, Anhedonie, Aufmerksamkeitsstörungen, sozialem Rückzug, Kontaktarmut

Inzwischen ist diese Einteilung überholt, weil sie zu stark vereinfachend war und an der Realität vorbeiging. Die ICD-11 verwendet Positiv- und Negativsymptome gleichwohl zur Beschreibung der symptomatischen Ausprägung.

MERKE

Die klinische gebräuchliche Bezeichnung **„produktive Symptomatik"** ist mit der Positivsymptomatik gleichzusetzen.

11.3.2 Subtypen in der ICD-10

In der ICD-10 werden verschiedene schizophrene Erkrankungen aufgeführt, die sich von den Symptomen her deutlich unterscheiden (➤ Tab. 11.4). Die Unterteilung wurde in der ICD-11 aufgegeben, weil diese Typen in ihrer Reinform extrem selten sind.

Paranoide Schizophrenie

ICD-10: F20.0; **ICD-11:** 6A20

FALL

Paranoide Schizophrenie – „Im Visier des BND"

Ein 30-jähriger Patient kommt in Begleitung seiner Mutter zur stationären Aufnahme. Er wirkt ängstlich und misstrauisch, schaut sich immer wieder kritisch im Raum um. Als im Flur ein Telefon klingelt, zuckt er erschreckt zusammen und wird unruhig. Auch durch andere Nebengeräusche wird er leicht abgelenkt. Nach seinen Beschwerden befragt, antwortet er zunächst fließend, stockt dann häufiger und bricht mehrmals ohne

Tab. 11.4 Subtypisierung der Schizophrenie in der ICD-10Subtypen

ICD-10-Code	Unterform	Vorherrschende Symptomatik	Erstmanifestation
F20.0	**Paranoide Schizophrenie**	Wahnerleben und Halluzinationen	30.–40. Lj.
F20.1	**Hebephrene Schizophrenie**	Denkstörungen und affektive Störung mit läppisch-heiterem Bild und Distanzlosigkeit	15.–21. Lj.
F20.2	**Katatone Schizophrenie**	Psychomotorische Störungen	18.–25. Lj.
F20.3	**Undifferenzierte Schizophrenie**	Erfüllt zwar die Kriterien einer Schizophrenie, passt aber nicht zu den Ziffern F20.0–F20.2	–
F20.6	**Schizophrenia simplex**	Überwiegend negative Symptomatik, keine charakteristische produktive Symptomatik (umstrittene Ausschlussdiagnose)	Beginn schleichend
F20.8	**Zoenästhetische Schizophrenie**	Zönästhetische Missempfindungen und Leibhalluzinationen	Beginn schleichend

erkennbaren Grund mitten im Satz ab. Alles habe mit seinem Vietnamurlaub begonnen. Vietnam sei der „Wendepunkt", die Welt habe sich seitdem verändert, erzählt er. Seit er deutschen Boden betreten habe, werde er überwacht, der Bundesnachrichtendienst (BND) sei hinter ihm her. Er werde verdächtigt, mit islamistischen Terroristen in Kontakt zu stehen. Bereits bei der Passkontrolle habe ihn der Beamte besonders „unter die Lupe" genommen, und da sei es ihm plötzlich klar gewesen: Er werde verfolgt, stehe im „Visier des BND". Zwei blaue Kugelschreiber auf dem Tisch des Beamten hätten ihn in diesem Verdacht bestätigt. Er und seine Wohnung seien „verwanzt". Sie würden versuchen, ihn durch elektrische Strahlung „geständig" zu machen, wollten die Namen von Gewährsmännern. Er spüre diese Strahlung am ganzen Körper, das würde erst vibrieren und dann bis zum Kopf schmerzen. Sie wollten ihm die Gedanken „rausbrennen". Sein Zimmer habe er schon „abgeschirmt", er traue sich kaum noch auf die Straße, überall seien Informanten. Er spüre, wie sie ihn anschauen, v. a. die mit dunklen Mänteln, die gehörten alle dazu. Und dann „tuscheln" sie über ihn. In den Gängen, im Bus; „Das ist er, wir kriegen dich", sagen sie. Immer geht es um ihn. In der Zeitung sei gestanden, dass man ihn bald „zu fassen" kriege. Und jetzt sei er hier, damit er in der Klinik untertauchen könne und seine Mutter nicht belastet werde.
Die Mutter ergänzt den Bericht, erzählt, dass ihr Sohn seit dem Urlaub völlig verändert sei. Er schlafe kaum noch, sei sehr unruhig, habe alle Kontakte zu Freunden abgebrochen, sich in seinem Zimmer „eingeigelt" und spreche dort häufig mit sich selbst. Außerdem habe er sein Zimmer „gegen die Strahlung" mit Alufolie ausgekleidet. Sie sei völlig verzweifelt und habe ihn nur mithilfe des Bruders zum Gang in die Klinik bewegen können.

Die paranoide oder auch paranoid-halluzinatorische Schizophrenie ist die häufigste Unterform der Schizophrenie und tritt in der Regel zwischen dem **30. und 40. Lj.** auf. Das Krankheitsbild wird von **Wahn (Paranoia)** und **Halluzinationen** bestimmt. Die Themen des Wahns sind v. a. Verfolgungs-, Beziehungs-, Abstammungs-, Sendungs-, Eifersuchts- oder zönästhetischer Wahn.

Die Halluzinationen sind hauptsächlich **akustischer Art.** Es sind bedrohliche oder imperative Stimmen oder sog. Akoasmen wie Lachen, Pfeifen oder Gemurmel. Bei Vergiftungswahn können auch Geruchs- oder Geschmackshalluzinationen auftreten. Die paranoiden Symptome sind in der Regel von **Ich-Störungen** begleitet. Die Betroffenen haben die Vorstellung, dass ihre Gedanken, Bewegungen und Handlungen von außen gesteuert oder beeinflusst werden. Sie erleben sich und die Welt als fremd und verändert (Depersonalisation/Derealisation).

Weitere **Wahnphänomene** sind anhaltender **kulturell unangemessener, bizarrer Wahn,** z. B. die Überzeugung, das Wetter mit eigener Gedankenkraft beeinflussen zu können oder mit Ufos in Verbindung zu stehen. Ebenfalls häufig treten **Wahnwahrnehmungen,** also die wahnhafte Umdeutung einer realen Sinneswahrnehmung, auf. Sie werden in das bestehende Wahnsystem eingepasst; so wird z. B. das im Fernsehen Gesehene als verschlüsselte Botschaft oder der blinkende Scheinwerfer eines Autos als ein göttliches Zeichen gedeutet.

Weitere Symptome sind Denkstörungen, veränderter Affekt (z. B. Angst, Reizbarkeit) sowie Störungen der Motorik, der Sprache, des Fühlens und des Antriebs. Letztere Symptome sind aber nicht vorherrschend.

ERLÄUTERUNGEN ZUM FALL

In Kürze sind die charakteristischen Symptome der paranoid-halluzinatorischen Schizophrenie am Fallbeispiel zusammengestellt:
- Wahneinfall: „Da sei es ihm plötzlich klar gewesen: Er werde verfolgt."
- Wahnwahrnehmung: Ein realer Sinneseindruck – zwei Kugelschreiber – werden als Zeichen gedeutet.
- Verfolgungswahn: Der BND verfolgt ihn, die Wohnung ist verwanzt.
- Beziehungswahn: Menschen mit dunklen Mänteln und Informationen aus der Zeitung bezieht er wahnhaft auf sich.
- Zönästhetischer Wahn: Vibrieren und Schmerzen durch „elektrische Strahlung".
- Akustische Halluzinationen (Stimmen, die den Passanten zugeschrieben werden: „Das ist er, wir kriegen dich"), Akoasmen (Getuschel).
- Ich-Störungen: Fremdbeeinflussung durch Strahlung, Gedankenentzug, Depersonalisation und -realisation, „Alles hat sich verändert".
- Formale Denkstörungen: Gedankenabbruch, Konzentrationsstörungen mit leichter Ablenkbarkeit.
- Ängstlicher Affekt, psychomotorische Unruhe, sozialer Rückzug.

Hebephrene Schizophrenie

ICD-10: F20.1; **ICD-11:** 6A20

FALL

Hebephrene Schizophrenie – „Der ungewaschene Philosoph"

Ein Elternpaar erscheint mit seinem 19-jährigen Sohn in der psychiatrischen Ambulanz. Die Eltern berichten besorgt, ihr Sohn verhalte sich in letzter Zeit äußerst seltsam. Er habe sich während der letzten Wochen völlig zurückgezogen und halte sich, von der Außenwelt beinahe vollkommen abgeschieden, in seinem Zimmer auf. Dort beschäftige er sich nahezu rund um die Uhr mit philosophischen und spirituellen Gedankengängen. Die Schule und auch der Kontakt zu seinen Geschwistern und Freunden interessierten ihn nicht mehr. Selbst die einfachsten Dinge und alltägliche Aufgaben und Pflichten vernachlässige er völlig. Hausaufgaben, Körperpflege und Mithilfe im Haushalt seien für ihn inzwischen Fremdwörter. Der Sohn hört den Ausführungen der verzweifelten Eltern zwar zu, macht dabei aber einen recht unbeteiligten Eindruck. An manchen Stellen hebt und senkt er die Augenbrauen und verzieht seine Lippen zu einer Grimasse. Als die Ärztin ihn anspricht, schlägt der junge Mann die Hacken zusammen, legt die rechte Hand an die Schläfe und begrüßt sie mit den Worten: „Grüß Gott, Sie Kampfgeist in Weiß!" Auf die Frage, wie er sich zurzeit fühle, antwortet er, in sich hinein murmelnd und lächelnd: „Es ist allen nur Leben und Sterben. Leben wir, so leben wir dem Herrn. Sterben wir, so sterben wir dem Herrn. Darum, ob wir leben oder sterben, so sind wir des Herrn." Im weiteren Gespräch mit den Eltern springt der Sohn plötzlich auf, fasst die Ärztin an den Schultern und flüstert ihr zu: „Das letzte Hemd hat keine Taschen, doch ich verrate Ihnen: meins, meins hat sogar zwei … haha!"

Die hebephrene Schizophrenie oder **Hebephrenie** (gr. *hebē* = Jugendalter) wird im DSM-5 auch als „desorganisierter" Typ der Schizophrenie bezeichnet. Damit wird die Krankheit recht treffend charakterisiert. Als **Jugendschizophrenie** bezeichnet man sie wegen ihrer Symptome und des Zeitpunkts ihres Auftretens. Die Krankheit beginnt schleichend und kommt in der Regel zwischen dem 15. und 25. Lj. zum Ausbruch. Im Vordergrund der Erkrankung steht die **Symptomtrias:**
- Affektstörungen
- Formale Denkstörungen
- Aktivitätsstörungen

Als für die Hebephrenie typisch wird oft eine **ausgelassen-fröhliche, laxe,** pubertär anmutende Gestimmtheit beschrieben. Sie zeigt sich z. B. darin, dass die Jugendlichen ohne erkennbaren Umstand oder Grund das Gesicht verzerren und Fratzen schneiden, herumalbern, kichern, glucksen oder weinen, altklug philosophieren und es im Umgang mit den Mitmenschen an Rücksicht und Distanz fehlen lassen. Ihr Verhalten wirkt dadurch unpassend, unangebracht und teilweise enthemmt.

MERKE

Als **Manierismen** oder **Manieriertheit** wird die veränderte Psychomotorik bezeichnet, wobei der Betroffene Posen einnimmt, Personen nachahmt, Faxen macht oder gekünstelt wirkt. Seine Sprache kann dabei gestelzt oder unnatürlich verändert sein.

Die **formalen Denkstörungen** sind durch **Zerfahrenheit und Desorganisiertheit** gekennzeichnet. Die Sprache ist weitschweifig und unzusammenhängend. Der Betroffene fällt durch **ziellose** und unsinnige Aktivitäten und Bewegungen auf. Oft kommt es vor Ausbruch der Krankheit zu einer übermäßigen Beschäftigung mit religiösen oder philosophischen Fragen, meist auch zu sozialem Rückzug, Antriebslosigkeit, einem Nachlassen der schulischen Leistungen und einer Verflachung der Affekte.

ERLÄUTERUNGEN ZUM FALL

Am Fallbeispiel sollen die charakteristischen Symptome der hebephrenen Schizophrenie kurz zusammengefasst werden:

- Affektstörungen: läppisch-heiterer Affekt, grinst unpassend, Affektverflachung, Manierismen mit theatralischen Posen, Abspreizen der Finger und gestelzter Sprache, enthemmtes Verhalten gegenüber dem Arzt
- Formale Denkstörungen: zerrissene unzusammenhängende Gedankengänge, Neologismen wie „Kampfgeist in Weiß" und Gedankenabbruch
- Aktivitätsstörungen: Verhalten ist unvorhersehbar, ziellos, unvermitteltes Erheben und Setzen bei der Exploration

Katatone Schizophrenie

ICD-10: F20.2; **ICD-11:** 6A20

FALL

Katatone Schizophrenie – „Mann im Sitzen erstarrt"

Eine Krankenschwester berichtet: Seit Stunden verharrt der 23-jährige Mann in dieser ungewöhnlichen Haltung. Er sieht aus wie ein Schlafwandler – er sitzt auf dem Stuhl, beide Arme sind im rechten Winkel zur Brust geradeaus nach vorne gestreckt, die Finger leicht abgespreizt, die Füße parallel zum Stuhl fest auf dem Boden. Die Augen hält er geschlossen, das Kinn ist leicht nach oben gestreckt, der Mund halb geöffnet. Auf persönliche Ansprache reagiert er nicht, und innerhalb der Klinik können wir ihn nur mithilfe eines Rollstuhls transportieren, in den er hineingehoben werden muss. Er selbst bewegt sich in der Regel nicht. Wenn man ihn am Körper – z. B. an den Armen oder Händen berührt, spürt man, dass alle Muskeln angespannt sind. Versuche, seine Position und Haltung zu verändern, bleiben erfolglos. Versucht man, seine Augenlider zu heben, werden sie mit aller Kraft zusammengekniffen. Übt man Kraft auf die ausgestreckten Arme aus, so sinken diese nicht nach unten, sondern werden in der Stellung aufrecht gehalten. Versucht man, die Zehen anzuheben, bleiben diese fest an den Boden gedrückt. Wenn man an seinen Beinen zieht, verschiebt sich die Sitzposition des Mannes, indem das Gesäß auf der Sitzfläche nach vorn und der Oberkörper leicht nach hinten rutscht, allerdings ohne die eingenommene Haltung aufzugeben. Für kurze Dauer ist zu beobachten, dass der Mann in gleichmäßigem Takt und fließender Bewegung mit dem Ober- und Unterkörper zu wippen beginnt, bis sie nach einiger Zeit abrupt endet.

Bei der katatonen Schizophrenie stehen die Psychomotorik und damit die katatonen Symptome im Vordergrund (➤ Tab. 11.3). Nach Einführung der Antipsychotika (Neuroleptika) ist diese Unterform nur noch selten anzutreffen. Die katatone Form der Schizophrenie ist durch 2 entgegengesetzte Störungen der eigenmächtig gesteuerten Bewegungen gekennzeichnet; und zwar sowohl der Hemmung als auch der Erregung der jeweiligen Motorik. In **Sperrzuständen** ist der Patient hellwach, aber in seiner Körperhaltung und seinen Körperbewegungen wie zu einer Statue erstarrt (Stupor). Er reagiert nicht auf persönliche Ansprache und Fragen (Mutismus), die Nahrungsaufnahme erfolgt durch Füttern. Stundenlanges Verharren in einer ungewöhnlichen Körperhaltung ist (wie im Fallbeispiel beschrieben) möglich. Anders verhält es sich in **Erregungszuständen.** Hier kann es vorkommen, dass der Patient der Erregung Ausdruck verleiht, indem er wütend um sich schlägt oder tritt, tobt und herumschreit oder an seiner eigenen Bekleidung zieht und zerrt, bis seine Kräfte verbraucht sind.

Undifferenzierte Schizophrenie

ICD-10: F20.3: **ICD-11:** 6A20

Diese Kategorie ist für Patienten reserviert, welche die allgemeinen Kriterien einer Schizophrenie erfüllen, die aber keine für eine spezielle Unterform ausreichenden Symptome oder aber Symptome von mehr als einer Unterform aufweisen.

Postschizophrene Depression

ICD-10: F20.4; **ICD-11:** 6A20

Hierbei handelt es sich um eine z. T. länger anhaltende depressive Episode, die im Anschluss an eine schizophrene Erkrankung auftritt. Es dürfen nur noch einige schizophrene Symptome vorhanden sein, die nicht mehr das klinische Bild prägen. Die anhaltenden Symptome können positiv oder negativ sein; die negativen Symptome sind häufiger. Für die Diagnose ist es unerheblich, inwieweit die depressiven Symptome nur durch das Verschwinden der vorher bestehenden psychotischen Symptome aufgedeckt wurden oder ob es sich um eine neue Entwicklung handelt. Ferner ist unwesentlich, inwieweit der Zustand Teil der Schizophrenie oder eine psychische Reaktion auf die Erkrankung ist.

Die Diagnose kann nur gestellt werden, wenn der Patient innerhalb der letzten 12 Monate unter einer Schizophrenie mit den entsprechenden allgemeinen Kriterien gelitten hat **und** wenn einige schizophrene Symptome noch vorhanden sind. Zusätzlich müssen die Kriterien für eine depressive Episode erfüllt und seit mindestens 2 Wochen vorhanden sein, wobei die depressiven Symptome quälend im Vordergrund stehen.

Schizophrenes Residuum

ICD-10: F20.5; **ICD-11:** 6A20

Schizophrene Residuen sind Defektzustände nach Abklingen einer akuten Episode und treten meist in der Folge von mehreren Episoden auf. Paranoid-halluzinatorische Phänomene können als Begleitsymptome auftauchen, herrschen aber nicht vor.

Die Diagnose rechtfertigende Kriterien sind:

- Das Krankheitsbild ist durch eine **verlangsamte Motorik, Antriebs- und Aktivitätsstörungen** sowie eine **Verarmung der Gefühle** und **der sprachlichen Ausdrucksfähigkeit** charakterisiert. Eine geringe nonverbale Kommunikation spiegelt sich in Gesichtsausdruck, fehlendem Blickkontakt, abgeflachter Stimmmodulation und Körperhaltung. In schweren Fällen sind die Betroffenen unfähig, einen normalen Beruf auszuüben, sich und den Haushalt zu versorgen oder soziale Kontakte zu pflegen.
- Früheres Vorhandensein von wenigstens einer eindeutigen psychotischen Episode, welche die Kriterien der allgemeinen Schizophrenie erfüllt.
- Zeitraum von wenigstens 1 Jahr, in dem die Intensität und die Häufigkeit florider Symptome wie Wahn und Halluzinationen gering oder wesentlich vermindert waren und das „negative" schizophrene Syndrom vorlag.
- Kein Vorhandensein von Demenz oder einer anderen organischen Hirnerkrankung oder Störung. Keine chronische Depression oder Hospitalismus, was die „negativen" Symptome erklären könnte.

Schizophrenia simplex

ICD-10: F20.6; **ICD-11:** 6A20

FALL

Schizophrenia simplex – „Die Eigenbrötlerin"

Ein besorgter Mann sucht zusammen mit seiner 48-jährigen Ehefrau die Klinik auf. Er erzählt, dass seine Frau sich in den letzten Jahren mehr und mehr isoliert und „in ihr Schneckenhaus" zurückgezogen habe. Dies habe begonnen, als der jüngste Sohn aus dem Elternhaus ausgezogen sei und seine Frau sich eine neue Aufgabe und Zeitvertreib habe suchen müssen. Sie habe sich mit dieser Umstellung nicht arrangieren können und sich der Suche nach anderen Zielen und Wegen für sich widersetzt. Körperlich und auch geistig habe sie seitdem ganz schön „abgebaut", sie beklage sich auch häufig über mangelnde Vitalität und Lebenslust. Während ihr Mann dies berichtet, sitzt die Frau teilnahmslos auf ihrem Platz und nestelt an ihrem Rock. Der Mann berichtet weiterhin von der eigenwilligen und eigenartigen Lebensform seiner Frau. Sie löse oft bis in den frühen Morgen hinein Kreuzworträtsel oder spule am laufenden Band Kassettenaufnahmen ab. Oder sie verlasse oft mitten in der Nacht das Haus, um im Park Kastanien oder Laub zu sammeln. Manchmal sitze sie auch auf dem Dachboden und mache merkwürdige Zeichnungen und Notizen in ihr Tagebuch. Weil er dies doch sehr seltsam finde, habe er sie in der letzten Zeit häufiger zur Rede gestellt. Doch sie gebe nur umständliche, unlogische Erklärungen und verliere sich in dem, was sie sagt. Wenn er dann ungehalten reagiere, mache seine Frau nur große Augen und verziehe – so wie auch jetzt in diesem Gespräch – keine Miene. Aus ihr sei eine gefühlskalte Eigenbrötlerin geworden. Daraufhin neigt seine Frau den Kopf und sieht ihn mit leerem Blick an. Sie sei einfach nur gern allein, er solle dies doch bitte verstehen.

Als Schizophrenia simplex bezeichnet man einen **symptomarmen** („blanden") Verlauf der Schizophrenie mit **langsam fortschreitendem Wesenswandel.** Die Krankheit zeichnet sich zu Beginn oft nur durch eigensinniges, eigenbrötlerisches und merkwürdiges Verhalten aus und entwickelt sich erst allmählich, sodass sie häufig über einen langen Zeitraum (z. T. Jahre) zunächst unentdeckt bleibt. Im zeitlichen Verlauf entwickeln die Patienten eine zunehmende Passivität und Antriebsarmut, und es mangelt ihnen immer mehr an Eigeninitiative. Dadurch kommt es häufig zu schulischen oder beruflichen Schwierigkeiten und Konflikten mit dem sozialen Umfeld. Die Betroffenen werden wegen ihrer sozial auffälligen Verhaltensweisen und realitätsfremden Wertvorstellungen als eigensinnig oder Eigenbrötler wahrgenommen. Am auffälligsten bei diesem Krankheitsbild ist der Autismus: Die Kranken ziehen sich vom Leben zurück, haben keine beruflichen Ziele mehr und meiden soziale Kontakte. In den meisten Fällen treten zudem Störungen des formalen Denkens (Umständlichkeit und Zerfahrenheit des Denkens und Sprechens) und eine leichte bis mäßige Affektverarmung auf. Akute Syndrome mit paranoid-halluzinatorischer oder katatoner Symptomatik fehlen.

Die Erkrankung tritt in leichterer Form oft im familiären Verbund auf, d. h., auch Angehörige von Menschen mit Schizophrenie leiden häufig darunter. Meist verläuft die Erkrankung langsam progredient und führt oft – wenn auch nicht in allen Fällen – zu ausgeprägten Defektzuständen mit Verschrobenheit, Autismus und realitätsfremdem Denken und Verhalten.

MERKE

Die **Schizophrenia simplex** ist ein umstrittenes Krankheitsbild, weil die differenzialdiagnostische Abgrenzung, z. B. zur Persönlichkeitsstörung, sehr schwierig ist. Wenn überhaupt, sollte die Diagnose nur nach sorgsamer Abklärung und gründlicher Abwägung gestellt werden.

Zönästhetische Schizophrenie

ICD-10: F20.8; **ICD-11:** 6A20

FALL

Zönästhetische Schizophrenie – „Stockendes Blut"

Der 35-jährige Bäckermeister Weber berichtet: „Mit 19 bekam ich ein seltsames Gefühl, wie als wenn mein Verstand stehen bleibt und mein Blut stockt. Diese Sinnesempfindung ging dann nach allen inneren Seiten, sodass ich den Eindruck hatte, alles in den Adern stockt. Später bekam ich Schmerzen in der Lunge, die sich über den ganzen Rücken ausgedehnt haben. Mit den Bronchien geht es nicht mehr, die sind schwach, der Körper bekommt keine Luft mehr. Seit 3 Jahren spüre ich es immer wieder."

Bei der **zönästhetischen Schizophrenie** stehen das zönästhetische Erleben und die Leibhalluzinationen im Vordergrund der Symptomatik. Zönästhesien sind eigenartige, abstruse körperliche Missempfindungen, denen – im Gegensatz zu den Leibhalluzinationen – das Kriterium des „von außen Gemachten" fehlt. Sie sind deshalb streng von den körperlichen Beeinflussungserlebnissen anderer Schizophrenie-Typen abzugrenzen. In seltenen Fällen stehen die halluzinatorischen Körpermissempfindungen ganz im Vordergrund oder sind isoliert vorhanden. Die zönästhetische Schizophrenie nimmt meist einen langsam progredienten Verlauf und ist therapeutisch schwer beeinflussbar.

11.3.3 Diagnostik nach ICD-10

Die Diagnose der Schizophrenie kann gestellt werden, wenn für mindestens 1 Monat mindestens eines der Leitsymptome der Gruppe 1–4 vorliegt und zwei Symptome der Gruppe 5–8 (nach DGPPN et al. 2019):

1. Ich-Störungen: Gedankenlautwerden, -eingebung, -entzug, -ausbreitung
2. Inhaltliche Denkstörungen: Kontroll- oder Beeinflussungswahn; Gefühl des Gemachten bzgl. Körperbewegungen, Gedanken, Tätigkeiten oder Empfindungen; Wahnwahrnehmungen
3. Akustische Halluzinationen in Form von kommentierenden oder dialogischen Stimmen
4. Anhaltender, kulturell unangemessener oder völlig unrealistischer (bizarrer Wahn)
5. Anhaltende Halluzinationen jeder Sinnesmodalität
6. Formale Denkstörungen in Form von Gedankenabreißen oder Einschiebungen in den Gedankenfluss, was zu Zerfahrenheit, Danebenreden oder Wortneubildungen (Neologismen) führt.
7. Katatone Symptome wie Erregung, Haltungsstereotypien oder wächserne Biegsamkeit (Flexibilitas cerea), Negativismus, Mutismus und Stupor
8. Negativsymptome wie auffällige Apathie, Sprachverarmung, verflachter oder inadäquater Affekt, zumeist mit sozialem Rückzug und verminderter sozialer Leistungsfähigkeit

MERKE

Die einzelnen Symptome der Schizophrenie sind **unspezifisch,** können also auch bei anderen psychischen Erkrankungen vorkommen. Entscheidend ist die Symptomkonstellation unter Berücksichtigung des **Krankheitsverlaufs** und der **Ausschlussdiagnostik.**

Der bei der Exploration durch **Eigen- und Fremdanamnese** gewonnene psychopathologische Befund kann durch psychometrische Skalen wie PANS *(Positive and Negative Symptom Scale),* SANS *(Scale for Assessment of Negative and Positive Symptoms)* oder BPRS *(Brief Psychiatric Rating Scale)* untermauert werden.

Die Störung darf **nicht** Folge einer organischen Erkrankung oder eines Missbrauchs von Alkohol, Medikamenten oder Drogen sein. Wenn die Patienten ebenfalls die Kriterien für eine manische oder depressive Episode (affektive Störung) erfüllen, müssen die schizophrenen Symptome **vor** dieser Störung aufgetreten sein.

MERKE

Bevor die Diagnose einer Schizophrenie gestellt werden darf, muss eine **organische Grunderkrankung** oder eine **andere psychische Erkrankung** ausgeschlossen werden. Wenn eine organische Grunderkrankung vorläge, würde man eine organische wahnhafte (schizophreniforme) Störung diagnostizieren (F06.2).

Differenzialdiagnostisch spielen folgende Erkrankungen eine Rolle:

- Schizophrenes Störungsbild bei organischen Erkrankungen
- Drogen-, Alkohol- oder Medikamentenmissbrauch
- Anhaltend wahnhafte Störung
- Schizoaffektive Störungen
- Bipolare affektive Erkrankung
- Schwere depressive Episode mit psychotischen Symptomen
- Paranoide Persönlichkeitsstörung
- Schizotype Störung
- Zwangsstörung
- Autismus

MERKE

Die Diagnosestellung einer Schizophrenie sollte dem Facharzt für Psychiatrie vorbehalten bleiben und erst nach **gründlicher körperlicher Untersuchung** und **organischer Zusatzdiagnostik** erfolgen. Bei Erstmanifestation und Verdachtsdiagnose nach stationärer Aufnahme kann zunächst die Diagnose einer **akuten schizophreniformen psychotischen Störung** (ICD-10: F23.2) gestellt werden, bis alle erforderlichen Untersuchungen und eine Verlaufsbeobachtung vorliegen.

11.3.4 Diagnostik nach ICD-11

Nach ICD-11 setzt die Diagnose der Schizophrenie voraus, dass mindestens zwei der folgenden Symptome (eines aus der Gruppe 1–4) für mindestens 1 Monat bestehen (Lieb 2023):

1. Persistierender Wahn
2. Persistierende Halluzinationen
3. Formale Denkstörungen
4. Ich-Störungen: Erlebnisse der Beeinflussung, Passivität oder Fremdkontrolle
5. Negativsymptome (➤ 11.3.1)
6. Grob desorganisiertes Verhalten, das eine zielgerichtete Aktivität behindert
7. Psychomotorische bzw. katatone Störungen

Die noch in der ICD-10 vorhandenen Subtypen wurden verlassen, weil sie sich als nicht stabil erwiesen und bei ein und demselben Patienten starken Schwankungen unterlagen. Stattdessen wird nun der Verlauf der Schizophrenie stärker beachtet und kodiert (➤ Tab. 11.1). Die kodierten Formen der Schizophrenie werden nach der Symptomausprägung weiter unterteilt in symptomatisch, in partielle Remission und in Vollremission.

11.3.5 Krankheitsverlauf

Der **akute Krankheitsschub** einer Schizophrenie verläuft gewöhnlich in **3 Phasen.** Der akuten Krankheitsphase geht meist eine **Prodromalphase** voraus, die durch unspezifische Symptome gekennzeichnet ist und bis zu 1 Jahr dauern kann. Häufig lässt sie sich erst im Rückblick erkennen. Die **akute Phase** ist durch produktiv-psychotische Symptome gekennzeichnet. Unter Behandlung mit Antipsychotika klingt sie meist innerhalb von Wochen ab. Die akute Phase kann in eine **Residualphase** übergehen, in welcher der Patient nach Abklingen der Akutsymptomatik seinen ursprünglichen Gesundheitszustand noch nicht erreicht. In dieser Phase überwiegt die Negativsymptomatik mit z. B. Konzentrationsschwierigkeiten, affektiver Verflachung, Leistungsmangel oder Kontaktarmut. Je nach Ausprägung der Symptome muss auch an eine **postschizophrene Depression** gedacht werden. In der Residualphase können abgeschwächte psychotische Symptome überdauern **(Residualwahn).**

GUT ZU WISSEN

Frühwarnzeichen sind **unspezifische Krankheitszeichen,** die sich zu Beginn einer neuen Krankheitsphase zeigen können, bevor die akut-psychotische Symptomatik ausbricht; z. B. nehmen die Patienten eine Unruhe, Getriebenheit, Geräusch-, Licht- und Lärmempfindlichkeit, Nervosität, Konzentrations- und Schlafstörungen oder eine veränderte Stimmung an sich wahr. Der soziale Rückzug ist ebenfalls ein häufig auftretendes Kriterium. Frühwarnzeichen sind von entscheidender Bedeutung für den Krankheitsverlauf, weil bei einem drohenden erneuten Ausbruch der Erkrankung die akute Phase durch gezielte Maßnahmen abgewehrt werden kann. Nach Erstmanifestation sollten mit dem Patienten daher die Frühwarnzeichen besprochen werden; in einem „Krisenplan" sollte ggf. festgehalten werden, wie er in einer solchen Situation reagieren kann (Aufsuchen des Arztes, Stressreduktion, Krankschreibung etc.).

Der **Langzeitverlauf** ist von der sog. **Drittelregel** geprägt:

- In **30 %** der Fälle tritt die Krankheit **einmalig** auf. Dem ersten Auftreten (Erstmanifestation) folgt eine vollständige Gesundung **(Vollremission).**
- In **25–30 %** der Fälle verläuft die Krankheit **in Phasen.** Auf die Erstmanifestation folgen weitere **psychotische Episoden;** in den symptomfreien Intervallen sind die Patienten weitgehend gesund. Auch nach mehreren Phasen kann es zu einer Vollremission kommen.
- In **30–40 %** der Fälle kommt es zu einem **progredienten oder chronischen Krankheitsverlauf,** bei dem die Patienten unter einem **schizophrenen Residuum** mit Antriebsverlust, Erschöpfbarkeit, Affektverflachung und Störungen des Gedächtnisses, der Konzentration und der sprachlichen Ausdrucksfähigkeit leiden. In schweren Fällen sind die Betroffenen unfähig, einen normalen Beruf auszuüben, sich und den Haushalt zu versorgen oder soziale Kontakte zu pflegen.

MERKE

Natürlich gibt es **individuelle Unterschiede** im Verlauf der Erkrankung, und diese kann prinzipiell auch ohne Vorzeichen ausbrechen.

Folgende Faktoren gelten bei Erstmanifestation als **prognostisch günstig:**

- Akuter Beginn
- Kurze Dauer
- Ausgeprägte affektive Symptome
- Gutes prämorbides Funktionsniveau
- Keine psychiatrische Krankheitsvorgeschichte
- Keine Komorbiditäten
- Keine Schizophrenie in der Familienanamnese

MERKE

Die **perniziöse Katatonie** ist die Extremform der katatonen Schizophrenie, ein lebensbedrohliches Krankheitsbild, das sehr selten auftritt. Sie ist durch einen raschen Wechsel von katatonem Stupor und Bewegungssturm gekennzeichnet und geht mit hohem Fieber und Herzrhythmusstörungen einher. Durch die dabei einsetzende Muskelschädigung kann ein akutes Nierenversagen ausgelöst werden.

11.3.6 Epidemiologie

Die Schizophrenie hat eine **Lebenszeitprävalenz** von etwa 1 %. Sie ist unabhängig vom soziokulturellen Hintergrund und tritt weltweit etwa gleich häufig auf. Das Erkrankungsrisiko ist bei Männern und Frauen gleich, das Ersterkrankungsalter liegt bei Männern jedoch 5 Jahre früher (21 Jahre) als bei Frauen. 90 % der Patienten erkranken vor dem 30. Lj.

Neben der unipolaren depressiven Episode und der Alkoholerkrankung führt die Schizophrenie weltweit am häufigsten zu Arbeitsunfähigkeit und Behinderung. Sie stellt ein **gesundheitspolitisch bedeutsames Problem** dar, da sie mit ihrer Behandlung und Rehabilitation zu den teuersten psychischen Störungen gehört. Die Mortalität ist bei Menschen mit Schizophrenie im Vergleich zu Gesunden um ca. 10 % erhöht, da auch ihr Risiko, an einem Suizid zu versterben, erhöht ist.

MERKE

Die **Suizidrate** von Menschen mit Schizophrenie liegt bei **5–10 %.**

Schizophrenien sind am häufigsten mit Abhängigkeitserkrankungen vergesellschaftet, allerdings finden sich auch in über 50 % der Fälle zusätzliche körperliche Erkrankungen.

11.3.7 Ätiologie

Die Ätiologie der Schizophrenie ist bis heute nicht endgültig geklärt. Die Forschung konnte bisher verschiedene Faktoren entschlüsseln, die zur Entstehung der schizophrenen Störungen beitragen. Der genaue Entstehungsmodus bleibt aber unklar. Im Sinne einer **multifaktoriellen Genese** muss man davon ausgehen, dass verschiedene Einflüsse (biologische, soziale und psychologische Faktoren) zusammenwirken müssen, damit die Erkrankung ausbricht. Als Erklärungsmodell eignet sich das **Vulnerabilitäts-Stress-Modell** (s. u.).
Folgende **Entstehungsfaktoren** werden derzeit diskutiert:

- Genetische Faktoren
- Veränderungen im Neurotransmittersystem
- Hirnmorphologische Veränderungen
- Biologische Faktoren
- Psychosoziale Faktoren

Genetische Faktoren

Die Krankheitsdisposition beruht zu etwa 80 % auf genetischen Faktoren. Aus Familien-, Adoptions- und Zwillingsstudien ist bekannt, dass die Wahrscheinlichkeit für eine Schizophrenie bei Verwandten

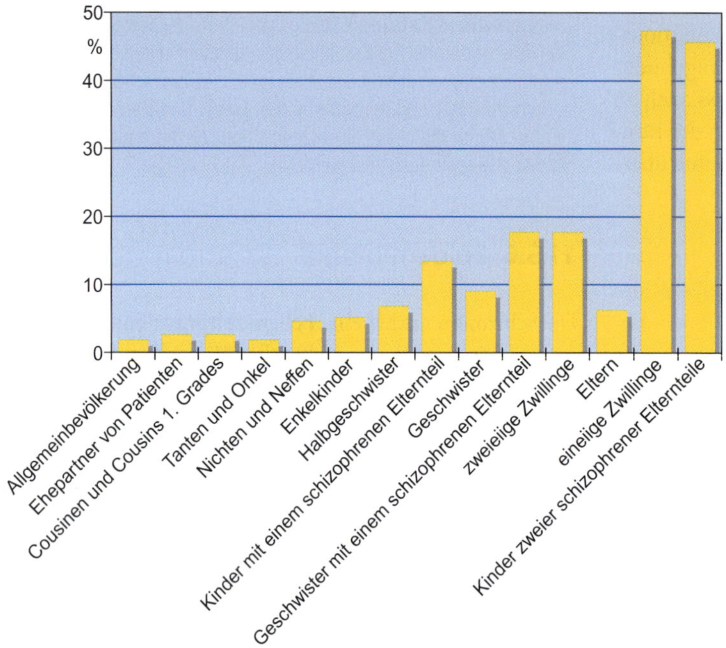

Abb. 11.1 Erkrankungsrisiko für Schizophrenie nach verschiedenen europäischen Familien- und Zwillingsstudien (nach Gottesmann 1993) [L141]

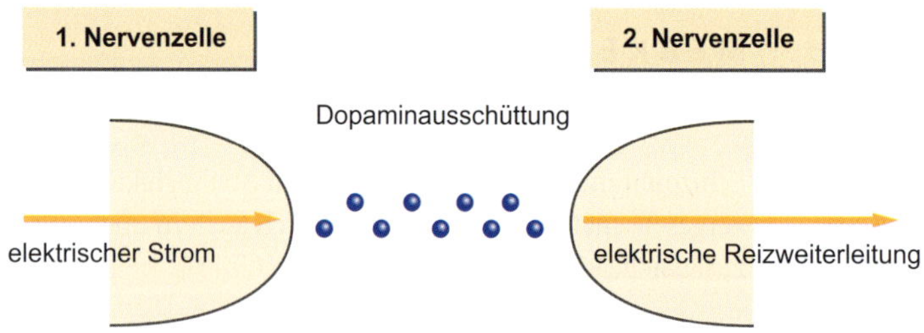

Abb. 11.2 Normale Reizweiterleitung [L157]

1. Grades bei 5–15 % liegt, bei eineiigen Zwillingsgeschwistern aber nur 45–50 % erreicht. Im Vergleich: In der Allgemeinbevölkerung liegt sie bei 1 % (➤ Abb. 11.1). Da das Erkrankungsrisiko bei eineiigen Zwillingen deutlich unter 100 % liegt, muss es andere wichtige Faktoren geben, sodass der Einfluss der Gene alleine nicht ausreicht.

Mögliche Einflussfaktoren können auch eine frühkindlich bedingte soziale Prägung oder aktuelle Belastungssituationen sein. Einwände, dass Familienmitglieder mit zunehmender Blutsverwandtschaft nur deswegen häufiger erkranken, weil das Milieu zunehmend ähnlicher werde, konnten durch Adoptionsstudien widerlegt werden: Kinder von Eltern mit Schizophrenie, die unmittelbar oder kurze Zeit nach der Geburt zu Adoptiveltern gegeben wurden, erkrankten etwa ebenso häufig wie Kinder, die bei ihren schizophreniekranken Eltern aufwuchsen. Umgekehrt erkrankten Kinder aus gesunden Familien, die von schizophren erkrankten Eltern adoptiert wurden, nicht häufiger an Schizophrenie als der Durchschnitt der Bevölkerung.

Veränderungen im Neurotransmittersystem

Neuere Forschungsergebnisse zeigen, dass eine genetische Disposition im Bereich des Hirnstoffwechsels vorliegt. Ähnliche Symptome wie bei der Schizophrenie werden manchmal auch bei Überdosierung oder Missbrauch bestimmter Drogen – z. B. LSD (➤ Kap. 10.8), Marihuana (➤ Kap. 10.4), Ecstasy (➤ Kap. 10.7) – beobachtet. Da diese Drogen die Gehirnchemie maßgeblich beeinflussen, liegt die Vermutung nahe, dass schizophrene Erkrankungen u. a. auf eine Störung der Gehirnchemie zurückzuführen sind, die erst in Stress-, Belastungs- und Konfliktsituationen zum Tragen kommt. Neurologische Untersuchungen legen den Verdacht nahe, dass es zu einer Überaktivität der Reizübertragung im limbischen System kommt. Ursache dafür sind nach heutigem Forschungsstand verschiedene Neurotransmitter, v. a. aber die Überträgersubstanz **Dopamin.** Weitere Neurotransmitter, die mit der Entstehung der Schizophrenie in Verbindung gebracht werden, sind das **glutamaterge** und **serotonerge** System. Das Gleichgewicht zwischen diesen Neurotransmittersystemen in unterschiedlichen Hirnstrukturen scheint dabei gestört zu sein und führt zu den psychotischen und kognitiven Symptomen. ➤ Abb. 11.2 und ➤ Abb. 11.3 zeigen, dass es durch einen Überschuss an Dopamin zu einer extremen Verstärkung der weitergeleiteten Sinnesreize kommt.

Vor allem in Belastungssituationen führt dies dazu, dass die Sinneseindrücke – Geräusche, Hell-Dunkel-Wahrnehmung, Riechen, Schmecken, Schmerzempfindungen, Körperempfindungen unterschiedlichster Art – **verstärkt** und intensiviert wahrgenommen

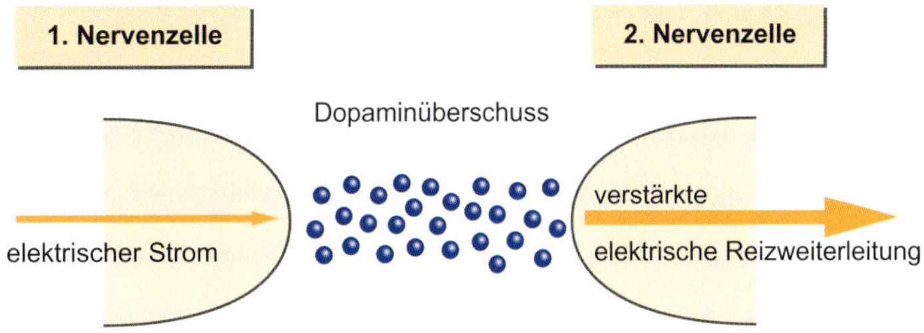

Abb. 11.3 Verstärkte Reizweiterleitung [L157]

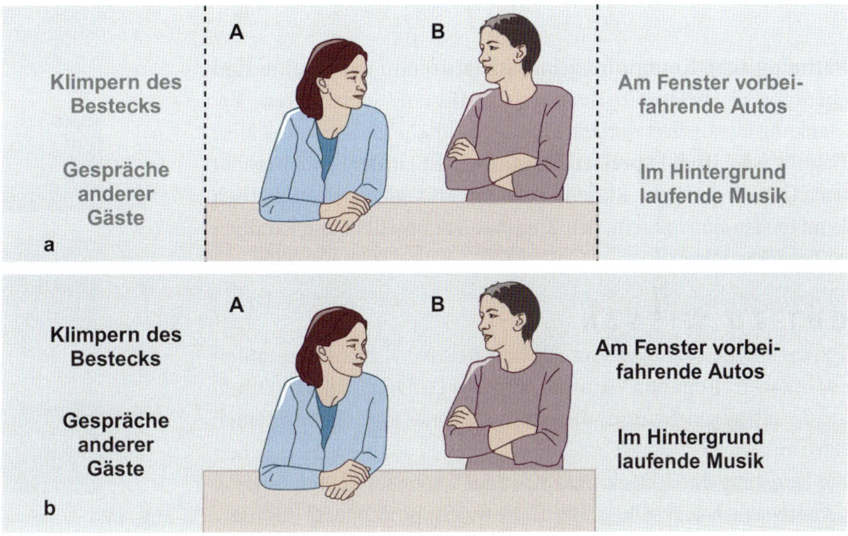

Abb. 11.4 Gestörte Reizverarbeitung bei Menschen mit Schizophrenie [L157] a) Die gesunde Person kann sich auf ihre Gesprächspartnerin konzentrieren. Alle anderen Sinneswahrnehmungen werden herausgefiltert. b) Die an einer Schizophrenie erkrankte Person nimmt nicht nur ihre Gesprächspartner, sondern gleichzeitig auch das Klimpern des Bestecks, die Gespräche der anderen Gäste wahr.

werden. Dadurch kommt es zu ausgeprägten Störungen in der Informationsverarbeitung: Die selektive Aufmerksamkeit ist in ihrer Intaktheit gestört, die Betroffenen fühlen sich überwältigt von den Sinneseindrücken, die sie nicht mehr ordnen und überschaubar kontrollieren können (➤ Abb. 11.4 und Familiengespräch mit schizophren erkrankter Patientin).

Ein endgültiger Beweis für die oben dargestellte Dopamin-Hypothese konnte bislang nicht erbracht werden. Zwei Erfahrungswerte sprechen jedoch für diese Theorie:

- Stimulanzien wie Amphetamine (z. B. Ecstasy) können bei Menschen mit Schizophrenie eine akute Episode auslösen. Amphetamine führen u. a. zu einer verstärkten Aktivität des dopaminergen Systems. Daneben ist auch das Serotonin-Transmittersystem betroffen.
- Antipsychotika sind Dopamin-Antagonisten, d. h., sie hemmen die Rezeptoren für Dopamin. Dies erklärt wahrscheinlich die Wirksamkeit von Antipsychotika bei der Behandlung von Schizophrenien.

MERKE

Drogenkonsum kann bei Personen mit der entsprechenden Disposition die Krankheitsschwelle senken und zum Ausbruch einer Schizophrenie führen. Drogen können allerdings auch zu einer vorübergehenden organisch bedingten schizophreniformen Störung führen, ohne dass der Betroffene an einer Schizophrenie leidet.

Hirnmorphologische Veränderungen

Mittels neuroradiologischer und neuropathologischer Methoden wurde festgestellt, dass schizophren erkrankte Menschen im Vergleich zu Gesunden einen erweiterten III. Ventrikel sowie erweiterte Seitenventrikel und Gehirnfurchen aufweisen (➤ Kap. 25). Außerdem wurden in der grauen Substanz bestimmter Gehirnregionen Volumenminderungen nachgewiesen.

Biologische Faktoren

Prädisponierend für eine schizophrene Störung scheinen neben **Virusinfektionen** während der Schwangerschaft auch **Geburtskomplikationen** zu sein.

Psychosoziale Faktoren

Stressauslösende Lebensereignisse und -umstände können den Ausbruch einer schizophrenen Erkrankung begünstigen. Typische **psychoreaktive Faktoren** sind familiäre oder soziale Probleme sowie Änderungen der gewohnten Lebensumstände, z. B.:

- Konflikte am Arbeitsplatz oder in der Partnerschaft
- Leistungs- und Arbeitsdruck
- Schwangerschaft und Geburt

- Umzug
- Rente
- Verlust von Bezugspersonen
- Krankheiten
- Todesfall

MERKE
Stressauslösende Lebensereignisse, welche die Entstehung einer schizophrenen Erkrankung begünstigen können, müssen nicht grundsätzlich negativ sein. Auch an sich positive Ereignisse wie z. B. eine Hochzeit können für einen prädisponierten Menschen zur Belastung werden.

Pathologische Kommunikationsstrukturen in der Familie sind ebenfalls als auslösende Bedingungen für eine schizophrene Erkrankung identifiziert worden. Eine überkritische und überprotektive Haltung (sog. **High Expressed Emotions,** HEE) in der Familie erhöht nach Untersuchung das Rückfallrisiko von Erkrankten. Therapeutisch kann es also sinnvoll sein, den Kommunikationsstil in den Familien zu berücksichtigen.

GUT ZU WISSEN
Früher wurde die These der „überprotektiven" und dominanten „schizophrenogenen" Mutter diskutiert. Dies führte jedoch zu unhaltbaren Schuldzuweisungen und fügte den Müttern schizophreniekranker Kinder noch mehr Leid zu, weil sie neben der Belastung durch das kranke Kind auch noch für die Erkrankung verantwortlich sein sollten. Die These war empirisch nicht haltbar!

Vulnerabilitäts-Stress-Modell

Die Hypothese der Vererbung genügt als Erklärungsmodell für die Entstehung schizophrener Erkrankungen nicht. Die Summe von inneren und äußeren Faktoren bestimmt das Auftreten der Erkrankung. Die inneren Faktoren werden als **Vulnerabilität** bezeichnet, also eine anlagebedingte Disposition bzw. Bereitschaft, an der Störung zu erkranken. Dabei spielen genetische, organische Faktoren (z. B. frühkindlicher Hirnschaden) oder soziale Faktoren („schwierige Kindheit") eine Rolle. Diese Vulnerabilität ist eng an ein Ungleichgewicht im Neurotransmittersystem geknüpft. Menschen mit **hoher** Vulnerabilität haben im späteren Leben eine **erhöhte Anfälligkeit** gegenüber schizophrenen Störungen. Bereits geringfügige äußere Faktoren (psychosozialer Stress wie z. B. Konflikt in Familie oder Beruf, Verlustsituationen, chronische Belastungen) können eine schizophrene Erkrankung auslösen. Bei entsprechender Disposition können akute schizophrene Psychosen sowohl durch somatische Erkrankungen als auch durch psychische Anlässe (z. B. soziale Konflikte) ausgelöst (nicht verursacht!) werden.

Das **Vulnerabilitäts-Stress-Modell** lässt sich anhand eines Schiffs veranschaulichen (➤ Abb. 11.5). Das Schwert am Kiel des Schiffs entspricht der anlagebedingten Vulnerabilität: je größer das Schwert, desto ausgeprägter die Krankheitsdisposition. Die unter der Wasseroberfläche verborgenen Gebirgszüge, also von außen auf das Schiff zukommende Hindernisse, stellen den Stress und die Konfliktsituationen im Alltag dar. Die Schiffsladung entspricht den persönlichen

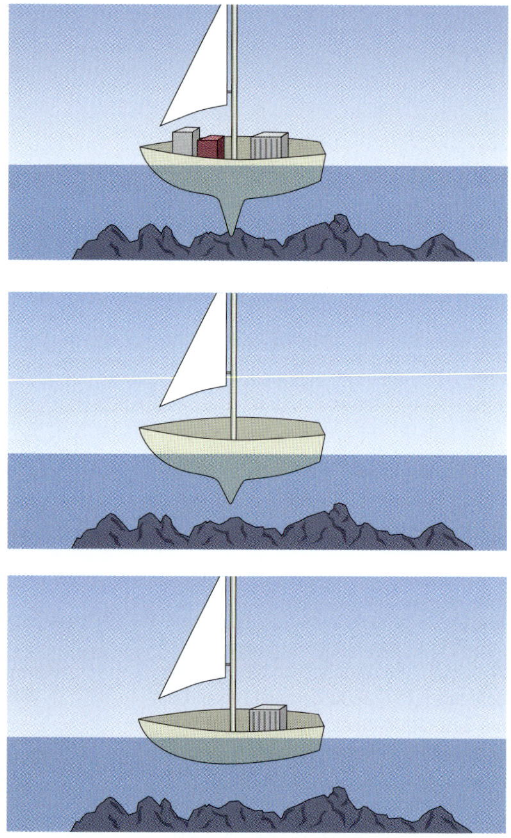

Abb. 11.5 Schiffsmodell nach Josef Bäuml [E604–1]

Problemen und Nöten. Je nach Menge und Gewicht der Schiffsladung hat das Boot entweder geringen oder starken Tiefgang. Bei Menschen mit erhöhter Vulnerabilität kann es bereits durch eine relativ geringe persönliche Belastung zu einer schizophrenen Erkrankung kommen, wohingegen bei Menschen mit mittlerer Vulnerabilität erst mehrere erschwerende Faktoren zusammentreffen müssen, bis das Schiff „auf Grund läuft" und eine derartige Erkrankung ausgelöst wird. Bei Menschen mit geringer Vulnerabilität hingegen werden auch extreme Probleme und Belastungssituationen nicht zu einer schizophrenen Erkrankung führen.

11.3.8 Therapie

MERKE
Die Behandlung der akuten Schizophrenie gehört **nicht** in den Aufgabenbereich des Heilpraktikers für Psychotherapie. Aufgrund der Schwere der Erkrankung und der Gefahr der Selbst- und Fremdgefährdung sollte die Therapie **immer** in spezialisierten Einrichtungen unter Anleitung eines Facharztes für Psychiatrie erfolgen.

Entscheidend bei der Therapie der Schizophrenie ist die **medikamentöse Behandlung.** Eine sinnvolle Therapie der Schizophrenie umfasst aber verschiedene Interventionen und wird in **Akut-** und **Erhaltungstherapie** sowie **Rezidivprophylaxe** unterteilt:

- Medikamentöse Therapie (Psychopharmakotherapie)
- Biologische Verfahren

- Psychotherapie
- Soziotherapie

THERAPEUTISCHE PRAXIS

Sollten Sie in Ihrer Praxis mit einem akuten psychotischen Patienten konfrontiert sein, bei dem die Gefahr der **Selbst- oder Fremdgefährdung** besteht, sind Sie gesetzlich verpflichtet, die Polizei zu verständigen, um ihn auch gegen seinen Willen geeigneter Hilfe (stationäre Unterbringung) zuzuführen (➤ Kap. 27.4). Das Leben des Patienten und anderer Menschen hat hier Vorrang vor dem Selbstbestimmungsrecht.

Die Behandlung der Schizophrenie erfolgt im akuten Stadium in der Regel stationär. Eine Unterbringung gegen den Willen des Patienten kann aufgrund der Selbst- oder Fremdgefährdung indiziert sein (➤ Kap. 27.4). Die Erhaltungstherapie kann im stationären, teilstationären oder ambulanten Rahmen stattfinden. Die Begleitung der Rezidivprophylaxe wird meist von niedergelassenen psychiatrischen Fachärzten übernommen.

MERKE

Obwohl die akute Schizophrenie mit Fremdgefährdung verbunden sein kann, ist deswegen **nicht** jeder an Schizophrenie erkrankte Mensch ein Gewalttäter!

Psychopharmakotherapie

Die Behandlung von Menschen mit Schizophrenie hat sich nach Einführung des ersten Neuroleptikums (Chlorpromazin) in den 1950er-Jahren grundlegend gewandelt. Vor der Entdeckung wirksamer Medikamente mussten die Betroffenen in der akuten Krankheitsphase fixiert und mit Zwangsjacken ruhiggestellt werden. Der durchschnittliche Krankenhausaufenthalt dauerte damals 3 Jahre; inzwischen sind es im Durchschnitt nur noch 3 Monate.

Diese Psychopharmaka, die speziell die Symptome psychotischer Erkrankungen beeinflussen, werden als **Antipsychotika (Neuroleptika)** bezeichnet und in 2 Gruppen unterteilt:

- **Typische/klassische Antipsychotika** (der 1. Generation) wie Haloperidol, Flupentixol, Benperidol
- **Atypische bzw. neuere Antipsychotika** (der 2. Generation) wie Olanzapin, Amisulprid, Risperidon, Ziprasidon

Die Wirksamkeit von Antipsychotika der 1. und 2. Generation bei der Akuttherapie schizophrener Psychosen ist durch zahlreiche Studien sehr gut belegt. Die Erfolgsraten liegen bei 75 % gegenüber Placebo (25 %). Nähere Informationen zu pharmazeutischen Eigenschaften wie Wirkungen, Neben- und Wechselwirkungen finden sich in ➤ Kap. 6.1.4.

Auswahl des Antipsychotikums

Die Auswahl des Antipsychotikums richtet sich nach folgenden Kriterien:

- Zielsymptome (z. B. psychotische Symptome, Negativsymptomatik, psychomotorische Erregung)
- Früheres Ansprechen auf eine Substanz
- Verträglichkeit der bisherigen Therapie
- Nebenwirkungsprofil der Substanz
- Wunsch des Patienten
- Applikationsform (bestimmte Antipsychotika können auch als Depot, z. B. alle 2 Wochen injiziert werden)

MERKE

Antipsychotika gibt es in verschiedenen Darreichungsformen:

- Als Tabletten oder Kapseln, die täglich eingenommen werden müssen.
- Als Schmelztabletten, die sich auf der Zunge auflösen und täglich eingenommen werden müssen.
- Als Tropfen (meist stationär und durch die gesetzlichen Krankenkassen nicht erstattungsfähig).
- Als kurzwirksame Depotform auf Stationen zur Akutbehandlung.
- In Depotform als Injektion in den Muskel, die alle 2–4 Wochen wiederholt werden muss.

Allerdings sind nicht alle Präparate in allen Darreichungsformen erhältlich.

Wirkungseintritt und Dauer der medikamentösen Behandlung

Die antipsychotische Wirkung auf die Plussymptome tritt in der Regel sehr rasch ein. Eine Wirkung auf die Minussymptome (z. B. Gefühls- und Sprachverarmung, Antriebsverlust) kann dagegen oft **4–8 Wochen** dauern. Tritt auch dann keine Besserung ein, sollte nach Ausschöpfung der maximalen Dosis auf ein anderes Mittel umgestellt werden.

Entscheidend für den langfristigen Behandlungserfolg ist die **Rezidivprophylaxe.** Ohne Rezidivprophylaxe liegt das **Rückfallrisiko** im 1. Jahr nach Ausbruch einer Schizophrenie bei bis zu **80 %.** Mit Medikamenten lässt sich dieses Risiko auf **20 %** senken.

Für die Dauer der **Rückfallprophylaxe** gelten folgende Richtwerte:

- Beim ersten Auftreten der Krankheit oder langen symptomfreien Intervallen: **1–2 Jahre**
- Bei insgesamt zwei bis drei Episoden: mindestens **2–5 Jahre**
- Bei häufig rezidivierenden Psychosen oder Fremd- und Selbstgefährdung: unbegrenzte Dauermedikation

Ein Absetzversuch sollte nur nach einem mindestens 12-monatigen symptomfreien Intervall und nur über eine langsame Dosisreduktion (3–6 Monate) unternommen werden. In diesem Zusammenhang spielen auch psychosoziale Behandlungen eine entscheidende Rolle.

MERKE

Die häufigsten Ursachen für Rückfälle sind ein **abruptes Absetzen** der Medikation und eine **unregelmäßige Medikamenteneinnahme.**

Biologische Verfahren

Die Elektrokrampftherapie (EKT) ist ein sehr selten eingesetztes Verfahren, das bei der lebensbedrohlichen perniziösen Katatonie indiziert ist. Diese Therapieform wird – nicht zuletzt aus historischen Gründen – nur noch nach sehr strenger Indikationsstellung in spezialisierten Kliniken ausgeführt. Unter Kurznarkose wird künstlich ein generalisierter Krampfanfall ausgelöst. Schwere, therapieresistente Schizophrenien können ebenfalls von der EKT profitieren.

Psychotherapie

Psychotherapeutische Behandlungsmöglichkeiten sind in der Regel erst nach Abklingen der psychotischen Symptomatik sinnvoll. Bewährt haben sich dabei v. a. verhaltenstherapeutische Interventionen.

Verhaltenstherapeutische Interventionen

Im Vordergrund der psychotherapeutischen Interventionen stehen die **psychoedukativen Elemente.** Gemeinsam mit dem Patienten sollte ein laienverständliches Krankheitskonzept erarbeitet werden, das die Ursachen und Therapiemöglichkeiten veranschaulicht und den Patienten für einen ausreichenden Rückfallschutz gewinnt. Entscheidend kann hier auch das Einbeziehen der Angehörigen sein, die den Patienten auch in Zukunft bei der Bewältigung der Krankheitsfolgen helfen und die Rückfallprophylaxe unterstützen sollen. Die Fähigkeiten und Stärken des Patienten sollten dabei nicht aus dem Auge verloren werden. Die Eigenverantwortlichkeit zur Vermeidung einer erneuten Krankheitsphase kann durch einen **„Krisenplan"** unterstützt werden, in dem der Patient Lösungsstrategien festhält, wie er bei Frühwarnzeichen und Verschlechterung seines Gesundheitszustands reagieren kann.

In Rehabilitationsprogrammen für schizophren erkrankte Patienten finden sich in der Regel ein **Training sozialer Kompetenzen** und **kognitive Trainingsverfahren** (➤ Kap. 8.1.8) zur Förderung der beruflichen und sozialen Reintegration.

Kognitive Verhaltenstherapie kann neben den bisher genannten Aspekten auch den Umgang mit psychotischen Symptomen verändern und dem Patienten langfristig helfen, mit einer fortbestehenden Symptomatik im Alltag zurechtzukommen, Stress besser zu bewältigen und sozial integriert zu bleiben („soziale Heilung").

Es sollte dem Patienten aber auch Raum gegeben werden, um die für ihn lebensbestimmenden Erlebnisse der Krankheit in sein Selbstkonzept integrieren zu können.

Psychoanalytische Therapie

Die psychoanalytische Therapie sieht bei der Schizophrenie den Kern in der **Störung des Ichs und aller seiner Außenbeziehungen.** Das Ich sollte in der Therapie gefestigt, abgespaltene Ich-Anteile und realitätsferne Wahrnehmungen sollten integriert werden.

MERKE
Eine psychoanalytische Therapie von schizophren erkrankten Patienten darf **nicht** vom Heilpraktiker für Psychotherapie ausgeführt werden, weil der Patient durch die in der Therapie aufgedeckten Bilder und Impulse so überschwemmt werden kann, dass sich sein Zustand drastisch verschlechtert. Die Therapie bleibt erfahrenen ärztlichen und psychologischen Psychotherapeuten vorbehalten und ist nur nach gründlicher Abwägung einzusetzen.

Familientherapie

Ausgangspunkt der **Familientherapie** ist der auffällige Kommunikationsstil in Familien mit an Schizophrenie erkrankten Angehörigen (➤ Kap. 11.3.7). Ziel ist neben der Informationsvermittlung über die Erkrankung die Verminderung negativer Gefühle in der Familie und das systematische Einüben alternativer Umgangsformen.

Soziotherapie

Ziel der **Soziotherapie** (➤ Kap. 6.4) ist es, die stationären Behandlungszeiten zu verkürzen und die soziale und berufliche Integration des Patienten durch geeignete Interventionen wiederherzustellen. Zu diesen Interventionen zählen:

- Ergotherapie (Beschäftigungstherapie): Stärkung des Selbstbewusstseins und der Eigeninitiative durch Aufgaben, welche die Kreativität und Geschicklichkeit des Patienten anregen
- Arbeitstherapie: Vorbereitung auf das Arbeitsleben, gezielte Aufgaben zum Training der Eigenverantwortlichkeit und Leistungsfähigkeit
- Berufliche Rehabilitationsprogramme
- Betreute Wohneinrichtungen
- Tagesstätten
- Selbsthilfegruppen

Die Interventionen sollten dabei auf die individuellen Bedürfnisse des Patienten zugeschnitten sein und stufenweise erfolgen (➤ Abb. 11.6), damit der Patient ausreichend gefördert, aber vor einer Überstimulierung (Rückfallrisiko!) geschützt ist. Die Therapie der Schizophrenie sollte immer ausgewogen sein (➤ Abb. 11.7). Die Soziotherapie kann grundsätzlich stationär, teilstationär oder ambulant erfolgen.

11.4 Schizotype Störung

ICD-10: F21; **ICD-11:** 6A22

FALL
Schizotype Störung – „Ravioli gefüllt mit Steinpilzen und Schinken"

Ein 43-jähriger Mann berichtet, dass er in einer großen Bäckerei arbeite, wo er für sein „Superhirn" bekannt sei. Seine Kollegen überrasche er oft damit, dass er am Ende eines langen Arbeitstages noch auf die Zahl genau sagen könne, welche Zutaten in welcher Menge verbraucht worden seien. Nur, in welchem Gebäck sie letztendlich verwendet worden seien, das könne er oft nicht sagen. Dennoch sei er vermutlich keine einfache Person. Zurzeit sei er z. B. seinen Eltern gegenüber recht aggressiv gestimmt, sodass er sich nunmehr frage, ob er ihnen irgendwann einmal tatsächlich gefährlich werden könnte. Ansonsten führe er aber ein recht einsames, geordnetes Leben. Das sei auch schon immer so gewesen. Regelmäßige soziale Kontakte oder echte Freundschaften und Beziehungen habe er eigentlich nie gehabt. Anderen Menschen gegenüber verhalte er sich grundsätzlich eher sehr zurückhaltend und vorsichtig, auch weil sie ihm mit ihrem Verhalten oft eigenartig und merkwürdig erschienen. Größere Gruppen meide er daher nach Möglichkeit vollkommen, da sei ihm einfach unbehaglich zumute. Dieses Gefühl kenne er aber auch sich selbst gegenüber. Manchmal fühle sich sein Körper komisch an, beinahe so, als wäre es gar nicht sein Körper. Zuweilen könne er auch für kurze Zeit seine eigenen Gedanken hören, und ab und an komme es auch vor, dass er sich bedroht oder verfolgt fühle.
Im weiteren Verlauf seiner Erzählung fällt noch auf, dass er sich häufig in eigentlich eher uninteressanten oder nicht besonders nennenswerten Einzelheiten und Details verliert. Darauf aufmerksam gemacht, sagt er, das sei eine persönliche Eigenheit von ihm. Das sei ganz normal, das passiere ihm

11

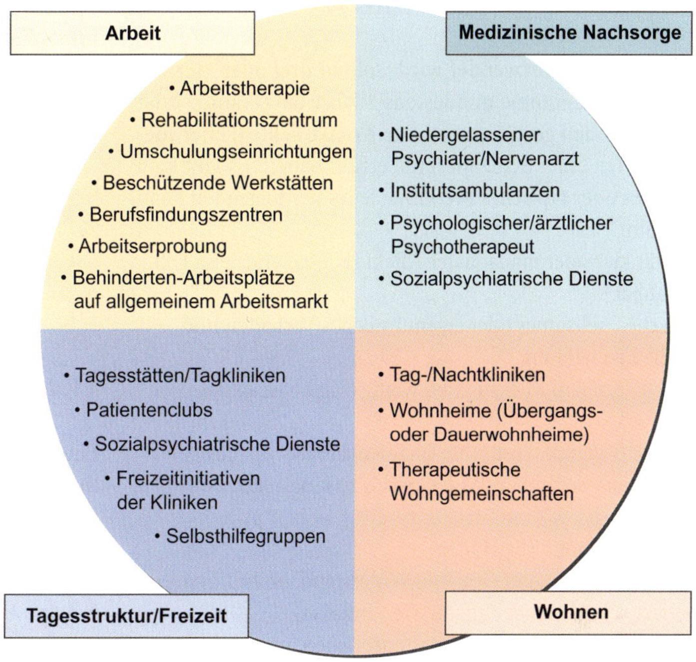

Abb. 11.6 Bereiche der gestuften Soziotherapie [L157]

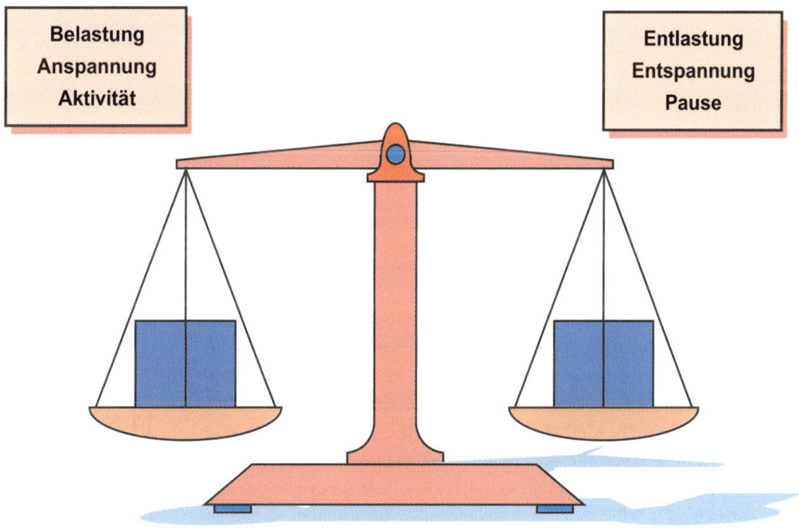

Abb. 11.7 Ausgewogene Therapie der Schizophrenie [L234]

ständig. Beispielsweise könne er sich im Supermarkt oft nicht entscheiden, welche Sorte Cornflakes oder Saft er kaufen solle. Ein Einkauf im Supermarkt könne daher bis zu 3 Stunden dauern. Auch auswärts essen gehe er schon lange nicht mehr – in Anbetracht der Vielzahl an Speisen, die auf den Speisekarten angeboten würden, brauche er viel zu lange, um sich für das Richtige zu entscheiden. Außerdem seien die Formulierungen auf den Karten oft nicht eindeutig, sodass er sich stets fragen müsse, was damit gemeint sei. „Ravioli gefüllt mit Steinpilzen und Schinken – heißt das, es gibt zwei verschiedene Füllungen, oder ist jede Nudel mit einer Mischung aus Steinpilzen und Schinken gefüllt?"

11.4.1 Begriffsdefinition

Die schizotype Störung ist ein Krankheitsbild mit vielfältigen **schizophreniformen psychischen Auffälligkeiten** wie Denk-, Affekt- und Verhaltensstörungen ohne eindeutige schizophrene Plussymptome. Erfahrungsgemäß ist die Diagnose einer schizotypen Störung in den meisten Fällen nicht einfach zu stellen, da keine klaren Grenzlinien zur Schizophrenia simplex oder den schizoiden bzw. paranoiden Persönlichkeitsstörungen vorhanden sind. Eine profunde Differenzialdiagnostik im Vorfeld ist daher eine wichtige Voraussetzung für die Bestimmung des Krankheitsbildes.

Synonyme: Grenzpsychose, schizotype Persönlichkeitsstörung, pseudoneurotische Schizophrenie, latente Schizophrenie

11

11.4.2 Symptomatik und Diagnostik

Wenn diese Diagnose verwendet wird, sollten drei oder vier der unten genannten Symptome mindestens 2 Jahre lang ständig oder episodisch vorhanden gewesen sein. Der Kranke sollte früher **niemals** die Kriterien einer Schizophrenie erfüllt haben. Es gibt kein beherrschendes oder typisches Merkmal; jedes der folgenden kann vorhanden sein:

- Eingeschränkter oder inadäquater Affekt (Patient erscheint kalt und unnahbar)
- Exzentrisches, seltsames oder eigentümliches Verhalten und ebensolche Erscheinung
- Tendenz zu sozialem Rückzug und wenig tragfähige soziale Kontakte
- Magisches Denken und seltsame Glaubensinhalte, die das Verhalten beeinflussen und im Widerspruch zu kulturellen Normen stehen
- Paranoide Ideen oder Misstrauen
- Zwanghaftes Grübeln ohne inneren Widerstand, oft mit dysmorphophoben, sexuellen oder aggressiven Inhalten
- Depersonalisations- oder Derealisationserleben, ungewöhnliche Wahrnehmungserlebnisse mit Körpergefühlsstörungen oder anderen Illusionen
- Denken und Sprache vage, umständlich, metaphorisch, gekünstelt, stereotyp oder anders seltsam, ohne ausgeprägte Zerfahrenheit
- Akustische oder andere Halluzinationen und wahnähnliche Ideen; gelegentlich vorübergehende quasipsychotische Episoden mit intensiven Illusionen, die im Allgemeinen ohne äußere Veranlassung auftreten

ERLÄUTERUNGEN ZUM FALL

Das lange Zeit bestehende schlecht angepasste Verhalten des Mannes weist auf eine schizotype Störung hin. Eindeutige Symptome stellen das Nichtvorhandensein enger Freunde oder Vertrauter, der eingeschränkte Affekt, die ungewöhnliche Sprache (berichtet über viele, aber irrelevante Einzelheiten) und seine Sozialangst dar. Obwohl das Nichtvorhandensein enger Freunde oder Vertrauter auch ein Merkmal der schizoiden Persönlichkeitsstörung darstellt, schließt die Eigentümlichkeit der Sprache und des Denkens (z. B. bei der Deutung der Speisekarte) diese Diagnose aus. Es gibt viele Ähnlichkeiten zwischen der schizotypen Störung und den Symptomen, die beim Residualtypus der Schizophrenie vorkommen, aber die Tatsache, dass keine Vorgeschichte deutlicher psychotischer Symptome vorliegt, steht dieser Diagnose entgegen. Die ungewöhnlichen und umständlichen Bedenken des Patienten bei der Auswahl der Lebensmittel und das sonderbar erscheinende Lesen und Hinterfragen der Speisekarte weisen auf Zwangsgedanken hin. Diese Bedenken werden aber nicht als wesensfremd empfunden, wie das bei der Zwangsstörung der Fall ist. Im Fallbeispiel fällt dem Mann selbst seine Eigentümlichkeit im Denken, Sprechen und Verhalten nicht auf bzw. er empfindet diese Art als eine zu ihm als Person zugehörige Eigenschaft.

11.4.3 Epidemiologie und Krankheitsverlauf

Oft beginnt die schizotype Störung in der Adoleszenz und oft gibt es eine familiäre Belastung mit Erkrankungen aus dem Formenkreis der Schizophrenie. Häufig ist ein langwieriger chronifizierter Verlauf mit geringer Veränderung der Symptome. In manchen Fällen mündet die Erkrankung in eine manifeste Schizophrenie.

11.4.4 Ätiologie

Neurobiologische Untersuchungen betonen die Nähe der Erkrankung zur Schizophrenie. Deswegen wird auch von einer „Schizophrenie-Spektrum-Störung" gesprochen, zu denen auch die schizoide und paranoide Persönlichkeitsstörung gerechnet werden.

11.4.5 Therapie

Eine Therapie mit Antipsychotika (➤ Kap. 6.1.4), supportive Psychotherapie und ein Training sozialer Kompetenzen sollen positive Auswirkungen auf den Krankheitsverlauf haben.

11.5 Anhaltende wahnhafte Störungen

ICD-10: F22; **ICD-11:** 6A24

11.5.1 Begriffsdefinition

Diese Gruppe enthält eine Reihe von Störungen, bei denen ein **lang andauernder Wahn** das einzige oder das auffälligste klinische Charakterbild ist, und die nicht als organisch, schizophren oder affektiv klassifiziert werden können. Sie stehen nicht in gesichertem Zusammenhang und bilden keine Einheit mit der Schizophrenie. Die wahnhafte Störung ist charakterisiert durch mehrere aufeinander bezogene Wahninhalte (systematisierter Wahn) oder die Entwicklung einer einzelnen Wahnidee.

11.5.2 Symptomatik und Diagnostik

Die Wahninhalte sind sehr variabel. Oft handelt es sich um **Verfolgungs-, hypochondrischen, Größen-, Querulanten-** oder **Eifersuchtswahn** oder den Wahn, dass der Körper der betreffenden Person deformiert sei **(wahnhafte Dysmorphophobie),** sie schlecht rieche oder homosexuell sei. Weitere psychopathologische Symptome finden sich meist nicht.

Zeitweilig können depressive Symptome auftreten, und in einigen Fällen können sich olfaktorische und taktile Halluzinationen entwickeln. Vorübergehende akustische Halluzinationen schließen die Diagnose, v. a. bei älteren Personen, nicht aus, solange diese Symptome nicht typisch schizophren sind und einen kleinen Teil des klinischen Bildes ausmachen.

Um die Diagnose einer wahnhaften Störung zu stellen, muss der Wahn mindestens über 3 Monate vorhanden sein und darf nicht subkulturell bedingt sein. Im Allgemeinen ist er lang anhaltend und besteht mitunter lebenslang.

Differenzialdiagnose: Die wahnhaften Störungen erfordern eine gründliche differenzialdiagnostische Abklärung; sie müssen abgegrenzt werden gegen:

- Organische Psychosyndrome
- Schizophrenie
- Affektive Erkrankungen mit psychotischer Symptomatik
- Alkoholischen Eifersuchtswahn
- Paranoide Persönlichkeitsstörung

11.5.3 Epidemiologie und Krankheitsverlauf

Die wahnhaften Störungen entwickeln sich meist erst im späteren Lebensalter. Wenn die Störung im früheren Lebensalter ausbricht und akut ist, also keinen schleichenden Verlauf nimmt, ist ihre Prognose eher besser. Den Betroffenen fehlt in der Regel die Krankheitseinsicht, sodass sie sich nicht in Therapie begeben. Bei etwa der Hälfte der Patienten bildet sich der Wahn wieder vollständig zurück.

11.5.4 Therapie

Da bei fast allen Betroffenen die Krankheitseinsicht fehlt, kommen nur wenige Patienten in eine psychiatrische Behandlung. Meist geschieht dies auf Drängen der Angehörigen; die Patienten zeigen eine nur sehr geringe Behandlungsbereitschaft. Am ehesten profitieren sie von einer begleitenden verhaltenstherapeutischen Intervention, um mit ihrer Erkrankung im Alltag besser zurechtzukommen. Die Gabe von antipsychotischer Medikation ist aufgrund der fehlenden Compliance der Patienten und der fraglichen Wirksamkeit bei chronischen Verläufen eher problematisch.

11.6 Akute vorübergehende psychotische Störungen

ICD-10: F23; **ICD-11:** 6A23

11.6.1 Begriffsdefinition

Hierbei handelt es sich um eine heterogene Gruppe von Störungen, die durch den akuten Beginn der psychotischen Symptome wie Wahnvorstellungen, Halluzinationen und andere Wahrnehmungsstörungen sowie durch eine schwere Störung des normalen Verhaltens charakterisiert sind.

11.6.2 Symptomatik und Diagnostik

Kennzeichen der akuten vorübergehenden psychotischen Störungen sind:

- Wechsel von einem Zustand ohne psychotische Symptome in einen abnormen psychotischen Zustand innerhalb von **2 Wochen**
- Vorhandensein typischer Syndrome: das schnell wechselnde und unterschiedliche Erscheinungsbild, hier **„polymorph"** genannt, das in verschiedenen Ländern als charakteristisch für akute psychotische Zustandsbilder angesehen wird, und/oder das Vorhandensein typischer **schizophrener Symptome**
- Vorliegen einer **akuten Belastung** vor Beginn der Symptome
- Überwiegend vollständige Remission der Symptomatik

Für die Diagnostik ist entscheidend, dass es **keine Hinweise** auf eine organische Genese der Störung gibt. Ratlosigkeit und Verwirrtheit kommen vor, die zeitliche, örtliche und personale Desorientiertheit darf jedoch nicht andauernd oder schwer genug sein, um die Kriterien für ein organisch verursachtes Delir (F05) zu erfüllen.

Ein Zusammenhang mit einem akuten belastenden Ereignis **1 oder 2 Wochen vor Beginn** der Störung ist möglich. Die Erfahrung lehrt allerdings, dass ein beträchtlicher Anteil akuter psychotischer Störungen auch ohne eine vorangehende äußere Belastung entsteht. Eine Verbindung ist dann anzunehmen, wenn die ersten Symptome innerhalb von 2 Wochen nach Ereignissen auftreten, die für Patienten des jeweiligen Kulturkreises belastend wären. Dies können z. B. unerwartete Todesfälle, Partnerverlust, Arbeitsplatzverlust, Kriegshandlungen, Terrorismus oder Folter sein.

Da die Symptome denen von affektiven oder schizoaffektiven Störungen sehr ähnlich sind, ist die Diagnose eine **Längsschnittdiagnose,** d. h., erst die kurze Krankheitsdauer gibt den Ausschlag für die Diagnose der akuten vorübergehenden psychotischen Störung.

11.6.3 Epidemiologie und Krankheitsverlauf

Eine **vollständige Remission** erfolgt in der Regel innerhalb weniger Monate, oft bereits nach wenigen Wochen oder nur Tagen. Ein **abrupter Beginn** (innerhalb von 48 Stunden) scheint mit einer guten Prognose verbunden zu sein.

Nur ein kleiner Teil dieser Gruppe ist in der Längsschnittanalyse tatsächlich eine schizophreniforme Störung, da diese Diagnose auch als vorläufige Kategorie bei Erstmanifestation von Schizophrenien verwendet wird (➤ Kap. 11.3.3).

11.6.4 Therapie

Zumeist werden Antipsychotika in Kombination mit sedierenden Medikamenten verabreicht (➤ Kap. 6.1.4).

11.7 Induzierte wahnhafte Störung

ICD-10: F24; **ICD-11:** 6A24

Bei der induzierten wahnhaften Störung handelt es sich um eine wahnhafte Störung, die von zwei oder mehreren Personen mit einer **engen emotionalen Bindung** geteilt wird. Eine von den beiden leidet unter einer echten psychotischen Störung, die Wahnvorstellungen bei der anderen Person sind „induziert" und werden bei einer Trennung aufgegeben. Die Erkrankung der dominierenden Person ist im Allgemeinen eine Schizophrenie. Der jeweilige Verfolgungs-, Größen- oder religiöse Wahn sind Wahnphänomene, die sowohl bei der dominierenden als auch bei der induzierten Person in der Regel chronisch sind. Meist leben die Betroffenen in einer ungewöhnlich engen Beziehung, durch Sprache, Kultur oder geografische Situation von anderen Menschen isoliert.

Diagnostische Leitlinien:

- Zwei oder mehr Menschen teilen sich denselben Wahn oder dasselbe Wahnsystem, und bestärken sich gegenseitig in dieser Überzeugung.
- Die Menschen sind durch eine außergewöhnlich enge Beziehung der beschriebenen Art verbunden.
- Durch einen zeitlichen oder sonstigen Zusammenhang kann belegt werden, dass der Wahn beim passiven Partner durch Kontakt mit dem aktiven induziert wurde.

MERKE

Übernimmt eine gesunde Person die wahnhaften Überzeugungen einer kranken Person, spricht man auch von einer **Folie à deux.**

11.8 Schizoaffektive Störung

ICD-10: F25; **ICD-11:** 6A21

11.8.1 Begriffsdefinition

Schizoaffektive Störungen werden in der ICD-10 und der ICD-11 im Kapitel Schizophrenie gesondert aufgeführt und somit von den anderen Schizophrenien abgegrenzt. Bei einer **schizoaffektiven Störung** müssen eine eindeutig schizophrene wie auch eine eindeutig affektive Symptomatik gleichzeitig oder nacheinander während der gleichen Krankheitsepisode vorhanden sein.

11.8.2 Symptomatik und Diagnostik

Je nach Erkrankungstyp bestehen folgende Symptome gleichzeitig oder kurz nacheinander und müssen für mindestens 1 Monat bestehen:

- Schizophrene Symptome, z. B. Wahn, Denkstörungen, Ich-Störungen, Halluzinationen
- Depressive Symptome, z. B. Stimmungseinbruch, Antriebsarmut, Grübelneigung, Suizidgedanken
- Manische Symptome, z. B. Größenideen, gehobener Affekt, Distanzlosigkeit, Reizbarkeit oder Erregung

MERKE

Auch Menschen mit Schizophrenie zeigen häufig eine affektive Beteiligung (z. B. Ängste, Erregung), ohne dass dies die Diagnose einer schizoaffektiven Störung rechtfertigt. Die affektiven Symptome müssen sehr ausgeprägt sein und das Krankheitsbild zumindest zeitweilig beherrschen.

Entsprechend der affektiven Symptomatik unterscheidet man zwischen der **schizomanischen, schizodepressiven** oder **gemischten schizoaffektiven** Störung.

11.8.3 Epidemiologie und Krankheitsverlauf

Etwa 5 % aller schizophrenen Störungen sind schizoaffektive Erkrankungen. Sie liegen mit einer Lebenszeitprävalenz von ca. 0,8 % geringfügig unter derjenigen der Schizophrenie. Der Erstmanifestationsgipfel liegt bei 18–25 Jahren (➤ Tab. 11.4). Der Verlauf ist episodisch und zeichnet sich meist durch symptomfreie Intervalle aus. Insgesamt ist die Prognose etwas günstiger als bei Schizophrenien, aber schlechter als bei affektiven Störungen.

MERKE

Schizodepressive Patienten haben eine **erhöhte Suizidgefährdung!**

11.8.4 Therapie

Neben antipsychotischer Medikation kommen zur Langzeitprophylaxe Stimmungsstabilisierer (z. B. Lithium, Valproat, Carbamazepin) zum Einsatz (➤ Kap. 6.1.3). Eine ausgeprägte depressive Symptomatik kann zusätzlich mit Antidepressiva behandelt werden (➤ Kap. 6.1.2). Sedierende Medikamente werden bei Erregungszuständen ebenfalls eingesetzt (➤ Kap. 6.1.5).

MERKE

Antidepressiva können einen Ausbruch oder eine Verschlechterung der psychotischen Symptomatik fördern!

Besonders im symptomfreien Intervall kann eine **psychotherapeutische Behandlung** sehr sinnvoll sein, um ein Krankheitsverständnis zu fördern, den Umgang mit der Erkrankung zu erleichtern und die Rückfallgefahr zu senken.

Verständnisfragen

- Erläutern Sie das Vulnerabilitäts-Stress-Modell am Beispiel der Schizophrenie.
- Was ist eine genetische Disposition?
- Was versteht man unter Minus- und Plussymptomen?
- Was sind formale Denkstörungen bei schizophren erkrankten Patienten und Patientinnen?
- Welche Gefahr geht von imperativen Stimmen aus?
- Welche Grundsymptome und akzessorischen Symptome gibt es nach Bleuler?
- Welches sind die wichtigsten therapeutischen Ansätze bei der Schizophrenie?
- Warum sollte man die Familie bzw. Angehörigen der Patienten und Patientinnen in die Behandlung einbeziehen?
- Wie wird Schizophrenie medikamentös behandelt?
- Wodurch ist ein schizophrenes Residuum gekennzeichnet?
- Was versteht man unter einer Hebephrenie, und warum wird sie häufig nicht erkannt?
- Beschreiben Sie das Krankheitsbild der Schizophrenia simplex.
- Wie unterscheidet sich die schizoaffektive Störung von der schizophrenen Störung?

KAPITEL

12 Affektive Störungen

Kapitelübersicht

Depressionen gehören als **affektive Störungen** zu den häufigsten psychischen Störungen weltweit. Affektive Störungen sind durch eine krankhafte Veränderung der Stimmung, des Antriebs und des Denkens charakterisiert. Dabei bilden die **Depression** und die **Manie** die beiden extremen Pole dieser Erkrankungen: die Depression mit einem deutlichen Stimmungstief sowie Energieverlust und die Manie mit einer Euphorie und Enthemmung. Je nach Schwere und Verlauf werden die Erkrankungen dabei in verschiedene Kategorien unterteilt. Gemeinsam ist ihnen die **multifaktorielle** Genese, also das Zusammenspiel biologischer, psychosozialer und genetischer Faktoren bei der Entstehung der Störungen. Erste Anzeichen einer affektiven Störung sind oftmals Schlafstörungen. Die **Suizidalität** ist in vielen Fällen das entscheidende therapeutische und prognostische Kriterium.

Im Allgemeinen haben sich bei affektiven Störungen pharmako- und psychotherapeutische **Kombinationsbehandlungen** bewährt. Patienten und Patientinnen mit organischen, bipolaren, manischen oder mittelschweren bis schweren depressiven affektiven Störungen müssen zu einem **Facharzt** oder einer **Fachärztin** überwiesen werden. Eine begleitende Psychotherapie durch einen Heilpraktiker oder eine Heilpraktikerin ist in Einzelfällen möglich. Leichte depressive Störungen, Dysthymie und Zyklothymie können nach medizinischer Abklärung auch ausschließlich von Heilpraktikern und Heilpraktikerinnen psychotherapeutisch betreut werden.

12.1 Begriffsdefinitionen

Die Begriffe Affekt, Affektivität und affektiv gehen auf lat. *affectus* (Gemütsverfassung) zurück. **Affekte** beschreiben zeitlich kurze und intensive Gefühlsregungen wie Wut, Ärger, Angst oder Freude. Als **Affektivität** hingegen bezeichnet man die Gesamtheit des Gefühlslebens und des Gemüts, das sich aus Affekten und auch spezifischen Denkinhalten zusammensetzt.

Bei den Störungen der Affektivität ist diese Gemütslage krankhaft verändert, entweder im Sinne einer gehobenen oder – weitaus häufiger – depressiven Stimmung. Die krankhafte Stimmungsveränderung kann auch als Phasenwechsel zwischen den beiden Extremen Manie und Depression auftreten. Man spricht dann von einer **bipolaren** oder **manisch-depressiven** Störung. Dieser Stimmungswechsel ist in der Regel von einer Veränderung des **Aktivitätsniveaus** begleitet. Manien zeigen einen erhöhten Antrieb, Depressionen einen verminderten. Die meisten dieser Störungen neigen zum wiederholten Auftreten.

GUT ZU WISSEN

Philosophische Gedanken über Affekte machte man sich schon in Griechenland zu Zeiten von Aristoteles (5. Jh. v. Chr.). Man kannte die Bewegungen der Seele, die von Empfindungen wie Lust und Schmerz, Freude, Wut, Angst und Begierde begleitet wurden. Hippokrates beschrieb die **Melancholie** im Rahmen der „Vier-Säfte-Lehre" als „Schwarzgalligkeit". Er vermutete die „schwarze Galle" als körperliche Ursache einer tief traurigen und mutlosen Gemütsverfassung. Auch die **Manie** als fieberhafte Geistesstörung mit Zuständen von Ekstase und Raserei war damals schon bekannt. Bis ins Mittelalter hielt man an der Auffassung einer körperlich begründeten Erkrankung fest.

Der Begriff **Melancholie** wurde durch den der **Depression** (lat. *deprimere* = herunter-, niederdrücken) ersetzt und ursprünglich im Sinne eines allgemeinen Abbaus und einer Beeinträchtigung psychischer Funktionen gebraucht. Kraepelin bezeichnete die Melancholie 1913 in ihren verschiedenen Formen als depressiven Zustand des **„manisch-depressiven Irreseins"**. Von Tellenbach wurde 1961 eine für die Melancholie prädisponierte Persönlichkeitsstruktur beschrieben. K. Schneider führte später den Begriff **Zyklothymie** (gr. *cyclos* = Kreis) zur Kennzeichnung einer manisch-depressiv verlaufenden Krankheit ein.

12.2 ICD-Klassifikationen

In der **ICD-10** unterscheidet man zwischen manischen Episoden, bipolar-affektiven Störungen, depressiven Störungen, rezidivierenden depressiven Störungen, anhaltenden affektiven Störungen, anderen und nicht näher bezeichneten affektiven Störungen (➤ Tab. 12.1).

In der **ICD-11** tritt an die Stelle der manischen Episode die Bipolar-I-Störung (➤ Tab. 12.2). Eine Bipolar-II-Störung liegt vor, wenn eine hypomanische Episode mit mindestens einer depressiven Episode vorkommt. Für beide Bipolar-Störungen sieht die ICD-11 ebenso wie die ICD-10 eine Klassifikation mit oder ohne manische, hypomane, psychotische, depressive oder gemischte Symptome vor.

Entscheidend bei der Einteilung sind:

- Schweregrad der Depression (leicht, mittelschwer oder schwer)
- Auftreten von somatischen Symptomen
- Vorhandensein von psychotischen Symptomen
- Verlauf: eine oder mehrere Erkrankungsphasen, wechselnde manisch-depressive Symptomatik oder nur manische oder depressive Symptomatik, anhaltende Erkrankung ohne eindeutige Rückbildung der Symptome oder vollständige Remission

GUT ZU WISSEN

Früher rechnete man die Depressionen, endogenen Manien und die Zyklothymie, die allesamt durch eine stark phasenhaft auftretende Veränderung der Stimmungs- und Antriebslage gekennzeichnet sind, zu den **endogenen affektiven Psychosen.** Das Adjektiv „endogen" beschrieb dabei das unklare Entstehen der Erkrankung, d. h., als Ursache für diese Störung konnten weder organische noch biografisch-psychosoziale Faktoren nachgewiesen werden.

Zum Bereich der **psychogenen Erkrankungen** wurden verschiedene Formen der Depression gezählt und meist nach ihrer Entstehungsursache benannt, so z. B. die depressive Persönlichkeitsstörung (→ durch Störung der Persönlichkeit), die Erschöpfungsdepression (→ durch gestörtes Verhalten), die neurotische Depression (→ Störung durch biografische Einflüsse wie reaktivierte frühkindliche Konflikte) oder die Depression bei Alkoholabhängigkeit (→ Störung durch Umwelteinflüsse).

Tab. 12.1 Klassifikation der manischen bzw. depressiven Störungen nach ICD-10 und ICD-11 (Auswahl) [W203-012, W798-008]

ICD-10		ICD-11	
Manische Episode			
F30.0	Hypomanie	6A61	Bipolar-II-Störung (eine hypomanische und mindestens eine depressive Episode)
F30.1	Manie ohne psychotische Symptome	6A60	Bipolar-I-Störung (eine manische oder gemischte Episode)
F30.2	Manie mit psychotischen Symptomen		
Depressive Episode			
F32	Leichte depressive Episode	6A70.0	Leichte depressive Episode
F32.1	Mittelgradige depressive Episode	6A70.1	Mittelgradige depressive Episode ohne psychotische Symptome
		6A70.2	Mittelgradige depressive Episode mit psychotischen Symptomen
F32.2	Schwere depressive Episode ohne psychotische Symptome	6A70.3	Schwere depressive Episode ohne psychotische Symptome
F32.3	Schwere depressive Episode mit psychotischen Symptomen	6A70.4	Schwere depressive Episode mit psychotischen Symptomen
–	–	6A70.5	Gegenwärtig in Teilremission
–	–	6A70.6	Gegenwärtig in Vollremission
Rezidivierende depressive Störung			
F33.0	Gegenwärtig leichte Episode	6A71.0	Gegenwärtig leichte Episode
F33.1	Gegenwärtig mittelgradige Episode	6A71.1	Gegenwärtig mittelgradige Episode ohne psychotische Symptome
–	–	6A71.2	Gegenwärtig mittelgradige Episode mit psychotischen Symptomen
F33.2	Gegenwärtig schwere Episode ohne psychotische Symptome	6A71.3	Gegenwärtig schwere Episode ohne psychotische Symptome
F33.3	Gegenwärtig schwere Episode mit psychotischen Symptomen	6A71.4	Gegenwärtig schwere Episode mit psychotischen Symptomen
F33.4	Gegenwärtig remittierend	6A71.6	Gegenwärtig in Teilremission
–	–	6A71.7	Gegenwärtig in Vollremission
Anhaltende affektive Störung			
F34.0	Zyklothymie	6A62	Zyklothymie
F34.1	Dysthymie	6A72	Dysthymie

Tab. 12.2 Klassifikation der bipolaren Störungen nach ICD-10 und ICD-11 [W203-012, W798-008]

ICD-10		ICD-11		
Gegenwärtig:	**Code**	**Gegenwärtig:**	**Bipolar-I**	**Bipolar-II**
Hypomanische Episode	F31.0	Hypomanische Episode	6A60.2	6A61.0
Manische Episode ohne psychotische Symptome	F31.1	Manische Episode ohne psychotische Symptome	6A60.1	–
Manische Episode mit psychotischen Symptomen	F31.2	Manische Episode mit psychotischen Symptomen	6A60.0	–
Mittelgradige oder leichte depressive Episode	F31.3	Leichte depressive Episode	6A60.3	6A61.1
	–	Mittelschwere depressive Episode ohne psychotische Symptome	6A60.4	6A61.2
	–	Mittelschwere depressive Episode mit psychotischen Symptomen	6A60.5	6A61.3
Schwere depressive Episode ohne psychotische Symptome	F31.4	Schwere depressive Episode ohne psychotische Symptome	6A60.6	6A61.4
Schwere depressive Episode mit psychotischen Symptomen	F31.5	Schwere depressive Episode mit psychotischen Symptomen	6A60.7	6A61.5
Gemischte Episode	F31.6	Gemischte Episode ohne psychotische Symptome	6A60.9	–
	–	Gemischte Episode mit psychotischen Symptomen	6A60.A	–
Remittiert	F31.7	In Teilremission	6A60.B–E	6A61.7–9
		In Vollremission	6A60F	6A61.A

THERAPEUTISCHE PRAXIS

Klienten mit **leichten depressiven Episoden,** mit **Dysthymia** oder **Zyklothymia** müssen nach geltendem Recht nicht oder nicht ausschließlich von psychologischen oder ärztlichen Psychotherapeuten behandelt werden. Ihre Therapie darf auch ein **Heilpraktiker für Psychotherapie** anbieten. Dabei ist eine verantwortungsvolle Abklärung der Erkrankung und in den meisten Fällen eine abgestimmte Zusammenarbeit von psychologischen oder ärztlichen Psychotherapeuten und Heilpraktiker unverzichtbare Voraussetzung, da auch der Botenstoff betroffen ist.

Patienten mit **organischen, bipolaren, manischen** oder mittelgradigen **bis schweren depressiven affektiven Störungen** müssen zum **psychiatrischen Facharzt** überwiesen werden. Eine psychotherapeutische Unterstützung des Klienten durch den Heilpraktiker für Psychotherapie ist jedoch begleitend und in Zusammenarbeit mit dem Facharzt möglich, wenn die exogene Ursache durch einen fachärztlichen Befund (sowohl internistisch als auch psychiatrisch) abgeklärt und entsprechend behandelt wurde. In Einzelfällen kann die unterstützende Psychotherapie dem Klienten bei der Bewältigung seiner durch die Erkrankung ausgelösten Probleme im Alltag helfen.

MERKE

Viele Prüfer benutzen als Referenzsystem noch das triadische System und legen Wert darauf, dass Sie exogene und endogene affektive Psychosen von psychogenen (speziell neurotischen) Depressionen unterscheiden können. Wichtig ist dabei, dass Sie Patienten mit exogenen oder endogenen affektiven Psychosen **auf jeden Fall** zum Facharzt überweisen!

12.3 Symptomatik und Diagnostik

12.3.1 Depressive Episode

ICD-10: F32; **ICD-11:** 6A70

FALL

Depressive Episode – „Lasst mich alle in Ruhe!"

Frau S., 45 Jahre alt, ist Hausfrau und Mutter von vier Kindern. Sie kommt in Begleitung ihres berufstätigen Ehemanns auf Anraten ihres Hausarztes in die Praxis. Ihr Gang ist langsam und wirkt schwerfällig, und ihr Gesichtsausdruck wirkt zeitweise maskenhaft und aufgesetzt. Es fällt ihr sichtlich schwer, den Grund für ihren Besuch zu formulieren und ihre aktuelle Situation zu schildern. Etwas träge berichtet sie, dass sie sich schon seit längerer Zeit „abgeschlagen" und müde fühle. Trotzdem habe sie Schwierigkeiten zu schlafen; schon seit 2 Wochen könne sie nicht mehr durchschlafen. „Am schlimmsten ist es am frühen Morgen so zwischen 4 und 5 Uhr. Ich liege plötzlich wach und bekomme richtig Panik vor den Aufgaben und allem, was ich an dem Tag zu tun habe. Ich frage mich dann, wie ich das alles bewältigen soll: den Haushalt, den Garten, die Kinder, die ganzen Erledigungen und Besorgungen … und dann die vielen, kleinen unverhofften Zwischenfälle, bei denen ich auch noch gefordert bin. Einschlafen kann ich dann meist nicht mehr. Ich fühle mich dann innerlich so leer und frage mich, ob ich vielleicht an irgendeiner ernsthaften Krankheit leide. Ich komme mir vor wie ein ausgetrockneter Schwamm, der nichts mehr aufnehmen kann und will. Ich kann gar keine Gefühle mehr zeigen und mich auch über nichts mehr so recht freuen, sogar dann nicht, wenn es Aufmerksamkeiten von meinem Mann und meinen Kindern sind. Oft denke ich, sie sollen mich alle in Ruhe lassen. Ich will nichts sehen und hören und nicht ständig etwas tun müssen. Zu jeder kleinsten Arbeit oder Bewegung muss ich mich im Moment überwinden. Selbst Dinge, die ich früher gern gemacht habe, wie z. B. Kochen oder Fahrradfahren oder der wöchentliche Kaffeeklatsch mit den anderen Müttern aus dem Ort, nerven mich und fallen mir schwer."

Ihr Mann wirft besorgt ein, dass sie auch häufig über Schmerzen in der Brust und im Kopf klage und manchmal Schwierigkeiten beim Sprechen habe – so, als sei ihre Kehle wie zugeschnürt. Außerdem sei ihm aufgefallen, dass sie viel zu wenig esse, doch sie könne im Moment einfach nicht mehr zu sich nehmen. Er tue zurzeit alles, um sie im Haushalt und mit der Erziehung und Versorgung der Kinder zu unterstützen, obwohl er selbst im Beruf sehr eingespannt sei. Auch die Kinder sprängen immer häufiger ein. Doch das sei ja keine Lösung – seiner Frau müsse geholfen werden. Er verstehe nicht, wieso der Hausarzt keine organische Ursache habe feststellen können.

Seine Frau äußert sich dazu mit großen Schuldgefühlen: „Es tut mir alles so leid. Wenn ich daran denke, dass mein Mann und meine Kinder sich so engagieren und alles für mich tun, damit ich wieder auf andere Gedanken komme, fühle ich mich als doppelte Versagerin. Manchmal denke ich, meine Familie wäre ohne mich viel besser dran, ich bin doch nur eine mühsame Last für alle." Vom Ehemann ist zu erfahren, dass seine Frau vor 2 Jahren schon einmal „nicht gut drauf" gewesen und in ein emotionales Loch gefallen sei. Allerdings sei ihr Zustand bei Weitem nicht so bedenklich gewesen wie jetzt.

Definition

Die **depressive Episode** ist gekennzeichnet durch **depressive Verstimmungen, Hemmung von Antrieb** und **Denken** sowie **Schlafstörungen.** Es gibt verschiedene Formen und Schweregrade der Depression. Diese zu unterscheiden ist für die Therapie wichtig, da Heilpraktiker für Psychotherapie nur in bestimmten Fällen tätig werden dürfen.

MERKE

Vor jeder Therapie gilt: Eine Depression muss **organisch** abgeklärt werden!

Symptomatik

MERKE

Mit folgendem Merksatz kann man sich die 6 Leitsymptome eines depressiven Krankheitsbildes einprägen: **Denk an** viermal **S-S-S-S!**

- **Denk**störung
- **An**triebsstörung
- **S**chlafstörung
- **S**timmungsstörung
- **S**uizidgefahr
- **S**omatische Begleitsymptome

Bei den folgenden Symptomen muss immer eine depressive Episode in Betracht gezogen und differenzialdiagnostisch abgeklärt werden. **Leitsymptome** der depressiven Episode sind (➤ Tab. 12.3):

- **Störungen der Affektivität:** depressive Stimmung (Schwermut bis zum „Gefühl der Gefühllosigkeit"), Freud- und Hoffnungslosigkeit
- **Antriebsstörungen:** Hemmung des Antriebs, Initiativ- und Entscheidungslosigkeit bis zum depressiven Stupor oder innere Unruhe (Agitiertheit)
- **Formale Denkstörungen:** Konzentrations- und Aufmerksamkeitsstörungen, eingeengtes Denken, Grübelneigung, Einfallsarmut, Wortkargheit, Verlangsamung bis hin zur Denkhemmung
- **Inhaltliche Denkstörungen:** Wahnideen, Schuldgefühle, Gefühl der Wertlosigkeit, Selbstvorwürfe, vermindertes Selbstwertgefühl, fehlendes Selbstvertrauen, Suizidgedanken

12

Tab. 12.3 Körperliche Symptomatik einer depressiven Episode

Körpersystem	Symptome
Kopf	• Kopfschmerzen (Druck-/Spannungsschmerz) • Schwindel • Helmgefühl • Migräne • Tinnitus
Augen	• Schlechtes oder verschwommenes Sehen • Lichtüberempfindlichkeit
Atemwege	• Schluckbeschwerden („Kloß im Hals", „Hals wie zugeschnürt") • Engegefühl („Panzer", „Schnürreifen") • Atemnot • Flache, schwere oder kaum merkliche Atmung
Herz	• Herzrhythmusstörungen • Erhöhter Blutdruck ohne nachweisliche Ursache • Stechen oder Brennen im Herzen • Druck auf der Brust • Herzschmerzen, Herzklopfen, Herzrasen
Magen-Darm-Trakt	• Übelkeit • Blähungen, Sodbrennen oder Magendruck • Verstopfung • Durchfall • Appetitverlust mit z.T. hohem Gewichtsverlust oder kurzzeitige Appetitsteigerung (v.a. Verlangen nach besonders süßen oder salzigen Lebensmitteln) • Beeinträchtigung des Geschmackssinns
Wirbelsäule	• Rückenschmerzen mit Brennen und Taubheitsgefühl • Hals- und Nackenschmerzen • Schulterschmerzen • Kreuzschmerzen • Muskuläre Verspannungen
Libido	• Potenzstörungen • Zyklusstörungen
Schlaf	• Ein- und Durchschlafstörungen • Morgendliches Früherwachen • Öfters Albträume • Nächtliches Grübeln („Gedankenkreisen") • Gefühl der andauernden Müdigkeit • Extremes Schlafbedürfnis (als „Flucht vor dem Leben")

Zusätzliche (somatische) Symptome:
- **Gedrückte Vitalgefühle:** mangelnde Leistungsfähigkeit, Energielosigkeit und fehlende Frische, Schmerzzustände, Schweregefühl in Brust und Bauchraum oder in den Beinen
- **Vegetative Symptome:** Schlafstörungen mit Früherwachen, Appetitverlust mit deutlicher Gewichtsabnahme, Magen-Darm-Probleme (Obstipation), Libidoverlust, Ausbleiben der Menstruation
- Zirkadiane Rhythmik (Morgentief)

MERKE

Typisch für die **gedrückten Vitalgefühle** der Depression ist das **„leibnahe" Erleben** der depressiven Stimmung, also Energielosigkeit, Abgespanntheit und leibliche Missempfindungen wie Stein auf der Brust, Druck im Kopf oder Kloß im Hals. Regelmäßig sind sie auch von vegetativen Störungen begleitet (Appetitverlust, Obstipation etc.).

ERLÄUTERUNGEN ZUM FALL

Affektivität

Die depressive Verstimmung ist das Hauptmerkmal der Depression. Die Stimmung kann schwermütig, gedrückt, traurig, gleichgültig oder ängstlich sein. Die Frau im Fallbeispiel erlebt ein Gefühl der Leere und Gefühllosigkeit. Das Interesse und die Freude an Dingen oder Menschen, die der Betroffenen nahestehen, sind verloren gegangen. Sie berichtet, nichts mehr für ihre Kinder empfinden zu können und keine Freude mehr an Dingen wie Kochen, Fahrradfahren oder einem „Kaffeeklatsch" zu haben. Sie fühlt sich ausgelaugt und vertrocknet. In der Regel führt die **Empfindungslosigkeit** gerade gegenüber der Familie bei den Betroffenen zu immensen Schuldgefühlen. Außerdem leidet sie unter Insuffizienzgefühlen, nichts mehr schaffen zu können.

Die fehlende Leistungsfähigkeit wirkt wiederum negativ auf die Schuldgefühle. Ängste plagen sie in den frühen Morgenstunden. Dieses Grübeln in den frühen Morgenstunden ist ein typisches Zeichen des „Morgentiefs", das die zirkadiane Rhythmik, also die unterschiedliche Ausprägung der Symptome im Laufe eines Tages, unterstreicht. Patienten mit einer mittelschweren oder schweren depressiven Episode berichten häufig, dass die depressive Symptomatik am Abend, nachdem sie den Tag „gemeistert" haben, milder erleben. Die Sorgen, die sich depressive Menschen machen, sind häufig mit **Hoffnungslosigkeit, Verzweiflung** und **fehlender Zukunftsperspektive** verbunden.

Antrieb

Dass der Antrieb in der Depression vermindert ist, zeichnet sich bei der Frau aus dem Fallbeispiel schon in Mimik, Gestik und Gangbild ab. Sie hat einen matten Gang und ein maskenhaftes Gesicht. Die Bewegungen Depressiver sind meist verlangsamt. Die Entschluss- und Handlungsfähigkeit ist reduziert. Die Patientin im Fallbeispiel muss sich zu allem aufraffen, die alltäglichen Dinge fallen ihr schwer. Sie fühlt sich müde und abgeschlagen. Der Tag liegt wie ein riesiger unüberwindbarer Berg vor ihr. Aktivitäten werden in der Depression häufig nicht zu Ende geführt und beanspruchen meist mehr Zeit als in gesunden Phasen. Im Extremfall kommt es zum **depressiven Stupor,** bei dem die Antriebshemmung so ausgeprägt ist, dass die Patienten fast bewegungs- und reaktionslos im Bett verharren.

In Sonderfällen kann sich eine innere Unruhe mit Rastlosigkeit entwickeln, die als **Agitiertheit** bezeichnet wird. Die überschießende Aktivität ist dabei nicht zielgerichtet und wird von den Patienten auch als quälend erlebt (agitierte Depression, s.u.). Bei ausgeprägten Depressionen sind die depressive Stimmung und die Antriebshemmung am Morgen stärker ausgeprägt als am Abend. Diese zirkadiane Rhythmik ist meist an ein Früherwachen gekoppelt, wie es auch Frau S. beschreibt.

Dass sie am liebsten niemanden sehen möchte, ist Ausdruck eines zunehmenden **sozialen Rückzugs,** der ebenfalls ein charakteristisches Zeichen der Depression ist. Veranstaltungen oder Orte mit vielen Menschen werden gemieden, aber auch private soziale Kontakte werden vernachlässigt. Hobbys, im Fallbeispiel das Fahrradfahren, und Bekanntschaften werden nicht mehr gepflegt. Freunde, die die Hintergründe des sozialen Rückzugs nicht kennen, fühlen sich von depressiv Erkrankten häufig zurückgewiesen. Die Freudlosigkeit wird durch das Ausbleiben positiver Erlebnisse, wie sie Hobbys und soziale Kontakte mit sich bringen, weiter verstärkt.

Formale Denkstörung

Das Denken depressiver Menschen ist wie auch ihr Antrieb verlangsamt. Den Betroffenen fällt es schwer, Gedankengänge zu entwickeln und sie in Worte zu fassen. Im Fallbeispiel fällt es der Patientin schwer, den Grund für ihren Besuch zu formulieren und ihre Situation zusammenhängend zu schildern. Im Gespräch wirkt sie träge. Im Extremfall kann der Gedankenfaden bei den Betroffenen ganz abreißen, man spricht dann von **Denkhemmung.** Konzentration und Aufmerksamkeit können auch in Mitleidenschaft gezogen werden. Dass die Patientin nicht mehr kocht, könnte also auch ein Hinweis darauf sein, dass es ihr dabei nicht mehr gelingt, dem Handlungsfaden zu folgen. Darüber hinaus neigen depressive Menschen zum **Grübeln;** die Gedanken kreisen unentwegt um die gleichen sorgenvollen Themen, wie im Fallbeispiel auch häufig begleitet von Gewissensbissen und Selbstanklage.

Inhaltliche Denkstörung

Das Denken ist auf wenige, meist negative Inhalte eingeengt. So macht sich die Frau Sorgen um ihre Gesundheit und ihre fehlende Schaffenskraft. Sie hat Schuldgefühle gegenüber ihrer Familie. Entwickeln sich diese sorgenvollen Gedanken in eine unbegründete, unkorrigierbare Überzeugung, spricht man von **Wahnideen.** Diese sind in der Depression **stimmungskongruent,** d. h., sie passen zur depressiven Stimmung. Es sind hypochondrische, Versündigungs-, Verarmungs- oder nihilistische Wahnideen.

Somatische Symptome

Der Mann der Patientin berichtet auch von somatischen Symptomen wie z. B. Appetitlosigkeit und Schlafstörungen mit morgendlichem Früherwachen. Diese Symptome haben sie zum Arztbesuch geführt, bei denen aber scheinbar die zugrunde liegende psychische Störung nicht richtig erkannt wurde. Der „Druck auf der Brust und im Kopf" sowie das Gefühl einer „zugeschnürten Kehle" können im Sinne einer Vitalstörung verstanden werden, zu der auch die Abgeschlagenheit und Energielosigkeit gehören.

Selbstgefährdung

Besonders wichtig ist es, mögliche **Suizidgedanken** bei depressiven Patienten zu erkennen. Die Frau im Fallbeispiel berichtet von **passiven Todeswünschen.** Sie wolle am liebsten nicht mehr da sein, um ihrer Familie nicht zur Last zu fallen. Fast jeder depressive Patient denkt über ein Ende seines Leidens nach, und bei sehr vielen Patienten entwickeln sich daraus suizidale Handlungen. Daher ist im Vollbild einer schweren depressiven Episode von bestehender Suizidalität auszugehen.

MERKE

Etwa 15 % aller Patienten mit einer rezidivierenden depressiven Störung beenden ihr Leben durch **Suizid!**

Wahninhalte bei depressiven Menschen:

- **Hypochondrische Wahnideen:** krankhafte Überzeugung unheilbar an AIDS, Tumoren oder anderen Erkrankungen zu leiden
- **Verarmungswahn:** unbegründete Überzeugung, über nicht ausreichende finanzielle Mittel zu verfügen oder sich und die Familie durch die Erkrankung zu ruinieren
- **Versündigungswahn:** krankhafte Überzeugung, aufgrund von Fehlern oder Unterlassungen in der Vergangenheit Unheil über sich selbst, die Familie oder die ganze Menschheit gebracht zu haben
- **Nihilistische Wahnideen:** Patient hat das Gefühl, nicht mehr zu sein, keine Familie, keine Organe oder nichts mehr zu haben

MERKE

Formale Denkstörungen, v. a. Konzentrations- und Merkfähigkeitsstörungen, können das Bild einer demenziellen Entwicklung imitieren. Bei älteren Patienten muss darauf besonders geachtet und eine **„Pseudodemenz"** (➤ Tab. 12.4) ausgeschlossen werden.

Tab. 12.4 Abgrenzung der depressiven Pseudodemenz von der Demenz

Depressive Pseudodemenz	Demenz
Kognitive Leistungseinbußen: Denk- und Konzentrationsstörungen (Verlangsamung des Denkens; Denkhemmung), im Tagesverlauf **häufige Schwankungen;** dem Patienten sind Defizite bewusst, Klagen über kognitive Einbußen. Typische Antwort bei Exploration: „Ich weiß nicht", Mitarbeit meist gut, adäquate Dialogäußerung	**Kognitive Leistungseinbußen:** Gedächtnisstörungen (Auffassungs-, Benennungs- und Wortfindungsstörungen), im Tagesverlauf **relativ konstant;** dem Patienten sind Einbußen **nicht** bewusst, Überspielen der kognitiven Defekte. Beinahe richtige Antworten in der Exploration sind typisch, Mitarbeit im Allgemeinen schlecht, Vergessen des Dialogthemas
Stimmung meist depressiv, ggf. mit besonderer Ausprägung am Morgen (Morgentief)	Stimmung und Verhalten wechselnd, Verschlechterung oft nachts
Gefühl der Gefühllosigkeit	Apathie und Interessenlosigkeit
Schlafstörungen (Früherwachen!)	Schlafstörungen (Durchschlafstörungen)
Vitalstörungen	Altersbedingte körperliche Erkrankungen
Selbstanklage, Schuldgefühle, Grübelzwang	Organische Wesensänderung (Affektlabilität, Veränderung des Sozialverhaltens)
Typisch depressiver Wahn	Keine oder unsystematische Wahnideen
Rascher Beginn **Abrupte** Verschlechterung **Voll** orientiert	**Schleichender** Beginn **Langsame** Verschlechterung **Orientierungsstörungen**

Diagnostik

THERAPEUTISCHE PRAXIS

Depressive Menschen wissen häufig nicht, dass sie an einer Krankheit leiden. In etwa der Hälfte der Fälle erkennt auch ein Allgemeinmediziner eine behandlungsbedürftige Depression nicht! Für den Krankheitsverlauf des Patienten ist es aber von großer Bedeutung, dass seine Symptome richtig erkannt und durch rechtzeitige Therapie adäquat behandelt werden. Bei Verdacht auf eine Depression sollten Sie den Patienten unbedingt zur fachärztlichen Untersuchung überweisen und in Rücksprache mit dem Psychiater den Therapieprozess ggf. begleiten.

Die depressive Symptomatik (➤ Tab. 12.5) sollte mindestens **2 Wochen** anhalten, und die Patienten müssen mindestens **2 Hauptsymptome** und **2 Nebensymptome** vorweisen, bevor die Diagnose einer depressiven Episode gestellt wird.

Synonyme für die schwere depressive Episode: endogene Depression, Major Depression, Melancholie, psychotische Depression.

Schweregrad der depressiven Episode

Die Schweregradeinteilung der depressiven Episode erfolgt in:

- **Leichte** depressive Episode **mit oder ohne** somatisches Syndrom: Es lassen sich 2 Hauptsymptome und 2 Nebensymptome (➤ Tab. 12.5) diagnostizieren. Die Symptome sind nicht besonders ausgeprägt und zeigen sich über 2 Wochen; Berufstätigkeit und Lebensgestaltung sind teilweise eingeschränkt.

Tab. 12.5 Symptomatik depressiver Episoden

Hauptsymptome	• Gedrückte, depressive Stimmung • Interessenverlust, Freudlosigkeit • Mangelnde Fähigkeit, auf eine freundliche Umgebung oder freudige Ereignisse emotional zu reagieren • Antriebsverminderung mit erhöhter Ermüdbarkeit
Nebensymptome	• Verminderte Konzentration und Aufmerksamkeit • Vermindertes Selbstwertgefühl und Selbstvertrauen • Schuldgefühle und Gefühle von Wertlosigkeit • Negative und pessimistische Zukunftsperspektiven • Suizidgedanken, erfolgte Selbstverletzung oder Suizidhandlungen • Schlafstörungen (Morgentief, Abendtief) • Frühmorgendliches Erwachen; 2 oder mehr Stunden vor der gewohnten Zeit • Verminderter Appetit

- **Mittelgradig** depressive Episode **mit oder ohne** somatisches Syndrom: Es lassen sich 2 Hauptsymptome und 3 Nebensymptome diagnostizieren. Der Patient hat einen ausgeprägten Leidensdruck, es gelingt ihm nur unter erheblichen Schwierigkeiten, seinen sozialen, häuslichen und beruflichen Pflichten und Anforderungen nachzukommen.
- **Schwere** depressive Episode **ohne** psychotische Symptome oder **mit** psychotischen Symptomen (bei Letzterem zusätzlich Wahnideen wie Schuld-, Verarmungs-, Versündigungswahn). Es lassen sich 3 Hauptsymptome und 4 Nebensymptome über 2 Wochen, bei besonders schweren Episoden auch früher diagnostizieren. Psychotische Symptome oder ein depressionsbedingter Stupor können vorhanden sein. Der Patient ist nicht in der Lage, seinen sozialen, häuslichen, beruflichen Pflichten und Anforderungen nachzukommen. Achtung: **akute Suizidalität!**

MERKE

Die Diagnosestellung zwischen leichter, mittelgradiger und schwerer depressiver Episode bedarf einer klinischen bzw. fachärztlichen Untersuchung und Beurteilung. Die Anzahl, Art und Schwere der zugrunde liegenden Symptome werden dabei berücksichtigt und sollte deshalb vom Facharzt und nicht vom Heilpraktiker für Psychotherapie vorgenommen werden.

Der Schweregrad richtet sich also nach der Ausprägung und Anzahl der Symptome. Er wird aber auch vom Ausmaß der Einschränkung der beruflichen und sozialen Aktivitäten bestimmt.

ERLÄUTERUNGEN ZUM FALL

Die Patientin im Fallbeispiel leidet an einer schweren depressiven Episode ohne psychotische Symptome.

Zusätzlich können bei **schweren depressiven** Episoden psychotische Symptome auftreten. Dabei handelt es sich v. a. um Wahnideen, manchmal auch um akustische Halluzinationen; sie treten meist in Form von Stimmen auf, die dem Patienten Versagen und Wertlosigkeit vorwerfen oder imperativen Charakter haben und zum Suizid auffordern. Von der Schizophrenie unterscheiden sich diese Wahnideen dadurch, dass sie nicht bizarr oder kulturell unangemessen, sondern **stimmungskongruent** sind, d. h., sie passen zur depressiven Stimmung. Es sind hypochondrische, Versündigungs-, Verarmungs- oder nihilistische Wahnideen.

Bei depressiven Patienten besteht ein ausgeprägtes **Suizidrisiko,** das eine vitale Bedrohung des Patienten darstellt. **15 %** der Patienten mit schweren depressiven Störungen begehen Suizid. **20–60 %** der depressiv Kranken weisen Suizidversuche in ihrer Krankheitsgeschichte auf, **40–80 %** leiden während einer Depression an Suizidideen.

MERKE

Schwere Depressionen mit psychotischen Symptomen gehen grundsätzlich mit einer erhöhten **Suizidalität** einher!

Differenzialdiagnosen

Vor der Diagnosestellung einer depressiven Episode sind **organische Ursachen** (somatogene Depression) auszuschließen.
Weitere psychiatrische Differenzialdiagnosen sind:

- Anpassungsstörung mit depressiver Reaktion (➤ Kap. 16.4.2)
- Schizoaffektive Störung (➤ Kap. 11.8)
- Postschizophrene Depression (➤ Kap. 11.3.2)

Klinische Sonderformen depressiver Episoden

Im klinischen Alltag werden die Depressionen oft nach der vorherrschenden Symptomatik (z. B. somatisierte Depression) oder dem Zeitpunkt des Auftretens (z. B. Altersdepression) unterschieden. **Diese Einteilung hat pragmatische Gründe, ersetzt aber nicht die Klassifikation nach ICD.** Gängig sind dabei die im Folgenden beschriebenen Krankheitsbilder.

Larvierte oder somatisierte Depression

FALL

Larvierte oder somatisierte Depression – „Depressiv sein, das kann ich mir nicht leisten!"

Eine 45-jährige Krankenpflegerin und alleinerziehende Mutter von zwei Kindern berichtet, dass sie schon seit längerer Zeit an Kopfschmerzen, Schwindelgefühlen und hartnäckigen Muskelverspannungen in der Rückengegend leide. „Am schlimmsten ist es im Schulterbereich, aber manchmal zeigt sich der Schmerz auch in den Armen und in der Lendenwirbelsäule. Die Kopfschmerzen und die Schwindelgefühle befallen mich häufig, wenn es auf der Arbeit stressig zugeht. Ich habe dann das Gefühl, dass sich alles dreht, und ich muss mich, wenn ich über den langen Stationsflur zu den Pflegezimmern gehe, immer wieder mal festhalten und abstützen. Ab und zu habe ich auch ein taubes Gefühl im rechten Arm, aber das verschwindet nach kurzer Zeit wieder." Auf die Frage nach weiteren Beschwerden gibt sie an, dass sie hin und wieder auch Schluckbeschwerden und ein beklemmendes Gefühl im Hals habe, aber richtig krank sei sie dann eigentlich nicht. Nachdem Untersuchungen bei zwei verschiedenen Fachärzten keinen Befund ergeben hätten, habe man sie zur weiteren Abklärung an den Psychotherapeuten überwiesen.
Im Anamnesegespräch zeigt sich, dass die Frau in Bezug auf ihre Arbeit massive Widerstände verspürt. „Die Arbeit macht mich kaputt. Ich habe tagtäglich genug mit meinen eigenen Kindern und einer pflegebedürftigen Mutter zu tun. Warum soll ich mir zusätzlich die Wehwehchen und die Leiden anderer Familien aufhalsen?" Auf die Frage, wann die gesundheitlichen Probleme zum ersten Mal aufgetaucht seien, gibt sie als Zeitpunkt den Tod ihres Vaters an. Sein Tod habe sie nicht besonders mitgenommen, ihr Verhältnis zu ihm sei ohnehin nie das beste gewesen, sagt sie. Überwältigenden

Schmerz oder große Trauer und Wutgefühle verneint sie. Offensichtliche Anzeichen eines depressiven Syndroms sind – von leichten Schlafstörungen und Appetitlosigkeit abgesehen – dem ersten Eindruck nach nicht festzustellen. „Depressionen kann ich mir in meiner Situation doch überhaupt nicht erlauben – schließlich muss ich schauen, dass alle versorgt und gut beieinander sind!"

Menschen, die unter einer **larvierten Depression** leiden, stellen sich oft wegen körperlicher Beschwerden beim Hausarzt vor. Die Depression ist dabei wie in einer „Larve" versteckt. Die körperlichen Beschwerden sind also Ausdruck einer nicht gelebten depressiven Verstimmung (somatisierte Depression). Die typischen somatischen Symptome sind klassische Vitalstörungen und vegetative Beschwerden, wie sie bei der depressiven Episode als Begleiterscheinungen auftreten. So finden sich Kopf-, Gelenk-, Nerven- und Muskelschmerzen, Verstopfung, Appetitmangel, Gewichtsverlust, Unterleibsschmerzen oder Störungen der Sexualfunktion. Hinzu kommen ein brennendes und taubes Gefühl oder Herz- und Schluckbeschwerden, für die **keine** organische Ursache gefunden werden können.

Bei Verdacht auf eine larvierte Depression sollten durch eine ausführliche Exploration gezielt depressive Symptome erfragt und fachärztlich abgeklärt werden (➤ Tab. 12.6).

THERAPEUTISCHE PRAXIS

Um die „maskierten" depressiven Symptome zum Vorschein zu bringen, helfen folgende Fragen:

- Können Sie Ihren gewohnten Aktivitäten wie üblich nachgehen?
- Mangelt es Ihnen an Schwung, etwas anzupacken?
- Wie konnten Sie sich in letzter Zeit konzentrieren?
- Haben Sie Freude an Dingen empfunden? Pflegen Sie derzeit Hobbys?
- Konnten Sie in letzter Zeit durchschlafen? Wie sind Sie eingeschlafen, wann aufgewacht?
- Haben Sie wach gelegen und gegrübelt?
- Haben Sie sich mehr Sorgen um Dinge gemacht als früher? Haben Sie finanzielle Sorgen?
- Wie war Ihr Appetit?
- Haben Sie Gewicht verloren? Passen Ihnen Ihre Kleidungsstücke noch, oder sind sie zu weit geworden?

Tab. 12.6 Depressive Episode und larvierte Depression im Vergleich

Depressive Episode	Larvierte (somatisierte) Depression
Die körperlichen Beschwerden sind **Begleitsymptome** der depressiven Erkrankung. Typische Symptome der Depression sind **offensichtlich** erkennbar.	Die körperlichen Symptome bilden den **Mittelpunkt** der Beschwerden. Typische Symptome der Depression sind **nicht** oder **kaum** erkennbar.
Typische Aussage: „Ich fühle mich so kraftlos und niedergeschlagen – gleichzeitig habe ich auch Herz- und Rückenschmerzen sowie Magen-Darm-Probleme."	Typische Aussage: „Ich habe Herz- und Rückenschmerzen sowie Magen-Darm-Probleme, aber kein Arzt weiß mir zu helfen. Ob ich depressiv bin? Nein, das glaube ich nicht!"

Spät- und Altersdepression (Involutionsdepression)

FALL

Altersdepression – „Pseudodemenz"

Eine 46-jährige Frau kommt mit ihrer 71-jährigen Mutter in die Sprechstunde. Mit besorgter Miene schildert sie den Grund für den Besuch, allerdings wirkt sie dabei etwas verunsichert. „Ich bin nicht sicher, ob wir hier richtig sind. Meine beiden jüngeren Schwestern sagen, unsere Mutter werde einfach nur alt, und damit solle ich mich endlich abfinden. Aber ich habe das Gefühl, meine Mutter hat sich in den letzten Monaten sehr verändert und dass man das nicht einfach nur damit abtun kann, dass sie älter wird und das ganz normal ist, dass man dann manchmal etwas vergisst. Seit mein Vater, also der Mann meiner Mutter, verstorben ist, vernachlässigt meine Mutter sich und ihren Haushalt und auch ihre sozialen Kontakte sehr. Bis dahin war sie immer sehr bedacht darauf, sich zu pflegen und sich trotz ihres Alters sehr ansprechend und zeitgemäß zu kleiden. Im Haushalt wollte sie immer am liebsten alles selbst machen und gleich erledigen. Wehe, es stand etwas auf der Küchenablage herum oder es lagen Krümel auf dem Esstisch. Und jetzt lässt der Haushalt, naja, sehr zu wünschen übrig. Mit ihren Freundinnen aus der Frauengemeinschaft, die sie selbst gegründet hatte, traf sie sich regelmäßig zum Kaffeeklatsch, und sie planten gemeinsame Aktionen wie den jährlichen Adventsbasar oder das Ostereierfärben mit den Dorfkindern. Daran hatte sie große Freude. Doch jetzt ist es so, dass sie an diesen Aktivitäten nicht mehr teilnimmt oder wenn, dann nur auf unser Drängen hin und mit großem Widerwillen. Auch das Lesen in den Abendstunden, das sie immer gern machte, hat sie eingestellt. Sie schaut jetzt abends nur noch fern und denkt dabei oft nicht daran, rechtzeitig ins Bett zu gehen, d. h., sie schläft mit ihrer Tageskleidung im Sessel ein. Sie ernährt sich auch nicht mehr richtig. Sie hat keine Lust mehr zu kochen; außerdem weiß sie auch gar nicht, was. Meine Schwestern und ich kaufen darum jede Woche für sie ein und bringen ihr auch Vorgekochtes mit, das sie sich nur noch aufwärmen muss. Ganz oft bemerken wir dann, dass sie sich das Essen gar nicht zubereitet, sondern stattdessen nur Joghurt oder etwas Schokolade gegessen hat. Und ihre Blutdrucktabletten nimmt sie auch nicht mehr richtig. Wir haben ihr auch schon eine Tablettendose mit Erinnerungsfunktion gekauft, aber auch das hilft nichts. Oft liegen die Tabletten vom Vortag noch in der Dose. Daraufhin sagt ihre Mutter: „Mensch, Kind, ich kann mich einfach nicht mehr konzentrieren und mir die meisten Sachen nicht mehr merken. Ich mache mir schon Gedanken genug." Auf die Frage, worüber sie denn nachdenke, antwortet sie: „Mein Mann und ich – wir wollten nächstes Jahr unsere goldene Hochzeit feiern. Und jetzt, wo das nicht geklappt hat, frage ich mich ununterbrochen, was ich falsch gemacht habe oder hätte tun können, damit er das noch mit mir hätte erleben können. Ich liege die halbe Nacht lang wach und zerbreche mir den Kopf darüber. Am schlimmsten ist es in den frühen Morgenstunden, bevor ich aufstehen muss. Der Tag liegt dann wie eine schwere Decke auf meinen Schultern. Ich muss mit der Schuld leben, dass er früher von mir gegangen ist."

Ihre Tochter berichtet noch, dass die Mutter über Antriebslosigkeit, Durchfall, mangelnden Appetit und Kopfschmerzen leide. Ihr Hausarzt tippe auf Alzheimer, zudem habe er diverse Medikamente verschrieben, die aber bisher nicht angeschlagen hätten. Im weiteren Gespräch stimmt die 71-jährige Frau einer ausführlichen fachärztlichen körperlich-neurologischen Abklärung zu, schließlich sei vor einiger Zeit ja noch alles in Ordnung gewesen. Da diese keinen organischen Befund ergibt, der mit den Beschwerden in Zusammenhang gebracht werden kann, wird eine kombinierte Behandlung mit Antidepressiva und Gesprächstherapie begonnen. Diese Therapie führt recht schnell zu guten Ergebnissen. Konzentrations- und Merkfähigkeit kehren zurück, Antrieb und Stimmungslage normalisieren sich. Auch die Haushaltsführung gelingt wieder weitgehend selbstständig.

Der Begriff **Involutionsdepression** (Rückbildungsdepression) ist eine ältere Bezeichnung für eine schwere depressive Episode des höheren Lebensalters, auch „Altersdepression" genannt. Man unterscheidet dabei zwischen

- **Spätdepression,** bei der die depressive Episode erstmalig nach dem 45. Lj. auftritt, und
- **Altersdepression,** bei der die depressive Episode erstmalig nach dem 65. Lj. auftritt.

Heute geht man davon aus, dass der Begriff „Involutionsdepression" irreführend ist, weil endokrine Rückbildungsprozesse und Umstellungsvorgänge bei der Genese offensichtlich keine wesentliche Rolle spielen.

Wenn ein Mensch im jüngeren oder mittleren Lebensalter unter Merk- und Konzentrationsstörungen leidet, müde und energielos ist, keine Entscheidungen treffen kann und über den Verlust gefühlsmäßiger Beziehungen klagt, wird kaum ein Arzt den Verdacht auf eine Demenz stellen. Vielmehr wird er eine Depression abklären. Bietet jedoch ein älterer Mensch dasselbe Beschwerdebild, liegt die Diagnose einer Altersdemenz weitaus näher, v. a. wenn zusätzliche körperliche Symptome wie Schwerhörigkeit, nachlassende Sehkraft, Hormon- und Stoffwechselstörungen, organische Krankheiten oder die Nebenwirkungen von Medikamenten eine demenzielle Erkrankung vortäuschen.

MERKE

Bei älteren Menschen mit Konzentrations- und Merkfähigkeitsstörungen muss auch an eine depressive Symptomatik gedacht werden!

Oft verbirgt sich hinter einem derartigen Symptomkomplex jedoch eine schwere depressive Störung (➤ Tab. 12.6), die aufgrund der ähnlichen Symptomatik leicht mit einer Altersdemenz verwechselt werden kann („depressive Pseudodemenz"). Anders als bei der Demenz verschwindet aber in der Regel die kognitive Beeinträchtigung nach der Gabe von Antidepressiva.

THERAPEUTISCHE PRAXIS

Spät- und Altersdepressionen können gleichzeitig als **sekundäre** Depression einer somatischen Erkrankung auftreten (z. B. lange chronische Erkrankung) oder Symptom einer **organisch bedingten Depression** sein (z. B. Alzheimer-Demenz). Das macht eine fachärztliche Abklärung der Symptome dringend erforderlich!

GUT ZU WISSEN

Ein **demenzielles Syndrom** (etwa bei Alzheimer-Krankheit) ist gekennzeichnet durch Gedächtnisstörungen, eine Beeinträchtigung der kognitiven Fähigkeiten (Denken, Planen, Organisieren) und eine Veränderung der Persönlichkeit, die sich z. B. in Affektlabilität, Apathie, Reizbarkeit und einer Veränderung des Sozialverhaltens äußern kann. Oft sind die Betroffenen nicht voll orientiert. Für eine sichere klinische Diagnose sollten die Denk- und Gedächtnisstörungen mindestens **6 Monate** bestehen (➤ Kap. 9.3.1).

Wochenbettdepression (postpartale Depression)

ICD-10: F53.0; **ICD-11:** 6E20 ohne, 6E21 mit psychotischen Symptomen

FALL

Wochenbettdepression – „Mehr als Heultage"

Eine 30-jährige Frau hat vor 7 Tagen eine gesunde Tochter zur Welt gebracht. Seit gestern ist sie deutlich niedergeschlagen. Ihrem Ehemann gegenüber habe sie schluchzend geäußert, sie wisse gar nicht, warum sie plötzlich so unglücklich sei. Sie habe doch endlich das Kind, das sie sich so sehr gewünscht habe. Der Ehemann vermutete zunächst, es würde sich um die klassischen „Heultage" handeln. Jetzt bringe er seine Frau aber doch zum Arzt, weil sie gegenüber einer Freundin geäußert habe, dass sie nicht mehr leben wolle.

Es kann schwierig sein, die **Wochenbettdepression** auf den ersten Blick von vorübergehenden Störungen im Wochenbett wie den „Heultagen" abzugrenzen. Diese treten meist zwischen dem 3. und 5. Tag nach der Entbindung auf und klingen schnell wieder ab.

ERLÄUTERUNGEN ZUM FALL

Der Ehemann der Patientin hat absolut richtig reagiert. Suizidalität gehört sicher nicht zur Symptomatik der Heultage. Eine **postpartale Depression** kann sich **innerhalb von Stunden** nach der Entbindung entwickeln. Als Ursachen werden hormonelle Veränderungen und die situative Belastung nach der Geburt diskutiert. Gewöhnlich tritt sie spätestens bis zur 2. Woche nach der Entbindung auf. Sie bildet sich häufig innerhalb von Wochen zurück und hat in der Regel eine gute Prognose, wenn die **Suizidalität** beachtet wird und in schweren Fällen Antidepressiva eingenommen werden.

Im Wochenbett treten **zehnmal** mehr psychiatrische Erkrankungen auf (meist depressive Episoden) als während der übrigen Lebenszeit der Frauen. Bei einer weiteren Geburt ist das Rezidivrisiko erhöht. Neben den depressiven Episoden kann es auch zu **schizophrenen** (➤ Kap. 11.3) oder **schizoaffektiven** (➤ Kap. 11.8) Störungen kommen.

Agitierte Depression („Jammerdepression")

FALL

Agitierte Depression – „Gedanken fahren Achterbahn"

Eine 42-jährige Chefsekretärin sitzt rastlos auf ihrem Stuhl und berichtet mit traurigem Blick und trostloser Miene, dass es ihr ganz schlecht gehe. Mit zappelnden Fingern erzählt sie, dass sie sich oft wie eine Aussätzige oder Einsiedlerin fühle, da sich ihr Freundeskreis von ihr zurückgezogen hat, weil sie so wenig Zeit habe. Auch auf der Arbeit habe sie wenig vertraute Kontakte. Dort sei sie immer und überall die Böse, weil sie die unangenehmen Beschlüsse und Umstrukturierungsmaßnahmen des Chefs verkünden müsse. Dabei mache ihr das doch selbst sehr zu schaffen, und sie zweifle an ihrem Wert sowie dem Sinn des Ganzen, aber sie werde eben nie nach ihrer Meinung gefragt. In Sekundenschnelle schießt sie plötzlich aus dem Sessel, rennt durch das Zimmer und stellt sich auf den Füßen wippend ans Fenster. Mit den Fingern zwirbelt sie eine einzelne Haarsträhne. „Ich komme mir vor wie in einer Achterbahn. Ein Gedanke jagt den anderen, und in meinem Kopf geht es auf und ab. „Los, das schaffst du vor Feierabend noch. Und das Projekt initiierst du am besten sofort, das muss noch auf den Weg" – dabei muss ich aufpassen, nicht aus der Bahn zu fliegen. Deswegen kann ich auch keine Minute stillsitzen. Ich kann mich nicht mal mehr nach Feierabend wirklich auf eine Sache konzentrieren; in Ruhe ein Buch lesen oder mit meinem Mann einen entspannten Abend verbringen. Das kann ich schon lange nicht mehr. Innerlich bin ich auf Hochtouren und meine Gedanken auf Höchstgeschwindigkeit. Auch wenn es so aussieht, als sei ich ein Energiebündel – ich fühle mich wie ein Häufchen Elend. Ich bin hundemüde, seit Wochen kann ich nachts nicht mehr durchschlafen, und mich nervt diese bescheuerte Situation." Das Gespräch muss an der Stelle enden, weil die Sprechstunde vorüber ist. Daraufhin verlässt die Frau das Zimmer zwar, aber bei der Sprechstundenhilfe beklagt sie sich weiter, es nehme sich nie jemand wirklich Zeit für sie.

Bei der **agitierten Depression** steht nicht die Hemmung, sondern die Agitiertheit (Erregung) von Denken und Bewegung im Vordergrund.

ERLÄUTERUNGEN ZUM FALL

Die Chefsekretärin im Fallbeispiel zeigt viele Symptome, welche die Diagnose einer depressiven Episode nahelegen: Antriebslosigkeit, tonlose Stimme, Schlaflosigkeit, Denkstörungen, Gefühl der Minderwertigkeit bis hin zu nihilistischen Wahnideen und sozialem Rückzug. Die motorische Unruhe ist hier v.a. Ausdruck der unkontrollierten, sich in einem hektischen Rededrang äußernden Gedanken, die aufgrund des gestörten Antriebs jedoch nicht zur Ausführung kommen. Wenn Jammern und Klagen das Krankheitsbild bestimmen, spricht man oft auch von einer **„Jammerdepression"**.

Der Rededrang, die motorische Unruhe und das ständige Kreisen der Gedanken dürfen nicht darüber hinwegtäuschen, dass es sich aufgrund der übrigen Symptomatik (z. B. Schlaflosigkeit, Mangel an Initiative und Durchhaltevermögen, Schuldgedanken, Konzentrationsstörungen, Vitalstörungen) um eine depressive Störung handelt.

MERKE

Leitsymptom der **agitierten Depression** („Jammerdepression") ist die **psychomotorische Unruhe** in Verbindung mit typisch depressiven Symptomen.

Saisonale Depression

Normalerweise treten depressive Episoden gehäuft im Frühjahr und Herbst auf. Eine Form, die regelmäßig im **Spätherbst** und **Winter** auftritt, nennt man **saisonale** Depression. Sie geht oft mit Heißhunger, Gewichtszunahme und vermehrtem Schlafbedürfnis einher. Neben einem depressiven Affekt ist sie auch durch Gereiztheit und Ängstlichkeit gekennzeichnet. Sie spricht besonders auf **Lichttherapie** (➤ Kap. 12.6) an.

Anankastische Depression

Stehen **Zwangssymptome** im Vordergrund der Depression und zeichnet sich der Betroffene durch eine prämorbide übermäßige Gewissenhaftigkeit und Ordnungsliebe aus, spricht man von einer **anankastischen Depression.**

Erschöpfungsdepression

FALL

Erschöpfungsdepression – „Kein Licht am Ende des Tunnels"

Die 30-jährige Bäckereifachfrau beginnt das Gespräch mit den Worten, sie sei „völlig fertig". Sie habe zwei kleine Kinder im Alter von 4 und 7 Jahren. Eines davon habe von Geburt an eine Sehbehinderung, es brauche daher etwas mehr Aufmerksamkeit und Betreuung als andere Kinder. Vor 1 Jahr habe ihre Familie beschlossen, aus der Stadt aufs Land zu ziehen. Sie habe daraufhin zusammen mit ihrem Mann einen Kredit aufgenommen und ein älteres Haus auf dem Land gekauft, das sie seitdem in Eigenleistung an den Wochenenden renovierten. Kurz danach sei ihrem Mann wegen der schlechten Konjunktur die zugesagte Gehaltserhöhung gestrichen worden. Seitdem arbeite sie in einer 20 km entfernten Großbäckerei, wo es zugehe wie am Fließband. Dazu müsse sie jeden Morgen um halb 4 aufstehen. Zeit, sich nach der Arbeit auszuruhen, habe sie nicht, schließlich müsse sie ihre Kinder aus dem Kindergarten und der Schule abholen, sich um das Essen, die Hausaufgaben und den Haushalt kümmern. Und am Wochenende stünden eben die Renovierungsarbeiten an, die nun mal gemacht werden müssten. „Die Kinder quengeln ja jetzt schon." Der Frau fällt es schwer, von ihrer Situation und v.a. ihrer Stimmungslage zu berichten. Zögernd erklärt sie, dass sie sich mit den Rollen als Berufstätige, Hausfrau, Bauherrin und Mutter eindeutig überfordert fühle. Zudem habe sie damals noch auf die Hilfe ihrer Eltern gehofft, die diese auch zugesagt hatten. Doch dann hätten sie sich kurzfristig entschieden, lieber ihre eigene Wohnung zu renovieren, sodass sie nun ganz allein zurechtkommen müsse. Ihr Mann sei ihr auch keine große Hilfe, damit sei sie auch sehr unglücklich. Nachts könne sie nicht mehr gut schlafen – sie wälze sich vor dem Einschlafen oft lange im Bett herum und schlafe meist erst sehr spät ein, erwache aber dennoch nach einigen Stunden schon wieder. „Ich bin überfordert und sehe keinen Ausweg. Ich fühle mich im Stich gelassen, um mich herum ist es kalt und düster, und ich sehe kein Licht mehr am Ende des Tunnels. Meine Beine, mein Rücken, meine Arme – alles, sogar das Atmen, tut weh. Ich laufe nur noch auf Sparflamme – ich kann einfach nicht mehr!"

Tritt eine Depression nach langjähriger Dauerbelastung oder nach wiederholten Traumatisierungen auf, spricht man von einer **Erschöpfungsdepression.**

THERAPEUTISCHE PRAXIS

Auch hier gilt, dass die somatischen Beschwerden vor einer Psychotherapie beim Facharzt abgeklärt werden müssen und eine klare Einschätzung der Suizidalität (➤ Kap. 21) vorgenommen werden muss.

12.3.2 Rezidivierende depressive Störung

ICD-10: F33; **ICD-11:** 6A71

Synonyme: rezidivierende Episoden von depressiver Reaktion, psychogener Depression oder reaktiver Depression, saisonale depressive Störung

Treten depressive Episoden **wiederholt** auf, ohne dass sich in der Anamnese unabhängige Episoden mit gehobener Stimmung und vermehrtem Antrieb (Manie) finden, spricht man von einer rezidivierenden depressiven Störung. Mit der Diagnose vereinbar sind allerdings kurze Episoden von leicht gehobener Stimmung und Überaktivität (Hypomanie), die unmittelbar nach einer depressiven Episode auftreten. Manchmal sind sie durch eine antidepressive Behandlung bedingt.

Die Einteilung der rezidivierenden depressiven Episode nach erfolgt nach dem Schweregrad in:

- Gegenwärtig **leichte** depressive Episode **ohne** psychotische Symptome
- Gegenwärtig **mittelgradige** depressive Episode **mit oder ohne** psychotische Symptome
- Gegenwärtig **schwere** depressive Episode **ohne** psychotische Symptome
- Gegenwärtig **schwere** depressive Episode **mit** psychotischen Symptomen

GUT ZU WISSEN

Die schwereren Formen der rezidivierenden depressiven Störung haben viel mit den früheren Konzepten der **manisch-depressiven** Krankheit, der **Melancholie,** der **vitalen Depression** und der **endogenen Depression** gemeinsam.

Der Beginn kann akut oder schleichend sein. Die erste Episode kann in jedem Alter auftreten und von wenigen Wochen bis zu vielen Monaten dauern.

Das Risiko, dass ein Patient mit rezidivierender depressiver Störung eine manische Episode entwickelt, wird niemals vollständig aufgehoben, gleichgültig, wie viele depressive Episoden bereits aufgetreten sind. Beim Auftreten einer manischen Episode ist die Diagnose in bipolare Störung zu ändern.

12.3.3 Anhaltende affektive Störungen

Bei den anhaltenden affektiven Störungen werden 2 Formen unterschieden: **Dysthymie** und **Zyklothymie.**

Die Verstimmungen dauern meist jahrelang an, beginnen oft früh im Erwachsenenleben und beeinträchtigen dieses in erheblichem Maße. Gelegentlich kommt es zu einzelnen oder wiederholten manischen Episoden, oder eine leichte bis schwere depressive Episode überlagert die anhaltende affektive Störung.

GUT ZU WISSEN

Die ICD weist bei den anhaltenden affektiven Störungen keine klaren operationalisierten Diagnosekriterien auf. Hier ist der Blick auf das amerikanische Klassifikationssystem der DSM-5 hilfreich. Die Kriterien wurden bei der Krankheitsbeschreibung vom Autor berücksichtigt.

Vor der Diagnose einer anhaltenden affektiven Störung muss geklärt sein, dass die Symptomatik nicht die Folge von **Substanzmissbrauch** (Drogen, Alkohol) oder **Medikamenteneinnahme** ist. Selbstverständlich sollten auch **organische Erkrankungen** (z. B. Schilddrüsenunterfunktion) ausgeschlossen sein.

Dysthymie

ICD-10: F34.1; **ICD-11:** 6A72

FALL

Dysthymie – „Einsamer Klammeraffe"

Ein 44-jähriger Bibliotheksangestellter sucht die psychotherapeutische Praxis auf, weil er sich schon seit längerer Zeit antriebslos fühlt und mangelnde Freude und Lust am Leben verspürt. Er habe sich in den letzten 1½ Jahren mehr und mehr zurückgezogen. Wegen seines geringen Selbstbewusstseins habe er Schwierigkeiten, soziale Kontakte aufzubauen und zu pflegen. Dennoch leide er sehr unter der Einsamkeit. Zudem wünsche er sich nichts sehnlicher als eine feste Partnerin, mit der er zusammen ein gemeinsames Leben führen könne. Doch mit seiner Zurückgezogenheit und seiner Neigung, häufig „schwarzzusehen", sei dies im Grunde ziemlich hoffnungslos. Beziehungen zu Frauen habe er früher zwar gehabt, aber diese seien immer ziemlich schnell in die Brüche gegangen, weil sich die Frauen nach kurzer Zeit eingeengt und unter Druck gesetzt fühlten. Seine letzte Partnerin habe sich von ihm mit der Begründung getrennt, er sei ein „Klammeraffe". Daraufhin habe er sich noch mehr zurückgezogen. Einladungen zu privaten oder beruflichen Anlässen nehme er gar nicht mehr wahr. Aber zu Hause fühle er sich auch nicht wirklich wohl, und es falle ihm zunehmend schwerer, alltäglichen Aufgaben wie dem Einkaufen oder Saubermachen der Wohnung nachzukommen. Dies sei sicher durch die Schlafstörungen bedingt, die ihn seit dem Ende der letzten Beziehung plagten.

Die **Dysthymie** ist eine für mindestens 2 Jahre anhaltende oder häufig wiederkehrende, depressive Verstimmung, die zu keinem Zweitpunkt über einen Zeitraum von 2 Wochen die Kriterien einer schweren, mittelgradigen oder leichten rezidivierenden depressiven Störung erfüllt. Es sollten nicht mehr als 2 Monate ohne Symptome vergehen. Sie kann auch im Anschluss an eine schwere depressive Episode auftreten, ihre Symptomatik ähnelt der depressiven Episode, ist aber weniger ausgeprägt und erfüllt nicht die Kriterien einer leichten depressiven Episode (➤ Kap. 12.3.1). Die Betroffenen fühlen sich **müde, erschöpft, depressiv** und **unzulänglich.** Die Anforderungen des täglichen Lebens können sie noch **einigermaßen bewältigen,** klagen aber über die Anstrengungen und schlafen schlecht. In der Vorgeschichte lässt sich oft ein gehemmtes, ängstliches und selbstunsicheres Verhalten feststellen.

Die Dysthymie ist schwer gegen eine leichte rezidivierende depressive Störung abzugrenzen. Die rezidivierende depressive Störung zeigt in der Regel „gesunde" Intervalle mit ausgeglichener Stimmung. Die Diagnose der Dysthymie ist nur dann gerechtfertigt, wenn die Intervalle ausgeglichener Stimmung nicht länger als ein paar Wochen dauern und keine hypomanischen Episoden auftreten.

Da von vielen Prüfern immer noch die alte Nomenklatur verwendet wird, folgt hier exemplarisch eine Fallgeschichte für eine **neurotische Depression.** Deutlich wird dabei, wie reaktivierte Konflikte aus der frühen Kindheit zur Entstehung einer Depression bzw. Dysthymie beitragen können.

FALL

Neurotische Depression (Dysthymie) – „Herzschmerz ohne Ende"

Marco ist 23 Jahre alt. Seinen leiblichen Vater hat er nie kennengelernt, da dieser sich „aus dem Staub gemacht" hat, als er erfuhr, dass seine Mutter im Alter von 17 Jahren von ihm schwanger war. In so jungen Jahren ein uneheliches Kind auf die Welt zu bringen, war damals noch sehr verpönt, sodass die Großeltern beschlossen, dass der kleine Marco bei ihnen aufzuwachsen habe. Seine Mutter wurde nach der Entbindung bei Verwandten in einer anderen Stadt untergebracht, wo sie eine Ausbildung begann. Demzufolge lebte er die meiste Zeit von seiner Mutter getrennt. Seine Mutter besuchte ihn in der Regel ein- bis zweimal pro Woche, stand dabei aber stets unter strengem Einfluss und großer Kontrolle durch die Großeltern. Sie wollten vermeiden, dass die Beziehung zwischen Mutter und Sohn zu stark würde. Als Marco 4 Jahre alt war, begann eine Zeit, in der seine Mutter ihn weniger besuchte – und wenn sie kam, erschien sie meist mit wechselnden Partnern. Seine Mutter, die ihn in die Praxis begleitet, erinnert sich, dass Marco in dieser Zeit ein sehr schwieriges, anstrengendes Kind war. Er habe sich wegen jedem Zipperlein angestellt und schon bei Kleinigkeiten gleich „rotgesehen". Er habe „wie aus heiterem Himmel" zu toben und zu

schreien begonnen oder sich auf den Boden geworfen und wild mit den Füßen gestrampelt und getreten. „Wenn ich mich ihm näherte, fing er an zu kratzen und zu beißen und warf mit Spielzeug nach mir." Oder aber er habe sich in sein Zimmer zurückgezogen und seine Wut an allen möglichen Gegenständen ausgelassen. „Einmal kam ich in Marcos Zimmer, da sah es aus wie auf einem Schlachtfeld. Er hatte seinen Nachttisch mit der Lampe, seinen Spielkaufladen und die Stühlchen in seinem Zimmer umgeschmissen und sämtliche Kleider, an die er herankam, aus dem Schrank gerissen und im gesamten Zimmer verteilt. Ein anderes Mal hatte er sämtliche Schnürsenkel seiner Schuhe angezündet wie auch die meiner Großeltern und meine eigenen, die ich im Hausflur abgestreift hatte." Ansonsten sei Marco ein recht introvertierter Junge mit herausragenden Schulleistungen gewesen – er sei lieber mit sich allein gewesen als mit Gleichaltrigen zusammen.
Dies habe sich schlagartig geändert, als er sich in der Mittelstufe in ein Mädchen aus der Nachbarklasse verliebte. Er sei wie ausgewechselt gewesen: umgänglich, aufgeschlossen, gesprächig, ja richtig fröhlich. Doch sei dies genauso schnell wieder umgeschlagen, als das Mädchen mit ihren Eltern in ein anderes Bundesland ziehen musste und die Beziehung beendete. „Da zog er sich total zurück und verbarrikadierte sich in seinem Zimmer." Die Großeltern waren verzweifelt, weil sie mitbekamen, dass er auch Schwierigkeiten mit dem Einschlafen hatte und nachts oft stundenlang laute Musik hörte. Seine Schulleistungen sanken kurze Zeit darauf in den Keller. Aber wenn sie ihm Hilfe anboten oder mit ihm über seine Probleme sprechen wollten, rastete er komplett aus und schmiss Gegenstände gegen die Tür, sie sollten endlich verschwinden und ihn in Ruhe lassen. Dann hörten sie ihn kurze Zeit später laut und bitterlich weinen. So wie er aussehe und drauf sei, wolle ihn doch eh niemand haben. Kein Mensch auf der Welt und schon gar nicht die Mädchen würden sich jemals für ihn interessieren. Einmal wollte er sogar vom Dach des Hauses springen und sich das Leben nehmen, aber daran konnten wir ihn glücklicherweise hindern.
Diese Situation sei nun schon mehrere Jahre her, doch seine Trauer und seine Niedergeschlagenheit seien unverändert. „Irgendwann muss das doch mal aufhören mit dem Herzschmerz", klagt der junge Mann, „ich kann mir das nicht erklären". In einer der nächsten Sitzungen stellt sich heraus, dass die Trennung von dem Mädchen nur der Trigger für unterdrückte, noch nicht verarbeitete **Verlust- und Trennungserlebnisse** aus der Kindheit war.

Synonyme: neurotische Depression, depressive Neurose, depressive Persönlichkeit, depressiver Charakter

Zyklothymie

ICD-10: F34; **ICD-11:** 6A62

FALL

Zyklothymie – „Hochs und Tiefs"

Eine 42-jährige Mutter erscheint auf Drängen ihrer Tochter widerwillig in der Praxis. Die Tochter erklärt, mit dem Gefühlsleben ihrer Mutter sei etwas nicht in Ordnung, sie leide unter ausgeprägten Stimmungsschwankungen, die sich mittlerweile auch auf ihren gemeinsamen Konditoreibetrieb auswirkten. Es gebe Phasen, in denen ihre Mutter nur so vor Energie strotze und arbeite wie ein Tier. Sie arbeite dann zwischen 12 und 14 Stunden am Tag, schmeiße den ganzen Betrieb so gut wie allein und entwerfe oft über Nacht noch die ausgefallensten Kreationen. Das beeindrucke sie natürlich sehr, aber dieser Zustand von „himmelhoch jauchzend" schlage dann nach einigen Tagen um, und ihre Mutter wirke dann plötzlich „zu Tode betrübt". Sie sei dann kaum ansprechbar, wirke missmutig und niedergeschlagen und könne sich tagelang schlichtweg zu nichts aufraffen. Das gehe so weit, dass ihre Mutter Bestellungen von Kunden einfach storniere, ohne ihr Bescheid zu geben, und keinen Fuß mehr vor die Tür setze. „Manchmal kommt sie gar nicht mehr aus dem Bett, sie geht nicht mal mehr ans Telefon und will nichts und niemanden sehen oder sprechen. Und wenn ich sie darauf anspreche, wird sie patzig und sagt, ich soll sie in Ruhe lassen. Was soll ich nur machen? Inzwischen beschweren sich schon die Kunden, das kann doch so nicht weitergehen." Die Mutter selbst versteht das ganze Aufheben nicht, es sei doch nichts Ungewöhnliches, Launen zu haben. „Jeder hat doch Hochs und Tiefs, das ist doch vollkommen normal."

Eine Zyklothymie ist eine **chronisch verlaufende anhaltende Instabilität der Stimmungslage.** Sie wird bestimmt von häufig wechselnden Phasen leichter Depression und leicht gehobener Stimmung (Hypomanie). Auch hier gilt ein Vorhandensein der Symptome **von mindestens 2 Jahren** bis zur Diagnosestellung. Während dieser 2-Jahres-Periode sollen die Symptome nicht länger als 2 Monate ausgeblieben sein.

Synonyme: affektive, zykloide oder zyklothyme Persönlichkeitsstörung

12.3.4 Manische Episode

ICD-10: F30; **ICD-11:** 6A60, 6A61 (➤ Tab. 12.2)

FALL

Manische Episode – „Der Astronaut"

Ein 25-jähriger Bibliothekar kommt in Begleitung seiner Frau zur Heilpraktikerin und ist nur mit Mühe zu einem Explorationsgespräch zu überreden, da er sich nicht krank fühle. Er trägt eine auffällige weiße Jacke. Seine Frau berichtet, dass ihr Mann in den letzten 3 Wochen sehr verändert sei. Er rede pausenlos, komme kaum zur Ruhe und schlafe nur noch etwa 3 Stunden pro Nacht. Er habe sich zwar schon immer für Astronomie interessiert, aber jetzt habe er sich in die Idee verrannt, Astronaut zu werden. Er sei total zuversichtlich, ins All zu fliegen. Zu diesem Zweck habe er Bücher und Zeitschriften im Wert von über 1 000 Euro erworben, sei Mitglied in zwei Fitnessclubs geworden, trainiere täglich mindestens 3 Stunden und habe schon telefonisch und per Mail versucht, mit der NASA Kontakt aufzunehmen. Gestern habe sie auf seinem Schreibtisch einen Ausdruck aus dem Internet über Weltraumtourismus entdeckt. Seine Jacke habe er sich mit weißem Lack besprüht, wohl in Anlehnung an Astronautenanzüge. Eigentlich sei er eher zurückhaltend und verschlossen und komme nicht so schnell mit anderen in Kontakt. Deswegen verwundere es sie besonders, dass er mit den Leuten im Fitnessclub so schnell Freundschaft geschlossen und sich bereits mehrfach mit zwei Frauen getroffen habe. Er sei so ausgelassen und unbeschwert. Auch zeige er eine ungewöhnliche sexuelle Energie, die ihr zwischenzeitlich zu viel werde, sie müsse ihm oft Grenzen setzen.
In der Exploration steht der Mann ständig auf und redet, als würde er ein größeres Auditorium vor sich haben. Er berichtet begeistert und schwärmend von physikalischen Versuchen im All, vom Andromeda-Nebel und vergleicht sich mit Neil Armstrong. Dabei springt er von Idee zu Idee, sodass man ihm kaum folgen kann. Während seiner Ausführungen greift er sich einen Stift aus der Hand der Therapeutin und einen Block von ihrem Tisch und beginnt, seine Ausführungen durch Diagramme zu erläutern. Dieses Vorhaben bricht er jedoch unvermittelt wieder ab, steckt den Stift ein und reicht den Block seiner Frau. Er bedankt sich dann bei der Therapeutin für das Kennenlernen und will den Raum mit dem Hinweis verlassen, dass er noch andere wichtige Termine habe. Als die Therapeutin und seine Frau versuchen, ihn zum Bleiben zu bewegen, wird er ungehalten und beschimpft sie. Sie würden die Menschheit um große neue Entdeckungen bringen, wenn sie ihn hinderten, seiner Mission weiter nachzugehen.

Begriffsdefinition

Die manische Episode ist gekennzeichnet durch eine Trias aus **krankhaft gehobener Stimmung, gesteigertem Antrieb** und **beschleunigtem Denken.** Manische Menschen imponieren häufig durch ansteckende Fröhlichkeit und überbordenden Optimismus. Besonders bei längerer Krankheitsdauer kann die Euphorie jedoch leicht in Gereiztheit, Streitsucht und eine Anspruchshaltung umschlagen. Manische Episoden treten in unterschiedlichem Ausmaß auf. In leichter Ausprägung können die heitere Lebenseinstellung und Lebenslust sowie der gesteigerte Antrieb noch als angenehme Überaktivität wahrgenommen werden. Gerade in kreativen Berufen kann die gesteigerte Aktivität in Kombination mit dem Ideenreichtum zunächst positive Impulse setzen. **Fehlende Krankheitseinsicht** und zunehmende Ausprägung der Erkrankung führen in der Folge aber meist zu Problemen am Arbeitsplatz, in der Partnerschaft bzw. Familie.

Symptomatik

Bei folgenden Symptomen muss immer eine manische Episode in Betracht gezogen und differenzialdiagnostisch abgeklärt werden:

- **Störung der Affektivität:** inadäquat gehobene, leicht irritierbare Stimmung
- **Antriebsstörung:** Antriebssteigerung mit ständigem Bewegungsdrang, geringes bis aufgehobenes Ruhe- und Schlafbedürfnis
- **Formale Denkstörungen:** Ideenflucht
- **Inhaltliche Denkstörungen:** Selbstüberschätzung und Größenideen

THERAPEUTISCHE PRAXIS

Manische Menschen fallen häufig schon durch ihr exzentrisches Äußeres auf. Frauen sind nicht selten sehr farbenfroh gekleidet, tragen außergewöhnlich viel Schmuck und auffallende Kopfbedeckungen. Meist sind sie auch sehr stark geschminkt, wobei das Make-up verschmiert oder nicht genau aufgetragen sein kann.

ERLÄUTERUNGEN ZUM FALL

Der manisch Kranke hat keinerlei Einsicht in seinen Zustand. Ebenso wie sein oft extravagantes Erscheinungsbild erscheinen die auffälligen euphorischen Verhaltensweisen im subjektiven Empfinden als angebracht und zweckmäßig.

Affektivität

Der Bibliothekar scheint ein anderer Mensch geworden zu sein. Er tritt extrem sicher auf und ist hyperaktiv. Seine Frau beschreibt seine Stimmung als „ausgelassen und unbeschwert" sowie „total zuversichtlich". Er erlebt einen **grundlosen Optimismus** und ist sorglos-heiter. Beim Eingrenzen seines Tatendrangs (Verlassen des Raums) kippt jedoch seine Stimmung, und er wird ungehalten und beschimpft die Therapeutin. Der schnelle Wechsel zwischen **Euphorie** und **Dysphorie** ist ein Charakteristikum der Manie. Im Fallbeispiel wird der eigentlich zurückhaltende und verschlossene Bibliothekar in der manischen Phase zugewandter und aufgeschlossener. Er baut ungewohnt schnell neue soziale Kontakte auf. Diese ungewöhnliche Kontaktfreudigkeit kann Zeichen seiner ansteckend ausgelassenen Stimmung sein, aber auch als Folge der **erhöhten Aktivität** interpretiert werden. Dass die Vitalgefühle im Gegensatz zur Depression gehoben sind, zeigt sich in der subjektiv empfundenen Leistungsfähigkeit. Der Patient besucht das Fitnessstudio sehr exzessiv.

Antrieb

Der häufige und ausgedehnte Fitnessstudiobesuch ist aber auch ein Zeichen für seinen gesteigerten Bewegungsdrang. Der Patient redet pausenlos, kommt kaum zur Ruhe und schläft nachts nur noch etwa 3 Stunden. Während des Explorationsgesprächs steht er ständig auf. Sein Rede- und Bewegungsbedürfnis sind deutlich gesteigert. Das Bedürfnis nach Ruhe und Schlaf ist dagegen erkennbar vermindert. Der Patient erlebt dies jedoch im Gegensatz zum Depressiven nicht als störend. Dieser Tatendrang birgt allerdings Gefahren. Manische Menschen setzen oft kritiklos Ideen und Impulse in die Tat um. Dies kann zu unüberlegten Geschäftsabschlüssen, unsinnigen Handlungen und Geldausgaben führen. Die Ausgaben für Bücher, das Lackieren der Jacke, die Kontaktaufnahme mit der NASA können in diese Richtung gedeutet werden. Die Handlungen haben jedoch noch kein selbstschädigendes bzw. ruinöses Ausmaß erreicht, müssen aber auf jeden Fall kritisch gewertet werden. In anderen Fällen werden oft ruinöse Telefonrechnungen angehäuft, teure Materialien eingekauft bzw. bestellt oder unhaltbare Verträge abgeschlossen.

Distanzlosigkeit und Enthemmung

Daneben kann sich die Antriebsstörung auch in **Distanzlosigkeit** manifestieren, die in einzelnen Fällen bis zur **Enthemmung** führt. Manische Patienten werden dann aufdringlich, respektieren bzw. erkennen die Grenzen ihrer Mitmenschen nicht mehr. Folgen können sexuelle Belästigungen oder Verletzungen des Schamgefühls sein. Im geschilderten Fall zeigt sich eine milde Form der Distanzlosigkeit, indem der Bibliothekar sich ungefragt den Stift und Block der Therapeutin aneignet. Im familiären Umfeld zeigt sich die Enthemmung dagegen sehr deutlich. Die sexuelle Aktivität des erkrankten Bibliothekars steigt schnell an und überfordert seine Frau deutlich: Sie muss ihm „oft Grenzen setzen". In anderen Fällen zeigt sich oft auch eine Enthemmung im Umgang mit Alkohol oder anderen Rauschmitteln.

Formale Denkstörung

Typisch für die Manie ist die **Ideenflucht.** Einzelne Gedankengänge werden nicht mehr zu Ende geführt. Der Zielgedanke wechselt vielmehr durch eine Flut von Ideen und Assoziationen. Der manische Patient im Fallbeispiel springt von einem „astronomischen" Gedanken zum nächsten, sodass es dem Zuhörer schwerfällt, ihm logisch zu folgen. Dabei wird im Beispiel ein gesteigertes Interesse am eigenen Gedankengebilde unterstellt. Der Patient redet, als stehe er vor einem Auditorium, und nutzt Vortragsmittel wie den Block als Flipchart. In anderen Fällen zeigt sich die Ideenflucht oft auch gekoppelt mit erhöhter Ablenkbarkeit und Konzentrationsschwäche.

Inhaltliche Denkstörung

Ausdruck der inhaltlichen Denkstörung bei der Manie sind die **Größenideen.** Manische Patienten überschätzen ihre eigene Wichtigkeit und ihre Bedeutung für das Weltgeschehen. Im Fall des Bibliothekars ist es die Größenidee, Astronaut zu werden. Entscheidend ist dabei, dass der Betroffene kritischen Äußerungen gegenüber nicht zugänglich ist und an seinen Ideen und Plänen unbeirrbar festhält. Die erlebte eigene Großartigkeit kommt auch in seinem Auftreten zum Ausdruck, z. B. hält der Patient im Explorationsgespräch eine Art Vortrag. Er verkennt auch die Situation, glaubt, selbst der gebetene Gast bei dem Gespräch zu sein und weitere wichtige Termine zu haben, wie bei der Verabschiedung deutlich wird. Größenideen können sich auch zum Größenwahn steigern. Das gesteigerte Selbstwerterleben führt zum **Verlust der kritischen Selbstreflexion.** Der Patient fühlt sich nicht krank, ist nicht krankheitseinsichtig, kann nur mit Mühe zum Explorationsgespräch überredet werden. Das macht es v. a. den Angehörigen schwer, die Betroffenen zum Arzt zu bringen.

MERKE

Im Gegensatz zur Denkzerfahrenheit von Patienten mit Schizophrenie lässt sich bei manisch erkrankten Patienten noch ein logischer, nachvollziehbarer Zusammenhang zwischen den Gedanken erkennen.

Manische Episoden sind keine **„glückseligen"** Zustände, in denen der manische Patient nur guter Stimmung und leistungsstark ist. Er ist sehr oft euphorisch-gereizt. Der Verlust der kritischen Selbstreflexion in Kombination mit zunehmender Aktivitätssteigerung und Größenideen führt häufig zu **selbst- oder fremdgefährdendem Verhalten.** Es werden z. B. unüberlegte Geldgeschäfte, Haus- und Autokäufe getätigt oder inadäquate Kontakte zu Organisationen und prominenten Persönlichkeiten gesucht. Die Betroffenen zeigen häufig eine ausgeprägte sexuelle Aktivität mit erhöhtem Infektionsrisiko oder fahren Auto unter Alkoholgenuss mit riskant hoher Geschwindigkeit. Daraus kann dem Patienten ein nachhaltiger sozialer, finanzieller oder gesundheitlicher Schaden entstehen.

MERKE

Manische Patienten gehören zur Abklärung und Therapie umgehend in **fachärztliche psychiatrische Behandlung.**

Nach Abklingen einer manischen Episode entwickeln die Betroffenen häufig Schuld- und Schamgefühle für das Geschehene. Nicht selten stehen sie vor dem finanziellen Ruin. Im Rahmen einer bipolaren Störung kann sich an die manische Phase zusätzlich eine depressive anschließen. Diese Punkte machen den Patienten gerade in der Erholungsphase besonders anfällig für **Suizidgedanken.** Eine begleitende Psychotherapie, in der Erlebtes verarbeitet und in das eigene Selbstbild integriert wird, in der aber auch Perspektiven für die Zukunft eröffnet werden, kann den Krankheitsverlauf entscheidend positiv beeinflussen.

Diagnostik

Die abnorm gehobene Stimmung muss mindestens **1 Woche** anhalten und zum Hauptsymptom sollten **mindestens 3** der aufgezählten Nebensymptome kommen, bevor die Diagnose gestellt wird (➤ Tab. 12.7). Beim Vorherrschen einer ausschließlich gereizten Stimmung sollten es mindestens 4 Nebensymptome sein.

Synonyme: Manie, manische Psychose

Tab. 12.7 Symptomatik manischer Episoden

Hauptsymptom	• Vorherrschend situationsinadäquate, anhaltende gehobene, expansive oder gereizte Stimmung
Nebensymptome	• Gesteigerte Aktivität oder motorische Ruhelosigkeit • Vermindertes Schlafbedürfnis • Selbstüberschätzung oder Größenideen • Gesteigerter Rededrang • Ideenflucht (Gefühl des Gedankenjagens) • Eingeschränkte Aufmerksamkeit und Konzentration, vermehrte Ablenkbarkeit • Verlust normaler sozialer Hemmungen (Distanzlosigkeit, Alkoholmissbrauch, Feindseligkeit) • Leichtsinniges oder tollkühnes Verhalten • Gesteigerte sexuelle Energie • Wahnideen

Schweregrade der manischen Episode

- **Hypomanie:** leichte Ausprägung der Manie mit anhaltend auffallender gehobener Stimmung, gesteigertem Antrieb, Aktivität und Geselligkeit, übermäßigem Gefühl der Leistungsfähigkeit und des Wohlbefindens
- **Manische Episode ohne psychotische Symptome:** situationsinadäquat gehobene Stimmung, Schwanken zwischen sorgloser Heiterkeit und unkontrollierbarer Erregung; die berufliche und soziale Funktionsfähigkeit ist unterbrochen, Fehlen psychotischer Symptome
- **Manische Episode mit psychotischen Symptomen:** Reizbarkeit, Misstrauen, Selbstüberschätzung und Größenideen, teilweise mit Übergang zu Wahnideen und selten akustischen Halluzinationen

Die Wahnideen eines Manikers sind **synthym,** d. h., sie stimmen mit der Gemütslage überein. Der Größenwahn umfasst dabei die Vorstellung, Großartiges leisten zu können, über außergewöhnliche materielle und ideelle Mittel zu verfügen oder eine herausragende Persönlichkeit zu sein.

Differenzialdiagnosen

MERKE

Bei allen affektiven Störungen steht der Ausschluss **somatischer Ursachen** für die Symptomatik im Vordergrund der Diagnostik.

Folgende Differenzialdiagnosen müssen ausgeschlossen werden:
- Somatische Erkrankungen (Hirntumoren, Infektionskrankheiten, neurologische Erkrankungen, endokrinologische Störungen; ➤ Kap. 9)
- Medikamenteneinnahme (z. B. Steroide, Sympathomimetika)
- Alkoholmissbrauch (➤ Kap. 10.2)
- Schizoaffektive Störung (➤ Kap. 11.8)
- Schizophrenie (➤ Kap. 11.3)

12.3.5 Bipolare Störung

ICD-10: F31 (➤ Tab. 12.2); **ICD-11:** 6A60, 6A61 (➤ Tab. 12.2)

FALL

Bipolare Störung – „himmelhoch jauchzend, zu Tode betrübt"

Eine 52-jährige Frau kommt in heilpraktische Behandlung. Sie berichtet, seit Kurzem wieder an Schlafstörungen zu leiden. Sie wache in den frühen Morgenstunden auf und finde keinen Schlaf mehr. Sie kenne dies bereits von früher. Sie habe mit 21 Jahren eine Manie entwickelt. Damals habe sie ihren ersten Ehemann, einen Goldschmied, kennengelernt und mit ihm ein eigenes Geschäft eröffnet. In ihrer Euphorie habe sie geglaubt, damit berühmt zu werden und die Königshäuser Europas mit Schmuck beliefern zu können. Das Erbe ihrer Großmutter, die sich kurz zuvor in einer Depression das Leben genommen habe, habe sie für kostspielige Reisen und aufwendige Werbeaktionen verschwendet. Alles sei dann den Bach runtergegangen. Da habe sie das Sprichwort „erst himmelhoch jauchzend, dann zu Tode betrübt" am eigenen Leib erlebt. Sie sei schwer depressiv geworden, als sich ihr damaliger Mann von ihr getrennt habe. Nach einem

Suizidversuch mit Schlaftabletten sei sie in psychiatrische Behandlung gekommen. Bis zum 32. Lj. sei es ihr dann gut gegangen, sie habe die Handelsschule besucht, als Teamassistentin in einem großen Unternehmen gearbeitet und erneut geheiratet. Dann sei sie ohne Anlass wieder manisch geworden, durch die schnelle Reaktion ihres Mannes aber rechtzeitig behandelt worden. Zwei weitere depressive Phasen habe sie mit 38 und 42 Jahren erlebt. Seit 10 Jahren sei sie beschwerdefrei und habe vor 1 Jahr das Lithium abgesetzt, weil sie sich für geheilt hielt. Jetzt beunruhigen sie die bekannten Beschwerden, aber sie wolle gern ohne Medikamente klarkommen. Ihre Stimmung sei zwar ein bisschen gedrückt, und sie mache sich ein bisschen mehr Sorgen als sonst, aber so schlimm wie die letzten Male sei es bei Weitem nicht.

Definition

Die **bipolare Störung** ist durch wiederholte manische und depressive Episoden gekennzeichnet. Gehobene Stimmung, vermehrter Antrieb und Aktivität (Manie) wechseln sich mit Phasen von Stimmungseinbruch, vermindertem Antrieb und verminderter Aktivität (Depression) ab.

Symptomatik

THERAPEUTISCHE PRAXIS

Die Krankheitsvorgeschichte kann entscheidend zur Einschätzung aktueller Symptome beitragen und bestimmend für die weitere diagnostische Abklärung und Therapie sein.

Die Symptomatik zeichnet sich durch einen Wechsel von manischen Episoden (Leitsymptome der Manie) und depressiven Episoden (Leitsymptome der Depression) aus, zwischen denen Intervalle ausgeglichener Stimmung liegen. Eine Gegenüberstellung der Leitsymptome von manischer und depressiver Episode findet sich in > Tab. 12.8.

ERLÄUTERUNGEN ZUM FALL

Die Frau im Fallbeispiel berichtet über Schlafstörungen, die häufig alleiniges Symptom einer beginnenden depressiven Phase sein können. Gerade wegen der anamnestischen Daten sollten diese Symptome sehr ernst genommen werden. Die Vorgeschichte der Frau legt die Diagnose einer **bipolaren Störung** nahe. Der eigene Suizidversuch in der Krankheitsvorgeschichte und die wohl ebenfalls affektiv erkrankte Großmutter unterstreichen den Schweregrad der Erkrankung. Obwohl die depressiven Symptome der Frau noch milde sind, darf dies nicht darüber hinwegtäuschen, dass sich dahinter möglicherweise eine erneute depressive Phase verbirgt, die bald zum Ausbruch kommen könnte. Auch das **Absetzen der Phasenprophylaxe** (Lithium) vor 1 Jahr kann das Rezidivrisiko erhöhen. Zur Sicherheit sollte eine diagnostische Abklärung beim Facharzt erfolgen und in Absprache mit diesem eine begleitende Psychotherapie begonnen werden.

Diagnostik

Zur Diagnosestellung müssen **mindestens 2 Episoden** aufgetreten sein. Zwischen den einzelnen Phasen finden sich – wie bei den unipolaren Störungen – gesunde Intervalle mit meist **vollständiger Remission.**

Tab. 12.8 Vergleichende Übersicht der Leitsymptome manischer und depressiver Episoden

Manische Episode	Depressive Episode
Gehobene, euphorische oder reizbare Stimmung	Gedrückte, schwermütige, versteinerte Stimmung bis zur Gefühllosigkeit
Antriebssteigerung, Enthemmung	Antriebshemmung bis Teilnahmslosigkeit
Denkstörungen mit formal beschleunigtem Tempo, Ideenflucht	Denkhemmung (verlangsamter Denkablauf) mit Grübelzwang
Ein- und Durchschlafstörungen aufgrund von geringem Schlafbedürfnis (keine Müdigkeit)	Schlafstörungen, gesteigertes Schlafbedürfnis (ständige Müdigkeit)
Entschlussfreudigkeit	Angst und Entschlusslosigkeit
Gesteigertes sexuelles Verlangen	Libidoverlust
Rededrang (lautes Sprechen)	Gehemmtes Reden (leises Sprechen)
Selbstüberschätzung	Übertrieben negatives Selbstbild
Wahnideen: • Größenwahn • Liebeswahn • Beziehungswahn • Verfolgungswahn	Wahnideen Episode: • Schuldwahn • Versündigungswahn • Verarmungswahn • Nihilistischer Wahn • Hypochondrischer Wahn

Die manischen Episoden beginnen in der Regel abrupt und dauern von 2 Wochen bis zu 5 Monaten. Die depressiven Episoden haben meist eine längere Dauer von etwa 6 Monaten, selten länger als 1 Jahr. Sehr selten kommen affektive Störungen mit ausschließlich wiederkehrenden manischen Phasen vor. Da sie in Familienanamnese, Krankheitsbeginn, prämorbider Persönlichkeit und Krankheitsprognose der bipolaren Störung ähneln, werden sie als **bipolar** klassifiziert.

Als **Rapid Cycling** wird das Auftreten von mindestens 4 affektiven Episoden innerhalb 1 Jahres bezeichnet. Meist entwickelt sich diese Verlaufsform erst nach einer längeren Krankheitsdauer. Frauen sind häufiger betroffen als Männer.

MERKE

Bipolare affektive Erkrankungen zeichnen sich gegenüber **unipolaren** depressiven Episoden durch folgende Aspekte aus:
- Häufigere familiäre Belastung
- Beginn im früheren Lebensalter
- Kürzere Phasendauer bei höherer Phasenfrequenz
- Ausgeglichenes Geschlechtsverhältnis

Synonyme: manisch-depressive Erkrankung, manisch-depressive (affektive) Psychose oder Zyklothymie

Schweregrad der bipolaren Störung

Die Einteilung der bipolaren Störung erfolgt nach Symptomatik und dem Schweregrad in:
- Gegenwärtig **hypomanische** Episode
- Gegenwärtig manische Episode **ohne** psychotische Symptome
- Gegenwärtig manische Episode **mit** psychotischen Symptomen

- Gegenwärtig leichte depressive Episode **mit oder ohne** somatisches Syndrom
- Gegenwärtig schwere depressive Episode **ohne** psychotische Symptome
- Gegenwärtig schwere depressive Episode **mit** psychotischen Symptomen (zusätzlich Wahnideen wie Schuld-, Verarmungs-, Versündigungswahn)
- Gegenwärtig **gemischte** Episode
- Gegenwärtig **remittiert**

Differenzialdiagnosen

Organische Ursachen sind vor der Diagnosestellung einer manischen Episode auszuschließen. Weitere psychiatrische Differenzialdiagnosen sind die schizoaffektive Störung (➤ Kap. 11.8) und die Schizophrenie (➤ Kap. 11.3).

12.4 Krankheitsverlauf und Epidemiologie

12.4.1 Verlauf

Bei **affektiven Erkrankungen** können rein manische oder ausschließlich depressive Episoden auftreten. Man spricht dann von **unipolaren** Verlaufsformen. Wechseln sich depressive und manische Phasen dagegen regelmäßig ab, handelt es sich um eine **bipolare** Störung. Unipolar depressive Verläufe sind mit 65 % deutlich häufiger als bipolare Verläufe mit etwa 30 % (➤ Abb. 12.1). Sehr selten findet man ausschließlich manische Phasen (ca. 5 %).

Affektive Störungen treten entweder **monophasisch** (einmalig) oder **polyphasisch** (mehrmalig) auf. Dabei sind monophasische depressive Verläufe relativ selten. Die Regel sind mehrphasische Verläufe, wobei die Anzahl der Episoden bei den bipolaren Störungen meist am höchsten ist. Wegen der vielen Rezidive verlaufen bipolare Störungen in der Regel auch schwerer als andere affektive Störungen.

Die unipolaren depressiven Episoden und die Episoden bei einer bipolaren Störung klingen im Durchschnitt bei zwei Dritteln der Betroffenen vollständig ab. Der Betroffene erlebt dann eine komplette **Remission** ohne Krankheitszeichen. Beim restlichen Drittel tritt nur eine teilweise Besserung ein.

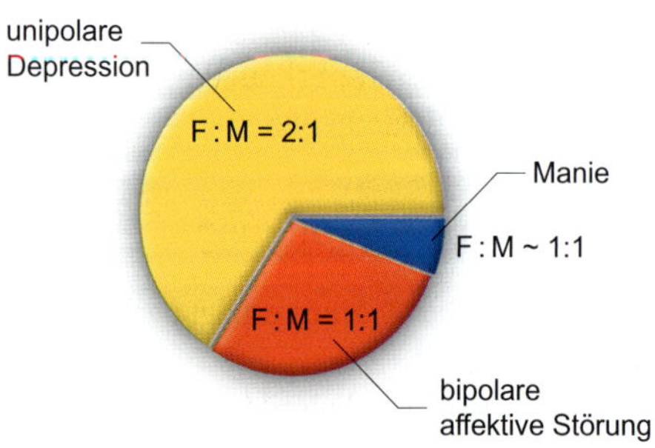

Abb. 12.1 Häufigkeits- und Geschlechtsverteilung affektiver Störungen [L141]

MERKE
Die Prognose der affektiven Störungen wird entscheidend von der **Suizidrate** bestimmt.

12.4.2 Epidemiologie

Depressionen sind die **häufigsten** psychischen Erkrankungen weltweit. Schätzungsweise leiden in Deutschland etwa 4 Mio. Menschen (5–10 % der Gesamtbevölkerung) an behandlungsbedürftigen Depressionen. Das Risiko, im Leben an einer **depressiven Episode** zu erkranken, beträgt 15–18 % (Lebenszeitprävalenz). Für **bipolare Störungen** ist dieses Risiko deutlich niedriger (1–2 %). Die **Zyklothymie** tritt etwa genauso häufig auf wie bipolare Störungen. **Dysthymien** erreichen dagegen eine Lebenszeitprävalenz von 1–6 %.

MERKE
Als häufigste psychische Störung sind affektive Erkrankungen von großer gesundheitspolitischer Bedeutung.

Das durchschnittliche **Ersterkrankungsalter** von unipolaren Depressionen und Manien liegt zwischen 20 und 30 Jahren. Depressive Erkrankungen haben einen zweiten Häufigkeitsgipfel um das 50. bis 60. Lj. Die Altersdepression ist die **häufigste** psychische Erkrankung bei den über 65-Jährigen. Menschen mit bipolaren Störungen erkranken in der Regel früher, etwa um das 20. bis 30. Lj.

Bei **Frauen** treten depressive Episoden doppelt so häufig auf wie bei **Männern.** Auch die Dysthymie ist bei Frauen häufiger. Unipolare Manien und bipolare Störungen sind dagegen bei Frauen und Männern etwa gleich häufig.

MERKE
Im Vergleich zu unipolaren depressiven Störungen treten bipolare Störungen insgesamt **seltener,** in einem **früheren** Lebensalter und bei Männern und Frauen etwa **gleich häufig** auf. Die Erkrankung ist wegen der fast doppelt so häufigen Rezidive und der **höheren Suizidrate** durch einen schwereren Verlauf gekennzeichnet.

12.5 Ätiologie

Die Entstehungsbedingungen der affektiven Störungen sind vielschichtig und lassen sich nicht auf **eine** Ursache begrenzen. Die Forschung konnte bisher verschiedene Faktoren entschlüsseln, die zur Entstehung der Störungen führen. Der genaue Entstehungsmodus ist aber bis heute nicht endgültig geklärt. So geht man derzeit von einem **multifaktoriellen** Krankheitsmodell aus, bei dem biologische, soziale und psychologische Faktoren zum Ausbruch der Erkrankung beitragen. Diskutiert werden heute die folgenden Aspekte:

- Genetische Faktoren
- Veränderungen im **Neurotransmittersystem**
- **Neuroendokrinologische** Faktoren
- **Hirnmorphologische** Veränderungen
- **Chronobiologische** Faktoren
- **Psychoreaktive** Faktoren

- **Kognitive und lerntheoretische** Aspekte
- **Psychodynamische** Aspekte
- **Persönlichkeitsfaktoren**

12.5.1 Genetische Faktoren

Befunde aus der Familien- und Zwillingsforschung belegen eine **genetische Disposition** für affektive Erkrankungen. Das Risiko, eine affektive Störung zu entwickeln, erhöht sich mit zunehmendem Verwandtschaftsgrad zu einer erkrankten Person. ➤ Abb. 12.2 zeigt, dass sich bei affektiven Störungen mit zunehmendem Verwandtschaftsgrad ein erhöhtes Krankheitsrisiko nachweisen lässt, auch wenn die Betroffenen (Kinder, Geschwister, Zwillinge) in Familien mit einem unterschiedlichen sozialen Milieu aufwuchsen. Gleichzeitig kann man der Abbildung aber auch entnehmen, dass die Erkrankungen nicht ausschließlich vererbt werden, weil somit bei eineiigen Zwillingen eine Konkordanzrate von 100 % zu erwarten wäre.

12.5.2 Veränderungen im Neurotransmitter-system

Man geht heute davon aus, dass die Entstehung der affektiven Erkrankungen eng an ein **Ungleichgewicht im Neurotransmittersystem** gekoppelt ist. Erhärtet wird dieser Zusammenhang durch die Wirksamkeit von Antidepressiva und weitere neurobiologische Forschungsergebnisse.

GUT ZU WISSEN

Die Monoaminmangel-Hypothese besagt, dass bei einer depressiven Phase im synaptischen Spalt zwischen Nervenzellen im Gehirn **Serotonin** und **Noradrenalin** nicht ausreichend vorhanden sind. Bestimmte Antidepressiva erhöhen die Aminkonzentration im synaptischen Spalt, wodurch sich die Wirksamkeit dieser Präparate erklärt. Aber auch Dichte und Empfindlichkeit der Rezeptoren tragen vermutlich zur Entstehung einer Depression bei. Ein Ungleichgewicht im **cholinerg-aminergen** System liefert weitere Hinweise auf die Pathogenese der affektiven Störungen. Überwiegt das cholinerge System, fördert dies eine depressive Phase. In einer manischen Phase kippt das Gleichgewicht zugunsten des noradrenergen Systems.

12.5.3 Neuroendokrinologische Faktoren

Bestätigt hat sich in den letzten Jahren die Erkenntnis, dass bei schweren Depressionen und solchen mit psychotischen Symptomen ein **Hyperkortisolismus** auftritt, der durch eine gestörte Regulation der Hypothalamus-Hypophysen-Nebennierenrinden-Achse bedingt ist.

12.5.4 Hirnmorphologische Veränderungen

Durch Obduktionen und bildgebende Verfahren wurde eine **Veränderung der grauen Substanz** in bestimmten Hirnarealen nachgewiesen. Auch die **Durchblutung** und **Stoffwechselaktivität** des Gehirns scheint während schwerer depressiver Episoden vermindert zu sein.

12.5.5 Chronobiologische Faktoren

Schon lange ist eine **saisonale Häufung** der affektiven Erkrankungen bekannt. Depressionen zeigen sich überzufällig häufig im Frühjahr oder Herbst. Bei schweren depressiven Phasen sind auch Tagesschwankungen mit Früherwachen und dem klassischen Morgentief zu beobachten. Begleitet wird diese **zirkadiane Rhythmusstörung** von einer veränderten **Schlafarchitektur** mit vermehrten oberflächlichen Schlafphasen. Als eine Ursache affektiver Störungen wird daher auch die **Desynchronisation** biologischer Rhythmen diskutiert.

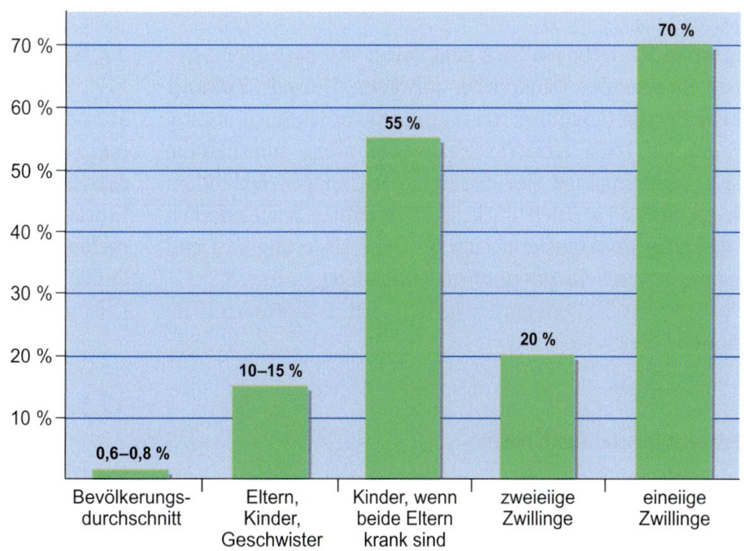

Abb. 12.2 Erkrankungsrisiko für Verwandte von Patienten mit einer bipolaren affektiven Störung [M1010/M515]

12.5.6 Psychoreaktive Faktoren

Stressauslösende Lebensereignisse und -umstände können den Ausbruch einer affektiven Erkrankung begünstigen. Typische **psychoreaktive Faktoren** sind Traumatisierungen, familiäre oder soziale Probleme sowie Änderungen der gewohnten Lebensumstände. Beispiele für psychoreaktive Faktoren sind:

- Konflikte am Arbeitsplatz oder in der Partnerschaft
- Leistungs- und Arbeitsdruck
- Schwangerschaft und Geburt
- Umzug
- Pensionierung
- Verlust von Bezugspersonen
- Krankheiten
- Todesfall und Trauer
- Unfall
- Sexueller Missbrauch

Die Mehrheit der depressiven Menschen berichtet von einem **einschneidenden Lebensereignis** („Life-Event") vor dem Auftreten der Symptomatik. In der Regel handelt es sich aber um psychosoziale Stressoren, die nur beim Vorliegen einer biologischen Disposition zur Manifestation der Erkrankung führen (Vulnerabilitäts-Stress-Modell, ➤ Kap. 12.5.10).

Bezeichnenderweise erhöht sich das Auftreten von affektiven Erkrankungen, bezogen auf die Gesamtbevölkerung, in Krisenzeiten (z. B. Krieg) nicht. Dies legt den Schluss nahe, dass **neurobiologische** Ursachen bei der Entstehung der Störungen beteiligt sein müssen. Psychologische Faktoren allein können das Geschehen nicht ausreichend erklären.

THERAPEUTISCHE PRAXIS

Psychosoziale Faktoren sind für die Psychotherapiemöglichkeiten des Heilpraktikers von entscheidender Bedeutung. So kann z. B. eine gezielte Anleitung zur Stressbewältigung gefährdeten Menschen helfen, Rezidiven einer affektiven Störung vorzubeugen.

12.5.7 Kognitive und lerntheoretische Aspekte

Das **kognitive Modell** nach Beck geht davon aus, dass depressive Menschen ein typisches Denkmuster aufweisen. **Umwelt, Zukunft** und **eigene Person** (kognitive Triade) werden vornehmlich negativ wahrgenommen. Diese verzerrte negative Sichtweise unterhält die depressive Stimmungslage. Sie führt zu Enttäuschungen, fehlendem Selbstwertgefühl und sozialem Rückzug. Die erlernten, realitätsfernen und festgefügten Denkmuster neigen zur Generalisierung und sind mit einer **negativen Selbstattribution** verbunden (➤ Kap. 8.2).

Depressionstypische Denkmuster werden auch als **dysfunktionale Kognitionen** bezeichnet.

FALL

Depressionstypische Denkmuster

Eine Frau erhält, nachdem sie das Abendessen zubereitet hat, einen Anruf von ihrem Mann. Er könne nicht rechtzeitig zu Hause sein, weil er beruflich noch aufgehalten werde. Die Frau ist sehr enttäuscht und wird von folgenden Gedanken geplagt: Natürlich kann nur mir wieder so etwas passieren **(negative Selbstattribution).** Gelingt mir denn momentan überhaupt nichts? **(Generalisierung).** Andere Männer kommen gern rechtzeitig zu ihrer Familie nach Hause. Ich habe einfach nicht die nötige Attraktivität, um einen Mann zu binden **(selektive Verallgemeinerung).** Das ist jetzt schon das dritte Mal innerhalb von 2 Wochen, dass er nicht pünktlich heimkommt. Es ist alles meine Schuld **(negative Selbstattribution, Generalisierung).** Ich hätte ihm gestern keine Vorhaltungen machen sollen. Bestimmt hat er gar keine Besprechung mehr. Wahrscheinlich hat er eine Affäre mit einer jüngeren und attraktiveren Kollegin. Schon mein erster Mann hat mich wegen einer Jüngeren verlassen (**Umwelt** und **Zukunft** werden im Sinne der depressiven Grundhaltung interpretiert, und negative Erfahrungen prägen die **automatischen Gedanken**).

Zur Erklärung der Depression wird auch das Modell der **erlernten Hilflosigkeit** von Seligman herangezogen. Demnach haben depressive Menschen wiederholt in bestimmten Situationen negative Erfahrungen gemacht, die sie durch ihr eigenes Handeln nicht beeinflussen oder kontrollieren konnten. Bei diesen Menschen entsteht die Überzeugung, bestimmten Situationen ausgeliefert zu sein und ihnen nicht selbstwirksam begegnen zu können. Es folgen **Resignation, depressive Denkinhalte** und das Gefühl des **persönlichen Versagens.**

12.5.8 Psychodynamische Aspekte

Schwerpunkt der psychodynamischen Entstehungstheorie der Depression ist eine **Fehlentwicklung des Selbstwertgefühls.** In einer frühkindlichen Entwicklungsphase (orale Phase) bleiben dem Kind eine adäquate Loslösung von der Bezugsperson und die Entwicklung eines gesunden Selbstwertgefühls versagt. Entweder erfolgt die Loslösung zu plötzlich (länger dauernder versagender Erziehungsstil), oder sie wird durch einen ängstlich-überfürsorglichen Erziehungsstil unterlassen oder hinausgeschoben. Die daraus resultierende erhöhte emotionale Bedürftigkeit kann im Erwachsenenalter häufig nicht ausreichend befriedigt werden, und Aggressionen, die sich ursprünglich auf das verloren gegangene Liebesobjekt beziehen, werden gegen die eigene Person gerichtet.

12.5.9 Persönlichkeitsfaktoren

Menschen, die an einer affektiven Störung erkranken, haben keine klar abgrenzbare Persönlichkeitsstruktur. Gleichwohl lassen sich gewisse Persönlichkeitseigenschaften bei den unipolar depressiv Erkrankten gehäuft finden. Dies sind die von Tellenbach als **„Typus melancholicus"** bezeichneten Charaktereigenschaften: ausgeprägte Ordentlichkeit, Perfektionismus, hoher moralischer Anspruch und Leistungsbereitschaft bei gleichzeitig großem Aufopferungswillen.

12.5.10 Vulnerabilitäts-Stress-Modell

Die Hypothese der Vererbung genügt als Erklärungsmodell für die Entstehung affektiver Erkrankungen nicht. Man muss davon ausgehen, dass viele Faktoren zusammenwirken müssen, um eine manische oder depressive Erkrankung zum Ausbruch zu bringen. Diese

Art der Entstehung wird als **multifaktorielle** Genese bezeichnet, d. h. die Entstehung wird durch viele Faktoren bedingt. Die Summe von inneren und äußeren Faktoren bestimmt das Auftreten der Erkrankung.

Die inneren Faktoren werden als **Vulnerabilität** bezeichnet, also eine anlagebedingte Disposition bzw. Bereitschaft, an der Störung zu erkranken. Dabei spielen genetische, organische (z. B. frühkindlicher Hirnschaden) oder soziale Faktoren („schwierige Kindheit") eine Rolle. Diese Vulnerabilität ist eng an ein Ungleichgewicht im Neurotransmittersystem geknüpft. Menschen mit **hoher** Vulnerabilität haben im späteren Leben eine **erhöhte Anfälligkeit** gegenüber affektiven Störungen. Bereits geringe äußere Faktoren (psychosozialer Stress wie z. B. Konflikt in der Familie oder im Beruf, Verlustsituationen, chronische Belastungen) können zum Auslösen einer affektiven Erkrankung führen (➤ Abb. 12.3). Manche Menschen geben sogar an, die Erkrankung habe sie aus „heiterem Himmel" getroffen.

Menschen, die wiederholt **schweren** Schicksalsschlägen ausgesetzt sind oder die in einer chronischen Belastungssituation leben, können trotz **geringer** Vulnerabilität eine schwere Erkrankungsphase erleiden (➤ Abb. 12.4).

GUT ZU WISSEN

Vulnerabilität oder Verletzlichkeit ist aber nicht ausschließlich als Defizit anzusehen. Eine gewisse Sensibilität im Alltag befähigt Menschen auch zu herausragenden Leistungen. Biografien von bedeutenden Persönlichkeiten belegen die Kreativität und Begabung depressiver Menschen; beispielhaft sind hier Ernest Hemingway, Robert Schumann oder Otto von Bismarck.

12.6 Therapie

12.6.1 Allgemeine Empfehlungen

Die beste und effektivste Therapie richtet sich nach Art und Schwere der affektiven Störung und macht häufig eine fach- bzw. berufsübergreifende Zusammenarbeit nötig. Einem Erkrankten kann nur dann wirklich geholfen werden, wenn er möglichst schnell die Chance auf eine adäquate Therapie erhält. Deswegen ist es von entscheidender Bedeutung, dass ein Heilpraktiker über alle sinnvollen Behandlungsoptionen informiert ist und dem Betroffenen entsprechende Empfehlungen geben, ihn weiter an den Facharzt verweisen oder ihn angemessen psychotherapeutisch behandeln kann.

Scheuen Sie sich nicht, in Zweifelsfällen den Rat eines Facharztes einzuholen. Damit vermeiden Sie eine unnötige Gefährdung der Gesundheit des Klienten und stärken auch sein Vertrauen in ihre therapeutischen Fähigkeiten. Ein guter Therapeut kennt seine Möglichkeiten, aber auch seine Grenzen.

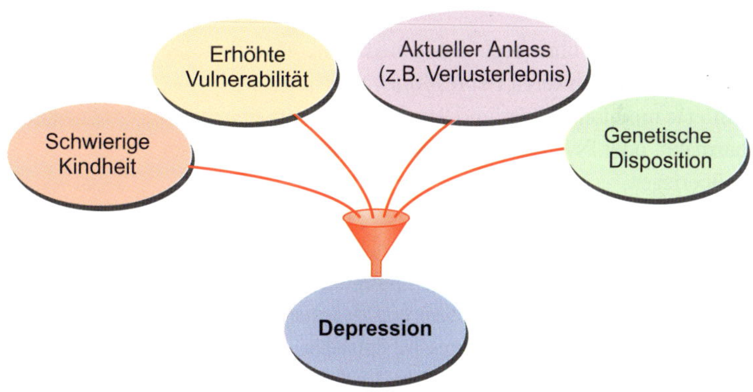

Abb. 12.3 Auslösen einer depressiven Erkrankung bei erhöhter Vulnerabilität [L157]

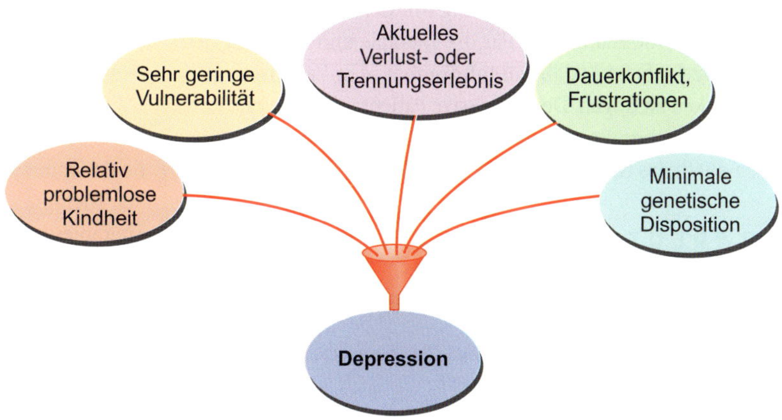

Abb. 12.4 Auslösen einer depressiven Erkrankung durch Belastungssituationen bei geringer Vulnerabilität [L157]

MERKE

Manche Prüfer in der mündlichen Prüfung legen Wert darauf, dass Sie **ärztliche Therapeuten** kennen, die Sie in entsprechenden Fällen kontaktieren bzw. an die Sie Ihre Klienten verweisen. Es ist also hilfreich, wenn Sie sich bereits vor der Prüfung kundig machen, wer für Sie in solchen Fällen zuständig bzw. für eine Zusammenarbeit geeignet ist.

Grundsätzlich vollzieht sich die Therapie der affektiven Störungen in 3 Schritten:

- Akuttherapie
- Erhaltungstherapie (6–12 Monate nach Ausbruch der Erkrankung)
- Rezidivprophylaxe (ab ca. 1 Jahr nach Ausbruch der Erkrankung)

Direkt nach der erfolgreichen **Akuttherapie** einer affektiven Erkrankung soll die **Erhaltungstherapie** helfen, einen Rückfall zu verhindern. Auf lange Sicht vermeidet man mit der **Rezidivprophylaxe** das erneute Auftreten der Erkrankung, sie kann sich dementsprechend über Monate bis Jahre hinziehen.

12.6.2 Akuttherapie depressiver Episoden

Bei der Akuttherapie depressiver Episoden kommen medikamentöse und nichtmedikamentöse Therapien zum Einsatz. Zu den nichtmedikamentösen Therapien zählen Psychotherapie, Schlafentzugstherapie, Lichttherapie, Soziotherapie, Physiotherapie und Elektrokrampftherapie.

Psychotherapie kann ohne begleitende medikamentöse Therapie bei leichten und mittelschweren Depressionen wirksam sein.

Kombinierte medikamentöse und **Psychotherapie** ist einer alleinigen Pharmako- oder Psychotherapie v. a. bei schweren depressiven Episoden überlegen.

Leichte und ggf. mittelschwere depressive Episoden dürfen auch durch Heilpraktiker für Psychotherapie therapiert werden. Dies setzt natürlich eine ärztliche Abklärung der Symptomatik voraus.

Die Behandlung leichter und mittelschwerer depressiver Episoden kann **ambulant** erfolgen. Schwere depressive Episoden, insbesondere mit psychotischen Symptomen und Suizidalität, gehören in die **stationäre** Therapie. Bestimmend für die Therapie der depressiven Episode ist die **Suizidalität.** Fast alle depressiven Patienten beschäftigen sich während ihrer Erkrankung regelmäßig mit dem Sinn des Lebens und entwickeln Todesfantasien. Für die Therapie und Prognose des Krankheitsverlaufs ist es daher **unabdingbar,** den Patienten nach Suizidgedanken zu fragen. Der depressive Patient erlebt dies als Entlastung, weil er über die quälenden Gedanken sprechen kann, und fühlt sich durch das Nachfragen in seiner Situation ernst genommen.

THERAPEUTISCHE PRAXIS

Fragen zur Abschätzung der **Suizidalität:**

- Haben Sie in Ihrer momentanen Situation Hoffnung, dass es Ihnen besser gehen könnte?
- Ist Ihnen schon einmal der Gedanke durch den Kopf gegangen, dass es besser wäre, nicht mehr leben zu müssen?
- Wie häufig drängt sich dieser Gedanke auf?
- Handelt es sich mehr um den Gedanken, „es wäre besser, nicht mehr aufwachen zu müssen" **(passive Todeswünsche),** oder haben Sie sich schon konkrete Gedanken gemacht, wie Sie sich das Leben nehmen würden **(akute Suizidalität)?**
- Wann haben Sie zuletzt darüber nachgedacht? Haben Sie schon Vorbereitungen getroffen?
- Haben Sie schon mal einen Suizidversuch unternommen?
- Kennen Sie jemand im Verwandten- oder Bekanntenkreis, der sich das Leben genommen hat?
- Gibt es etwas, was Sie vom Plan, sich das Leben zu nehmen, abhält?

MERKE

Bei Verdacht auf Suizidalität gehört ein Patient in fachärztliche Therapie! Droht eine **akute Selbstgefährdung,** ist der Patient auch gegen seinen Willen in eine psychiatrische Klinik einzuweisen. Dies geschieht dann zum Schutz des Patienten mithilfe der Polizei gemäß den Unterbringungsgesetzen der Länder.

Medikamentöse Therapie

Pharmakotherapie ist das Mittel der Wahl bei schweren Depressionen. Aber auch leichte und mittelschwere depressive Episoden können von alleiniger Pharmakotherapie profitieren. Zum Einsatz kommen sog. Antidepressiva (> Kap. 6.1.2), die in verschiedenen **Wirkklassen** vorliegen (> Tab. 6.1) und nach Kielholz in **3 Wirkqualitäten** eingeteilt werden (> Tab. 6.2).

Psychotherapie

Psychotherapeutisches Basisverhalten

Es ist wichtig, den Klienten in seiner Not ernst zu nehmen. Das erreichen Sie, wenn Sie ihm durch Zuhören und Bestätigen signalisieren, dass Sie seine Lage verstehen.

THERAPEUTISCHE PRAXIS

Beruhigen Sie Ihren Klienten und machen Sie folgende Punkte klar:

- Er ist kein Einzelfall.
- Die Entstehung der Krankheit ist bekannt.
- Die Krankheit ist heilbar.
- Die Dauer der Krankheit ist begrenzt.
- Die Behandlung führt nicht sofort zur Symptomfreiheit, aber in kleinen Schritten stellen sich Verbesserungen ein.
- Verschlechterungen werden in der Therapie abgefangen.
- Alle Behandlungsschritte werden mit dem Klienten besprochen.

Es ist weder sinnvoll, ihn in unrealistischen Vorstellungen bzgl. der Therapie zu bestärken (z. B. „Vielleicht bin ich bei der nächsten Therapiesitzung schon wieder ganz gesund"), noch, ihm falsche Angaben über seinen Zustand zu machen (z. B. „Ihnen geht es doch wieder bestens"). Der Klient fühlt sich sonst nicht ernst genommen und missverstanden. Auch ein „Mitjammern oder Mitklagen" führt nicht zum Ziel. Natürlich sollen Sie Ihren Klienten Mut und Hoffnung machen; dies erreichen Sie durch ein mitfühlendes, aber distanziertes Auftreten, bei dem Sie mit dem Klienten realistische Perspektiven erarbeiten. Weisen Sie ihn auf die kleinen Fortschritte hin, die er in der Therapie macht, und ermutigen Sie ihn, diese selbst wahrzunehmen. Bleiben Sie aber bei einer wirklichkeitsnahen Einschätzung des Genesungsprozesses.

THERAPEUTISCHE PRAXIS

Folgende allgemeine Regeln sollten Sie beim Umgang mit depressiven Patienten berücksichtigen:

- Vermeiden Sie Ratschläge wie: „Sie müssen sich zusammenreißen."
- Schwerwiegende Entscheidungen sollte der Klient erst nach Abklingen der akuten Symptomatik treffen.
- Motivieren Sie den Klienten nicht, sich abzulenken oder beliebige Aktivitäten zu ergreifen.
- Vermeiden Sie Versicherungen wie: „Es geht Ihnen schon viel besser."

Kognitive Verhaltenstherapie

Ziele der Behandlung (➤ Kap. 8.2):

- Erfassen der verzerrten Wirklichkeitswahrnehmung und Bearbeitung der dysfunktionalen Annahmen (Ätiologie affektiver Störungen, kognitive und lerntheoretische Annahmen)
- Aufbau angenehmer Aktivitäten
- Training sozialer Fertigkeiten

Der erste Punkt entspricht der **kognitiven Therapie** (nach Beck) im eigentlichen Sinne, die beiden anderen Punkte sind **verhaltenstherapeutische Therapiebausteine** (nach Lewinsohn). Die Integration dieser Bausteine in eine Therapie hat sich jedoch als besonders wirkungsvoll erwiesen und ist als **kognitive Verhaltenstherapie** Standard in der Depressionsbehandlung. Dauer und Setting (Einzel- oder Gruppentherapie) werden auf den Klienten abgestimmt.

Interpersonelle Psychotherapie (IPT)

Die **Interpersonelle Psychotherapie** wurde von Klerman und Weissman als manualisierte Einzeltherapie mit 1–2 Sitzungen pro Woche konzipiert. Grundlegend für die Therapie ist die Vorstellung, dass die folgenden **4 zwischenmenschlichen Belastungssituationen** am häufigsten in Zusammenhang mit der Entstehung und Aufrechterhaltung einer Depression gebracht werden können:

- Pathologische Trauer
- Ungelöste zwischenmenschliche Konflikte
- Unbewältigte Rollenwechsel (z. B. Veränderungen in der gewohnten beruflichen oder privaten Rolle)
- Zwischenmenschliche Defizite, bedingt durch Einsamkeit (z. B. Kontaktschwierigkeiten)

Ziele der Behandlung:

- Erkennen zwischenmenschlicher Problembereiche, die zur Entstehung und Aufrechterhaltung der Depression beitragen
- Erarbeiten von Bewältigungsstrategien, exemplarisch an einem Problembereich

Tiefenpsychologische Therapie

Sowohl die Psychoanalyse als auch die modifizierte psychodynamische Psychotherapie verfolgen trotz unterschiedlicher Dauer und unterschiedlicher Settings (➤ Kap. 8.1.4) dieselben **Ziele:**

- Bearbeitung des depressiven Grundkonflikts
- Bearbeitung der Bewältigungsmuster

Dabei sind Übertragungs- und Gegenübertragungskonstellationen hilfreiche Konstrukte, um die depressionsfördernden Beziehungsmuster aufzudecken.

Psychoedukation

Die Psychoedukation (➤ Kap. 8.5.4) ist keine eigenständige Behandlungsform im eigentlichen Sinne, sondern wird bei der Behandlung der Depression als Therapiebaustein in die Einzelgespräche integriert. Es gibt allerdings für die Patienten und deren Angehörige spezielle Psychoedukationsprogramme, die v. a. in Kliniken als Gruppensitzungen angeboten werden (z. B. Pitschel-Walz, Bäuml und Kissling 2017).

Ziele der Psychoedukation:

- Gezielte Wissensvermittlung über die Erkrankung
- Fördern eines kompetenten Umgangs der Patienten und ihrer Angehörigen mit der Erkrankung
- Emotionale Entlastung, v. a. in Gruppen (Betroffene erfahren, dass sie kein Einzelschicksal sind)
- Langfristige Sicherung der Behandlungsbereitschaft und Senkung des Rückfallrisikos

Weitere nichtmedikamentöse Therapieoptionen

Schlafentzugstherapie

Depressive Patienten werden bei **totalem** Schlafentzug die ganze Nacht oder bei **partiellem** Schlafentzug ab 1:00 Uhr morgens wach gehalten. Bis zu 50 % der Patienten erleben auf diese Weise am folgenden Tag eine Verbesserung ihrer Stimmung. Diese Stimmungsaufhellung hält für gewöhnlich nicht länger als 1–2 Tage an. Entscheidend ist, dass die Patienten am Tag nach dem Schlafentzug tagsüber **nicht** schlafen, weil sonst der Therapieerfolg gefährdet ist – also auch kein „Nickerchen" am Nachmittag machen. Wegen der Nebenwirkungsfreiheit ist dieses Verfahren bei vielen Patienten beliebt und kann nach einer Einführungsphase in der stationären Behandlung auch selbstständig zu Hause durchgeführt werden. Im günstigsten Fall lässt sich damit eine Verkürzung der Episodendauer erreichen.

MERKE

Schlafentzug ist **nicht** geeignet für depressive Menschen, die unter akuter Suizidalität leiden. Der Schlafentzug erhöht vermutlich das Risiko, einen Suizid auszuführen.

Lichttherapie

Als zusätzliche Maßnahme bei **saisonalen Depressionen** hat sich der Einsatz der Lichttherapie bewährt. Bei dieser Therapieform verbringt der Patient für 1–2 Wochen täglich (am besten morgens) 1 Stunde vor einer Speziallampe mit etwa 2.500 Lux, die wenige Meter vor ihm aufgestellt wird. Eine Stimmungsverbesserung kann sich schon wenige Tage nach Behandlungsbeginn einstellen.

Soziotherapie

Ergotherapie (Arbeits-und Beschäftigungstherapie), **kreative Therapien** (z. B. Tanz-, Musik- und Kunsttherapie) sowie **Sozialtherapie** (Maßnahmen zur sozialen Reintegration der Patienten) werden unter dem Begriff „Soziotherapie" (➤ Kap. 6.4) zusammengefasst.

Ziele der Soziotherapie:

- Anregungen auf kognitiver, emotionaler und sozialer Ebene geben, um den Genesungsprozess positiv zu beeinflussen
- Soziale Reintegration fördern

Für depressive Menschen, deren Zeitempfinden durch die Erkrankung gestört ist und die Tage häufig als quälend lang erleben, kann schon eine **Tagesstrukturierung** mit klaren zeitlichen Vorgaben der Aktivitäten eine große Hilfe sein.

Physiotherapie

Der Einsatz von Physiotherapie ist aus zwei Gründen bei der depressiven Episode erfolgversprechend. Grundsätzlich helfen Bewegungs- und Hydrotherapie durch Aktivierung und Selbstbestätigung, das Körpererleben positiv zu fördern. Die Physiotherapie dient damit als Verstärkerquelle für depressive Menschen. Bei sehr schweren Depressionen mit psychomotorischer Hemmung bzw. einem depressiven Stupor hilft die gezielt geförderte Bewegung, Lageschäden zu verhindern und Verspannungen vorzubeugen.

Elektrokrampftherapie

Diese Therapieform wird – nicht zuletzt aus historischen Gründen – nur noch nach sehr strenger Indikationsstellung in spezialisierten Kliniken ausgeführt. Dabei wird bei therapieresistenten und schwer depressiven Menschen mit psychotischer Symptomatik unter Kurznarkose künstlich ein generalisierter Krampfanfall ausgelöst. Obwohl der genaue Wirkmechanismus nicht bekannt ist, führt diese Behandlung in bis zu 75 % der Fälle zur deutlichen Symptombesserung bzw. -freiheit.

12.6.3 Akuttherapie manischer Episoden

Die Akuttherapie manischer Patienten wird durch deren **fehlende Krankheitseinsicht** begrenzt. Häufig bleibt nur die Einweisung gegen den Willen des Patienten in eine psychiatrische Klinik, um ihn vor Fremd- oder Selbstgefährdung zu schützen. Hier ist meist eine Unterbringung mithilfe der Polizei vonnöten.

THERAPEUTISCHE PRAXIS

Im Umgang mit manischen Patienten sollten Sie es vermeiden, diese zu provozieren, die Wahngedanken auszureden oder auf sie einzugehen. Wichtig ist es, die Patienten von störenden Außenreizen abzuschirmen, um ihre Erregung nicht noch zu fördern.

Medikamentöse Therapie

In Akutphasen manischer Episoden kommen Stimmungsstabilisierer („Mood Stabilizer", ➤ Kap. 6.1.3), Tranquilizer (Benzodiazepine, ➤ Kap. 6.1.5) und Antipsychotika (➤ Kap. 6.1.4) zum Einsatz. Zu den Stimmungsstabilisierern gehören **Lithium** und **Valproinsäure.** Anwendungshinweise sind ➤ Tab. 12.9 zu entnehmen; pharmakologische Eigenschaften ➤ Kap. 6.1.3.

Da die Stimmungsstabilisierer eine z. T. sehr lange Wirklatenz haben, werden bei akuten Manien begleitend auch **Beruhigungsmittel** wie Diazepam (➤ Kap. 6.1.5) oder sedierende Antipsychotika wie Chlorprothixen (➤ Kap. 6.1.4) verabreicht.

Psychotherapie

Der Schwerpunkt der Psychotherapie bei manischen Patienten liegt v. a. in der **Krankheitsverarbeitung.** In der akuten Phase sind die Betroffenen einer Psychotherapie kaum zugänglich. Nach Abklingen der Symptomatik entwickeln die Patienten häufig Schuld- und Schamgefühle. Entscheidend sind also neben der Information über die Erkrankung eine Hilfestellung bei der Verarbeitung des Krankheitsgeschehens und eine Integration des Erlebten in das Selbstbild. Aber auch Alltagsprobleme, die aus der Erkrankung resultieren, können Thema der Therapie sein: Partner- oder Arbeitsplatzverlust, finanzielle Probleme (Verschuldung) oder Ängste vor einer erneuten Krankheitsphase. Angewandt werden dabei **kognitiv-verhaltenstherapeutische** oder **tiefenpsychologische** Verfahren. Bestandteil der Therapien sind im Regelfall auch **psychoedukative** Interventionen (➤ Kap. 8.5.4).

Soziotherapie

Für die Soziotherapie manischer Patienten gelten dieselben Grundsätze wie für depressive Patienten (➤ Kap. 12.6.2). Manische Patienten leiden als direkte Krankheitsfolgen häufig unter sozialen Problemen wie Verschuldung, Arbeitsplatzverlust oder Strafanzeigen.

Tab. 12.9 Stimmungsstabilisierer („Mood Stabilizer")

Substanz	Eigenschaften	Nebenwirkungen	Anwendung
Lithium	Körpereigenes Salz, Gefahr der Vergiftung bei zu hoher Konzentration im Blut (z. B. bei Wasserverlust durch starkes Schwitzen oder Durchfall; kochsalzarmer Diät), regelmäßige Konzentrationsbestimmung im Blut erforderlich, Wirkungseintritt erst nach Wochen	Feinschlägiges Zittern, Durst, Gewichtszunahme, Schilddrüsenveränderungen, Bauchschmerzen, Übelkeit, Nierenfunktionseinschränkungen, Blutbildveränderungen	Euphorische manische Phase
Valproinsäure	Anwendung eigentlich bei antiepileptischer Therapie, Konzentrationsbestimmung im Blut erforderlich, schneller Wirkungseintritt	Gewichtszunahme, Sedierung, Tremor, Übelkeit	Dysphorische und euphorische manische Phase

Zur Bewältigung dieser Krankheitsfolgen kann die Soziotherapie (➤ Kap. 6.4) einen wichtigen Beitrag leisten.

12.6.4 Akuttherapie bipolarer Störungen

Prinzipiell gelten dieselben Therapierichtlinien wie bei den manischen bzw. depressiven Episoden.

MERKE

Bei der medikamentöse Therapie der depressiven Phasen besteht vor allem bei der Gabe von klassischen Antidepressiva und den dualen Serotonin-Noradrenalin-Wiederaufnahmehemmern (SSNRI) die Gefahr, dass es zu einem Umschwung in eine manische Phase kommt. Daher wird bevorzugt auf selektive Serotonin-Wiederaufnahmehemmer (SSRI) zurückgegriffen.

12.6.5 Therapie von Dysthymie und Zyklothymie

Beide Krankheitsbilder sind primäre Einsatzbereiche der **Psychotherapie.** Allerdings gibt es Hinweise, dass Antidepressiva bei der Behandlung der Dysthymie ebenfalls wirksam sein können. Eine Kombination von Pharmako- und Psychotherapie scheint auch hier vielversprechend zu sein. Stimmungsstabilisierer können bei der Zyklothymie hilfreich sein, Untersuchungen hierzu sind aber spärlich. Antidepressiva erhöhen eher das Risiko einer Hypomanie bzw. manischen Episode.

12.6.6 Erhaltungs- und Rezidivprophylaxe affektiver Störungen

Die **medikamentöse** Rückfallprophylaxe ist in ➤ Tab. 12.10 zusammengefasst.

Tab. 12.10 Medikamentöse Rückfallprophylaxe affektiver Störungen

	Erhaltungstherapie	Rezidivprophylaxe
Unipolare Depression	Fortführung der antidepressiven Therapie in voller Dosierung bis zu 1 Jahr, dann langsam ausschleichen	Ab 2 Episoden in den letzten 5 Jahren Fortführen der **antidepressiven Therapie** oder **Lithiumgabe;** Absetzversuch ggf. nach 2 symptomfreien Jahren, bei häufigen und schweren Episoden in der Vorgeschichte wird **lebenslange** Rezidivprophylaxe empfohlen
Bipolare Störung (ICD-10)	Fortführung der Therapie einige Monate nach Symptomfreiheit	Ab 2 Episoden in den letzten 4 Jahren **Lithium** oder **Valproinsäure;** wegen hoher Rezidivrate aber schon nach erster manischer Phase empfohlen
Manie	Vorgehen wie bei bipolarer Psychose	

Die **Psychotherapie** endet in der Regel nicht mit der Akuttherapie, sondern wird im Gegenteil erst nach Abklingen der akuten Symptomatik intensiviert oder überhaupt erst begonnen (➤ Kap. 12.6.3). Zusätzliche psychotherapeutische Behandlungen haben sich bei schweren depressiven Episoden als äußerst nützlich erwiesen: Sie helfen, die Medikation so niedrig wie möglich zu halten, erleichtern den Umgang mit der oft quälenden Krankheit und verlängern die Remissionsphasen z. T. erheblich. Diverse vergleichende Untersuchungen zur langfristigen Verbesserung der depressiven Symptomatik kommen zu dem Schluss, dass sich alle unterschiedlichen Formen von Depressionen (psychogen, endogen) durch psychotherapeutische Verfahren im Beschwerdebild langfristig verbessern lassen und außerdem die Gefahr eines Rückfalls erheblich reduziert werden kann.

Verständnisfragen

- Was versteht man unter affektiven Störungen?
- Was sind die Leitsymptome einer depressiven Episode?
- Was versteht man unter der Störung der Vitalgefühle?
- Nennen Sie typische Wahninhalte depressiver Menschen.
- Wie unterscheiden sie sich vom Wahninhalt bei schizophren Erkrankten?
- Was sind die Kennzeichen einer larvierten Depression?
- Wie lassen sich die kognitiven Beeinträchtigungen einer Depression („Pseudodemenz") von der Demenz abgrenzen?
- Was ist eine agitierte Depression?
- Wie entsteht eine Erschöpfungsdepression, und woran ist sie gekoppelt?
- Was verstehen Sie unter einer pharmakogenen Depression?
- Nennen Sie die typischen Leitsymptome der Manie. Wieso sind die Betroffenen in der Manie gefährdet?
- Nennen Sie epidemiologische Fakten affektiver Störungen. Was wissen Sie über den Krankheitsverlauf affektiver Störungen? Wie unterscheiden sich dabei unipolar depressive Störungen von bipolar affektiven Störungen?
- Was sind depressionstypische Denkmuster?
- Wie erklärt man sich das Zustandekommen einer Depression anhand des Vulnerabilitäts-Stress-Modells?
- Wie sieht die Therapie der Depression aus? Welche Depressionen dürfen von Heilpraktikern und Heilpraktikerinnen für Psychotherapie behandelt werden?
- Gehört eine Manie in die psychotherapeutische Behandlung von Heilpraktikern und Heilpraktikerinnen?
- Wie behandelt man eine endogene Depression medikamentös?
- Was sollte man bei der Behandlung von Betroffenen mit einem Antidepressivum beachten?
- Ein Betroffener nimmt regelmäßig Lithium ein. Welche Gefahr entsteht dadurch?

KAPITEL

13 Angststörungen

13

Kapitelübersicht

Die **Angststörungen** gehören mit einem Anteil von 15,4 % (DGPPN 2024) zu den häufigsten psychischen Erkrankungen. Sie betreffen ungefähr 7 % der Patienten und Patientinnen. Im Vordergrund stehen objekt-, situationsgebundene oder frei flottierende Ängste.

Für die Entstehung der Angststörungen gibt es kein schlüssiges eindimensionales Krankheitskonzept. Die Beschwerden entstehen durch das Zusammenspiel von psychosozialen und biologischen Faktoren. Für die Diagnose müssen aber andere psychiatrische Erkrankungen als Ursache der Störungen ausgeschlossen werden.

Die Behandlung der Wahl ist eine **Psychotherapie.** Empirisch am besten belegt ist der Erfolg für die **kognitive Verhaltenstherapie.** Die gewählte Therapieart richtet sich jedoch nach der Art der Diagnose und dem Wunsch der Betroffenen sowie nach den Erfahrungen von Therapeut bzw. Therapeutin. Psychopharmaka kommen allenfalls begleitend zum Einsatz. Menschen mit psychogenen Störungen müssen nicht oder nicht ausschließlich von psychologischen oder ärztlichen Psychotherapeuten oder -therapeutinnen behandelt werden, sondern dürfen auch von Heilpraktikern und Heilpraktikerinnen für Psychotherapie therapiert werden.

13.1 Definition

Angst an sich ist kein pathologisches Symptom, sofern sie als Reaktion auf eine tatsächliche Bedrohung oder Gefahr auftritt. Tritt Angst in Situationen oder vor Objekten auf, die normalerweise keine Bedrohung oder Gefahr darstellen, ist sie als pathologisches Symptom zu werten.

Die pathologische **situations- oder objektgebundene** Angst geht mit denselben psychischen und körperlichen Reaktionen einher wie eine Realangst:

- Vegetative Reaktion: z. B. Herzklopfen, Schwitzen, Zittern, Mundtrockenheit
- Emotionale Reaktion: Gefühl von Bedrohung und Gefahr
- Kognitive Reaktion: Gedanken an Kontrollverlust: „Gleich breche ich zusammen", „Gleich flippe ich aus" oder Gedanken an die Folgen der körperlichen Reaktion: „Gleich sterbe ich", „Gleich habe ich einen Herzinfarkt"
- Motorische Reaktion: Erstarrung oder Flucht

13.2 ICD-Klassifikation der wichtigsten Angststörungen

➤ Tab. 13.1

Tab. 13.1 Einteilung der wichtigsten Angststörungen nach ICD-10 und ICD-11 [W203-012, W798-008]

ICD-10		ICD-11	
F40	Phobische Störungen	–	–
F40.0	Agoraphobie mit/ohne Panikstörung	6B02	Agoraphobie
F40.1	Soziale Phobie	6B04	Soziale Angststörung
F40.2	Spezifische (isolierte) Phobie	6B03	Spezifische Phobie
F41	Andere Angststörungen	–	–
F.41.0	Panikstörung	6B01	Panikstörung
F.41.1	Generalisierte Angststörung	6B00	Generalisierte Angststörung

13.3 Panikstörungen

ICD-10: F.41.0; **ICD-11:** 6B01

13.3.1 Definition

Bei **Panikstörungen** treten wiederholt Attacken mit physiologischen Symptomen wie Schwindel, Herzrasen und Zittern und panischer Angst sowie dem Gefühl von drohendem Unheil auf, gelegentlich begleitet von Agoraphobie (Angst vor öffentlichen Plätzen).

Panikattacken sind nicht spezifisch, d. h., sie treten auch in Zusammenhang mit anderen Ursachen auf. **Körperliche Erkrankungen** (Hyperthyreose, Herzrhythmusstörungen etc.), aber auch **andere psychische Störungen** (z. B. Phobien, generalisierte Angststörungen, Depressionen, Schizophrenie) können vorübergehend Panikgefühle erzeugen.

MERKE

Eine Panikstörung ist nicht dasselbe wie eine Panikattacke oder ein Gefühl von Panik. Eine Panikstörung liegt vor, wenn jemand wiederholt unter Panikattacken leidet, ohne dass es dafür eine spezielle Auslösesituation gibt.

13.3.2 Symptomatik

- Wiederkehrende schwere Angstattacken ohne erkennbaren Anlass
- Begleitende vegetative Symptomatik:
  - Herzklopfen oder -rasen
  - Schweißausbrüche, Hitzegefühl
  - Zittern, Parästhesien
  - Mundtrockenheit
  - Atembeschwerden
  - Beklemmungsgefühl
  - Übelkeit
  - Brust- oder Bauchschmerzen
- Psychische Symptomatik:
  - Gefühl von Schwindel, Benommenheit, Schwäche

- Derealisations- und Depersonalisationserleben
- Angst vor Kontrollverlust
- Angst zu sterben

13.3.3 Diagnose

Die Diagnose **Panikstörung** wird nur gestellt, wenn wiederkehrende Angstanfälle in Situationen, in denen **keine objektive Gefahr** besteht, auftreten. Die Angstattacken dürfen nicht auf bekannte oder vorhersagbare Situationen begrenzt sein. Sie treten **abrupt** auf und dauern **wenige Minuten.** Zwischen den Attacken müssen **angstfreie Zeiträume** liegen (Erwartungsangst ausgenommen).

13.4 Phobie

13.4.1 Definition

Phobien (spezifische Phobien, Agoraphobie) äußern sich mit der Angst vor und dem Vermeiden von Gegenständen, Situationen oder Plätzen, die in keinem Verhältnis zu der von diesen ausgehenden Gefahr steht. Die Betroffenen meiden die phobischen Objekte oder Situationen oder ertragen sie voller Angst oder Furcht. Außerdem müssen die Symptome mindestens mehrere Monate andauern und zu einem erheblichen Leidensdruck oder deutlichen z. B. sozialen und beruflichen Einschränkungen führen.

13.4.2 Agoraphobie

ICD-10: F40; **ICD-11:** 6B02

FALL

Agoraphobie mit Panikstörung – „Der Spuk mit der wahnsinnigen Angst"

Eine korpulente 32-jährige Mutter von zwei Schulkindern stellt sich beim Heilpraktiker vor. Sie berichtet, dass sie vorletzte Woche zur Abklärung beim Hausarzt gewesen sei, weil sie dachte, sie würde einen „Herzanfall" erleiden. Es sei körperlich aber alles in Ordnung gewesen. Ihr jüngster Sohn sei vor 2 Monaten in die Schule gekommen, und sie habe die Vormittage wieder frei. Deswegen würde sie gern wieder in Teilzeit arbeiten und habe sich im Internet nach einer Stelle umgesehen. Sie sei gelernte Bürokauffrau und letzte Woche auf dem Weg zu einem potenziellen Arbeitgeber gewesen. Als sie in die U-Bahn gestiegen sei, sei ihr plötzlich ganz komisch geworden, alles schien so eigenartig, wie unwirklich. Es sei bedrückend eng gewesen, ihr sei ganz heiß geworden, sie habe extrem zu schwitzen angefangen, und ihr Herz habe sehr gerast. Sie habe eine Angst wie noch nie bekommen. Sie meinte, sie müsse sterben, ihr Herz würde versagen. An der nächsten Station habe sie die U-Bahn panikartig verlassen und ihren Mann angerufen. Der sei gekommen und habe sie zum Hausarzt gebracht. Dort sei es ihr aber schon viel besser gegangen, und der Arzt habe keinen Hinweis auf einen Herzinfarkt gefunden. Er habe ihr geraten abzunehmen.
Sie sei dann mit ihrer Freundin gleich am nächsten Tag zum „Nordic Walking" gegangen. Das habe sie aber aus Angst wieder abgebrochen, weil das Herz wieder so stark zu klopfen angefangen habe. Auch fühle sie sich derzeit nicht in der Lage, eine neue Stelle zu suchen. Letzte Woche vor dem Computer habe plötzlich alles wieder angefangen: Herzrasen, Schwitzen, Zittern und diese wahnsinnige Angst. Ihr Mann habe versucht, sie telefonisch zu beruhigen. Der Spuk sei dann auch vorbeigegangen, aber währenddessen sei es wirklich unerträglich, sie habe geglaubt, sie würde es nicht überleben. Dieselben Anfälle habe sie dann noch zweimal beim Frühstücken und unter der Dusche erlebt. Ihr Mann sage immer, es könne nichts Körperliches sein, und zwischenzeitlich werde er schon etwas ungehalten, wenn sie über ihre Ängste spreche. Sie traue sich kaum noch auf die Straße. Das U-Bahn-Fahren sei ihr seit vorletzter Woche ein „Graus". Zu dieser Praxis habe sie immerhin laufen können. Am liebsten gehe sie nur noch in Begleitung aus dem Haus, aber das sei auf Dauer ja keine Lösung.

Definition

Agoraphobie (gr., Angst vor dem Marktplatz) ist im eigentlichen Sinn die zwanghafte Befürchtung, in öffentlichen Situationen, auf großen Plätzen, in geschlossenen Räumen oder in Menschenansammlungen ohnmächtig zu werden, die Kontrolle zu verlieren oder nicht schnell genug Hilfe zu erhalten. Die angstauslösende Situation wird zunächst fluchtartig verlassen und auf Dauer gemieden **(Vermeidungsverhalten).** Das Fehlen potenzieller Fluchtwege ist das Hauptkriterium einer **agoraphobischen Situation.** Im weiteren Sinne gehören daher Reisen mit Bahn, Schiff oder Flugzeug, aber auch der Aufenthalt in engen Räumen wie Fahrstühlen oder Kaufhäusern dazu.

Symptomatik

- Angstattacken in agoraphobischen Situationen (z. B. Menschenmengen, enge Räume)
- Befürchtungen, die Kontrolle zu verlieren, zu kollabieren oder einen Herzinfarkt oder Schlaganfall zu erleiden
- Vermeiden der agoraphobischen Situation
- Erwartungsangst („Angst vor der Angst")
- Einschränkung der Alltagsaktivitäten durch die Ängste, im Extremfall Verlassen des Hauses nur noch in Begleitung (Isolation)

ERLÄUTERUNGEN ZUM FALL

Im Beispiel reagiert die Mutter auf eine neue Lebenssituation mit körperlichen Beschwerden. Die beim Hausarzt ohne organischen Befund gebliebenen Herzbeschwerden tauchen erneut auf.

Panikattacken mit Begleitsymptomatik

Die Patientin erleidet zum ersten Mal in der U-Bahn eine Panikattacke. Die Attacke tritt plötzlich auf. Die Patientin nimmt die Umwelt verändert wahr, sie erscheint ihr „eigenartig" und „unwirklich". Dies ist ein Zeichen der **Derealisation.** Die dann einsetzenden vegetativen Symptome sind typisch für eine Angstattacke: Hitzegefühl, Schwitzen und Herzrasen. Begleitet wurden diese Symptome von der Angst, einen Herzanfall zu erleiden und zu sterben. Die Patientin verlässt die angstauslösende Situation, d. h. die U-Bahn, fluchtartig. Mögliche andere typische agoraphobe Situationen: überfüllte Räume, Menschenmengen, Aufzüge, Flugzeuge oder Schiffe.

Erwartungsangst

Nach dieser Panikattacke entwickelt die Patientin eine **Angst vor der Angst.** Bereits das Herzklopfen bei der körperlichen Anstrengung wertet sie als möglichen Beginn einer neuen Panikattacke. Sie beginnt, die unangenehmen, möglicherweise Panik auslösenden Situationen zu meiden, und stellt ihre körperlichen Aktivitäten ein. Obwohl den Betroffenen ärztlicherseits meist versichert wurde, dass ihnen organisch nichts fehlt, sind die erlebten Ängste so beeinträchtigend, dass sie in der Panik auslösenden Situation fürchten, an einer Herzerkrankung zu sterben. Sie müssen sich daher immer wieder rückversichern, dass ihnen körperlich nichts fehlt. Dies kann gerade bei Angehörigen (im beschriebenen Fall der Ehemann) zu Unverständnis führen. Bei Häufung der Panikattacken verlieren die Angehörigen nicht selten die Geduld, halten den Erkrankten für „hysterisch" und reagieren gereizt.

Vermeidungsverhalten

Die Patientin bricht den Sport ab, fährt nicht mehr U-Bahn und geht schließlich nur noch ungern allein aus dem Haus. Die Vorstellung, einen „sicheren Ort" zu verlassen oder schwer erreichen zu können, also keine „Fluchtmöglichkeit" zu haben, ist dabei die entscheidende Befürchtung. Damit entgeht die Patientin zwar den agoraphobischen Situationen, aber die Panikattacken treten auch zu Hause ohne erkennbaren Auslöser vor dem Computer oder beim Frühstück auf. Es tritt also eine Form der Generalisierung ein, bei der die Panik nicht nur in der ursprünglichen angstauslösenden Situation, hier U-Bahn-Fahren, erlebt wird, sondern auch in vermeintlich „sicheren" Situationen. Sie wird von der Störung so beeinträchtigt, dass sich Zielsetzungen (Arbeitssuche) und Selbstständigkeit (allein aus dem Haus gehen) deutlich verändern und sie darunter leidet.
Aufgrund der geschilderten Symptomatik ist bei der Patientin von einer Agoraphobie mit Panikstörung auszugehen. Agoraphobischen Patienten gelingt es teilweise, alle agoraphobischen Situationen so zu meiden, dass keine Panikattacken mehr auftreten.

THERAPEUTISCHE PRAXIS

Wegen der ausgeprägten Begleitsymptomatik haben viele Patienten mit Agoraphobie oder Panikstörung bereits **vor** der richtigen Diagnosestellung zahlreiche medizinische Nothilfen oder Konsultationen in Anspruch genommen.

Diagnose

Bei der **Agoraphobie** beschränken sich die Angstattacken auf gefürchtete Situationen und Gedanken, die von den Betroffenen gemieden werden. Dazu gehören insbesondere: Menschenmengen, öffentliche Plätze, enge Räume, Alleinreisen, Reisen an weit von daheim entfernte Ziele.

MERKE

Bei einer Angststörung können die Betroffenen im Allgemeinen erkennen, wie übertrieben und irreal ihre Befürchtungen sind. Aufgrund der ausgeprägten Symptomatik ist es ihnen aber meist nicht möglich, die Angst alleine in den Griff zu bekommen.

13.4.3 Soziale Phobie (soziale Angststörung)

ICD-10: F40.1; **ICD-11:** 6B04 (soziale Angststörung)

FALL

Soziale Phobie – „Wie peinlich!"

Ein 25-jähriger Bankkaufmann stellt sich beim Psychotherapeuten vor. Er könne nicht mehr richtig schlafen, sei tagsüber zittrig und unkonzentriert. Er glaube, es hänge mit den Tabletten zusammen, die er seit 1 Woche nicht mehr nehme. Er habe zur Beruhigung vom Arzt Tavor® erhalten, das er in Anspannungssituationen eingenommen habe, zuletzt mehrmals täglich. Im Gespräch stellt sich heraus, dass der Bankkaufmann vor ½ Jahr die Chance zur beruflichen Beförderung erhalten habe. Dazu habe er aber Vorträge halten und PowerPoint-Präsentationen erstellen müssen. Wegen seiner schon „immer bestehenden" Schüchternheit habe er sich dies nur mithilfe der Tabletten zugetraut. Die Einnahme der Tabletten habe sich in den letzten Wochen „verselbstständigt": Bei jeder unangenehmen Situation habe er Tavor® eingenommen. Diese Abhängigkeit habe ihn selbst so gestört, dass er von den Tabletten wegkommen wollte.
Die Schüchternheit sei schon in der Schule ein Problem gewesen. Wenn der Lehrer ihn aufgerufen habe, habe er immer befürchtet, alle würden lachen, weil er nicht die richtige Antwort gebe. Dabei sei er ein guter Schüler gewesen, der selten etwas nicht gewusst oder Fehler gemacht habe. Aber lustig hätten sich die Klassenkameraden über seine „rote Birne" gemacht, weil er in solchen Situationen sehr schnell erröte. Der Besuch beim Zahnarzt sei auch ein ganz großes Problem. Er könne den Mund nicht stillhalten, er habe so gezittert, dass der Zahnarzt ihm immer versichert habe, dass er keine Angst haben müsse, dass es nicht schlimm sei. Dabei habe er gar keine Angst vor der Behandlung gehabt, sondern davor, nicht ruhig zu halten, sich als „Luschi" oder „Angsthase" zu blamieren oder vor lauter Zittern „in die Hose zu machen". Eigentlich habe ihn diese Schüchternheit immer begleitet, z. B. auch auf Partys. Er habe, seit er denken könne, Schwierigkeiten, Leute anzusprechen, v. a. Frauen. Er spüre schon vorher, wie er rot werde und bestimmt etwas Peinliches sagen werde. Entweder gehe er nicht mehr auf Feste, oder er müsse Alkohol trinken, um lockerer zu sein. Letztendlich sei das sicher ein Grund, warum er noch keine Freundin habe.

Definition

Eine **soziale Phobie** ist die Angst vor Bloßstellung in der Öffentlichkeit. Situationen, in denen die Betroffenen Aufmerksamkeit erregen oder im Mittelpunkt stehen könnten, werden gemieden. Meist wird befürchtet, dass man ihnen ihre Angst ansehen könnte. Begleitsymptome sind häufig körperliche Reaktionen wie Erröten, Zittern, Schwitzen, Magenprobleme, Erbrechen oder Durchfall. Da die Betroffenen versuchen, den angstauslösenden Situationen aus dem Weg zu gehen, kann es zur Isolation kommen. Meist beginnen die sozialen Phobien im Jugendalter. Klassische auslösende Situationen sind Vorträge oder Reden, Party-Besuche oder Essen in Gesellschaft.

Symptomatik

Die soziale Phobie zeigt folgende Merkmale:

- Angst vor prüfender Betrachtung, v. a. in kleinen Gruppen
- Meiden von angstauslösenden sozialen Situationen (z. B. Essen und Sprechen in der Öffentlichkeit, Aufsuchen von öffentlichen Toiletten, Treffen in kleinen Gruppen) mit Tendenz zur Isolation
- Angst, in der Öffentlichkeit im Mittelpunkt zu stehen, Aufmerksamkeit zu erregen oder sich lächerlich zu machen

- Vegetative Symptome (z. B. Erröten und Zittern)
- Angst zu erbrechen, die Kontrolle über Ausscheidungsfunktionen zu verlieren
- Vermehrte Selbstunsicherheit, verbunden mit Erythrophobie (Angst vor dem Erröten)
- Wissen, dass die Symptome übertrieben und unvernünftig sind

ERLÄUTERUNGEN ZUM FALL

Angst vor prüfender Betrachtung

Sehr eindrücklich schildert der Patient seine Angst vor prüfender Betrachtung beim Zahnarzt. Nicht die Angst vor der Behandlung, sondern die Angst vor der prüfenden Betrachtung und der Abwertung, ein „Luschi oder Angsthase" zu sein, steht im Vordergrund seiner Befürchtungen. Seine Ängste sind von Erröten und Zittern begleitet. Die schlimmste Befürchtung ist ein unkontrolliertes Wasserlassen aufgrund des Tremors. Dabei hat er schon eine Angst vor dem Erröten **(Erythrophobie)** entwickelt, weswegen er keine Leute mehr ansprechen will. Bereits in der Schule erlebt er die Furcht vor der Blamage. Er befürchtet, vom Lehrer aufgerufen zu werden und etwas Peinliches zu sagen, obwohl dies objektiv nie vorgekommen ist.

Vermeidungsverhalten

Aber auch andere Situationen wie Partys, in denen er in kleinen Gruppen Aufmerksamkeit erregen könnte, flößen ihm Angst ein. Diese Furcht, sich blamieren zu können, führt dazu, dass er Situationen meidet, in denen er im Mittelpunkt steht oder Aufmerksamkeit auf sich zieht. Sein soziales Leben ist von diesem Vermeidungsverhalten geprägt.
Dem jungen Mann ist die Unsinnigkeit seiner Befürchtungen bewusst, und er leidet darunter. Seine berufliche Weiterentwicklung ist durch die Symptome beeinträchtigt, aber auch seine Beziehungsfähigkeit ist stark eingeschränkt. Nur mithilfe von Beruhigungsmitteln oder Alkohol kann er die aufkommenden Befürchtungen in Schach halten. Bei einer sozialen Phobie ist das Risiko für einen **Substanzabusus** deutlich erhöht.

Diagnose

Entscheidend für die Diagnosestellung sind die massive Beeinträchtigung durch die Symptomatik und der erhebliche Leidensdruck. Sowohl die Leistungsfähigkeit als auch die Beziehungsfähigkeit müssen betroffen sein.

GUT ZU WISSEN

Die soziale Phobie wurde früher auch als „Schamneurose" oder „krankhafte Schüchternheit" bezeichnet.

13.4.4 Spezifische (isolierte) Phobien

ICD-10: F40.2; **ICD-11:** 6B03

Definition

Starke Angst vor **umschriebenen Objekten und Situationen** wird als spezifische Phobie bezeichnet. Beispiele sind:
- Tiere: z. B. Spinnen, Schlangen, Hunde, Katzen, Mäuse
- Räumliche Gegebenheiten: enge Räume, große Höhe

Tab. 13.2 Spezifische Phobien

Akrophobie	Höhenangst
Arachnophobie	Angst vor Spinnen
Aviophobie	Angst vor dem Fliegen
Bathophobie	Angst vor Tiefen
Bromidrosiphobie	Angst vor Körpergerüchen
Entomophobie	Angst vor Insekten
Erythrophobie	Errötungsangst
Karzinophobie	Angst vor Krebserkrankungen
Klaustrophobie	Angst vor engen oder geschlossenen Räumen
Mysophobie	Angst vor Verschmutzung, Kontamination oder Ansteckung
Zoophobie	Angst vor Tieren

- Umweltereignisse: z. B. Sturm, Feuer, Gewitter
- Krankheiten, medizinische Interventionen, Verletzungen: z. B. Krebs, AIDS, Spritzen, Zahnarztbesuche

Die gängigen Fachbezeichnungen für die spezifischen Phobien finden Sie in ➤ Tab. 13.2.

Symptomatik und Diagnose

Sehr starke Angst, die sich bis zum Panikanfall steigern kann, tritt in bestimmten Situationen oder vor bestimmten Objekten auf. Als **psychische Störung** wird die spezifische Phobie erst diagnostiziert, wenn die Angst den Alltag oder das Berufsleben stark beeinträchtigt (z. B. Kranführer, der eine Höhenangst entwickelt) und mit persönlichem Leiden verbunden ist.

MERKE

Spezifische Phobien sind häufig nicht behandlungsbedürftig, weil die auslösende Situation oder das betreffende Objekt im Alltag gemieden werden kann.

13.5 Generalisierte Angststörung

ICD-10: F41.1; **ICD-11:** 6B00

13.5.1 Definition

Die **generalisierte Angststörung** ist definiert als eine anhaltende Angst, die sich nicht auf bestimmte Situationen oder Objekte bezieht. Die ängstliche Grundstimmung betrifft fast alle Lebensbereiche und ist deutlich intensiver als die Sorgen gesunder Menschen. Den Ängsten liegen im Allgemeinen keine tatsächlichen Bedrohungen und Gefahren zugrunde.

13

13.5.2 Symptomatik

FALL

Angststörung – „Der ängstliche Referendar"

Tobias D., ein 24-jähriger Referendar für das Lehramt an Realschulen, hat seit einigen Monaten immer wieder Angststörungen und leidet unter Verlust- und Trennungsängsten. Er macht sich Sorgen über seine bevorstehende Arbeit mit den Schülern und Kollegen und darüber, ob er das alles schaffen wird. Oft hat er Symptome wie Zittern, Nervosität, Muskelanspannung, Schwitzen, Atemnot und Schreckhaftigkeit. Es fällt ihm sehr schwer, sich zu entspannen. Er macht sich Gedanken über sich und seine Freundin, die er in 2 Wochen heiraten möchte. Wird er ein guter Ehemann und ein guter Vater sein? Kann er Beruf, Frau und Kinder gut miteinander vereinbaren? Seine Ängste wechseln ständig. Was ist, wenn jemand verunglückt, was kann er dann machen? Die vegetative Übererregbarkeit, seine Schwindelgefühle und die Schlaflosigkeit machen ihm schwer zu schaffen. Der Stress macht ihn fertig. Seine Freundin bringt ihn zum Arzt. Dieser schickt Tobias zu einem Psychiater.

Während der Anamnese stellt sich heraus, dass seine Mutter immer Ängste hatte, wenn sie Probleme lösen sollte. Tobias war ein eher vorsichtiges Kind, seine Mutter behütete ihn vor jeder Gefahr. Er durfte nicht oft mit anderen Kindern spielen, es könnte ja etwas passieren. So erlernte er, Bedrohungen verstärkt wahrzunehmen und entwickelte die generelle Einstellung dazu, egal ob er Einfluss hat oder nicht. Er fühlt sich hilflos und denkt, Ereignisse sind nicht kontrollierbar. Sein Psychiater schickt ihn zu einem Therapeuten, dort beginnt er mit einer kognitiven Verhaltenstherapie. Dabei lernt er, was Angst ist und was sie auslöst. Tobias hat sich mit seinen Ängsten auseinandergesetzt und gelernt, mit neuen Verhaltensstrategien besser damit umzugehen. Weitere Übungen in der Therapie waren Sorgenkonfrontation, Konfrontationstherapie und progressive Muskelentspannung. Nun kann Tobias wieder entspannt seinem Alltag nachgehen und gut schlafen.

Kennzeichen der generalisierten Angststörung sind:

- Frei flottierende Ängste und Befürchtungen, z. B. Sorge über zukünftiges Unglück, Sorgen über alltägliche Dinge, über eigene Gesundheit und über Wohlergehen nahestehender Personen
- Vermehrte Grübelneigung
- Motorische Anspannung mit Schlafstörungen, innerer Anspannung, Unruhe, Nervosität, Unfähigkeit zur Entspannung, Muskelverspannung, diffuse Schmerzen
- Vegetative Übererregbarkeit mit Beklemmungsgefühl, Schreckhaftigkeit, Schweißausbruch, Diarrhö, Atemnot, Zittern, Schwitzen
- Entfremdungserleben z. B. mit Gefühl der Derealisation und Depersonalisation
- Depressivität

ERLÄUTERUNGEN ZUM FALL

Frei flottierende Ängste

Tobias befindet sich in einer dauernden Anspannung und einem Grundgefühl der Angst. Die Inhalte der Angst sind vielseitig und betreffen sein eigenes Wohlergehen wie das seiner Familie. Er macht sich Sorgen, ob er seinem Beruf als zukünftiger Lehrer und seine Rolle als Ehemann und Vater bewältigen kann, wie er allein mit allem ohne seine Mutter klarkommt. Sein Selbstwertgefühl leidet auch unter der fehlenden Bestätigung durch Gleichaltrige, zu Kontakt mit ihnen hatte er schon in seiner Kindheit kaum Gelegenheit. Sein Auftreten war schon damals eher zurückgezogen und ängstlich.

Begleitsymptomatik

Tobias kann sich nicht von diesen Ängsten distanzieren. Sie beschäftigen ihn so sehr, dass auch sein körperlicher Zustand davon in Mitleidenschaft gezogen wird und er mit einer Vielzahl vegetativer Symptome reagiert. Dazu gehören u. a. Schweißausbrüche, Zittern, Schlaflosigkeit, Nervosität, Muskelspannung, Schwitzen, Atemnot und Schreckhaftigkeit, Übererregbarkeit und Schwindelgefühle.

Beeinträchtigung des Alltags

Seine Ängste und Sorgen übersteigen deutlich die Befürchtungen Gleichaltriger in ähnlicher Situation. Sie beeinträchtigen fast alle Lebensbereiche und sind so ausgeprägt, dass er seiner Aufgabe als Referendar nicht nachkommen kann.

13.5.3 Diagnose

Eine generalisierte Angststörung liegt vor, wenn die primären Symptome der Angst an den meisten Tagen, mindestens mehrere Wochen, meist monatelang bestehen. Die Angst wird auf viele verschiedene Objekte oder Situationen übertragen (generalisiert). Auslösesituationen für die Angstgefühle sind also vorhanden, wechseln jedoch häufig. Im Gegensatz zur Phobie ist die Angst nicht an ein bestimmtes Objekt oder eine spezifische Situation gebunden.

GUT ZU WISSEN

Die generalisierte Angststörung wurde früher auch als „Angstneurose" oder „Angstkrankheit" bezeichnet.

13.6 Selektiver Mutismus

ICD-10: F94; **ICD-11:** 6B06

Bei der Sprachverweigerung, dem sog. **Mutismus,** handelt es sich um eine „psychogene" Stummheit bei normaler Sprachentwicklung. Der Mutismus kann selektiv auftreten, d. h. nur gegenüber bestimmten Personen, aber auch als totales Verstummen, also als totale Sprechverweigerung bei intaktem Sprechvermögen.

Ist das Verstummen nur auf bestimmte Personen bezogen, spricht man von **elektivem Mutismus.**

Ätiologie

Als Ursache wird die Wechselwirkung von bestimmten Charaktereigenschaften (Scheu und Ängstlichkeit in sozialen Situationen bei gleichzeitiger Willensstärke) in Verbindung mit auffälligen familiären Interaktionsmustern (Feindseligkeit) und einer starken Anhänglichkeit zu einer bestimmten Bezugsperson diskutiert.

Symptomatik

Oft bestehen in der Vorgeschichte oft Sprachentwicklungsstörungen. Sehr häufig besteht eine stark symbiotische Beziehung zu einer Bezugsperson. Die Kinder sind in sozialen Situationen eher ängstlich und zurückhaltend, verhalten sich aber innerhalb der Familie oft oppositionell.

13.7 Differenzialdiagnosen

➤ Tab. 13.3 fasst Unterscheidungsmerkmale der einzelnen Angststörungen zusammen.

Angststörungen müssen abgegrenzt werden von
- körperlichen Erkrankungen (z. B. Hyperthyreose, Hypertonie, Herzrhythmusstörungen),
- Medikamenten (Sympathomimetika, Appetitzügler), Drogen oder Alkohol und
- psychischen Erkrankungen (➤ Tab. 13.4).

MERKE

Angst ist **kein** spezifisches Symptom. Es tritt bei einer Vielzahl von **organischen** und **psychischen** Erkrankungen auf. Bevor eine Angststörung diagnostiziert wird, müssen ärztlicherseits körperliche Ursachen und andere psychische Ursachen ausgeschlossen werden!

13.8 Krankheitsverlauf

Da Angststörungen meist erst sehr spät erkannt werden, besteht bei bis zu der Hälfte der Betroffenen eine **Chronifizierung** der Erkrankung. Im Schnitt vergehen von der ersten Symptomatik bis zur Diagnosestellung 5–15 Jahre.

THERAPEUTISCHE PRAXIS

Das **frühzeitige Erkennen** von Angststörungen ist entscheidend, um einer Chronifizierung der Erkrankung und dem großen subjektiven Leiden der Betroffenen entgegenzuwirken.

Die eingeschränkte Mobilität durch das Vermeidungsverhalten und die Abhängigkeit von Angehörigen und Freunden verstärken die Hilfsbedürftigkeit von Angstpatienten und führen in ihrer Umgebung häufig zu Unverständnis. Daraus resultiert nicht selten eine **soziale Isolation.** Zum anderen werden bei einer nicht diagnostizierten Angsterkrankung häufig verschiedene medizinische Einrichtungen aufgesucht und wegen der körperlichen Symptomatik zahlreiche Untersuchungen veranlasst, die zusammen mit den Arbeitsausfällen und der vorzeitigen Berentung hohe **Kosten für das Gesundheitswesen** verursachen.

Tab. 13.3 Unterscheidungsmerkmale der Angststörungen

Angststörungen	Kennzeichen der Angst
Panikstörung	Wiederkehrende Panikattacken mit ausgeprägter vegetativer Symptomatik, **nicht** situations- oder objektgebunden, Vermeidungsverhalten
Agoraphobie	Angstattacken treten in öffentlichen Situationen (z. B. Menschenmengen, Reisen) auf, die keinen Fluchtweg erkennen lassen, ausgeprägtes Vermeidungsverhalten
Soziale Phobien	Angst, in kleinen Gruppen die Aufmerksamkeit auf sich zu ziehen, sich zu blamieren, Vermeidungsverhalten
Spezifische Phobien	Situations- oder objektgebundene Angst, selten Leidensdruck, da angstauslösende Situationen im Alltag gemieden werden können
Generalisierte Angststörung	Unrealistische, übertriebene Sorgen und Ängste an den meisten Tagen über mehrere Wochen, starke vegetative und motorische Begleitsymptomatik

Tab. 13.4 Differenzialdiagnostische Kriterien zur Abgrenzung einer Angststörung

Psychische Erkrankungen	Unterscheidungskriterien zur Angststörung
Depressive Episode	**Phasischer** Verlauf der Ängste. Sie treten gemeinsam mit der depressiven Stimmung auf und bilden sich bei Besserung der Depression zurück.
Schizophrenie	Im Prodromalstadium der schizophrenen Störung häufig unspezifische Ängste, im weiteren Verlauf bestimmen **psychotische** Symptome das Krankheitsbild.
Somatoforme Störung	**Körperliche Schmerzen und Beschwerden** stehen im Vordergrund. Die betroffenen sind von der organischen Ursache der Beschwerden überzeugt.
Zwangsstörung	Überwiegend Ängste vor Verschmutzung, Verletzung und Unordnung mit begleitenden **zwanghaften Ritualen** zur „Neutralisation"
Anpassungsstörung	Die Ängste beziehen sich auf **Lebensereignisse,** die der Erkrankung vorausgingen (z. B. Tod des Ehepartners).
Posttraumatische Belastungsstörung	Die Ängste beziehen sich auf ein **Trauma,** das die Störung ausgelöst hat, und werden reaktiviert, wenn der Betreffende mit Situationen oder Objekten konfrontiert wird, die an das Trauma erinnern.
Essstörung	Die Ängste beziehen sich auf das eigene **Körperschema,** d. h. das subjektive Gefühl, zu dick zu sein.
Ängstliche (vermeidende) Persönlichkeitsstörung	Im Vordergrund stehen Gefühle der eigenen **Unzulänglichkeit** und Angst vor **sozialer Ablehnung.**
Suchterkrankungen	**Substanzabusus** in der Anamnese, Drogenscreening

13.9 Epidemiologie

Angststörungen gehören zu den häufigsten psychischen Erkrankungen (➤ Tab. 13.5). Im letzten Bundes-Gesundheitssurvey gaben etwa 14 % der Deutschen an, dass sie im vergangene Jahr eine Angststörung hatten. Am häufigsten sind die spezifischen Phobien, die bei Frauen häufiger sind als bei Männern.

Komorbiditäten bei Angststörungen:
- Panikstörungen und Agoraphobie, sehr häufig mit einer weiteren Angsterkrankung
- Depressive Störungen (➤ Kap. 12.3)
- Ängstliche (vermeidende) Persönlichkeitsstörung (v. a. bei generalisierter Angststörung) (➤ Kap. 21.8)
- Abhängigkeitserkrankungen (➤ Kap. 10)

Tab. 13.5 2-Monats-Prävalenz von Angststörungen (nach M-CIDI/DSM-IV TR) in der Bevölkerung, gewichtete Daten, Studie zur Gesundheit Erwachsener in Deutschland, Robert Koch-Institut (DEGS1-MH; N = 5318) (Daten aus Jacobi et al. 2014)

Angststörung	Gesamt	Männer	Frauen	Altersgruppe			
				18–34	35–49	50–64	65–79
Irgendeine Angststörung (F40, F41)	15,3	9,3	21,3	18,0	16,2	15,3	11,0
Panikstörung mit/ohne Agoraphobie	2,0	1,2	2,8	1,5	2,9	2,5	0,8
Agoraphobie	4,0	2,3	5,6	4,1	4,1	4,1	3,5
Soziale Phobie	2,7	1,9	3,6	4,6	3,1	2,1	0,7
Generalisierte Angststörung	2,2	1,5	2,9	3,3	2,0	2,3	1,3
Spezifische Phobie	10,3	5,1	15,4	12,3	9,5	10,8	8,3

13.10 Ätiologie

13.10.1 Übersicht

Die Entstehungstheorien von Angststörungen waren zunächst eine Domäne der Psychoanalyse. Sie wurden im Laufe der Zeit durch lerntheoretische und später biologische Aspekte erweitert, sodass heute analog zur Ätiologie anderer psychischer Erkrankungen von einer **multifaktoriellen Genese** ausgegangen wird. Das **Vulnerabilitäts-Stress-Modell** kann auch hier zum Verständnis der Erkrankung herangezogen werden (➢ Kap. 11.3.7, ➢ Kap. 12.5.10).

13.10.2 Biologische und genetische Faktoren

Neben einem moderaten Einfluss von genetischen Faktoren (familiäre Häufung) spielt die Disposition zur vermehrten **Ängstlichkeit** eine Rolle.

Das **limbische System** wurde bei der Entstehung und Vermittlung von Angstreaktionen als neurobiologisches Korrelat der Angsterkrankungen entdeckt. Bestimmte **Transmittersysteme** sind an der Entstehung von Angst beteiligt. Besondere Bedeutung kommt dem GABAergen und dem serotonergen System zu. Dies erklärt, warum Serotonin-Wiederaufnahmehemmer bei bestimmten Angsterkrankungen wirksam sind.

13.10.3 Kognitive und lerntheoretische Aspekte

Lerntheoretisch lassen sich Angststörungen über die klassische und operante Konditionierung erklären (➢ Kap. 8.2.2). Ein zunächst neutraler Reiz wird durch die Begleitumstände zum konditionierten Reiz **(klassische Konditionierung).** Durch **operante Konditionierung** kommt es zur Aufrechterhaltung der Angst. Meidet oder verlässt der Betroffene den angstauslösenden konditionierten Stimulus, hört die Angst auf. Der Wegfall der negativen Konsequenz (Angst) wirkt als negativer Verstärker für das Flucht- bzw. Vermeidungsverhalten. Die Angst kann dadurch nicht sinnvoll bewältigt werden und weitet sich auch auf andere Situationen aus, d. h., sie **generalisiert** und führt dazu, dass sich die Betroffenen kaum noch aus dem Haus trauen.

ERLÄUTERUNGEN ZUM FALL

Die arbeitsuchende Mutter im Fallbeispiel erlebt beim U-Bahn-Fahren **(neutraler Reiz)** eine Panikattacke (subjektiv als lebensbedrohliche Situation wahrgenommen). Weil sie eine erneute Panikattacke fürchtet, meidet sie fortan die U-Bahn. Das U-Bahn-Fahren ist also vom neutralen zum **konditionierten Reiz** geworden **(klassische Konditionierung).** Das Abklingen der Angst nach fluchtartigem Verlassen der U-Bahn verstärkt in der Frau das Vermeidungsverhalten **(operante Konditionierung).**

Der junge Mann aus dem Fallbeispiel mit sozialer Phobie erlebt zunächst Angst, wenn er vom Lehrer in der Klasse aufgerufen wird. Diese Angst, sich zu blamieren, tritt dann aber auch in anderen Situationen auf (Zahnarztbesuch, Partys, Vorträge). Hier hat sich die isolierte Phobie verselbstständigt, und die Angstsymptome **generalisieren,** d. h. betreffen verschiedenartige soziale Situationen.

Der Begriff *Biological Preparedness* erklärt, warum bestimmte Reize (z. B. Gewitter, Höhe, Tiere) eher mit einer Angststörung verknüpft sind als andere. Es wird vermutet, dass eine Art stammesgeschichtliches Gedächtnis diesen Elementen eine besondere Bedrohung zuschreibt, weil sie in der Evolution eine lebensbedrohliche Gefahr dargestellt haben.

Wie Angsterkrankungen durch **kognitive Verarbeitungsprozesse** zur Chronifizierung neigen, lässt sich am **Angstkreis** beschreiben. Dieser wurde modellhaft für die Panikstörung entwickelt, lässt sich aber auch auf andere Angststörungen übertragen. Am Beispiel der sozialen Phobie wird dies in ➢ Abb. 13.1 veranschaulicht. Es wird davon ausgegangen, dass Menschen mit einer sozialen Phobie zu **erhöhter**

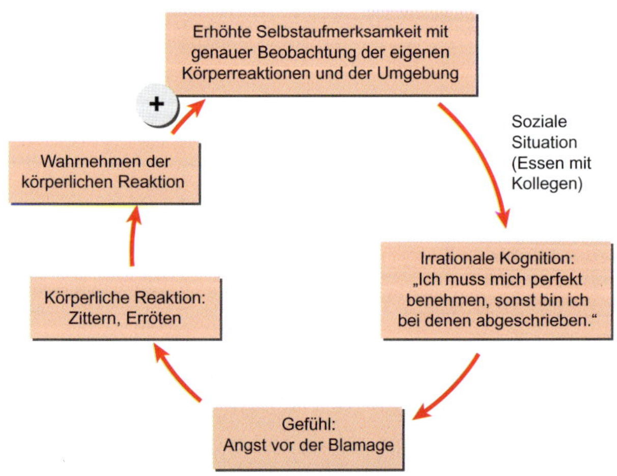

Abb. 13.1 Teufelskreis der Angst am Beispiel der sozialen Phobie [L157]

Selbstaufmerksamkeit neigen. Aus Angst, abgelehnt zu werden, beobachten sie sich und die Reaktionen ihrer Umgebung ganz genau. In Situationen wie einem gemeinsamen Essen mit Kollegen entwickeln sie **irrationale und negative Kognitionen** wie „wenn ich mich jetzt nicht perfekt benehme, bin ich bei denen unten durch". Diese Gedanken sind von einem Gefühl drohender Blamage und damit Angst begleitet. Die Angst wiederum lässt den Organismus mit bestimmten **körperlichen Veränderungen** reagieren (Zittern, Schwitzen, Erröten). Die körperlichen Reaktionen werden vom Betroffenen wahrgenommen und als „Gefahr" fehlinterpretiert („Jetzt werde ich schon wieder rot. Das sehen bestimmt alle und lachen mich aus. Oh Gott, ich blamiere mich schon wieder."). Im Sinne eines Teufelskreises verstärkt dies wiederum die Selbstbeobachtung und damit die Angst.

Auch die für die Panikstörung und Agoraphobie typische **„Angst vor der Angst"** lässt sich mit dem Angstkreis beschreiben. So ist z. B. das Wahrnehmen von Herzklopfen bei körperlicher Betätigung bereits ein Auslöser, um Angst vor einer neuen Panikattacke zu entwickeln.

Irrationale Überzeugungen spielen aber auch bei der Entstehung der generalisierten Angststörung eine Rolle. Es wird davon ausgegangen, dass sich die Betroffenen besonders hilflos fühlen, die an sie gestellten Anforderungen zu meistern.

Das **Modelllernen** ist ein weiterer lerntheoretischer Aspekt für die Entstehung von Angststörungen. Lebensgeschichtlich ist oft entscheidend, wie z. B. Eltern oder Bezugspersonen mit Ängsten umgegangen sind.

13.10.4 Psychodynamische Aspekte

Psychoanalytische Konzepte sehen in der Angst einen Ausdruck ungelöster frühkindlicher Konflikte. Der Konflikt entsteht durch die gegensätzlichen Bestrebungen von **Autonomie** und **Abhängigkeit.** Die Angst vor den mit einer Trennung verbundenen Gefahren steht dem Wunsch nach Selbstständigkeit entgegen. Die neurotische Konfliktlösung führt zur Regression und damit zum Rückgriff auf kindliche Verarbeitungs- und Bewältigungsmuster. Auslösende Situationen sind Trennungserlebnisse von Personen, die Sicherheit geben oder bisher die Führung übernommen haben. Entscheidend ist dabei auch eine mangelhaft entwickelte **Ich-Stärke,** welche die Triebimpulse (das Es) mit den verinnerlichten Normen (dem Über-Ich) nicht in Einklang bringen kann und die Furcht fördert, die eigenen Impulse nicht kontrollieren zu können (➤ Kap. 8.1.2).

ERLÄUTERUNGEN ZUM FALL

Infolge einer engen Bindung an eine angsterfüllte und affektvermeidende Mutter kann es bei deren Kindern zu einem ebenfalls übervorsichtigen und affektvermeidenden Verhalten in der Interaktion mit anderen Menschen kommen. Dadurch wird u. U. verhindert, dass die Kinder in der Pubertät und im Erwachsenenalter einen sicheren Umgang mit fremden Situationen oder mit Gefühlen wie Aggression oder Sexualität entwickeln, sodass es zur Ausbildung und Festigung eines überangepassten, ängstlichen Verhaltens kommt. In auslösenden Situationen (z. B. bei einer Verlust- oder Trennungssituation) kann es dann zu einem deutlichen Ausbruch der Angst kommen, die sich im Gegensatz zur real begründeten Angst in unbewussten, nicht genau definierbaren Befürchtungen äußert. Insbesondere aggressive oder gewaltvolle Impulse, eine Trennung herbeizuführen, oder auch sexuelle Wünsche und neue Situationen im Allgemeinen werden in dem Fall erfahrungsgemäß als hochgradig gefährlich erlebt.

Besonders bei der Entstehung von generalisierten Angststörungen wird auch eine **unzureichende Selbst- und Objektkonstanz** diskutiert. Den Betroffenen fehlt Sicherheit in Trennungssituationen, sie fühlen sich schutzlos und allein, wenn das Sicherheit gebende Objekt nicht mehr anwesend ist. Die mangelhafte Selbstkonstanz zeigt sich in der oben beschriebenen fehlenden Ich-Stärke.

Projektionsphänomene werden v. a. zur Erklärung der Phobien herangezogen. Dabei werden als gefahrvoll erlebte innere Impulse (z. B. sexueller oder aggressiver Art) einem äußeren Objekt zugeschrieben, d. h., die Gefahr wird auf das äußere Objekt projiziert. Das Objekt wird daraufhin als angstauslösend wahrgenommen und gemieden.

13.11 Therapie

13.11.1 Allgemeine Empfehlungen

In den ersten Gesprächen nach der Diagnosestellung sollten Menschen mit Angststörungen über die Erkrankung aufgeklärt und beraten werden. Wichtig ist zu vermitteln, dass es sich um eine „seelische Störung" handelt, die **keine** vitale Bedrohung darstellt, sondern gute Behandlungsaussichten und eine günstige Prognose hat.

Grundsätzlich ist eine **Kombinationsbehandlung** aus störungsspezifischer Psychotherapie und begleitender medikamentöser Therapie einer reinen Pharmakotherapie vorzuziehen. Der Einsatz von Medikamenten sollte auf den Schweregrad der Erkrankung abgestimmt sein (➤ Kap. 6.1.5). Behandlungsbedürftige spezifische Phobien sind häufig allein durch eine verhaltenstherapeutische Therapie zu bewältigen. Die reine Pharmakotherapie erhöht das Risiko eines Rückfalls nach Absetzen der Medikation, weil der Betroffene nicht über ausreichende Angstbewältigungsstrategien verfügt, und ist daher weniger sinnvoll.

13.11.2 Medikamentöse Therapie

Zum Einsatz kommen **Antidepressiva** (➤ Kap. 6.1.2), vornehmlich der **SSRI** wie Citalopram und Paroxetin. Die Dosierung erfolgt wie bei der depressiven Störung (➤ Kap. 12.6.2), die Therapie sollte über einen Zeitraum von **12 Monaten** beibehalten werden. Der Betroffene sollte im Voraus ausführlich darüber informiert werden, dass das Antidepressivum die Angst zunächst verstärken kann und sich die angstlösende Wirkung erst nach **2–4 Wochen** bemerkbar macht. Das ist auf die zunächst im Vordergrund stehenden Nebenwirkungen wie Zittern, Unruhe und Schlafstörungen zurückzuführen.

Neben den SSRIs kommen auch bestimmte trizyklische Antidepressiva und MAO-Hemmer für die Therapie der Angststörungen in Betracht.

Benzodiazepine können in der Akuttherapie, z. B. zum Durchbrechen einer Panikattacke, eingesetzt werden (➤ Kap. 6.1.5). Bewährt hat sich Lorazepam (Tavor®). Allerdings besteht dabei insbesondere bei sozialer Phobie die Gefahr der **Abhängigkeitsentwicklung** (➤ Kap. 10.5.2).

Betablocker werden gelegentlich v. a. bei sozialer Phobie oder Panikattacken zur Reduzierung der körperlichen Symptomatik eingesetzt.

13.11.3 Psychotherapie

Kognitive Verhaltenstherapie

Angststörungen sind eine Domäne der Verhaltenstherapie. Die **kognitive Verhaltenstherapie** mit **Expositionstraining** und Änderung der **dysfunktionalen Annahmen** hat dabei die besten Therapieaussichten. Beim Expositionstraining werden die Betroffenen stufenweise an die angstbesetzte Situation oder das angstauslösende Objekt herangeführt, d. h. mit dem Objekt oder der Situation konfrontiert. Eine tragfähige Therapeut-Klient-Beziehung und der Einsatz von entspannenden Verfahren sind dabei natürlich Voraussetzung (➤ Kap. 8.2). Weitere Bestandteile der Therapie sind **Psychoedukation,** das Einüben von **Problemlösestrategien** sowie ein **Selbstsicherheits- und Kommunikationstraining.**

Psychodynamische Therapie

Psychoanalytische Therapien haben v. a. bei generalisierten Angststörungen einen Stellenwert. Sie sind weniger symptomorientiert als die Verhaltenstherapie. Die Symptomatik wird hier im Zusammenhang mit der biografischen Entwicklung gesehen und interpretiert. Im Mittelpunkt der Therapie stehen die Stärkung und Nachreifung der mangelhaft entwickelten Ich-Funktion und der Aufbau stabiler Selbst- und Objektrepräsentanzen (➤ Kap. 8.1).

THERAPEUTISCHE PRAXIS

Heilpraktiker für Psychotherapie können Patienten mit Angststörungen behandeln. Voraussetzung hierfür ist eine vom Facharzt erfolgte **organische Abklärung** und **sichere Diagnosestellung.** Die Psychotherapie sollte dann in Absprache mit dem behandelnden Psychiater erfolgen und sich an den eigenen Therapieerfahrungen orientieren.

Verständnisfragen

- Welche Formen der Angststörungen gibt es nach ICD-10 und ICD-11? Nennen Sie jeweils die spezifischen Merkmale und Unterscheidungskriterien.
- Bei welchen anderen psychischen Erkrankungen kann Angst begleitend vorkommen?
- Welche körperlichen Symptome der Angst gibt es? Können sie nur bei psychischen Störungen vorkommen?
- Wie lassen sich Angststörungen aus lerntheoretischer und psychodynamischer Sicht erklären?
- Was ist der sog. Angstkreis?
- Welche Behandlungsoptionen gibt es für die Angststörungen? Dürfen Heilpraktiker und Heilpraktikerinnen für Psychotherapie die Behandlung übernehmen?

KAPITEL

14 Zwangsstörungen

14

Kapitelübersicht

Zwangsstörungen gehören zu den häufigsten psychischen Erkrankungen. Im Vordergrund stehen Zwangsgedanken bzw. Zwangshandlungen.

Für die Entstehung dieser Störungen gibt es kein schlüssiges eindimensionales Krankheitskonzept. Entscheidend ist das Zusammenspiel von psychosozialen und biologischen Faktoren, welche die Genese der Beschwerden bedingen. Aus lerntheoretischer Sicht manifestieren sich neurotische Störungen durch die **klassische** und **operante Konditionierung,** und der **primäre** und **sekundäre Krankheitsgewinn** tragen zur Aufrechterhaltung der Störung bei. Psychoanalytische Erklärungsansätze gehen von der **Konfliktpathologie** zwischen Autonomie- und Abhängigkeitsbestrebungen aus. Körperliche Symptome werden hier z. B. als Ausdruck verdrängter und unbewältigter Konflikte interpretiert, die auf die Körperebene verschoben wurden.

Die Behandlung erfolgt vorzugsweise mittels **Psychotherapie.** Empirisch am besten belegt ist der Therapieerfolg der **kognitiven Verhaltenstherapie.** Die Wahl der Therapieart richtet sich aber nach der Diagnose und dem Wunsch der Betroffenen sowie nach den Erfahrungen von Therapeut und Therapeutin. Psychopharmaka kommen allenfalls zum Einsatz. Menschen mit psychogenen Störungen müssen nach geltendem Recht nicht oder nicht ausschließlich von psychologischen oder ärztlichen Psychotherapeuten und Psychotherapeutinnen behandelt werden, sondern können auch von Heilpraktiker und Heilpraktikerin für Psychotherapie therapiert werden.

Die Therapie von Zwangsstörungen sollte unbedingt Therapeuten und Therapeutinnen vorbehalten sein, die bereits über **ausreichende Erfahrungen** mit diesen Störungsbildern verfügen oder sich in kontinuierlicher Supervision befinden, um eine Retraumatisierung der Betroffenen und eine Verschlechterung des Krankheitsprozesses zu verhindern.

14.1 Definition

Synonyme: anankastische Neurose (veraltet), Zwangskrankheit

Zwangsstörungen sind psychische Störungen, bei denen Zwangsgedanken und Zwangshandlungen im Vordergrund der Symptomatik stehen.

14.2 ICD-Klassifikation

Die Zwangsstörungen werden bei der **Umstellung** von ICD-10 auf ICD-11 gemäß dem aktuellen Stand der Forschung neu beschrieben und zugeordnet. In diesem Zuge wurde auch das eigene Kapitel **Zwangsstörung oder verwandte Störungen** geschaffen. Neu ist auch, dass jedes dort aufgeführte Krankheitsbild entweder mit 6BXX.0 (mit mittelmäßiger bis guter Krankheitseinsicht) oder mit 6BXX.1 (mit schlechter bis fehlender Krankheitseinsicht) kodiert wird. Zudem wird die in der ICD 10 erfolgte Unterteilung der Zwangsstörung nach der vorherrschenden Symptomatik in der ICD-11 verlassen (➤ Tab. 14.1).

Tab. 14.1 ICD-Klassifikation der Zwangsstörung und der wichtigsten Zwangsspektrumstörungen

ICD-10		ICD-11	
F42	Zwangsstörung	6B20	Zwangsstörung
F42.0	Vorwiegend Zwangsgedanken oder Grübelzwang	6B20	Zwangsstörung
F42.1	Vorwiegend Zwangshandlungen (Zwangsrituale)	6B20	Zwangsstörung
F42.3	Zwangsgedanken und -handlungen, gemischt	6B20	Zwangsstörung
F45.2	Dysmorphophobe Störung	6B21	Körperdysmorphe Störung inkl. wahnhafte Überzeugungen über den eigenen Körper
–	–	6B22	Olfaktorisches Referenzsyndrom (Eigengeruchswahn)
F45.2	Hypochondrische Störung	6B23	Hypochondrie
–		6B24	Pathologisches Horten und Sammeln
F63.6	Trichotillomanie	6B25.0	Trichotillomanie

14.3 Symptomatik

FALL

Zwangsstörung – „Überall lauern die Bazillen"

Ein 42-jähriger Lehrer stellt sich beim Psychiater vor. Sein Hausarzt knüpfe eine erneute Krankschreibung an eine Vorstellung beim Psychiater. Er berichtet: *Seit einiger Zeit kann ich nicht mehr in den Unterricht gehen; ich muss mir ständig die Hände waschen, weil ich das Gefühl habe, dass überall Bazillen lauern: auf dem Pult, an der Kreide, an den Heften, an den Händen der Schüler und der Kollegen. Noch schlimmer ist es, wenn ein Schüler mich anhustet. Da muss ich mir das Gesicht waschen und den Pulli wechseln. Ersatzkleidung habe ich schon vorsorglich in meinem Schrank deponiert. Seit im letzten Jahr wiederholt Schulen wegen Fällen von Meningitis geschlossen wurden, befürchte ich, dass es auch mich treffen könnte. Ich war zwar schon immer ordentlich und auf Sauberkeit aus, aber dieser Druck, mich immer wieder zu reinigen, wird echt unerträglich. Wenn ich weiß, ich muss in die Schule, stehe ich zwei Stunden früher auf, weil ich mich schon vor der Schule gründlich waschen muss. Erst wenn ich die Hände und Arme siebenmal in bestimmten Bewegungen eingeseift, mit einer Handbürste bearbeitet und nachträglich desinfiziert habe, fühle ich mich gewappnet. Wenn ich von der Schule komme, ziehe ich alle Kleidungsstücke sofort nach Betreten der*

Wohnung aus, damit ich die Bazillen nicht in der Wohnung verteile. Aber dann beginnen meist schon die Gedanken an die Hirnhautentzündung. Immer wieder ist dann der Gedanke da: „Heute hast du dich angesteckt, jetzt beginnt die Entzündung." Ich werde den Gedanken nicht mehr los. Im Unterricht kann ich mich überhaupt nicht mehr konzentrieren, weil überall Ansteckungsgefahren drohen, die ich meiden muss. Ich versuche, mir immer wieder klar zu machen, dass ich gesund bin und dass die anderen Lehrer ja auch keine Meningitis haben. Aber das hilft nicht wirklich. Mich nimmt die Angst vor der Ansteckung so in Bann, dass ich keinen vernünftigen Gedanken mehr fassen kann.

Zwangsgedanken (Grübelzwang) können die Form von zwanghaften Ideen, bildhaften Vorstellungen oder Zwangsimpulsen annehmen, die für die betreffende Person quälend sind. Manchmal sind diese Ideen eine endlose Überlegung unwägbarer Alternativen, häufig verbunden mit der Unfähigkeit, einfache, aber notwendige Entscheidungen des täglichen Lebens zu treffen. Typisch ist, dass die Gedanken trotz der erkennbaren Unsinnigkeit nicht unterdrückt werden können. Inhaltlich beziehen sich die Zwangsgedanken auf die Angst, sich zu verschmutzen, andere zu verletzen, selbst erkrankt zu sein oder bestimmte Dinge nicht erledigt zu haben.

GUT ZU WISSEN

Magisches Denken ist die Vorstellung, dass von den Gedanken eine gewisse Macht ausgeht, die Geschehenes beeinflussen kann. Diese Vorstellung findet sich oft bei kleinen Kindern, aber auch in bestimmten religiösen oder kulturellen Riten und darf nicht mit Zwangsgedanken verwechselt werden.

Zwangshandlungen sind **ritualisierte Handlungen,** die vom Betroffenen wiederholt ausgeführt werden müssen, um eine innere Anspannung abzubauen. Die Handlungen erscheinen dem Betroffenen selbst als sinnlos, quälend oder übertrieben. Wird die Handlung unterdrückt, baut sich beim Betroffenen eine innere Anspannung und Unruhe auf, die erst durch das Zwangsritual kurzfristig **neutralisiert** wird. Die meisten Zwangshandlungen beziehen sich auf Reinlichkeit (v. a. Händewaschen), wiederholte Kontrollen, die garantieren, dass sich eine möglicherweise gefährliche Situation nicht entwickeln kann, oder übertriebene Ordnung und Sauberkeit. Diesem Verhalten liegt die Furcht vor einer Gefahr zugrunde, die den Patienten bedroht oder von ihm ausgeht; das Ritual ist ein wirkungsloser oder symbolischer Versuch, diese Gefahr abzuwenden.

MERKE

Gelegentliche Zwangsgedanken und -handlungen können auch **ohne Krankheitswert** auftreten. Die Befürchtung und deren Überprüfung, z. B. die Herdplatte beim Verlassen der Wohnung nicht abgestellt oder die Tür nicht abgeschlossen zu haben, sind Gedanken und Handlungen, die viele Menschen erleben. Über den Krankheitswert der Gedanken und Handlungen entscheiden deren Häufigkeit und Intensität. Erst bei starkem Leidensdruck und starker Beeinträchtigung durch die Zwangsgedanken und -handlungen erhalten die Symptome Krankheitswert.

Zur Veranschaulichung der Zwangssymptomatik wird auf ➤ Tab. 14.2 verwiesen.

ERLÄUTERUNGEN ZUM FALL

Zwangsgedanken und -impulse

Zwangsgedanken drängen sich gegen den inneren Widerstand auf und können vom Betroffenen nicht unterbunden werden. Der Lehrer im Fallbeispiel fürchtet typischerweise, sich durch den Kontakt mit Objekten (z. B. Kreide, Hefte) oder mit anderen Menschen zu beschmutzen bzw. sich zu infizieren. Ein weiterer Zwangsgedanke ist dabei die Furcht, eine Gehirnhautentzündung zu erleiden. Gebetsmühlenartig wiederholt sich dabei der Gedanke: „Heute hast du dich angesteckt, jetzt beginnt die Entzündung". Die meisten Zwangspatienten leiden unter **Verschmutzungs- bzw. Infektionsgedanken.** Sie können aber auch befürchten, Dinge unterlassen zu haben (z. B. Türen schließen, Licht löschen). Weitere Zwangsimpulse sind die Angst, andere zu verletzen (häufig die eigenen Kinder), sexuelle Impulse (z. B. Angst, jemanden zu vergewaltigen) oder selbstschädigende Impulse (Angst, aus dem Fenster zu springen). Diese Gedanken werden als quälend und bedrohlich wahrgenommen, und häufig versuchen die Patienten sich zu helfen, indem sie gedankliche **Rituale** entwickeln (Zählen, Wiederholen bestimmter Wortfolgen) oder die angstmachenden Impulse durch bestimmte Rituale neutralisieren (Zwangshandlungen).

Zwangshandlungen mit Generalisierung

Bei dem Lehrer gibt es ein stereotyp wiederholtes Ritual, sich die Hände zu waschen bzw. die Kleidung zu wechseln. Zwangshandlungen beziehen sich in der Regel auf das Waschen oder Kontrollieren von Dingen. Häufig werden auch Angehörige einbezogen, d. h., sie müssen sich an bestimmte Rituale halten. Die Zwangshandlungen neigen zur Generalisierung. So können z. B. zunächst nur die Hände vom Waschzwang befallen sein, dann weitet sich dieser Waschzwang auf den ganzen Körper aus. Oder anfangs werden die Türen beim Verlassen der Wohnung mehrfach überprüft, später werden auch Fenster, Herd und Lampen in die Überprüfung einbezogen. Zwangsgedanken und Zwangshandlungen sind sehr häufig im gleichen Ausmaß vorhanden und prägen gemeinsam das Krankheitsbild, ohne dass den Gedanken oder den Handlungen allein die krankheitsbestimmende Rolle zufällt.

Tab. 14.2 Beispiele für Zwangsgedanken, Zwangshandlungen und Vermeidungsverhalten

Zwangsinhalte	Zwangsgedanke	Neutralisierender Gedankenzwang	Neutralisierende Zwangshandlung	Vermeidungsverhalten
Kontrollbedürfnis	„Ich habe den Herd nicht ausgeschaltet."	3-mal bis 40 zählen	Herd mehrmals kontrollieren	Nicht mehr auf dem Herd kochen
Magisches Denken	„Wenn ich auf die Bürgersteigkante trete, wird meine Mutter sterben."	20-mal denken: „Meine Mutter ist gut."	Einen Schritt zurück und 2-mal im Kreis drehen	Wege mit Bürgersteigkante meiden
Angst vor Verschmutzung	„Ich habe mich auf der Toilette beschmutzt."	10-mal sagen: „Schmutz wasch rein."	Ritualisierte Waschungen	Öffentliche Toiletten meiden

Beeinträchtigung des beruflichen und privaten Lebens

Die Zwangssymptomatik nimmt mit zunehmender Erkrankungsdauer immer mehr Zeit und Energie in Anspruch. Im Fallbeispiel beansprucht der Waschzwang morgens bereits 2 Stunden. Dazu kommt der Kleiderwechsel nach dem Unterricht zu Hause oder dem direkten Anhusten im Klassenzimmer. Bei vielen Patienten können die Zwangshandlungen mehrere Stunden des Tages einnehmen. Damit wird klar, dass die Zwangshandlungen den normalen Tagesablauf erheblich stören können, sodass private wie auch berufliche Anforderungen nicht mehr erfüllt werden können. Zunächst führt der Versuch, die Symptome im Berufsalltag zu vertuschen, nur zu auffälligem Verhalten wie z. B. Unpünktlichkeit oder sozialem Rückzug. Mit zunehmender Krankheitsschwere häufen sich dann Krankschreibungen, die bis zur Berufsunfähigkeit führen können.

Vermeidungsverhalten

Die Krankschreibungen verhindern auch, dass der Betroffene sich Zwang auslösenden Situationen stellen muss. Der Lehrer umgeht mit der Krankschreibung der „Infektionsgefahr" Schule. Gleichzeitig grenzt sich der Aktionsradius für den Betroffenen immer stärker ein und führt im Extremfall zur sozialen Isolation, wenn der Patient das Haus nicht mehr verlässt und krankheitsbedingt Kontakte meidet. Gefördert wird dieses Verhalten noch von dem Versuch, die als unsinnig und beschämend erlebten Verhaltensweisen nach außen hin zu verheimlichen.

MERKE

Der Kontrollzwang bleibt auch bei häufiger Überprüfung bestehen; es tritt also durch die Kontrolle (von Herd, Beleuchtung, Wasserhahn) keine Entlastung ein.

14.4 Diagnose

Merkmale der Zwangsstörung nach **ICD-10:**
- Die Zwangsgedanken oder zwanghaften Handlungsimpulse müssen vom Patienten als seine eigenen erkannt werden.
- Mindestens gegen einen Zwangsgedanken oder gegen eine Zwangshandlung muss der Patient (noch) Widerstand leisten.
- Der Zwangsgedanke oder die Zwangshandlung dürfen nicht an sich angenehm sein.
- Die Zwangssymptome müssen sich in zutiefst unangenehmer Weise wiederholen.
- Die Symptomatik muss über mindestens 14 Tage an den meisten Tagen bestehen.

Die **ICD-11** verlangt für die Diagnose einer Zwangsstörung, dass die Zwangsgedanken und Zwänge zeitaufwendig sind (z. B. > 1 Stunde pro Tag), zu erheblichem Leidensdruck führen oder die Betroffenen stark in ihrem Alltag einschränken.

14.5 Differenzialdiagnosen

Zwangssymptome treten nicht nur bei Zwangsstörungen auf, sondern sind bei einer Vielzahl von psychischen Störungen oder organischen Erkrankungen zu beobachten. Eine **gründliche Diagnostik** ist deswegen entscheidend.

THERAPEUTISCHE PRAXIS

Treten die Zwangssymptome **nach dem 40. Lj.** auf, sollte eine organische Ursache unbedingt ausgeschlossen werden!

Bei Zwangssymptomen muss an folgende **Differenzialdiagnosen** gedacht werden:
- Depression (Abklingen der Zwangssymptomatik nach Besserung der depressiven Störung)
- Angststörungen
- Schizophrenie: In der akuten Phase kann sich der Patient nicht mehr von Zwangsgedanken distanzieren. Die Inhalte sind eher bizarr und fremdartig.
- Zwanghafte Persönlichkeitsstörung: Die Betroffenen erleben Zwangssymptome als ich-synton, d. h. rational und sinnvoll; ihre Umgebung leidet mehr unter ihrem Verhalten als sie selbst.

MERKE

Zwangspatienten erleben die Zwangshandlungen und -gedanken als unsinnig und als wesensfremd, d. h. **ich-dyston.** Patienten mit einer anankastischen Persönlichkeitsstörung erleben ihr „zwanghaftes" Verhalten dagegen als ich-synton.

- Abhängigkeitserkrankungen
- Frühkindlicher Autismus: Im Vordergrund stehen die Entwicklungsstörungen
- Gilles-de-la-Tourette-Syndrom mit vokalen und motorischen Tics
- Organische Erkrankungen, z. B. Tumoren, Ischämie, Abszesse, Chorea Sydenham minor

14.6 Krankheitsverlauf

GUT ZU WISSEN

Vor etwa 20 Jahren war die Zwangserkrankung in der Bevölkerung, v. a. in Deutschland, noch relativ unbekannt. Dadurch entstand bei den Betroffenen das Gefühl, „mit ihrer Krankheit allein zu sein", was wiederum die mögliche Suizidgefahr erhöhte und die Chance reduzierte, sich in Therapie zu begeben. Heute hat die Zwangserkrankung einen viel höheren Bekanntheitsgrad, u. a. durch verschiedene Filme, wie die Filmkomödie „Besser geht's nicht" (1997) über Zwangsneurotiker mit Jack Nicholson.

Die Zwangsstörung verläuft in der Regel **chronisch.** Die Patienten kommen **gar nicht** oder erst **sehr spät** in psychiatrische Behandlung. Bis zu 10 Jahre können von der Erstmanifestation bis zur Diagnose vergehen. Das ausgeprägte **Vermeidungsverhalten** und die daraus resultierende **soziale Isolation** sowie die Verheimlichungstendenzen machen eine frühzeitige Diagnose meist unmöglich.

Hervorzuheben ist, dass die Zwangsstörung trotz aller erfolgreichen Therapien eine der am **schwersten** zu behandelnden psychischen Störungen ist. Bei einem **optimalen** Therapieverlauf ist dennoch in den meisten Fällen eine **Besserung** der Beschwerden zu erwarten. Eine vollständige Heilung ist nur **selten** zu erreichen, eine **stabile Remission** jedoch oft möglich. Das Absetzen der Medikamente führt häufig zu einem **Rückfall** und damit zu einer Verschlechterung der Symptomatik. Hierbei kann **begleitend Psychotherapie hilfreich** eingesetzt werden.

14.7 Epidemiologie

Etwa 2–3 % der in Deutschland lebenden Menschen erkranken irgendwann in ihrem Leben an einer behandlungsbedürftigen Zwangserkrankung. Frauen und Männer sind von Zwangserkrankungen gleichermaßen betroffen. Das durchschnittliche Erstmanifestationsalter liegt zwischen 20 und 26 Jahren.

Am häufigsten sind der **Kontroll- und Waschzwang;** weitere Zwänge (z. B. Zähl-, Sammel- oder Ordnungszwänge) können ebenfalls auftreten, sind jedoch deutlich seltener.

Zwangspatienten leiden häufig noch unter **einer weiteren psychischen Störung,** deren Häufigkeiten in Studien jedoch sehr unterschiedlich angegeben wird. Häufig sind affektive Störungen, Angststörungen, depressive Störungen, bipolare Störungen, Panikstörungen, soziale Phobien, generalisierte Angststörungen, Essstörungen, Substanzabhängigkeiten sowie körperdysmorphe Störungen. Ebenfalls häufig sind zwanghafte bzw. anankastische Persönlichkeitsstörungen, die bei 15–28 % der Fälle vorliegen. Außerdem kommt es in etwa 6 % der Fälle zu Suizidgedanken und bei etwa 9 % zu Suizidversuchen (Vorderholzer et al. 2022).

14.8 Ätiologie

14.8.1 Übersicht

Für eine Zwangserkrankung gibt es nicht nur eine einzige auslösende Ursache. Nach dem **Vulnerabilitäts-Stress-Modell** (➤ Kap. 11.3.7, ➤ Kap. 12.5.10) sind neurobiologische und psychosoziale Faktoren für die Vulnerabilität verantwortlich; das Vermeidungsverhalten und ggf. der sekundäre Krankheitsgewinn (z. B. Krankschreibung) halten die Erkrankung aufrecht. Als Auslöser kommen chronische Stress-Situationen oder einschneidende Lebensereignisse infrage, wobei die Störung auch ohne erkennbaren Auslöser ausbrechen kann.

14.8.2 Neurobiologische Aspekte

Neben einer Störung des serotonergen Stoffwechsels in den Basalganglien, dem limbischen System und dem präfrontalen Kortex spielen genetische Faktoren mit Häufung der Erkrankung in betroffenen Familien eine Rolle.

14.8.3 Kognitive und lerntheoretische Aspekte

Klassische und operante Konditionierung spielen bei der Entstehung und Aufrechterhaltung der Zwangssymptome eine Rolle (➤ Kap. 13.10).

ERLÄUTERUNGEN ZUM FALL

Der Lehrer im Fallbeispiel empfindet bei der Berührung von Objekten, die bereits andere Personen angefasst haben, Angst und Ekel vor „Bazillen". Bei Konfrontation mit den genannten Objekten entwickelt sich eine innere Anspannung. Eine ähnliche Anspannung kennt er z. B. aus seiner Kindheit, wenn er von einem Lehrer, den er bewunderte, zurechtgewiesen wurde oder eine Strafe auferlegt bekam. Nach einer Strafe in der Schule, die mit der Berührung von Heften oder dem Pult einherging, entstand eine heftige emotionale Reaktion (innere Anspannung). Dieser zunächst neutrale Reiz (Berührung von Heften oder Pult) wird in der Folge zum Angst bzw. Ekel auslösenden Stimulus **(klassische Konditionierung).** Um diese Angst und Anspannung zu mindern, führt er ein ritualisiertes Händewaschen durch, das ihm nur kurzfristig Erleichterung verschafft **(operante Konditionierung).** Das Händewaschen wird dadurch zum negativen Verstärker, weil es die unangenehme Anspannung reduziert.

Kognitive Erklärungsmodelle gehen von folgender Theorie aus: Zwangsgedanken wie „Habe ich die Tür wirklich zugesperrt?" oder „Jetzt drehe ich gleich durch und bringe sie alle um" können in entsprechenden Situationen kurzzeitig Inhalte einer normalen, automatischen Gedankenabfolge sein. Von Menschen, die v. a. von ihren Eltern strenge Moralvorstellungen und Überzeugungen übernommen haben, werden solche Gedanken als „bedrohlich" herausgefiltert. Dabei spielt die Bewertung eine wichtige Rolle. Den Gedanken wird eine besondere Schuld, Verantwortlichkeit, Zweifel oder negative Konsequenz zugeschrieben („an etwas denken heißt es auch tun"). So kann das Wahrnehmen eines spitzen Brotmessers mit der Verletzung des Kindes gleichgesetzt werden. Der Patient fühlt sich für diesen Zwangsgedanken und für seine Neutralisierung verantwortlich. Die Neutralisierung erreicht er, indem er Zwangsrituale ausführt oder „Gegengedanken" entwickelt. Dieses Verhalten festigt und stärkt natürlich die Bedeutsamkeit des Zwangsgedankens und bewirkt, dass die Gedanken häufiger und schneller ins Bewusstsein gelangen.

14.8.4 Psychodynamische Aspekte

Wie bei den Angststörungen steht auch hier der **Konflikt** zwischen **Abhängigkeit** und **Autonomie** im Vordergrund der psychodynamischen Erklärungsmodelle (➤ Kap. 14.8.3). Da Kinder im **2. bis 3. Lj.** eine zunehmende **Selbstständigkeit** entwickeln, um sich und die Umwelt zu erkunden, geht die psychodynamische Annahme davon aus, dass sich der Konflikt, welcher der Zwangsstörung zugrunde liegt, in dieser Zeit entwickelt. Strenge Eltern versuchen diesen Autonomiebestrebungen des Kindes durch Strafen (z. B. Liebesentzug) Grenzen zu setzen und bewirken beim Kind die Ausbildung eines **rigiden Über-Ichs** und eines **schwachen Ichs.** Die Zwangsneurose wird dabei als Versuch interpretiert, bei dem das Ich antisoziale Bedürfnisse mit den strengen Vorgaben des Über-Ichs in Einklang zu bringen versucht. Orientiert an den frühkindlichen Entwicklungsphasen spricht man auch von einer Fixierung in der analen Phase (➤ Kap. 8.1.2).

14.9 Therapie

14.9.1 Übersicht

Zur Therapie der Zwangsstörung gehören **medikamentöse** und **psychotherapeutische** Ansätze. Daneben ist die **Einbeziehung der Angehörigen,** die von der Symptomatik stark betroffen sind und teilweise Zwangshandlungen mit ausüben müssen, besonders wichtig.

Psychoedukative Gruppeninterventionen oder informative Einzelgespräche können die Angehörigen wirksam entlasten.

Reicht die psychotherapeutische Therapie je nach Schwere der Erkrankung allein nicht aus, dann erfolgt eine Kombinationsbehandlung. Gewöhnlich wird versucht, den Patienten während der Therapie im häuslichen Umfeld zu belassen, damit die Alltagsbewältigung und der Therapieerfolg überprüft werden können. Ist dies nicht möglich (z. B. wegen der Schwere der Erkrankung, zusätzlichen depressiven Symptomen, fehlendem ambulanten Therapieangebot), muss eine stationäre Aufnahme in einer entsprechenden Einrichtung erwogen werden.

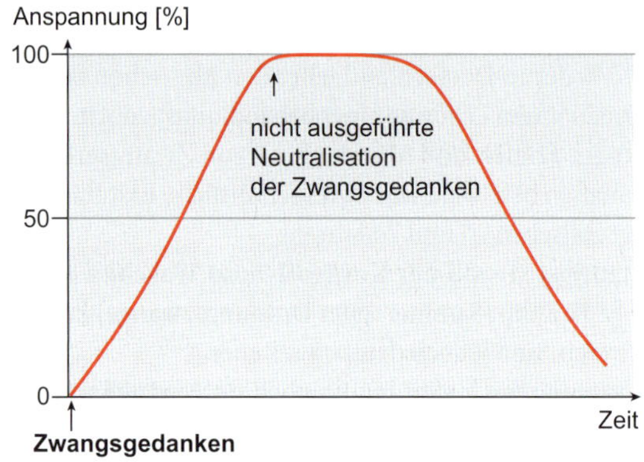

Abb. 14.1 Anspannungskurve während der Reizkonfrontation [L157]

14.9.2 Medikamentöse Therapie

Zur Therapie der Zwangsstörung gehört oft auch eine **medikamentöse Behandlung** über einen längeren Zeitraum, um das Ungleichgewicht des Botenstoffs Serotonin im Gehirn zu beheben. Zum Einsatz kommen dabei SSRIs und das serotonerg wirkende trizyklische Antidepressivum Clomipramin (➤ Kap. 6.1.2). Die Pharmakotherapie ist – ergänzend zur Verhaltenstherapie – sehr erfolgversprechend und kann die Symptome deutlich reduzieren.

MERKE

Eine alleinige medikamentöse Therapie bei Zwangsstörungen hat sich **nicht** bewährt. Ideal ist eine Kombinationsbehandlung (Psycho- und Pharmakotherapie). Die verabreichten Antidepressiva müssen **höher** dosiert werden und entfalten ihre Wirkung **später** (6–12 Wochen) als bei depressiven Störungen.

14.9.3 Kognitive Verhaltenstherapie

Die multimodale Verhaltenstherapie ist das, wie Studien belegen, erfolgreichste psychotherapeutische Behandlungsverfahren für Zwangsstörungen.

Neben den grundlegenden Therapiezielen wie Verhaltensanalyse, Beziehungsaufbau und Informationsvermittlung zur Erkrankung stehen das **Expositionstraining** und **kognitive Techniken** im Vordergrund der Therapie. Zur Reizkonfrontation begibt sich der Patient in Situationen, die sonst zwanghafte Handlungen auslösen (z. B. das Anfassen von benutzten Schlüsseln oder das Berühren eines beschmutzten Glases, die Benutzung einer öffentlichen Toilette) und versucht dann, das übliche Zwangsritual (Händewaschen) zu unterlassen. Die Verhinderung des Zwangsrituals nötigt den Patienten also, sich dem angsterregenden Reiz zu stellen. Dabei kann er die Erfahrung machen, dass die Angst und die körperlichen Reaktionen nachlassen und die befürchtete Katastrophe nicht eintritt, obwohl er das neutralisierende Ritual unterbunden hat. Dieser Zusammenhang wird in ➤ Abb. 14.1 dargestellt. Das genaue Vorgehen der Expositionsbehandlung wird ausführlich in ➤ Kap. 8.2.7 beschrieben.

Dass eine **Reizkonfrontation** auch gedanklich (in sensu) erfolgen kann, zeigt nachfolgendes Fallbeispiel. Wichtig ist bei der Expositionsbehandlung, dass der Patient ausreichend über die Erkrankung und die Entstehungsmechanismen aufgeklärt wird und eine tragfähige therapeutische Beziehung besteht.

Bei den **kognitiven Verfahren** geht es um die Überprüfung und Korrektur irrationaler Annahmen. Im Fallbeispiel mit dem Lehrer ist es die Vorstellung: „Wenn ich das Heft eines Schülers anfasse, bekomme ich Meningitis" (➤ Kap. 8.2.7). Gemeinsam mit dem Therapeuten wird diese Aussage analysiert und auf ihren Realitätsgehalt überprüft. Der Zusammenhang mit den emotionalen Reaktionen wird daran veranschaulicht. Alternative Reaktionen können mit dem Patienten eingeübt werden, z. B. „Es ist nur ein Gedanke und nichts wird passieren. Der Gedanke ist Teil meiner Erkrankung".

14.9.4 Psychodynamische Therapie

Psychoanalytisch behandelt man Zwangsstörungen ähnlich wie Phobien und generalisierte Angst, d. h., der Klient wird ermutigt, sich dem **Abhängigkeits-Autonomie-Konflikt** zu stellen. Biografische Zusammenhänge werden aufgedeckt und bearbeitet. Der Klient soll fähig werden, eigene Bedürfnisse und Wünsche zu äußern und adäquat umzusetzen. Bestrebungen, welche die Zwangsstörungen aufrechterhalten, wie der sekundäre Krankheitsgewinn, sollten dabei genauso im Fokus stehen wie das Vermeidungsverhalten.

THERAPEUTISCHE PRAXIS

Zwangsstörungen dürfen vom Heilpraktiker für Psychotherapie behandelt werden. Da die Betroffenen ihre Symptome meist schon lange vor Diagnosestellung entwickelt haben, gestaltet sich die Therapie meist schwierig, ist mit starken Ängsten und häufigen Rückfällen verbunden. Ein Therapeut sollte daher über **ausreichende Erfahrungen** mit Zwangspatienten verfügen. Außerdem sollte vor Therapiebeginn eine gründliche **diagnostische Abklärung** der Symptome erfolgt sein.

14.10 Hypochondrie (hypochondrische Störung)

ICD-10: F45.2; **ICD-11:** 6B23

FALL

Hypochondrische Störung – „Ich werde bald sterben!"

Ein 46-jähriger Musiker befürchtet, an einem Darmtumor zu leiden. Schon seit einem knappen Jahr stelle er eindeutige Anzeichen dafür fest: Er habe starke Magen-Darm-Probleme, verspüre keinen Appetit mehr und liege nachts wegen „Grummeln im Darm" oft wach. Zudem mache er sich wegen dieser schwerwiegenden Beschwerden große Sorgen. Er achte inzwischen äußerst penibel auf seine Ernährung und führe auch einen Ernährungsplan, in dem er alle Speisen, die er zu sich nehme, mit Mengenangabe, Uhrzeit und Zubereitungsart notiere. Essenseinladungen nehme er generell nicht mehr an, weil die fremden Gewürze und Zutaten ihm gar nicht mehr bekämen und starke Blähungen verursachten. Der Tumor mache sich dann besonders bemerkbar, und er wolle ihn schließlich nicht zusätzlich reizen. Seine Kollegen und Freunde würden ihn deswegen mittlerweile auslachen, weil sie annähmen, er mache sich was vor oder übertreibe. Sein Sohn, der im Rettungsdienst arbeite, habe ihm Termine bei anerkannten, namhaften Fachärzten vermittelt. Doch diese seien einfach nur große Aufschneider, denn sie hätten nichts, einfach überhaupt nichts festgestellt. Sein Sohn habe ihm geraten, dem Urteil der Ärzte zu vertrauen, doch der habe ja gar keine Ahnung davon, wie es ihm gehe. Daraufhin habe er sich im Bekanntenkreis umgehört, sei auch neutralen Empfehlungen von Beratungsstellen gefolgt und habe verschiedene Ärzte aufgesucht. Diese hätten ihn zwar sorgfältig untersucht – er habe mit all den Koloskopien, Ultraschall- und Blutuntersuchungen eine regelrechte Tortur hinter sich gebracht – aber sie hätten ihm stets mitgeteilt, der Verdacht habe sich nicht erhärtet. Er solle sich weiterhin gesund ernähren, ansonsten aber ganz normal leben. Auch hätten sie ihm den Besuch beim Psychotherapeuten nahegelegt. „Da ist doch was im Busch! Ich bin fest überzeugt davon, dass sie mir die Wahrheit verschweigen. Bestimmt ist die Krankheit schon so weit fortgeschritten, dass sie keine Überlebenschance mehr für mich sehen. Wahrscheinlich soll ich die letzten Tage möglichst unbeschwert genießen und durch Sie seelischen Beistand erhalten. Um Himmels willen – ich werde sicher bald sterben!"

Definition

Kennzeichnend für diese Störung ist die andauernde Angst, an einer gravierenden körperlichen Erkrankung wie Krebs oder AIDS zu leiden. Diese Überzeugung wird aus angeblichen oder tatsächlichen vegetativen Störungen hergeleitet. Die Betroffenen lassen sich durch unauffällige körperliche Befunde **nicht** oder nur für kurze Zeit beruhigen. Die übermäßige gedankliche Beschäftigung mit der fraglichen Krankheit und die starke Ausrichtung darauf führen meist zu **Konflikten** im sozialen Umfeld.

Symptomatik

Die Betroffenen beobachten über mindestens 6 Monate gleichbleibende Symptome und sind überzeugt, an einer schweren Krankheit zu leiden. Die Charakterstruktur ist meist **ängstlich-depressiv.**

Die Hypochondrie zeichnet sich durch folgende Merkmale aus:

- Krankheitsfurcht, allgemeine Klagbarkeit
- Ängstliche Selbstbeobachtung aufgrund der Befürchtung, an einer ernsten Körperkrankheit zu leiden
- Fehldeutung harmloser Befindlichkeits- und Funktionsstörungen
- Verlust der Unbefangenheit gegenüber der Stabilität von Körperfunktionen mit multiplen Beschwerden

ERLÄUTERUNGEN ZUM FALL

Der Musiker im Fallbeispiel fürchtet, seit einem knappen Jahr an einem Darmtumor erkrankt zu sein. Auch unauffällige Untersuchungsbefunde und die Einschätzung seines Sohnes, dass seine Befürchtung unbegründet ist, beruhigen ihn nicht. Er beschäftigt sich fast ununterbrochen mit seiner Sorge, richtet sein Leben nach der vermeintlichen Erkrankung aus, was seine sozialen Kontakte und seine berufliche Aktivität deutlich einschränkt. Befindlichkeitsstörungen (z. B. „Grummeln" im Darm, Blähungen) deutet er als Beweis für das Vorhandensein eines Tumors. Auch seine Stimmung und Fähigkeit, zu entspannen bzw. zu schlafen, leiden unter der hypochondrischen Befürchtung.

Diagnose

Die **ICD-10** nennt als Leitsymptome der hypochondrischen Störung:

- Überzeugung vom Vorhandensein wenigstens einer ernsthaften körperlichen Krankheit als Ursache für vorhandene Symptome, obwohl sich in vielen Untersuchungen keine ausreichende somatische Erklärung finden ließ – oder eine anhaltende Beschäftigung mit einer vermuteten Entstellung.
- Ständige Weigerung, den Rat und die Versicherung vieler Ärzte zu akzeptieren, dass den Symptomen keine körperliche Krankheit zugrunde liegt.

Die Symptomatik muss vor Diagnosestellung mindestens **6 Monate** bestanden haben.

In der **ICD-11** wurde die zeitliche Komponente entfernt. Stattdessen muss neben den vorgenannten Merkmalen ein erheblicher Leidensdruck vorhanden sein und sollte der Alltag in mehreren Funktionsbereichen stark durch die Hypochondrie eingeschränkt sein.

Differenzialdiagnosen

Differenzialdiagnostisch sollten folgende Erkrankungen abgegrenzt werden:

- Hypochondrische Form der endogenen Depression (phasischer Verlauf mit Remission)
- Hypochondrischer Wahn bei Depression oder Schizophrenie (wahnhafte Ausgestaltung und Fixierung)
- Hypochondrische Persönlichkeit (einförmig-durchgängiger Persönlichkeitszug, Hypochondrie weniger intensiv ausgeprägt)
- Stimulanzienmissbrauch mit Körpermissempfindungen (Anamnese, Drogen-Screening)

Verständnisfragen

- Welche Symptome sind typisch für die Zwangserkrankung? Welche Bedeutung haben dabei die Rituale für die Betroffenen?
- Ab wann hat eine zwanghafte Befürchtung, wie etwa den Herd nicht abgestellt zu haben, Krankheitswert?
- Welche Differenzialdiagnosen müssen bei Zwangsgedanken und -handlungen in Betracht gezogen werden? Was besagt der Begriff „ich-dyston“ in diesem Zusammenhang?
- Welche Zwänge unterscheidet man, welche sind am häufigsten?
- Wie verläuft eine Zwangsstörung in der Regel?
- Welches psychodynamische Erklärungsmodell gibt es für die Zwangsstörung?
- Erläutern Sie das Prinzip der Verhaltenstherapie bei Zwangsstörungen.
- Welche Voraussetzungen müssen erfüllt sein, damit Heilpraktiker und Heilpraktikerinnen für Psychotherapie die Behandlung einer Zwangsstörung übernehmen können?

KAPITEL

15 Dissoziative Störungen

15

Kapitelübersicht

Die dissoziativen Störungen gehören zu den häufigsten psychischen Erkrankungen. Im Vordergrund stehen körperliche Beschwerden.

Für die Entstehung gibt es kein schlüssiges eindimensionales Krankheitskonzept. Entscheidend ist das Zusammenspiel von psychosozialen und biologischen Faktoren, welche die Genese der Beschwerden bedingen. Aus lerntheoretischer Sicht manifestieren sich neurotische Störungen durch die **klassische** und **operante Konditionierung,** und der **primäre** und **sekundäre Krankheitsgewinn** tragen zur Aufrechterhaltung der Störung bei. Psychoanalytische Erklärungsansätze gehen von der **Konfliktpathologie** zwischen Autonomie- und Abhängigkeitsbestrebungen aus. Körperliche Symptome werden hier z. B. als Ausdruck verdrängter und unbewältigter Konflikte interpretiert, die auf die Körperebene verschoben wurden.

Therapie der Wahl ist die **Psychotherapie.** Empirisch am besten belegt ist hier der Therapieerfolg der **kognitiven Verhaltenstherapie.** Die letztendlich gewählte Therapie richtet sich nach der Art der Diagnose und dem Wunsch der Betroffenen, aber auch nach den Erfahrungen von Therapeut bzw. Therapeutin. Psychopharmaka kommen – wenn überhaupt – nur begleitend zum Einsatz.

Menschen mit dissoziativen Störungen müssen nach geltendem Recht nicht oder nicht ausschließlich von psychologischen oder ärztlichen Psychotherapeuten und Psychotherapeutinnen behandelt, sondern dürfen auch von Heilpraktikern und Heilpraktikerinnen für Psychotherapie therapiert werden.

15.1 Definition

Synonyme: hysterische Neurose, Konversionshysterie oder psychogene Körperstörung

GUT ZU WISSEN

Über Jahrhunderte bezeichnete man Erkrankungen, die mit unverständlichen und wechselnden Symptomen einhergingen und nur Frauen betrafen, als **Hysterie** (gr. *hystéra* = Gebärmutter). Man ging davon aus, dass die Symptome durch das „Umherschweifen" der Gebärmutter verursacht wurden. Unter dem Begriff Hysterie versammelten sich aus heutiger Sicht Störungen aus dem Spektrum der dissoziativen, somatoformen und psychosomatischen Störungen.
Jean-Martin Charcot (1825–1893), der sich im 19. Jh. intensiv mit der Hysterie beschäftigte, kam zu dem Schluss, dass bei den Erkrankten bestimmte Erlebnisinhalte vom Bewusstsein abgekoppelt werden. Freud griff die These auf und stellte fest, dass viele Frauen vor Ausbruch der Hysterie belastende Situationen durchlebt hatten oder bereits in der Kindheit traumatisiert worden waren. Er schloss daraus, dass die als unerträglich empfundenen Erfahrungen das Bewusstsein veränderten und zur Entwicklung der Symptome führten. Diese Entkopplung von seelischem Erleben nannte er **doppeltes Bewusstsein.** Janet führte dafür den Begriff **Dissoziation** ein.

Grundsätzlich versteht man unter **Konversion** einen Prozess, in dem etwas umgewandelt wird. Im Bereich der psychischen Erkrankungen spricht man im Allgemeinen immer dann von einer Konversion, wenn ein seelischer Konflikt vom normalen Erleben abgespalten oder abgekoppelt und in ein körperliches Symptom umgewandelt wird, **ohne** dass es eine **erkennbare organische Ursache** dafür gibt. Dabei kann der ungelöste, unbearbeitete seelische Konflikt in Form vieler verschiedener körperlicher Symptome und Beschwerden (nicht selten auch neurologischer Art) zum Ausdruck kommen. Eine Störung, bei der derartige Symptome ohne organische Ursache im Vordergrund stehen, wird daher als dissoziativ bezeichnet. „Dissoziativ" bezeichnet in diesem Zusammenhang nichts anderes, als dass bestimmte Gedächtnis- oder Erlebnisinhalte entweder vollständig oder teilweise vom natürlichen Erleben abgetrennt sind und nicht bewusst in aktuelle Erfahrungen integriert werden können.

GUT ZU WISSEN

Der Begriff der Hysterie bzw. „hysterisch" wurde wegen seiner negativen Konnotation bereits in der ICD-10 aufgegeben.

15.2 Symptomatik

FALL

Dissoziative Störung – „Ton abgedreht"

Eine 47-jährige Beamtin erzählt, dass sie seit einiger Zeit unter Hörstörungen leide. Es käme immer wieder vor, dass sie auf dem rechten Ohr minutenlang nichts hören könne. Es sei ein ganz eigenartiges Gefühl, ungefähr so, als drehe jemand wie bei einem Radio plötzlich den Ton ab. Dies sei sehr unangenehm, insbesondere wenn sie bei der Arbeit sei und Kundengespräche führen müsse. Zum ersten Mal habe ihr Gehör ausgesetzt, als ihr neuer Vorgesetzter sie wegen einer falsch ausgefüllten Akte lautstark „zurechtgestutzt" habe. Doch jetzt trete das Problem schon in ganz alltäglichen, harmlosen Situationen auf, z. B. wenn der Vorgesetzte sich telefonisch nach Fallzahlen oder Ähnlichem erkundige oder zur Teambesprechung rufe. Und einmal, als der Vorgesetzte eine andere Kollegin wegen eines Fehlers wie ein Choleriker „heruntergeputzt" habe, sei bei ihr „alles aus" gewesen. Sie habe für den Rest des Tages auf dem rechten Ohr nichts mehr gehört. „Da habe ich innerlich total dicht gemacht. Ich konnte den Mann einfach nicht mehr hören." Aber glücklicherweise sei ihr Vorgesetzter kurz danach für 3 Wochen in Urlaub gegangen und durch einen anderen Kollegen vertreten worden. Da hätten sich die Symptome gebessert, obschon der Kollege auch nicht gerade mit einem leisen Organ ausgestattet sei. Doch jetzt seien sie wieder da.
Eine Untersuchung durch einen Hals-Nasen-Ohren-Arzt ergibt, dass das Gehör der Frau völlig intakt ist; es sind keine organischen Schäden festzustellen. Auf die Frage, ob sie solche Situationen kenne, antwortet sie: „Naja, ich kenne solche Situationen aus meiner Kindheit. Mein Vater war auch so ein Choleriker, der schon bei jeder Kleinigkeit total ausgerastet ist. Meine Mutter und wir Kinder hatten sehr darunter zu leiden. Wenn die Situation eskalierte, packte er mich am rechten Ohr, zog mich ganz nah zu sich heran und sah mir direkt ins Gesicht. Und einmal gab er mir sogar eine Ohrfeige, die so geknallt hat, dass ich 2 Tage auf dem Ohr nichts hören konnte."

Der Beginn der Symptomatik steht mit einem **auslösenden Faktor** in Beziehung. Dies können belastende Ereignisse oder ungelöste Konflikte und damit chronische Beziehungsprobleme sein. Ort und Zeitpunkt der Symptombildung lassen sich in der Regel psychologisch erklären. Das körperliche Symptom hat **Symbolcharakter.** Obwohl der Zusammenhang zwischen dem Auslöser und dem Leiden erkennbar ist, wird er vom Betroffenen in der Regel nicht wahrgenommen und kann ihm häufig erst durch eine psychotherapeutische Intervention bewusst gemacht werden.

THERAPEUTISCHE PRAXIS

Dissoziative Störungen zeigen Symptome, die nach **subjektiver Vorstellung** der Betroffenen eine körperliche Erkrankung ausmachen. Sie orientieren sich dabei nicht unbedingt an anatomischen, physiologischen bzw. neurobiologischen Zusammenhängen. Häufig haben die Betroffenen die Erkrankung in ihrem Umfeld kennengelernt, und je nach Ausprägung kann die dissoziative Störung mehr oder weniger überzeugend ein körperliches Leiden imitieren.

Die Symptomatik der dissoziativen Störung variiert je nach Krankheitsbild. Sie führt im Allgemeinen zu einer starken **Einschränkung** der Leistungsfähigkeit, wirkt **negativ** bzw. **belastend** auf **Beziehungen** und geht nicht selten mit aggressivem oder **selbstschädigendem** Verhalten einher.

Dissoziative Amnesie: Erinnerungslücke für zurückliegende traumatische Ereignisse (Unfall, Vergewaltigung, Trauerfall)

Dissoziative Fugue: abruptes Fortlaufen von zu Hause oder vom Arbeitsplatz bei nach außen geordnetem Verhalten. Die Betroffenen brechen für mehrere Tage den Kontakt mit ihrem sozialen Umfeld ab, reisen an Orte von emotionaler Bedeutung und nehmen dort eine neue Identität an. Für die Dauer der Fugue besteht fast immer eine (partielle) Amnesie.

Dissoziativer Stupor: bewegungsloses Verharren im Anschluss an ein traumatisierendes Ereignis.

Trance- oder Besessenheitszustand: Bewusstseinsveränderung, Einschränkung der Wahrnehmung der Umgebung und zeitweiliger Verlust des Gefühls für die eigene Identität, Gefühl der Fremdbeeinflussung

Dissoziative Bewegungsstörung: Bewegungsstörung, die neurologische Erkrankungen imitiert (z. B. Lähmungen, Schwächen, Gangstörungen).

Dissoziativer Krampfanfall: Pseudoanfälle („Pseudoepilepsie"), keine Bewusstlosigkeit während des Anfalls, kein Einnässen, Einkoten, Zungenbiss oder Sauerstoffmangel, keine Sturzverletzungen (➤ Kap. 25.4.1)

ERLÄUTERUNGEN ZUM FALL

Die Beamtin im Fallbeispiel erfüllt die klassischen Kriterien für das Vorliegen einer dissoziativen Störung. Für die Taubheit, die in ihrer Ausprägung wechselt und besonders stark im Kontakt mit dem Vorgesetzten auftritt, findet sich keine organische Erklärung. Die Taubheit bildet sich während des Urlaubs des Vorgesetzten spontan zurück. Auslöser für diese Symptomatik ist wohl die Ähnlichkeit zwischen ihrem Vorgesetzten und dem Vater, der ihr in der Kindheit ein Trauma (gewaltvolle Handgreiflichkeit) zugefügt hat. Das Symptom hat Symbolcharakter, es kann psychologisch folgendermaßen erklärt werden: Da sie ihren Vater nicht mehr hören kann, wird auch die schmerzhafte Erinnerung an den Akt des Vaters nicht mehr aktualisiert. Diese scheinbare Lösung erspart ihr die Auseinandersetzung mit den traumaassoziierten Gefühlen. Dieser **primäre Krankheitsgewinn** führt zu einer zeitweiligen psychischen Entlastung und einer Abnahme der inneren Anspannung und schmerzhaften Gefühle. Die Arbeitsbeziehung zwischen ihr und ihrem Vorgesetzten lässt Zusammenhänge zwischen ihren kindlichen Erfahrungen und unbewältigten Konflikten sowie eine Verschiebung der Konflikte auf ihren Vorgesetzten erkennen.

15.3 ICD-Klassifikation

➤ Tab. 15.1

15.4 Diagnose

Nach der **ICD-10** ist das allgemeine Kennzeichen einer Konversionsstörung der Verlust der normalen Integration von Erinnerungen an die Vergangenheit, des Identitätsbewusstseins, der Empfindungen sowie der Kontrolle von Körperbewegungen. Dieselbe Definition findet sich in der ICD-11 für dissoziative Störungen.

15.5 Differenzialdiagnosen

Die dissoziative Störung muss gegen folgende Erkrankungen diagnostisch abgegrenzt werden:

- Organische Erkrankungen (v. a. neurologische Erkrankungen, z. B. Multiple Sklerose, Polyneuropathie): ausführliche neurologisch-internistische Untersuchung
- Persönlichkeitsstörungen (Borderline-Störung, histrionische Persönlichkeitsstörung): Symptomatik weniger ausgeprägt, keine körperlichen Funktionsstörungen
- Rauschmittelintoxikation, Delir: Drogenscreening
- Dämmerzustand bei hirnorganischer Erkrankung: Organdiagnostik, somatischer Befund
- Akute und posttraumatische Belastungsstörung: Ursache, Auslöser!

MERKE

Dissoziative Störungen werden als **psychogen** angesehen, d. h., es gibt für die Symptome **kein** organisches Korrelat. Entscheidend ist hierfür die körperliche Abklärung. Eine dissoziative Störung ist immer eine Ausschlussdiagnose.

15.6 Krankheitsverlauf und Epidemiologie

Angaben zur Häufigkeit der dissoziativen Störungen schwanken stark. Diskutiert wird eine **Lebenszeitprävalenz** von **1–5 %.** Frauen sind häufiger betroffen als Männer. Hohe **Komorbiditätsraten** bestehen mit:

- Persönlichkeitsstörungen
- Angsterkrankungen
- Somatoformen Störungen

Dissoziative Störungen **beginnen** häufig **abrupt** und bilden sich **spontan zurück.** Die dissoziative Amnesie und die dissoziativen Be-

Tab. 15.1 Klassifikation der dissoziativen Störungen nach ICD [W203-012, W798-008]

ICD-10		ICD-11	
Dissoziative Störungen auf psychischer Ebene			
F44.0	Dissoziative Amnesie	6B61	Dissoziative Amnesie
F44.1	Dissoziative Fugue	• 6B61.0	• Mit dissoziativer Fugue
		• 6B61.1	• Ohne dissoziative Fugue
F44.2	Dissoziativer Stupor	–	–
F44.3	Trance- und Besessenheitszustände	6B62	Trancestörung
		6B63	Besessenheitsstörung
F44.81	Multiple Persönlichkeitsstörung	6B64	Dissoziative Identitätsstörung
		6B65	Partielle dissoziative Identitätsstörung
F44.81	Depersonalisations-/Derealisationsstörung	6B66	Depersonalisations-/Derealisationsstörung
Dissoziative Störungen auf körperlicher Ebene (Konversionsstörungen)			
–	–	6B60	Dissoziative Störung mit:
F44.4	Dissoziative Bewegungsstörungen	• 6B60.6	… Lähmungen oder Muskelschwäche
		• 6B60.7	… Gehstörung
		• 6B60.8	… Bewegungsstörung
F44.5	Dissoziative Krampfanfälle	• 6B60.4	… nichtepileptischen Anfällen
F44.6	Dissoziative Sensibilitäts- und Empfindungsstörungen	• 6B60.0	… Sehstörung
		• 6B60.1	… Hörstörung
		• 6B60.2	… Schwindel
		• 6B60.3	… anderen sensorischen Störungen
		• 6B60.5	… Sprachstörungen
–	–	• 6B60.9	… kognitiven Symptomen
F44.7	Dissoziative Störungen (gemischt)	–	–
Weitere den dissoziativen Störungen zuzuordnende Diagnosen			
F44.8	Sonstige dissoziative Störungen	6B6Y/6B6Z	Andere näher/nicht näher bezeichnete dissoziative Störungen
F44.80	Ganser-Syndrom	6B6Y	Ganser-Syndrom
F06.5	Organische dissoziative Störung	6E65	Sekundäres dissoziatives Syndrom

wegungsstörungen können auch episodisch auftreten. Medizinische Einrichtungen werden vielfach konsultiert, um die körperlichen Symptome abzuklären, von deren organischer Genese die Patienten überzeugt sind. Dies führt zu beträchtlichen Folgekosten.

15.7 Ätiologie

Lerntheoretische Aspekte

Auch die Entstehung dissoziativer Störungen lässt sich mit dem Vulnerabilitäts-Stress-Modell erklären (➤ Abb. 15.1). Treffen

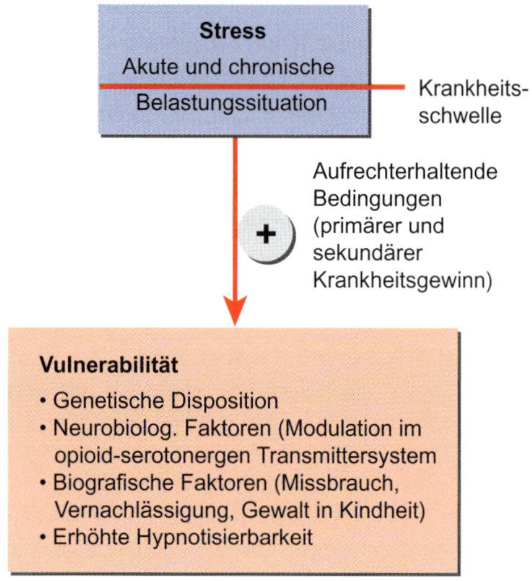

Abb. 15.1 Vulnerabilitäts-Stress-Modell der dissoziativen Störungen [L157]

Stressfaktoren auf ein Individuum mit erhöhter Vulnerabilität, kommt es zur Dissoziation. Betroffene reagieren auf eine für sie unerträgliche Situation mit der Abkopplung der Gefühls- und Erlebniswelt aus ihrem Bewusstsein und Gedächtnis. Kurzzeitig führt dies zur Entlastung und zur Verringerung von Leid und Schmerzen **(primärer Krankheitsgewinn).** Diese als positiv erlebte Konsequenz bewirkt, dass die Betroffenen auch zukünftig in weniger belastenden Situation mit einer „Dissoziation" reagieren **(operante Konditionierung).** Die Dissoziation verselbstständigt sich, und der Betroffene „dissoziiert" immer häufiger in Konflikt- und Krisensituationen (**Generalisierung** der Dissoziation). Die dissoziative Störung hat sich also manifestiert und wird durch den **sekundären Krankheitsgewinn** zusätzlich aufrechterhalten, d. h., Zuwendung von anderen Personen auf das dissoziative Verhalten (z. B. Hilfsbedürftigkeit bei dissoziativer Gangstörung) oder die Entlastung von Verpflichtungen (z. B. Krankschreibung) begünstigen das Fortbestehen der Symptomatik.

Psychodynamische Aspekte

Die Dissoziation wird aus der psychodynamischen Sichtweise als Abwehrmechanismus verstanden. **Psychotraumatische Erlebnisse** oder unerträgliche Triebimpulse und Konflikte werden durch Abspaltung aus der Wahrnehmung und dem Gedächtnis neutralisiert. Sie werden in funktionelle Störungen **umgewandelt.**

Ein meist frühkindlicher Konflikt zwischen natürlichen, triebhaften Reaktionen (dem Es) und den Forderungen der Eltern oder des Gewissens (dem Über-Ich) konnte nicht gelöst werden und wurde deshalb zusammen mit den begleitenden Gefühlen – Neid, Angst, Aggression oder Trauer – ins Unbewusste verdrängt **(triebtheoretisches Konzept).** Die instinkthaften Regungen drängen jedoch danach, sich kundzutun. Durch diverse Abwehrmechanismen schafft unser Ich es, sie nicht mehr wahrnehmen zu müssen. Einer dieser Abwehrmechanismen ist die **Konversion**– die Umwandlung verdrängter Triebimpulse (z. B. Wünsche, Aversionen, Aggressionen etc.) in körperliche Symptome.

GUT ZU WISSEN

Die Dissoziation ist nicht notwendigerweise ein pathologisches Phänomen. Sie wird z. B. bei Meditation oder bei religiösen Ritualen willentlich herbeigeführt und kann sich auch in leichter Form bei „Tagträumen" oder „Autobahntrance" zeigen. Krankheitswert erreicht sie, wenn sie schon bei relativ geringen Belastungen wie Zeitdruck oder alltäglichen Aufgaben auftritt. Häufig zeigt sie sich dann als Depersonalisation („neben sich stehen") oder Derealisation (Fremdheitsgefühl) und behindert die Bewältigung des Alltags.

15.8 Therapie

Mittel der ersten Wahl bei dissoziativen Störungen ist die **Psychotherapie.** Wenn Medikamente verabreicht werden, sollte dies nur in Einzelfällen, z. B. zum Durchbrechen schwerster dissoziativer Störungen, geschehen oder wenn Begleitsymptome (z. B. Schlafstörungen) es erforderlich machen.

THERAPEUTISCHE PRAXIS

Allgemeine Therapieempfehlungen für die dissoziativen Störungen:

- Frühzeitiger Beziehungsaufbau
- Wertschätzende Grundhaltung
- Symptome ernst nehmen
- Betroffene nicht zu früh mit „psychogenem" Krankheitskonzept konfrontieren
- Motivationsaufbau für Psychotherapie
- Unnötige diagnostische Interventionen vermeiden
- Informationen über Vulnerabilitäts-Stress-Modell

Patienten mit dissoziativen Störungen haben im Allgemeinen ein somatisches Krankheitsbild, d. h., sie sind davon überzeugt, dass ihre Beschwerden durch organische Störungen bedingt sind. Daher können sich eine Kontaktaufnahme und ein therapeutischer Beziehungsaufbau sehr schwierig gestalten. Besonders die Motivation zur Psychotherapie ist häufig sehr mühevoll und muss in kleinen Schritten erfolgen.

MERKE

Dissoziative Symptome müssen vom Therapeuten ernst genommen werden. Bei Abwertungen wie „psychisch überlagert", „hysterisch" oder „neurotisch" fühlen sich die Betroffenen in ihrem Leiden nicht angenommen, sondern missverstanden. Solche Zurückweisungen und Kränkungen können im schlimmsten Fall zu Suizidgedanken bzw. Suizidalität führen.

Je nach Ausprägung der Symptome und individuellen Gesichtspunkten kann eine **kognitiv-verhaltenstherapeutische** oder **psychodynamische Therapie** durchgeführt werden. Unterstützend können Bewegungs-, Physio-, Musiktherapie oder Entspannungsverfahren angeboten werden.

Verständnisfragen

- Was sind die allgemeinen Kennzeichen der dissoziativen oder Konversionsstörung?
- Wie erklärt sich aus psychodynamischer Sicht die Entstehung der dissoziativen Störung, und wie wird sie vornehmlich behandelt?

KAPITEL

16 Somatische Belastungsstörung und somatoforme Störungen

Kapitelübersicht

Mehr als 25 % aller Patienten und Patientinnen in der Primärversorgung leiden unter **somatoformen Störungen,** bei denen körperliche Beschwerden das Krankheitsbild dominieren.

Die **Psychotherapie** ist bei dieser Störungsgruppe das Mittel der Wahl. Empirisch am besten belegt ist hier der Therapieerfolg der **kognitiven Verhaltenstherapie.** Welche Therapieart letztendlich gewählt wird, richtet sich nach der Art der Diagnose und dem Wunsch der Klienten und Klientinnen, aber auch nach den Erfahrungen des Therapeuten oder der Therapeutin. Psychopharmaka kommen – wenn überhaupt – nur begleitend zum Einsatz.

Die Behandlung von Menschen mit psychogenen Störungen muss nach geltendem Recht nicht oder nicht ausschließlich durch psychologische oder ärztliche Psychotherapeuten und Psychotherapeutinnen erfolgen. Sie können auch von Heilpraktikern und Heilpraktikerinnen für Psychotherapie behandelt werden.

16.1 Definitionen

Als **somatoforme Störungen** (➤ Kap. 16.3) bezeichnet die **ICD-10** Störungsbilder, die durch anhaltende körperliche Beschwerden gekennzeichnet sind. Diese stehen für die Betroffenen in der Regel im Vordergrund und werden subjektiv als belastend und störend wahrgenommen. Die Zuordnung zu dieser Diagnose erfolgt in der ICD-10, wenn sich keine organische Ursache finden lässt.

In der **ICD-11** wurde die Herangehensweise an diese Störungen geändert, indem nicht mehr das Fehlen einer organischen (nachweisbaren) Ursache als diagnosesichernd gilt, sondern die von den Betroffenen wahrgenommene Belastung, Beeinträchtigung der Lebensqualität sowie deren ständige Beschäftigung mit den Symptomen. Entsprechend wurde auch die Bezeichnung in **somatische Belastungsstörung** (➤ Kap. 16.2) geändert. Diese unterscheidet nunmehr weder zwischen organisch und psychogen noch zwischen somatoform und funktionell.

MERKE

Inzwischen **überholte Begriffe** für diese Gruppe von Störungen wie vegetative Dystonie, psychovegetatives Syndrom, psychische Überlagerung oder Briquet-Syndrom sollten strikt vermieden werden, da sie sehr wertend sind und den Betroffenen unterstellen, sie würden ihre Symptome nur vortäuschen.

Anlass für diese Änderung war die anhaltende Kritik, die somatoformen Störungen in der ICD-10 unter den neurotischen Störungen zu verschlüsseln und damit Leib und Seele quasi voneinander zu trennen. Eine Störung hatte dadurch entweder eine rein körperliche oder eine rein seelische Ursache. Viele der Betroffenen litten darunter, dass ihnen bei Symptomen ohne nachweisbare körperliche Ursache unterstellt wurde, sie hätten eine psychische Krankheit oder würden sich die Symptome ausdenken. Sie fühlten sich oft nicht ernst genommen, was den Leidensdruck erhöhte und dazu führte, dass sie in ihrem Wunsch ernst genommen und entsprechend behandelt zu werden, immer wieder neue Ärzte aufsuchten.

Außerdem wurden in der ICD-10 viele organisch nicht ausreichend erklärbare Störungen als funktionell eingestuft (z. B. das Reizdarmsyndrom als Darmerkrankung oder die Fibromyalgie als rheumatische Krankheit). Ebenfalls kritisch angemerkt wurde, dass viele organischen Krankheiten psychische Auswirkungen haben können – und umgekehrt –, sich Leib und Seele eben nicht klar trennen lassen.

GUT ZU WISSEN

In der **Vergangenheit** gab es zahlreiche Konzepte, um diese Gruppe von Störungen zu erklären.

Am ältesten ist die Bezeichnung als **Hysterie** bzw. **hysterische Neurose.** Darunter wurden Störungen zusammengefasst, bei denen zwar psychische oder körperliche Symptome vorhanden waren, diesen aber keine organische oder endogene psychische Ursache (z. B. eine Schizophrenie) zugewiesen werden konnte. Da sie somit historisch dem Neurosenkonzept nahestanden, wurden sie im triadischen System den **neurotischen Störungen** zugeordnet. Als Ursache galten ungelöste Konflikte zwischen Autonomie- und Abhängigkeitsbestrebungen. Man interpretierte die körperlichen Symptome z. B. als Ausdruck verdrängter und unbewältigter Konflikte, die auf die Körperebene verschoben wurden.

In der zweiten Hälfte des 20. Jahrhunderts wurden die neurotischen Störungen und die Zusammenhänge zwischen Leib und Seele intensiv untersucht. Zu zahlreichen dieser Störungen gab es neue Erklärungsansätze. So wurden bei vielen der bislang als Psychosomatosen bezeichneten Krankheiten andere Ursachen aufgedeckt, beispielsweise Infektionen und Autoimmunerkrankungen (z. B. Colitis ulcerosa, Morbus Crohn), wodurch sich neben deren Zuordnung auch die Behandlung veränderte. Zudem wurde das hinter der Chronifizierung von Schmerzen stehende Konzept geändert.

16.2 Symptomatik und ICD-Klassifikation

➤ Tab. 16.1

16.3 Somatische Belastungsstörung (ICD-11)

ICD-11: 6C20

FALL

Somatische Belastungsstörung – „Das Leben – eine Serie von Krankheiten"

Eine 29-jährige Rechtanwaltsgehilfin wird von ihrer Ärztin in die psychosomatische Klinik überwiesen. Die Ärztin hatte sie seit 6 Monaten behandelt und sie in dieser Zeit mehr als zwanzigmal gesehen. Die Patientin klagte über eine Reihe recht unspezifischer Beschwerden, für die sich in zahlreichen

Tab. 16.1 Übersicht somatoforme Störungen (ICD-10) und somatische Belastungsstörungen (ICD-11)

ICD-10		ICD-11	
Sog. neurotische (Angst-, Zwangs-, dissoziative und somatoforme) Störungen		**Somatische Belastungsstörung**	
F45	Somatoforme Störungen (➤ Kap. 16.4) mit den Unterformen:	6C20	Somatische Belastungsstörung (keine Unterformen, nur verschiedene Schweregrade)
F45.0	Somatisierungsstörung (➤ Kap. 16.4.1)	• 6C20.0: leichte somatische Belastungsstörung • 6C20.1: mittelgradige somatische Belastungsstörung • 6C20.2: schwere somatische Belastungsstörung	
F45.1	Undifferenzierte somatoforme Störung		
F45.3	Somatoforme autonome Funktionsstörung (➤ Kap. 16.4.2)		
F45.4	Anhaltende somatoforme Schmerzstörung (➤ Kap. 16.4.3)		
• F45.41	Chronische Schmerzstörung mit somatischen und psychischen Faktoren (➤ Kap. 16.4.3)		
F45.2	Hypochondrische Störung (➤ Kap. 14.10)	6B23	Hypochondrie (Krankheitsangststörung) (➤ Kap. 14.10)
F45.2	Körperdysmorphophobe Störung	6C21	Körper-Integritäts-Identitätsstörung

Untersuchungen kein organischer Befund ergab. Im Erstgespräch mit dem aufnehmenden Therapeuten stellt sie gleich klar, dass sie hier eigentlich nicht an der richtigen Adresse sei. Sie habe körperliche Beschwerden, und ein Psychologe könne da nicht weiterhelfen. Sie sei nur auf Drängen ihrer Ärztin hierhergekommen. Ihre Krankengeschichte schildert sie relativ ausführlich und detailliert.

Bereits in ihrer Kindheit habe sie unter hohen Fieberschüben und Bronchitiden gelitten. Nachdem sie ihre Ausbildung beendet und mit 24 Jahren einen Elektroingenieur geheiratet habe, seien unerklärliche Magen- und Darmprobleme aufgetreten. Ihr sei wochenlang übel gewesen, sie habe Durchfall gehabt und sich immer wieder übergeben müssen. Alles sei ihr zuwider gewesen, das Essen und die Gerüche. Letztendlich habe sie ihre Stelle kündigen müssen, weil sie sich nicht mehr in der Lage sah, ihrem Beruf nachzukommen. Zu Hause habe dann eine enorme Erschöpfung von ihr Besitz ergriffen, sie habe kaum den Haushalt erledigen können. Kopfschmerzen, Schmerzen beim Geschlechtsverkehr (Dyspareunie) und Menstruationsunregelmäßigkeiten seien hinzugekommen. Deswegen habe sie mehrere Gynäkologen aufgesucht und sich einer Uteruskürettage unterzogen. Neurologen hätten die Ursachen für ihre Kopfschmerzen, Benommenheitsgefühle und Ohnmachtsanfälle mittels EEG, Rückenmarkpunktion und CT nicht finden können. Derzeit leide sie besonders unter einem geblähten Bauch mit einem unguten Geschmack im Mund und Stuhlunregelmäßigkeiten.

Im weiteren Gespräch wird offensichtlich, dass sie ein ängstlicher Mensch ist, der Anforderungen fürchtet. Sie lebt sehr zurückgezogen, hat nur sehr wenige soziale Kontakte, die ebenfalls unter der Erkrankung gelitten haben. Der beste Kontakt bestehe zu ihren Eltern und dem jüngeren Bruder. Zudem krisele es in ihrer Ehe, ihr Mann habe sie zunächst sehr geschont, sei jetzt aber immer öfter ungehalten und habe schon von Scheidung gesprochen. Zusammenhänge zwischen ihrer privaten Situation und ihren körperlichen Beschwerden sehe sie nur insoweit, als dass sie vielen Verpflichtungen aufgrund ihrer Symptomatik nicht mehr nachkommen könne und dies ihre Beziehung belaste. Sie glaube, dass sie irgendeine „Virusgeschichte" erwischt habe, die nie richtig behandelt wurde und deswegen nicht ausgeheilt sei.

Diagnose

Eine somatische Belastungsstörung liegt laut **ICD-11** vor, wenn anhaltend beeinträchtigende körperliche Symptome vorliegen, denen die Betroffenen erhöhte Aufmerksamkeit widmen und die mit kognitiven und emotionalen Symptomen sowie einer Verhaltensveränderung einhergehen.

Folgende **Diagnosekriterien** müssen gemäß ICD-11 erfüllt sein:

- Es bestehen **belastende körperliche Symptome,** in der Regel in mehreren Bereichen, die sich oft mit der Zeit verändern. Möglich ist auch nur ein Symptom, wie Schmerzen oder Müdigkeit.
- **Dauernde Beschäftigung** mit der Schwere oder den Konsequenzen der Symptome. Auch bei einer bekannten Grunderkrankung steht die Aufmerksamkeit in keinem Verhältnis zum bekannten Verlauf. Dies bleibt unverändert, obwohl klinische Untersuchungen erfolgt sind und die Betroffenen über deren Bedeutung aufgeklärt wurden.
- Gemessen an der Symptomschwere übertrieben häufige **Arztkontakte.**
- Die (auch wechselnden) körperlichen Symptome treten **mindestens 3 Monate lang** an den meisten Tagen auf.
- Durch die Symptome und das damit verbundene Leid und die Sorgen bedingte, mindestens gewisse **Beeinträchtigung** persönlicher, familiärer, schulischer, beruflicher und anderer **Funktionsbereiche.**
- Die Symptome, das damit verbundene Leid und die Sorgen lassen sich nicht besser durch eine **andere psychische Störung** erklären.

ERLÄUTERUNGEN ZUM FALL

Bei der Rechtsanwaltsgehilfin besteht eine **schwere somatische Belastungsstörung:** Sie klagt über eine Vielzahl somatischer Beschwerden (z. B. Übelkeit, Stuhlunregelmäßigkeiten, Menstruationsbeschwerden, Kopfschmerzen, Dyspareunie), die sich im Laufe der letzten 5 Jahre entwickelt und abgewechselt haben. Klassischerweise lassen sich für die Beschwerden trotz intensiver körperlicher Diagnostik keine organischen Ursachen finden, mit denen sich die Symptome erklären ließen. Dass die Patientin ihre Ärztin während eines halben Jahres mehr als zwanzigmal aufsucht, zeigt, wie viel Zeit sie für die Beschäftigung mit ihren Beschwerden aufgewendet hat. Auch eine Uteruskürettage wurde durchgeführt, aber die somatischen Probleme bestanden weiterhin. Die Krankheitssymptome haben sie massiv in ihrer beruflichen Entwicklung eingeschränkt, sie hat ihren Arbeitsplatz deswegen gekündigt. Im familiären Bereich gibt es deutliche Spannungen und Beziehungsprobleme, ihrem häuslichen Alltag kann sie nach eigenen Angaben nur mit Mühe nachkommen. Die sozialen Kontakte sind hauptsächlich auf ihre Familie beschränkt. Die geschilderte Symptomatik erfüllt damit die Kriterien der Somatisierungsstörung.

16

16.4 Somatoforme Störungen (ICD-10)

16.4.1 Somatisierungsstörung

ICD-10: F45.0

Typisch für die **Somatisierungsstörung** sind häufig **wechselnde** körperliche Symptome, die über einen längeren Zeitraum (mindestens 2 Jahre) bestehen und jedes Körperteil bzw. -system betreffen können. Obligat ist trotz vielfacher Abklärung das **Fehlen** einer organischen Ursache für die Beschwerden. Bevorzugte Organsysteme sind der **Magen-Darm-Trakt** und das **kardiovaskuläre System.** Die Betroffenen leiden jahrelang unter den häufig wechselnden Symptomen, die nicht durch eine diagnostizierbare körperliche Krankheit erklärbar sind. Die Symptomatik geht oft mit einer lang anhaltenden Konflikt- oder Belastungssituation einher.

16

16.4.2 Somatoforme autonome Funktionsstörung

ICD-10: F45.3

FALL

Ein 35-jähriger Journalist stellt sich beim Hausarzt vor, weil er Angst hat, an einer Herzerkrankung zu leiden. Er habe in den letzten Wochen immer wieder starke Herzbeschwerden gehabt. *Ich habe so ein Druckgefühl über der Brust, mein Herz rast, es stolpert richtig, weil es so schnell schlägt. Mir wird ganz kribbelig, und ich zittere. Und ich denke, hoffentlich setzt es jetzt nicht aus. Da stimmt doch etwas nicht mit meinem Herzen?* Er habe wegen der Beschwerden schon zweimal den Notarzt kommen lassen, der ihn zur Untersuchung in die Klinik gefahren habe. Die Ärzte haben ihm versichert, er sei gesund. Das könne er einfach nicht glauben, er bilde sich das doch nicht ein. Schon sein Vater sei unerwartet mit 62 Jahren an einem Herzinfarkt gestorben. *Es liegt wohl in der Familie, dass wir etwas mit dem Herzen haben.* Weiter berichtet er, dass er derzeit beruflich stark unter Druck stehe, weil bei seiner Zeitung aufgrund des Anzeigenrückgangs Stellen gestrichen wurden. Obwohl mit seinem Herzen etwas nicht stimme, habe er es wegen des Stresses nicht geschafft, mit dem Rauchen aufzuhören. Auch habe sich seine langjährige Freundin von ihm getrennt und ihm „das Herz gebrochen". Das sei zwar schon 4 Monate her, aber so richtig erholt habe er sich davon nicht.

Im Vordergrund der Beschwerden steht eine erhöhte **vegetative Erregung** ohne nachweisbaren körperlichen Befund. Als Krankheitsursache vermutet der Betroffene Organe oder Systeme, die wie das kardiovaskuläre, respiratorische, gastrointestinale und urogenitale System ausschließlich vegetativ innerviert sind.

MERKE

Typisch für eine somatoforme autonome Funktionsstörung ist das Aufsuchen des nächstgelegenen Krankenhauses bzw. die häufige Inanspruchnahme ärztlicher Notdienste.

Symptomatik und Diagnose

- Symptome wie Herzklopfen, Herzrasen, Hitzewallungen und Schweißausbrüche, Harndrang, Mundtrockenheit, Kribbeln, Druckgefühl im Bauchraum als Folge einer erhöhten vegetativen Erregung

GUT ZU WISSEN

In der Literatur werden die Symptome oft als **psychovegetatives Syndrom** oder **vegetative Dystonie** bezeichnet. Auch für organbezogene Symptome gibt es derartige Begriffe, beispielsweise für das Herz die **Kardiophobie** das **Da-Costa-Syndrom** oder für den Magen-Darm-Trakt das **Reizdarmsyndrom.**
Diese Begriffe sind jedoch überholt und sollten vermieden werden.

- Intensive und quälende Beschäftigung mit der Möglichkeit einer ernsthaften Erkrankung eines Organsystems (oft keine genaue Vorstellung von der Art der Erkrankung, im Gegensatz zur Hypochondrie), selbst nach unauffälligen körperlichen Befunden
- Kein Nachweis einer eindeutigen somatischen Erkrankung, welche die vegetativen Symptome erklären könnte

ERLÄUTERUNGEN ZUM FALL

Der Journalist im Fallbeispiel berichtet über anfallartig auftretende unbegründete Angst vor dem Aussetzen der Herztätigkeit. Begleitet ist dieses Erleben von verschiedenen Herzsensationen wie „Druckgefühl", „Herzstolpern" oder „Herzrasen", was wiederum zu einer Verstärkung der Befürchtung führt, ein Herzleiden zu haben. Zusätzlich nimmt er weitere vegetative Symptome wie Kribbeln und Zittern wahr. Trotz der ärztlichen Versicherung, gesund zu sein, ist der Journalist weiterhin davon überzeugt, an einer Herzkrankheit zu leiden. Eine genaue Vorstellung, um welche Erkrankung es sich handeln könnte, hat er nicht. Er zeigt aber eine gesteigerte, auf das Herz fokussierte Wahrnehmung, verknüpft mit Spekulationen über seine eigene Herzgesundheit.
Prädisponierend für die somatoforme autonome Funktionsstörung sind der Stress am Arbeitsplatz und der Nikotingenuss. Als Auslöser der Erkrankung sollte die Trennung von der langjährigen Freundin diskutiert und in einem geeigneten Therapiesetting hinterfragt werden.

16.4.3 Anhaltende somatoforme Schmerzstörung und chronisches Schmerzsyndrom

ICD-10: F45.4

FALL

Somatoforme Schmerzstörung – „Schmerzen am ganzen Körper"

Eine 43-jährige Bäckerin erwähnt zu Beginn des Gesprächs, sie sei im Vorbeigehen gleich auf die Praxis des Therapeuten aufmerksam geworden. Sie strahlt über das ganze Gesicht und erklärt, wie erleichtert sie sei, nun endlich den richtigen Fachmann gefunden zu haben. Sie sei schon so verzweifelt gewesen und habe beinahe keine Hoffnung mehr gehabt, dass ihr noch jemand helfen könne. *Sie sind mein Retter in der Not!*
Dann schildert die Frau ihre Beschwerden: Sie habe seit mehr als 20 Jahren ein ausgeprägtes Rückenleiden, die Schmerzen zögen sich beinahe über den gesamten Rumpf, sogar bis in die Arme und die Beine. Mit schmerzverzerrter Miene deutet sie auf die schmerzenden Körperstellen. Auf die Frage, ob schon eine fachärztliche Untersuchung zur Abklärung der organischen Ursachen stattgefunden habe, sagt sie kopfschüttelnd: *Ja, die Ärzte sagten, es sei alles ohne Befund. Sogar Überweisungen in die 100 km entfernte Rheuma- und Schmerzklinik haben nichts ergeben. Aber ich finde das unerhört und unmöglich, schließlich habe ich eindeutig diese Beschwerden. Hier. Und hier. Und da. Sehen Sie? Keine Kur hat etwas gebracht, es war alles umsonst. Jetzt bleibt mir nur noch die wohlverdiente Frührente nach all den Jahren harter Arbeit.*

Symptomatik und Diagnose

Die Diagnosekriterien der anhaltenden somatoformen Schmerzstörung nach ICD-10 sind:
- Mindestens 6 Monate andauernde, schwere oder quälende Schmerzen in einem oder mehreren Körperteilen, die nicht durch eine körperliche Störung erklärt werden können und einen Großteil der Aufmerksamkeit der Betroffenen für sich beanspruchen.
- Die Störung tritt nicht im Rahmen einer Schizophrenie oder verwandten Störung, ausschließlich während einer affektiven Störung, einer Somatisierungsstörung, einer undifferenzierten somatoformen Störung oder einer hypochondrischen Störung auf.

ERLÄUTERUNGEN ZUM FALL

Die Bäckerin im Fallbeispiel schildert eine andauernde Schmerzsymptomatik, für die bisher keine organische Erklärung gefunden wurde. Die Schmerzen betreffen diffus Arme, Beine und Rücken und orientieren sich nicht an bestimmten Körpergrenzen. Die Patientin hat kein klares Krankheitskonzept, vermutet eine körperliche Ursache (ggf. Rheuma). Wegen ihrer Beschwerden hat sie schon eine Vielzahl von medizinischen Leistungen (Kuren) in Anspruch genommen und einen Rentenantrag gestellt.

Psychosoziale Konflikte müssten bei genauerer Exploration erfragt werden; scheinbar fühlt sich die Patientin durch ihre Arbeit sehr belastet. Um die Diagnose einer anhaltenden somatoformen Schmerzstörung zu bestätigen, sollte die Patientin Sie von der Schweigepflicht entbinden, damit Sie sich bei den vorbehandelnden Ärzten rückversichern können, ob die Angaben zutreffen. Auffällig ist auch die Überidealisierung, mit der sie Ihnen gegenübertritt: Sie seien die letzte Hoffnung, nur Sie könnten ihr helfen. Hier ist Vorsicht geboten, da die übermäßigen Ansprüche und Erwartungen der Klientin leicht enttäuscht und von ihr als Kränkung erlebt werden könnten. Als Therapeut laufen Sie dann Gefahr, entwertet zu werden („auch Sie werden sich an ihr die Zähne ausbeißen"), und die Klientin wird einen erneuten Therapeutenwechsel vornehmen („Doctor Hopping").

Rentenneurose

Die Begehrensneurose muss von den somatoformen Störungen abgegrenzt werden. Unter diesem eher juristisch definierten Begriff ist das Rentenbegehren eines Klienten zusammengefasst, der tatsächlich bestehende Erkrankungen oder Folgen von Unfällen dramatisiert bzw. an der Präsentation der Beschwerden festhält, obwohl sie bereits abgeklungen sind.

Neben der finanziellen Entschädigung werden als ursächliche Faktoren auch die Unzufriedenheit mit der medizinischen Behandlung und dem medizinischen Personal sowie unerfüllte Wünsche nach Zuwendung diskutiert.

16.5 Epidemiologie

Die **Lebenszeitprävalenz** der somatoformen Störungen wird auf **13 %** geschätzt. Unter den stationär behandelten Patienten in einem Allgemeinkrankenhaus leiden etwa **17–30 %,** in einer neurologischen Abteilung etwa **30 %** an einer somatoformen Störung. Frauen erkranken im Allgemeinen häufiger als Männer. Somatoforme Störungen manifestieren meistens zwischen dem 16. und 30. Lebensjahr. Die somatoforme Schmerzstörung tritt in einer späteren Lebensphase zwischen dem 40. und 50. Lj. auf.

Am häufigsten sind die **somatoforme Schmerzstörung** und die **somatoforme autonome Funktionsstörung.**
Häufig finden sich folgende **Komorbiditäten:**
- Angststörungen
- Depressive Störungen
- Persönlichkeitsstörungen
- Abhängigkeitserkrankungen

16.6 Ätiologie

Für die somatoformen Störungen gibt es **kein** eindimensionales Entstehungskonzept. Auch hier scheinen wieder verschiedene psychologische und biologische Faktoren zusammenzuwirken. Als prädisponierend für die Entstehung einer somatoformen Störung werden verschiedene Faktoren diskutiert:
- Persönlichkeitsstruktur (eher selbstunsicher und ängstlich)
- Genetische Faktoren (somatoforme Störungen in der Familie)
- Biografische Aspekte (z. B. Traumata, Konflikte, Missbrauch in der Kindheit)
- Individuelle Schmerzempfindlichkeit
- Identifikation mit den Beschwerden/Erkrankungen von Bezugspersonen
- Schwere Belastungen körperlicher oder psychischer Art

GUT ZU WISSEN

Eine Entstehungshypothese der somatoformen Störung ist die **Alexithymie.** Darunter wird die Unfähigkeit verstanden, Gefühle adäquat auszudrücken bzw. mit ihnen umzugehen sowie Emotionen von körperlichen Phänomenen zu trennen. Ob diese Eigenschaft tatsächlich für die somatoformen Störungen verantwortlich gemacht werden kann, wird unterschiedlich bewertet.

Lerntheoretische Aspekte

Wird in persönlichen Krisensituationen oder bei chronischer Belastung die Aufmerksamkeit auf die Körperebene gerichtet und dabei speziell auf ein Organ, dann wird durch diese Aufmerksamkeitseinengung die körperliche Symptomatik verstärkt und in einem Teufelskreis aufrechterhalten. Die ängstliche Selbstbeobachtung führt zur vermehrten Wahrnehmung körperlicher Sensationen, und diese Wahrnehmung wiederum verstärkt die Sorge und Angst vor einer körperlichen Erkrankung. Der Teufelskreis unterhält sich also selbst oder führt sogar zu einer Zunahme der Beschwerden.

ERLÄUTERUNGEN ZUM FALL

Der Journalist wird ängstlich besorgt seinen Puls tasten, wenn er ein Herzrasen und ein Druckgefühl auf der Brust wahrnimmt. Das Tasten des schnellen Pulsschlags wiederum wird seine Angst und Sorge steigern, an einem Herzleiden erkrankt zu sein. Dies setzt den vegetativen Regelkreis in

Gang, die Angst und Sorge erhöhen weiter die Pulsfrequenz. Hinzu kommt, dass der Vater des Journalisten an einem Herzinfarkt verstorben ist. Diese Gedanken sowie Identifikationstendenzen mit dem Vater können den Teufelskreis ebenfalls aufrechterhalten oder verstärken. Es kommt also zu einer Fixierung der Symptome durch die immer wieder erlebten körperlichen Sensationen, die allein betrachtet keinen Krankheitswert haben.

Die zeitaufwendige Beschäftigung mit den körperlichen Beschwerden, die Zuwendung von anderen Personen, die Entbindung von sozialen Verpflichtungen und der damit verbundene gesellschaftliche Rückzug halten das erlernte dysfunktionale Verhalten aufrecht. Wiederholte Organuntersuchung bzw. Krankenhausaufenthalte tragen zur Verfestigung der Erkrankung bei (Teufelskreis der Angst).

16.7 Therapie

Allgemeine Therapieempfehlungen für die somatoformen Störungen

- Frühzeitiger Beziehungsaufbau
- Wertschätzende Grundhaltung
- Symptome ernst nehmen
- Betroffenen nicht zu früh mit „psychogenem“ Krankheitskonzept konfrontieren
- Motivationsaufbau für Psychotherapie
- Unnötige diagnostische Interventionen vermeiden
- Informationen über krankheitsauslösende, -bedingende und -aufrechterhaltende Faktoren geben
- Funktionalität der somatoformen Störung beachten

MERKE

Somatoforme Störungen müssen vor Diagnosestellung immer **somatisch abgeklärt** sein. Auch nach einer bereits diagnostizierten somatoformen Störung kann sich eine neue körperliche Erkrankung entwickeln. Die körperlichen Symptome müssen nach einer Änderung des Beschwerdebilds dementsprechend ernst genommen werden. **Überflüssige** und **wiederholte Untersuchungen** bei bereits erfolgter körperlicher Abklärung der Symptome sind aber möglichst zu vermeiden, weil sie den Krankheitsprozess negativ beeinflussen und eine Fixierung der Symptome fördern. Ein erster Therapieschritt ist daher bereits eine **Absprache** zwischen den Ärzten und Therapeuten, die den Patienten behandelt oder untersucht haben.

Kognitive Verhaltenstherapie

Die kognitive Verhaltenstherapie ist bei somatoformen Störungen am besten untersucht und verspricht am ehesten einen Therapieerfolg. Zunächst sollten eine **tragfähige, vertrauensvolle Beziehung** aufgebaut und mit dem Klienten realistische Therapieziele erarbeitet werden.

Da Patienten gewöhnlich von einem somatischen Krankheitsmodell überzeugt sind, fällt es ihnen sehr schwer, überhaupt die Tatsache zu akzeptieren, dass psychische Ursachen die Beschwerden bedingen können. Diesem Umstand muss in der Therapie besonders Rechnung getragen werden, d. h., die Patienten sollten in der Therapie ausreichend Raum für die Schilderung ihrer Beschwerden erhalten, damit sie sich ernst genommen fühlen. Der Einfluss von psychischen Faktoren auf das Krankheitsgeschehen sollte behutsam angesprochen und in die Therapie eingeführt werden.

Die **Therapieziele** sollten realistisch formuliert werden: Völlige Beschwerdefreiheit ist im Allgemeinen nicht zu erreichen, aber der Patient kann Strategien erlernen, um weniger von den Beschwerden im Alltag beeinträchtigt zu werden. Durch gezielte Aufmerksamkeitslenkung, Entspannungsverfahren und den Aufbau angenehmer Aktivitäten können die Hinwendung zu den körperlichen Symptomen und die Anspannung verringert werden. Erlernte Fehlbewertungen von körperlichen Sensationen sowie die Neigung, körperliches Erleben zu katastrophisieren, können in der Therapie durch sinnvolle und angemessene Kognitionen ersetzt werden. Dieser Vorgang verlangt eine genaue Analyse des Verhaltens und der damit verbundenen Gedankengänge und Gefühle (z. B. mittels Verhaltensprotokollen bzw. -tagebüchern).

Konfliktzentrierte Psychotherapie

Eine tiefenpsychologische Psychotherapie kann sinnvoll sein, wenn der Patient den Zusammenhang zwischen körperlichen Beschwerden und psychischen Faktoren akzeptieren kann und gewillt ist, biografische Aspekte zu bearbeiten. Im Mittelpunkt der Therapie stehen dann traumatisierende Ereignisse (Verlusterleben, Trennungen) in der Vorgeschichte, Erfahrungen mit eigenen schweren Erkrankungen oder Erkrankungen von Bezugspersonen, innerpsychische Konflikte (z. B. Bestrafungswünsche, Schuldgefühle) und die eigene Beziehungsgestaltung.

Medikamentöse Therapie

Eine gesicherte Pharmakotherapie gibt es für die somatoformen Störungen nicht. In Einzelfällen können Antidepressiva wirksam sein (➤ Kap. 6.1.2). Von der längeren Gabe von Beruhigungs- oder Schmerzmitteln ist auf jeden Fall abzusehen, weil sie langfristig die Symptome verstärken und Sucht erzeugen können.

THERAPEUTISCHE PRAXIS

Bedeutung bei der Therapie kommt dem Wieder- bzw. Neuerlernen von angenehmen Aktivitäten zu. Patienten mit somatoformen Störungen haben es in der Regel verlernt zu genießen und haben ihren Horizont auf ihre körperlichen Beschwerden eingeengt. Deswegen können **körperliches Training, Genusstraining** und **kreative Therapien** einen entscheidenden Beitrag zur Gesundung leisten.

Verständnisfragen

- Welche Krankheitsbilder gehören zu den somatoformen Störungen? Was sind ihre Kennzeichen? Warum entstehen bei den somatoformen Störungen häufig hohe Folgekosten?
- Wie unterscheidet sich eine somatoforme Störungen von der somatischen Belastungsstörung?
- Welche allgemeinen Therapieprinzipien berücksichtigen Sie bei der somatoformen Störung?
- Welche Voraussetzungen sollten erfüllt sein, bevor Sie einen Patienten oder eine Patientin mit einer Somatisierungsstörung behandeln?

KAPITEL

17 Stressassoziierte Erkrankungen und Anpassungsstörungen

Kapitelübersicht

Belastungsstörungen treten nach einem akuten Trauma oder einer Belastungssituation auf. Abhängig von der individuellen Disposition können eine **akute Belastungsreaktion,** eine **(komplexe) posttraumatische Belastungsstörung** oder **Anpassungsstörungen** ausgelöst werden. Betroffen sind v. a. Affekte, Leistungsfähigkeit und soziale Beziehungen.

Die Therapie von posttraumatischen Belastungsstörungen sollte unbedingt Therapeuten und Therapeutinnen vorbehalten sein, die bereits über **ausreichende Erfahrungen** mit diesen Störungsbildern verfügen oder sich in kontinuierlicher Supervision befinden, um eine Retraumatisierung der Klienten und eine Verschlechterung des Krankheitsprozesses zu verhindern.

17

17.1 Definitionen

Auf vitale Bedrohungen und Katastrophensituationen, aber auch schwere individuelle Kränkungen, Beängstigungen und Verlusterlebnisse reagiert fast jeder Mensch „außergewöhnlich", also mit Abweichungen von der üblichen Verhaltensnorm, was für die adäquate Verarbeitung eines belastenden Erlebnisses sinnvoll sein kann (z. B. im Rahmen einer Trauerreaktion). Neben psychischen Symptomen wie Angst, Erschrecken, Trauer, Verzweiflung, Hilflosigkeit oder Verwirrtheit kommt es oft auch zu körperlichen Beschwerden wie Schlafstörungen, Appetitverlust, Herzrasen, Schweißausbrüchen oder Zittern. Wie stark diese Reaktionen ausfallen, hängt aber nicht nur von Art und Schwere der belastenden Situation, sondern auch von der Persönlichkeitsstruktur ab. Zudem bewerten Menschen derartige Lebensereignisse ganz unterschiedlich, sei es als Bedrohung, als spannende oder lehrreiche Herausforderung oder als zerstörerisch. Da somit mehrere Faktoren zusammentreffen müssen, gilt das einschneidende Ereignis nicht als alleinverantwortlich und ist auch nicht zwingend erforderlich, um derartige Störungen auszulösen.

Davon abzugrenzen sind die **stressassoziierten** oder **Belastungsstörungen** (➤ Abb. 17.1). Für ihre Entwicklung ist ein äußerer Faktor notwendig und ursächlich. Daher fasst die ICD-11 diese Störungen (anders als die ICD-10) in einem eigenen Kapitel unter den stressassoziierten Erkrankungen zusammen.

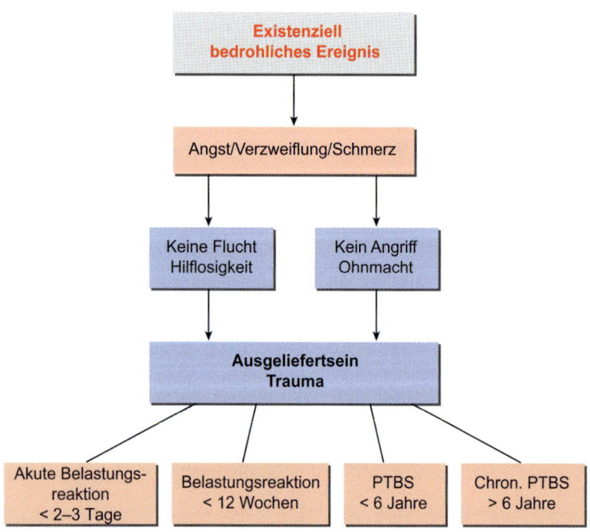

Abb. 17.1 Entstehen von Belastungsstörungen [L157]

Psychosoziale Belastungsstörungen

Sie werden nach ihrem **Schweregrad** eingeteilt:

Trauma: ein Ereignis, das von jedem Menschen als extrem belastend und/oder katastrophal erlebt wird. Der Betroffene erlebt eine Situation, in der er entweder selbst einem lebensbedrohlichen Ereignis oder Handlungen ausgesetzt war, durch die er schwere körperliche und psychische Verletzungen erlitten hat, oder er hat eine solche Situation, in der primär andere Personen betroffen waren (z. B. schwerer Unfall, Naturkatastrophe, Kampfhandlungen, Folter, Terrorismus, Vergewaltigung) als direkter Zeuge miterlebt.

Kritisches Lebensereignis: Lebenssituationen, die den bestehenden Lebenslauf oder -entwurf eines Menschen bedrohen und einschneidende Veränderungen in der Lebensgestaltung mit sich bringen. Beispiele: Scheidung, Verlust des Arbeitsplatzes, ein schwerer Unfall, Tod des Partners.

Lebensübergänge: Lebens- oder biografische Übergänge bezeichnen vorhersehbare Lebensveränderungen, die sich über einen längeren Zeitraum erstrecken, z. B. das Verlassen des Elternhauses, Heirat, ein Umzug, körperliche Einschränkungen im Alter.

Traumata werden in Typ I und Typ II eingeteilt:

- **Typ-I-Traumata:** kurze, einmalige Ereignisse (z. B. ein Erdbeben)
- **Typ-II-Traumata:** lang anhaltende oder mehrfache Ereignisse (z. B. Geiselhaft, wiederholte Vergewaltigung)

Daneben gibt es die Unterscheidung zwischen **intendierten** (beabsichtigten) und **akzidentellen** (zufälligen) Traumata. Wissenschaftlich hat sich gezeigt, dass die Typ-II-Traumata sowie die intendierten Traumata jeweils mit höheren Risikowerten für die Entstehung einer posttraumatischen Belastungsstörung verbunden sind.

17.2 ICD-Klassifikation

Die stressassoziierten Erkrankungen werden in ICD-10 und ICD-11 unterschiedlich klassifiziert. Einen Überblick liefert ➤ Tab. 17.1.

Tab. 17.1 ICD-Klassifikation der stressassoziierten Erkrankungen [W203-012, W798-008]

ICD-10		ICD-11	
F43.0	Akute Belastungsreaktion	QE84	Akute Belastungsreaktion[1]
F43.1	Posttraumatische Belastungsstörung	6B40	Posttraumatische Belastungsstörung
F62.0	Andauernde Persönlichkeitsänderung nach Extrembelastung	6B41	Komplexe posttraumatische Belastungsstörung
–	–	6B42	Anhaltende Trauerstörung
F43.2	Anpassungsstörung	6B43	Anpassungsstörung
F43.8, F43.9	Sonstige und nicht näher bezeichnete Reaktion auf schwere Belastung	6B4Y	Sonstige und nicht näher bezeichnete Reaktion auf schwere Belastung

[1] Unter *Faktoren, die den Gesundheitszustand beeinflussen*

17.3 Akute Belastungsreaktion

ICD-10: F43.0; **ICD-11:** QE84

FALL

Akute Belastungsreaktion – „Knall auf Fall!"

Der Wagen des 39-jährigen Chiropraktikers Esprimo wird von einem bei Rot über die Ampel fahrenden Kleinbus gerammt. Er ist angegurtet und wird nur leicht verletzt. Der Verursacher des Unfalls wird bewusstlos in die Notaufnahme gebracht. Herr Esprimo sitzt wie versteinert neben seinem Pkw und wiederholt stereotyp die Worte *aber es war doch grün!* Als die Verkehrspolizei kommt und ihn über den Unfallhergang befragen will, behauptet er, er könne sich an nichts erinnern. Einige Zeit später beginnt er zu zittern, dann laut über den schwerverletzten Fahrer zu schimpfen. Plötzlich kriecht er in sein demoliertes Auto und sucht dort ziellos herum. *Ich muss alle anrufen! Ich muss alle benachrichtigen! Wo ist bloß mein Adressbuch?* wiederholt er dabei stereotyp.

17.3.1 Definition

Synonyme: akute Krisenreaktion, psychischer Schock, Nervenzusammenbruch, Katastrophenreaktion oder Erlebnisreaktion

ICD-10: vorübergehende Störung beträchtlicher Schwere bei einem psychisch nicht manifest gestörten Menschen als Reaktion auf eine außergewöhnliche körperliche und/oder seelische Belastung. Sie geht mit Betäubungs- und Angstgefühlen einher und klingt normalerweise innerhalb von Stunden oder Tagen ab.

ICD-11: vorübergehende emotionale, somatische, kognitive oder verhaltensbezogene Symptome nach einem bedrohlichen oder katastrophalen Ereignis oder einer Situation (z. B. Natur- oder von Menschen verursachte Katastrophen, Kampfhandlungen, schwere Unfälle, sexuelle Gewalt, Übergriffe). Möglich sind z. B. Angst (z. B. Tachykardie, Schwitzen, Erröten), Benommenheit, Verwirrung, Traurigkeit, Angst, Verzweiflung. Die Reaktion klingt innerhalb weniger Tage nach dem Ereignis oder nach dem Entfernen aus der bedrohlichen Situation ab.

Tab. 17.2 Typische Merkmale einer akuten Belastungsreaktion

1. Phase	Betäubung („Schock") mit vegetativen Begleitsymptomen	Subjektives Gefühl der Entfremdung, Derealisations- und Depersonalisationserleben; Bewusstseinseinengung; eingeschränkte Aufmerksamkeit; Unfähigkeit, Reize angemessen zu verarbeiten. Körperliche Reaktionen: beschleunigter Puls, Erröten, Schwitzen, Zittern, Erbrechen, Harn- und Stuhldrang
2. Phase	Rascher Wechsel verschiedener Symptome	Verringerter oder gehemmter Antrieb, Interesselosigkeit, sozialer Rückzug oder Angst, Verzweiflung, motorische Übererregtheit, verbal lautes oder aggressives Verhalten, Fluchttendenzen oder dissoziativer Stupor
3. Phase	Nach Abklingen der akuten Phase	Akute Symptome verschwunden, stattdessen depressive Stimmung mit Suizidgedanken oder -handlungen; partielle Amnesie für das traumatische Ereignis

17.3.2 Symptomatik

Die Symptome der akuten Belastungsreaktion treten zeitlich nacheinander auf (➤ Tab. 17.2).

ERLÄUTERUNGEN ZUM FALL

„Betäubung" mit vegetativer Begleitsymptomatik

Bei Herrn Esprimo stellt sich nach dem Unfall (Trauma) eine Art Betäubung ein. Er sitzt wie versteinert neben seinem Auto und wiederholt immerzu dieselben Worte. Körperlich reagiert er auf den Schock mit Zittern.

Unproduktive motorische Hyperaktivität und verbal aggressives Verhalten

Dann ändert er plötzlich sein Verhalten, schimpft über den Unfallverursacher und zeigt einen unproduktiven Aktionismus, sucht ziellos etwas im Auto. Häufig verlassen die Betroffenen auch fluchtartig die traumatisierende Situation (Fluchtverhalten) oder verharren in einem Wachzustand, in dem sie durch Ansprache nicht erreicht werden können (dissoziativer Stupor).

Amnesie

Eine Amnesie für das Trauma ist bei vielen Betroffenen vorhanden. Auch Herr Esprimo kann sich nicht an den Unfallhergang erinnern.

Dass akute Belastungsstörungen auch zu unberechenbaren Taten führen können und damit die Gefahr der **Suizidalität** bestehen kann, wird im folgenden Beispiel veranschaulicht.

FALL

Akute Belastungsreaktion – „Wie betäubt"

Ein 22-jähriger Zimmermann wird vom Notarzt und in Begleitung eines Arbeitskollegen in die psychiatrische Ambulanz gebracht. Der Kollege berichtet, dass der 22-Jährige am Nachmittag „ausgetickt" sei. Nach einem Telefonat mit seinem Handy während der Frühstückspause habe er wie versteinert gewirkt und auf Ansprache nur mit einem unwirschen *Lass mich in Ruhe!* reagiert. Seine Arbeit habe er zunächst mit abwesendem Gesichtsausdruck fortgesetzt. Nach der Mittagspause sei er mit starrem Blick aufgestanden, auf der Baustelle das Gerüst hochgestiegen und habe gemurmelt: *Jetzt ist alles vorbei.* Er sei dann auf eine Dachgaube geklettert, habe auf Anrufe des Kollegen nicht reagiert und den Eindruck erweckt, sich

17

vom Dach stürzen zu wollen. Der Kollege und ein herbeigerufener Notarzt hätten ihn jedoch von seinem Unterfangen abbringen und zu einer Vorstellung in der Klinik überreden können.
Der Zimmermann sitzt gebeugt und mit starrem Blick im Untersuchungszimmer. Während er stockend redet, steht er immer wieder auf und geht im Zimmer umher. Er berichtet, dass er homosexuell sei und vor etwa einem Jahr sein Coming-out gehabt habe, was mit erheblichen Konflikten in seiner Familie verbunden gewesen sei. Vor sechs Monaten habe er sich heftig in einen Mann verliebt und sei bereit gewesen, ihm zuliebe in ein anderes Bundesland umzuziehen und sein bisheriges Leben komplett aufzugeben. Seit einigen Tagen habe sich sein Partner seltsam verhalten und sich immer mehr zurückgezogen, ohne dass es zu einer Aussprache gekommen sei. Heute habe er ihn von der Baustelle aus angerufen. Dabei habe ihm der Partner eröffnet, dass er sich in einen anderen Mann verliebt habe und die Beziehung mit ihm beenden wolle. Im ersten Moment sei er völlig überrollt gewesen von dieser Nachricht und habe sich ganz taub und erstarrt gefühlt. Er habe nichts mehr denken können außer „Jetzt ist alles vorbei!"; er sei in ein riesiges schwarzes Loch gefallen. Er habe keinen klaren Gedanken mehr fassen können. Später sei er sehr verzweifelt geworden und habe gedacht: „Dann bringe ich mich halt um." Wie unter einem inneren Zwang sei er auf das Baugerüst und die Dachgaube geklettert und sei entschlossen gewesen hinunterzuspringen. Er habe aber doch noch gezögert und sei oben sitzen geblieben, bis ihn der Notarzt herunterbegleitet habe. Was der Notarzt mit ihm gesprochen habe, daran könne er sich gar nicht mehr so genau erinnern. *Ich weiß gar nicht, wo mir der Kopf steht,* sagt er, während er die Hände vors Gesicht schlägt.

17

17.3.3 Diagnose

Die für die Diagnose der akuten Belastungsreaktion zu erfüllenden Voraussetzungen werden in ICD-10 und ICD-11 teilweise unterschiedlich angegeben.

- Gemäß ICD-10 treten die Symptome unmittelbar nach dem Ereignis auf und halten **etwa 8 Stunden** bis **3 Tage** an. Laut ICD-11 klingen die Symptome innerhalb weniger Tage oder nach der Entfernung aus der bedrohlichen Situation ab.
- Es besteht ein unmittelbarer und klarer zeitlicher Zusammenhang zwischen einer ungewöhnlichen Belastung und dem Beginn der Symptomatik; Beginn der Reaktion innerhalb weniger Minuten.
- Auftreten eines gemischten und gewöhnlich wechselnden Symptombilds. Nach einem Zustand des „Betäubtseins" werden Depression, Angst, Ärger, Verzweiflung, Überaktivität und Rückzug beobachtet; keines der Symptome ist längere Zeit vorherrschend.

17.3.4 Ätiologie

Die akute Belastungsreaktion tritt meist **innerhalb von Minuten** nach einem massiven Schockerlebnis auf, z. B. einem schweren Unfall, einer Vergewaltigung, einer Naturkatastrophe, Krieg oder einer unerwarteten Veränderung der sozialen Beziehungen (unerwartete Trennung, Arbeitsplatzverlust, Tod eines Angehörigen etc.). Ob ein Mensch ein traumatisches Ereignis verarbeiten und sich an die neue Situation anpassen kann, hängt nicht nur von der **Schwere des Traumas** ab, sondern auch von der **persönlichen Belastungsgrenze.** Diese wird hauptsächlich von der biologischen Vulnerabilität, biografischen Aspekten, der eigenen Persönlichkeit, belastenden Lebensereignissen vor dem Trauma und vom sozialen Umfeld bestimmt.

17.3.5 Therapie

Da in den meisten Fällen die Störung innerhalb von wenigen Tagen, in seltenen Fällen Wochen von selbst abklingt, ist in der überwiegenden Anzahl der Fälle keine weitere Therapie nötig. Beruhigungsmittel sollten in dieser akuten Reaktionsphase nur nach **kritischer Prüfung** verabreicht werden, da sie die **natürliche** Verarbeitung der Belastung **verhindern** können.

THERAPEUTISCHE PRAXIS

Patienten mit einer akuten Belastungsreaktion finden sich gewöhnlich nicht in der Praxis ein. Vielmehr werden Sie mit ihnen als **Ersthelfer an Unfallorten** konfrontiert. Sie können dabei auf die entsprechenden Reaktionen achten und die Betroffenen vom Unfallgeschehen wegführen. Lassen Sie die Betroffenen nicht allein, hören Sie verständnisvoll zu, und versuchen Sie zu beruhigen.

Zur Unterstützung sind Gesprächsangebote und eine persönliche Begleitung Mittel der Wahl: behutsame, jedoch beharrliche Kontaktaufnahme bei gleichzeitiger Abschirmung gegenüber äußeren Einflüssen („Talking-down"). Selten ist eine stationäre Aufnahme (bei Suizidalität) erforderlich.

- Längerfristig psychotherapeutische und gruppentherapeutische Intervention: z. B. befreiende Affektentlastung, stützende Gespräche, Gruppentherapie, Traumabearbeitung, Psychodrama. Bei ausgeprägtem Vermeidungsverhalten sind verhaltenstherapeutische Maßnahmen angezeigt.
- Rasche und kurzfristige medikamentöse Entlastung durch Benzodiazepine wird kontrovers diskutiert (Blockierung der Verarbeitung, z. B. bei Trauerreaktionen).

Therapieprognose: Nach Abklingen der aktuellen Symptomatik kann häufig noch über längere Zeit das Auftreten von ängstlicher Unruhe, Angespanntheit oder Schlafstörungen beobachtet werden. Diese Symptome sollten beobachtet werden, bei fehlender Besserung ist an eine andere psychische Störung zu denken (z. B. depressive Störung, PTBS, Anpassungsstörung). Nur in seltenen Fällen kommt es zum Übergang in eine hartnäckige hypochondrische, depressive oder dissoziative Störung. Daher ist eine frühzeitige, schrittweise Belastung des erkrankten Patienten bei gleichzeitiger Bearbeitung seines Vermeidungsverhaltens mithilfe der Verhaltenstherapie wünschenswert.

17.4 Posttraumatische Belastungsstörung

ICD-10: F43.1; **ICD-11:** 6B40

FALL

Posttraumatische Belastungsstörung – „Eingeklemmt"

Ein 38-jähriger Elektriker stellt sich auf Anraten chirurgischer Kollegen in der psychiatrischen Ambulanz vor. Im Gespräch wirkt er traurig und zeitweilig rat- und hilflos. Er berichtet, dass er seit einigen Wochen nicht mehr einschlafen könne. Tagsüber sei er gereizt und unkonzentriert. Er habe Schwierigkeiten, seiner Arbeit nachzugehen, und leide auch unter seinen partnerschaftlichen Problemen. Er könne die Nähe zu seiner Frau nicht mehr ertragen. Diese sei schon sehr ungehalten und habe vermutet, dass er fremdgehe. Seit er vor ½ Jahr einen Arbeitsunfall gehabt habe, sei er irgendwie nicht mehr der Alte. Er sei bei der Vorbereitung für eine Ausstellung in einer Messehalle auf einer Hebebühne gewesen. Plötzlich sei er zwischen Decke und Hebebühne eingeklemmt gewesen, an den genauen Hergang könne er sich nicht mehr erinnern, aber er habe Todesängste und starke Schmerzen ausgestanden. Es habe endlos gedauert, bis sie ihn befreit hätten. Er habe großes Glück gehabt: nur drei gebrochene Rippen sowie Quetschungen an Hand und Bein. Nach wenigen Tagen sei er von der chirurgischen Station entlassen worden. Aber er komme irgendwie nicht mehr auf die Beine. In der Arbeit tauge er nichts mehr, und seine Freunde hätten sich auch schon beklagt, dass er so wortkarg und wenig unterhaltsam geworden sei. Er leide am meisten unter den „Filmen", die er sehe. Immer wieder laufe vor seinem inneren Auge die Unfallsituation ab, er sei dann eingeklemmt und spüre sogar noch die Schmerzen. Er traue sich nicht mehr, Aufzüge zu benutzen, und meide auch Tiefgaragen und Räume, in denen die Decken tief hingen. Albträume quälen ihn, dass er eingesperrt sei und keine Luft mehr bekomme; er wache dann schweißgebadet auf und könne nicht mehr einschlafen. Dann dränge sich ihm der Gedanke auf, was passiert wäre, wenn sie ihn nicht hätten retten können. Die letzten Tage habe er vor dem Einschlafen mehrere Flaschen Bier getrunken, in der Hoffnung, er könne dann besser schlafen und sich endlich mal entspannen, aber das habe nicht wirklich geholfen. Er wisse nicht, wie es weitergehen soll.

17.4.1 Definition

Die **posttraumatische Belastungsstörung** (PTBS) tritt nach extrem bedrohlichen oder schrecklichen Ereignissen (z. B. Naturkatastrophen, Kriege, Verfolgungen, schwere Unfälle, schwere Gewalttaten wie Geiselnahme und Vergewaltigung) auf, an denen die Betroffenen als Zeugen oder selbst beteiligt waren. Nicht selten münden diese Belastungsreaktionen in Persönlichkeitsveränderungen, Drogenkonsum (Alkohol) sowie Suizidgefährdung.

17.4.2 Symptomatik

In der Symptomatik unterscheidet man Reaktionen, die eine enge Nähe zu der traumatischen Situation herstellen („Flashbacks", Träume, Wiederaufsuchen des Ortes oder Sammeln von Zeitungsberichten über das Trauma), von Versuchen, eine emotionale Distanz zum Trauma aufzubauen (Abgestumpftheit, sozialer Rückzug, Vergesslichkeit, Vermeidung von allem, was an das Trauma erinnert). Typische Merkmale der PTBS sind in ➤ Tab. 17.3 dargestellt.

ERLÄUTERUNGEN ZUM FALL

Im Vordergrund der Beschwerden des Elektrikers stehen die sich aufdrängenden Bilder der Unfallsituation, entweder als Tagtraum oder als Albtraum. Er sieht nicht nur die Bilder vor seinem inneren Auge ablaufen, sondern erlebt auch die Gefühle der Unfallsituation nach (Schmerzen, Beklemmungsgefühl). Das Ereignis hat ihn von seinem Alltag, seiner Frau und seinen Freunden entfremdet. Er erlebt sich als wortkarg und zu kaum etwas fähig. Die emotionale Beziehung zu seiner Frau ist deutlich abgekühlt, er kann ihre Nähe nicht ertragen. Gleichzeitig meidet er Situationen, die ihn an das Trauma erinnern (enge Räume, Aufzüge), und quält sich mit grüblerischen Gedanken (Was wäre, wenn er gestorben wäre?). Eine innere Anspannung mit Schlafschwierigkeiten, Konzentrationsstörungen und Gereiztheit vervollständigt das Bild einer PTBS. Als erster „Selbstheilungsversuch" ist sein erhöhter Alkoholkonsum vor dem Einschlafen zu werten.

Tab. 17.3 Typische Merkmale einer posttraumatischen Belastungsstörung

Symptomkomplexe	Symptome
Erinnerung an das Trauma	Wiederholtes Erleben des Traumas in sich aufdrängenden inneren Bildern oder Albträumen („Flashbacks"); begleitet sind diese Erinnerungen von unangenehmen Körpersensationen (Schmerzen, Geruch am Unfallort) sowie von vegetativen Symptomen (Zittern, Schwitzen etc.)
Vermeidungsverhalten und eingeschränkte emotionale Erlebnisfähigkeit	Der Patient meidet Situationen, Objekte oder Personen, die an das Trauma erinnern. Er erlebt sich als von seinem Alltag und seinen Angehörigen entfremdet; es fällt ihm schwer, Gefühle zu empfinden. Grübelneigung, Schuldgefühle und Selbstvorwürfe
Erhöhtes Erregungsniveau	Schreckhaftigkeit, Anspannung, Gereiztheit, Konzentrationsschwierigkeiten, Schweißausbrüche, Schlafstörungen, aggressive Impulse

17.4.3 Diagnose

Zu den typischen **Merkmalen** (➤ Tab. 17.3) gehört das wiederholte Erleben des Traumas in sich aufdrängenden Erinnerungen („Flashbacks"), Träumen oder Albträumen. Das traumatisierende Ereignis tritt dem Betroffenen unausweichlich und unkontrollierbar plötzlich immer wieder vor Augen und führt zu ähnlichen körperlichen und psychischen Reaktionen wie im auslösenden Ereignis.

Außerdem kommt es oft zum emotionalen und sozialen Rückzug mit andauernden Gefühlen von Betäubung und Teilnahmslosigkeit dem Umfeld gegenüber, Verlust der Lebensfreude (Anhedonie) und unbedingtem Vermeiden von Situationen, die an das traumatisierende Ereignis erinnern könnten (z. B. kann ein Autounfall dazu führen, dass der Betroffene nicht mehr am Straßenverkehr teilnehmen will).

MERKE

Die Störung folgt dem Trauma mit einer Latenz von Wochen bis Monaten und **dauert mindestens 1 Monat.**

17.4.4 Psychopathologie

Wie bei der akuten Belastungsreaktion ist auch die Entwicklung der PTBS von mehreren Faktoren abhängig.

Zwei-Faktoren-Modell: Ein unkonditionierter Reiz (schwere Bedrohung) löst eine unkonditionierte Reaktion (Panik, Todesangst) aus. Weitere in der Gefahrensituation einwirkende Reize werden mit dieser verknüpft. Sie lösen später auch ohne konkrete Gefahrenlage als konditionierte Reize massive Angstreaktionen aus. Daher werden die auslösenden Reize gemieden (operante Konditionierung) oder lösen Fluchtverhalten aus. Letzteres wird durch das Abklingen der Angstreaktion zur Bewältigungsstrategie. Bei der PTBS entspricht dies dem hohen Erregungszustand und dem Vermeidungsverhalten.

Weitere Faktoren: Da nicht alle Menschen, die derartige Traumata erleben, ein PTBS entwickeln, müssen noch weitere Ursachen vorhanden sein. Als wichtig gelten in diesem Zusammenhang individuelle kognitive Verarbeitungsprozesse, also die Bewertung der traumatischen Situation. Je hilfloser und bedrohter sich der einzelne fühlt, umso eher entwickelt er eine PTBS. Weiter aufrechterhalten wird die Störung durch Selbstvorwürfe oder Verallgemeinerungen, bei denen die damalige Situation auf andere Situationen projiziert wird.

Weitere Risikofaktoren: z. B. weibliches Geschlecht, mangelnde soziale Unterstützung, psychische und körperliche Vorerkrankungen und belastende Erlebnisse in der Kindheit.

17.4.5 Therapie

Bei der PTBS hat sich die Kombination aus Frühintervention, psychodynamischen, kognitiv-verhaltenstherapeutischen Interventionen und Pharmakotherapie bewährt.

Frühintervention

In einer frühzeitigen Krisenintervention kann dem Betroffenen der Zusammenhang zwischen emotionaler und körperlicher Reaktion auf ein „ungewöhnliches" Ereignis näher gebracht werden. Durch Zuspruch und die Möglichkeit, seine eigenen Erlebnisse zu verbalisieren, wird der Betroffene in seinem Anpassungsprozess unterstützt.

Kognitive Verhaltenstherapie

Im Vordergrund steht die **Reizkonfrontation,** also die Konfrontation mit dem traumatisierenden Ereignis. Durch neue Informationen, die während des Konfrontationsverfahrens gegeben werden, können die Betroffenen die Erlebnisse kognitiv neu bewerten und sekundäre Verarbeitungsprozesse anregen.

Psychodynamische Therapie

Inhalte der psychodynamischen Therapie sind die Frage nach der Bedeutung des Traumas für das Selbstkonzept und die Bearbeitung unreifer sowie konflikthafter Beziehungsmuster, die durch das Trauma reaktiviert werden. Ziel ist es, langfristig besser mit dem Geschehenen im Alltag zurechtzukommen und die Ereignisse in ein Selbstkonzept zu integrieren.

Medikamentöse Therapie

In der akuten Phase kann zur Beruhigung oder zur Schlafförderung ein Beruhigungs- oder Schlafmittel verabreicht werden. Dabei sollte das Abhängigkeitspotenzial nicht vernachlässigt werden. Je nach Ausmaß der depressiven Begleitsymptomatik kann auch die Gabe eines Antidepressivums sinnvoll sein.

Traumatherapie

In den späten 1970er-Jahren wurde von Francine Shapiro (1948–2019) mit dem **EMDR** in den USA eine neue Form der Traumatherapie entwickelt. EMDR steht für *Eye Movement Desensitization and Reprocessing,* also die Desensibilisierung und Traumaverarbeitung durch Augenbewegungen. Mit der EMDR-Methode sind Traumafolgestörungen bei Erwachsenen sowie bei Jugendlichen und Kindern behandelbar. In Europa wird EMDR seit Anfang der 1990er-Jahre angewendet. 2006 hat der Wissenschaftliche Beirat für Psychotherapie EMDR als wissenschaftlich anerkannte Psychotherapiemethode genehmigt.

Die EMDR ist sehr effizient. Nach der Behandlung einer PTBS mit EMDR fühlen sich 80 % der Patienten deutlich entspannter und gelöster. Ein zentraler Bestandteil einer EMDR-Behandlung ist die Nachverarbeitung der traumatisierenden/belastenden Erinnerung unter der Nutzung bilateraler Stimulation: Der Patient folgt den Fingern des Therapeuten mit den Augen, während dieser seine Hand abwechselnd nach links und rechts bewegt. Diese Form von Stimulation unterstützt das Gehirn, die Selbstheilungskräfte zu aktivieren und die traumatisierenden/belastenden Erinnerungen neu zu vernetzen und zu verarbeiten.

FALL

Frau S. schildert ihre Traumatisierung stockend: *Unser Vater war Alkoholiker und immer sehr cholerisch. Er fing sehr schnell an zu schreien. Gegen mich hat er nur selten die Hand erhoben und nur, wenn er schon sehr stark betrunken war. Anders als bei meinem 3 Jahre älteren Bruder. Ich glaube, mein Vater konnte es nie akzeptieren, dass Peter nicht sein leibliches Kind war, sondern aus einer vorehelichen Beziehung unserer Mutter stammte. Wenn er wütend war, hat er Peter grün und blau geschlagen. Ich hatte immer Angst, Peter würde es nicht überleben, da unser Vater ihn danach auch öfter in den Keller geschleppt und dort für Stunden eingesperrt hat. Vater hat mir und Mutter verboten, zu ihm zu gehen; wir durften ihm auch nichts zu essen und zu trinken bringen oder eine warme Decke. Manchmal in den Ferien hat er ihn sogar über mehrere Tage dort gelassen. Wir hörten ihn dann schreien und weinen und fühlten uns so hilflos und verloren. Ich träume heute noch sehr oft davon und höre dabei immer dieses Wimmern.*

Weitere Therapieverfahren

Weitere Therapieverfahren, die bei der PTBS zum Einsatz kommen können, sind: Bilderleben, Entspannungsübungen, Gestalt- und Musiktherapie.

THERAPEUTISCHE PRAXIS

Aufgrund der komplexen Symptomatik ist die PTBS deutlich schwieriger zu behandeln als die akute Belastungsstörung. Sie sollte Therapeuten mit einer **speziellen Ausbildung** vorbehalten bleiben, um das Risiko einer **Retraumatisierung** möglichst gering zu halten.

Prognose

Wird eine PTBS nicht rechtzeitig erkannt, verläuft sie oft chronisch mit Depressivität, Befindlichkeitsstörungen und Asthenie bis hin zu einem erlebnisbedingten Persönlichkeitswandel (➤ Kap. 19).

Bei einer Förderung von personellen und sozialen Ressourcen und einer spezifischen Traumaexposition ist diese Störung jedoch gut zu behandeln und Symptomfreiheit möglich.

17.5 Komplexe posttraumatische Belastungsstörung (andauernde Persönlichkeitsänderung)

ICD-10: F62 (andauernde Persönlichkeitsänderung); **ICD-11:** 6B41 (komplexe posttraumatische Belastungsstörung)

FALL

„Ich lebe, mein Freund ist tot"

Ein 84-Jähriger kommt mit seinen Todesängsten nicht mehr zurecht, obwohl er organisch, von altersbedingten Problemen abgesehen, gesund und erstaunlich vital ist. Sein Allgemeinarzt und sein Internist sind ratlos und ziehen einen Psychiater hinzu. In der Anamnese stellt sich heraus, dass den Patienten schon sein Leben lang Todesängste begleiten. Er war als 16-Jähriger in ein Konzentrationslager verschleppt worden und als einziger von vier jüdischen Schülern bei der Befreiung noch am Leben. Seitdem plagen ihn unbegründete Ängste und Schuldgefühle.

17.5.1 Definition und Symptomatik

In der **ICD-11** wurde der Begriff der komplexen posttraumatischen Belastungsstörung (KPTBS) neu eingeführt. Dahinter verbirgt sich eine über die PTBS hinausgehende Symptomatik. Dieselbe Störung wurde in der **ICD-10** als andauernde Persönlichkeitsänderung (mind. 2 Jahre) nach Extrembelastung klassifiziert.

Beide Definitionen gehen als Auslöser von einem länger anhaltenden Trauma oder mehreren, sich wiederholenden traumatischen Ereignissen oft ohne oder mit nur wenigen Fluchtmöglichkeiten aus. Bei der KPTBS liegen alle Diagnosekriterien der PTBS (➤ Kap. 17.4) sowie Störungen der Selbstorganisation vor. Der Eindruck ständiger Bedrohung, persönlicher Entfremdung und anhaltender Angst wird zu einem bleibenden Lebensgefühl.

Die Betroffenen sind sehr misstrauisch, betrachten ihre Umwelt als feindlich gesinnt. Sie haben eine ausgeprägte Angst und sehen überall Gefahren. Dadurch leiden sie unter einer hohen Erregung und Schlaflosigkeit und ziehen sich immer mehr sozial zurück. Zu diesem Symptombereich gehört auch die so genannte Überlebensschuld beim Tod nahestehender Menschen. Chronische Angst vor dem Tod, vegetative Störungen, Depressionen und soziale wie berufliche Leistungsschwäche (Leistungsinsuffizienz) sowie das lebenslange Gefühl von Minderwertigkeit oder Entwürdigung der Person sind weitere Kennzeichen.

Auslösende Situationen sind z. B. Folter, Geiselhaft, Konzentrationslager, massive Gewalt im häuslichen Bereich oder länger dauernde Kriegserfahrungen. Besondere Bedeutung gilt den Symptomen von Patienten, welche die Internierung in einem **Konzentrationslager** des Dritten Reiches überlebt haben.

GUT ZU WISSEN

Die Verfolgungssituationen im Dritten Reich stellten eine bisher in der Psychiatrie nicht bekannte Extrembelastung dar **(KZ-Syndrom).** Bei einem Teil der Häftlinge von Konzentrationslagern entstanden nicht mehr ausgleichbare Dauerschäden. Die KZ-Haft unterschied sich von anderen Extrembelastungen durch die absolute Entwürdigung, die vollständige Sinn- und Wertberaubung der persönlichen Existenz. Auch noch 71 Jahre nach Kriegsende sind bei den ehemals Inhaftierten Folgen der KZ-Haft nachweisbar.
Durch permanente Todesfurcht, Ermordung von Angehörigen und Miterleben von Hinrichtungen berichten einige Überlebende von einer **Überlebensschuld.** Sie haben das Gefühl, Schuld auf sich geladen zu haben, weil sie – im Gegensatz zu Angehörigen oder anderen Mithäftlingen – überlebt haben. Angenommen wird, dass für das Durchhalten feste religiöse oder politische Überzeugungen von großer Bedeutung waren und dass die starken Veränderungen der Persönlichkeit durch irreversible Schädigungen des Gehirns (pseudoneurasthenisches Syndrom; organische Wesensänderung) begünstigt wurden. Ursache dafür waren traumatische oder dystrophe (durch Unterernährung verursachte) Hirnschädigungen. Die geschilderte Symptomatik erfordert oft intensive und langfristige psychotherapeutische Betreuung. Verfolgte haben Anspruch auf Entschädigung nach dem Bundesentschädigungsgesetz, wenn sie durch Haft im Konzentrationslager, Ghettoaufenthalte oder außergewöhnliche Belastungen beim Leben im Versteck und in der Illegalität einen nicht unerheblichen körperlichen oder gesundheitlichen Schaden erlitten haben.

17.5.2 Therapie

Psychotherapie

Die Behandlung erfolgt vorzugsweise psychotherapeutisch mit traumafokussierten Techniken. Der Schwerpunkt liegt auf der Verarbeitung der Erinnerung an die traumatischen Erlebnisse und/oder deren Bedeutung. Außerdem werden Techniken zur Regulation von Emotionen und zur Verbesserung von Bindungsproblemen angewandt.

Eigens für das KPTBS entwickelt wurde das **Skillstraining** (STAIR). Es umfasst mehrere Module:

- Umgang mit Gefühlen (Emotionsregulation): kognitive Techniken, Körperübungen (z. B. Atemtechniken) sowie konkrete Verhaltensänderungen (z. B. Bekannte um Hilfe bitten)
- Zwischenmenschliche Fertigkeiten: kritische Überprüfung eigener Beziehungsmuster und der zwischenmenschlichen Annahmen, und Aufstellen neuer Überzeugungen
- Exposition des traumatischen Ereignisses und Nacherleben der traumatischen Ereignisse

Unterstützend wird die dialektisch-behaviorale Therapie (DBT) eingesetzt, um die erlernten Fähigkeiten in das eigene Verhalten aufzunehmen.

Pharmakotherapie

Die medikamentöse Behandlung erfolgt wie bei der PTBS (➤ 17.4.5).

17.6 Anpassungsstörung

ICD-10: F43.2; **ICD-11:** 6B43

FALL

Anpassungsstörung mit längerer depressiver Reaktion – „Mutterseelenallein"

Beim Arzt erscheint die 26-jährige Aisha in Begleitung ihres Bruders, der schon länger in Deutschland lebt und während der Untersuchung die Übersetzung für seine Schwester vom Deutschen ins Türkische vornimmt – sie selbst spricht kaum Deutsch. Seine Schwester habe seit gut 1 Jahr eine ganze Reihe von Beschwerden unterschiedlichster Natur: Sie schlafe schlecht und sei demzufolge häufig müde und kraftlos. Zusätzlich sei ihr häufig schwindelig, begleitet von Kopfschmerzen und Herzrasen. Tagsüber plagten sie oft auch krampfartige Bauchschmerzen.

Der Bruder berichtet, dass seine Schwester sich seit der Übersiedlung aus der Türkei nach Deutschland vor einem Vierteljahr sehr verändert habe. Sie würde nur noch selten lachen, verfiele dagegen alle paar Wochen in kaum auszuhaltendes Weinen. Obschon sie schon nach kurzer Zeit eine Lehrstelle und inzwischen auch eine Förderung für einen Sprachkurs bekommen habe, habe sie panische Angst vor der Zukunft. Sie verfluche ihre Situation und die äußeren Umstände, sie fühle sich „mutterseelenallein" und wolle am liebsten wieder nach Hause zurück zu ihrer Familie. Oder aber, wenn das nicht ginge, bete sie, möge ihr etwas Schlimmes zustoßen, damit sie für immer ihre Ruhe bekäme. Gebessert habe sich ihre Verfassung für wenige Tage, als ihre Eltern sie für 1 Woche besucht hätten. Da sei seine Schwester für eine Zeitlang unbeschwert gewesen. Doch inzwischen sei es mit ihren Beschwerden wieder genauso schlimm wie vorher.

17.6.1 Definition

Anpassungsstörungen gehen mit einem gestörten Anpassungsprozess nach **einschneidenden Lebensereignissen** (sog. Lebensübergängen; ➤ Kap. 14.1.3) einher. Im Allgemeinen kommt es **innerhalb von 1 Monat** nach dem Lebensereignis oder den belastenden Faktoren zur **depressiven Stimmung, Angst** und **Besorgnis.** Anpassungsstörungen dauern in der Regel nicht länger als **6 Monate.** Eine Ausnahme ist die längere depressive Reaktion (ICD-10: F43.21), die bis zu 2 Jahre dauern kann.

Zur Anpassungsstörung gehörige Begriffe: abnorme Trauerreaktion (anhaltende Trauerstörung), „Kulturschock", reaktive Depression

17.6.2 ICD-Klassifikation

Die Anpassungsstörungen werden in der **ICD-10,** Kapitel F4 nach der im Vordergrund stehenden Symptomatik in 8 Untergruppen eingeteilt:

1. Kurze depressive Reaktion < 1 Monat
2. Längere depressive Reaktion < 2 Jahre
3. Angst und depressive Reaktion gemischt
4. Mit vorwiegender Störung von anderen Gefühlen (wie Angst, Depression, Besorgnis, Anspannung und Ärger)
5. Mit vorwiegender Störung des Sozialverhaltens
6. Mit gemischter Störung von Gefühlen und Sozialverhalten
7. Mit sonstigen näher bezeichneten vorherrschenden Symptomen
8. Nicht näher bezeichnete Anpassungsstörung

In der **ICD-11** wurden Subtypen der ICD-10 abgeschafft und die symptomatischen Merkmale vereinfacht. Kennzeichen der Anpassungsstörung sind ein gedankliches Verhaftetsein mit dem Ereignis oder dessen Auswirkungen (sog. Voreingenommenheit) sowie Anpassungsschwierigkeiten an die neue Situation.

17.6.3 Ätiologie

Auslöser sind akute oder länger dauernde Belastungen, die eine Änderung des sozialen Umfelds oder der bisherigen Lebensführung bewirken (➤ Tab. 17.4). Im Gegensatz zur PTBS gelten die Auslöser der Anpassungsstörung als weniger extrem und traumatisierend. Die Übergänge zwischen den unterschiedlichen Auslösebedingungen sind fließend, und der Auslöser wird von jedem Menschen individuell verarbeitet. Wichtiger als bei der PTBS ist bei den Anpassungsstörungen die individuelle Disposition.

MERKE

Während der PTBS eher extreme und stark traumatisierende Ereignisse (z. B. Folter, Vergewaltigung, Unfall) vorausgehen, können **Anpassungsstörungen** schon von weniger schwerwiegenden Ereignissen ausgelöst werden (Trennung vom Freund, Umzug). Entscheidend ist die **persönliche Disposition,** wie jemand auf äußere Faktoren reagiert.

17.6.4 Symptomatik

Symptome der Anpassungsstörung sind:

- Depressive Stimmung
- Angst, Besorgnis
- Bei Jugendlichen: häufig aggressives oder antisoziales Verhalten
- Bei Kleinkindern: Bettnässen, Daumenlutschen oder Babysprache als Zeichen der Regression
- Gefühle der Überforderung und Hilflosigkeit
- Suizidgedanken bis hin zur akuten Suizidalität
- Vegetative Begleiterscheinungen (Herzrasen, muskuläre Anspannung, Druckgefühl, Schlafstörungen)

ERLÄUTERUNGEN ZUM FALL

Der Symptomatik der türkischen Frau geht klar eine einschneidende Änderung ihres sozialen Umfelds voraus: ihre Umsiedlung nach Deutschland.

Ängste

Aisha sorgt sich um ihr Leben, hat Angst vor ihrer Zukunft und fühlt sich in ihrem Gastland nicht wohl.

Tab. 17.4 Typische Beispiele für Auslöser einer Anpassungsstörung

Bei Jugendlichen	Bei Erwachsenen
• Schulprobleme • Trennung der Eltern • Zurückweisung durch die Eltern • Eheprobleme der Eltern • Trennung von Freund/Freundin	• Ehe-/Beziehungsprobleme • Trennung, Scheidung, Tod • Probleme am Arbeitsplatz • Finanzielle Probleme • Diagnose einer schweren Krankheit • Alkohol/Drogen

Depressive Stimmung

Sie ist niedergeschlagen und wird von Freudlosigkeit gequält. Von einer akuten Suizidalität berichtet ihr Bruder nicht, aber **passive Todeswünsche,** eine schlimme Krankheit zu bekommen und für immer Ruhe zu haben, sind vorhanden. In einem sorgfältigen Gespräch müssten diese Gedanken hinterfragt werden, um ihre Suizidalität besser einschätzen zu können.

Vegetative Begleiterscheinungen

Aisha leidet unter vielen **körperlichen Symptomen** wie Schwindelgefühlen, Kopfschmerzen und krampfartigen Beschwerden im Bauchbereich. Außerdem ist sie müde und hat Schlafschwierigkeiten.
Bevor bei der Patientin die Diagnose einer **Anpassungsstörung mit längerer depressiver Reaktion** gestellt werden kann, müssen eine **sorgfältige körperliche Untersuchung** durchgeführt und **andere psychische Erkrankungen** ausgeschlossen werden.

MERKE

Bei einer Anpassungsstörung ist besonders auf **Suizidalität** (➤ Kap. 24) zu achten, weil sie ein erhöhtes Risiko bei den Betroffenen darstellt!

THERAPEUTISCHE PRAXIS

In Einzelfällen kann eine Anpassungsstörung auch mit einem **Erregungszustand** einhergehen. Erklären lässt sich dies durch die Vorstellung, dass eine für den Betroffenen außergewöhnlich starke Belastung (z. B. Provokation, Enttäuschung, anderes Rollenverständnis, Streit, seelische Verletzung, schwere Kränkung, Enttäuschung) zu einem anhaltend hohen Erregungsniveau führt. Zu beachten ist, dass die Erregung als im kulturellen Kontext außergewöhnlich eingeschätzt und im Vergleich zur Norm als zu stark beschrieben werden muss. Da in einigen Kulturkreisen psychische Belastungen regelhaft mit hoher Erregung beantwortet werden, stellt dies im Vergleich eine normale Reaktion dar.

17.6.5 Diagnostik

Merkmale der Anpassungsstörung nach ICD-10 sind:

- Depressive Verstimmung und Angst
- Andauernde Besorgnis sowie das Gefühl, nicht zu seinem Recht zu kommen oder planen zu können (subjektiver Verlust der Selbstbestimmtheit)
- Störungen des Sozialverhaltens, Beeinträchtigung der beruflichen Leistungsfähigkeit und bei der Bewältigung des Tagesablaufs, in Einzelfällen destruktives oder rücksichtsloses Verhalten
- Eine für den Betroffenen als ungewöhnlich erlebte Belastungssituation muss in direktem zeitlichen Zusammenhang mit dem Auftreten der Beschwerden stehen, und es wird davon ausgegangen, dass ohne die Belastungssituation die Anpassungsstörung nicht aufgetreten wäre.
- Rückbildung der Symptome nach 6 Monaten (bzw. nach 2 Jahren bei der längeren depressiven Reaktion)

Differenzialdiagnostisch ist stets an eine **Dysthymie** oder eine **depressive Episode** zu denken (➤ Kap. 12.3). Patienten mit Verlassenheits- und Trennungsängsten reagieren häufig mit depressiven Verstimmungen.

THERAPEUTISCHE PRAXIS

Affektive Störungen sollten sorgfältig gegen die Anpassungsstörung abgegrenzt werden. Eine **depressive Episode** kann ebenfalls durch ein belastendes Ereignis ausgelöst werden, ist in ihrer Ausprägung und in der Behandlung der Symptome aber von der Anpassungsstörung zu unterscheiden. Eine Anpassungsstörung mit längerer depressiver Reaktion kann unbehandelt auch in eine **Dysthymie** übergehen.

Weitere **Ausschlussdiagnosen:** PTBS, Angststörung, organische Erkrankung

17.6.6 Krankheitsverlauf

Die Anpassungsstörung bildet sich in der Regel nach **6 Monaten** zurück. Bei einer längeren depressiven Reaktion ist der Übergang in eine affektive Störung jedoch möglich (depressive Episode, Dysthymie).

17.6.7 Therapie

Im Vordergrund der Therapie steht die **Krisenintervention,** bei der dem Patienten die Möglichkeit zur emotionalen Entlastung gegeben werden soll. Ängste, Sorgen und Schuldgefühle sollen durch die Aussprache gemindert und dem Patienten Wege aufgezeigt werden, wie er mit der belastenden Situation besser umgehen kann. Diese Krisenintervention kann in der Regel ambulant erfolgen; sollten Suizidgedanken das Vorgehen erschweren, kann eine stationäre Aufnahme nötig werden. In Einzelfällen kann die Krisenintervention in eine längerfristige Psychotherapie übergehen, wenn die Schwere der Belastung oder die fehlenden Bewältigungsstrategien beim Klienten dies geboten erscheinen lassen.

Medikamente (Beruhigungs- oder Schlafmittel sowie Antidepressiva) können kurzfristig und symptomorientiert zur Anwendung kommen, sind aber nicht die Regel.

17.7 Anhaltende Trauerstörung

ICD-10: –; **ICD-11:** 6B42

17.7.1 Definition und Symptomatik

Diese Diagnose wurde neu in der ICD-11 eingeführt. Sie bezeichnet eine sehr ausgeprägte und lange anhaltende Trauerreaktion nach dem Tod einer nahestehenden Person (z. B. Eltern, Kinder, Freunde). Kernsymptome sind die Sehnsucht nach oder das ständige Beschäftigen mit der verstorbenen Person oder den Folgen ihres Todes. Da Trauer von Mensch zu Mensch unterschiedlich stark ausgeprägt ist, sind neben den beiden Kernsymptomen noch diverse akzessorische Symptome definiert. Die genannten Symptome müssen für die Diagnose mindestens 6 Monate nach dem Todesfall bestehen.

17.7.2 Symptomatik

Trauer ist eine „gesunde", d. h. normale psychische Reaktion auf den Verlust geliebter, nahestehender Personen oder auch der Heimat. In der Trauerreaktion wird das Verlusterlebnis aktiv verarbeitet, sodass sich der Betroffene nach Abschluss dieser Phase neu orientieren kann.

Zu einer anhaltenden Trauerreaktion kommt es erst, wenn die Trauer über Monate und Jahre andauert und in ihrer Intensität und Symptomatik deutlich von der kultur- und erfahrungsgemäßen Norm abweicht. So können die Betroffenen z. B. andauernde depressive Verstimmungen aufweisen, sich in ständigen Selbstanklagen oder Schuldgefühlen ergehen, zu vollkommenem emotionalen und sozialen Rückzug neigen (soziale Isolierung) oder andererseits gesteigerte Gereiztheit, Aggressivität oder übertriebene Geschäftigkeit an den Tag legen. Oft geht die Symptomatik auch mit mangelnder Akzeptanz der Situation (nicht wahrhaben wollen) und mit Verleugnung der narzisstischen Anteile in Beziehung zum Verlustobjekt einher.

17.7.3 Therapie

Die Behandlung erfolgt primär mit psychotherapeutischen Verfahren. Medikamente waren in Studien kaum effektiv und kommen am ehesten bei starken depressiven Symptomen zum Einsatz.

Bewährt hat sich die kognitive Verhaltenstherapie (KVT). Wichtige Ziele sind der Abbau von ängstlich-depressivem Vermeidungsverhalten, die Modifikation dysfunktionaler Kognitionen und die Integration des Verlusts.

Verständnisfragen

- Welche psychischen Störungen können auf ein Trauma folgen?
- Welche Traumatypen kennen Sie?
- Definieren Sie die unterschiedliche Genese von Traumata und Anpassungsstörungen.
- Wie und wozu wird EMDR angewendet?
- Wodurch ist eine posttraumatische Belastungsstörung gekennzeichnet?
- Was ist der Unterschied zwischen einer akuten Belastungsreaktion und einer posttraumatischen Belastungsstörung?
- Was versteht man unter einer Anpassungsstörung? Nennen Sie Beispiele für auslösende Bedingungen!
- Wann geht man von einer anhaltenden Trauerreaktion und nicht mehr von normaler Trauer aus?

KAPITEL

18 Essstörungen

Kapitelübersicht

Essstörungen sind gekennzeichnet durch ein **pathologisch verändertes Essverhalten** und gehen mit einem erniedrigten, erhöhten oder normalen Körpergewicht einher. Im klinischen Alltag dominieren als klassische Krankheitsbilder **Anorexia nervosa, Bulimia nervosa** und **Adipositas.** Zudem werden inzwischen die **Binge-Eating-Störung, die Störung mit Vermeidung oder Einschränkung der Nahrungsaufnahme, Pica sowie die Ruminations- und Regurgitationssörung** zu den Essstörungen gezählt. Bei der Anorexie steht das willentliche **stark restriktive Essverhalten** bei einer gestörten Körperwahrnehmung im Vordergrund der Erkrankung, bei der Bulimie sind es **„Ess-Brech-Anfälle"**, die unbeobachtet stattfinden, und bei der Adipositas die **übermäßige Nahrungsaufnahme.**

Von der Anorexie und Bulimie sind hauptsächlich **Frauen** betroffen. Die Entstehung der Essstörungen lässt sich durch das Zusammenspiel psychologischer, genetischer und soziokultureller Faktoren erklären. Schlankheit ist zum **Schönheitsideal** der westlichen Welt geworden und wird mit Attributen wie Erfolg und Willensstärke verknüpft. Ausgezehrte, extrem dünne Models in der Werbung unterstreichen diese Vorstellung. Die Diskrepanz zwischen vermehrtem Nahrungsangebot und Körperideal führt bei vielen Mädchen bereits in der Jugend zum Gefühl, zu dick zu sein. Folge sind wiederholte Diäten, die nicht selten in eine Essstörung münden. Große Bedeutung kann bei der Genese der einzelnen Essstörungen aber auch der **Familienstruktur** und dem **Umgang mit Essen** in der Familie zukommen.

Die **Krankheitseinsicht** ist in der Regel sehr gering, und eine entsprechende Therapie erfolgt meist erst sehr spät im Krankheitsverlauf. Die Folgen sind **körperliche** und **psychische** Komplikationen, die u. a. große sozialmedizinische Relevanz haben. Lebensbedrohliche Komplikationen machen eine **stationäre Aufnahme** ggf. mit Sondenernährung auch gegen den Willen der Patienten und Patientinnen erforderlich. Die Therapie der Essstörungen umfasst mehrere Bereiche: **Motivationsaufbau, Normalisierung** und **Stabilisierung der Ernährungssituation** sowie eine begleitende **Psychotherapie.** Spezialisierte Einrichtungen mit entsprechend geschultem Personal stehen für die Behandlung der Essstörungen in ganz Deutschland zur Verfügung. Trotz dieser therapeutischen Möglichkeiten verlaufen bis zu **20 %** der Essstörungen **chronisch.**

18.1 Definitionen

Unter Essstörungen versteht man ein **krankhaft verändertes Essverhalten.** Essstörungen können mit einem **erniedrigten, erhöhten** oder **normalen** Körpergewicht einhergehen. Wenn wir vom normalen Körpergewicht sprechen, meinen wir in der Regel das für Alter und Größe angemessene Gewicht.

Body-Mass-Index

Eine ungefähre Richtlinie für ein gesundes durchschnittliches Körpergewicht wird anhand des sog. **Body-Mass-Index (BMI)** erstellt. Der Body-Mass-Index wird nach folgender Formel berechnet:

$$\text{BMI}\,[\text{kg}/\text{m}^2] = \frac{\text{Körpergewicht}\,[\text{kg}]}{(\text{Körpergöße}\,[\text{m}])}$$

Bei einer 1,65 m großen Frau mit einem Körpergewicht von 60 kg ergibt sich dementsprechend folgender BMI:

$$\text{BMI} = \frac{60\,\text{kg}}{1{,}65\,\text{m} \times 1{,}65\,\text{m}} = 22{,}04\,\text{kg}/\text{m}$$

Anhand des BMI lässt sich eine klinische Einschätzung des Körpergewichts entsprechend ➤ Tab. 18.1 vornehmen. Die Frau im Beispiel hat also ein **normales Körpergewicht.**

Tab. 18.1 Klassifikation des Körpergewichts mithilfe des BMI

BMI	Klassifikation
> 40	Hochgradiges Übergewicht
30–40	Mittelgradiges Übergewicht
26–29	Leichtes Übergewicht
19–25	Normalgewicht
16–18	Leichtes Untergewicht
14–15	Mittleres Untergewicht
< 14	Ausgeprägtes Untergewicht

Waist-to-Hip-Ratio

Der Taille-Hüfte-Quotient wird inzwischen immer häufiger zur Einstufung des Körpergewichts herangezogen, weil der BMI zunehmend in der Kritik steht. Ein Punkt ist, dass er nicht zwischen Muskel- und Fettmasse unterscheidet. Außerdem ist es zum Beispiel für Herz-Kreislauf-Erkrankungen wichtig, wo sich das Fett befindet. Als besonders gesundheitsgefährdend gilt das in der Bauchhöhle eingelagerte Fett („Bierbauch"), da es Hormone produziert.

Da oft der BMI somit nicht bei allen Menschen aussagefähig ist und auch, um das im Bauchraum abgelagerte Fett zu erfassen, wird der Taille-Hüft-Quotient herangezogen, bei dem der Taillenumfang in cm durch den Hüftumfang in cm geteilt wird. Ein Quotient von über 0,85 bei Frauen und über 0,9 bei Männern gilt als gesundheitlich bedenklich. Eingeschränkt wird diese Bewertung durch den Umstand, dass Fetteinlagerungen nicht immer gleichmäßig verteilt sind.

18.2 ICD-Klassifikation

Nach der ICD werden die Essstörungen wie in ➤ Tab. 18.2 unterteilt.

Die **Adipositas** wird in der ICD-10 nicht bei den psychischen Störungen aufgeführt, sondern bei den **endokrinen, Ernährungs- und Stoffwechselkrankheiten** (Kategorie E). Übermäßiges Essen als Reaktion auf belastende Ereignisse (Trauerfälle, Unfälle, Operationen und emotional belastende Ereignisse), die zu Übergewicht führen, können unter „Essattacken bei sonstigen psychischen Störungen" (F50.4) kodiert werden.

Die hier besprochenen Krankheitsbilder sind nicht als streng abgegrenzte Kategorien zu betrachten, weil es Überschneidungen gibt. So können eine Adipositas und eine Bulimie gleichzeitig vorkommen oder fließend ineinander übergehen. Bei der Anorexie können zudem ebenfalls bulimische Episoden auftreten.

Für den klinisch-therapeutischen Alltag haben die folgenden Krankheitsbilder größte Bedeutung und werden dementsprechend detailliert dargestellt.

18.3 Anorexia nervosa

ICD-10: F50.0; **ICD-11:** 6B80

Tab. 18.2 ICD-Klassifikation der Essstörungen [W203-012, W798-008]

ICD-10		ICD-11	
F50.0	Anorexia nervosa	6B80	Anorexia nervosa
F50.1	Atypische Anorexia nervosa	6B80.0–2	Weitere Unterteilung nach Körpergewicht
F50.2	Bulimia nervosa	6B81	Bulimia nervosa
F50.3	Atypische Bulimia nervosa	–	–
F50.4	Essattacken bei sonstigen psychischen Störungen	6B82	Binge-Eating-Störung
F50.5	Erbrechen bei sonstigen psychischen Störungen	–	–
F50.8	Sonstige Essstörungen	6B83	Störung mit Vermeidung oder Einschränkung der Nahrungsaufnahme
		6B84	Pica
		6B85	Ruminations-Regurgitationsstörung
		6B8Y	Sonstige näher bezeichnete Fütter- oder Essstörungen
F50.9	Essstörungen, nicht näher bezeichnet	6B8Z	Fütter- oder Essstörungen, nicht näher bezeichnet
E66.99	Übergewicht	5B80	Übergewicht
E66	Adipositas	5B81	Adipositas

FALL

Anorexia nervosa – „Sie hungert sich noch zu Tode"

Die 21-jährige Elvira stellt sich auf Drängen ihrer Mutter beim Arzt vor. Die Mutter berichtet, dass sie sich große Sorgen mache, weil ihre Tochter seit einem guten Jahr immer weniger esse und so dünn geworden sei. Sie sei nur noch „Haut und Knochen". Zunächst habe sie gedacht, ihre Tochter mache eine Diät, weil sie nur noch Salate, Obst und Rohkost gegessen habe. Aber zwischenzeitlich nehme sie auch nicht mehr an den Familienmahlzeiten teil; sie habe ständig Ausreden und verweigere ihre Leibspeisen. Außerdem gleiche sie die durch ihr Verhalten bedingte schlechte Stimmung in der Familie aus, indem sie für die ganze Familie koche. Auch wenn sie selbst davon nur sehr wenig zu sich nehme, beschäftige sie sich doch sehr lange mit der Zubereitung des Essens. Sie koche z. B. sehr aufwendige Gerichte. Zudem sei ihre Art, die Nahrungsmittel zu sich zu nehmen, in ihren Augen ungewöhnlich und auffällig. *Sie kann nichts normal essen. Alles muss immer erst bis ins Kleinste zerlegt oder zerteilt werden, und dann kaut sie endlos lange daran herum. Bei einem Kürbiskernbrötchen zupft sie z. B. von der Oberseite immer erst die Körner ab. Dann schneidet sie das Brötchen in sechs schmale Streifen, die dann jeweils mit exakt darauf zugeschnittenen hauchdünnen Käsescheiben belegt werden. Davon isst sie dann ungefähr die Hälfte, wobei sie immer nur ganz kleine Stückchen abbeißt und endlos lange darauf herumkaut. Dabei könnte man die Miniportionen mit wenigen Bissen aufessen.*

Zusätzlich treibe sie extrem viel Sport. An den Wochenenden verbringe sie mehrere Stunden mit Fitnesstraining und Aerobic, und unter der Woche sei sie fast täglich beim Joggen. Sogar den Bauch-Beine-Po-Kurs belege sie hin und wieder, obschon man doch schon gar keinen Po und Bauch mehr bei ihr erkennen könne. Gestern sei sie nach dem Laufen in der Wohnung zusammengebrochen. So könne es nicht mehr weitergehen. Ihre Tochter sei nur noch ein *Klappergestell*.

Die Tochter verharmlost die Aussagen ihrer Mutter, sie fühle sich sehr wohl und hungere nicht. Es tue ihr einfach gut, achtsam zu essen und nicht wie die anderen alles einfach „in sich hineinzustopfen". Und dass sie gestern zusammengebrochen sei, liege nur daran, dass sie nach dem Laufen zu wenig getrunken habe. Im alleinigen Gespräch mit der Tochter räumt diese ein, dass ihre Gedanken schon recht häufig um das Essen und ihr Aussehen kreisten, dass ihr aber die „Kontrolle" über das Essen und der Sport guttäten, sie fühle sich dadurch sehr leistungsstark und gesund. Früher habe sie sich gar nicht wohlgefühlt, da sei sie viel zu dick gewesen mit ihren 66 kg. Auch wenn sie schon auf einem guten Weg sei, ihr Traumgewicht habe sie momentan noch nicht erreicht. Überall sei, wie man ja sehen könne, noch das eine oder andere „Fettpölsterchen" zu sehen. Zwar stimme es, dass ihr häufiger „schwarz" vor Augen werde, aber ihre Mutter dramatisiere maßlos. Das Einzige, das sie tatsächlich beunruhige, sei im Moment ihre ausbleibende Regel. Elvira wiegt bei einer Körpergröße von 1,74 m derzeit 51 kg.

18.3.1 Definition

Anorexia bedeutet wörtlich Appetitverlust oder -verminderung; der Zusatz **„nervosa"** weist auf eine zugrunde liegende „nervliche" oder seelische Ursache hin.

GUT ZU WISSEN

Die Orthorexia nervosa ist eine neuere Form der Essstörung nach dem Arzt Steven Bratman. Sie ist derzeit keine definierte Essstörung, sondern vermutlich ein Subtyp der restriktiven Essstörungen. Kennzeichen ist ein rigides und extremes Ernährungsverhalten, mit dem eine möglichst gesunde Ernährung gewährleistet, Krankheiten verhindert oder religiöse Vorgaben erfüllt werden sollen. Dadurch beschäftigen sich die Betroffenen übermäßig mit Qualität und Art der Nahrungsmittel.

18.3.2 Symptomatik

Die Anorexia nervosa oder auch **Magersucht** ist durch ein diszipliniertes, stark restriktives Essverhalten gekennzeichnet, mit dem die Betroffenen ihren Wunsch nach Selbstbestimmung und absoluter Schlankheit zum Ausdruck bringen. Meist ist das Essverhalten mit **erhöhtem Bewegungsdrang** und **Überaktivität** bei extremen sportlichen Betätigungen verbunden. Die Betroffenen sind oft überdurchschnittlich intelligent (trotzdem fehlt eine Krankheitseinsicht) und fühlen sich in der Regel **zu dick,** obwohl sie objektiv **untergewichtig** sind. Mit der Anorexie sind häufig depressive Verstimmungen sowie Angst- oder Zwangsstörungen vergesellschaftet.

Der durch Hungern und Nahrungsverweigerung (besonders kalorienreicher Nahrung) herbeigeführte extreme Gewichtsverlust (15–45 % unter dem für Größe und Alter als normal zu erwartenden Körpergewicht) führt teilweise zu einer lebensbedrohlichen Unterernährung. Zum Erreichen oder zur Erhaltung des niedrigen Gewichts werden oft übertriebene sportliche Aktivitäten, Gebrauch von Appetitzüglern und Abführmitteln (Laxanzien) sowie selbstverursachtes Erbrechen eingesetzt. Die Aufmerksamkeit auf das Körpergewicht bestimmt dabei das gesamte Fühlen, Denken und Handeln der Betroffenen.

18.3.3 Diagnose

Die Kriterien, anhand derer eine Anorexia nervosa diagnostiziert wird, unterscheiden sich in weiten Teilen kaum zwischen ICD-10 und ICD-11:

Das **Körpergewicht** liegt laut der ICD-10 mindestens 15 % unter dem erwarteten Normalgewicht (entweder durch Gewichtsverlust oder nie erreichtes Gewicht) oder der BMI beträgt ≤ 17,5 kg/m². Gemäß der ICD-11 liegt es deutlich unter dem erwarteten Wert oder der BMI bei Erwachsenen < 18,5 kg/m², sowie bei Kindern und Jugendlichen unter dem 5. Perzentil.

Für den **Gewichtsverlust** verlangen beide Klassifikationssysteme, dass dieser selbst herbeigeführt wurde, z. B. durch Fasten, das Vermeiden hochkalorischer Speisen, Purging (z. B. selbstinduziertes Erbrechen, Gebrauch von Laxanzien oder Diuretika), übertriebene körperliche Aktivitäten, Gebrauch von Medikamenten (z. B. Stimulanzien, Schilddrüsenhormone).

Die von der ICD-10 geforderte **Körperschemastörung** (spezifische psychische Störung, bei der die Angst, zu dick zu werden, als tief verwurzelte überwertige Idee besteht) wird in der ICD-11 als eigenständiges Krankheitsbild (körperdysmorphe Störung, 6B21) von der Anorexia nervosa abgegrenzt. Demzufolge reicht bei der ICD-11 die übermäßige Beschäftigung mit dem eigenen Körpergewicht oder der eigenen Körperform bei verzerrter Eigenwahrnehmung als normal oder übergewichtig für eine Diagnose aus. Auch bei der ICD-11 steht das niedrige Körpergewicht oder die Körperform im Mittelpunkt der Selbsteinschätzung.

Die von der ICD-10 verlangte **endokrine Störung** auf der Hypothalamus-Hypophysen-Gonaden-Achse mit Amenorrhö bei Frauen, Libido- und Potenzverlust bei Männern und erhöhten Blutspiegeln von Wachstumshormon und Kortisol wird von der ICD-11 ebenfalls nicht mehr aufgeführt.

ERLÄUTERUNGEN ZUM FALL

Gewichtsverlust und abnormes Essverhalten

Elvira aus dem Fallbeispiel reduziert durch willentliches Hungern ihr Gewicht von 66 kg auf 51 kg Körpergewicht (KG) bei einer Körpergröße von 1,74 m. Dies entspricht einem **BMI von 16,8 kg/m²** und damit per definitionem einem **leichten Untergewicht.** Trotz der deutlichen Gewichtsabnahme empfindet sich Elvira immer noch als zu dick, ihr „Traumgewicht" habe sie noch nicht erreicht. Ihr Essverhalten hat sich im letzten Jahr dramatisch geändert, sie isst nur noch fett- und kalorienarme Kost. Die Nahrung zerlegt sie dabei in kleinste Bestandteile und kaut ungewöhnlich lange daran. Manche magersüchtigen Patienten horten auch das Essen oder machen innerlich Listen von „verbotenen" und „erlaubten" Speisen. Neben den **restriktiven** Magersüchtigen gibt es auch solche, die ihr Gewicht durch Appetitzügler, Abführmittel und Erbrechen reduzieren. Der exzessive Sport ist bei vielen Betroffenen ebenfalls ein Mittel, um ihr Gewicht zu kontrollieren. Auch Elvira treibt ungewöhnlich viel Sport.

Leugnen der Erkrankung

Das Hungergefühl „besiegen" und sich Essen versagen zu können, gibt vielen ein **Gefühl von Stärke** und hebt ihr **Selbstwertgefühl.** Sie empfinden sich daher nicht als krank und ignorieren auch körperliche Folgeerscheinungen oder bagatellisieren sie, wie Elvira im Fallbeispiel. Sie führt ihre Ohnmacht auf die fehlende Flüssigkeitszufuhr zurück und spielt die Sorgen ihrer Mutter herunter.

Körperschemastörung

Obwohl die Betroffenen bereits stark abgemagert sind, empfinden sie sich selbst noch als „dick". Auch Elvira spricht noch von „Fettpölsterchen". Sie möchte noch weiter abnehmen, um ihr Traumgewicht zu erreichen. Die Wahrnehmung des eigenen Körpers ist gegenüber der der Allgemeinheit deutlich verzerrt. Ihr Handeln ist von der Angst zuzunehmen bestimmt. Diese Angst kann als **überwertige Idee** bezeichnet werden.

Dauernde gedankliche Beschäftigung mit Körpergewicht und Nahrungsaufnahme

Magersüchtige sind gedanklich ständig mit dem Essen beschäftigt und kontrollieren häufig mehrmals täglich ihr Körpergewicht und ihren Körperumfang. Obwohl sie sich selbst viel Essen versagen, suchen sie sich oft Betätigungen, die mit Essen oder Lebensmitteln zu tun haben. Das kann, wie im Fallbeispiel, das Bekochen der Familie oder der Freunde sein, es kann aber auch ein entsprechender Beruf gewählt werden.

Körperliche Folgen der Mangel- und Unterernährung

Die chronische Mangelernährung hat langfristige Folgen (➤ Abb. 18.1) und reicht von Hormonstörungen mit Amenorrhö, wie bei Elvira, über Magen-Darm-Störungen bis zu Herz-Kreislauf-Problemen. Die körperlichen Komplikationen können zum Tod führen.

18.3.4 Ätiologie

Über die Ursachen der Anorexia nervosa streiten sich die Disziplinen: Soziologen machen das Schönheitsideal in der westlichen Gesellschaft verantwortlich, das z. B. in den Modeschauen die Modelle in der Kon-

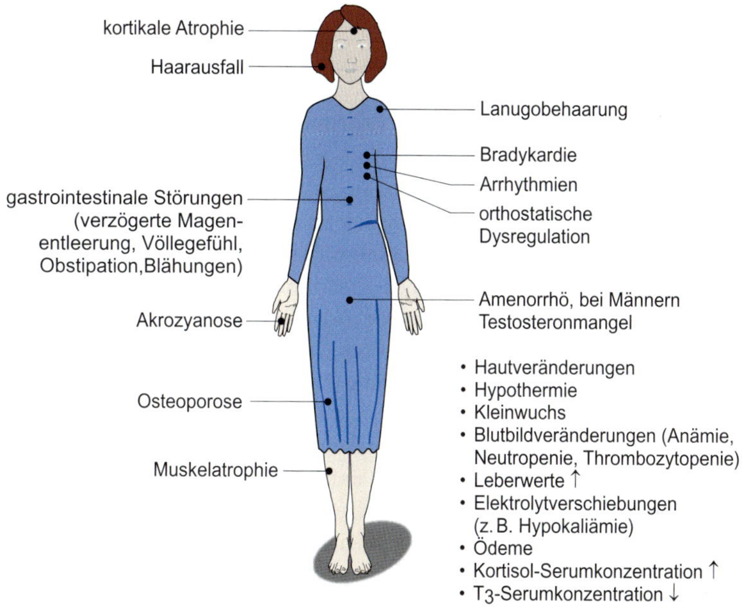

Abb. 18.1 Körperliche Folgen der Anorexia nervosa [L141, M516]

fektionsgröße kleiner als 38 auftreten lässt. Familientherapeuten halten ein gestörtes Verhältnis der Eltern für maßgeblich, das der Kranke durch eine Essstörung unbewusst auszugleichen versucht. Diskutiert wird ein Trennungswunsch des Vaters ebenso wie die Ablehnung einer dominanten Mutter. Sexualwissenschaftler argumentieren, dass die Magersucht mit einer Ablehnung der weiblichen Körperlichkeit verbunden sei. Fettpolster (Busen usw.) werden nicht ausgeprägt, die Periode fällt oft aus.

MERKE

Magersucht ist keine harmlose Erkrankung. Ohne rechtzeitige Behandlung kann bei extremer Ausprägung der Anorexie ein **lebensbedrohliches Untergewicht** entstehen, das eine **Zwangseinweisung** in eine Klinik mit **Zwangsernährung** nötig macht, um den Tod durch die körperlichen Folgeerscheinungen abzuwenden.

18.4 Bulimia nervosa

ICD-10: F50.2; **ICD-11:** 6B81

FALL

Bulimia nervosa – „Alles in sich hineinstopfen"

Eine 42-jährige Sekretärin mit einer Ösophagitis wird vom Hausarzt zum Psychiater überwiesen. Der Hausarzt hat den Verdacht, dass die Entzündung der Speiseröhre durch wiederholtes Erbrechen ausgelöst ist, und vermutet, dass die Patientin an einer Essstörung und einer Depression leidet.
Die Patientin gibt im Gespräch mit dem Psychiater an, dass sie sich schon lange in ihrer eigenen Haut unwohl fühle. Ihre Freundinnen und Kolleginnen hätten einfach mehr Erfolg als sie, sie würden auch viel besser aussehen. Ihre beste Freundin sei so schlank und attraktiv; sie würde auf jeder Party sofort von Männern umringt und habe ständig wechselnde Beziehungen. Sie dagegen habe ihren langjährigen Freund mit 37 Jahren verloren. Er habe sich wegen einer anderen Frau von ihr getrennt, und seitdem habe sie nur einmal eine kurze Urlaubsaffäre mit einem verheirateten Mann gehabt. Sie sei einfach einige Kilos zu schwer (derzeit wiegt sie 70 kg bei 1,68 m). Wenn sie nur 10 kg leichter wäre, würde sie bestimmt auch mehr Erfolg bei Männern haben. Sie habe schon sehr viele Diäten ausprobiert, könne sie aber einfach nicht durchhalten. Sie habe dann richtige „Heißhungerattacken", bei denen sie alle verfügbaren Nahrungsmittel in ihrer Wohnung essen würde. Sie könne sich in so einer Attacke einfach nicht mehr bremsen, es sei wie eine „Sucht". Danach sei ihr schlecht, und sie schäme sich, weil sie so maßlos gewesen sei und sich von ihrem Traumgewicht wieder weit entfernt habe. Natürlich habe sie sich nach so einer Attacke schon mal erbrochen. Auch Appetitzügler habe sie probiert, aber auch die würden bei ihr nicht richtig wirken. Solche Fress-Brech-Attacken habe sie schon mehrmals im Monat, nicht nur bei Diäten. Auch wenn sie abends frustriert allein zu Hause säße, wenn andere auf eine Party gingen oder keine Zeit für sie hätten. Dann setze sie sich vor den Fernseher und anschließend gehe es los: Sie stopfe alles in sich hinein.

18.4.1 Definition und Symptomatik

Synonyme: Hyperoxia nervosa, Fresssucht

Bulimia (gr., Ochsenhunger) **nervosa** ist gekennzeichnet durch Heißhungerattacken mit anschließendem Erbrechen der hastig heruntergeschlungenen großen Nahrungsmengen. Auch hier besteht die Angst, dick zu werden. Obwohl das Körpergewicht meist der Norm entspricht, sind die Betroffenen unzufrieden und versuchen, ihr Gewicht durch Diäten sowie den Gebrauch von Appetitzüglern und Abführmitteln zu regulieren.

18.4.2 Diagnose

Die Kriterien, anhand derer eine Bulimia nervosa diagnostiziert wird, unterscheiden sich kaum zwischen ICD-10 und ICD-11:

Die Betroffenen beschäftigen sich andauernd mit Essen und haben eine unwiderstehliche Gier nach Nahrungsmitteln. Gleichzeitig besteht die krankhafte Furcht, zu dick zu sein, weswegen dem dick machenden Effekt der Nahrung mit kompensatorischem Verhalten entgegensteuert wird (z. B. willentliches Erbrechen, Fasten, Einnahme von Appetitzüglern, Abführmitteln, Schilddrüsenpräparaten oder Diuretika). Die ICD-11 ergänzt, dass derartige der Gewichtszunahme entgegensteuernde Maßnahmen z. B. einmal pro Woche oder öfter über einen Zeitraum von mindestens 1 Monat erfolgen sollen. Die häufigste unangemessene gegensteuernde Maßnahme ist selbstinduziertes Erbrechen, typischerweise innerhalb einer Stunde nach einer Essattacke.

Bei Kontrollverlust kommt es zu **Essattacken** (Bing-Eating-Episoden), bei denen sehr große Mengen Nahrung in kurzer Zeit konsumiert werden. Die ICD-11 fügt eine Definition von Essattacken als zusätzliches Merkmal hinzu, weil in deren Rahmen objektiv mehr Nahrung verzehrt wird, als andere Personen unter ähnlichen Umständen essen würden, oder die Betroffenen subjektiv eine allgemein als normal angesehene Nahrungsmenge als zu groß empfinden.

ERLÄUTERUNGEN ZUM FALL

Gedankliche Einengung auf Essen, Selbstwahrnehmung als zu „dick", Selbstwertproblematik

Patienten mit Bulimie sind davon überzeugt, zu dick zu sein. Gedanklich sind sie auf das Essen fixiert und beschäftigen sich ständig damit. Die Sekretärin im Fallbeispiel fühlt sich schon lange nicht mehr wohl in ihrer „eigenen Haut", sie sei einige Kilos zu schwer. Sie führt ihre vermeintlichen Misserfolge auf ihr Körpergewicht zurück. Ihre Vorstellungen von der eigenen Wertigkeit sind dabei stark von einem Attraktivitäts- und Schlankheitsideal abhängig. Das tatsächliche Körpergewicht von bulimischen Patienten liegt im Gegensatz zu anorektischen Patienten meist im Normal- oder leichten Übergewichtsbereich. Die Sekretärin im Fallbeispiel hat einen BMI von 24,8 kg/m^2 und liegt an der oberen Grenze des Normalgewichts. Lebensbedrohliches Untergewicht ist nicht typisch. Die Bulimie wird als Versuch verstanden, eine Balance zwischen den eigenen Gefühlen und Bedürfnissen und den scheinbar äußeren Anforderungen (Moral- und Wertevorstellungen) herzustellen. Die Fress- und Brech-Attacken sind **inadäquate Bewältigungsstrategien.** Man spricht auch von einer **oralen Ersatzhandlung** für innere Leere.

Ess-Brech-Attacken

Auslösesituationen für die Fressanfälle sind bei der Sekretärin u. a. das Alleinsein und das Gefühl der „Minderwertigkeit". Die Fressanfälle erfolgen meist im Geheimen, wie ein verbotenes Tun. Die Ess-Brech-Attacken laufen immer wieder zwanghaft und ritualisiert ab, und es wird so lange Nahrung aufgenommen, bis es zu Bauchschmerzen, Erschöpfung oder Unterbrechung durch äußere Umstände kommt. Die Sekretärin beschreibt die „Fressanfälle" wie eine Sucht, bei der sie alles in sich hineinstopfen müsse. Sie fühle sich dabei „maßlos" und schäme sich für dieses Verhalten. Die Betroffenen leiden unter den Schuld- und Schamgefühlen wegen ihres unkontrollierten Verhaltens und ekeln sich vor ihrer eigenen Gier und dem Erbrechen.

Depressive Stimmung

Die Auslösesituation der Fress-Brech-Attacken bei der Sekretärin, aber auch die danach empfundene Scham zeigen depressive Züge. Weil die Aufmerksamkeit auf das gewünschte „richtige" Körpergewicht das gesamte Fühlen, Denken und Handeln bestimmt, dieses Körpergewicht aber nicht erreicht wird, wird dies von den Betroffenen als ausgesprochen leidvoll und als Einschränkung ihrer Lebensqualität empfunden. Es finden sich begleitend häufig depressive Symptome. Im Fallbeispiel müsste in einer genauen Exploration die depressive Symptomatik noch hinterfragt werden, um eine angemessene Gewichtung der Symptome bei der Diagnosestellung zu berücksichtigen.

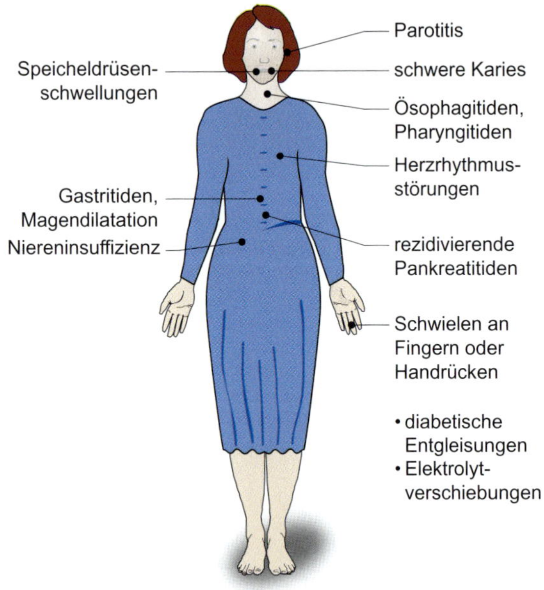

Abb. 18.2 Körperliche Folgeerscheinungen der Bulimia nervosa [L141]

Wenn Personen an einer Bulimia nervosa leiden, ist dies nicht nur für sich allein gesehen ein Problem, sondern die Erkrankung kann auch die Ursache für eine Reihe von körperlichen Schäden sein (➤ Abb. 18.2), welche die Gesamtproblematik zusätzlich erschweren und langfristig zu dauerhaften Gesundheitsschäden führen können. Da Betroffene häufig versuchen, ihre Essstörung vor der Außenwelt geheim zu halten, ist es wichtig, in der Anamnese auf mögliche körperliche Anzeichen zu achten.

THERAPEUTISCHE PRAXIS

Viele Menschen mit Bulimie kommen zunächst wegen **depressiver Symptome** zum Arzt oder Therapeuten. Deswegen sollte bei einer gründlichen Anamnese das Erfragen des Essverhaltens nicht fehlen!

MERKE

Eine durch das Erbrechen verursachte **Hypokaliämie** bei Bulimie kann zu kardialen Problemen und Nierenfunktionsstörungen führen.

18.5 Adipositas

ICD-10: E66; **ICD-11:** 5B81

FALL

Adipositas – „Sei ruhig, du kriegst etwas Süßes"

Die 22-jährige Krankenschwester Anna H. leidet seit 3 Jahren an Übergewicht (135 kg bei 1,76 m). Sie fühlt sich schlapp, kann nachts nicht mehr schlafen und ist mit sich selbst unzufrieden. Eine organische Ursache für die Fettsucht wird nicht gefunden. Sie raucht 60 Zigaretten am Tag. „Wenn ich mich ärgere", erzählt sie, „bekomme ich Heißhunger auf Süßes." Sie kam unehelich zur Welt, musste eigene Wünsche früh zurückstellen. Die strenge, jähzornige Mutter gab ihre Tochter zu einer alkoholabhängigen Tante, bei der sie nie laut und lebhaft sein durfte. „Sei ruhig, du kriegst etwas Süßes", habe es oft geheißen. Vor 3 Jahren zog Anna H. nach Bayern, nachdem ihr Verlobter sich von ihr getrennt hatte. In dieselbe Zeit fällt auch der Tod der Großmutter, zu der sie als einziger Person echtes Vertrauen hatte. Seitdem hat sie Heißhungerphasen, v. a. in Situationen, in denen sie sich frustriert und allein gelassen fühlt (Klußmann 2009).

18.5.1 Definition

Adipositas ist die krankhafte übermäßige Zunahme von Fettgewebe. Der Anteil der Fettmasse am Körpergewicht beträgt bei **Frauen 25–30 %,** bei **Männern** etwa **20 %.** In den Industrieländern sind etwa 35 % der Gesamtbevölkerung übergewichtig.

18.5.2 Symptomatik

Adipöse Menschen leiden nicht automatisch unter ihrem Übergewicht. Leidensdruck und der Wunsch abzunehmen entstehen möglicherweise durch den gesellschaftlichen Druck des Schönheits- und Schlankheitsideals. In bestimmten Kulturen ist Übergewicht sogar so etwas wie ein Statussymbol – ein Zeichen, dass man nicht arm ist. In westlichen Ländern gilt Fettleibigkeit als Ausdruck von Maßlosigkeit, Willensschwäche, Faulheit und mäßiger Intelligenz.

Symptome der Adipositas sind:

- **Psychosoziale Folgeerscheinungen:**
  - Ausgrenzung (gesellschaftliche Stigmatisierung)
  - Reduziertes Selbstwertgefühl
  - Negative Einstellung zum eigenen Körper
  - Verlust der Lebensfreude
- **Körperliche Folgeerkrankungen:**
  - Kardiovaskuläre Erkrankungen (z. B. Herzinfarkt, Hypertonie, Schlaganfall)
  - Stoffwechselstörungen (z. B. Diabetes mellitus Typ 2, Hyperlipidämie, Gicht)
  - Sonstige Erkrankungen (z. B. Gallenblasenerkrankungen, Schlafapnoe-Syndrom, orthopädische Beschwerden)

MERKE
Adipositas ist mit einem erhöhten **Mortalitätsrisiko** verbunden.

Bei der Adipositas entwickelt sich häufig ein **Teufelskreis** der Erkrankung (➤ Abb. 18.3). Die beschränkte Beweglichkeit oder körperliche Symptome führen zu verminderter Aktivität mit der Gefahr einer weiteren Gewichtszunahme. Die negative Reaktion der Gesellschaft auf die Körperfülle führt zum sozialen Rückzug mit Frustration und Verlust der Lebensfreude. Kompensatorisch wird vermehrt gegessen, und der Teufelskreis der weiteren Gewichtszunahme wird angetrieben.

18.5.3 Diagnose

Bei Menschen, die zur Fettleibigkeit neigen, besteht grundsätzlich ein Missverhältnis zwischen zugeführter Nahrung und deren energetischer Verwertung. Hier kommt es zur vermehrten Bildung von Fettgewebe im Vergleich zur Körpermasse, was in der Regel auch mit einer Erhöhung der Körpermasse einhergeht.

Mit dem BMI lässt sich eine Adipositas abschätzen (➤ Tab. 18.3). Übergewicht ist aber nicht automatisch mit Adipositas gleichzusetzen. Erst bei einem **BMI > 30 kg/m²** spricht man von Adipositas, also bei erheblichem Übergewicht.

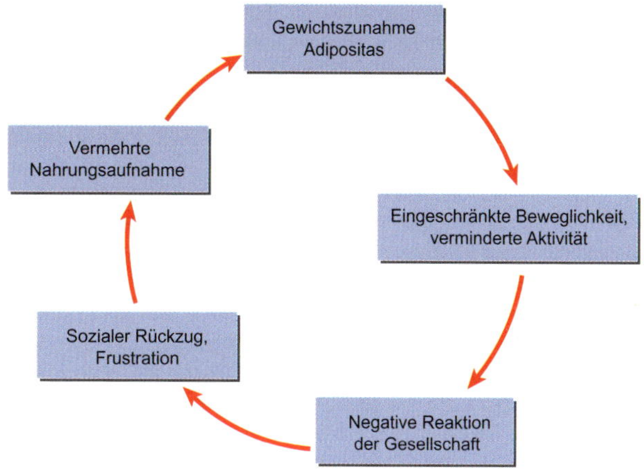

Abb. 18.3 Teufelskreis der Adipositas [L157]

Tab. 18.3 BMI-Werte zur Bestimmung der Adipositas

Einteilung	BMI
Übergewicht	25–29 kg/m²
Adipositas Grad I	30–34 kg/m²
Adipositas Grad II	35–39 kg/m²
Adipositas Grad III	> 40 kg/m²

18.6 Binge-Eating-Störung

ICD-10: F50.8; **ICD-11:** 6B82

FALL
Ich kämpfe jeden Tag mit meiner Esssucht, die Gedanken ans Essen oder das Nichtessen sind eigentlich der ständige Begleiter. Jeden Morgen nehme ich mir vor, gesund und ganz „normal" – d. h. nicht zu viel – zu essen. Am Anfang des Tages habe ich mich meistens gut im Griff. Es gelingt mir dann, mich beim Einkaufen zu beherrschen. Ich packe nicht den ganzen Einkaufswagen voll mit Nahrungsmitteln, die ich später verschlingen könnte, sondern entscheide mich für gesunde Produkte in üblichen Mengen. Irgendwann kommt dann der Gedanke in mir auf, dass ich ruhigen Gewissens auch eine Tafel von meiner Lieblingsschokolade mitnehmen könnte. Schließlich ist das nichts Verbotenes, und wenn ich wie jeder normale Mensch z. B. auch nur zwei oder drei Riegel esse – und eben nicht die ganze Tafel auf einmal – ist doch nichts dabei. Mit dieser festen Absicht öffne ich dann, zu Hause angekommen, auch die Verpackung. Aber wenn ich mich gestresst fühle und an dem Tag eine Sache nach der anderen vorgefallen ist, erliege ich trotz meiner eisernen Vorsätze der süßen Versuchung. Ich esse den ersten Riegel, dann den zweiten und, tja, schon kann ich mich nicht mehr stoppen und vertilge die ganze Tafel. Doch dabei bleibt es dann nicht. Ich durchsuche meine Vorräte im Haus

18

nach weiteren Süßigkeiten oder anderen „Schweinereien" oder was eben in dem Moment zu finden ist und meinen Essensdrang befriedigt. Während ich das alles verschlinge, ist mir nicht so bewusst, wie schnell ich das ganze Zeug in mich hineinfresse. Das geschieht dann meist hinterher. Aber wenn ich einmal dabei bin, bemerke ich es entweder gar nicht, oder ich kann es nicht stoppen. Manchmal kommt es sogar so weit, dass ich nochmal aus dem Haus gehe und bei der erstbesten Gelegenheit – z. B. am Kiosk um die Ecke – noch was kaufe, wieder nach Hause gehe und auch das noch esse, bis ich total vollgefressen bin und physisch nicht mehr kann … Am nächsten Tag fasse ich erneut den Vorsatz, mich essenstechnisch im Griff zu haben, aber das klappt an den meisten Tagen nicht. Ich fühle mich nach den Essattacken immer total schlecht und mache mir große Vorwürfe. Ich bestrafe mich selber, schließe mich zu Hause ein und mag am liebsten niemanden sehen. Ich habe schon einen ganzen Katalog voller Ausreden, warum ich nichts unternehmen kann, und meine Freunde ziehen sich deswegen zunehmend von mir zurück.

18.6.1 Definition

Binge-Eating-Störung: Der englische Begriff Binge-Eating heißt übersetzt: „ein Essgelage abhalten". Eine Binge-Eating-Störung liegt vor, wenn häufig wiederkehrende Episoden (z. B. an **2 Tagen** pro **Woche** über mehrere Monate) Essattacken (Binge-Eating) ohne Gegenregulation auftreten. Während einer Binge-Eating-Episode (einem Essanfall) haben die Betroffenen subjektiv keine Kontrolle darüber, wie viel und was sie essen, und schaffen es nicht, damit aufzuhören.

Essattacke: umrissene Zeitspanne (z. B. 2 Stunden), während der die Betroffenen die Kontrolle über das eigene Essverhalten verlieren und wesentlich mehr oder anders essen als gewöhnlich. Durch den Kontrollverlust können Menge oder Art der Nahrung nicht eingrenzt und kann auch das Essen nicht beendet werden.

- Bei objektiven Essattacken ist die Menge der verzehrten Nahrung größer, als bei anderen Menschen unter ähnlichen Umständen.
- Bei einer subjektiven Essattacke bewerten die Betroffenen Nahrungsmengen, die üblicherweise als normal angesehen werden, als groß.
- In beiden Fällen ist das Kernsymptom einer Essattacke die Erfahrung eines Kontrollverlusts über das Essen.

18.6.2 Klassifikation

In der ICD-10 wird die Binge-Eating-Störung unter den sonstigen Essstörungen aufgeführt. Sie galt aber dennoch als prüfungsrelevant. In der ICD-11 wird die Binge-Eating-Störung mit der Ziffer 6B82 als eigenständiges Krankheitsbild aufgeführt.

18.6.3 Symptomatik

Die Betroffenen nehmen in kurzer Zeit eine ungewöhnlich große Menge an Nahrungsmitteln auf. Sie verlieren die Kontrolle darüber, wie viel sie essen oder wann sie mit dem Essen aufhören. Sie essen auch, wenn sie eigentlich gar kein Hungergefühl verspüren, und meist so lange, bis ein unangenehmes Völlegefühl einsetzt.

Die Essattacken entstehen aufgrund bestimmter Stimmungslagen: häufig aufgrund von Traurigkeit, Einsamkeit, Frust, Angst oder Euphorie. Diese Stimmungslagen werden von den Betroffenen als Belastung empfunden und sind zudem mit einem Gefühl der Scham verbunden, sodass sie in der Regel heimlich bzw. allein essen. Im Rahmen der Essanfälle aufgenommene Nahrung wird im Körper behalten, d. h., Aktivitäten, um die Kalorienzufuhr rückgängig zu machen oder zu unterbinden, bleiben aus. Häufig entstehen in dem Zusammenhang auch Depressionen. Erfahrungsgemäß stellen sich nach der Essattacke Ekel- und Schuldgefühle ein.

18.6.4 Diagnose

Diagnosekriterien nach ICD-11: Die Attacken kehren häufig wieder (z. B. einmal pro Woche oder öfter über 3 Monate). Oft haben die Betroffenen den Versuch aufgegeben, das Essen kontrollieren zu wollen, und haben sich damit abgefunden, dass die Essattacke in Überessen enden wird.

Während der Essattacken kommt es nicht regelmäßig zu Maßnahmen, die der Gewichtszunahme entgegensteuern sollen.

Die Essattacken sind für die Betroffenen sehr belastend und schränken ihre Funktionsfähigkeit in persönlichen, familiären, sozialen, schulischen, beruflichen oder anderen wichtigen Bereichen ein.

18.7 Diagnostik

Zur **gründlichen Diagnostik** der Essstörungen gehören:

- Erfassen des Ess- und Aktivitätsverhaltens (z. B. mit Fragebögen, Fremdanamnese)
- Exploration zusätzlicher psychischer Beschwerden
- Erfassen des körperlichen Zustands mit Basisparametern (z. B. Gewicht, Größe, Blutdruck) und möglicher körperlicher Folgeerkrankungen und Komplikationen
- Abklärung anderer körperlicher Ursachen der Gewichtszunahme oder -abnahme

THERAPEUTISCHE PRAXIS

Alarmzeichen für eine Essstörung sind:

- Ständige Sorgen um Figur, Gewicht, Aussehen
- Ablehnung des eigenen Körpers als zu dick
- Ständige Beschäftigung mit Nahrung und Kalorien
- Fixierung der Gedanken auf Essen bzw. Nicht-Essen
- Kontrollversuche beim Essen
- Einteilung in „erlaubte" und „verbotene" Lebensmittel
- Fixierung auf Gewichtsabnahme
- Verleugnung/Verlust von Hunger- und Sättigungsgefühl
- Heimlichkeit im Essverhalten
- Depressive Verstimmung
- Mangelndes Selbstwertgefühl
- Sozialer Rückzug, Interessenverlust

MERKE

In der Krankheitsvorgeschichte von bulimischen Patienten lassen sich häufig anorektische Episoden ausmachen. Anders formuliert entwickeln **50–60 % der Anorexie-Patienten** bulimische Phasen.

Tab. 18.4 Unterschiede zwischen Anorexia nervosa und Bulimia nervosa

Anorexia nervosa	Bulimia nervosa
Übertriebenes Hungern aus Angst vor Gewichtszunahme, dadurch massiver, selbstinduzierter Gewichtsverlust	Typisches „Ess-Brech-Prozedere": Heißhungerattacken mit anschließendem selbstinduzierten Erbrechen
Oft extremer Gewichtsverlust bis zu 10 % unter Idealgewicht; bei 40 % unter Idealgewicht: **Lebensgefahr**	Weniger starker Gewichtsverlust, oft eher normales oder gar leicht erhöhtes Körpergewicht; Orientierung am „Idealgewicht", häufige Gewichtsschwankungen
Körperschemastörung, verzerrte Körperwahrnehmung	Keine ausgeprägte Körperschemastörung, keine verzerrte Körperwahrnehmung
Kein Krankheitsgefühl	Ausgeprägtes Krankheitsgefühl (Ekel vor der eigenen Gier und dem Erbrechen)
Kein Leidensdruck (stattdessen Verleugnung oder Bagatellisierung der Krankheit)	Stärkerer Leidensdruck (keine Verleugnungstendenzen wie bei der Magersucht)
Sekundäre Amenorrhö (Ausbleiben der bereits vorhandenen Regelblutung länger als 6 Monate infolge des gestörten Hormonhaushalts)	Nur vorübergehende Menstruationsstörungen (in der Regel kein langfristiges Ausbleiben der Regelblutung über 6 Monate)
Dauerhungern (als innerer Zwang) ohne spezifische Auslösesituationen	Bestimmte Situationen oder Ereignisse als Auslöser für zwanghaftes Ess-Brech-Verhalten (z. B. Gefühl der inneren Leere oder depressive Stimmung); Essen und anschließendes Erbrechen erfolgen normalerweise heimlich. Kommt eine Person dazu, ist ein bulimischer Anfall oft nicht möglich und wird unterdrückt (Psychoanalytiker sprechen in diesem Zusammenhang von einer „oralen Ersatzhandlung")

Die Unterschiede zwischen Anorexia und Bulimia nervosa fasst ➤ Tab. 18.4 zusammen.

18.8 Differenzialdiagnosen

18.8.1 Untergewicht

Differenzialdiagnostisch müssen bei Untergewicht folgende Erkrankungen berücksichtigt werden:
Körperliche Störungen:
- Tumoren (z. B. Leukämie, Pankreaskarzinom)
- Infektionen (z. B. HIV, Tbc)
- Stoffwechselstörungen (z. B. Hyperthyreose, Diabetes mellitus)
- Magen-Darm-Erkrankungen (z. B. Morbus Crohn, Zöliakie)

Psychische Störungen:
- Depressive Störungen
- Anorexia nervosa
- Abhängigkeitserkrankungen
- Schizophrene Störungen (z. B. Vergiftungswahn)
- Angst- oder Zwangsstörungen

18.8.2 Übergewicht

Differenzialdiagnosen bei Übergewicht:
Körperliche Störungen:
- Stoffwechselstörungen (z. B. Hypothyreose, Morbus Cushing)
- Hirntumoren
- Medikamenteneinnahme

Psychische Störungen:
- Affektive Störungen
- Bulimie

18.9 Krankheitsverlauf

18.9.1 Übersicht

Essstörungen haben einen hohen Anteil an chronischen Verläufen und sind mit einer erhöhten Mortalität belastet. Einen Therapieerfolg mit **langfristiger Besserung** findet man bei > **50 %** der Betroffenen mit **Anorexie.** Von einem guten Therapieerfolg spricht man, wenn ein beständiges Körpergewicht von **85–115 %** des Normalgewichts gehalten werden kann. In **10–20 %** der Fälle verläuft die Störung jedoch **chronisch** mit einer **Mortalitätsrate** von bis zu **20 %.** Therapierte Menschen mit **Bulimie** weisen eine **geringfügig** bessere Prognose und geringere Mortalitätsraten auf als Menschen mit Anorexie; aussagekräftige Langzeitstudien fehlen aber bisher. Nur ca. **20 %** der **Adipösen** können ihr reduziertes Gewicht langfristig halten.

18

18.10 Epidemiologie

Epidemiologische Daten zu den Essstörungen sind ➤ Tab. 18.5 zu entnehmen.

18.11 Ätiologie

Für die Essstörungen gibt es kein einheitliches empirisch gesichertes Entstehungsmodell. Es werden verschiedene Ursachen für das Zustandekommen der Störungen diskutiert. Als wahrscheinlich gilt derzeit ein **multifaktorielles Geschehen** nach dem Vulnerabilitäts-Stress-Modell, bei dem psychologische, biologische, genetische und soziokulturelle Faktoren für die Entstehung und Aufrechterhaltung der Essstörungen verantwortlich gemacht werden.

18.11.1 Genetische Faktoren

In Familien-, Zwillings- und Adoptionsstudien konnten für alle Essstörungen genetische Einflüsse bei der Entstehung der Erkrankungen nachgewiesen werden.

Tab. 18.5 Epidemiologie der Essstörungen

Krankheit	Prävalenz	Geschlechtspräferenz	Erkrankungsgipfel (Alter)	Sozialer Status	Komorbiditäten
Anorexia nervosa	Frauen: 0,2–2 %	Etwa 95 % aller Erkrankten sind weiblich	15–23	V. a. höhere Mittelschicht	Depressive Störungen, Angst- und Zwangsstörungen, Persönlichkeitsstörungen
Bulimia nervosa	Gesamt: 2–4 %	Etwa 90 % aller Erkrankten sind weiblich	20–30	Eher Mittelschicht	Angststörungen, Alkoholabhängigkeit, depressive Störungen, Persönlichkeitsstörungen
Adipositas	Frauen: 9–25 % Männer: 10–16 %	Geringfügig häufiger bei Frauen	40–65	Unterschicht/Oberschicht: 6:1	Angststörungen, depressive Störungen

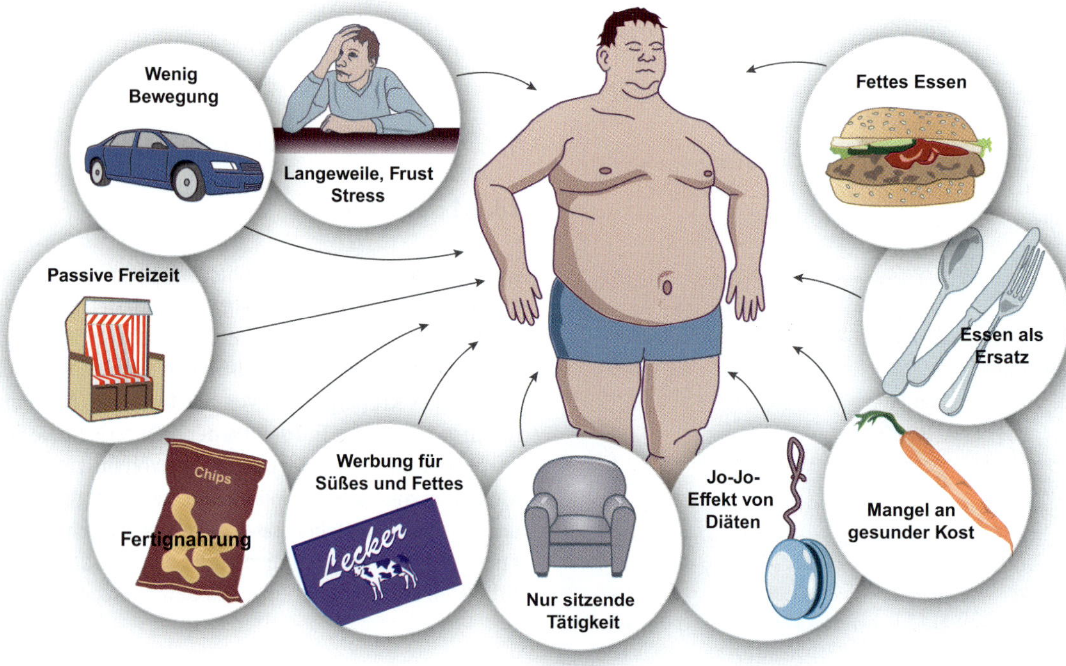

Abb. 18.4 Soziokulturelle Ursachen der Adipositas [L157]

18.11.2 Soziokulturelle Faktoren

Seit den letzten 50 Jahren wird Schlankheit zunehmend als **Schönheitsideal** gesehen, das mit Werten wie Erfolg, Attraktivität, Intelligenz und Kompetenz verknüpft ist. Die Werbung suggeriert mit den extrem dünnen, ausgezehrten und androgynen Frauen den „idealen Körper". Die Diskrepanz zwischen Körperideal und den durch das Nahrungsüberangebot in der westlichen Welt bedingten Körpergewichtszunahmen führt bei vielen Frauen schon frühzeitig dazu, sich zu „dick" zu fühlen. Diäten sind dann häufig der **Einstieg** in ein „kontrolliertes" Essverhalten mit der Gefahr, Essstörungen zu entwickeln. Mehr als die Hälfte aller minderjährigen Mädchen ab 11 Jahren hat bereits eine Diät gemacht. In der industrialisierten Welt wird der Mensch im Alltag außerdem immer weniger körperlich gefordert bei gleichzeitig steigendem Nahrungsmittelangebot. Diese Entwicklung trägt zur Zunahme der Adipositas bei (➤ Abb. 18.4).

18.11.3 Biologische Faktoren

Durch die Fehlernährung bei Essstörungen kann es zu **Veränderungen im Hormonhaushalt** der Hypothalamus-Hypophysen-Gonaden-Achse kommen. Sie steuert u. a. das Bedürfnis nach Nahrung, die Magen-Darm-Tätigkeit, die Körpertemperatur, die Schilddrüsenfunktion, den Bewegungsdrang und die Ausschüttung von Sexualhormonen. Diese Faktoren können zur Aufrechterhaltung der Essstörung beitragen.

18.11.4 Psychische Faktoren

Familienstruktur

Familienstrukturen, in denen **emotionale Rigidität** herrscht, in denen Auseinandersetzungen gescheut und nur harmonische Gefühle zugelassen werden, können zur dauerhaften Unterdrückung der eigenen Bedürfnisse und Gefühle (v. a. aversive Gefühle wie Ärger, Wut, Hass, Neid und Eifersucht) und zu einer Fehlentwicklung von Selbstwertgefühl und Körperwahrnehmung führen.

BEISPIEL

Aussagen von essgestörten Patienten zur Familienstruktur

„Gefühle zu zeigen war in unserer Familie nicht erlaubt, auf gar keinen Fall aber negative Gefühle wie Wut oder Enttäuschung; höchstens Freude durfte man dosiert zeigen, aber niemals zu stark. Es musste eben alles ein ausgewogenes Mittelmaß sein. Wut einmal richtig zu zeigen war geradezu ein Verbrechen, und so gab es bei uns nie Streit. Da niemand seine negativen Gefühle loswerden konnte, entstand eine ekelhafte Grundstimmung. Wenn wir abends alle zusammen vor dem Fernseher saßen, konnte man gelegentlich die Luft knistern hören. Es war eine unheimliche Spannung da, die sich keiner von uns so richtig erklären konnte, weil sie sich nicht auf ein bestimmtes Ereignis bezog, sondern unterschwellig durch ständiges Herunterschlucken von Wut und Ärger irgendwann entstanden war."

„In unserer Familie konnte man nie diskutieren. Eine Diskussion bedeutete Streit. Streit war die Zerstörung der Harmonie. Die Zerstörung der Harmonie bedeutete die Zerstörung der Familie. Ohne die Familie aber war niemand von uns lebensfähig."

Lerntheoretische und kognitive Aspekte

Bei der Entstehung von Essstörungen spielt zudem eine Rolle, wie mit Essen in der Familie umgegangen wird. Wird es als „Belohnung", als „Entspannung", manipulativ, nach starren Regeln („Erst isst du den Teller leer!") oder als „Liebesersatz" eingesetzt, dann dient das Essen nicht mehr allein der Bedürfnisbefriedigung (Hunger). Die Nahrungsaufnahme wird dann nicht mehr nur von Hunger und Sättigung bestimmt, sondern durch andere Faktoren beeinflusst. Diese Lernerfahrungen können später den **Umgang mit Essen** entscheidend prägen und zu Essstörungen führen. Aber bereits das Fütterverhalten in der frühesten Kindheit kann Einfluss auf eine spätere Essstörung haben (z. B. Überfütterung mit vermehrter Anlage von Fettzellen, häufiger Wechsel der Bezugspersonen mit der Folge von Appetitlosigkeit und Nahrungsverweigerung des Kindes).

Ein durch Diäten erlerntes neues „kontrolliertes" und „gezügeltes" Essverhalten kann ebenfalls der Einstieg in die Entwicklung einer Essstörung sein. Das Essen ist dann von den primären Gefühlen „Hunger" und „Sättigung" abgekoppelt. Die gesellschaftliche Anerkennung für den Gewichtsverlust und das damit einhergehende gestiegene Selbstbewusstsein stellen bei essgestörten Patienten einen **positiven Verstärker** für ihr Verhalten dar und fördern somit die Störung. Die Patienten sind stolz auf die Fähigkeit zur Leistung und Disziplin.

Auch **kognitive Dysfunktionen,** also irrationale Denkmuster, sind bei der Entstehung und Aufrechterhaltung der Essstörungen von Bedeutung. „Ich bin nur erfolgreich und attraktiv, wenn ich dünn bin" oder „Wenn ich jetzt etwas esse, kann ich mich nicht mehr bremsen und werde total dick" (Alles-oder-Nichts-Denken) sind Beispiele für verzerrte Denkprinzipien, welche die Essstörung unterhalten.

Psychodynamische Aspekte

Anorexia nervosa

Der seelische Hintergrund für die Entstehung einer Anorexia ist ein meist **verringertes Selbstwertgefühl,** teilweise gespeist aus **Problemen mit der Identität** (z. B. Verleugnung der eigenen Weiblichkeit) oder **Eigenständigkeit** (v. a. eigene Effizienz), das mit kontrollierter Nahrungsverweigerung und strenger Disziplin kompensiert wird. Essen, wenn man hungrig ist, wird als Kontrollverlust empfunden. Die Kontrolle über das eigene Körpergewicht und die Überwindung des Hungergefühls ersetzen den (abgewehrten) Wunsch nach Selbstbehauptung, also der Erlangung eines Selbstwertgefühls (Streben nach Identität), und den Kampf, seelisch eigenständig zu werden, sich abzunabeln von den engen Vorgaben, Werten und Regeln des Elternhauses (z. B. Familienzusammenhalt, Verleugnung eigener Bedürfnisse zugunsten der Allgemeinheit). Trotz der Versuche, vom Elternhaus unabhängig zu werden, bleibt häufig eine sehr starke familiäre Bindung erhalten (Verklärung der Familienverhältnisse), und der untersagte Wunsch nach Anerkennung und Geborgenheit, nach Liebe, wie sie möglicherweise in einem emotional rigiden Elternhaus nicht erlebt wurden, ist die treibende Kraft hinter dem anorektischen Verhalten.

In einer wenig sinnlichen und eher leistungsorientierten Familienstruktur, in der „negative" Emotionen gar keinen und „positive" nur bedingt Platz haben, gelten auch sexuelle Bedürfnisse häufig als nicht existent oder werden als niederes Triebverhalten abgewertet. Die starke Abmagerung suggeriert die Vermeidung der postpubertären Geschlechtsreife durch die weitgehend unterentwickelten sekundären Geschlechtsmerkmale sowie das Ausbleiben der Menstruation und damit eine Rückkehr in die scheinbar heile Welt der Kindheit, in der außerdem die Verantwortung für die Anforderungen des Erwachsenenlebens reduziert ist.

MERKE

Mögliche **psychodynamische Ursachen** der Anorexia nervosa:

- Verbotenes Streben nach eigener Identität und stabilem Selbstwertgefühl
- Unterdrücktes Autonomiebedürfnis
- Kontrolle über den eigenen Körper als Abwehr des Wunsches nach Liebe, Anerkennung und Geborgenheit
- Verklärung der Verbundenheit in den Familienstrukturen
- Vermeintlicher Schutz vor den Anforderungen des Erwachsenwerdens

Bulimia nervosa

Auch hier lässt sich als Ursache für die Entstehung der Störung ein **geringes Selbstwertgefühl** sowie eine **gestörte Identitäts- und Eigenständigkeitsentwicklung** und das damit verbundene Anpassungsverhalten an vorgegebene Werte und Normen ausmachen. Die vermeintlich harmonische Familienstruktur wird idealisiert, wobei nachweislich unterschwellige Konflikte und Tabus bis hin zu massiven Grenzüberschreitungen von den Betroffenen nicht realisiert werden. Innerhalb der Familienstruktur werden individuelle Bedürfnisse meist nicht respektiert, dafür haben allgemeine gesellschaftliche Ideale und die äußere Erscheinung einen hohen Stellenwert.

Einer überfürsorglichen Mutter steht oft ein wenig präsenter oder emotional abweisender Vater gegenüber. Konflikte werden nicht benannt; kennzeichnend sind vielmehr indirekte Schuldzuweisungen und Doppelbotschaften im Umgang miteinander. In dem Maße, in dem individuelle Bedürfnisse nicht berücksichtigt werden, wird auch Essen nicht bedürfnisorientiert, sondern eher manipulativ eingesetzt, z. B. zur Belohnung und Entspannung oder zur Erhaltung traditioneller Normen. So können später auch Gefühle und Bedürfnisse nicht in ihrer Art erkannt, differenziert und geäußert werden. Essen wird dabei unbewusst als Verdrängung von Aggressionen und zur Spannungsabfuhr, aber auch zum Überspielen von emotionaler Leere, Langeweile und Einsamkeit eingesetzt. Hinzu kommen starke Verlust- und Trennungsängste, die sich aus den Abhängigkeitsgefühlen mangels Eigenständigkeit ergeben.

Dies alles führt zu depressiver Verstimmtheit, die durch ein Gefühl der Scham und Schuld wegen des unkontrollierbaren, „verbotenen" Essverhaltens unterstützt wird. Gleichzeitig muss nach außen ein Idealbild aufrechterhalten werden. Diese Diskrepanz zwischen Idealbild und erlebter Wirklichkeit führt zu Spannungszuständen, die sich in Essattacken entladen. Auf die Heißhungeranfälle folgt ein psychisches und körperliches Unwohlsein. Die Patienten versuchen, den unangenehmen Zustand durch Erbrechen zu beenden, erreichen aber nur wieder einen psychischen und körperlichen Mangelzustand, der den **Teufelskreis** der Essattacken erneut in Gang setzt.

MERKE

Mögliche **psychodynamische Ursachen** der Bulimia nervosa:
- Unreflektierte Anpassung an vorgegebene Ideale (Schönheitsideale, Partnerschaft, Rollenerwartungen etc.) mangels Selbstwertgefühls und eigener Identität
- Idealisieren der vermeintlich harmonischen Familienstruktur
- Essen als Möglichkeit der Selbstwahrnehmung, ohne dass individuelle Bedürfnisse zählen
- Mangel an adäquaten Bewältigungsstrategien zum Ertragen alltäglicher Frustrationen (Ärger, Enttäuschung, Langeweile etc.)

Adipositas

Neben dem frühkindlichen Fütterverhalten wird die Familienstruktur, in der Essen als Ersatz für Zuwendung fungiert oder in der tradierte Normen („Was auf dem Teller ist, wird aufgegessen") rigide weitergegeben werden, als psychologische Ursache der Störung angesehen. Aber auch die psychosoziale Struktur des Umfelds (z. B. Übergewicht als emotionale Schutzfunktion oder als Machtdemonstration) spielt eine Rolle. Essen kann bei Einsamkeit, Langeweile, Trennung, erhöhter Leistungsanforderung, Frust oder Austritt aus dem Elternhaus (sog. Pensionatsfettsucht) zur **„oralen Ersatzbefriedigung"** werden.

Psychoreaktive Faktoren

Belastende Lebensereignisse und -umstände können den Ausbruch einer Essstörung begünstigen. Dazu zählen z. B. der Verlust des Partners oder der Bezugsperson, neue Anforderungen durch Umzug oder Arbeitsplatzwechsel.

18.12 Therapie

18.12.1 Übersicht

Essstörungen sind in ihrer Entstehung ein **multifaktorielles Geschehen** und deswegen haben sich bei der Behandlung der Störungen auch Verfahren bewährt, die mehrere Bereiche umfassen:
- Motivationsaufbau
- Normalisierung und Stabilisierung der Ernährungssituation
- Psychotherapie
- Medikamentöse Therapie

Spezialisierte Einrichtungen bieten mit einem geschulten Personal für essgestörte Patienten Behandlungsprogramme an, die diese Aspekte beachten und kombinieren. Die Behandlung kann dabei in Abhängigkeit vom Typ der Essstörung, der Ausprägung der Erkrankung und den psychosozialen Faktoren (Unterstützung durch Angehörige, Familiensituation, keine geeigneten Therapeuten vor Ort etc.) ambulant, stationär oder teilstationär erfolgen.

MERKE

Eine **stationäre Unterbringung** und ggf. Sondenernährung ist in folgenden Situationen indiziert:
- Übermäßiger **Gewichtsverlust** (> 40 % des Normalgewichts)
- Bedrohliche **körperliche** Komplikationen (z. B. Elektrolytentgleisung, Niereninsuffizienz)
- Bedrohliche **psychische** Komplikationen (z. B. Suizidalität)

18.12.2 Motivationsaufbau

Essgestörte Patienten nehmen ihre Krankheit meist nicht als solche wahr. So empfinden anorektische Patienten ihr Verhalten z. B. als Kontrolle und Stärke, oder bulimische Patienten stellen sich eher wegen körperlicher oder psychischer Folgeerscheinungen (v. a. Depression) beim Arzt vor. Viele Patienten werden auch von besorgten Angehörigen in die Therapie gedrängt. In der Regel vergeht viel Zeit, bis die Erkrankten adäquate Hilfe erfahren, und manchmal sind die Komplikationen der Essstörungen so gravierend, dass die Patienten stationär aufgenommen werden müssen. Im Vordergrund der Therapie stehen also, ähnlich wie bei Abhängigkeitserkrankungen (➤ Kap. 10.1.9), zunächst Strategien zur **Motivationssteigerung.**

18.12.3 Normalisierung und Stabilisierung der Ernährungssituation

In der Behandlung der Essstörungen hat die **Ernährungssituation** zunächst Vorrang. Lebensbedrohliche zusätzliche oder schwere Folgeerscheinungen der Essstörung müssen sofort therapiert werden. Dazu zählen körperliche Gefahren (z. B. extremes Untergewicht, Elektrolytentgleisungen, Niereninsuffizienz), aber auch psychische Komplikationen (z. B. Suizidalität). Für eine psychotherapeutische Behandlung ist ein akzeptables Körpergewicht Voraussetzung, um den Anforderungen der Psychotherapie psychisch wie körperlich gewachsen zu sein.

Anschließend sollte eine **Gewichtsnormalisierung** angestrebt werden. Bei anorektischen Patienten kann dies z. B. über einen „Gewichtsvertrag" geschehen, der eine kontrollierte Gewichtszunahme pro Woche vorgibt, oder über eine freiwillige Sondenernährung. Bei adipösen Patienten kann die Gewichtsreduktion über eine vorgegebene Diät erfolgen, bei der eine Gewichtsreduktion von 0,5 kg pro Woche erreicht werden sollte. Dabei sind **Ernährungsprotokolle** hilfreich.

GUT ZU WISSEN

Ernährungsprotokolle umfassen alle Aspekte der Nahrungsaufnahme und beantworten z. B. folgende Fragen:

- Bei welchen Gelegenheiten esse ich im Laufe des Tages?
- Welche Ereignisse oder Gefühle sind damit verbunden?
- Welche Art von Nahrung nehme ich dabei zu mir?
- Wie viele Stunden bewege ich mich am Tag? Welche körperliche Bewegung bevorzuge ich?

Langfristig ist bei essgestörten Patienten eine **Ernährungsberatung** mit dauerhafter **Ernährungsumstellung** und dem Einüben eines **normalen Essverhaltens** nach Hunger- und Sättigungsgefühl sinnvoll. Ausreichend Bewegung und Sport sollten Teil der Behandlung von adipösen Patienten sein.

MERKE

Ausreichende körperliche Bewegung führt nicht nur zu einer Steigerung des Grundumsatzes, sondern verbessert die Stimmung und ermöglicht es adipösen Patienten, Therapieerfolge zu erleben.

18.12.4 Psychotherapie

Die Ernährungsumstellung sollte immer in Begleitung einer Psychotherapie erfolgen. Je nach Störung und individuellen Gegebenheiten können dabei kognitiv-verhaltenstherapeutische oder psychoanalytische Verfahren zum Einsatz kommen (➤ Kap. 8).

Gruppentherapien haben sich v. a. bei anorektischen und adipösen Patienten bewährt, weil neben der gegenseitigen Unterstützung und der Wahrnehmung von Therapieerfolgen von den Gruppenteilnehmern auch ungünstige und therapiegefährdende Verhaltensmuster erkannt und angesprochen werden.

- Bestandteile der **kognitiven Verhaltenstherapie:**
  - Training der angemessenen Wahrnehmung eigener Gefühle und des Körpers
  - Analyse und Veränderung der Essgewohnheiten (z. B. mithilfe von Ernährungsprotokollen, Belohnungssystemen)
  - Erlernen sinnvoller Problemlösungsstrategien
  - Selbstkontrolltechniken (z. B. Stimuluskontrolle bei adipösen Patienten)
  - Korrektur dysfunktionaler Gedankenmuster
  - Soziales Kompetenztraining
- Bestandteile der **psychoanalytischen Therapie:**
  - Analyse des Autonomie-Abhängigkeits-Konflikts
  - Bearbeitung der Probleme mit der Akzeptanz der Geschlechterrolle
  - Verbesserung der Beziehungsfähigkeit

THERAPEUTISCHE PRAXIS

Psychologische Gemeinsamkeiten der Anorexie und Bulimie können sein:

- Ausleben des Bedürfnisses nach Kontrolle und Disziplin über die Nahrung
- Hungern als Protest gegen die Autorität der Eltern oder die Welt allgemein
- Weigerung, so zu werden wie die Mutter
- Leugnung des eigenen (weiblichen) Geschlechts
- Weigerung, erwachsen zu werden

Weitere Verfahren, die sich bei essgestörten Patienten bewährt haben:

- Interpersonelle Therapie (v. a. bei Bulimie)
- Familientherapie
- Kreative Therapien (z. B. Kunsttherapie)
- Entspannungsverfahren
- Körperorientierte Verfahren (z. B. Feldenkrais, Yoga)
- Selbsthilfegruppen (z. B. WeightWatchers)

MERKE

Essgestörte können vom Heilpraktiker für Psychotherapie behandelt werden, wenn körperliche Ursachen für die Erkrankung ausgeschlossen sind, körperliche Komplikationen, die eine ärztliche Behandlung erforderlich machen, fehlen, der Schweregrad der Erkrankung eine ambulante Therapie erlaubt und keine bedrohlichen psychischen Komplikationen wie Suizidalität vorliegen. Der Heilpraktiker sollte aber unbedingt über ausreichende Therapieerfahrungen verfügen, weil die Krankheitseinsicht der Patienten meist gering und die Komplikationsrate hoch ist.

18.12.5 Medikamentöse Therapie

Medikamente stehen bei der Behandlung der Essstörungen nicht im Vordergrund. Eine Behandlung mit **Antidepressiva** kann bei depressiven Patienten sinnvoll sein (➤ Kap. 6.1.2). Bei adipösen Patienten kommen gelegentlich auch Medikamente zum Einsatz, die das Sättigungsgefühl steigern, den Grundumsatz erhöhen oder die Aufnahme von Nahrungsfetten im Darm hemmen.

GUT ZU WISSEN

Sehr selten kann bei extremer Adipositas nach Ausschöpfung aller konservativen Verfahren auch eine **operative Magenverkleinerung** indiziert sein. Dazu müssen die konservativen Therapien fachmännisch durchgeführt worden und langfristig erfolglos gewesen sein.

Verständnisfragen

- Welche Krankheitsbilder werden zu den Essstörungen gezählt?
- Welches Verhalten und welche Gedanken können auf eine Essstörung hinweisen?
- Wodurch ist die Anorexia nervosa gekennzeichnet? Welche Gefahr besteht bei einer unbehandelten Anorexie?
- Wie unterscheidet sich die Bulimie von der Anorexie?
- Welche körperlichen Folgeerscheinungen können bei der Bulimie auftreten?
- Bei Essstörungen besteht meist keine oder eine nur geringe Krankheitseinsicht. Welche Probleme bringen anorektische und bulimische Betroffene meist in ärztliche Behandlung?
- Was versteht man unter Adipositas? Welche körperlichen und psychosozialen Folgeerscheinungen sind bei adipösen Menschen häufig zu beobachten?
- Wie erklärt sich das Zustandekommen von Anorexie, Bulimie und Adipositas?
- Welche psychodynamischen und lerntheoretischen Überlegungen zur Entstehung von Essstörungen kennen Sie?
- Welche Bedeutung hat die Familienstruktur bei Essgestörten?
- Welche Therapieoptionen gibt es für Essgestörte? Wann ist eine stationäre Unterbringung und ggf. Sondenernährung erforderlich?
- Welche Voraussetzungen müssen erfüllt sein, damit Essgestörte von Heilpraktikern und Heilpraktikerinnen für Psychotherapie behandelt werden dürfen?

KAPITEL

19 Sexuelle Funktionsstörungen, Geschlechtsinkongruenz und paraphile Störungen

Kapitelübersicht

Sexualität ist im Leben eines jeden Menschen ein wichtiger Bereich und bestimmt sein psychisches und körperliches Befinden wesentlich. Das Sexualverhalten ist sehr individuell, wird aber von äußeren Einflüssen geprägt. Der Übergang von „normalem" zu gestörtem sexuellen Verhalten ist fließend und muss daher immer vor dem Hintergrund von Persönlichkeit, Alter und Entwicklung, soziokulturellen und historischen Bedingungen mit den jeweiligen erziehungs- und gesellschaftlichen Normen betrachtet werden.

Im Fokus der Aufmerksamkeit sollte auch die partnerschaftliche Beziehung stehen, um das sexuelle Verhalten adäquat beurteilen zu können. **Partnerschaftliche Probleme** sind ein wesentlicher Faktor bei der Entstehung und Aufrechterhaltung von Sexualstörungen. Weitere Entstehungsfaktoren sind Ängste, Probleme, die sich aus der eigenen Persönlichkeit ergeben, sexueller Leistungsdruck, berufliche Belastungen, negative sexuelle Vorerfahrungen, die frühkindliche Sexualentwicklung, aber auch organische Störungen.

Die sexuellen Störungen werden in **sexuelle Funktionsstörungen, Geschlechtsinkongruenzen** und **paraphile Störungen** unterteilt. Die sexuellen Funktionsstörungen sind die häufigsten Störungen des Sexualverhaltens, wobei die sexuelle Appetenzstörung der Frau und die Erektionsstörung des Mannes den größten Anteil einnehmen. Eine gezielte Behandlung dieser Störungen kann gute Therapieerfolge vorweisen. **Transsexualismus** und **Transvestitismus** gehören zu den Geschlechtsinkongruenzen, deren Diagnostik und Therapie durch entsprechend ausgebildete Fachärzte und -ärztinnen sowie Fachtherapeuten und Fachtherapeutinnen erfolgt. **Paraphile Störungen,** die auch als Störungen der Sexualpräferenz bezeichnet werden, müssen nicht zwingend behandelt werden, sondern werden zunehmend als Abweichungen von der Norm akzeptiert, sofern sie nicht mit Fremdgefährdung einhergehen.

Zur sorgfältigen Diagnostik gehören immer eine **organische Abklärung** und eine differenzierte **Sexualanamnese.** Sexuelle Störungen treten häufig bei anderen psychischen Störungen als **Begleitsymptome** auf. Entscheidendes Kriterium für die Behandlungsbedürftigkeit von Sexualstörungen ist der **subjektive Leidensdruck** oder das Leid anderer, das durch die Störung entsteht, z. B. bei der Pädophilie. Die Therapie reicht von der fundierten Beratung über verhaltenstherapeutische Übungsprogramme und psychoanalytische Therapie bis hin zur Rückfallprävention bei bestimmten Störungen der Sexualpräferenz. Die Behandlung der Störung sollte **spezialisierten Therapeutinnen und Therapeuten** vorbehalten bleiben.

19.1 Definitionen

- **Sexualität:** Im **biologischen Sinne** eine physiologisch-chemische Polarität, durch welche genetische Informationen zwischen zwei Individuen derselben Spezies umgeordnet werden können. Eng mit ihr verknüpft ist die sexuelle Fortpflanzung, bei der sich ein Individuum aus einer männlichen und einer weiblichen Keimzelle entwickelt. Aus **psychologischer Sicht** umfasst sie erotische Vorstellungen und stimulierende Körperkontakte, ist von spürbarer Lust und körperlicher Nähe geprägt und vermittelt eine tiefgehende emotionale Nähe im Sinne des Verschmelzens.
- **Sexualpräferenz:** sexuelle Vorlieben und Praktiken.
- **Sexuelle Orientierung:** Sie bestimmt, welches Geschlecht die Partner haben, zu denen man sich sexuell hingezogen fühlt.
- **Geschlechterrolle:** gesellschaftliche Erwartungen an das geschlechtsspezifische Verhalten von Mann und Frau, die kulturell und nicht durch biologische Notwendigkeiten entstanden sind.
- **Zuweisungsgeschlecht:** das nach der Geburt anhand der primären Geschlechtsmerkmale zugewiesene Geschlecht.
- **Geschlechtsidentität:** das tief empfundene innere und persönliche Gefühl der Zugehörigkeit zu einem Geschlecht, das jedoch nicht unbedingt das bei der Geburt zugewiesene Geschlecht ist. Zudem muss das Zugehörigkeitsgefühl nicht zwingend dauerhaft bestehen. Die Geschlechtsidentität zeigt sich z. B. anhand der Wahrnehmung des eigenen Körpers und der körperlichen und sozialen Selbstdarstellung.

MERKE

Die Geschlechtsidentität wird im Gegensatz zur sexuellen Orientierung nicht durch eine sexuelle Beziehung bestimmt, sondern spiegelt das Selbstverständnis einer Person als lesbisch, schwul, bisexuell, heterosexuell, asexuell oder pansexuell wider (Antidiskriminierungsstelle des Bundes 2025).

GUT ZU WISSEN

Schätzungsweise 5 % der Menschen aus der Allgemeinbevölkerung sind non-binär (weder eindeutig männlich oder weiblich). Diese Gruppe ist jedoch nicht einheitlich, sondern umfasst verschiedene Geschlechtsidentitäten:

- **Genderqueer:** weder männlich noch weiblich oder sowohl männlich als auch weiblich
- **Genderfluid:** flexible anstatt anhaltend gleichbleibende Geschlechtsidentität
- **Bigender:** Wechsel zwischen den Geschlechtsidentitäten Frau und Mann
- **Trigender:** Wechsel zwischen den Geschlechtsidentitäten Frau, Mann und einer dritten Geschlechtsidentität
- **Agender:** innerliches Empfinden als ungeschlechtlich

19.2 Übergang von „normaler" Sexualität zur sexuellen Störung

Sexualität ist der intimste Bereich eines jeden Menschen. Jeder Mensch ist mit seiner ganzen Persönlichkeit individuell und einzigartig – so auch in der Sexualität, die sich in unterschiedlichen Präferenzen und Fantasien ausdrückt. Diese sind Bestandteil der normalen sexuellen Funktionsfähigkeit. Wenn allerdings diese Fantasien oder Wünsche beginnen, uns oder unsere Umwelt in unerwünschter Weise zu beeinflussen und uns oder andere leiden zu lassen, wird die Grenze zur Störung überschritten.

Eine Abgrenzung zwischen **gestörtem** und **ungestörtem sexuellen Verhalten** ist aber schwierig und von persönlicher Einstellung, Erziehung, historischem Hintergrund und kultureller Prägung abhängig. Eine wichtige Funktion hat auch die jeweilige partnerschaftliche

Beziehung. In den sexuellen Störungen offenbart sich die Beziehung zwischen körperlichen und seelischen Funktionen wohl am deutlichsten und direktesten.

Sigmund Freud erarbeitete in seinen Studien, dass der menschliche Sexual- und Lebenstrieb, die **Libido** (heute: Geschlechtstrieb, Streben nach sexueller Lust), bereits im Säuglingsalter ausgebildet ist. Hier handelt es sich zunächst um ein ganz körperliches Verlangen nach Wohlbefinden, hervorgerufen durch den saugenden und nährenden Kontakt mit der mütterlichen Brust. Daraus entwickelte Freud sein Phasenmodell der kindlichen Entwicklung (➤ Kap. 8.1.2):

- **Orale Phase** (0–1½ Jahre): lustvolles Empfinden beim Saugen und bei der Nahrungsaufnahme.
- **Anale Phase** (1½–3 Jahre): lustvolles Erleben der Ausscheidungsfunktionen und eigene Kontrolle über die Ausscheidungsfunktionen sowie die Lust an der Selbstbestimmung.
- **Phallische (ödipale) Phase** (4–6 Jahre): lustvolles Erleben der eigenen Geschlechtsorgane, Wahrnehmen der Geschlechtsunterschiede mit Werben und Konkurrenz.
- **Latenzphase** (6–12 Jahre): Das lustvolle Interesse am Geschlechtlichen nimmt zugunsten der Aufmerksamkeit für die soziale Umwelt und die Entwicklung intellektueller Fähigkeiten ab.

Daran schließt sich mit der **Pubertät** bzw. **Geschlechtsreife** die genitale Phase an, die mit Eintritt der ersten Menstruationsblutung (Menarche) bei Mädchen gewöhnlich zwischen dem 12. und 14. Lj. beginnt. Bei Jungen beginnt die Pubertät häufig später. Die Pubertät bringt eine Vielzahl körperlicher Veränderungen (z. B. Brustvergrößerung, Schambehaarung und Vergrößerung der Hoden) mit sich und ist eng an die psychosexuelle Entwicklung und Identitätsfindung gekoppelt.

Störungen können in jeder der genannten Phasen auftreten. In der Sprache der Entwicklungspsychologie heißt es, dass die Phase „nicht gelungen" bewältigt werden konnte.

Ausschlaggebend sind hierfür zum großen Teil Faktoren wie die Einstellung der Eltern zu ihrer eigenen geschlechtlichen Identität und zur Sexualität sowie die sich daraus ergebende Qualität der Partnerbeziehung, die sich auf die Erziehung und Entwicklung des Kindes auswirken. Die Einstellung zu Sexualität und Partnerschaft wird durch die Qualität der Beziehung der Eltern untereinander und die gelebte Beziehung der Eltern oder eines Elternteils zum Kind geprägt. Durch Offenheit oder Tabus, den ungeeigneten Umgang mit sexuellen Themen vor dem Kind, offen ausgetragene Auseinandersetzungen oder die Verlagerung der jeweils eigenen Konflikte auf das Kind kann dessen Entwicklung ggf. gestört werden. So können falsche Vorstellungen z. B. über die Häufigkeit sexueller Kontakte, die Art und Weise des Geschlechtsverkehrs sowie Auswirkungen des Lebensalters auf die Sexualität und damit Ängste (Erwartungs-, Versagens- und Schwangerschaftsängste) und Leistungsdruck entstehen.

MERKE

Beziehungserfahrungen sind lebenslang eng mit der Sexualität verknüpft.

Bei der reifen und „normalen" Sexualität vollzieht sich die **sexuelle Erregung** in 4 Phasen:

- **Erregungsphase:** zunehmendes Lustgefühl und Gefäßverengung im Bereich der primären Geschlechtsorgane, Puls- und Blutdruckanstieg, erhöhte Atemfrequenz, Muskelanspannung, Lubrikation (Schleimsekretion) der Vagina
- **Plateauphase:** weiter zunehmendes Lustgefühl mit den beschriebenen körperlichen Reaktionen
- **Orgasmusphase:** intensives Lustgefühl, rhythmische Kontraktion der Beckenmuskulatur bzw. Ejakulation
- **Entspannungsphase:** Gefühl der Befriedigung, Erregungsabfall

Plateau- und Orgasmusphase sind bei Frauen interindividuell und individuell verschieden. In der Entspannungsphase ist bei Männern eine erneute sexuelle Erregung für eine bestimmte Zeit (Refraktärzeit) unmöglich; diese **Refraktärzeit** ist individuell unterschiedlich und altersabhängig.

THERAPEUTISCHE PRAXIS

Die Kenntnis der Phasen der sexuellen Entwicklung und des **sexuellen Reaktionszyklus** beim Mann und bei der Frau ist die Grundlage für die Einteilung sexueller Störungen sowie notwendige Basis für eine gezielte Beratung und kompetente Therapie.

19.3 Sexuelle Funktionsstörungen

19.3.1 Definition und ICD-Klassifikation

Durch sexuelle Funktionsstörungen ist keine zufriedenstellende sexuelle Aktivität möglich, was zu partnerschaftlichen Problemen und Leidensdruck führt. Sie treten nicht grundsätzlich isoliert auf, es können sogar alle Funktionen ausfallen oder geschwächt sein.

Die Forderung der ICD-10, wonach die Störung für die Diagnose mindestens 6 Monate andauern muss, wurde bei der ICD-11 aufgegeben. Stattdessen muss die Störung nur noch häufig auftreten und seit mehreren Monaten bestehen. Zu den sexuellen Dysfunktionen gehören in der ICD-11 neben den in ➤ Tab. 19.1 aufgeführten Störungen auch solche durch Krankheiten, Verletzungen, Operationen oder Strahlenbehandlung (HA40).

MERKE

Homosexualität ist Teil der Variationsbreite normalen sexuellen Verhaltens und gehört **nicht** zu den sexuellen Störungen.

19.3.2 Epidemiologie und Krankheitsverlauf

Sexuelle Funktionsstörungen sind die häufigsten Sexualstörungen. Bei Frauen überwiegen die **Appetenzstörungen,** beim Mann ist die **Ejaculatio praecox** am häufigsten. 30 % der Frauen berichten über Orgasmusstörungen, wobei berücksichtigt werden muss, dass der Orgasmus nicht zwingende Voraussetzung für ein erfülltes Sexualleben ist. Zärtlichkeit und gefühlsmäßige Nähe können ein genauso wichtiges Element der befriedigenden Sexualität darstellen.

Sexuelle Funktionsstörungen können sich in **50–70 %** der Fälle unter Therapie **bessern.** Die besten Erfolge werden bei Vaginismus,

Tab. 19.1 ICD-Klassifikation der sexuellen Funktionsstörungen

ICD-10		ICD-11	
Appetenzstörungen (➤ Kap. 19.3.3)			
F52.0	Mangel oder Verlust von sexuellem Verlangen	HA00.x*	Vermindertes sexuelles Verlangen
F52.1	Sexuelle Aversion und mangelnde sexuelle Befriedigung		
F52.7	Gesteigertes sexuelles Verlangen		
Erregungsstörungen (➤ Kap. 19.3.4)			
F52.2	Versagen genitaler Reaktionen:	HA01.x	Störung der sexuellen Erregung:
	• Lubrikationsstörung bei der Frau	HA01.0**	• Weibliche sexuelle Erregungsstörung
	• Erektionsstörung beim Mann	HA01.1**	• Männliche erektile Dysfunktion
Orgasmusstörungen (➤ Kap. 19.3.5)			
F52.3	Orgasmusstörung	HA02.x	Orgasmusstörungen:
		HA02.0**	• Anorgasmie
Ejakulationsstörungen (➤ Kap. 19.3.6)			
		HA03.x	Ejakulationsstörungen:
F52.4	Ejaculatio praecox	HA03.0**	• Vorzeitige Ejakulation
		HA03.1**	• Verzögerte Ejakulation
Sexuelle Schmerzstörungen (➤ Kap. 19.3.7)			
F52.5	Nichtorganischer Vaginismus	HA20.x*	Sexuelle Schmerzstörung bei Penetration
F52.6	Nichtorganische Dyspareunie	GA12	Dyspareunie

* Für diese Störungen ist jeweils eine weitere Spezifizierung möglich: x.0 (lebenslang, generalisiert), x.1 (lebenslang, situativ), x.2 (erworben, generalisiert), x.3 (erworben, situativ)

** Für diese Störungen ist jeweils eine weitere Spezifizierung möglich: x.x0 (lebenslang, generalisiert), x.x1 (lebenslang, situativ), x.x2 (erworben, generalisiert), x.x3 (erworben, situativ)

Anorgasmie, Ejaculatio praecox und Erektionsstörungen erzielt. Die Behandlung der Appetenzstörung ist weniger erfolgreich. Störungen der Sexualpräferenz haben häufig einen zwanghaften Charakter und sind sehr schwer zu beeinflussen.

19.3.3 Appetenzstörungen

ICD-10: F52.0 (Mangel oder Verlust von sexuellem Verlangen), F52.1 (sexuelle Aversion und mangelnde sexuelle Befriedigung), F52.7 (gesteigertes sexuelles Verlangen); **ICD-11:** HA00.x (vermindertes sexuelles Verlangen)

FALL

Sexuelle Appetenzstörung – „Wenn er mich anfasst, mache ich gleich dicht"

Eine 36-jährige Frau berichtet während einer psychotherapeutischen Sitzung über ihr verändertes Sexualverhalten: *Zwischen meinem Mann und mir läuft auch beim Sex derzeit nicht viel. Es ist irgendwie meine Schuld, aber ich kann einfach nicht. Ich fühle mich seit der Geburt meines dritten Sohnes so unattraktiv, habe immer noch 8 kg zu viel und fühle mich so unzufrieden. Mein Mann hat noch nie viel über Gefühle gesprochen oder mir Komplimente gemacht, aber seit ich nur noch mit den Kindern zusammen bin, den Haushalt schmeiße und keine Kollegen oder Freunde mehr sehe, fehlt mir eine Bestätigung. Früher waren das für mich der Beruf oder die Kontakte in der Firma, jetzt habe ich nur noch die Kinder. Ich glaube, ich vernachlässige mich, auch äußerlich. Ich kann nicht glauben, dass mein Mann noch etwas an mir findet, und wenn er zärtlich wird, habe ich das Gefühl, er will nur noch sich befriedigen, es geht gar nicht mehr um mich. Wenn er mich dann anfasst, mache ich gleich dicht. Ich weiche ihm aus und versuche der Situation zu entkommen, ich habe einfach keine Lust auf Sex. Natürlich belastet das unsere Beziehung noch mehr.*

Der **Mangel oder Verlust von sexuellem Verlangen** ist das Grundproblem an sich und beruht nicht auf anderen sexuellen Schwierigkeiten wie Erektionsstörungen oder Dyspareunie (Schmerzen bei der Kopulation). Mangel an sexuellem Verlangen schließt sexuelle Befriedigung oder Erregung nicht aus, sondern bedeutet, dass sexuelle Aktivitäten seltener initiiert werden. Beim Mann ist ein vermindertes sexuelles Verlangen eher selten, wird allerdings auch weiterhin leider oft tabuisiert. Bei Frauen ist eine Abnahme des sexuellen Verlangens die häufigste sexuelle Funktionsstörung. Bei beiden Geschlechtern tritt diese Störung mit zunehmendem Alter häufiger auf, während dies gleichzeitig als immer weniger störend empfunden wird.

Gesteigertes sexuelles Verlangen: Männer und Frauen (meist Teenager oder junge Erwachsene) klagen gelegentlich über ein gesteigertes sexuelles Verlangen als eigenständiges Problem. Handelt es sich um ein sekundär gesteigertes sexuelles Verlangen bei einer affektiven Störung oder in frühen Stadien einer Demenz, ist nach ICD-10 die zugrunde liegende Störung zu kodieren.

ERLÄUTERUNGEN ZUM FALL

Die Klientin im Fallbeispiel berichtet von einem veränderten Sexualverhalten, bei dem sie einen Mangel an sexuellem Verlangen beklagt. Der Zusammenhang zwischen eigenem Selbstwertgefühl und sexueller Lust wird klar beschrieben. Ihr fehlen im Alltag Bestätigungen, durch die sie sich selbst schätzen und attraktiv fühlen kann.

Sexuelle Appetenzstörungen entwickeln sich oft nach Schwangerschaften, wobei meist auch partnerschaftliche Konflikte zur Entstehung beitragen. Eine genaue Sexualanamnese, aber auch weitere partnerschaftliche Aspekte sowie die Abklärung anderer psychischer Störungen (z. B. Depression) sind bei der Klientin nötig, um eine eindeutige Diagnose stellen zu können.

19.3.4 Erregungsstörungen

ICD-10: F52.2 (Versagen genitaler Reaktionen: Lubrikationsstörung bei ♀, erektile Dysfunktion bei ♂); **ICD-11:** HA01.x (Störung der sexuellen Erregung), HA01.0 (Erregungsstörung bei ♀), HA01.1 (erektile Dysfunktion bei ♂)

Bei allen Formen der Erregungsstörungen unterscheidet man eine **situative Form,** bei der die Erregungsprobleme vor allem beim Geschlechtsverkehr auftreten, weiterhin eine morgendliche Erektion auftritt und bei der Masturbation ebenfalls eine ausreichende Erektion erzielt werden kann, und eine **generalisierte Form,** bei der weder durch partnerschaftliche Sexualität noch durch Masturbation eine ausreichende Erregung erreicht werden kann. Beim Mann fehlen die spontanen morgendlichen und die nächtlichen Erektionen.

Erektionsstörungen (erektile Dysfunktion)

Das Hauptproblem ist die Erlangung oder Aufrechterhaltung einer für einen befriedigenden Geschlechtsverkehr notwendigen Erektion. Die **Häufigkeit** dieser erektilen Dysfunktion bei Männern wurde in der European Male Aging Study (Corona et al. 2010)altersabhängig mit 6–64 % (durchschnittlich 30 %) beziffert, wobei sie mit zunehmendem Alter häufiger wird.

Erektionsstörungen haben oft **organische Ursachen,** vor allem Herz-Kreislauf-Erkrankungen und Diabetes mellitus, aber auch neurologische Erkrankungen, benigne Prostatahyperplasie (nur ältere Männer) sowie bestimmte Medikamente und Alkoholismus. Daher ist eine umfassende urologische und internistische Diagnostik wichtig, um diese nicht zu übersehen. Allgemein stehen bei der situativen Form (s. o.) **psychische Ursachen** im Vordergrund, und bei der generalisierten Form organische Ursachen.

MERKE

Als **Priapismus** wird eine schmerzhafte Dauererektion ohne physische oder psychische sexuelle Erregung bezeichnet, die mehr als 4 Stunden andauert (ICD-10: N48.3, ICD-11: GB06.1). Er tritt bei Leukämien und Sichelzellkrankheit (Thrombenbildung im Penisschwellkörper durch erhöhte Zellzahl) sowie als Komplikation bei einer Schwellkörper-Autoinjektionstherapie auf, wird aber auch durch bestimmte Medikamente, etwa durch Hemmstoffe der Phosphodiesterase (z. B. Viagra® = Sildenafil) verursacht.

Erregungsstörung der Frau (Lubrikationsstörung)

Da keine Art der sexuellen Stimulation ein Gefühl der sexuellen Erregung auslösen kann, kommt es zu keiner ausreichenden Schwellkörper- und Lubrikationsreaktion. Auch die nichtgenitalen Reaktionen, wie die Verhärtung der Brustwarzen und ein Anstieg von Herzfrequenz, Blutdruck oder Atemfrequenz, fehlen oft. Die **Häufigkeit** der weiblichen sexuellen Erregungsstörungen liegt bei 3–7 % und steigt mit dem Alter.

Auch bei der Frau kann erst dann von einer rein psychischen Ursache ausgegangen werden, wenn gynäkologische Ursachen, wie lokale Erkrankung oder ein Östrogenmangel, ausgeschlossen wurden. Allgemein stehen bei der situativen Form psychische Ursachen, bei der generalisierten Form organische Ursachen im Vordergrund.

19.3.5 Orgasmusstörungen

ICD-10: F52.3; **ICD-11:** HA02.x (HA02.0: Anorgasmie)
Der Orgasmus tritt nicht oder nur stark verzögert ein. Dies kann situativ, d. h. nur in bestimmten Situationen mit psychogener Verursachung, oder ständig auftreten. **Orgasmusstörungen** (Anorgasmie) benennen das subjektive Empfinden, beim Geschlechtsverkehr keinen oder nur verzögert einen lustvollen Höhepunkt erleben zu können. Bei Frauen tritt diese Störung häufiger auf als bei Männern, da die Orgasmusfähigkeit bei der Frau stärker emotionalen und situativen Einflüssen unterliegt als beim Mann.

Auch **nachorgastische Störungen** können Beschwerden verursachen und sind häufig mit Problemen in der Partnerschaft verbunden. Sie zeigen sich als Gereiztheit, depressive Verstimmung, innere Unruhe, Schlafstörungen und genitale Missempfindungen.

19.3.6 Ejakulationsstörungen

ICD-10: F52.3; **ICD-11:** HA03.x (HA03.0: vorzeitige Ejakulation; HA03.1: verzögerte Ejakulation)

Ejaculatio praecox (vorzeitige Ejakulation)

Die Ejaculatio praecox gehört zu den häufigsten sexuellen Funktionsstörungen des Mannes. Die Betroffenen sind dabei nicht in der Lage, ihre Ejakulation zu steuern bzw. zurückzuhalten. Dadurch tritt Samenerguss schon vor oder gleich nach dem Einführen des Penis in das weibliche Genitale auf. In der ICD-10 wird ein Zeitraum von 15 Sekunden angegeben, in der ICD-11 nur ein sehr kurzer, aber nicht näher benannter Zeitraum. In schweren Fällen kann die Ejakulation sogar ohne Erektion erfolgen. Meistens liegt eine psychische Ursache zugrunde und oft sind auch die Erektions- und Orgasmusfähigkeit herabgesetzt.

Bei sexuell sehr unerfahrenen Männern sollte die Diagnose zurückhaltend gestellt werden, um nicht die Furcht der Betroffenen, dass sich das Problem auch bei zukünftigen sexuellen Kontakten zeigen wird, weiter anzufachen.

Ejaculatio retarda (verzögerte Ejakulation)

Weitaus seltener als die vorzeitige Ejakulation ist die verzögerte Ejakulation, bei der die Ejakulation trotz ausreichender sexueller Stimulation stark verzögert ist oder ausbleibt. Oft vermeiden die Betroffenen daher den Geschlechtsverkehr.

19.3.7 Sexuelle Schmerzstörungen

ICD-10: F52.5 (nichtorganischer Vaginismus), F52.6 (organischer Vaginismus); **ICD-11:** HA20.x (sexuelle Schmerzstörung bei Penetration), GA12 (Dyspareunie)

Sexuelle Schmerzstörung bei Penetration

Beim penetrativen (vaginalen oder analen) Geschlechtsverkehr treten so starke Schmerzen auf, dass die Betroffenen ihn vermeiden oder als sehr unangenehm erleben. Die Orgasmusfähigkeit ist aber meist erhalten.

Bei derartigen Schmerzen sollte immer auch an organische Ursachen gedacht werden, wie mangelnde Lubrikation bei der Frau oder eine zu enge oder entzündete Vorhaut beim Mann.

Dyspareunie

Von einer Dyspareunie spricht man bei Schmerzen und schmerzhaften Empfindungen beim Eindringen des Penis in die Vagina oder bei der Berührung des Genitales. Die Schmerzen haben meistens **organische Ursachen,** wie eine Endometriose, Entzündungen, Infektionen, Verletzungen im äußeren Genitale oder eine altersbedingte Atrophie der Schleimhaut in der Vagina.

Bei der **psychogenen Dyspareunie** ist der Geschlechtsverkehr mit Schmerzen, Brennen, Jucken verbunden und wird oft unmöglich. Oft vermeiden die Betroffenen aus Angst vor den Schmerzen den Geschlechtsverkehr. Die psychogene Dyspareunie kommt bei beiden Geschlechtern vor, ist aber bei Frauen weitaus häufiger.

Vaginismus

Durch einen psychogenen Abwehrreflex kommt es zur spastischen Kontraktion der Beckenbodenmuskulatur und des unteren Drittels der Vagina. Dadurch wird der Scheideneingang verschlossen und ist eine Penetration z. B. mit dem Penis nicht mehr möglich. Der primäre Vaginismus tritt bereits beim ersten Penetrationsversuch überhaupt auf, sodass noch kein Geschlechtsverkehr möglich war. Der sekundäre Vaginismus entwickelt sich im Laufe des Lebens z. B. nach Verletzungen oder Operationen.

MERKE
Beim **Pseudovaginismus** schildern die betroffenen Frauen zwar die vorgenannten Symptome, tatsächlich kann der Geschlechtsverkehr jedoch wegen der unzureichenden Erektion des Partners nicht stattfinden.

19.3.8 Therapie

Psychotherapeutische Methoden

Sexuelle Störungen erfordern nicht immer eine gezielte Therapie. Allein ein vertrauensvolles und offenes Gespräch, bei dem die Sexualität nicht tabuisiert wird, kann für ein Paar entscheidende Informationen enthalten, die zur Entspannung und zum Verständnis beim sexuellen Umgang miteinander beitragen können. Die **Beratung** durch den Arzt oder Therapeuten sollte Missverständnisse durch Wissensvermittlung aufklären oder Mythen entkräften und den Blick auf partnerschaftliche Konflikte lenken, die häufig zur Entstehung und Aufrechterhaltung der Störung beitragen. Bewährt hat sich dabei **PLISSIT,** ein von dem amerikanischen Psychologen Jack S. Annon (1929–2005) im Jahr 1976 entwickeltes gestuftes **Beratungsmodell,** bei dem als letzte Stufe dem Patienten eine

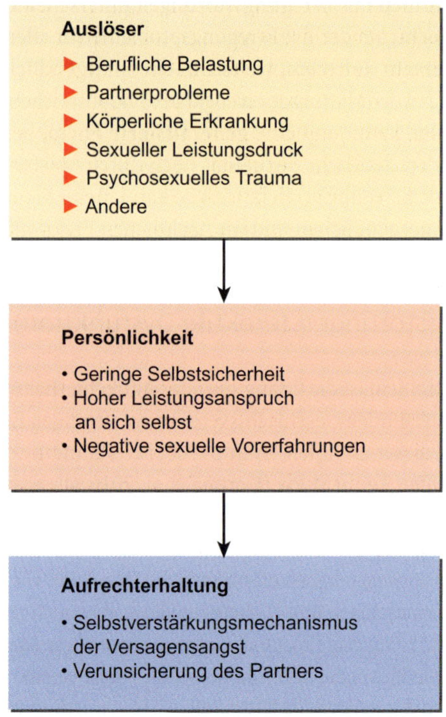

Abb. 19.1 Das PLISSIT-Modell nach J. S. Annon [L157]

spezifische psychotherapeutische Intervention angeboten werden kann (> Abb. 19.1).

MERKE
Sexualtherapie ist in der Regel **Paartherapie.** Sie setzt eine psychotherapeutische Ausbildung und spezielle Kenntnisse voraus.

Nach Abklärung organischer Ursachen und ihrer Behandlung besteht die Möglichkeit einer analytisch oder verhaltenstherapeutisch orientierten Behandlung oder einer Gruppen- bzw. Paartherapie auf der Basis lerntheoretischer Übungen.

Bei **sexuellen Funktionsstörungen** hat sich die Paartherapie nach **Masters und Johnson** (1973) bewährt. Der Gynäkologe **William Howell Masters** (1915–2001) und die Psychologin **Virginia Johnson** (1925–2013) sind die ersten, die in den 1950er- und 1960er-Jahren umfangreiche Sexualforschung betrieben haben.

Sie nahmen an, dass bei Störungen des sexuellen Verhaltens immer beide Partner beteiligt sind, und verfolgten daher überwiegend paartherapeutische Ansätze, wobei neben klassischen gesprächstherapeutischen Verfahren auch praktische Verhaltensübungen zwischen den Sitzungen zur Anwendung kamen. Der Fokus lag hierbei v. a. darauf, unangenehme Erlebnisse und Erfahrungen mithilfe der Übungen schrittweise durch angenehme zu ersetzen und darüber hinaus alle Probleme zu bearbeiten, die zur Beeinträchtigung des sexuellen Erlebens führen können.

Je nach Art der sexuellen Störungen gibt es heute entsprechende Übungsprogramme, die meist in einen Gesamttherapieplan integriert werden:

- **Sensualitätstraining** bei Erektionsstörungen oder Vaginismus: In einem genau definierten, sehr kleinschrittigen Vorgehen wird das

Paar dazu angeleitet, Zärtlichkeiten auszutauschen, die erogenen Zonen des Partners schrittweise zu erkunden und zu erspüren, sich zu berühren und zu streicheln und auf diese Weise langsam und bedächtig eine Atmosphäre entstehen zu lassen, in der die Sexualität nicht von Leistungsgedanken bestimmt wird. Dabei kommt es zunächst noch nicht zur sexuellen Stimulierung und zum Koitus.
- **Teasing-** und **Squeeze-Technik** bei Ejaculatio praecox: Bei der Therapie des vorzeitigen Samenergusses lernt der Mann mithilfe seiner Partnerin, seine Reflexe besser zu steuern und zu kontrollieren. Die Frau stimuliert z. B. den Penis des Mannes, bis dieser unmittelbar vor dem Orgasmus steht („Teasing-Technik"). Dann wird eine Pause eingeschoben. So soll der Mann den Prozess der Ejakulation sukzessive besser steuern und kontrollieren können. Die Senkung der Erregung kann bei dieser Übung durch die „Squeeze-Technik" (Drücken des Penis an der Stelle, an der die Eichel in den Penisschaft übergeht) zusätzlich gesteigert werden.
- **Hegarstifte** bei Vaginismus: Hierbei versucht die Frau, einen entspannten Zustand herbeizuführen und Metallstifte unterschiedlicher Größe (beginnend mit dem kleinsten Durchmesser) in die Vagina einzuführen. Diese Übung kann entweder allein oder auch mit dem Partner durchgeführt werden.

Medikamentöse Therapie

In Einzelfällen kann bei sexuellen Störungen eine medikamentöse Therapie, z. B. bei Erektionsstörungen mit Sildenafil (Viagra®) oder mit Schwellkörper-Autoinjektionen sinnvoll sein.

19.4 Geschlechtsinkongruenz

ICD-10: F64.0 (Transsexualismus), F64.1 (Transvestitismus unter Beibehaltung beider Geschlechtsrollen); **ICD-11:** HA60 (Geschlechtsinkongruenz in der Jugend und im Erwachsenenalter), HA61 (im Kindesalter)

19.4.1 Definitionen und ICD-Klassifikation

Während die ICD-10 die **Geschlechtsinkongruenz** noch den psychischen und Verhaltensstörungen zugeordnet hat, wurde hiervon in der ICD-11 Abstand genommen, um die Vielfalt der geschlechtlichen Identitäten von dem Stigma „krankhaft zu sein" zu befreien. Dazu wurde in der ICD-11 die diagnostische Kategorie *Zustände mit Bezug zur sexuellen Gesundheit (Kapitel 17)* neu geschaffenen. Es ist an sich kein pathologischer Zustand, wenn sich jemand nicht dem bei Geburt zugewiesenen Geschlecht zugehörig fühlt. Dies ist erst dann der Fall, wenn daraus für die Betroffenen ein Leidensdruck erwächst.

Die **ICD-10** (➤ Tab. 19.2) verwendet den Begriff **Transsexualismus** für Menschen, die lieber im anderen Geschlecht leben würden, sich dem eigenen Geschlecht nicht zugehörig fühlen und sich körperlich so verändern lassen wollen, dass dies korrigiert wird. Da diese Definition die Realität nicht ausreichend widerspiegelt, wurde sie inzwischen aufgegeben. Mittlerweile wird allgemein akzeptiert, dass es weitaus mehr geschlechtliche Identitäten gibt, als nur weiblich und männlich.

Tab. 19.2 ICD-Klassifikation der Störungen der Geschlechtsidentität [W203-012, W798-008]

ICD-10	
F64.0	Transsexualismus
F64.1	Transvestitismus unter Beibehaltung beider Geschlechtsrollen
F64.2	Störung der Geschlechtsidentität des Kindesalters
F64.8	Sonstige Störungen der Geschlechtsidentität
ICD-11	
Geschlechtsinkongruenz:	
HA60	in der Jugend und im Erwachsenenalter
HA61	im Kindesalter
HA6Z	nicht näher bezeichnet

Daneben gibt es auch Menschen, die sich nur gelegentlich wünschen, zum anderen Geschlecht zu gehören, und sich deswegen zwar z. B. entsprechend kleiden, aber nicht umoperieren lassen wollen und auch keine anderen geschlechtsangleichenden Maßnahmen wünschen. Diese Gruppe wurde in der ICD-10 der Diagnose **Transvestitismus** unter Beibehaltung beider Geschlechterrollen zugewiesen.

Aus den vorgenannten Gründen stellt die **ICD-11** (➤ Tab. 19.2) für die Diagnose nur noch die Bedingung, dass bei den Betroffenen eine ausgeprägte und anhaltende Inkongruenz zwischen dem erlebten und dem zugewiesenen Geschlecht bestehen muss, ohne dass das erlebte Geschlecht zwangsläufig den beiden traditionellen Geschlechtsrollen entsprechen muss. Der Wunsch nach geschlechtsangleichenden Behandlungen ist kein Diagnosekriterium mehr.

MERKE
Die Begriffe Transsexualismus und Transvestitismus sollten möglichst nicht mehr verwendet werden.

19.4.2 Symptomatik

FALL
Trans-Frau – „Erst war ich nur neugierig auf die Sachen meiner Schwester."

Eine junge Frau möchte einen Termin für die Erstellung eines psychiatrischen Gutachtens, das sie für die Kostenübernahme einer geschlechtsangleichenden Operation durch die Krankenkasse benötigt. Sie ist heute 24 Jahre alt, wurde als Junge geboren und berichtet, sie habe seit ihrem 8. oder 9. Lj. bewusst wahrgenommen, dass sie nicht „einfach" nur männlich sei. Schon immer habe sie lieber mit Puppen als mit Autos gespielt und sich immer mehr den Mädchengruppen angeschlossen, anstatt mit Jungen zu spielen. Mit 15 Jahren merkte sie dann so richtig, dass sie „anders" war. Es fing zunächst damit an, dass sie das Zimmer ihrer Schwestern durchstöberte, als sie allein war, und dabei eine weiße Spitzenbluse und einen schönen schwarzen Rock ihrer Schwester sah, die sie dann einfach mal anprobierte. Als sie sich so im Spiegel betrachtete, gefiel sie sich sehr gut und machte das immer öfter. Irgendwann störte sie das Ganze aber, sie war mit sich selbst nicht mehr im Reinen und wusste nicht, was mit ihr los war. Sie dachte

an Homosexualität oder dass mit ihr irgendwas nicht stimme. Den Begriff „transsexuell" kannte sie damals ja auch noch gar nicht. Sie habe sich auch mehr und mehr dagegen gewehrt und immer mehr auf das „Männliche" konzentriert. Ihre Mitschüler lästerten, dass sie eine Zigarette oder ein Glas wie eine Frau halte und auch so laufen würde. Um nicht aufzufallen, habe sie immer mehr eine Rolle gespielt und sei immer unglücklicher geworden. Sie begab sich auch für gute 1,5 Jahre in psychotherapeutische Behandlung, doch eine Änderung stellte sich auch danach nicht ein. Das Gefühl, im falschen Körper zu sein, war eher noch stärker geworden. Mit 20 wollte und konnte sie ihre Neigungen nicht mehr überspielen und fing an, sich bei Freunden und in der Familie zu outen und offiziell nur noch Frauenkleider zu tragen. Sie wollte endlich als Frau anerkannt und respektiert werden und sich nicht mehr verstecken müssen. Ihre Eltern, für die Sexualität immer ein Tabuthema war, reagierten auf diese Nachricht schockiert und brachen den Kontakt zu ihrer Tochter ab, worunter sie sehr leidet.
Dennoch lebt sie nunmehr seit 4 Jahren als Frau, hat bereits die gesetzliche Genehmigung erhalten, ihren Namen zu ändern, und wird seit 6 Monaten mit Hormonen behandelt. Seitdem ist auch keine depressive Symptomatik mehr aufgetreten wie vor Beginn der Behandlung. Nach eingehender Prüfung ihrer medizinischen und sozialen Vorgeschichte sowie der Vorlage zweier voneinander unabhängiger psychologischer Gutachten mit der Diagnose einer Mann-zu-Frau-Transsexualität wurde eine geschlechtsumwandelnde Operation befürwortet. Da männliche und weibliche Organe sich aus denselben embryologischen Strukturen bilden, lässt sich die Operation mittlerweile mit sehr guten Ergebnissen durchführen. Sie erfolgt durch Vaginoplastik mit Einstülptechnik sowie Kastration.

Bei der **Geschlechtsinkongruenz** besteht ein **dauerhafter** und intensiver, meist schon sich in der Kindheit entwickelnder Wunsch, dem anderen Geschlecht anzugehören. Dieser Wunsch ist **unabhängig** von der sexuellen Orientierung und geht mit einer grundsätzlichen Unzufriedenheit und ständigem Unbehagen mit dem zugewiesenen Geschlecht (auch als Geschlechtsdysphorie bezeichnet) einher. Die Betroffenen fühlen sich „im falschen Körper". Durch Nachahmen des gegengeschlechtlichen Verhaltens in allen Lebensbereichen kommt es auch zum Tragen gegengeschlechtlicher Kleidung. Dies dient jedoch nicht der sexuellen Erregung, sondern ist Ausdruck der gewünschten sexuellen Identität.

Menschen mit **Geschlechtsdysphorie** haben immensen Stress, weil ihre angeborene Geschlechtsidentität nicht mit dem bei der Geburt zugewiesenen Geschlecht übereinstimmt. Nicht nur trans Männer und trans Frauen können unter Geschlechtsdysphorie leiden, sondern auch nichtbinäre Menschen (Deutsches Institut für Sozialwirtschaft e. V., www.echte-vielfalt.de).

19

19.4.3 Diagnose

In ➤ Tab. 19.3 werden die diagnostischen ICD-Kriterien von Geschlechtsinkongruenz, Transsexualismus und Transvestitismus einander gegenübergestellt.

GUT ZU WISSEN

Gesetz über die Selbstbestimmung in Bezug auf den Geschlechtseintrag (SBGG)

Am 1. November 2024 ist das SBGG in Kraft getreten und hat das bisher geltende Transsexuellen-Gesetz aus dem Jahr 1980 abgelöst. Es erleichtert trans-, intergeschlechtlichen und nichtbinären Personen die Änderung ihres Geschlechtseintrags und ihres Vornamens. Das Gesetz ersetzt auch die derzeitige Regelung in § 45b des Personenstandsgesetzes (PStG), die sich auf intergeschlechtliche Menschen („Personen mit Varianten der Geschlechtsentwicklung") bezieht. Sie benötigen kein ärztliches Attest mehr, um Geschlechtseintrag und Vornamen ändern zu lassen.
Die Gesetzesänderung erfolgte, weil das Bundesverfassungsgericht in mehreren Entscheidungen wesentliche Teile des Transsexuellen-Gesetzes für verfassungswidrig erklärt hatte. Außerdem war auch der Name *Transsexuellengesetz* nicht mehr tragbar. Das Wort *transsexuell* ist historisch mit der Pathologisierung und Stigmatisierung von transgeschlechtlichen Personen verknüpft (Bundesministerium für Familie, Senioren, Frauen und Jugend 2025).

19.4.4 Psychotherapie

THERAPEUTISCHE PRAXIS

Die Vielfalt geschlechtlicher Identitäten soll anerkannt und respektiert werden. Deswegen sollten die gewünschten Namen und Pronomen des Gegenübers aktiv erfragt und respektiert werden, ebenso der Wunsch nach Verwendung geschlechtsneutraler Pronomen oder die Ablehnung von Pronomen. Die geschlechtliche Selbstbeschreibung kann sich im Verlauf der Zusammenarbeit auch wieder ändern.

Tab. 19.3 Diagnostische Kriterien [W203-012, W798-008]

Transsexualismus (ICD-10)	Transvestitismus unter Beibehaltung beider Geschlechtsrollen (ICD-10)	Geschlechtsinkongruenz (ICD-11)
Unbehagen oder das Gefühl der Nichtzugehörigkeit zum eigenen anatomischen Geschlecht.	Wunsch, zeitweilig die Erfahrung der Zugehörigkeit zum anderen Geschlecht zu erleben.	Anhaltende und ausgeprägte Inkongruenz zwischen dem empfundenen und dem zugewiesenen Geschlecht.
Wunsch, dem anderen biologischen Geschlecht angehörig zu leben und anerkannt zu werden.	Tragen gegengeschlechtlicher Kleidung, um die zeitweilige Erfahrung der Zugehörigkeit zum anderen Geschlecht zu erleben.	Häufig Wunsch, eine „Transition" vorzunehmen, um als Person des empfundenen Geschlechts zu leben und akzeptiert zu werden.
Wunsch nach chirurgischer und hormoneller Behandlung, um den eigenen Körper dem bevorzugten Geschlecht soweit wie möglich anzugleichen.	**Kein** Wunsch nach Geschlechtsumwandlung oder chirurgischer Korrektur.	Evtl. Wunsch, durch Hormonbehandlung, chirurgische Eingriffe oder andere Gesundheitsdienste den Körper so weit wie möglich und gewünscht an das empfundene Geschlecht anzupassen.
–	–	Diagnosestellung vor dem Einsetzen der Pubertät nicht möglich.
–	–	Geschlechtsvariante Verhaltensweisen und Vorlieben allein sind keine Grundlage für die Zuweisung der Diagnose.

Die **Geschlechtsdysphorie** erfordert eine intensive und von spezialisierten Therapeuten durchgeführte Therapie. Vor den geschlechtsangleichenden Maßnahmen (hormonell **und** operativ) muss eine Psychotherapie über mindestens **1 Jahr** durchgeführt werden, wobei z. B. das Tragen der entsprechenden Kleidung des gewünschten Geschlechts ausprobiert wird („Alltagstest"). Die soziotherapeutische und psychotherapeutische Begleitung der Geschlechtsangleichung ist **zwingend** erforderlich, da es sich um einen **tiefgreifenden** Prozess mit **dauerhaften** und **unwiderruflichen Konsequenzen** handelt. Die eigentliche Geschlechtsangleichung setzt 2 voneinander **unabhängige Gutachten** voraus, während die und Personenstandsänderung inzwischen problemlos möglich ist. Die Psychotherapie sollte selbstverständlich und unbedingt auch nach der Geschlechtsangleichung fortgesetzt werden.

MERKE

Die **Geschlechtsdysphorie** muss von spezialisierten Fachärzten diagnostiziert und behandelt werden.

19.5 Störungen der Sexualpräferenz

19.5.1 Definition

Die Begriffe **Paraphilie** und **paraphile Störungen** sind Synonyme für Störungen der Sexualpräferenz. Es sind Sammelbezeichnungen für alle Formen sexueller Befriedigung, die an ungewöhnliche Bedingungen geknüpft sind. Früher wurden diese Abweichungen bei der Befriedigung sexueller Bedürfnisse als **Perversionen** oder **sexuelle Deviation** (lat. *devius* = vom Weg abweichend) bezeichnet.

19.5.2 ICD-Klassifikation

In der **ICD-10** werden Störungen der Sexualpräferenz den Persönlichkeits- und Verhaltensstörungen (F6) zugeordnet (➤ Tab. 19.4).

Zum einen unterliegen die Normen, anhand derer die ICD-Bewertungen vorgenommen werden, einem dauerhaften gesellschaftlichen Wandel. Zum anderen hat nicht ein jedes von der Norm abweichende sexuelle Verhalten zwangsläufig einen Krankheitswert. Daher werden in der **ICD-11** nur noch die atypischen sexuellen Erregungsmuster als Paraphilien aufgeführt, bei denen ein hohes Risiko der Fremd- oder Eigengefährdung besteht (➤ Tab. 19.4).

In der **ICD-11** werden der Fetischismus, der fetischistische Transvestitismus und der sexuelle Masochismus **nicht mehr** als eigenständige Diagnosen aufgeführt. Sofern sie zu ausgeprägtem Leidensdruck führen bzw. nicht einwilligende Personen umfassen, werden sie unter *Sonstige paraphile Störung, die nicht zustimmende Personen einschließen* oder *Paraphile Störungen ohne andere Personen oder mit einwilligenden anderen* eingeordnet.

19.5.3 Fetischismus

ICD-10: F65.0; **ICD-11:** –

Tab. 19.4 Störungen der Sexualpräferenz bzw. paraphile Störungen [W203-012, W798-008]

ICD-10		ICD-11	
F65.0	Fetischismus	–	–
F65.1	Fetischistischer Transvestitismus	–	–
F65.2	Exhibitionismus	6D30	Exhibitionistische Störung
F65.3	Voyeurismus	6D31	Voyeuristische Störung
F65.4	Pädophilie	6D32	Pädophile Störung
F65.5	Sadomasochismus	6D33	Sexuell sadistische Störung unter Ausübung von Zwang. Masochismus ohne eigene diagnostische Kategorie
F65.8	Frotteurismus	6D34	Frotteuristische Störung
F65.6	Multiple Störungen der Sexualpräferenz	6D36	Paraphile Störung, die Verhaltensweisen als Einzelperson oder mit einwilligenden Personen beinhaltet
F65.8	Sonstige Störungen der Sexualpräferenz	6D35	Sonstige paraphile Störung mit nicht einwilligenden Individuen

Gebrauch toter Objekte als Stimuli für die sexuelle Erregung und zur sexuellen Befriedigung. Die Diagnose soll nur gestellt werden, wenn der Fetisch die wichtigste Quelle sexueller Erregung darstellt oder für die sexuelle Erregung unerlässlich ist.

19.5.4 Exhibitionistische Störung

ICD-10: F65.2; **ICD-11:** 6D30

Wiederholte oder ständige Neigung, die eigenen Genitalien vor meist gegengeschlechtlichen Fremden in der Öffentlichkeit zu entblößen, ohne zu einem näheren Kontakt aufzufordern oder diesen zu wünschen. Meist wird das Zeigen von sexueller Erregung begleitet, oft kommt es zur Masturbation. Die Betroffenen geben oft an, dass sich der innere Drang nur schwer kontrollieren lässt.

Exhibitionismus ist strafbar.

§ 183 StGB: Ein Mann, der eine andere Person durch eine exhibitionistische Handlung belästigt, wird mit Freiheitsstrafe bis zu 1 Jahr oder mit Geldstrafe bestraft.

§ 183a StGB: Wer öffentlich sexuelle Handlungen vornimmt und dadurch absichtlich oder wissentlich ein Ärgernis erregt, wird mit Freiheitsstrafe bis zu 1 Jahr oder mit Geldstrafe bestraft, wenn die Tat nicht unter § 183 mit Strafe bedroht ist.

19.5.5 Voyeuristische Störung

ICD-10: F65.3; **ICD-11:** 6D31

Wiederholt auftretender oder ständiger Drang, anderen Menschen bei sexuellen Aktivitäten oder Intimitäten (z. B. beim Entkleiden) zuzusehen. Dies geschieht in der Regel heimlich und führt zu sexueller Erregung und Masturbation. Eine Kontaktaufnahme mit der nicht einwilligenden beobachteten Person erfolgt meist nicht. Die Störung beginnt meistens im späten Jugendalter. Die Diagnose wird aber erst nach Erreichen der Volljährigkeit gestellt, um die pubertätsbezogene sexuelle Neugier auszuschließen.

19.5.6 Pädophile Störung

ICD-10: F65.4; **ICD-11:** 6D31

Definition

Sexuelle Präferenz für Kinder, die sich zumeist in der Vorpubertät oder im frühen Stadium der Pubertät befinden. Davon abzugrenzen ist die **Hebephilie,** ein sexuelles Ansprechen gegenüber pubertären jugendlichen Personen. Daher ist es wichtig, dass sexuelles Verhalten unter prä- oder postpubertären Kindern mit Gleichaltrigen nicht als pädophilen Störung gilt. Für die Diagnose sollte der Altersunterschied mindestens 5 Jahre betragen.

Einteilung

- **Ausschließlicher Typ:** Sexuelle Erregung kann ausschließlich durch sexuelle Kontakte mit Kindern oder Fantasien über derartige Kontakte erreicht werden.
- **Nichtausschließlicher Typ:** Sexuelle Erregung kann auch durch sexuelle Kontakte mit erwachsenen Personen erreicht werden.

MERKE

Etwa 40–50 % der Personen, die **Sexualdelikte an Kindern** begehen, weisen zugleich eine pädophile Störung auf. Bei etwa 15 % der Kindesmissbrauchstäter findet sich ein ausschließlicher Typ. Bei den restlichen 60 % kindlichen Missbrauchs kommen die Täter meist aus dem familiären Umfeld des Opfers. Trotzdem ist eine pädophile Störung der wichtigste Risikofaktor für das Begehen eines Kindesmissbrauchsdelikts. Die Täter sind in mehr als 90 % der Fälle männlich, die Opfer überwiegend weiblich.

Ursachen

MERKE

Der schon 1896 durch den Wiener Psychiater Richard von Krafft-Ebing (1840–1902) eingeführte Begriff der **Pädophilie** (gr. *päd-/paîs* = Knabe, Kind, gr. *philía* = Freundschaft) beschreibt das sexuelle Interesse von Erwachsenen **ausschließlich** an Kindern, also die Kopplung der sexuellen Erregung an (prä-)pubertäre Kinder. Heutzutage wird jedoch der Begriff der **Pädosexualität** (sexuelle Orientierung auf Kinder allgemein) bevorzugt. Die Pädosexualität entwickelt sich gewöhnlich in der Adoleszenz. Viele pädophile Menschen wurden als Kinder sexuell missbraucht. Es besteht die Vermutung, dass die Hauptursache für Pädosexualität oft in **sexueller** oder **sozialer Unreife** und/oder im Erleben von **Machtstrukturen** zu suchen ist (z. B. Angst vor Sex mit erwachsenen Sexualpartnern).

Dass der Umgang mit Sexualität in der Familie die sexuelle Entwicklung entscheidend beeinflussen kann, zeigt folgendes Beispiel.

FALL

Umgang mit Sexualität in der Familie – „Doktorspiele verboten“

Ich kann natürlich nicht genau sagen, wie es dazu kam, wann und wodurch sich bei mir das Gefühl entwickelt hat, Sexualität sei etwas Verbotenes und Anrüchiges. In meiner Familie war es aber ganz sicher nicht gewünscht und üblich, dass man sich nackt voreinander zeigte. Meine Eltern habe ich, glaube ich, nur dreimal in meinem Leben wirklich nackt gesehen – und das auch nur zufällig, wenn ich in das Badezimmer kam und sie vergessen hatten, die Tür abzuschließen. Dann hatte ich das Gefühl, sie gestört und etwas ganz Schlimmes getan zu haben. Auch die Sexualität zwischen meinen Eltern wurde nicht öffentlich gezeigt oder gar thematisiert – abgesehen von einem flüchtigen Kuss auf den Mund oder einer Umarmung bekam ich davon überhaupt nichts mit. Über Sex wurde bei uns einfach nicht gesprochen, und wenn Freunde oder Bekannte meiner Eltern davon sprachen oder anzügliche Witze machten, rümpfte meine Mutter nur die Nase und fragte, ob sie keine Erziehung genossen hätten. Außerdem kann ich mich noch erinnern, dass ich als kleines neugieriges Mädchen einmal zusammen mit meinem Bruder, meiner Cousine und meinem Cousin im Gartenhaus heimlich Doktor gespielt habe. Dabei haben wir uns mit der Taschenlampe gegenseitig ‚untersucht' und unsere Geschlechtsteile genau beleuchtet und angeschaut. Wir fanden das alle sehr aufregend, und ich kann mich noch gut an das kribbelige Gefühl erinnern, das damals in mir aufstieg. Doch das Spiel war schnell vorbei, weil unsere Eltern uns dabei entdeckten. Sie schimpften böse mit uns. So etwas mache man nicht, das sei ‚dreckiger Kram'. Dann mussten wir uns alle unter Aufsicht unserer Eltern die Hände und die Geschlechtsteile waschen, und wir bekamen alle eine deftige Strafe. Auch das Spielen im Gartenhaus wurde bis auf Weiteres gestrichen!

19.5.7 Sexuell-sadistische Störung unter Ausübung von Zwang

ICD-10: F65.5; **ICD-11:** 6D33

Es werden sexuelle Aktivitäten mit Zufügung von Schmerzen und Erniedrigung durch gewaltsame Praktiken bevorzugt. Ist das Erleiden der Erniedrigung mit sexueller Stimulation verbunden, handelt es sich um **Masochismus.** Wenn die sexuelle Erregung durch das Zufügen von Qualen und Erniedrigung erreicht wird, spricht man von **Sadismus.** Oft sind beide Formen als **Sadomasochismus** miteinander kombiniert.

19.5.8 Frotteuristische Störung

ICD-10: F65.8; **ICD-11:** 6D34

Seltene Paraphilie mit einem anhaltenden und intensiven Muster sexueller Erregung durch das Berühren und Sich-Reiben an nichteinwilligenden Personen an belebten öffentlichen Orten.

19.5.9 Psychotherapie

Die Therapie von **Paraphilien** setzt eine wertfreie und offene Beratung voraus. Neben der Motivationslage zur Therapie müssen der Leidensdruck des Betroffenen, aber auch die Gefährdung Dritter, z. B. durch Pädophilie, erfasst werden.

Es besteht die Möglichkeit, „übliche sexuelle Verhaltensweisen" durch bestimmte Therapieprogramme zu stärken:

- **Orgasmische Neuorientierung** bei Pädophilie: Ein pädophiler Mann stimuliert sich zunächst mit Bildern kleiner Kinder (unerwünschter Stimulus), masturbiert dann jedoch zu konventionellen Bildern wie z. B. einer nackten Frau (erwünschter Stimulus). Wenn seine Erektion dabei sinkt, kehrt er zu den Kinderbildern zurück, bis er das Masturbieren fortsetzen kann. Dann wird der Stimulus wieder durch das Bild der nackten Frau ersetzt. Wenn der Orgasmus unmittelbar bevorsteht, wird er dazu angehalten, sich ganz auf das Bild der nackten Frau zu konzentrieren. Dieses Training erstreckt sich über mehrere Wochen und kann durch andere Therapieformen (z. B. ein Training im Umgang mit dem anderen Geschlecht) ergänzt werden. Ziel dieses Therapieverfahrens ist es, dass sich die sexuelle Erregtheit mit dem gewünschten Stimulus verbindet.
- **Masturbatorische Sättigung** bei Pädophilie: Der Klient masturbiert bis zum Orgasmus, währenddessen fantasiert er laut über eine sexuell erregende Situation. Im Anschluss daran bringt er sich durch detaillierte Fantasien ein zweites Mal bis zum Orgasmus. Danach setzt er seine pädophilen Fantasien noch eine Stunde lang fort. Dieses Verfahren soll einen Überdruss erzeugen, der mit der sexuell erregenden (z. B. pädophilen) Situation assoziiert wird. Das Verfahren wird auch zur Behandlung von Fetischismus angewandt.

Darüber hinaus ist ein **Rückfallpräventionstraining** bei Pädophilie für den Erfolg der Behandlung sehr wichtig und entscheidend. Im Rahmen einer kognitiven Verhaltenstherapie lernt der Klient zunächst, klassische Situationen, die seine pädophilen Fantasien und Handlungen normalerweise auslösen oder fördern, zu erkennen. Dann lernt er Strategien zu entwickeln und anzuwenden, mit denen er diese Auslösesituationen entweder umgehen oder besser bewältigen kann.

Neben den spezifischen sexuellen Therapieinhalten gehört zur Gesamttherapie auch die **Stärkung des Selbstwertgefühls,** der **kommunikativen Fertigkeiten** und der **sozialen Kompetenz** (➤ Kap. 8).

19.6 Diagnostik

THERAPEUTISCHE PRAXIS

Eine aussagekräftige Sexualanamnese lässt sich nur auf dem Boden einer **vertrauensvollen Atmosphäre** zwischen Therapeut/Arzt und Patient erheben. Sie ermöglicht den Betroffenen, die Hemmschwelle zu überwinden und über ihr sexuelles Erleben zu sprechen.

Voraussetzungen für die Diagnose einer sexuellen Störung sind:

- Tragfähige, vertrauensvolle Arzt-Patient-Beziehung
- Ausführliche und differenzierte Sexualanamnese (➤ Tab. 19.5)

Tab. 19.5 Bestandteile der Sexualanamnese

Sexuelle Problematik	Beschreibung des sexuellen Problems: Häufigkeit, Dauer, Auftreten während des sexuellen Reaktionszyklus, Auslösebedingungen etc.
Frühkindliche Entwicklung	Umgang der Eltern mit dem Thema „Sexualität", Tabus
Masturbationserfahrungen	Häufigkeit, Beginn, Schuldgefühle
Erste sexuelle Kontakte	Positive/negative Bewertung der Erfahrungen, homo-/heterosexuelle Erfahrungen, erster Geschlechtsverkehr
Partnerschaften	Partnertyp, Partnerwechsel, Häufigkeit der sexuellen Kontakte, Auftreten sexueller Probleme, aktuelle Partnerschaft
Sexuelle Orientierung und Sexualpraktiken	Homo-/hetero-/bisexuell, Vorlieben, ungewöhnliche Sexualpraktiken

- Einbeziehung des/r Partners/in
- Ausschluss einer weiteren psychischen Störung
- Körperliche Untersuchung und organische Abklärung

MERKE

Bei sexuellen Störungen muss eine **organische Genese** der Störungen unbedingt abgeklärt werden. Die sexuelle Störung kann auch **Begleitsymptomatik** einer zugrunde liegenden psychischen Störung sein (z. B. Depression, Persönlichkeitsstörung, Abhängigkeitserkrankung) und wird dann der Grunderkrankung zugeordnet und entsprechend diagnostisch verschlüsselt.

Ein **höheres Lebensalter** kann das Sexualverhalten verändern. Sexuelle Bedürfnisse des älteren Menschen sollten dabei nicht tabuisiert werden. Wichtig ist es, die Veränderungen durch das Alter von organischen Grunderkrankungen, die im Alter zunehmen, abzugrenzen.

19.7 Ätiologie

Psychische Ursachen sexueller Störungen können sein:

- Partnerschaftsprobleme
- Probleme der Persönlichkeit (Selbstwertproblematik; soziale, sexuelle Unreife)
- Sexueller Leistungsdruck
- Berufliche Belastungen
- Negative sexuelle Vorerfahrungen (z. B. Missbrauch)
- Frühkindliche Sexualentwicklung (z. B. restriktives Elternhaus, Tabus, gelebtes Beziehungsverhalten der Eltern)

Bei der Entstehung der sexuellen Störungen können aus lerntheoretischer Sicht das **Modelllernen** (z. B. Umgang der Eltern mit dem Thema „Sexualität") und die **klassische Konditionierung** beteiligt sein. Beim Sadomasochismus z. B. ist die sexuelle Erregung ganz oder teilweise mit dem Erleben (oder auch mit den Fantasien) gekoppelt, anderen Leid zuzufügen (Sadismus) oder vom Partner bzw. der Partnerin geschlagen, gefesselt oder anderweitig gedemütigt zu werden (Masochismus). In vielen Fällen scheint sich das Muster des sexuellen Sadismus oder Masochismus durch klassische Konditionierung entwickelt zu haben. Eine Fallstudie berichtet von einem Jugendlichen, der sich den Arm brach und den eine attraktive Schwester hielt und

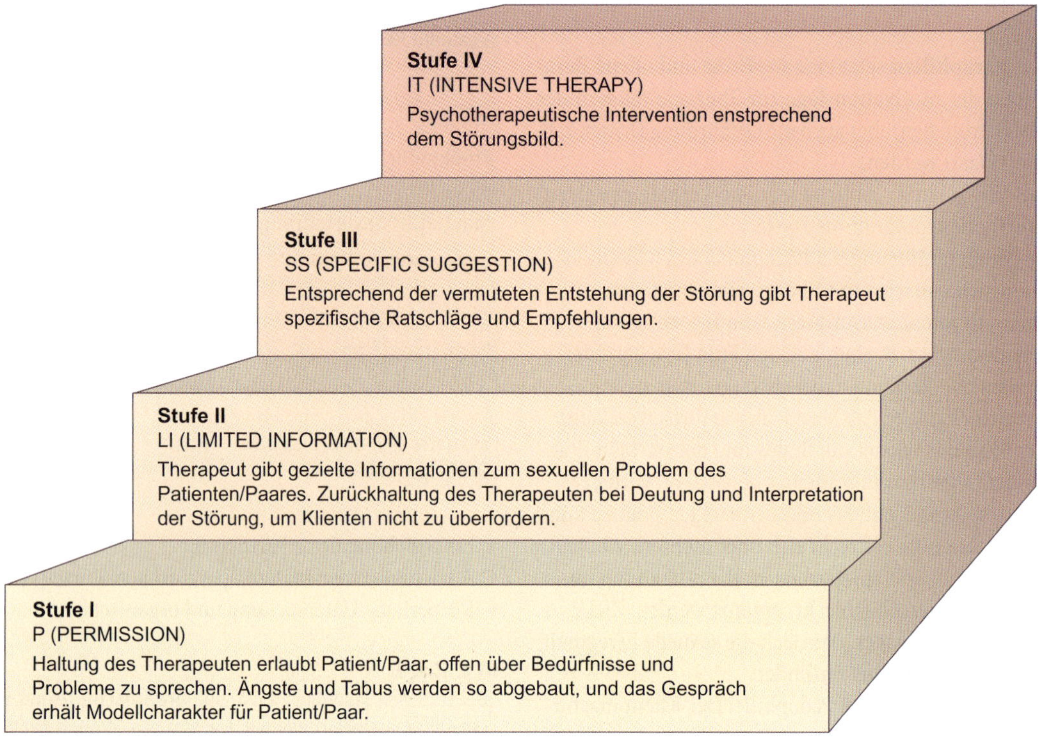

Abb. 19.2 Aufrechterhaltung von sexuellen Funktionsstörungen [L157]

liebkoste, als der Arzt den Bruch ohne Betäubung richtete. Der Junge spürte eine intensive Kombination von Schmerz und sexueller Erregung, welche die Ursache seiner späteren masochistischen Neigung gewesen sein könnte. Eventuell spielen auch körperliche Komponenten hier eine Rolle (z. B. örtliche Nähe der Gehirnregionen für Schmerz und sexuelle Erregung), vielleicht auch die Tatsache, dass bei vielen Menschen eine überstandene Angst- oder Gefahrensituation die sexuelle Erregbarkeit steigern kann.

Sexuelle Funktionsstörungen können bei psychosexuellen Problemen nach lerntheoretischem Verständnis durch **Versagensängste** als **Selbstverstärkungsmechanismus** die Störung aufrechterhalten (➤ Abb. 19.2).

Verständnisfragen

- Welche Störungen zählen zu den sexuellen Störungen?
- Welche Ursachen sexueller Funktionsstörungen kennen Sie?
- Was ist eine Ejaculatio praecox?
- Zu welcher Gruppe von Sexualstörungen gehört die Dyspareunie?
- Was bedeutet Geschlechtsinkongruenz? Wie unterscheidet sie sich von der Geschlechtsdysphorie?
- Führt Exhibitionismus immer zu schwerem aggressiven Verhalten in sexueller Hinsicht?
- Prüfen Sie die Aussage auch auf ihre Verknüpfung: Exhibitionismus als Paraphilie ist oft schwierig zu behandeln, weil Exhibitionisten praktisch nie ein Gefühl der Scham hinsichtlich ihrer exhibitionistischen Handlungen haben.
- Was versteht man unter Pädophilie?
- Welche Aspekte müssen bei der Sexualanamnese berücksichtigt werden?
- Welche differenzialdiagnostischen Überlegungen müssen Sie bei einer sexuellen Funktionsstörung beachten? Wann darf ein Heilpraktiker oder eine Heilpraktikerin für Psychotherapie Betroffene mit einer sexuellen Funktionsstörung behandeln?
- Erklären Sie das Beratungsmodell PLISSIT.
- Wer diagnostiziert die Geschlechtsinkongruenz, und wie wird sie therapiert?

KAPITEL

20 Schlafstörungen

Kapitelübersicht

Schlafstörungen können **organisch** oder **nichtorganisch** bedingt sein und machen für die Betroffenen ein gesundes und reguläres Schlafverhalten unmöglich. Der Schlaf ist entweder in seiner **Qualität** oder in seiner **Quantität** beeinträchtigt. Die nichtorganischen Schlafstörungen sind vorwiegend durch emotionale Ursachen bedingt; sie werden unterteilt in Dyssomnien und Parasomnien (Ofenstein 2012: 185 ff.).

Dyssomnien sind psychogene Zustandsbilder mit einer Störung der Dauer (akute, d. h. kurzfristige, oder chronische, d. h. langfristige), der Qualität oder des Zeitpunkts des Schlafs. Dadurch leiden die Betroffenen unter **zu wenig** (dazu zählen die Ein- und Durchschlafstörungen) oder unter **zu viel Schlaf.**

Parasomnien sind Aufwachstörungen, d. h., der Schlafprozess wird unterbrochen und die **Erholsamkeit** durch den Schlaf dadurch **reduziert.** Zu den häufigsten Parasomnien gehören Schlaftrunkenheit, Schlafwandeln (Somnambulismus) und Schlafterror (Pavor nocturnus). Meist treten bei den Parasomnien auffällige Verhaltensweisen wie Schreien, unkontrollierte Bewegungen auf, sind aber meistens ungefährlich, sodass es nur sehr selten zu körperlichen Verletzungen kommt. Parasomnien sind in der Regel bei Kindern am häufigsten, wobei meist keine psychische Störung vorliegt. Leidet das Kind z. B. unter Stress, Erschöpfung, Übermüdung oder an einer körperlichen Erkrankung z. B. mit Fieber, können Parasomnien verstärkt vorkommen. Sobald Parasomnien wiederholt auftreten und die psychische und gesundheitliche Verfassung beeinträchtigen, sollten eine gründliche Untersuchung sowie eine Abklärung der Ursachen auf der emotional-psychischen Ebene erfolgen, da Schlafstörungen oft mit psychischen Krankheitsbildern einhergehen.

20.1 Definitionen

20.1.1 Physiologie des Schlafs

Schlaf ist zur Erholung des Organismus lebensnotwendig. Er ist dabei nicht nur eine bloße **Verminderung des Bewusstseins,** die jederzeit beendet werden kann. Der Mensch durchläuft während des Schlafes mehrere **Zyklen** aus verschiedenen **Schlafstadien,** während derer sich Herz- und Atemfrequenz sowie Muskelspannung, Blutdruck und Körpertemperatur verändern. Bei **totalem Schlafentzug** treten Müdigkeit, Konzentrationsunfähigkeit und Halluzinationen auf.

Schlafstadien

Die Erfassung der Schlafstadien erfolgt im Schlaflabor mittels **Polysomnografie,** die kontinuierlich die Hirnaktivität mithilfe eines Elektroenzephalogramms (EEG), die Muskelspannung im Elektromyogramm (EMG) und die Augenbewegungen durch ein Elektrookulogramm (EOG) aufzeichnet. Man unterscheidet **4 Schlafstadien:**

Non-REM-Schlafstadien N1, N2 und N3 (wobei N1 dem alten Stadium 1 und N2 dem Stadium 2 entspricht, während N3 das Stadium 3 und 4 zusammenfasst), die auch als **Tiefschlafphasen** bezeichnet werden. In dieser Zeit laufen die körperliche Regeneration, wichtige Stoffwechselvorgänge wie die Ausschüttung von Wachstumshormonen, die Stabilisierung deklarativer Gedächtnisinhalte und psychische Funktionen ab. Der Non-REM-Schlaf dauert jeweils 70–80 Min. pro Schlafzyklus und macht etwa 75 % der Schlafdauer aus.

REM-Schlaf-Stadium (REM: „rapid eye movements"): wird auch als paradoxer oder aktiver Schlaf bezeichnet, da Herzaktivität, Atemtätigkeit und Hirndurchblutung erhöht sind, die Weckschwelle jedoch so hoch ist wie im Tiefschlaf. Namensgebendes Kennzeichen sind die schnellen Augenbewegungen unter geschlossenen Lidern, außerdem nimmt der Muskeltonus ab. Dauer jeweils 20 Min. pro Schlafzyklus. Anteil: ca. 25 %. Beim Aufwachen aus dem REM-Schlaf werden sehr viel häufiger Träume erinnert als nach dem Erwachen aus Non-REM-Schlaf-Stadien. Die Trauminhalte sind i. d. R. sehr plastisch und emotional, sie werden gegen Morgen hin oft bizarr und immer weniger realitätsbezogen. Vermutlich finden in dieser Phase Anpassungsfunktionen des Gehirns, die Überführung von Gedächtnisinhalten ins Langzeitgedächtnis, die Konsolidierung nichtdeklarativer Gedächtnisinhalte wie motorischer und sensorischer Assoziationen und die Entwicklung neuronaler Netzwerke statt.

Schlafzyklus

Während des Nachtschlafs werden insgesamt 4–6 Zyklen durchlaufen, die wie folgt unterteilt sind:

- **Leichtschlaf** (Non-REM-Stadien N1 und N2): Er leitet beim Gesunden den Schlafzyklus ein und macht etwa 55–60 % der Gesamtschlafzeit aus.
- **Tiefschlaf** (Stadium N3): Diese Schlafphase schließt sich an den Leichtschlaf an und nimmt 15–25 % der Gesamtschlafzeit ein, wobei der Anteil mit dem Alter abnimmt.

MERKE
Die Weckbarkeit nimmt von Stadium N1 zu Stadium N3 ab.

- **REM-Schlaf:** Diese Phase folgt auf die Tiefschlafphase und beendet den Zyklus. Auf diese Phase entfallen 20–25 % der Gesamtschlafdauer, wobei der Anteil in der ersten Nachthälfte noch gering ist, im Verlauf der Nacht aber zunimmt. Daher kommt auch die Volksweisheit, dass der Schlaf vor Mitternacht (= Tiefschlaf) besonders wichtig sei.

Veränderungen des Schlafs im Laufe des Lebens

Im Laufe des Lebens verändert sich nicht nur die Verteilung von Schlaf- und Wachphasen, sondern auch die Schlafzeit pro Tag sowie der Anteil von Non-REM- und REM-Schlaf.

Neugeborene schlafen 16 Stunden am Tag, weil sich die Schlaf-Wach-Zyklen alle 3–4 Stunden wiederholen. Die Hälfte sind jeweils REM- und Non-REM-Schlaf. Die **Schlafdauer** nimmt bis zum 30. Lj. kontinuierlich ab und bleibt dann für den Rest des Lebens mit großen Unterschieden von Mensch zu Mensch auf einem etwa konstanten Niveau von 7–8 Stunden.

Der **Anteil des Tiefschlafs** ist bei Jugendlichen und jungen Erwachsenen am größten und verringert sich ebenso wie der **Anteil des REM-Schlafs** mit dem Alter zugunsten des oberflächlichen Schlafs. Auch die **Schlafeffizienz,** d. h. das Verhältnis zwischen tatsächlich geschlafener Zeit und gesamter Bettzeit, sinkt im Laufe des Lebens kontinuierlich.

20.1.2 Schlafstörungen

- **Dyssomnien:** Ein- oder Durchschlafstörungen mit verstärkter Tagesmüdigkeit, ohne dass eine organische Ursache gefunden werden kann.
- **Parasomnien:** treten beim (partiellen) Erwachen oder beim Wechsel von Schlafstadien auf und unterbrechen den Schlaf. Sie werden bei den nichtorganischen Schlaf-Wach-Störungen aufgeführt, obwohl sie einen organischen Hintergrund (eine neuronale Reifungsstörung) haben.
- **Insomnie:** Schlaf-Wach-Störung mit Einschlafstörungen, Durchschlafstörungen, oder ein als nicht ausreichend erholsam wahrgenommener Schlaf. Der Begriff wird häufig allgemein für Schlaf-Wach-Störungen verwendet.
- **Asomnie (Agrypnie):** (extreme) Schlaflosigkeit.
- **Hypersomnie:** erhöhtes Schlafbedürfnis meist mit verstärkter Tagesmüdigkeit.

20.2 Klassifikation nach ICD

Als 2 Hauptgruppen werden in der **ICD-10** die nichtorganischen und die organischen Schlaf-Wach-Störungen unterschieden. Zu den nichtorganischen oder auch primären Schlaf-Wach-Störungen gehören in der ICD-10 die Dyssomnien und Parasomnien.

Im Gegensatz zur ICD-10 berücksichtigt die **ICD-11** weitaus differenzierter auch Störungen des Schlaf-Wach-Rhythmus sowie Schlafbewegungsstörungen (➤ Tab. 20.1). Diese sind durch die zunehmende Flexibilisierung des Arbeitsalltags in den Industrienationen in den vergangenen Jahren immer häufiger geworden. Auch die bisherige Unterteilung in organische und nichtorganische Schlaf-Wach-Störungen wird in der ICD-11 aufgegeben, weil sie inzwischen widerlegt ist und nicht mehr den heutigen Forschungserkenntnissen entspricht. Umklassifiziert wurden auch einige der sonstigen extrapyramidalen Krankheiten und Bewegungsstörungen (G25.- in der ICD-10), die in der ICD-11 den schlafbezogenen Bewegungsstörungen zugeordnet werden.

Dementsprechend ist die Einteilung von ICD-10 und ICD-11 nur bedingt vergleichbar (➤ Tab. 20.1).

20.3 Dyssomnien

20.3.1 Insomnische Störung (nichtorganische Insomnie)

ICD-10: F51.0 (nichtorganische Insomnie); **ICD-11:** 7A01 (insomnische Störung)

Definition

Typisch sind gemäß ICD-11 Schwierigkeiten beim Einschlafen, beim Durchschlafen, bei der Schlaftiefe oder bei der Qualität des Schlafs, sodass es beispielsweise zu Tagesmüdigkeit, gedrückter Stimmung oder Reizbarkeit, allgemeinem Unwohlsein und kognitiven Einbußen kommt.

Symptomatik

FALL

Ein 50-jähriger, bei einem Unternehmen angestellter Abteilungsleiter stellt sich auf Anraten seiner Hausärztin in der Schlafambulanz vor. Er beklagt, dass er seit etwa 7 Jahren große Schwierigkeiten mit dem Schlafen habe: Er liege vor dem Einschlafen stundenlang grübelnd wach, schlafe dann nur oberflächlich und mit vielen Unterbrechungen. Tagsüber fühle er sich müde und zerschlagen und könne sich nur mit Mühe auf seine Arbeit konzentrieren. In der Mittagspause müsse er sich für eine Stunde zum Schlafen hinlegen, sonst überstehe er den Tag nicht. In den vergangenen Monaten seien ihm bei der Arbeit vermehrt Fehler unterlaufen, und er könne sein gewohntes Pensum nicht mehr leisten; deshalb stelle er sich jetzt vor. Die Einnahme baldrianhaltiger Präparate sowie auch die kurzzeitige Anwendung eines Benzodiazepin-Präparats hätten nur eine vorübergehende Besserung erbracht. Abends vor dem Fernseher und beim autogenen Training, das er erlernt habe, schlafe er regelmäßig ein, nicht aber im Bett. Er gehe schon voller Anspannung und mit der Befürchtung, wieder nicht genug schlafen zu können, zu Bett.
Er habe schon immer einen leichten Schlaf gehabt, was ihn aber bis zu seiner Beförderung vor 7 Jahren nicht sonderlich gestört habe. Damals habe er aufgrund des neuen Verantwortungsbereichs viel von der Arbeit „gedanklich mit nach Hause genommen" und im Bett darüber nachgegrübelt. Obwohl er sich schnell in sein neues Gebiet eingearbeitet habe, seien die Schlafschwierigkeiten irgendwie „hängen geblieben". Seine Stimmung sei nicht schlecht, er fühle sich nur oft müde. Er trinke morgens zwei Tassen Kaffee, keinen Alkohol und ist normalgewichtig. Bei Kopfschmerzen nehme er etwa einmal im Vierteljahr eine Tablette Paracetamol ein. Es bestünden keine körperlichen Erkrankungen. Seine Mutter habe ebenfalls einen leichten Schlaf gehabt, ansonsten gebe es in der Familie keine Schlafstörungen. Seine Frau berichtet, er schnarche gelegentlich, aber ohne auffällige Atempausen (Lieb 2023).

Typisch für eine Insomnie sind:

- Beeinträchtigung der Dauer oder Qualität des Schlafs über einen beträchtlichen Zeitraum (mind. 3-mal pro Woche, mind. 1 Monat lang)
- Einschlafstörungen, Durchschlafstörungen oder eine schlechte Schlafqualität
- Überwiegendes Beschäftigtsein mit der Schlafstörung

Tab. 20.1 ICD-Klassifikation der Dyssomnien [W203-012, W798-008]

ICD-10		ICD-11	
Insomnische Störungen (ICD-11: 7A0x)			
G47.0	Organische Insomnie	7A00	Chronische Insomnie
F51.0	Nichtorganische Insomnie	7A01	Kurzzeitige Insomnie
Parasomnische Störungen (ICD-11: 7B0x)			
–	–	7B00	Arousalstörungen aus dem Non-REM-Schlaf
–	–	7B00.0	Verwirrtes Erwachen
F51.3	Somnambulismus	7B00.1	Schlafwandeln
F51.4	Pavor nocturnus	7B00.2	Pavor nocturnus
F51.3	Schlafbezogene Essstörungen	7B00.3	Schlafbezogene Essstörung
–	–	7B01	REM-Schlaf-bezogene Parasomnien
–	–	7B01.0	REM-Schlaf-Verhaltensstörung
G47.4	Schlaflähmung	7B01.1	Rezidivierende isolierte Schlaflähmung
F51.5	Albträume	7B01.2	Albtraumstörung
–	–	7B02	Sonstige Parasomnien
Hypersomnische Störungen (ICD-11: 7A2x)			
G47.4	Narkolepsie und Kataplexie	7A20	Narkolepsie
F51.1	Nichtorganische Hypersomnie	7A21	Idiopathische Hypersomnie
G47.8	Kleine-Levin-Syndrom	7A22	Kleine-Levin-Syndrom
G47.1	Organische Hypersomnie	7A23	Hypersomnie durch einen Krankheitszustand
–	–	7A24	Hypersomnie durch Arzneimittel oder Substanzen
–	–	7A25	Hypersomnie in Verbindung mit einer anderen psychischen Störung
–	–	7A26	Nichtorganische Schläfrigkeit
Schlafbezogene Atmungsstörungen (ICD-11: 7A4x)			
G47.3	Schlafapnoe	7A40	Zentrale Schlafapnoe
		7A41	Obstruktive Schlafapnoe
G47.32	Schlafbezogenes Hypoventilationssyndrom	7A42	Schlafbezogene Hypoventilation oder Hypoxämie-Störungen
Störungen des zirkadianen Schlaf-Wach-Rhythmus (ICD-11: 7A6x)			
G47.2	Syndrom der verzögerten Schlafphasen	7A60	Schlaf-Wach-Störung mit verzögerter Schlafphase
		7A61	Schlaf-Wach-Störung mit vorverlagerter Schlafphase
G47.2	Unregelmäßiger Schlaf-Wach-Rhythmus	7A62	Schlaf-Wach-Störung mit irregulärem Rhythmus
		7A63	Nicht-24-Stunden-Schlaf-Wach-Störung
		7A64	Zirkadiane Schlaf-Wach-Rhythmusstörung bei Schichtarbeit
		7A65	Zirkadiane Schlaf-Wach-Rhythmusstörung bei Zeitzonenwechsel
Schlafbezogene Bewegungsstörungen (ICD-11: 7A8x)			
G25.8	Restless-Legs-Syndrom	7A80	Restless-Legs-Syndrom
G25.80	Periodische Beinbewegungen im Schlaf	7A81	Periodische Extremitätenbewegung im Schlaf
F45.8	Schlafbezogene Beinkrämpfe	7A82	Schlafbezogene Beinkrämpfe
F45.8	Schlafbezogener Bruxismus	7A83	Schlafbezogener Bruxismus
–	–	7A84	Schlafbezogene rhythmische Bewegungsstörung
G25.3	Benigner Schlafmyoklonus in der Kindheit	7A85	Gutartiger Schlafmyoklonus im Säuglings- und Kindesalter
G25.3	Propriospinaler Myoklonus bei Schlafbeginn	7A86	Propriospinaler Myoklonus bei Schlafbeginn
–	–	7A87	Schlafbezogene Bewegungsstörung durch medizinischen Zustand
–	–	7A88	Schlafbezogene Bewegungsstörung durch Medikamente oder Substanzen

- Nachts und während des Tages übertriebene Sorge über deren negative Konsequenzen z. B. auf Alltagsaktivitäten
- Leidensdruck aufgrund von unbefriedigender Schlafdauer oder Schlafqualität

ERLÄUTERUNGEN ZUM FALL

Der Klient beschreibt die für die primäre Insomnie bzw. insomnische Störung typische Konstellation aus Ein- und Durchschlafstörungen mit Früherwachen und nicht erholsamem Schlaf mit entsprechender Tagesschläfrigkeit und kognitiven Einbußen. Hinweise auf eine organische, psychische oder äußere Ursache der Beschwerden finden sich nicht.

Ebenfalls typisch ist die Besorgnis darüber, ob die kommende Nacht besser sein wird. Dadurch beschäftigen sich die Betroffenen immer mehr mit dem Thema Schlaf und den gesundheitlichen Problemen, die den Schlaf-Wach-Störungen nachgesagt werden. Durch diese schlafbehindernden Gedanken besteht eine erhöhte innerer Anspannung und die Angst nicht schlafen zu können, was die Symptomatik weiter unterhält.

20.3.2 Idiopathische (nichtorganische) Hypersomnie

ICD-10: F51.1 (nichtorganische Hypersomnie); **ICD-11:** 7A21 (idiopathische Hypersomnie)

Symptomatik

Es bestehen eine **übermäßige Schlafneigung** oder **Schlafanfälle** während des Tages, die durch eine unzureichende Schlafdauer nicht erklärbar sind. Es kommt häufig zu anhaltenden Schwierigkeiten beim Aufwachen (Schlaftrunkenheit) mit wiederholter Rückkehr in den Schlaf, Reizbarkeit, Verhaltensautomatismus und Verwirrung.

Für die Diagnose muss die Schlafstörung laut ICD-10 länger als 1 Monat oder in wiederkehrenden Perioden kürzerer Dauer bestehen, laut ICD-11 dauerhaft für mindestens mehrere Monate.

Es bestehen weder Symptome einer Narkolepsie (Kataplexie, Wachanfälle, hypnagoge Halluzinationen), noch gibt es klinische Hinweise auf eine Schlafapnoe (wie nächtliche Atempausen, Schnarchgeräusche). Auch gibt es keine neurologische oder internistische Erkrankung, die mit der Somnolenz während des Tages einhergeht.

20.3.3 Nichtorganische Störung des Schlaf-Wach-Rhythmus

ICD-10: F51.2 (nichtorganische Störung des Schlaf-Wach-Rhythmus); **ICD-11:** 7A6x (Störungen des zirkadianen Schlaf-Wach-Rhythmus)

Das individuelle Schlaf-Wach-Muster verläuft nicht synchron mit dem Schlaf-Wach-Rhythmus, der für eine bestimmte Gesellschaft als normal gilt. Dadurch sind dauerhaft Schlafdauer und Schlafqualität reduziert und die Betroffenen schlafen zu ungewöhnlichen Zeitpunkten. Die Folgen sind eine übermäßige Tagesmüdigkeit, eine deutliche Erschöpfung oder Beeinträchtigungen der Alltagsaktivitäten. Für die Diagnose muss die Störung fast täglich mindestens 1 Monat lang oder wiederkehrend für kürzere Zeiträume bestehen.

20.4 Parasomnien

20.4.1 Schlafwandeln (Somnambulismus)

ICD-10: F51.3; **ICD-11:** 7B00.1

Zum Schlafwandeln kommt es überwiegend in der ersten Nachthälfte. Die Betroffenen sitzen mit geöffneten Augen und starrem Blick, der ins Leere geht, im Bett, nesteln, gestikulieren, sprechen oder stehen auf und gehen umher. Sie reagieren dabei verhältnismäßig wenig auf die Bemühung anderer, das Geschehen zu beeinflussen oder Kontakt aufzunehmen, und sind schwer aufzuwecken.

Nach dem Erwachen sind die Betroffenen vorübergehend desorientiert, haben keine Erinnerung an die Episode, sind aber innerhalb weniger Minuten nach dem Aufwachen weder psychisch beeinträchtigt, noch verhaltensauffällig.

Für die Diagnose darf kein Hinweis auf eine organisch bedingte psychische Störung wie Demenz oder eine körperliche Störung wie Epilepsie vorliegen.

20.4.2 Pavor nocturnus

ICD-10: F51.4; **ICD-11:** 7B00.2

Der Pavor nocturnus ist vorwiegend an den Tiefschlaf gekoppelt und tritt daher vor allem in der ersten Nachthälfte auf. Es kommt zum ein- oder mehrmaligen Erwachen aus dem Schlaf, das von einem Panikschrei begleitet werden kann und durch heftige Angst, Körperbewegungen und vegetative Übererregbarkeit wie Tachykardie, schnelle Atmung, Pupillenerweiterung und Schweißausbruch charakterisiert ist.

Diese wiederholten Episoden dauern jeweils 1–10 Minuten und die Betroffenen sind den Bemühungen anderer, den Pavor nocturnus zu beeinflussen, relativ unzugänglich. Nach der Episode besteht für einige Minuten Desorientiertheit.

Am nächsten Morgen besteht für gewöhnlich keine Erinnerung mehr an das nächtliche Geschehen, allenfalls ein oder zwei fragmentarische Vorstellungen sind noch vorhanden.

Für die Diagnose müssen Hinweise auf eine körperliche Krankheit wie einen Hirntumor oder eine Epilepsie fehlen.

MERKE

Pavor nocturnus und **Schlafwandeln** treten häufig gemeinsam auf. Ätiologisch wird eine genetische Komponente vermutet.

20.4.3 Albträume bzw. Angstträume (Albtraumstörung)

ICD-10: F51.5; **ICD-11:** 7B01.2

In Albträumen werden die Trauminhalte als lebensbedrohlich, äußerst angsteinflößend oder beschämend erlebt. Obwohl die geträumten Situationen oft bizarr sind, werden sie sehr lebendig und emotional wahrgenommen. Die Betroffenen wachen aus dem Nachtschlaf oder nach kurzem Schlafen mit detaillierter und lebhafter Erinnerung an heftige Angstträume auf, meist mit Bedrohung des Lebens, der Sicherheit oder der Selbstachtung. Sofern die Albträume während des Nachtschlafs aufgetreten sind, kommt es meist in der zweiten Hälfte des Nachtschlafs und bevorzugt in den frühen Morgenstunden zum zeitunabhängigen Aufwachen.

Nach dem Aufwachen aus ängstigenden Träumen sind die Betroffenen rasch orientiert und munter. Es besteht aber ein deutlicher Leidensdruck aufgrund des Traumerlebnisses und der daraus resultierenden Schlafstörung.

MERKE

Gelegentliche **Albträume** sind bei Kindern und Erwachsenen ohne pathologische Bedeutung. Ein gehäuftes Vorkommen ist meistens auf Belastungen durch Lebensereignisse, psychische Erkrankungen (PTBS) oder das Absetzen von REM-Schlaf-unterdrückenden Substanzen (Alkohol, bestimmte Antidepressiva) zurückzuführen.

20.5 Ätiologie

Nichtorganische Schlafstörungen zählen zu den häufigsten psychischen Störungen und betreffen fast die gesamte Menschheit. Die Ätiologie der Schlafstörungen ist vielfältig:

- **Ungünstige äußere Bedingungen:** u. a. Geräusche, ungenügend abgedunkelter Schlafraum, unbequemes Bett, unpassende bzw. falsche Bettwäsche (Kissen, Decke) und Matratze, zu hohe oder zu niedrige Raumtemperatur (optimal wären 16–18 °C), Schnarchen des Partners, Schichtarbeit sowie häufige Reisen mit Zeitzonenwechsel (Jetlag).
- **Verhaltensweisen des Betroffenen, die sich negativ auf den Schlaf auswirken:** z. B. koffeinhaltige Getränke nach 16 Uhr, größere Mahlzeiten nach 20 Uhr, übermäßiger Alkoholkonsum vor dem Schlafengehen (ein „Schlummertrunk" kann zwar das Einschlafen zunächst fördern, aber sobald die Alkoholwirkung nachlässt, kommt es trotzdem zum Erwachen). Fernsehen oder andere geistig anregende und anstrengende Beschäftigungen vor dem Schlafengehen sollten ebenfalls gemieden werden.
- Vorübergehende **psychosoziale Belastungssituationen** (Beziehungsprobleme, Stress, Prüfungsangst) oder **psychiatrische Erkrankungen** (z. B. Demenz, Sucht, Entzug, Schizophrenie, Depression, Angsterkrankung).
- **Organische Erkrankungen:** z. B. chronische Schmerzen, Schilddrüsenüberfunktion, Herzerkrankungen (z. B. Herzrhythmusstörungen, Herzinsuffizienz), Lungenerkrankungen (z. B. chronisch-obstruktive Atemwegserkrankung), Atemaussetzer im Schlaf (Schlafapnoe), Restless-Legs-Syndrom, Durchblutungsstörungen im Gehirn.
- **Nebenwirkungen von Medikamenten,** z. B. Antidepressiva, koffeinhaltige Schmerzmittel, harntreibende Mittel, Medikamente gegen ADHS.
- **Verändertes Schlafmuster im Alter** mit Verkürzung von Rhythmus und Schlafzeiten.

20.6 Diagnostik

Zunächst muss die körperliche Verfassung fachärztlich abgeklärt werden, denn viele Symptome – auch die der Schlafstörung – können auch psychosomatische Nebenerscheinungen sein. Erst wenn eine organische Ursache ausgeschlossen werden kann oder ein organisches Leiden fachärztlich behandelt wird, darf der Heilpraktiker für Psychotherapie mit einer psychotherapeutischen Behandlung beginnen.

Anschließend erfolgen die Erhebung des psychopathologischen Befunds und die Schlafanamnese. Eine apparative Diagnostik (EKG, Röntgen-Thorax, Polysomnografie im Schlaflabor) durch einen Facharzt kann die Anamnese der Schlafstörung ergänzen.

20.7 Therapie

Aus therapeutischer Sicht ist es wichtig, die Betroffenen über einen „normalen", gesunden Schlaf aufzuklären. Viele Menschen nehmen fälschlicherweise an, dass man erst ab einer Schlafdauer von 8–9 Stunden ausgeschlafen und richtig fit sei. Die meisten Betroffenen versuchen, den vermeintlich fehlenden Schlaf tagsüber durch Nickerchen nachzuholen. Doch meist liegen sie dann nachts wach im Bett: Es entsteht ein Teufelskreis.

Als Hilfestellung für einen gesunden Schlaf werden die Regeln der Schlafhygiene näher erarbeitet und besprochen. Für gute Schlafgewohnheiten kann man sich an verschiedenen Regeln orientieren, die sich im Allgemeinen auf die Schlafzeit, die Schlafumgebung und das nächtliche Ess- und Trinkverhalten beziehen.

Die Psychiater Jürgen Margraf (*1956) und Franz Müller-Spahn (1950–2009) empfehlen folgende **Regeln der Schlafhygiene,** die erfahrungsgemäß einen guten Schlaf begünstigen:

- In Bezug auf die **Schlafzeit:**
  - Jeden Morgen zur gleichen Zeit aufstehen, unabhängig von der Dauer und Güte des Nachtschlafs.
  - Den Tag entspannt ausklingen lassen. Vor dem Schlafengehen keinen anstrengenden geistigen oder körperlichen Tätigkeiten nachgehen.
  - Beim Zubettgehen bewusst das Licht ausschalten mit der Absicht einzuschlafen. Nachts sollte man nicht wach im Bett liegen bleiben, sondern besser aufstehen, in einen anderen Raum gehen und sich mit leichter Beschäftigung (jedoch kein Fernsehen) ablenken und, sobald Schläfrigkeit eintritt, wieder ins Bett gehen und versuchen einzuschlafen.
  - Keinen Mittagsschlaf halten.
- Im Hinblick auf die **Schlafumgebung:**
  - Die Schlafumgebung so gestalten, dass sie den Schlaf fördert (z. B. angenehm kühle Zimmertemperatur oder wenig Lichteinflüsse).
  - Das Zubettgehen mit einem Ritual verbinden, z. B. Abendspaziergang, Entspannungsübung.
  - Schlafzimmer und Bett nur zum Schlafen nutzen, nicht zum Lesen (ausgenommen: sexuelle Aktivitäten).
  - Im eigenen Bett mit gewohnter Matratze schlafen.
  - Nachts nicht auf die Uhr sehen.
- Bezüglich **Essen, Trinken und Rauchen:**
  - Nicht hungrig, aber auch nicht mit vollem Magen ins Bett gehen.

20

- Spätestens 4 Stunden vor dem Zubettgehen keine aufputschenden Substanzen mehr konsumieren (z. B. Alkohol, Kaffee, Schwarztee, Cola).
- Einige Stunden vor dem Zubettgehen nicht mehr rauchen.

Weiterhin sind für einen gesunden Schlaf auch **Entspannungsübungen** wie autogenes Training und progressive Muskelrelaxation förderlich.

Medikamentös könnten zunächst Phytopharmaka wie Baldrian, Hopfen, Melisse oder Passionsblume eingenommen werden, ehe ärztlicherseits Psychopharmaka wie sedierende Antidepressiva (➤ Kap. 6.1.2) oder schwachpotente Antipsychotika (➤ Kap. 6.1.4) verschrieben werden. Auch Benzodiazepine können vorübergehend bei der Schlafeinleitung helfen. Sie sollten aber nur in Absprache mit einem Facharzt und nicht länger als 2–4 Wochen eingenommen werden (➤ Kap. 6.1.5).

Verständnisfragen

- Was sind Schlafstörungen?
- Welche Schlafstörungen gibt es?
- Wie kommt es zu Schlafstörungen?
- Was ist bei der Diagnose von Schlafstörungen zu beachten?
- Dürfen Heilpraktiker und Heilpraktikerinnen für Psychotherapie Schlafstörungen behandeln?
- Wie lassen sich Schlafstörungen therapieren?
- Was kann man für die Schlafhygiene tun? Welche Regeln gilt es dabei zu beachten?

KAPITEL

21 Persönlichkeitsstörungen

Kapitelübersicht

Menschen mit Persönlichkeitsstörungen sind von deutlichen Abweichungen in der **Wahrnehmung,** dem **Denken,** dem **Fühlen** und der **Gestaltung** sozialer Beziehungen geprägt. Starre und unflexible Verhaltens- und Denkmuster entwickeln sich dabei bereits in der **Kindheit** oder **Jugend** und bleiben **dauerhaft** bestehen. Sie erschweren oder machen den Umgang mit neuen Lebenssituationen unmöglich und führen zu persönlichem Leid und **deutlichen Einschränkungen im beruflichen und sozialen Bereich.** Je nach charakterlicher Ausprägung werden verschiedene (z. B. narzisstische, emotional-instabile oder ängstlich-vermeidende) Persönlichkeitsstörungen unterschieden.

Das Zustandekommen der Störungen wird als Wechselspiel aus **neurobiologischen** und **psychosozialen** Faktoren verstanden. Persönlichkeitsstörungen werden meist als **ich-synton** erlebt, d. h., das eigene Erleben und Verhalten wird als zur eigenen Person **passend** und damit **nicht veränderungswürdig** erlebt. Erst der **äußere** Leidensdruck wie Probleme im zwischenmenschlichen oder beruflichen Bereich oder das massive Drängen der Umgebung auf eine Therapie bringen die Betroffenen in die Behandlung.

Die starren, **verzerrten** Denk- und Verhaltensmuster, die **hohe Komorbiditätsrate** (z. B. Alkohol- und Drogenabusus), das **erhöhte Suizidrisiko,** der meist geringe innere Leidensdruck, verbunden mit der Schwierigkeit, ein Gleichgewicht zwischen wertschätzender, akzeptierender Therapeutenhaltung und gleichzeitiger Motivation zur Veränderung zu schaffen, machen die Therapie von Persönlichkeitsstörungen zu einer **besonderen Herausforderung.** Nur Therapeuten und Therapeutinnen mit **ausreichender** Erfahrung und **ständiger Supervision** sollten Persönlichkeitsstörungen behandeln. Borderline-Patienten, die unter einem besonders hohen Suizidrisiko leiden, sollten **nur von Psychiatern und Psychiaterinnen** oder von **speziell geschulten psychologischen Psychotherapeuten und Psychotherapeutinnen** therapiert werden. Integrative und störungsspezifische Psychotherapieprogramme haben die besten Aussichten auf einen Behandlungserfolg. Mehr als 50 % der Betroffenen profitieren von einer Psychotherapie.

21.1 Begriffsbestimmungen und Klassifikation

21.1.1 Begriffsbestimmungen

Als **Persönlichkeit** werden die psychophysischen Eigenschaften einer Person, die ihre individuelle Erlebens- und Verhaltensweise bestimmen, bezeichnet. Die Persönlichkeit ist mit ihren charakteristischen Gedanken, Gefühlen und Verhaltensmustern sehr komplex und vielgestaltig. Die Reifung einer Persönlichkeit ist kein abgeschlossener Prozess, sondern eine Entwicklung, die sich über das gesamte Leben erstreckt.

Persönlichkeitsstörungen sind tief verwurzelte und weitgehend stabile Verhaltensmuster, Charaktereigenschaften und -ausprägungen, die in Qualität, Dauer und Inhalt deutlich von denen einer durchschnittlichen Persönlichkeit abweichen und sich infolgedessen und auch in ihrer Intensität auf vielfältige Bereiche des täglichen Lebens auswirken. Die Abweichungen bestehen im Wahrnehmen, Denken, Fühlen und der Gestaltung sozialer Beziehungen. Man spricht bei leichter Ausprägung auch von akzentuierter Persönlichkeit. In der Regel drücken sie sich in einer **unflexiblen bis starren Haltung** gegenüber den unterschiedlichsten Lebenssituationen aus. Immer wieder greifen die Personen auf bestimmte „Strategien" zurück, um verschiedene Lebenssituationen zu meistern, selbst wenn diese Verhaltensweisen sich bisher als nicht erfolgreich erwiesen haben. Damit entstehen **persönliches Leiden** und meist **deutliche Einschränkungen im beruflichen und sozialen Bereich.** Die starren Verhaltens- und Denkmuster reichen bis in die **Kindheit oder Jugend** zurück und sind **über Jahre hinweg** stabil. Die Betroffenen haben sich mit ihrem neurotischen Verhalten identifiziert und empfinden es oft nicht mehr als Störung, sondern als zu ihrer Persönlichkeit zugehörig **(ich-synton).** Daher besteht nicht zwangsläufig ein persönlicher Leidensdruck. Meist leiden die Betroffenen, sobald das soziale Umfeld bestimmte Verhaltensweisen nicht mehr toleriert und es zunehmend zu Problemen im zwischenmenschlichen Bereich kommt.

21.1.2 Kontroverse

Seit jeher galten die Persönlichkeitsstörungen ebenso wie die Neurosen als psychogene Störungen und wurden als abnorme Persönlichkeiten oder **Psychopathien** bezeichnet, im angloamerikanischen Raum sogar als **Soziopathien.** In der Psychoanalyse wurden die Auffälligkeiten in der Persönlichkeitsstruktur auf Triebe, Triebhemmung und Triebabwehr zurückgeführt und als **Charakterneurosen** bezeichnet (heute überholte Begriffe).

Spätestens seit der Einführung des Konzepts der **Neurosenstrukturen** (➤ Kap. 8.1.4) durch Harald Schultz-Hencke (1892–1953) ist deutlich geworden, dass sich Persönlichkeitsmerkmale abhängig von äußeren und inneren Faktoren entlang eines Kontinuums äußeren, sodass der Übergang zwischen Marotte und Störung fließend ist. Daher ist es fraglich, ob die Zuweisung einer Persönlichkeitsstörung bei Personen, die in bestimmten Situationen andersartig reagieren, gerechtfertigt ist. Andersartigkeit sollte respektiert werden, da es für Persönlichkeitsmerkmale keine festgelegten Normbereiche gibt. Somit erfolgt die Einstufung als „anormal" immer subjektiv durch den jeweiligen Betrachter.

Auch aus diesen Gründen ist es inzwischen zu einem **Paradigmenwechsel** gekommen. Persönlichkeitsmerkmale werden nicht länger als starr und unveränderlich betrachtet, sondern gelten als lebenslang durch Lernprozesse veränderlich – und somit auch behandelbar.

Dieser Umstand fließt in die Klassifikation und Definition der Persönlichkeitsstörungen in der **ICD-11** ein: Persönlichkeitsstörungen gelten als Probleme mit der Funktionsweise von Aspekten des Selbst (z. B. Identität, Selbstwert) und/oder als zwischenmenschliche Störungen (z. B. die Fähigkeit, enge und für beide Seiten befriedigende Beziehungen aufzubauen und aufrechtzuerhalten). Um als Störungen eingestuft werden zu können, müssen diese Auffälligkeiten mindestens 2 Jahre bestehen. Die beobachteten Verhaltensmuster sind dabei nicht altersentsprechend und lassen sich auch nicht durch soziale oder kulturelle Faktoren erklären. Außerdem müssen die Betroffenen selbst die Störung als solche empfinden (z. B. Stress, deutliche Beeinträchtigung in persönlichen, familiären, sozialen, schulischen, beruflichen oder anderen wichtigen Funktionsbereichen).

21.1.3 ICD-Klassifikation

Klassifikation nach ICD-10

Eine Übersicht über die Klassifikation der Persönlichkeitsstörungen nach **ICD-10** zeigt ➤ Tab. 21.1. In der **ICD-11** werden alle in dieser Tabelle aufgeführten Persönlichkeitsstörungen aufgrund der grundsätzlich anderen Herangehensweise an die Klassifikation unter Persönlichkeitsstörung, Schweregrad nicht näher bezeichnet (6D10) aufgeführt.

Klassifikation nach ICD-11

In der ICD-11 werden Persönlichkeitsstörungen abhängig vom Ausmaß der Beeinträchtigung in leicht, mittel und schwer eingeteilt. Zusätzlich kann ihre Qualität anhand von Merkmalsausprägungen – negativer Affektivität, Distanziertheit, Enthemmung, Anankasmus und Dissozialität – spezifiziert werden. Als einzige Persönlichkeitsstörung aus der ICD-10 wurde die Borderline-Persönlichkeitsstörung (BPS) in der Form eines Borderline-Musters übernommen, das zusätzlich diagnostiziert werden kann (➤ Tab. 21.2).

21.2 Paranoide Persönlichkeitsstörung

ICD-10: F60.0; **ICD-11:** 6D10.Z

Tab. 21.1 Persönlichkeitsstörungen nach ICD-10 [W203-012]

Spezifische Persönlichkeitsstörungen (F60)	
F60.0	Paranoide Persönlichkeitsstörung
F60.1	Schizoide Persönlichkeitsstörung
F60.2	Dissoziale Persönlichkeitsstörung
F60.3	Emotional-instabile Persönlichkeitsstörung – Borderline-Störung
F60.4	Histrionische Persönlichkeitsstörung
F60.5	Anankastische (zwanghafte) Persönlichkeitsstörung
F60.6	Ängstliche (vermeidende) Persönlichkeitsstörung
F60.7	Abhängige (asthenische) Persönlichkeitsstörung
F60.8	Sonstige spezifische Persönlichkeitsstörung – narzisstische Persönlichkeitsstörung
F60.9	Nicht näher bezeichnete Persönlichkeitsstörung
F61	**Kombinierte und sonstige Persönlichkeitsstörungen**
F62	**Andauernde Persönlichkeitsänderungen, nicht Folge einer Schädigung oder Krankheit des Gehirns**
F62.0	Andauernde Persönlichkeitsänderungen nach Extrembelastung
F62.1	Andauernde Persönlichkeitsänderungen nach psychischer Krankheit

Tab. 21.2 Persönlichkeitsstörungen nach ICD-11 [W798-008]

6D10	**Persönlichkeitsstörung**
6D10.0	Leichte Persönlichkeitsstörung
6D10.1	Mittelgradige Persönlichkeitsstörung
6D10.2	Schwergradige Persönlichkeitsstörung
6D10.Z	Persönlichkeitsstörung, Schweregrad nicht näher bezeichnet
6D11	**Ausgeprägte Persönlichkeitsmerkmale oder -muster**
6D11.0	Negative Affektivität (z. B. emotionale Instabilität, dauerhaft erniedrigtes Selbstwertgefühl, herabgesetzte Emotionsregulation, Misstrauen)
6D11.1	Distanziertheit/Bindungslosigkeit (z. B. Reserviertheit, Unnahbarkeit, Mangel an Sozialkontakten, Vermeidung von Beziehungen und Intimität)
6D11.2	Dissozialität (z. B. Missachtung der Rechte und Gefühle anderer, Selbstbezogenheit, Mangel an Empathie)
6D11.3	Enthemmung (z. B. unbedachtes, unüberlegtes impulsives Handeln ohne Rücksicht auf mögliche negative Folgen, Rücksichtslosigkeit, Verantwortungslosigkeit, Planlosigkeit)
6D11.4	Anankasmus(z. B. Eigensinn, Rigidität, Perfektionismus, hohes Kontrollbedürfnis)
6D11.5	Borderline-Muster (z. B. Instabilität von zwischenmenschlichen Beziehungen, Selbstbild und Affekten, ausgeprägte Impulsivität und Stimmungsreaktivität, unangemessen starke Wut)

FALL

Paranoide Persönlichkeitsstörung – „Man verbündet sich gegen mich"

Eine 45-jährige Frau stellt sich mit einer Packung Beruhigungsmittel bei der Polizei vor und bittet um toxikologische Untersuchung der Substanz. Im Gespräch wird klar, dass sie eine Bekannte im Verdacht hat, die Tabletten vergiftet zu haben, da es ihr nach Einnahme der Tabletten nicht gut gegangen sei und sie entgegen den Behauptungen der Freundin nicht besser habe schlafen können. Auf Drängen der Polizisten, einen Psychiater hinzuzuziehen, reagiert die Frau gereizt und misstrauisch: *Ich bin nicht verrückt! Ich kann nur meiner Bekannten nicht mehr trauen. Die versucht, mich fertigzumachen. Und jetzt will ich von Ihnen den Beweis, dass sie mit unlauteren Mitteln kämpft.* Nach längerer Überredung gelingt es jedoch, einen Psychiater hinzuzuziehen. Er erfährt, dass sich die Frau von ihrem langjährigen Lebenspartner getrennt habe, weil dieser wiederholt fremdgegangen sei. Sie vermute, dass die Freundin mit dem Lebenspartner unter einer Decke stecke und ihr schaden wolle. Sie glaube nicht, dass die Freundin sie wirklich vergiften wolle, aber eins auswischen wolle sie ihr schon. Die Freundin habe nie verwunden, dass sie ihr geistig überlegen sei. Die Freundin sei auch neidisch auf ihre Beziehung. Dass es sich bei ihr evtl. um eine ungewöhnliche und als paradox beschriebene Reaktion auf die Medikamente handeln könnte, lehnt sie ab und ist fest davon überzeugt, dass da *die Freundin die Finger im Spiel hat.*
Erst nach mühevollem Aufbau einer tragfähigen Arzt-Patient-Beziehung durch mehrfache Gesprächstermine gelingt es dem Psychiater, weitere persönliche Daten der Frau zu erfragen. Sie sei mit 6 Jahren von ihrem Vater in ein Heim gegeben worden, weil ihre Mutter an Krebs verstorben sei und er sich nicht in der Lage sah, sie und ihre beiden Brüder zu versorgen. Nach einer erneuten Heirat, aus der ein weiteres Kind stamme, habe der Vater sie und die Brüder zurückgeholt. Mit ihrer Stiefmutter sei sie nie klargekommen, die habe ihr eigenes Kind immer bevorzugt. Auch habe die Stiefmutter verhindert, dass sie eine weiterführende Schule besuchen durfte. Sie habe nach der mittleren Reife als Sekretärin arbeiten müssen,

obwohl sie „das Zeug" zum Studium gehabt habe. Sie sei mit 18 Jahren zu Hause ausgezogen und habe, nach zwei kurzen Beziehungen, den Mann kennengelernt, von dem sie sich jetzt getrennt habe. Die Beziehung sei immer schwierig gewesen, seine Eltern hätten sie nie akzeptiert, und er sei von deren Meinung abhängig gewesen; darunter hätte die Beziehung sehr gelitten. Ihre feindselige Einstellung gegenüber anderen Menschen wird in den Gesprächen an vielen Punkten spürbar, sie fühlt sich zeit ihres Lebens zurückgesetzt und von anderen Menschen nicht adäquat wahrgenommen. Schon in der Schule sei sie ausgegrenzt worden, und die Lehrer hätten sie schlechter behandelt als die anderen, obwohl sie eine bessere Schülerin und vielen ihrer Klassenkameraden „um Längen voraus" gewesen sei. Angebote ihrer Kollegen, sie z. B. zum Mittagessen zu begleiten, habe sie abgelehnt, weil sie das „Gemauschel" im Betrieb nicht leiden könne und die Kollegen auch nicht „ihr Niveau" seien. Zugleich beklagt sie jedoch, dass sie in der Abteilung gemieden und nicht zu abendlichen Aktivitäten der Kollegen eingeladen werde. Auch seien ihre Leistungen bisher nie richtig anerkannt worden, bei Beförderungen werde sie grundsätzlich übergangen: *Das Berufsleben ist eine Männerwelt, die verbünden sich und lassen keine fähige und gut arbeitende Frau hochkommen. Davor haben die Männer Angst, dass jemand wie ich es besser machen könnte.* Ihre sozialen Kontakte beschränkten sich auf den Lebenspartner sowie dessen Freunde bzw. Kollegen und die Freundin, die sie allerdings zuletzt auch nur sporadisch gesehen habe, weil sie ihr nicht mehr wirklich vertrauen könne. Diese habe ihr, weil sie durch die Trennung von ihrem Lebenspartner so mitgenommen gewesen sei, Beruhigungsmittel gegeben.

Definition

Die **paranoide Persönlichkeitsstörung** ist durch ausgeprägtes Misstrauen und tiefen Argwohn gegenüber anderen Menschen gekennzeichnet. Harmlose Handlungen oder unbedeutende Ereignisse werden als Angriff auf die eigene Person oder als Verschwörung erlebt. In diesem Zusammenhang finden sich häufig ein tiefes Misstrauen, eine übertriebene Empfindlichkeit und ein starres, streitsüchtiges Beharren auf den eigenen Rechten. Oft besteht die Neigung zur pathologischen Eifersucht.

Symptomatik

THERAPEUTISCHE HINWEISE

Typische **Denkinhalte** paranoider Persönlichkeiten sind: „Traue nur dir selbst, anderen kann man nicht vertrauen" und „Sie wollen mich alle nur hintergehen und mich verletzten, ich muss wachsam sein".

Die **typischen Merkmale** sind:

- Misstrauen und eine starke Neigung, Erlebtes zu verdrehen, indem neutrale oder freundliche Handlungen anderer als feindlich oder verächtlich fehlgedeutet werden
- Übertriebene Empfindlichkeit gegenüber Kritik, Beleidigungen, Rückschlägen und Zurücksetzungen
- Tendenz zu überhöhtem Selbstwertgefühl, ständige Selbstbezogenheit
- Empfindliche, sensitive, unbelehrbar rechthaberische Haltung
- Häufiges, ungerechtfertigtes Misstrauen und Eifersucht gegenüber der sexuellen Treue des Ehe- oder Sexualpartners
- Streitsüchtiges und beharrliches, situationsunangemessenes Bestehen auf den eigenen Rechten
- Ungerechtfertigte Gedanken an Verschwörungen als Erklärungen für die Ereignisse in der näheren Umgebung und in aller Welt
- Sozialer Rückzug und Vereinsamung

ERLÄUTERUNGEN ZUM FALL

Misstrauen, übertriebene Empfindlichkeit, rechthaberische Haltung und „Verschwörungstheorien"

Das Leben der 45-jährigen Frau ist von Misstrauen und dem Gefühl geprägt, von anderen schlecht und ungerecht behandelt zu werden. Sie deutet neutrale oder freundliche Absichten anderer Menschen als Angriff oder Verschwörung und erkennt dabei nicht, dass ihr eigenes Verhalten eine **Gegenreaktion bei den Betreffenden** auslösen kann. So führt ihre Weigerung, nicht mit den anderen Kollegen essen zu gehen, auch zu einer Zurückhaltung der Kollegen, sie abends einzuladen. Dies wiederum bestätigt ihr, dass die Welt ihr gegenüber feindselig eingestellt ist. Sie ist dadurch bemüht, immer wachsam zu sein und die Verhaltensweisen anderer zu hinterfragen. Dass sie auf die Beruhigungsmittel nicht entsprechend reagiert hat, wertet sie als Beweis, dass die Freundin die Tabletten aus Neid manipuliert hat. Sie ist anderen möglichen Erklärungsansätzen (paradoxe Benzodiazepin-Reaktion) nicht zugänglich. Dass sie bisher nicht befördert wurde, deutet sie als „Verschwörung der Männerwelt", weil sie aus ihrer Sicht zu viel mehr befähigt wäre.

Tendenz zu überhöhtem Selbstwertgefühl und ständiger Selbstbezogenheit

Das Gefühl, anderen deutlich überlegen zu sein, betrifft auch ihre Freundin, ihre Kollegen und ehemaligen Mitschüler. Sie vermisst aber, dass die Umgebung dies in gleicher Weise wahrnimmt und honoriert. Bereits in ihrer Kindheit litt sie unter der fehlenden Anerkennung durch die Stiefmutter und fühlte sich gegenüber ihrem Stiefgeschwister benachteiligt. Inwiefern diese Eindrücke der Wirklichkeit entsprechen oder durch die Persönlichkeitsstruktur der Patientin geprägt sind, lässt sich aus der Exploration nicht beurteilen. Entscheidend bleibt aber ein früh empfundenes Gefühl der Zurücksetzung. Ihr Misstrauen und das Gefühl, nicht adäquat behandelt zu werden, verstärken das **sensitive Verhalten,** alle Dinge auf sich zu beziehen und verschwörerische Aktivitäten hinter dem Verhalten anderer zu vermuten (z. B. dass ihr ehemaliger Lebenspartner und die Freundin unter einer Decke stecken). Dabei geht der Realitätsbezug nicht ganz verloren („sie glaube nicht, dass die Freundin sie vergiften wolle"), sondern wird im Sinne des eigenen Systems umgedeutet („aber eins auswischen wolle sie ihr schon. Die Freundin habe nie verwunden, dass sie ihr geistig überlegen sei.").

Ungerechtfertigtes Misstrauen gegenüber der Treue des Partners

Inwieweit der ehemalige Lebenspartner tatsächlich untreu gewesen ist, lässt sich anhand der Schilderung der Patientin nicht verifizieren. Hier würde eine **Fremdanamnese** hilfreich sein. Grundsätzlich wittern Patienten mit einer paranoiden Persönlichkeitsstörung auch hinter belanglosen Gegebenheiten einen Betrug und tun sich schwer, anderen zu vertrauen. Im Fallbeispiel überschattet das Misstrauen der Patientin nicht nur die Beziehung zum Lebenspartner, sondern auch zur Freundin. Diese Schwierigkeit, anderen Menschen zu vertrauen, belastet engere Beziehungen oder macht sie von vornherein unmöglich. Enge oder intime Kontakte sind daher selten oder fehlen gänzlich.

Sozialer Rückzug und Vereinsamung

Menschen mit paranoider Persönlichkeit meiden das Gespräch über persönliche oder für sie wichtige Erlebnisse, weil sie fürchten, sich damit

angreifbar und verletzlich zu machen. Hierbei müssen keine prägenden Eindrücke wie der Heimaufenthalt im Beispiel vorliegen. Der paranoide Mensch hat immer Probleme, Vertrauen zu fassen. Die beschriebenen Eigenschaften führen zu Vereinsamung und sozialer Abkapselung. Im Fallbeispiel verfügt die 45-Jährige kaum über feste soziale Bindungen und hat die Kontakte zum ehemaligen Lebenspartner und zur Freundin ebenfalls abgebrochen.

Differenzialdiagnose

Um bei der Frau im Fallbeispiel eine paranoide Persönlichkeitsstörung diagnostizieren zu können, sollten die wahnhafte Symptomatik gründlich hinterfragt und andere psychotische Symptome ausgeschlossen werden. Die Abgrenzung zur **schizophrenen** oder **wahnhaften Störung** ist hier entscheidend.

MERKE

Das von paranoiden Patienten erlebte Misstrauen und die vermeintliche Verschwörung um sie herum führen nicht selten zu **starken Ängsten** vor der ungerechtfertigt wahrgenommenen Bedrohung.

Wenn Menschen an einer paranoiden Persönlichkeitsstörung leiden, kann auch das streitsüchtige **Beharren auf den eigenen Rechten** im Vordergrund der Störung stehen. Dann spricht man von **querulatorischen** Persönlichkeitszügen. Im folgenden Fallbeispiel wird dies veranschaulicht.

FALL

Paranoide Persönlichkeit – „Nur böse Absichten"

Mein Mann ist grundsätzlich sehr schnell misstrauisch und fühlt sich bei jeder Kleinigkeit ausgenutzt. Seine ‚paranoiden Phasen' treten meist ganz plötzlich auf, und für mich ist nicht vorherzusehen, wann sie anfangen und wann sie aufhören. Aber eigentlich geht es beinahe rund um die Uhr so. Am schwierigsten ist, dass er dann in neutrales Verhalten ständig feindliche Bedeutungen hineininterpretiert. Die Beispiele sind mannigfaltig und für einen ‚normalen' Menschen wohl kaum nachzuvollziehen. Er wurde z. B. vorgestern sehr wütend, weil er überzeugt davon ist, dass mein Sohn ‚seine' Wohnzimmertür mit Absicht schließen würde, um ihn zu ärgern. Ich würde ihn auf etwas auf der Straße hinweisen, um abzulenken, damit ich in der Zeit einem Mann hinterherschauen könne. Wenn er von der Arbeit kommt, ‚scannt' er augenscheinlich alles nach Beweisen für meine gar nicht existierende Untreue oder aus Angst, dass sich jemand ungefragt an seinen Sachen zu schaffen gemacht hat. Er ist dann auch grundsätzlich davon überzeugt, dass hinter meinem Verhalten böse Absichten stehen mit dem Ziel, ihn zu hintergehen oder zu manipulieren. Dies äußert sich in Form von Beschimpfungen, Beleidigungen oder tagelangem Schweigen und Schmollen. Mein Sohn und ich können nur zusehen, wie er sich in seiner Gedankenwelt verbarrikadiert. Auch für Freunde ist er dann überhaupt nicht zu sprechen, denn diese wollten ihn ja auch nur ausnutzen oder manipulieren. Wenn ich mit ihm in die Stadt fahre und vorschlage, auf dem Wochenmarkt etwas einzukaufen und an einem Stand einen kleinen Imbiss zu nehmen, meint er, dahinter stecke nur die Strategie, ihn in der Öffentlichkeit ‚vorführen' zu wollen und von allen gesehen zu werden. Manchmal kann ich nicht anders als in dem Moment zu weinen, aber selbst dann wirft er mir vor, ich würde meine Traurigkeit nur vorspielen, um ihn vor anderen bloßzustellen. Ich kann ihm irgendwie überhaupt nicht begreiflich machen, dass seine Interpretationen totaler Unsinn sind. Nur ganz selten passiert es, dass er sich entschuldigt und mir sagt, dass er mich liebt. Wenn ich dann versuche, ihn auf seine ‚Wahnvorstellungen' anzusprechen, weicht er aus und erklärt, ich sei schließlich auch nicht ohne Fehler und habe manchmal auch Gedanken, die sich nicht bewahrheiteten. Heute Morgen um Viertel nach 6 baut er sich plötzlich im Bett vor mir auf und sagt in wütendem und beängstigendem Ton, er habe etwas im Kopf und müsse mich unbedingt etwas fragen. Solche Szenen kenne ich schon, sie sind immer der Anfang für ein sinnloses ‚Verhör' und endlose Beschuldigungen. Ich sagte, ich sei noch müde und wolle am frühen Morgen nicht schon gleich wieder diskutieren, er solle sich doch bitte wieder zu mir ins Bett legen. Aber dann redet er sich wieder den Kopf heiß, ich wolle ihn manipulieren, und beleidigt mich, und die ganze Leier geht wieder los!

21.3 Schizoide Persönlichkeitsstörung

ICD-10: F60.1; **ICD-11:** 6D10.Z

FALL

Schizoide Persönlichkeitsstörung – „Ich bin am liebsten allein"

Ein 35-jähriger Naturwissenschaftler erscheint wegen Konflikten in der Arbeit beim Erstgespräch. Sein Vorgesetzter, ein Professor der Technischen Universität, habe ihn zu einem Besuch beim Therapeuten gedrängt, weil er nicht in der Lage sei, mit anderen Menschen zusammenzuarbeiten. Zudem sei er Kritik sowie den Gefühlen und Bedürfnissen anderer nicht zugänglich. Der Mann berichtet von sich, ihn würde dies nicht sonderlich stören. Er sei schon immer ein Einzelgänger gewesen und habe sich im Gegenteil immer unbehaglich und bedrückt gefühlt, wenn er zu Beziehungen mit anderen gezwungen gewesen sei. So auch momentan – in den letzten 3 Jahren habe er allein an einem Forschungsprojekt des Lehrstuhls gearbeitet, wobei er sehr erfolgreich gewesen sei. Doch jetzt habe der Professor eine große Summe an Forschungsgeldern eingeworben und fünf neue Mitarbeiter zur Ausdehnung des Projekts eingestellt. Seine Aufgabe sei die Einarbeitung der neuen Kollegen gewesen. Einer der neuen Kollegen sei innerhalb der ersten 2 Wochen mit der Begründung aus dem Projekt ausgestiegen, man könne von ihm nichts lernen, er habe ihn in keiner Weise angeleitet, und die Arbeitsatmosphäre sei zudem sehr kühl. Auch die anderen Mitarbeiter hätten sich bei seinem Professor darüber beschwert, dass er überhaupt nicht teamfähig sei. Er selbst könne diese Beschwerden nicht nachvollziehen; er wisse überhaupt nicht, was er hätte tun sollen. Außerdem hätte er einfach am liebsten weitergearbeitet wie bisher. Im Gespräch stellt sich schließlich heraus, dass er niemals wirklich enge Freunde hatte, nie zur Teilnahme an Gruppen oder Teams gebeten wurde und auch nie an irgendwelchen Schulaktivitäten teilgenommen hat. Von seiner Familie habe er sich auch weitgehend isoliert, was den Mann aber nicht im Geringsten zu belasten scheint. Er erzählt, er habe in der Pubertät und auch im Erwachsenenalter nie Verabredungen oder irgendeine Art von sexuellem Kontakt mit anderen gehabt, und verneint sämtliche Fragen nach derartigen Wünschen. Naturwissenschaftliche Phänomene seien das Einzige, was ihn interessiere und womit er sich näher beschäftige. Dies habe bereits begonnen, als er zum 12. Geburtstag einen Chemiebaukasten geschenkt bekomme habe, woraufhin er viele Stunden damit zugebracht habe, in der elterlichen Werkstatt im Keller allein Experimente durchzuführen. Auf Fragen nach seinen Freizeitbeschäftigungen gibt er an, am liebsten lese er wissenschaftliche Bücher oder spiele Computerspiele.

Definition

Schizoide Persönlichkeiten weisen einige Wesensmerkmale einer schizophrenen Psychose auf, eine Beziehung zur Schizophrenie wird aber nicht gesehen. Typisch ist die Zwiespältigkeit ihrer Empfindungen. So können die Betroffenen z. B. den Wunsch nach Nähe und Geborgenheit besitzen, diese aber nicht erhalten und leben, weil ihnen die dazu notwendigen Mittel fehlen.

Die **schizoide Persönlichkeitsstörung** ist von einer Distanziertheit im zwischenmenschlichen Kontakt bei gleichzeitiger emotionaler Kühle geprägt. Die Betroffenen zeigen ein einzelgängerisches Verhalten. Sie können häufig keine Freude empfinden oder lehnen lustvolle Beschäftigungen mit anderen ab (Anhedonie); dies geht auch mit einem mangelnden Interesse an sexuellen Erfahrungen einher.

Symptomatik

THERAPEUTISCHE PRAXIS

Typische **Denkinhalte** schizoider Persönlichkeiten sind: „Beziehungen zu anderen schränken mich nur ein und stören" und „Am liebsten bin ich allein, dann komme ich besser zurecht".

Typische **Merkmale** der schizoiden Persönlichkeitsstörung sind:

- Anhedonie (Unvermögen zum Erleben von Freude)
- Introvertiertheit und Verschlossenheit, Distanziertheit
- Reduzierte Fähigkeit, Gefühle auszudrücken oder adäquat auf Gefühle anderer zu reagieren
- Schwache Reaktion auf Lob und Kritik
- Mangelndes Interesse an sexuellen Erfahrungen mit einem anderen Menschen
- Übermäßige Inanspruchnahme durch Fantasie und Introvertiertheit
- Einzelgängerische Aktivitäten
- Deutlicher Mangel im Erkennen und Befolgen gesellschaftlicher Regeln mit der Folge von exzentrischem Verhalten
- Mangel an engen, vertrauensvollen Beziehungen
- Neigung zu Isolation und Vereinsamung infolge mangelhafter sozialer Anpassungsfähigkeit

ERLÄUTERUNGEN ZUM FALL

Introvertiertheit, Distanziertheit, Mangel an engen Beziehungen

Der Mann aus dem Fallbeispiel ist ein **typischer Einzelgänger.** Er hat keine Freunde und wünscht auch keine engeren Beziehungen; er ist am liebsten allein. Sein Vorgesetzter beklagt seine Unfähigkeit, menschliche Beziehungen zu gestalten oder erkennbare Regungen auf die Gefühle anderer zu zeigen.

Schwache Reaktion auf Lob und Kritik

Der Vorgesetzte moniert, der Mitarbeiter sei Kritik nicht zugänglich und wisse mit den Gefühlen und Bedürfnissen anderer nicht umzugehen.

Einzelgängerische Aktivitäten und fehlendes Gespür für soziale Situationen

Er bevorzugt Aktivitäten, die er allein unternehmen kann, und fühlt sich in Gruppen und Teams nicht wohl. Oft fehlt schizoiden Menschen das Gespür, wie sie sich anderen Menschen gegenüber nähern oder verhalten sollen, und sie benehmen sich dann in sozialen Situationen unbeholfen oder ggf. exzentrisch.

21.4 Dissoziale Persönlichkeitsstörung

ICD-10: F60.2; **ICD-11:** 6D10.Z

FALL

Dissoziale Persönlichkeitsstörung – „Der Draufgänger"

Eine Mutter erscheint in Begleitung ihres 17-jährigen Sohnes in der Praxis. Unter Tränen erklärt sie, sie wisse mit seiner Erziehung nicht mehr weiter. Er nehme Drogen (Cannabis), randaliere und stehle und schwänze seit Wochen die Schule. Er habe eigenhändig Entschuldigungen für das Fehlen im Unterricht geschrieben und ihre Unterschrift gefälscht. Erst letzte Woche sei der Betrug aufgeflogen, als ein Lehrer bei ihr zu Hause anrief, um zu fragen, ob ihr Sohn ernsthaft erkrankt sei, weil er nun schon längere Zeit immer wieder dem Unterricht ferngeblieben sei. 110 Fehlstunden habe ihr Sohn angesammelt, und sie habe davon gar nichts gewusst. Und nun sei seine Versetzung in die nächste Klasse gefährdet. Als die Mutter ihren Sohn betrübt anschaut, lacht dieser hämisch. *Selbst schuld, wenn ihr alle so blöd seid und nichts merkt. Ist nicht mein Problem.* Er sitzt breitbeinig auf dem Sessel und kaut schnalzend seinen Kaugummi. Seine Kleidung ist sehr auffällig: Er trägt zerrissene Jeans, einen Pullover mit dem Aufdruck „Fuck you all!" sowie einen auffälligen Haarschnitt mit buntgefärbten Strähnen und mehrere Piercings im Gesicht. Auf die Frage, ob er schon einmal mit dem Gesetz in Konflikt gekommen sei, lacht er erneut, diesmal lauthals. *Ja, sicher, Mann – tagtäglich! Wenn mir einer doof kommt, dann fackle ich nicht lang. Zwei Vorstrafen habe ich schon, einmal wegen Körperverletzung und einmal wegen Diebstahl. Dann habe ich vor 1 Monat noch eine Geldstrafe aufgebrummt bekommen wegen Sachbeschädigung, weil ich mit ein paar Kumpels aus meiner Clique im Bahnhofstunnel ein Graffiti an die Wand gesprüht habe. Sieht total geil aus, würd' sagen, die Aktion hat sich gelohnt, zumal meine Alte den Schaden ja geblecht hat.* Die Mutter ist sprachlos und sieht völlig verzweifelt aus. *Ich sehe keine Spur von Mitgefühl oder Schuldgefühl. Bestrafungen helfen auch nicht, die haben keine Wirkung auf sein Verhalten. Was kann ich um Himmels willen nur tun?*

Definition

Menschen mit einer **dissozialen Persönlichkeitsstörung** missachten soziale und gesellschaftliche Verpflichtungen und Normen, neigen zu wiederholten strafbaren Handlungen und zeigen eine niedrige Schwelle für gewalttätiges Verhalten, auch in der Partnerschaft. Häufig besteht eine Unfähigkeit, das Unrecht oder die eigene Schuld einzusehen; aus Erfahrung wird wenig oder nichts gelernt.

Synonyme: antisoziale, asoziale, psychopathische oder soziopathische Persönlichkeitsstörung

Symptomatik

ERLÄUTERUNGEN ZUM FALL

Der Jugendliche im Fallbeispiel hat ohne Rücksicht auf die Folgen mehrfach kriminelle Handlungen begangen (z. B. Sachbeschädigung) und Gewalt gegenüber anderen angewandt. Ein Unrechtsbewusstsein ist bei ihm nicht entwickelt. Er kennt kein Verantwortungsgefühl, sondern rechtfertigt sein Verhalten damit, sich das zu holen, was er wolle oder ihm seines Erachtens zustehe. Dass er dabei nicht nur die Gefühle anderer Menschen verletzt, ist ihm nicht bewusst.

Typische **Merkmale** der dissozialen Persönlichkeitsstörung sind:

- Herzloses Unbeteiligtsein gegenüber den Gefühlen anderer sowie Mangel an eigenen Gefühlen.
- Missachtung sozialer Normen, Regeln und Verpflichtungen, ausgeprägte und anhaltende Fahrlässigkeit und Verantwortungslosigkeit.
- Keine Hemmungen oder Probleme, Beziehungen zu knüpfen, jedoch Unfähigkeit zur verbindlichen Gestaltung und Pflege längerer Beziehungen.
- Sehr geringe Frustrationstoleranz und niedrige Schwelle für aggressives, auch gewalttätiges Verhalten.
- Mangelndes oder nicht vorhandenes Schuldbewusstsein, keine oder nur sehr eingeschränkte Fähigkeit, aus Erfahrungen zu lernen (z. B. Bestrafung).
- Auffällige Tendenz, andere zu beschuldigen oder vordergründige Rationalisierungen zur Legitimierung des eigenen Verhaltens anzubieten, durch das die Betroffenen in Schwierigkeiten mit der Gesellschaft geraten sind.

MERKE

Die Störung des Sozialverhaltens bei dissozialen Persönlichkeitsstörungen beginnt oft schon vor der Vollendung des 15. Lj. Erste Anzeichen in der Kindheit sind: gehäuftes Lügen, Stehlen, Schulschwänzen, Fortlaufen von zu Hause, früher Konsum von Nikotin, Alkohol oder Drogen. Typische Denkinhalte von dissozialen Persönlichkeiten sind: „Ich muss mir holen, was mir zusteht. Ich kann mir nur selber helfen. Ich muss sehen, wo ich bleibe, das machen doch alle."

21.5 Emotional-instabile Persönlichkeitsstörung vom Borderline-Typ

ICD-10: F60.3; **ICD-11:** 6D11.5

FALL

Eine 28-jährige Patientin wird nachts mit ihrer Freundin in der chirurgischen Ambulanz der Klinik vorstellig, weil sie sich mit Zigaretten vielfache Brandwunden am Unterarm zugefügt hat. Dem psychiatrischen Konsiliararzt wird berichtet, dass die Patientin multiple vernarbte Schnittwunden an beiden Unterarmen aufweist. Die Patientin weigert sich zunächst, sich mit dem Psychiater zu unterhalten, fällt aber bald der berichtenden Freundin ins Wort. Die Freundin sei schuld, dass sie wieder hier gelandet sei. Wenn sie sie nicht verlassen hätte, wäre sie heute Abend nicht so entsetzlich allein und innerlich leer gewesen. Sie sei so „taub" gewesen und gleichzeitig habe sie eine wahnsinnige Anspannung gequält, sie habe keinen Ausweg gewusst. Zunächst wollte sie sich mit ein „bisschen Wein und Fernsehen" ablenken, das habe aber nicht geholfen. Dann habe sie begonnen, sich mit der Zigarette zu verbrennen, um „sich spüren" zu können. Das habe irgendwie geholfen, und sie habe dann ihre Freundin angerufen, um sich helfen zu lassen, weil bei ihrer Therapeutin nur der Anrufbeantworter an war. Die Freundin relativiert das Geschehene, sagt, dass sie sie nicht verlassen, sondern nur, um sich konzentriert auf einen Vortrag vorzubereiten, bei ihrem Bruder einquartiert habe, weil sie sonst zu sehr von der Freundin abgelenkt worden wäre.

Definition

Die Bezeichnung „Borderline" besagt, dass diese psychische Erkrankung in einem **Grenzbereich** zwischen Neurose und Psychose angesiedelt ist. Die **emotional-instabile Persönlichkeitsstörung vom Borderline-Typ** ist gekennzeichnet durch emotionale Instabilität; Selbstbild, Ziele und „innere Präferenzen" sind unklar oder gestört. Es besteht ein chronisches Gefühl der inneren Leere, die zwischenmenschlichen Beziehungen sind unbeständig, aber intensiv und lösen häufig emotionale Krisen aus. Es besteht eine extreme Angst vor Einsamkeit mit dem Bestreben, nicht verlassen zu werden, teilweise über Suiziddrohungen oder selbstschädigendes Verhalten. Bei Borderline-Patienten können vorübergehend paranoide oder dissoziative Symptome auftreten.

MERKE

Schwere Borderline-Störungen gehören in die Behandlung eines **Psychiaters.**

In der **ICD-10** werden die emotional-instabilen Persönlichkeitsstörungen in einen **impulsiven** und einen **Borderline**-Typ unterteilt. Im Vordergrund des impulsiven Typs steht neben der emotionalen Instabilität die **mangelnde Impulskontrolle** mit bedrohlichem und gewaltsamem Verhalten. Der klinisch bedeutendere Borderline-Typ wird im Folgenden ausführlich beschrieben.

Symptomatik

THERAPEUTISCHE PRAXIS

Typische **Denkinhalte** von Borderline-Patienten sind: „Meine Gefühle überrollen mich, ich kann sie nicht kontrollieren" und „Allein komme ich nie zurecht, ich brauche jemanden, der mich beschützt".

Merkmale der Borderline-Persönlichkeitsstörung:

- Gestörte Affektregulation mit niedriger Reizschwelle zu Gefühlsausbrüchen, lang dauernde Spannungszustände oder schneller Wechsel der stark ausgeprägten Stimmungszustände
- Unvermögen, einzelne Gefühle differenziert und in angemessener Stärke zu empfinden
- Chronisches Gefühl der Leere
- Impulsives und selbstschädigendes Verhalten wie Substanzmissbrauch, riskante Verhaltensweisen (Balancieren auf Brückengeländer, zu schnelles Autofahren), Fressattacken
- Wiederkehrende Suiziddrohungen oder Suizidversuche
- Unfähigkeit, Situationen oder Reaktionen vorauszusehen und das eigene Handeln entsprechend zu steuern
- Identitätsstörungen in Bezug auf Selbstbild, Selbstwertgefühl, Geschlechtsidentität („Ich möchte lieber ein Junge/Mädchen sein") und Sexualität
- Vorübergehendes paranoides Erleben, Albträume und Flashbacks an traumatische Ereignisse, Derealisations- und Depersonalisationserleben in Krisensituationen
- Mangelndes Durchhaltevermögen, Schwierigkeiten in der Beibehaltung von Handlungen oder Aufgaben, die nicht unmittelbar belohnt werden, z. B. häufiger Schul- oder Arbeitsplatzwechsel

- Extreme Angst vor dem Alleinsein mit verzweifelten Bemühungen, dies zu verhindern
- Neigung zu intensiven, aber instabilen und häufig wechselnden Beziehungen

ERLÄUTERUNGEN ZUM FALL

Emotionale Instabilität, innere Leere

Die Frau aus dem Fallbeispiel berichtet von **unerträglichen Spannungszuständen,** die parallel mit einem „Taubheitsgefühl" bestehen würden, einer inneren Leere. Es ist typisch für Borderline-Patienten, dass es ihnen schwerfällt, Gefühlsregungen zu differenzieren und adäquat zu reagieren. Emotionale Reaktionen werden meist sehr schnell ausgelöst und können sich unverhältnismäßig stark präsentieren. Auch ein plötzlicher Wechsel zwischen verschiedenen Stimmungen ist häufig, oder die Gefühle werden nebeneinander als „Gefühlschaos" wahrgenommen. Der von der Patientin im Fallbeispiel beschriebene Anspannungszustand ist ein häufiges Phänomen von Borderline-Störungen. Die Patienten erfahren, dass die Anspannung durch **selbstschädigendes Verhalten** (z. B. Brandwunden, Schnittverletzungen) durchbrochen werden kann; der dabei gefühlte Schmerz schafft kurzzeitig Erleichterung. Die multiplen Narben am Unterarm sind Hinweis auf solche Verhaltensmuster. Innere Leere oder Depressivität sind häufig beklagte Zustände, in denen sich Borderline-Patienten befinden. So erzählt die Patientin im Fallbeispiel, dass sie so „taub" gewesen und von einer wahnsinnigen Anspannung gequält worden sei. Dann habe sie begonnen, sich mit der Zigarette zu verbrennen, um „sich spüren zu können". Das habe irgendwie geholfen.

Vorübergehendes psychotisches Erleben

Wenn sich in Krisen diese Zustände zuspitzen, gesellen sich meist noch Schlafprobleme mit Albträumen und Derealisations- oder Depersonalisationserleben hinzu. Die Patienten können im Extremfall auch kurzzeitige psychotische Phasen durchmachen, die als „Mini-Psychosen" bezeichnet werden. Im Gegensatz zum psychotischen Patienten werden diese Phänomene wie auch (Pseudo-)Halluzinationen als **ich-dyston** erlebt. Der Krankheitscharakter der Symptome kann vom Patienten noch erkannt werden.

Große Angst vor dem Alleinsein

Die Patientin im Fallbeispiel wertet den vorübergehenden Auszug der Freundin aus der gemeinsamen Wohnung als dauerhaftes „Verlassenwerden", was sie in eine Krise treibt: „Wenn sie mich nicht verlassen hätte, wäre ich heute Abend nicht so entsetzlich allein und innerlich leer gewesen." Die Beziehungen von Borderline-Patienten sind meist sehr konflikthaft, intensiv und von einem raschen Wechsel zwischen **Nähe und Distanz** bestimmt. Dieses Bestreben, auf keinen Fall allein gelassen zu werden, führt zu „Anklammerungstendenzen" und führt auf Dauer oft zu einer Überforderung des Partners. Daher wechseln die zwischenmenschlichen Beziehungen von Borderline-Patienten häufig.

Gestörtes Selbstbild

Patienten mit einer Borderline-Störung leiden auch unter einem gestörten Selbstbild. Sie sind sich unklar, wer sie wirklich sind und was sie wollen. Auch ihre Geschlechtsidentität kann davon betroffen sein.

Impulsives riskantes Verhalten, Suizidgedanken und -handlungen

Wenn Ohnmachtsgefühle sehr stark werden oder Borderline-Patienten sich in einer akuten Krise befinden, neigen sie dazu, mit hochriskantem Verhalten, Alkohol- oder Drogenkonsum, Essanfällen, impulshaftem, übertriebenem Einkaufen, aggressiven oder selbstschädigenden Handlungen zu reagieren.

MERKE

Suiziddrohungen (Kap. 21) von Borderline-Patienten müssen unbedingt ernst genommen und entsprechend therapiert werden, z. B. durch stationäre Aufnahme. Es ist wichtig, dass die Patienten den Zusammenhang zwischen ihren Äußerungen und den daraus folgenden Konsequenzen verstehen lernen und Drohungen nicht als „Druckmittel" einsetzen.

21.6 Histrionische Persönlichkeitsstörung

ICD-10: F60.4; **ICD-11:** 6D10.Z

FALL

Histrionische Persönlichkeitsstörung – „Was für ein Aufruhr!"

Eine sehr glamourös gekleidete Frau erscheint mit gestylter Frisur und perfektem Makeup in der Praxis. Sie trägt sehr hohe Schuhe, die bei jedem Schritt laut auf dem Fußboden klackern. Schon bevor die Frau im Sessel Platz genommen hat, beginnt sie, mit ausladenden Gesten und herzzerreißender Mimik ihre Situation zu schildern. Sie sei zu Tode betrübt und, auch wenn sie äußerlich vielleicht nicht den Eindruck erwecke, schwer depressiv. Sie sei mehrfach aufs Übelste hintergangen und enttäuscht worden, sodass sie schon daran gedacht habe, sich das Leben zu nehmen. Der Verlag, für den sie arbeite, habe ihr zwar ein gutes Angebot zur Veröffentlichung ihres neuen Manuskripts gemacht, gleichzeitig aber zwei anderen Autorinnen in derselben Sparte ein ähnliches Angebot unterbreitet. Sie habe daraufhin zunächst einen Wutanfall bekommen – sie, die bekannte Autorin, werde sich niemals einreihen und zulassen, dass andere sich mit ihr auf eine Stufe stellten – und sei anschließend in unendliches Weinen und eine depressive Stimmung verfallen. Aber ihre Freundinnen, schildert sie mit glasigen Augen, die hätten sich so rührend um sie gekümmert und ihr gut zugeredet. Sie sei so eine begnadete Schriftstellerin und bekannte Autorin und so eine wunderschöne Frau – dass sie es sich in letzter Sekunde noch einmal anders überlegt habe. Aber sobald sie allein sei, überfielen sie diese schrecklichen Gedanken wieder wie aus dem Nichts, und sie müsse sich ungeheuer ablenken, um ihnen nicht nachzugeben. Sie habe zudem wiederkehrende Herzschmerzen und Drehschwindel. *Das müssen Sie sich mal vorstellen, Herr Doktor. Ich befinde mich in Gesellschaft, und plötzlich beginnt sich alles zu drehen, und ich sehe, wie die Menschen um mich herum verschwimmen. Ich kann dann kaum mehr stehen und brauche stützende Arme. Und dann dieser Aufruhr um mich herum, das ist mir ja ganz peinlich!*, erzählt die Frau wenig glaubhaft. Auf die Frage, ob sie in einer Partnerschaft sei, antwortet sie, sie sei verheiratet gewesen. Aber ihr Mann habe sie vor 3 Jahren wegen einer *jungen Schnepfe* sitzen lassen. Dies habe ihr das Herz gebrochen. Seitdem tröste sie sich mit wechselnden Partnern. Es könne schon passieren, dass sie in der Woche mit zwei, drei verschiedenen Partnern sexuellen Kontakt habe. *Das hilft mir einfach, meine schrecklichen Depressionen zu vergessen.*

Definition

Der Begriff „histrionisch" (lat. *histrio* = Schauspieler, Gaukler) beschreibt die Theatralik und Dramatik, mit der Menschen mit einer **histrionischen Persönlichkeitsstörung** agieren. Neben dem übertriebenen Ausdruck der Gefühle kommt ein Streben nach Anerkennung und Aufmerksamkeit hinzu. Eine sexuelle Komponente ist ebenfalls enthalten. Aufgrund der starken Präsenz dieser Thematik im öffentlichen Alltag ist dieser Anteil allerdings im Krankheitsbild weniger markant als früher im „hysterischen" Persönlichkeitsstörungskomplex.

GUT ZU WISSEN

Die früher gebräuchliche Bezeichnung „hysterische" Persönlichkeitsstörung wurde zugunsten von „histrionisch" aufgegeben, weil der Begriff **„Hysterie"** abwertend und negativ besetzt ist.

Symptomatik

THERAPEUTISCHE PRAXIS

Typische Grundüberzeugungen von Menschen mit einer histrionischen Persönlichkeitsstörung sind: „Ich bin eh nichts wert und unattraktiv" und „Allein könnte ich mein Leben nicht meistern".

Typische **Merkmale** der histrionischen Persönlichkeitsstörung sind:

- Übertriebene Selbstdarstellung, theatralisches und dramatisierendes Verhalten, überschwängliche Gefühlsäußerungen und -ausbrüche
- Suggestibilität (leichte Beeinflussbarkeit durch Personen oder Ereignisse)
- Extreme Stimmungsschwankungen, flüchtige und oberflächliche Emotionen, schon Kleinigkeiten lösen eine starke emotionale Erregung aus (Affektlabilität)
- Ausgeprägtes Bedürfnis nach spannungsvollen Erlebnissen und aufregenden Aktivitäten, in denen die betroffene Person im Mittelpunkt der Aufmerksamkeit steht
- Häufig auffallendes Äußeres und intensive Beschäftigung mit dem äußeren Erscheinungsbild (Kleidung, Frisur, Schminke)
- Unangemessenes oder übertriebenes sexuell verführerisches Verhalten

THERAPEUTISCHE PRAXIS

Konversionssymptome, die bei histrionischen Persönlichkeiten auftreten, wirken in ihrer Dramatik und Theatralik oft gespielt. Die Betroffenen erleben diese Symptome aber in der Regel als bedrohlich und täuschen im Allgemeinen auch eine psychogene Amnesie nicht vor.

Weitere Symptome:

- Fortwährend manipulatives Verhalten zur Befriedigung eigener Bedürfnisse
- Egozentrik (starke Selbstbezogenheit, mangelnde Empathie)
- Starke Diskrepanz zwischen dem scheinbar sicheren Auftritt nach außen und der leichten Beeinflussbarkeit und Verletzbarkeit der Gefühle
- Konversionen, d. h. die Übertragungen von Gefühlen auf somatische Bereiche, sind oft symptomatisch für **manipulatives** Verhalten und **dramatische** Selbstdarstellung. Klassisch sind sexuelle Darbietungsposen (Konversionshysterie), aber auch körperliche Ausfallerscheinungen wie z. B. **Herz-** und **Atembeschwerden** oder **Taubheitsgefühle** und **Lähmungen.** Dabei werden offensichtliche Aspekte der eigenen Psyche so stark von äußeren Erscheinungen abgelöst, dass den Betroffenen der Zusammenhang **nicht mehr bewusst** ist.

ERLÄUTERUNGEN ZUM FALL

Die Suizidgedanken sind als Appell zu verstehen und damit ein manipulativer Akt, die eigene Bedrängnis offenkundig zu machen. Der Gedanke, einen Suizid zu begehen, wird geäußert und dazu genutzt, um auf ein tiefer liegendes, ernsthaftes Problem aufmerksam zu machen (z. B. die eigene Hilflosigkeit, das Bedürfnis nach Anerkennung und liebevoller Zuwendung). Ein ähnliches Muster zeigt sich auch im übrigen Verhalten. Daher sind derartige Andeutungen und Suiziddrohungen durchaus sehr ernst zu nehmen.

Dramatische Selbstdarstellung

Die dramatische und theatralische Darstellung zeigt sich bei der Patientin im Fallbeispiel in der Schilderung ihrer Beschwerden und deren Ursache.

Bedürfnis nach Anerkennung

Das Bedürfnis nach Anerkennung und Aufmerksamkeit zeigt sich bei histrionischen Persönlichkeiten daran, dass sie immer im Mittelpunkt stehen und gelobt werden wollen. Auch das Betonen der eigenen Wichtigkeit spielt dabei eine Rolle. Im Fallbeispiel hebt die Frau extra hervor, dass sie eine bekannte Autorin sei. Für die Betroffenen ist es deswegen auch sehr wichtig, attraktiv und begehrenswert zu erscheinen. Deswegen legt die Frau auch so viel Wert auf ihr Äußeres. Auch das verführerische Verhalten gegenüber Männern kann aus dieser Perspektive betrachtet werden. Immer wieder suchen histrionische Menschen neue aufregende Erlebnisse, in denen ihre Wichtigkeit bestätigt wird. Hinter diesem Verhalten steckt in der Regel ein tief verwurzelter Mangel an Selbstwertgefühl und die Angst vor Ablehnung.

Manipulatives Verhalten

Fühlen sich histrionische Menschen nicht ausreichend wahrgenommen und ihre Bedürfnisse nicht entsprechend beachtet, kann es zu manipulativem Verhalten kommen. Das bedeutet, dass sich die Betroffenen durch bestimmte Verhaltensweisen die Zuwendung, die ihnen ihrer Meinung nach zusteht, erzwingen. Im Fallbeispiel reagiert die Patientin in Situationen ohne Zuwendung und Aufmerksamkeit von außen mit Konversionssymptomen. In Krisen können die Patienten auch suizidal werden.

MERKE

Trotz des dramatischen Verhaltens sollten **Suizidäußerungen** oder **-handlungen** von histrionischen Persönlichkeiten ernst genommen werden. Durch das impulsive Verhalten kann aus einer Suiziddrohung ein tatsächlicher Suizid werden.

21.7 Anankastische (zwanghafte) Persönlichkeitsstörung

ICD-10: F60.5; **ICD-11:** 6D10.Z

FALL

Anankastische Persönlichkeitsstörung – „Ordentlich und reinlich"

Andreas P. (19 J.) stammt aus einer wohlhabenden Ingenieursfamilie. Seine Eltern erinnern sich, dass er bereits als Kind sehr pflichtbewusst und genügsam war und schon sehr früh ein großes Bedürfnis nach äußerer Ordnung und Reinlichkeit besaß. Wenn andere Kinder mit ihm in seinem Zimmer spielten, wurde Andreas immer ärgerlich, wenn sie seine Spielsachen aus den Schubladen zogen und im Zimmer verteilten. Dies ging so weit, dass er erst wieder zur Ruhe kam, wenn sie „sein Reich" verließen und er die alte Ordnung wiederherstellen konnte. Alle Spielsachen hatten ihren be-

21

stimmten Platz, und daran sollte auch möglichst niemand etwas ändern. Auch auf seinem Schreibtisch und in den Schränken war nichts dem Zufall überlassen, sondern penibel geordnet. Flecken und Schmutz mussten auf der Stelle beseitigt werden, sonst fühlte er sich nicht richtig wohl.
In der Ausbildung, in der Andreas sich zurzeit befindet, wird er von den Lehrern als sehr strebsam und leistungsstark beschrieben. Seine Aufgaben verfolge er stets gewissenhaft und planvoll. Seine Altersgenossen aber finden ihn eigensinnig und seine Ansprüche an sich und seine Umwelt ziemlich übertrieben. So führt er z. B. akribisch Buch über seine schriftlichen und mündlichen Noten, und wenn er sich im Unterricht einmal verschreibt, reißt er stets die ganze Seite heraus und schreibt den gesamten Text neu. Intensiven Kontakt zu Gleichaltrigen hat er außerhalb der Schule kaum, v. a. zu spontanen Unternehmungen oder Ausflügen ist er nicht zu bewegen. Wenn im Voraus nicht alles ins Kleinste geplant ist und Andreas nicht über alle Eventualitäten und Details informiert ist, zieht er sich teilnahmslos zurück. Dies führt inzwischen vermehrt zu Problemen und Auseinandersetzungen, nicht nur in der Familie, sondern auch in seinem Ausbildungsbetrieb und in der Schule. Das ist auch der Grund, warum die Eltern einen Termin mit einem Psychotherapeuten vereinbart haben und nun zusammen mit dem jungen Mann dort erscheinen.

Definition

Bei der **anankastisch (zwanghaften) Persönlichkeitsstörung** finden sich übertriebene Gewissenhaftigkeit, Streben nach Perfektion, übermäßige Vorsicht und Unentschlossenheit, Neigung zu Pedanterie und Eigensinn. Zusätzlich besteht ein Mangel an Flexibilität (z. B. durch frühzeitiges Vorausplanen aller Aktivitäten, an deren Durchführung starr festgehalten wird).

Symptomatik

THERAPEUTISCHE PRAXIS

Typische **Denkinhalte** von Menschen mit einer anankastischen Persönlichkeitsstörung sind: „Entweder ich mache eine Sache richtig, oder ich mache sie gar nicht" und „Wenn ich kein System habe, versinkt alles im Chaos".

Typische **Merkmale** der anankastischen (zwanghaften) Persönlichkeitsstörung sind:

- Unentschiedenheit, Zweifel und außerordentliche Vorsicht als Ausdruck einer tiefen persönlichen Unsicherheit
- Unverhältnismäßige Gewissenhaftigkeit, außerordentliches Pflichtgefühl, Skrupelhaftigkeit und extreme Leistungsbezogenheit unter Vernachlässigung von Vergnügen und zwischenmenschlichen Beziehungen
- Pedanterie und Konventionalität mit eingeschränkter Fähigkeit zum Ausdruck wahrer Gefühle, „Haarspalterei"
- Rigidität, Ungehorsam und starrer Eigensinn, wobei von anderen die Unterordnung eigener Eigenarten und Gewohnheiten erwartet wird
- Bedürfnis nach frühzeitiger, detaillierter und unveränderbarer Vorausplanung aller Aktivitäten

ERLÄUTERUNGEN ZUM FALL

Anankastische Persönlichkeiten sind im Kindesalter oft gefällige Kinder. Der Mangel an Unternehmungslust und die zwanghaften Züge haben dann noch wenig Befremdliches, was sich mit zunehmendem Alter ändert.

Rigidität und Vorausplanen von Aktivitäten

Die Rigidität und **fehlende Spontaneität,** sich auf neue Situationen einzustellen, sind das Hauptproblem von Andreas P. Mit diesem Verhalten steigt der Leidensdruck in der Familie so weit, dass sie professionelle Hilfe sucht.

Vernachlässigung von sozialen Kontakten und Vergnügungen

Die **Pedanterie,** mit der Andreas alle Aufgaben erledigt und sein Zimmer in Ordnung hält, behindert die Entwicklung zwischenmenschlicher Kontakte. In den Spielkameraden sieht er nur einen „Störfaktor", der Unordnung in sein System bringt. Er erwartet von seinen Mitmenschen eigensinnig, dass sie sich seinem Ordnungs- und Wertesystem anpassen. Auch im jugendlichen Alter meidet er soziale Kontakte bzw. stellt hohe moralische Ansprüche an sie.

21.8 Ängstlich-vermeidende Persönlichkeitsstörung

ICD-10: F60.6; **ICD-11:** 6D10.Z

FALL

Ängstlich-vermeidende Persönlichkeitsstörung – „Angst vor den Kollegen"

Die 24-jährige gelernte Floristin muss im Verkauf täglich Kunden beraten. Dies falle ihr jedoch extrem schwer, da sie dabei ständig Angst habe, sich lächerlich zu machen. Wenn das Kundenaufkommen sehr hoch sei, könne sie die innere Spannung einfach nicht aushalten. An Weihnachten, Ostern oder Muttertag melde sie sich deshalb auch häufig krank, was inzwischen zu Ärger mit ihrer Chefin geführt habe. Ihren Kollegen sei ihr eigentümliches Verhalten auch schon aufgefallen, und sie machten sich darüber lustig, weil sie sich in den Kaffeepausen lieber mit sich selbst beschäftige, als sich „wie ein erwachsener Mensch" mit ihnen an einen Tisch zu setzen. Sie selbst erklärt, zwar eigentlich gern dabei sein zu wollen, aber Angst habe, ihre Chefin könne sie für ein Lästermaul halten. Darum bleibe sie lieber außen vor. Auch im Privatleben und in der Freizeit sei sie extrem zurückgezogen und schüchtern. Sie habe das Gefühl, ihren Freunden und anderen Mitmenschen unterlegen zu sein. Sie traue sich auch nicht, ihr wenig bekannte Personen anzusprechen, aus Angst, dann „schusselig" oder unbeholfen zu wirken. Sie erinnert sich daran, auch als Kind schon sehr ängstlich, schüchtern und zurückgezogen gewesen zu sein. Einmal sei sie z. B. zu einem Kindergeburtstag eingeladen worden. Zuerst habe sie sich sehr darüber gefreut. Doch als sie plötzlich mit dem Geschenk in der Hand vor der Tür gestanden sei, habe sie ganz kalte und zittrige Hände bekommen. Sie habe so starke Angst davor gehabt, von den anderen Kindern ausgegrenzt oder ausgelacht zu werden, dass sie wieder umgekehrt und nach Hause gegangen sei. Einladungen nehme sie auch heute noch nur ungern an. Zu groß sei ihre Angst, die Erwartungen der anderen zu enttäuschen oder unpassend zu wirken. Sie bleibe dann lieber zu Hause und schaue fern.
In einer 1½-jährigen Therapie werden die Ängste und ihr Ursprung bearbeitet, und die Floristin lernt, neue Umgangsformen für die bisher vermiedenen Situationen zu entwickeln und einzuüben (Kundenkontakt, private Kontakte [wieder] anknüpfen). Sie kann ihre beruflichen Aufgaben ohne aufkommende Ängste und große Unsicherheiten bewältigen und hat ein erfüllteres Sozialleben als vor der Therapie. Sie erlebt sich zwar nach wie vor mit Minderwertigkeitsgefühlen und als schüchternen Menschen, fühlt sich aber inzwischen nicht mehr wie von ihrer Umwelt abgeschnitten.

Definition

Patienten mit einer **ängstlich-vermeidenden Persönlichkeitsstörung** sind übermäßig besorgte Personen, denen es an Selbstvertrauen und Selbstsicherheit mangelt. Sie haben große Angst vor negativer Bewertung oder Ablehnung in sozialen Kontakten. Gleichzeitig besteht ein hohes Bedürfnis nach Lob von Dritten, speziell Autoritätspersonen.

Synonym: selbstunsichere Persönlichkeitsstörung, sensitive Persönlichkeitsstörung

Symptomatik

THERAPEUTISCHE PRAXIS

Typische Denkinhalte von ängstlich-vermeidenden Persönlichkeiten: „Ich bin nicht liebenswert" und „wenn andere wüssten, wie ich eigentlich bin, würden sie sich von mir abwenden."

Typische **Merkmale** der ängstlich-vermeidenden Persönlichkeitsstörung sind:

- Häufige, länger anhaltende Gefühle von Angst, innerer Anspannung und Besorgnis
- Häufige Gefühle von Unsicherheit, Unvollkommenheit oder Minderwertigkeit
- Vermeiden oder Auslassen von sozialen Kontakten
- Beständige Sehnsucht nach Zuwendung, Zuneigung, Anerkennung und Akzeptanz
- Minderwertigkeitsgefühle
- Tendenz zur Überbewertung potenzieller Gefahren und Risiken alltäglicher Situationen
- Tendenz zur Vermeidung bestimmter Aktivitäten, in erster Linie im sozialen Kontakt mit anderen, allerdings ohne das Ausmaß einer Phobie
- Eingeschränkte Lebensführung wegen des gesteigerten Bedürfnisses nach Gewissheit, Schutz und Sicherheit

ERLÄUTERUNGEN ZUM FALL

Vermeiden sozialer Bindungen

Die Floristin im Fallbeispiel ist eine Einzelgängerin; sie meidet Situationen, bei denen sie engeren Kontakt mit anderen Menschen eingehen müsste. Dieses Verhalten hat sie bereits in der Kindheit entwickelt. Sie war schüchtern und ängstlich.

Angst vor Ablehnung bei gleichzeitiger Sehnsucht nach Nähe

Hinter dem Vermeidungsverhalten stehen das Gefühl der Unzulänglichkeit in sozialen Situationen und die Angst, den Erwartungen anderer nicht gerecht und von ihnen abgelehnt zu werden. Häufig ist allerdings der Wunsch nach emotionaler Nähe vorhanden. So wäre die junge Frau eigentlich gern im Kreis ihrer Kollegen akzeptiert und integriert. Da sie auf diese aber eher schüchtern und eigenbrötlerisch wirkt, machen sich die Kollegen über sie lustig. Dies bestärkt ihre Vorstellung von Zurückweisung und Versagen. Die Angst vor Misserfolgen hindert sie in beruflichen und anderen Bereichen, Herausforderungen anzunehmen. Auf Dauer kann sie dadurch keine positiven Strategien entwickeln, ihrem Wunsch nach Akzeptanz und Anerkennung näher zu kommen.

21.9 Abhängige (asthenische) Persönlichkeitsstörung

ICD-10: F60.7; **ICD-11:** 6D10.Z

FALL

Abhängige Persönlichkeitsstörung – „Ohne dich kann ich nicht sein!"

Ein 28-jähriger Mann kommt mit seiner 4 Jahre jüngeren Freundin in die psychotherapeutische Praxis. Er sagt, seine Freundin habe ein Problem damit, allein zu sein und selbst für sich zu sorgen. Er sei zwar sehr gern für seine Freundin da, umsorge sie grundsätzlich auch gern und es habe ihm am Anfang auch sehr viel Spaß gemacht, aber inzwischen habe das Ganze doch stark überhandgenommen. Er habe das Gefühl, er könne ohne sie kaum mehr einen Schritt oder Handschlag tun, ohne dass sie daraufhin in ein tiefes Loch falle oder unglücklich sei. Die Freundin bestätigt, dass sie am liebsten keine Minute ohne ihn sei. Sie könne auch keine Nacht ohne ihn verbringen, das halte sie einfach nicht aus. Sie könne ihn überhaupt schwer gehen lassen, sie brauche ihn doch. Ihr Freund führt weiter aus, er könne kaum mehr seiner Arbeit nachgehen. Bevor er morgens die gemeinsame Wohnung verlassen könne, müsse er sie wie ein kleines Kind mehrmals umarmen und sich von ihr verabschieden. Sie rufe ihn während seiner Arbeit auch mehrfach am Tag an. Sie könne nichts selbst entscheiden, müsse zu allem seinen Rat hören. Er sei stets herausgefordert, für sie Verantwortung zu übernehmen und alle wichtigen Entscheidungen für sie zu treffen. Dies sei bereits am Anfang der Beziehung so gewesen, erklärt daraufhin die Freundin, und sie sei ihm auch sehr dankbar dafür. Sie wüsste einfach nicht, wie sie ohne ihn zurechtkommen und ihr Leben gestalten sollte. Auch in beruflichen Fragen sei er ihr eine wertvolle Stütze. Er dürfe sie niemals verlassen. Ihr Freund habe sie zwar schon einmal mit einer anderen Frau betrogen, aber das könne sie tolerieren. Sie habe zwar eigentlich eine andere Auffassung von einer Beziehung, aber wenn er den sexuellen Kontakt mit anderen Frauen gelegentlich brauche, könne sie ihm zuliebe damit leben und ihre Bedürfnisse in der Hinsicht anpassen oder zurückstellen – Hauptsache, er sei weiterhin ihr Freund und für sie da. Ihr Freund nickt nachdenklich und fügt hinzu, er fühle sich durch diese Situation zunehmend müde und ausgelaugt.
Im weiteren Gespräch stellt sich heraus, dass seine Freundin in einer Familie aufgewachsen ist, in der ihre Eltern ihr alles abgenommen und ihr dazu noch jeden Wunsch von den Augen abgelesen hätten. Sie sei das Nesthäkchen in der Familie gewesen, und ihr 10 Jahre älterer Bruder habe es geliebt, den „großen Bruder" zu spielen. Sie habe immer mit allen Fragen oder Problemen zu ihm kommen können, und er habe ihr schwierige Sachen stets abgenommen. Inzwischen sieht sie auch die „Kehrseite der Medaille": Sie habe nie gelernt, für sich selbst Verantwortung zu übernehmen, für sich selbst zu sorgen und ein selbstständiges Leben zu führen. Auch habe sie große Angst davor, in die Fußstapfen der Mutter zu treten, deren Bäckerei sie eines Tages übernehmen werde. Sie arbeite zwar jetzt auch schon hin und wieder in der Bäckerei, aber bislang sei das alles ganz unverbindlich. Sie könne kommen und gehen, wann sie wolle, und habe im Grunde keine wirklichen Verpflichtungen. Sie frage sich auch langsam, ob sie überhaupt in der Lage sei, den „Laden allein zu schmeißen".

Definition

Menschen mit einer **abhängigen Persönlichkeitsstörung** sind in unverhältnismäßig hohem Maße unselbstständig und von anderen abhängig. Ihre größte Befürchtung ist es, verlassen zu werden. Dabei sind sie gegen Ratschläge von Dritten unempfänglich und investieren viel Geld und Kraft, um einen, von außen betrachtet, kaum erträglichen Zustand aufrechtzuerhalten.

Synonyme: passive Persönlichkeit, dependente (abhängige) Persönlichkeitsstörung

Symptomatik

THERAPEUTISCHE PRAXIS

Typische **Denkinhalte** von Menschen mit einer abhängigen Persönlichkeitsstörung sind: „Allein bin ich völlig hilflos" und „ich kann nur leben, wenn ich eine starke und lebenstüchtige Person an mich binde".

Typische **Merkmale** der abhängigen Persönlichkeitsstörung sind:

- Aufgrund der entwickelten Sichtweise „ich bin hilflos und schwach" wird in allen möglichen Lebenssituationen Unterstützung und Beistand durch andere Personen – insbesondere den Partner oder die Partnerin – gesucht und gebraucht.
- Zurückstellung oder Unterordnung der eigenen Bedürfnisse unter die Bedürfnisse von Personen, zu denen eine Abhängigkeitsbeziehung besteht; übertriebene Nachgiebigkeit gegenüber den Wünschen und Bedürfnissen anderer.
- Neigung, anderen die Verantwortung für (eigene) Fehler oder Missgeschicke zu übertragen; geringe Bereitschaft, Eigenverantwortung zu übernehmen und selbstständig für sich zu sorgen.
- Wichtige Entscheidungen werden häufig anderen überlassen.
- Bereitschaft, materielle und psychische Opfer (Kränkungen) in Kauf zu nehmen, um eine Beziehung aufrechtzuerhalten oder zu „retten"; „Beziehung um jeden Preis".
- Erhebliche Verlust- und Trennungsangst.
- Erleben von innerer Leere oder Zerstörtheit und bei Beendigung einer engen Beziehung Erleben totaler Hilflosigkeit.

ERLÄUTERUNGEN ZUM FALL

Im Beispiel ist der Frau die Selbstständigkeit schon in jungen Jahren „abgenommen" worden. Die Mutter hat ihre Tochter anscheinend nie erwachsen werden lassen. Die Abhängigkeit von ihr setzt sich folglich in den Beziehungen fort.

Keine Übernahme von Verantwortung und Abhängigkeit von Unterstützung anderer

Kennzeichnend für die abhängige Persönlichkeitsstörung ist, dass sich die Betroffenen immer wieder Beziehungen suchen, in denen sie sich einer „starken" Persönlichkeit unterordnen und dieser alle wichtigen Entscheidungen überlassen. Die Frau im Fallbeispiel ist von klein auf gewohnt, dass ihr Verantwortung abgenommen wird: zunächst durch die Mutter und den älteren Bruder und nun durch den Freund, der quasi als „Ersatz" dient. Sie scheut dementsprechend Situationen, in denen sie selbst Entscheidungen treffen und Verantwortung übernehmen muss. Dazu gehört auch, dass sie Angst vor der Führungsposition in der Bäckerei der Mutter hat. Ihr Alltag ist immer wieder bestimmt von der Unterstützung durch ihren Freund, der sie in allen Fragen und Anliegen berät bzw. ihr (wie bis dahin die Familie) sämtliche Entscheidungen und Verantwortung abnimmt.

Unterordnung eigener Bedürfnisse

Auf der anderen Seite hat sie ihre eigenen Bedürfnisse und Wünsche zugunsten des Freundes zurückgestellt. Sexuelle Kontakte außerhalb der Beziehung lehnt sie im Grunde ab; sie entsprechen nicht ihren Wünschen. Obschon ihr Freund fremdgegangen ist, legitimiert und akzeptiert sie aber sein Verhalten.

Ausgeprägte Ängste vor dem Verlassenwerden

Ihre Hilflosigkeit, das eigene Leben zu meistern, oder ihre innere Überzeugung, dies nicht schaffen zu können, führen zu ausgeprägten Ängsten vor dem Verlassenwerden. In diesem Sinne ist auch ihr Verhalten gegenüber dem Freund zu interpretieren. Sie gibt seinen Wünschen nach, kritisiert seinen Seitensprung nicht, sondern bringt ihm in der Hoffnung, nicht verlassen zu werden, Verständnis entgegen.

21.10 Narzisstische Persönlichkeitsstörung

ICD-10: F60.8 (sonstige spezifische Persönlichkeitsstörungen); **ICD-11:** 6D10.Z

FALL

Narzisstische Persönlichkeitsstörung – „Ich bin etwas Besonderes"

Der psychiatrische Dienstarzt wird in den frühen Morgenstunden zu einem Patienten gerufen, der wegen akuter Suizidalität auf die geschlossene Station aufgenommen wurde. Der 36-jährige große, schlanke Patient geht mit zerzausten Haaren unruhig auf dem Gang auf und ab. Als er den Arzt erblickt, geht er sofort auf ihn zu und beklagt sich: *Ich kann in meinem Zustand unmöglich in einem Zwei-Bett-Zimmer bleiben.* Zwar sei er gesetzlich versichert, aber man müsse doch auf seine Ausnahmesituation eingehen und ihm das ihm zustehende Einzelzimmer gewähren. Schließlich sei er suizidal. Er berichtet, sein Leben sei zerstört, seine Frau habe ihm dies angetan, er wolle nicht mehr leben. Zu den Hintergründen befragt, gibt er an, dass seine Ehefrau ihm gestern unter Tränen gestanden habe, dass sie ihn vor 2 Wochen auf einem Klassentreffen betrogen habe. Angeblich sei sie nicht mehr nüchtern gewesen, es habe ihr nichts bedeutet und tue ihr rückblickend auch sehr leid. *Wenn sie aber nur einmal an uns und unsere Kinder gedacht hätte, hätte sie so etwas nicht getan. Für mich ist dies das Aus. Wie konnte sie mir so etwas antun*! Seit sie ihm die Katastrophe gestanden habe, sei er völlig neben sich. *Ich laufe sogar noch in denselben Klamotten rum. Habe mich nicht gewaschen und konnte heute Nacht nicht schlafen.* Er sei nach dem Geständnis zu einem Freund gegangen, bei dem er habe übernachten können. Dieser sei abends noch beruflich unterwegs gewesen, und dort in der Wohnung habe er keinen Ausweg mehr gesehen. Zunächst habe er beim Freund nach Tabletten gesucht, dann aber sei er zur nächsten Brücke gegangen, weil er mit diesem *Dolchstoß*, den seine Frau ihm angetan habe, nicht mehr leben wolle. Aus Verzweiflung habe er seinem Freund noch eine SMS geschickt. Dieser habe ihn dann auch *gerettet* und hierhergebracht.

Definition

Die **narzisstische Persönlichkeitsstörung** ist geprägt von Gefühlen der eigenen Großartigkeit und Außergewöhnlichkeit. Die Betroffenen erwarten von ihrer Umgebung Bewunderung und eine entsprechende Würdigung ihrer Besonderheit. Gleichzeitig fehlt ihnen für die Gefühle anderer häufig das nötige Einfühlungsvermögen. Ihr instabiles Selbstwerterleben wird leicht durch Kritik sowie persönliche oder berufliche Niederlagen erschüttert. Dann geraten sie schnell in eine **narzisstische Krise** mit der Gefahr von Suizidalität.

GUT ZU WISSEN

Die Bezeichnung **Narzissmus** geht auf die griechische Mythologie zurück: Narziss, der schöne Sohn des Flussgottes Kephisos, verliebt sich in sein eigenes Spiegelbild, das er im Wasser erblickt hat. Er ist so in sich verliebt, dass er die Liebe der Nymphe Echo zurückweist. Aus lauter Stolz auf seine eigene Schönheit verschmäht er die Liebe der Nymphe und tötet sich, getrieben von unstillbarer Selbstliebe, mit einem Dolch. Nach Ovid wuchs an der Stelle, an der sein Blut den Boden berührte, eine Narzisse.

Symptomatik

THERAPEUTISCHE PRAXIS

Typische **Denkinhalte** bei der narzisstischen Persönlichkeitsstörung sind: „Ich bin etwas Besonderes und habe einen VIP-Status verdient" und „In Beziehungen werde ich abgewertet und verliere meine Autonomie".

Typische **Merkmale** der narzisstischen Persönlichkeitsstörung sind:
- Außerordentliches Bedürfnis nach Anerkennung, Anklang und Bewunderung; jede Niederlage und jeder Misserfolg werden im Sinne einer „narzisstischen Kränkung" übermäßig stark erlebt.
- Neid auf andere (oder die Überzeugung der Betroffenen, andere seien neidisch auf sie oder missgünstig).
- Fortwährendes Bedürfnis, die eigene Größe, Bedeutung und Macht darzustellen, äußert sich durch:
  - Übertriebene Darstellung der eigenen Leistungen, Fähigkeiten und Künste.
  - Übertriebene Anspruchshaltung („Das wird mir doch niemand vorenthalten!")
  - Identifikation mit außergewöhnlichen Menschen („Seht nur, ich bin in bester Gesellschaft! Nur die Crème de la Crème ist bei mir zu Gast!"), „Sich-Schmücken" mit bemerkenswerten Persönlichkeiten.
- Tendenz zum Schwarz-Weiß-Denken: einerseits Neigung zur Überidealisierung, andererseits zu sehr schneller Abwertung (z. B. jemanden erst „auf das Podest stellen und anbeten" und kurz darauf „vom Sockel stoßen").

ERLÄUTERUNGEN ZUM FALL

Übermäßige Bedürftigkeit nach Anerkennung und Bewunderung, übersteigerte Anspruchshaltung

Narzisstische Persönlichkeiten sind von sich selbst, ihrer Bedeutung und ihren Fähigkeiten sehr stark eingenommen. Sie erleben sich als etwas Außergewöhnliches und erwarten von der Umgebung, dass sie sich entsprechend verhält, ihnen also eine Sonderbehandlung gewährt. Der Patient im Fallbeispiel erlebt die außereheliche Affäre seiner Frau als massive persönliche Kränkung. Er zieht sogar einen Vergleich zur historischen Dolchstoßlegende. Die übersteigerte Wahrnehmung der eigenen Bedeutung wird auch in seiner Anspruchshaltung gegenüber der Klinik deutlich. Er ist der Ansicht, ihm stehe ein Ein-Bett-Zimmer zu, obwohl er die dazu nötige Versicherung nicht nachweisen kann. Seine Situation bezeichnet er als persönliche Katastrophe und fühlt sich durch das Verhalten seiner Frau völlig erniedrigt: „Wie konnte sie mir das antun." Auch Beteuerungen seiner Frau, dass es sich um ein einmaliges Ereignis ohne Bedeutung für sie gehandelt habe, lässt der Patient nicht gelten.

Tendenz zur Schwarz-Weiß-Malerei, fehlende Empathie für andere

Für ihn bedeutet der Vertrauensbruch das endgültige „Aus" der Beziehung. Er ist kompromisslos im Sinne eines Schwarz-Weiß-Denkens (entweder die Beziehung ist „bestens" oder sie ist „aus") und zeigt wenig Bereitschaft, sich in die Gefühle seiner Frau hineinzuversetzen. Die **narzisstische Kränkung** erschüttert ihn so stark, dass er sich das Leben nehmen möchte.

Gefahr der Suizidalität in narzisstischen Krisen

Obwohl die Suizidalität eine appellative Komponente aufweist (er informiert im Voraus seinen Freund), darf sie in keinem Fall bagatellisiert werden. Eine Aufnahme auf einer geschlossenen Station kann zur Vorsicht zunächst geboten sein.

21.11 Diagnose

Folgende Diagnosekriterien nach **ICD-10** werden unterschieden:
- Deutliche **Unausgeglichenheit** in den Einstellungen und im Verhalten in Funktionsbereichen wie
  - Affektivität
  - Antrieb
  - Impulskontrolle
  - Wahrnehmen
  - Denken
  - Beziehungen zu anderen
- Das abnorme Verhaltensmuster ist **durchgängig** vorhanden, also nicht auf Episoden psychischer Krankheiten begrenzt.
- Das abnorme Verhalten ist tiefgreifend und in vielen persönlichen und sozialen Situationen **eindeutig unpassend.**
- Die Störung beginnt immer in der **Kindheit oder Jugend** und manifestiert sich auf Dauer im Erwachsenenalter.
- Die Störung führt zu deutlichem subjektiven Leiden, manchmal erst im späteren Verlauf.
- Die Störung ist meist mit deutlichen Einschränkungen der beruflichen und sozialen Leistungsfähigkeit verbunden.

MERKE

Persönlichkeitsstörungen sind trotz der manchmal leicht falsch zu verstehenden Bezeichnungen wie z. B. „paranoide" oder „schizoide Persönlichkeitsstörung" **keine** „verwässerten" oder leichten Formen von Psychosen. Sie sind eigenständige Krankheitsbilder mit eigenen Diagnosekriterien.

Die Diagnose der Persönlichkeitsstörungen gestaltet sich schwierig und unterscheidet sich von anderen psychischen Störungen. Die abnormen Verhaltens- oder Erlebnisweisen werden vom Betroffenen häufig nicht als krankhaft empfunden und dementsprechend nicht von sich aus geäußert. Nicht selten rücken Probleme in Beziehungen oder Leistungseinbußen in den Vordergrund der Beschwerden.

Für die Einschätzung wesensbestimmender Denk- und Verhaltensmuster ist eine **Fremdanamnese** sehr hilfreich. Die **Komorbidität** mit anderen psychischen Störungen erschwert die Diagnosefindung zusätzlich. Die überdauernden Persönlichkeitseigenschaften eines

Menschen lassen sich z. B. während einer akuten Depression nicht zuverlässig bestimmen, sondern werden durch die aktuelle Symptomatik überlagert bzw. verzerrt. Die Diagnose einer Persönlichkeitsstörung kann also erst gestellt werden, wenn eine andere akute psychische Störung abgeklungen ist.

Eine organische Störung **muss** vor Diagnosestellung ausgeschlossen werden.

Zur Diagnosefindung können **standardisierte Interviews** wie z. B. SKID-II (Strukturiertes Klinisches Interview zur Diagnose der Persönlichkeitsstörungen) oder **Fragebogen** wie das Freiburger Persönlichkeitsinventar herangezogen werden. Die Forschung in diesem Bereich hat mit unterschiedlichen Methoden versucht, Dimensionen zu identifizieren, welche die Gesamtheit einer Persönlichkeit ausmachen, was bis heute nicht abschließend gelungen ist. Fünf Faktoren, die **„Big Five"**, sind als überdauernde Wesensmerkmale beschrieben. Extremvarianten dieser Dimensionen werden dabei als Persönlichkeitsstörungen verstanden (➤ Tab. 21.3).

Eine Zusammenstellung der möglichen **Differenzialdiagnosen** findet sich in ➤ Tab. 21.4.

21.12 Krankheitsverlauf

Persönlichkeitsstörungen beginnen definitionsgemäß in der Kindheit bzw. Jugend und sind von starren Verhaltens-, Denk- und Erlebnisweisen geprägt, die Jahrzehnte überdauern (➤ Kap. 21.1.2). Der Leidensdruck wird meist dann besonders hoch, wenn **Lebensveränderungen** anstehen, die ein flexibles Reagieren erfordern. Diese Veränderungen können positive (z. B. Beförderung, Hochzeit) oder negative Ursachen (z. B. Trennung, berufliche Misserfolge) haben, führen bei den Betroffenen aber zu einer Überforderung und Hilflosigkeit, die sie mit ungünstigen Verhaltens- und Denkmustern beantworten. Dementsprechend kann die Persönlichkeitsstörung je nach Lebenssituation unterschiedlich stark zur Beeinträchtigung und zum persönlichen Leiden beitragen. Im Alter nimmt die Ausprägung der dysfunktionalen Verhaltensweisen jedoch tendenziell ab.

Tab. 21.3 Fünf-Faktoren-Modell der Persönlichkeit (Big Five)

Dimension	Kriterien
Extraversion/Introversion	Beschreiben das nach außen oder innen gerichtete Verhalten und Erleben einer Person in der Bandbreite **kontaktfreudig** bis **verschlossen**
Soziale Verträglichkeit	Beschreibt das Maß an sozialer Integration in der Bandbreite **friedfertig** bis **streitsüchtig**
Offenheit	Beschreibt die Fähigkeit einer Person, sich neuen Erfahrungen zu stellen, aus ihnen zu lernen und sich neuen Situationen anzupassen, von **kreativ** bis **fantasielos**
Gewissenhaftigkeit	Beschreibt die Art, wie eine Person mit Aufgaben und Anforderungen umgeht, von **gründlich** bis **nachlässig**
Neurotizismus	Beschreibt das Maß der emotionalen Stabilität einer Person oder auch deren Außenreizabhängigkeit von **entspannt** bis **überempfindlich**

Tab. 21.4 Differenzialdiagnosen der Persönlichkeitsstörungen

Persönlichkeitsstörung (PS)	Differenzialdiagnosen
Paranoide PS	• Paranoid-halluzinatorische Schizophrenie • Wahnhafte Störung • Organische Erkrankungen • Chronischer Drogen- und Alkoholkonsum
Schizoide PS	• Schizotype Persönlichkeitsstörung • Paranoide Persönlichkeitsstörung • Anankastische Persönlichkeitsstörung • Autistische Störung • Chronischer Drogenabusus • Organische Erkrankungen
Dissoziale PS	• Narzisstische Persönlichkeitsstörung
Emotional-instabile PS	• Depressive Störungen • Suchterkrankungen • Essstörungen • Andere Persönlichkeitsstörungen • Artifizielle Störungen
Histrionische PS	• Narzisstische Persönlichkeitsstörung • Abhängige Persönlichkeitsstörung
Anankastische PS	• Zwangsstörung • Depressive Störungen • Organische psychische Störungen
Ängstlich-vermeidende PS	• Soziale Phobie • Schizoide Persönlichkeitsstörung • Abhängige Persönlichkeitsstörung
Abhängige PS	• Ängstlich-vermeidende Persönlichkeitsstörung
Narzisstische PS	• Histrionische Persönlichkeitsstörung • Organische psychische Störungen • Manie

Der Krankheitsverlauf ist bei etwa einem Drittel der Patienten **ungünstig** mit starken privaten und beruflichen Leistungseinbußen, ein Drittel zeigt einen günstigeren Verlauf mit erhaltener Berufstätigkeit, während das letzte Drittel durch eine bedingte Bewältigung der Krankheit und z. T. erhaltener Berufstätigkeit auffällt.

Zu beachten ist auch das bei Persönlichkeitsstörungen deutlich erhöhte **Suizidrisiko.** Allerdings kann **Psychotherapie** in bis zur Hälfte der Fälle eine Besserung bewirken.

MERKE

Menschen mit Persönlichkeitsstörungen haben ein deutlich **erhöhtes Suizidrisiko** von 2–6 %. 8–10 % der **Borderline-Patienten** versterben durch Suizid!

21.13 Epidemiologie

Die Prävalenz der Persönlichkeitsstörungen in Deutschland wird auf 10 % geschätzt. Die Häufigkeit der einzelnen Persönlichkeitsstörungen ist ➤ Tab. 21.5 zu entnehmen. In der Allgemeinbevölkerung sind Persönlichkeitsstörungen deutlich seltener als unter stationären Patienten, bei denen sie in bis zu 40 % der Fälle auftreten.

Tab. 21.5 Häufigkeit und Geschlechtsverteilung der Persönlichkeitsstörungen in der Allgemeinbevölkerung

Art der Persönlichkeitsstörung (PS)	Geschlechtsverteilung	Häufigkeit in der Allgemeinbevölkerung (%)
Paranoide PS	M > F	ca. 2
Schizoide PS	M > F	< 2
Dissoziale PS	M > F	bis zu 5
Emotional-instabile PS	F > M	ca. 2
Histrionische PS	F > M	2–3
Anankastische PS	M > F	ca. 2
Ängstlich-vermeidende PS	F > M	ca. 1
Abhängige PS	F > M	ca. 1
Narzisstische PS	M > F	< 1

MERKE
Persönlichkeitsstörungen sind häufig mit einer **Abhängigkeit von psychotropen Substanzen** verbunden. Komorbide Suchterkrankungen zeigen sich besonders häufig bei **dissozialen Persönlichkeitsstörungen** (> 30 %).

Persönlichkeitsstörungen treten häufig gemeinsam mit anderen psychischen Erkrankungen auf, die bei der Diagnostik und Therapie berücksichtigt werden müssen (➤ Tab. 21.6).

21.14 Ätiologie

Für die Persönlichkeitsstörungen gibt es kein einheitliches Entstehungsmodell. Die Erklärungen für das Zustandekommen der Erkrankung sind vielschichtig und kommen aus der Neurobiologie, Psychologie und Soziologie. Systemübergreifende, **integrative Modelle** haben sich zum Verständnis und zur Therapie der Störungen als besonders hilfreich erwiesen, weil auch die Persönlichkeit durch verschiedene Faktoren (Vererbung, Umwelteinflüsse, Lernprozesse etc.) geprägt ist und sich im Zusammenspiel dieser Faktoren entwickelt.

Neurobiologische Aspekte

Es wird diskutiert, dass Temperamentsfaktoren vererbt werden, die bereits das frühkindliche Gefühlserleben, die motorische Aktivität und die Aufmerksamkeit prägen. Bestimmte neurobiologische Funktionskreise hängen dabei mit diesem Verhalten zusammen. So wird z. B. bestimmten serotonergen Projektionsbahnen eine Rolle bei der Ängstlichkeit, der Hemmung von Verhaltensweisen und der Schadensabwehr zugeschrieben. Bei der impulsiven Persönlichkeitsstörung zeigte sich z. B. in bestimmten Hirnarealen eine verminderte serotonerge Aktivität. Aber auch hirnorganische Veränderungen wie die Minimal Brain Dysfunction werden als Ursache diskutiert. Zeichen dafür sind EEG-Veränderungen, leichte neurologische Auffälligkeiten, Hyperaktivität und Aufmerksamkeitsdefizite.

Tab. 21.6 Komorbiditäten bei Persönlichkeitsstörungen

Persönlichkeitsstörung (PS)	Komorbiditäten
Paranoide PS	• Depressive Störung • Angststörung • Zwangsstörung • Abhängigkeit von psychotropen Substanzen • Weitere Persönlichkeitsstörung
Schizoide PS	• Weitere Persönlichkeitsstörung • Depressive Störung • Angststörung • Somatoforme Störung
Dissoziale PS	• Abhängigkeit von psychotropen Substanzen • Weitere Persönlichkeitsstörung • ADHS
Emotional-instabile PS	• Depressive Störung • Angststörung • Abhängigkeit von psychotropen Substanzen • Schlafstörung • Essstörung • Zwangsstörung • Weitere Persönlichkeitsstörung
Histrionische PS	• Depressive Störung • Angststörung • Zwangsstörung • Abhängigkeit von psychotropen Substanzen • Somatoforme Störung
Anankastische PS	• Depressive Störung • Angststörung • Somatoforme Störung
Ängstlich-vermeidende PS	• Angststörung • Zwangsstörung • Depressive Störung • Somatoforme Störung
Abhängige PS	• Angststörung • Depressive Störung • Abhängigkeit von psychotropen Substanzen • Zwangsstörung • Weitere Persönlichkeitsstörung
Narzisstische PS	• Depressive Störung • Abhängigkeit von psychotropen Substanzen • Soziale Phobie • Somatoforme Störung • Essstörung • Weitere Persönlichkeitsstörung

MERKE
Trotz Hinweisen auf neurobiologische Entstehungsfaktoren der Persönlichkeitsstörungen darf nicht vergessen werden, dass diese nur im **Zusammenhang mit der psychosozialen Entwicklung** interpretiert werden sollten.

Psychoanalytische Aspekte

Aus psychoanalytischer Sicht lassen sich die Persönlichkeitsstörungen auf Störungen in den einzelnen frühkindlichen Entwicklungsstadien zurückführen. Die Folgen sind eine schwache Ich-Struktur und ein instabiles Selbstbild mit geringem bis nicht vorhandenem Selbstwertgefühl. Die damit einhergehenden Unsicherheiten in der Selbst- und Objektdifferenzierung führen zu einer unreifen Beziehungsgestaltung (➤ Kap. 8.1).

THERAPEUTISCHE PRAXIS

Überidealisierung und Entwertung: Wie können diese – häufig bei narzisstischen und Borderline-Persönlichkeitsstörungen auftretenden Verhaltensweisen – erklärt werden? Ein „gesunder Narzissmus" oder eine angemessene Selbstliebe ist für die menschliche Entwicklung genauso wichtig wie z. B. der Ausdruck von Aggression, Angst oder Sexualität. Frühkindliche Erfahrungen können jedoch dazu führen, dass das Selbstwertgefühl gestört wird, insbesondere, wenn das Kind spürt und erlebt, dass es selbst oder bestimmte Verhaltensweisen von den Eltern nicht akzeptiert werden. Dies kann eine narzisstische Störung bewirken, indem das Kind beginnt, eigene Leistungen übertrieben darzustellen („Ich bin die Tollste!") und gleichzeitig die Leistungen anderer abzuwerten („Ihr könnt doch gar nichts!"). Auch eine Identifikation mit Persönlichkeiten, die über ein hohes Maß an Anerkennung oder einen hohen Status verfügen („Seht, wer zu meinem Bekanntenkreis gehört!"), dient bewusst oder unbewusst dem Zweck, das gestörte Selbstbild nach außen hin zu festigen. Die Identifizierung mit einer bestimmten Person und deren Idealisierung kann auch Aufsehen und Anerkennung durch das Umfeld erzeugen („Seht nur, welch wunderbarer Mann mich an seine Seite genommen hat!" – „Dieser begnadete Therapeut räumt mir seine kostbare Zeit ein!"). Entspricht die idealisierte Person nicht den Erwartungen der narzisstischen Person, bedeutet es für diese eine schwere Verletzung des Selbstwertgefühls. Um den eigenen Selbstwert vermeintlich (wieder-)herzustellen, wird die idealisierte Person in der Folge deutlich abgewertet („Ich habe all mein Vertrauen in sie gesetzt, aber sie hat es verspielt, dieses arme, unfähige Ding!" – „Ich habe so sehr an Ihr Können geglaubt, aber Sie können es auch nicht besser. Sie sind genauso unfähig wie die anderen Therapeuten!").

Kognitive und lerntheoretische Aspekte

Lerntheoretisch werden Persönlichkeitsstörungen als „erlerntes" Verhalten verstanden, das von operanter Konditionierung und vom Modelllernen bestimmt wird (➤ Kap. 8.2.2). Dabei entwickelt die Person ungünstige Strategien, die sich aus dem Zusammenspiel von vererbten Konditionen und Umwelteinflüssen entwickeln, mit denen sie in zwischenmenschlichen Situationen reagiert. Meiden z. B. Menschen mit ängstlicher Persönlichkeitsstörung soziale Herausforderungen, dann fehlt ihnen im Gegenzug die Möglichkeit, positive Strategien zu erlernen, wie sie in schwierigen Situationen zurechtkommen. Wird ein ängstliches und schüchternes Kind mit einer überfürsorglichen oder vernachlässigenden Haltung der Eltern erzogen, wird es nicht zu autonomen Lernerfahrungen motiviert und kann daher in einer Abhängigkeitsposition verharren, die zur Entwicklung einer abhängigen Persönlichkeitsstörung führen kann.

Kognitiv lerntheoretische Modelle erklären die Persönlichkeitsstörungen als Ausdruck stark ausgeprägter dysfunktionaler Annahmen. Diese verzerrten Grundannahmen bestimmen die Vorstellungen vom eigenen Selbst, fördern bestimmte Gefühlsreaktionen und bedingen ungünstige Verhaltensreaktionen. So geht z. B. ein Mensch mit paranoider Persönlichkeitsstörung gegenüber anderen von folgender Grundannahme aus: „Du bist ein potenzieller Feind und willst mir schaden." Dementsprechend ist er misstrauisch oder ängstlich und wird als Reaktion soziale Kontakte meiden. Weitere typische dysfunktionale Grundannahmen sind bei der Beschreibung der jeweiligen Persönlichkeitsstörungen als typische Denkinhalte dargestellt.

21.15 Therapie

21.15.1 Psychotherapie

Die psychotherapeutische Behandlung von Persönlichkeitsstörungen ist schwierig, da die Betroffenen häufig keinen Leidensdruck verspüren und nur zum Therapeuten kommen, weil das soziale Umfeld sie dazu drängt. Ausschlaggebend kann der Verlust des Arbeitsplatzes oder die drohende Trennung von einer Bezugsperson sein. Festgefahrene kognitive Einstellungen erschweren die Bereitschaft zur Veränderung zusätzlich. Häufig können schon allein die Beibehaltung der Therapie und das regelmäßige Erscheinen beim Therapeuten ein erstes Therapieziel sein. Viele Patienten brechen die Therapie bereits bei den ersten Irritationen ab.

THERAPEUTISCHE PRAXIS

Persönlichkeitsstörungen stellen eine große Herausforderung an den Therapeuten dar und verlangen **viel Erfahrung** und Geschick im Umgang mit dem Erkrankten. Der Therapeut sollte sich in **regelmäßiger Supervision** befinden.

Je nach Schule können verschiedene psychotherapeutische Behandlungskonzepte bei der Persönlichkeitsstörung zum Tragen kommen. Im Sinne einer **integrativen Therapie** werden verschiedene therapeutische Bestandteile in einen Behandlungsprozess eingebunden. Je nach Persönlichkeitsstörung, Problemfokus und Zeitpunkt der Therapie können folgende Bausteine zum Einsatz kommen:

- Personzentrierte Gesprächstherapie in Form von Einzelsitzungen
- Gruppentherapie (z. B. Training sozialer Kompetenzen)
- Ggf. Paartherapie oder Familiengespräche
- Herausarbeiten von situativen Konfliktfeldern und Einbettung in den persönlichen biografischen Lebenskontext
- Korrektur dysfunktionaler Grundannahmen
- Verbesserung der Eigenwahrnehmung von Gefühlen und Bedürfnissen sowie der Empathiefähigkeit (Wahrnehmung von Gefühlen anderer)
- Entwickeln von sozialen Fertigkeiten und Strategien zur Angstbewältigung
- Selbstbehauptungs- und Selbstsicherheitstraining
- Rollenspiel
- Psychoedukation (Informationen, Krankheitskonzept)
- Gestalttherapie
- Psychodrama
- Musiktherapie
- Autosuggestive Entspannungsübungen
- Hypnose
- Soziotherapeutische Maßnahmen, z. B. Beschäftigungs- und Arbeitstherapie, Wiederaufnahme der Berufstätigkeit, therapeutische WG

GUT ZU WISSEN

Nur für wenige Persönlichkeitsstörungen liegen manualisierte, störungsspezifische Behandlungsprogramme vor, wie die **dialektisch-behaviorale Therapie** (DBT) nach Linehan, die **Übertragungs-fokussierte Psychotherapie** (Transference-Focused Psychotherapy, **TFP**) nach Kernberg sowie die **Schematherapie** nach Young für Borderline-Störungen.

Eine **eindeutige Diagnostik** und **klare Strukturierung der Therapie** sind unabdingbare Voraussetzungen für eine erfolgreiche Behandlung. Diese sollte folgende Punkte umfassen:

- Therapievereinbarung (z. B. Dauer und Anzahl der Sitzungen, Kostenübernahme, Umgang in Krisensituationen, Formulierung von realistischen Therapiezielen)
- Aufbau einer tragfähigen therapeutischen Beziehung (Gleichgewicht schaffen zwischen akzeptierendem und wertschätzendem Verhalten und Motivation zur Veränderung)
- Verbesserung psychosozialer Kompetenzen (Verantwortungsbewusstsein, Gestaltung sozialer Kontakte)
- Einbeziehung des psychosozialen Umfelds in die Therapie (z. B. Beratung von Angehörigen, juristische Maßnahmen als Schutz vor übergriffigen Angehörigen)
- Bearbeitung dysfunktionaler Schemata und Verhaltensmuster
- Ressourcenorientierung (Förderung von positiven Bewältigungsstrategien und Fähigkeiten)
- Transfer der in der Therapie gewonnenen Erfahrungen in den Alltag

THERAPEUTISCHE PRAXIS

Ziel der Psychotherapie bei Persönlichkeitsstörungen ist nicht die vollständige Heilung, sondern eine zufriedenstellende Lebensführung im sozialen und beruflichen Bereich trotz charakterlicher Besonderheiten. Dazu gehören das Erlernen erfolgreicher Strategien für den Umgang mit psychosozialen Herausforderungen, die Festigung des Selbstwertgefühls und Selbstbilds, eine bessere Wahrnehmung der eigenen und fremden Gefühle und Bedürfnisse sowie ein Verständnis des eigenen Erlebens vor dem jeweiligen biografischen Hintergrund.

Die Therapie sollte dabei so gestaltet sein, dass im Fokus immer das Problem steht, von dem aktuell die **stärkste Gefährdung** für den Betroffenen ausgeht. Bei einer Borderline-Patientin, die ihren Arbeitsplatz verloren hat, alkoholabhängig und akut suizidgefährdet ist, sollte zunächst die Suizidalität im Vordergrund der Behandlung stehen, bevor die Alkoholabhängigkeit und dann die Wiedereingliederung ins Erwerbsleben bearbeitet werden können. Treten im Verlauf der Behandlung erneut Suizidgedanken auf, müssen diese vorrangig behandelt werden. Dieses Vorgehen wird auch als **Hierarchisierung der Problemfelder** bezeichnet.

21.15.2 Pharmakotherapie

Psychopharmaka können die Psychotherapie in einzelnen Fällen sinnvoll unterstützen. Sie stellen eine Ergänzung dar, der Schwerpunkt liegt aber auf der Psychotherapie. Zum Einsatz können kommen:

- Zur Behandlung komorbider psychischer Störungen z. B. Antidepressiva bei gleichzeitiger Depression oder Angststörung (➤ Kap. 6.1.2)
- Beruhigungsmittel bei akuter Suizidalität (➤ Kap. 6.1.5)
- Schlafmittel bei ausgeprägten Schlafstörungen (➤ Kap. 6.1.5)
- Lithium oder SSRIs bei aggressiven Durchbrüchen (dissoziale Persönlichkeitsstörung) (➤ Kap. 6.1.2, ➤ Kap. 6.13)
- Antipsychotika (Neuroleptika) bei akuter innerer Anspannung (➤ Kap. 6.1.4)

Verständnisfragen

- Begeben sich Menschen mit Persönlichkeitsstörungen von sich aus häufig in therapeutische Behandlung? Welche Beschwerden stehen im Vordergrund?
- Nennen Sie die Kennzeichen der paranoiden Persönlichkeitsstörung. Gegen welche Störungen muss sie unbedingt abgegrenzt werden?
- Was sind die ersten Anzeichen einer dissozialen Persönlichkeitsentwicklung?
- Was sind die Merkmale einer Borderline-Persönlichkeitsstörung? Warum gehört ihre Behandlung vornehmlich in fachärztliche oder fachtherapeutische Hand?
- Menschen mit Konversionssyndromen wie Atemnot und Herzschmerzen leiden oft an einer Persönlichkeitsstörung. Um welche Persönlichkeitsstörung handelt es sich? Was sind weitere Merkmale der Störung?
- Wie müssen Suizidäußerungen von Menschen mit Persönlichkeitsstörungen eingeschätzt werden?
- Was versteht man unter einer narzisstischen Krise, und worin besteht ihre Gefahr?
- Welche Kriterien rechtfertigen allgemein die Diagnose „Persönlichkeitsstörung"? Welche Rolle spielt das Zeitkriterium?
- Was halten Sie von der Aussage: „Persönlichkeitsstörungen sind im Grunde leichte Psychosen, also kein eigenständiges Krankheitsbild"?
- Was versteht man unter dem Fünf-Faktoren-Modell der Persönlichkeit?
- Was wissen Sie über den Verlauf von Persönlichkeitsstörungen? Welche komorbiden Störungen sind häufig?
- Erklären Sie die Begriffe *Idealisierung* und *Entwertung* aus psychoanalytischer Sicht anhand einer Persönlichkeitsstörung.
- Welche Bedeutung haben dysfunktionale Annahmen aus lerntheoretischer Sicht für die Entstehung und Aufrechterhaltung von Persönlichkeitsstörungen?
- Wie werden Persönlichkeitsstörungen behandelt? Warum stellen sie eine große Herausforderung an den Therapeuten dar?
- Welche Voraussetzungen sollten gegeben sein, bevor Sie bei einer Persönlichkeitsstörung mit der Psychotherapie beginnen? Welche Therapieprinzipien sollten Sie dabei beachten, was sind die Ziele der Therapie? Was versteht man unter Hierarchisierung der Problemfelder?
- Erarbeiten Sie die unterschiedliche „Zwangssystematik" für folgende Störungsbilder. In welcher Form tritt sie auf:
  a) Bei psychischen Störungen?
  b) Bei neurotischen Störungen?
  c) Bei Persönlichkeitsstörungen?

KAPITEL

22 Impulskontrollstörungen

Kapitelübersicht

Impulskontrollstörungen sind charakterisiert durch wiederholte Handlungen, die keine vernünftige Motivation haben, nicht kontrolliert werden können und häufig den Interessen der betreffenden Person oder anderer Menschen schaden. Den Handlungen liegt ein dranghafter Impuls zugrunde.

22.1 Definition

Impulskontrollstörungen sind gekennzeichnet von wiederholten, unmotivierten Handlungen, die nicht kontrolliert werden können und die häufig den Interessen der betreffenden Person oder anderer Menschen schaden. Die Betroffenen berichten, aufgrund von dranghaften Impulsen zu handeln.

22.2 Klassifikation

Die **ICD-10** führt in Kapitel F63 Verhaltensstörungen auf, die zwar durch impulsive, kurzfristige Handlungs- und Emotionsmuster gekennzeichnet sind, die sich aber in ihrem langfristigen Verlauf grundsätzlich unterscheiden. Daher werden in dieser Kategorie stoffgebundene Abhängigkeitserkrankungen (wie pathologisches Glücksspielen F63.0) und Zwangsspektrumstörungen (wie die Trichotillomanie F63.3) nicht aufgeführt.

In der **ICD-11** werden die neuen wissenschaftliche Erkenntnisse berücksichtigt, wonach die Impulskontrollstörungen im engeren Sinne während der impulsiven Handlung mit einem kurzfristig veränderten aber zum Ich gehörenden Empfinden einhergehen. Im Nachhinein wird die Handlung jedoch bereut und als nicht mehr zum Ich passend empfunden. ➤ Tab. 22.1

Tab. 22.1 ICD-Klassifikation der Impulskontrollstörungen [W203-012, W798-008]

ICD-10		ICD-11	
F63.0	Pathologisches Spielen	6C50	Glücksspielabhängigkeit[1]
F63.1	Pathologische Brandstiftung	6C70	Pyromanie
F63.2	Pathologisches Stehlen	6C71	Kleptomanie
F63.3	Trichotillomanie (zwanghaftes pathologisches Haareausreißen)	6B25.0	Trichotillomanie[2]
F63.81	Intermittierendes explosibles Verhalten	6C73	Intermittierende explosible Störung
F63.9	Pathologisches Kaufen	6C7Y	Zwanghaftes Kaufen (Compulsive Buying-Shopping Disorder)[3]
F63.9/F52.7	Pathologisches Sexualverhalten (Hypersexualität/gesteigertes sexuelles Verlangen)	6C72	Zwanghafte sexuelle Verhaltensstörung
–	–	6C4x.73	Substanzinduzierte Impulskontrollstörung
–	–	6E66	Sekundäres Impulskontrollsyndrom

[1] Neu klassifiziert unter den nicht stoffgebundenen Abhängigkeitserkrankungen
[2] Neu klassifiziert unter den Zwangsspektrumsstörungen
[3] Neu klassifiziert als unspezifische Impulskontrollstörung

22.3 Pathologisches Spielen (Glücksspielabhängigkeit)

ICD-10: F63.0; **ICD-11:** 6C50

Symptomatik

Die betroffene Person verspürt den unkontrollierbaren Drang zum wiederholten Glücksspiel, den sie nicht unterdrücken kann. Das Glücksspiel beherrscht ihre Lebensführung. Sehr häufig kommt es zum Verfall der gesamten beruflichen, sozialen und privaten Lebensbereiche der Person.

Diagnostische Kriterien

- Wiederholte (2 oder mehr) Episoden von Glücksspiel in einem Zeitraum von mindestens 1 Jahr.
- Diese Episoden bringen den Spielenden keinen Gewinn und werden trotz subjektiven Leidensdrucks im täglichen Leben aufrechterhalten.
- Die „Spieler" beschreiben einen intensiven Drang zum pathologischen Spielen, den sie nur sehr schwer kontrollieren können. Die Betroffenen erklären, dass sie nicht in der Lage sind, das Glücksspiel durch Willensanstrengung zu stoppen.
- Die Personengruppe ist ständig mit ihren Gedanken oder Vorstellungen vom Glücksspiel beschäftigt.

22.4 Pathologische Brandstiftung (Pyromanie)

ICD-10: F63.1; **ICD-11:** 6C70

Die Pyromanie ist sehr selten und betrifft Männer 8-mal häufiger als Frauen. Außerdem liegt bei weniger als 1 % derjenigen, die wegen Brandstiftung verurteilt wurden, eine Pyromanie vor. Die Störung beginnt häufig im Kindes- oder Jugendalter und verläuft mit längeren symptomfreien Intervallen.

Symptomatik

Bei dieser Impulskontrollstörung besteht der unwiderstehliche Drang, Feuer zu legen. Die Betroffenen versuchen Feuer zu legen bzw. legen Feuer. Nicht selten sind sie Mitglieder einer Feuerwehr, sodass sie sich typischerweise auch mit dem Thema beschäftigen und ironischerweise daher auch häufig bei den Löscharbeiten beteiligt sind.

Die Betroffenen berichten von starken **Spannungsgefühlen im Vorfeld** ihrer Brandstiftung und einer inneren Unruhe, die auch eine Euphorie beinhalten kann. Während der Ausführung der Tat erlebt der Betreffende häufig **Lustgefühle** und/oder eine **Abnahme der Anspannung.**

Bei der Befragung durch die polizeilichen Behörden können in der Regel keine Motive für das Handeln angeben werden und die Betroffenen sind angesichts des entstandenen Schadens häufig emotional unberührt.

Diagnostische Kriterien

- Zwei oder mehrere vollzogene Brandstiftungen ohne erkennbare Motive
- Die Betroffenen beschreiben einen intensiven Drang, Feuer zu legen, und berichten von Spannungen vorher und Erleichterung nachher.
- Die Betroffenen beschäftigen sich ständig mit Gedanken oder Vorstellungen des Feuerlegens oder denken ständig an die mit den Handlungen verbundenen Umstände (Feuerwehr rufen, Brand löschen usw.).

22.5 Pathologisches Stehlen (Kleptomanie)

ICD-10: F63.2; **ICD-11:** 6C71

Die Kleptomanie betrifft Frauen etwa 3-mal häufiger als Männer. Sie ist aber insgesamt sehr selten (Lebenszeitprävalenz 0,6 %) und nur 4–24 % der Diebstähle werden von Menschen mit Kleptomanie ausgeführt.

Symptomatik

Die betroffene Person kann wiederholt dem Impuls nicht widerstehen, Dinge zu stehlen, ohne dass dadurch eine Bereicherung erfolgen soll oder die gestohlenen Gegenstände tatsächlich benötigt werden. Meist werden sie danach weggeworfen, weggegeben oder gehortet.

Diagnostische Kriterien

- Die starken Impulse zum Stehlen von Gegenständen lassen sich wiederholt nicht kontrollieren.
- Es gibt kein offensichtliches Motiv für den Diebstahl, die gestohlenen Gegenstände dienen weder dem Eigengebrauch noch einem späteren Verkauf.
- Vor dem (versuchten) Diebstahl besteht eine erhöhte Spannung oder affektive Erregung.
- Während und direkt nach dem Diebstahl werden Vergnügen, Aufregung, Erleichterung oder Befriedigung erlebt.

22.6 Trichotillomanie

ICD-10: F63.3; **ICD-11:** 6B25.0

Die Trichotillomanie kommt im Kindesalter bei Jungen und Mädchen etwa gleich häufig vor. Bei Erwachsenen sind Frauen 10-mal häufiger betroffen als Männer. Die Häufigkeit liegt bei Erwachsenen und Jugendlichen bei 1–2 % in 12 Monaten. Es besteht eine überzufällig häufige Assoziation mit affektiven Störungen, Angsterkrankungen, Substanzmissbrauch und Zwangsstörungen.

Symptomatik

Bei dieser psychischen Störung können sich die Betroffenen nicht gegen den Impuls wehren, ihre Haare auszureißen. Meistens werden Kopfhaare ausgerissen, seltener auch Augenbrauen, Wimpern, Barthaare oder Schambehaarung.

Das impulshafte Verhalten ist häufig zuvor mit wachsender Spannung verbunden, die einem anschließenden Gefühl von Erleichterung und Befriedigung weicht. Tendenziell hat der Betroffene das Bedürfnis, das Verhalten zu verheimlichen, z. B. durch Vorspielen einer dermatologischen Erkrankung oder durch das Tragen einer Kopfbedeckung. Diese Störung ist häufig mit anderen Verhaltensstörungen wie z. B. dem Haareausreißen bei Puppen, dem Verspeisen der Haare (Trichophagie), Nägelkauen oder Kratzen assoziiert.

Diagnostische Kriterien

Die Diagnose sollte nicht gestellt werden, wenn zuvor von einem Arzt eine Hautentzündung diagnostiziert wurde oder wenn das Ausreißen der Haare eine Reaktion auf ein Wahnphänomen oder eine Halluzination ist. In der ICD-11 wird die Trichotillomanie den körperbezogenen Wiederholungszwängen zugeordnet.

22.7 Ätiologie

Die Ursachen der Impulskontrollstörungen sind unbekannt. Faktoren, die bei der Entstehung eine Rolle spielen, sind:

- Lernprozesse: Das Verhalten wird durch positiv empfundene Gefühle wie Euphorie, Lust, Spannungsabbau, Beruhigung aufrechterhalten.
- Persönlichkeitsfaktoren: Um eine mögliche Langeweile zu verhindern, werden neue Reize und Erregungen gesucht.
- Neurobiologische Faktoren

22.8 Diagnose

Allen Impulskontrollstörungen gemein sind:

- Der unwiderstehliche Drang, eine Handlung auszuführen.
- Das Empfinden der Handlung kurzfristig als belohnend. Langfristig jedoch schädliche Effekte.
- Die wiederholt ausgeführten Handlungen verursachen persönliches Leid oder beeinträchtigen wichtige Funktionsbereiche des Lebens.
- Es findet sich kein Motiv im Sinne eines Planes.
- Vor den Handlungen baut sich Spannung auf, anschließend wird Erleichterung und Befriedigung erlebt.

Wichtig ist die **Abgrenzung** von vorsätzlichen Verhaltensweisen z. B. mit dem Ziel der persönlichen Bereicherung (Glücksspiel, Stehlen), als Mutprobe (Stehlen) oder aus Rache (Legen eines Feuers). Außerdem dürfen sie nicht ausschließlich im Rahmen von Episoden anderer psychischer Störungen auftreten.

22.9 Therapie

Zur Behandlung von Impulskontrollstörungen kommen psychotherapeutische und pharmakologische Verfahren in Betracht. Als effizient haben sich dabei verhaltenstherapeutische Techniken erwiesen, die sich an suchtspezifischen Methoden orientieren, z. B. Strategien zur Verbesserung der Affektregulation, der Selbstwahrnehmung, zur Identifikation automatisierter Handlungsabläufe und dysfunktionaler Kognitionen sowie Entspannungsverfahren und Achtsamkeitsübungen. Zur Pharmakotherapie wurden Antidepressiva, insbesondere selektive Serotonin-Wiederaufnahmehemmer (SSRIs) empfohlen (➤ Kap. 6.1.2).

Verständnisfragen

- Was versteht man unter Trichotillomanie?
- Welches Motiv geht der pathologischen Brandstiftung voraus?
- Was „verlieren" Patientinnen und Patienten in Bezug auf das pathologische Glücksspiel?

KAPITEL

23 Psychische Entwicklungsstörungen, Autismus-Spektrum-Störungen und ADHS

Kapitelübersicht

Zu den häufigsten psychischen Erkrankungen bei Kindern und Jugendlichen zählen die **psychischen Entwicklungsstörungen,** die **Autismus-Spektrum-Störungen** sowie die **Aufmerksamkeitsdefizit- und Hyperaktivitätsstörung** (ADHS). Die Beurteilung derartiger Störungen im Kindes- und Jugendalter setzt eine genaue Berücksichtigung der **Lebensumstände** der Betroffenen voraus. Das Wissen um normale Entwicklungsprozesse ist dabei genauso wichtig wie die Beachtung von genetischen Faktoren, Alter, Geschlecht sowie kulturellen und milieubedingten Einflüssen. Entscheidende **Bestandteile der Diagnostik** sind Eigen- und Fremdanamnese, genaue Verhaltensbeobachtung und testpsychologische Untersuchungen. Eine medizinische Abklärung potenzieller organischer Ursachen ist selbstverständlich Voraussetzung. Die Therapie sollte speziell geschultem Personal überlassen werden, das über ausreichende Erfahrungen im Umgang mit Kindern und Jugendlichen verfügt. Diagnostik und Pharmakotherapie sind ausschließlich **Fachärzten** und **Fachärztinnen** vorbehalten.

23.1 Einleitung

Überwiegend entsprechen sich die Krankheitsgruppen von ICD-10 und ICD-11 zwar, es gibt aber ein paar **wichtige Unterschiede:**

- Die Unterteilung in umschriebene und tiefgreifende Entwicklungsstörungen wurde in der ICD-11 verlassen.
- Die tiefgreifenden Entwicklungsstörungen der ICD-10 werden in der ICD-11 beim Namen genannt und als Autismus-Spektrum-Störungen bezeichnet. Dabei wird die Unterscheidung in frühkindlichen Autismus und Asperger-Syndrom aufgegeben.
- Die hyperkinetischen Störungen der ICD-10 werden in der ICD-11 unter der Aufmerksamkeitsdefizit-Hyperaktivitätsstörung (ADHS) mit Unterformen (unaufmerksame, hyperaktiv-impulsive und kombinierte) zusammengefasst.
- Die emotionalen Störungen beim Kind wie Trennungsangst oder Störungen mit sozialer Ängstlichkeit werden in der ICD-11 bei den Angststörungen eingeordnet.
- Die Störungen des Sozialverhaltens erhalten in der ICD-11 ein eigenes Kapitel (disruptives Verhalten und dissoziale Störungen).
- Die Ausscheidungsstörungen erhalten in der ICD-11 ein eigenes Kapitel.

In diesem Buch folgt die Gliederung nunmehr der ICD-11, da diese den neuesten wissenschaftlichen Erkenntnissen entspricht.

23.2 ICD-Klassifikation

In der ICD-11 wird ein Großteil der Störungen, die in der ICD-10 auf die Kapitel F7 (Intelligenzminderung), F8 (Entwicklungsstörungen) und F9 (Verhaltens- und emotionale Störungen mit Beginn in der Kindheit und Jugend) verteilt waren, unter den Entwicklungsstörungen zusammengefasst (➤ Tab. 23.1).

Tab. 23.1 Diagnosen im Kindes- und Jugendalter nach ICD-10 [W203-012] bzw. Entwicklungsstörungen in der ICD-11 [W798-008]

ICD-10		ICD-11	
F70	Intelligenzstörung	6A00	Störungen der Intelligenzentwicklung
F70.-	Leichte Intelligenzminderung	6A00.0	Leichtgradige Störung der Intelligenzentwicklung
F71.-	Mittelgradige Intelligenzminderung	6A00.1	Mittelgradige Störung der Intelligenzentwicklung
F72.-	Schwere Intelligenzminderung	6A00.2	Schwergradige Störung der Intelligenzentwicklung
F73.-	Schwerste Intelligenzminderung	6A00.3	Tiefgreifende Störung der Intelligenzentwicklung
F74.-	Dissoziierte Intelligenz		–
F78.-	Andere Intelligenzminderung	6A00.4	Vorübergehende Störung der Intelligenzentwicklung
F79.-	Nicht näher bezeichnete Intelligenzminderung	6A00.Z	Störung der Intelligenzentwicklung, nicht näher bezeichnet
F80	Umschriebene Entwicklungsstörungen des Sprechens und der Sprache	6A01	Entwicklungsstörungen des Sprechens und der Sprache
F80.0	Artikulationsstörung	6A01.0	Artikulationsstörung
F80.1	Expressive Sprachstörung	6A01.21	Expressive Sprachstörung
F80.2	Rezeptive Sprachstörung	6A01.20	Entwicklungsstörung der Sprache
F80.3	Erworbene Aphasie mit Epilepsie (Landau-Kleffner-Syndrom)	8A62.2	Erworbene epileptische Aphasie

Tab. 23.1 Diagnosen im Kindes- und Jugendalter nach ICD-10 [W203-012] bzw. Entwicklungsstörungen in der ICD-11 [W798-008] (*Forts.*)

F81	Umschriebene Entwicklungsstörungen schulischer Fertigkeiten	6A03	Lernentwicklungsstörung
F81.0	Lese- und Rechtschreibstörung	6A03.0	Lernentwicklungsstörung mit Lesebeeinträchtigung
F81.1	Isolierte Rechtschreibstörung	6A03.1	Lernentwicklungsstörung mit Beeinträchtigung im schriftlichen Ausdruck
F81.2	Rechenstörung	6A03.2	Lernentwicklungsstörung mit Beeinträchtigung in Mathematik
F81.3	Kombinierte Störungen schulischer Fertigkeiten	6A03.3	Lernentwicklungsstörung mit anderer spezifizierter Beeinträchtigung des Lernens
F82	Umschriebene Entwicklungsstörungen der motorischen Funktionen	6A04	Entwicklungsstörung der motorischen Fertigkeiten und der motorischen Koordination
F82.0	Grobmotorik	–	–
F82.1	Fein- und Graphomotorik	–	–
F82.2	Mundmotorik	–	–
F84	Tiefgreifende Entwicklungsstörungen	6A02	Autismus-Spektrum-Störungen
F84.0	Frühkindlicher Autismus	6A02	Autismus-Spektrum-Störung
F84.3	Andere desintegrative Störung des Kindesalters (Dementia infantilis)	6A02.3	Autismus-Spektrum-Störung mit Störung der Intelligenzentwicklung, mit Beeinträchtigung der funktionellen Sprache
F84.2	Rett-Syndrom	ID90.4[1]	Rett-Syndrom
F84.5	Asperger-Syndrom	6A02.0	Autismus-Spektrum-Störung ohne Störung der Intelligenzentwicklung, mit leichtgradiger oder keiner Beeinträchtigung der funktionellen Sprache
F90	Hyperkinetische Störungen	6A05	Aufmerksamkeitsdefizit-Hyperaktivitätsstörung (ADHS)
F90.0	Einfache Aktivitäts- und Aufmerksamkeitsstörung	6A05.0	ADHS, vorherrschend unaufmerksame klinische Präsentation
F90.1	Hyperkinetische Störung des Sozialverhaltens	6A05.1	ADHS, vorherrschend hyperaktiv-impulsive klinische Präsentation
–	–	Disruptives Verhalten und dissoziale Störungen	
–	–	6C90	Störung mit oppositionellem und Trotzverhalten
F91	Störungen des Sozialverhaltens	6C91	Störungen des Sozialverhaltens
F93	Emotionale Störungen des Kindesalters	–	Angst- oder furchtbezogene Störungen
F93.0	Emotionale Störung mit Trennungsangst des Kindesalters	6B05	Trennungsangst
F93.1	Phobische Störung des Kindesalters	6B03	Spezifische Phobie
F93.2	Störung mit sozialer Ängstlichkeit des Kindesalters	6B04	Soziale Phobie
F93.3	Emotionale Störung mit Geschwisterrivalität	QE92	Veränderung der Struktur der Familienbeziehungen in der Kindheit
F94	Störungen sozialer Funktionen mit Beginn in der Kindheit und Jugend	–	Angst- oder furchtbezogene Störungen
F94.0	Elektiver Mutismus	6B06	Selektiver Mutismus
F94.1	Reaktive Bindungsstörung des Kindesalters	6B44	Reaktive Bindungsstörung
F94.2	Bindungsstörung des Kindesalters mit Enthemmung	6B45	Störung der sozialen Funktionen mit Enthemmung
F98	Sonstige Verhaltens- und emotionale Störungen mit Beginn in Kindheit und Jugend	–	Ausscheidungsstörungen
F98.0	Enuresis	6C00.1	Enuresis
F98.1	Enkopresis	6C00.2	Enkopresis
–	Bewegungsstörungen	–	Bewegungsstörungen
F98.4	Stereotype Bewegungsstörungen	6A06	Stereotype Bewegungsstörung
F95	Ticstörungen	8A05.0	Primäre Tics oder Ticstörungen[2]

[1] Im Kapitel Entwicklungsanomalien – Zustände mit Störungen der Intelligenzentwicklung als relevantes klinisches Merkmal
[2] Eingeordnet bei den Erkrankungen des Nervensystems unter den Bewegungsstörungen

Tab. 23.2 Einteilung des Intelligenzniveaus

IQ-Wert	Aussagewert	Anteil [%]
100–91	Normal durchschnittliche Intelligenz	
90–70	Übergangszone, niedrige Intelligenz oder **Grenzdebilität,** auch als **Lernbehinderung** bezeichnet	
69–50	Leichte Intelligenzminderung	80
49–35	Mittelgradige Intelligenzminderung, frühere Bezeichnungen: Debilität, Imbezillität	12
34–20	Schwere Intelligenzminderung, früher: geistige Behinderung	7
< 20	Schwerste Intelligenzminderung, frühere Bezeichnung: Idiotie	< 1

23.3 Störungen der Intelligenzentwicklung

ICD-10: F7 (Intelligenzminderung); **ICD-11:** 6A00 (Störungen der Intelligenzentwicklung)

23.3.1 Definition

Dieser Zustand entsteht während der Entwicklungsperiode und führt zu einem unterdurchschnittlichen intellektuellen Funktionsniveau. Beeinträchtigt sind vor allem Fertigkeiten, die zum Intelligenzniveau beitragen (z. B. Kognition, Sprache, motorische und soziale Fähigkeiten).

Die Intelligenz wird nach dem sog. **Intelligenzquotienten (IQ)** bemessen (➤ Tab. 23.2). Intelligenzminderungen beginnen bei einem IQ < 70.

THERAPEUTISCHE PRAXIS

Die Begriffe Oligophrenie, geistige Behinderung und Schwachsinn haben historische Bedeutung und sollten wegen ihrer abwertenden und negativen Konnotation nicht verwendet werden.

Die Intelligenz ist ein komplexes Konstrukt, das sich aus einer Reihe von Fertigkeiten (z. B. Sprechen, Rechnen, motorische und soziale Fähigkeiten) zusammensetzt. Auch bei schweren Intelligenzminderungen können die einzelnen Bereiche der Intelligenz **unterschiedlich stark** betroffen sein. Die Einschätzung der Intelligenz sollte sich daher nicht allein auf **eine Kategorie** beschränken, sondern alle möglichen Informationen wie z. B. körperliche oder psychische Störungen, kulturellen Hintergrund, Anpassungsfähigkeiten oder klinisches Bild einbeziehen. Der IQ ist dabei ebenfalls nur als **ein** Richtwert zu sehen.

23.3.2 Symptomatik nach ICD

Die Symptomatik der Intelligenzminderung nach Ausprägungsgrad ist in ➤ Tab. 23.3 zusammengefasst. ICD-11-Klassifikation ➤ Tab. 23.1

23.3.3 Epidemiologie

Der Anteil der von Intelligenzminderung Betroffenen an der Gesamtbevölkerung beträgt ca. **2–3 %;** schwere Formen finden sich in weniger als **1 %** der Fälle. Jungen sind etwa im Verhältnis 3:2 häufiger betroffen als Mädchen. Neben der Intelligenzminderung bestehen häufig weitere körperliche oder psychische Beeinträchtigungen.

In **sozialen Unterschichten** herrscht **Intelligenzminderung** häufiger vor als in anderen sozialen Schichten; **60 %** der Nachkommen zweier intelligenzgeminderter Elternteile sind oligophren, bei Intelligenzminderung **eines** Elternteils sind dies **30 %.**

MERKE

Das Risiko, bei Intelligenzminderung an einer **psychischen Störung** zu erkranken, ist um den Faktor 3–4 erhöht.

Tab. 23.3 Kennzeichen der Intelligenzminderung

Grad der Intelligenzminderung	IQ	Sprache	Alltagsbewältigung	Schule und Arbeit
Leicht	50–69	Verzögerte Entwicklung, normale Konversation noch möglich	Meist volle Unabhängigkeit in der Selbstversorgung, aber verzögerte Entwicklung	Schulschwierigkeiten, v. a. beim Lesen und Schreiben, für praktische Arbeit anlernbar
Mittel	35–49	Begrenzte Leistungsfähigkeit bei Sprachverständnis und -gebrauch, in extremer Ausprägung ist Verständigung nur über Handzeichen möglich	Verzögerte Entwicklung der Unabhängigkeit bei der Selbstversorgung, häufig lebenslange Unterstützung nötig	Deutlich reduzierte schulische Fähigkeiten, einfache praktische Tätigkeiten können verrichtet werden
Schwer	20–34	Basales Sprachverständnis und basaler Sprachgebrauch möglich, ggf. lernt Betroffener nicht sprechen	Ausgeprägte motorische Ausfälle, Selbstständigkeit stark eingeschränkt, meist dauerhafte Betreuung und Pflege nötig	Starke Einschränkungen der kognitiven Leistungsfähigkeit
Schwerst	< 20	Nonverbale Kommunikation nur noch in einfachster Form möglich	Meist immobil, inkontinent und unfähig, Anweisungen zu verstehen und auszuführen, dauerhaft pflegebedürftig	Spezielles Training kann in Einzelfällen zur Verrichtung einfachster Aufgaben unter Beaufsichtigung im Alltag führen

23.3.4 Ätiologie

Die Ätiologie ist auch weiterhin bei etwa 50 % der von einer Intelligenzminderung Betroffenen unbekannt. Die biologischen Ursachen, die einen starken Einfluss auf die Ausbildung von Intelligenzfunktionen haben, lassen sich nach dem Zeitpunkt der Entstehung unterteilen:

Pränatale Ursachen:
- **Genetisch:**
  - Chromosomale Störungen (Trisomie 21, Prader-Willi-Syndrom, Williams-Beuren-Syndrom und Translokationen)
  - Syndromale Einzelgenerkrankungen (z. B. Fragiles-X-Syndrom, Rubinstein-Taybi-, Coffin-Lowry-Syndrom)
  - Nichtsyndromale Einzelgenerkrankungen (z. B. Oligophrenien, FMR2-Mutation)
  - Metabolische Erkrankungen (z. B. Phenylketonurie, Galaktosämie, Smith-Lemli-Opitz-Syndrom)
- **Erworben:**
  - Fetales Alkoholsyndrom, anderer maternaler Substanzabusus
  - Ernährung (z. B. maternale Phenylketonurie, Iodmangel)
  - Infektionen (Röteln, Toxoplasmose, Zytomegalie, HIV)
  - Schlaganfall
- **Unbekannt:**
  - Klinische Syndrome ohne bekannte genetische Ursache
  - Multiple kongenitale Anomalien mit mentaler Retardierung

Perinatale Ursachen:
- Asphyxie bei Geburt
- Infektionen (HSV-Enzephalitis, B-Streptokokken-Meningitis)
- Schlaganfall
- Sehr geringes Geburtsgewicht, extreme Frühgeburtlichkeit
- Metabolisch (Hypoglykämie, Hyperbilirubinämie)
- Toxine (z. B. Blei)

Postnatale Ursachen:
- Infektionen (*Haemophilus influenzae,* B-Streptokokken-Meningitis, Arbovirus-Enzephalitis)
- Schlaganfall
- Trauma
- Ernährungsmangel

23.3.5 Therapie

Die Behandlung von Intelligenzminderung im heilenden Sinne ist in der Regel nicht möglich. Ausnahmen sind z. B. Stoffwechselerkrankungen, bei denen durch gezielte Diät oder Nahrungsmittelergänzung die Ursache der Intelligenzminderung beseitigt werden kann. Verhaltenstherapeutische Maßnahmen haben sich zur Verbesserung von Verhaltensauffälligkeiten (z. B. selbstverletzendes Verhalten) bewährt.

Sie kommen aber auch bei der Unterstützung der Verselbstständigung (z. B. selbstständiges Essen oder Anziehen) zum Tragen. Ziel ist es, die **eigenständige Lebensführung** so weit wie möglich zu fördern. Den Betroffenen sollte ein geeigneter Lebensraum zur Verfügung stehen, damit sie mit ihren Defiziten umgehen lernen und ihre Fertigkeiten stärken können. Dies können spezialisierte Einrichtungen oder bei schwerster Intelligenzminderung auch Heime sein. Die Betroffenen sollten vor Reizüberflutung, Überforderung und Diskriminierung geschützt werden. Bei frühkindlicher Hirnschädigung kommen krankengymnastische Maßnahmen und Medikamente zum Einsatz.

23.4 Umschriebene Entwicklungsstörungen

23.4.1 Definition

Bei den **umschriebenen Entwicklungsstörungen** (ICD-10) liegen einzelne Leistungsbereiche des Kindes oder Jugendlichen unter dem Niveau seiner gewöhnlichen intellektuellen Möglichkeiten. Es handelt sich nicht um eine allgemeine Intelligenzminderung. Die Intelligenz kann normal bis überdurchschnittlich sein, wobei es zu partiellen Leistungsschwächen des Gehirns kommt, zu sog. **Teilleistungsschwächen** oder -störungen. Die Funktionen dieser Teilbereiche der Intelligenz (z. B. in kognitiven, sensomotorischen und anderen Bereichen) sind dabei herabgesetzt.

Definitionskriterien der umschriebenen Entwicklungsstörungen in der ICD-10:
- Sie beginnen immer in der Kindheit.
- Die Störungen der sprachlichen, motorischen und schulischen Fertigkeiten sind eng mit der biologischen Reife des ZNS verbunden.
- Sie sind kein Ausdruck einer allgemeinen Intelligenzminderung oder mangelhaften Förderung.
- Der Verlauf ist nicht durch spontane Remissionen oder Rezidive charakterisiert.
- Sie ist nicht Folge einer organischen oder primär psychischen Störung.

23.4.2 Entwicklungsstörungen des Sprechens und der Sprache

MERKE
- Sprachstörungen: Wort- und Satzform sowie Wort- und Satzbedeutung werden fehlerhaft verstanden oder produziert.
- Sprechstörungen: Störungen des Redeflusses.

Sprachstörungen

Artikulationsstörung

ICD-10: F80.0; **ICD-11:** 6A010 (Entwicklungsstörung der Lautbildung), 6A01.1 (Entwicklungsstörung des Sprechflusses)

Beispiele: Lallen, Stammeln, Dyslalie, phonologische Entwicklungsstörung, funktionelle Artikulationsstörung, entwicklungsbedingte Artikulationsstörung

Es handelt sich um Fehler in der Bildung bestimmter Laute, die eine Verständigung erschweren. Die Auffälligkeiten liegen außerhalb des altersentsprechenden Normbereichs. Bei normalen sprachlichen Fähigkeiten und normaler Intelligenz treten deutlich störende Fehler wie **Auslassen, Verzerren und Ersetzen von Lauten** auf.

Zu den Artikulationsstörungen gehören z. B. Lallen und Stammeln. **2–3 %** der 6- bis 7-Jährigen weisen eine schwere Artikulationsstörung auf. Die Diagnose wird meist zwischen dem 3. und 6. Lj. gestellt. Der Verlauf hängt von der Schwere der Artikulationsstörung ab und kann sehr unterschiedlich sein. Die Unterstützung durch das soziale Umfeld und eine rechtzeitig einsetzende **logopädische Therapie** können deutliche Verbesserungen erbringen. Leichtere Fälle können sich auch ohne Therapie zurückbilden.

MERKE
Im Alter von 4 Jahren sind Fehler bei der Lautbildung noch durchaus üblich. Statt „ich komme" heißt es dann „ich tomme" oder „Saf" statt „Schaf", oder „Ose" statt „Hose". Eine Kommunikation ist meist trotzdem möglich, und auch Fremde können das Gesagte verstehen. Erst mit ca. 11 Jahren werden alle Sprachlaute fehlerfrei beherrscht. Bei der Diagnostik einer Artikulationsstörung muss neben der Ausprägung der Störung in jedem Fall die **Altersnorm** berücksichtigt werden.

Expressive Sprachentwicklungsstörung

ICD-10: F80.1; **ICD-11:** 6A01.21

Beispiele: entwicklungsbedingte Dysphasie, Aphasie vom expressiven Typ

Eine umschriebene Störung der gesprochenen Sprache, bei der aktiver Wortschatz, verwendete Grammatik und Ausdrucksfähigkeit deutlich unter dem Intelligenzniveau des Kindes und der Altersnorm liegen, wird als **expressive Sprachstörung** bezeichnet. Erste Hinweise auf eine derartige Störung ergeben sich, wenn 2-Jährige keine Wörter oder Wortgebilde formen und 3-Jährige keine Zwei-Wort-Sätze (z. B. „Will trinken", „Mami kommt") beherrschen. Elternberatung und rechtzeitige logopädische Therapie können zur Verbesserung der Störung beitragen.

MERKE
Um die Diagnose einer expressiven Sprachstörung zu stellen, sollte die Störung des Sprachgebrauchs ab dem **Kleinkindalter** ohne eine deutlich längere Phase von normalem Sprachgebrauch vorhanden gewesen sein. Ansonsten müssen Differenzialdiagnosen wie z. B. die erworbene Aphasie bei Epilepsie oder ein elektiver Mutismus erwogen werden.

Rezeptive Sprachentwicklungsstörung

ICD-10: F80.2; **ICD-11:** 6A01.20

Beispiele: Dysphasie oder Aphasie vom rezeptiven Typ, Worttaubheit

Bei der **rezeptiven Sprachstörung** ist das Sprachverständnis gestört. Eine rezeptive Sprachstörung ist in der Regel von einer expressiven Sprachstörung begleitet, und häufig finden sich auch Störungen der Wort-Laut-Produktion. Die Betroffenen sind nicht in der Lage, grammatikalische Strukturen zu verstehen (z. B. Verneinungen, Fragen oder Vergleiche), und ihnen fehlt das Verständnis für subtilere Aspekte der Sprache (z B. Stimmlage, Gestik). Erste Anzeichen für eine rezeptive Sprachstörung sind die fehlende Reaktion auf vertraute Namen nach dem 1. Lj., die Unfähigkeit, mit 18 Monaten wenigstens einige häufig vorkommende Gegenstände zu benennen und mit 2 Jahren einfachen Routineaufforderungen nachzukommen. Auch hier spielen die Elternberatung und die logopädische Therapie eine entscheidende Rolle.

MERKE
Auch bei der rezeptiven Sprachstörung darf die Diagnose nur gestellt werden, wenn die Störung außerhalb der **Altersnorm** für die Entwicklung des Sprachverständnisses liegt und die **Intelligenz** unbeeinträchtigt ist. **Rezeptive Sprachstörung** unterscheiden sich vom **Autismus** darin, dass die Betroffenen meist einen normalen sozialen Austausch haben, sich in normalem Maß an die Eltern wenden, sich mit „So-tun-als-ob"-Spielen beschäftigen und in ihrer nonverbalen Kommunikation allenfalls gering eingeschränkt sind.

Erworbene Aphasie mit Epilepsie

ICD-10: F80.3; **ICD-11:** 8A62.2

Bei der **erworbenen Aphasie mit Epilepsie** ist der Beginn der rezeptiven und auch expressiven Sprachstörungen von Auffälligkeiten im EEG begleitet. Meist entwickeln sich parallel auch epileptische Anfälle, wobei zwischen dem Auftreten der Anfälle und der Sprachstörung bis zu 2 Jahre liegen können (➤ Kap. 25.4.1). Die Sprachfertigkeiten können schlagartig verloren gehen oder sich über Monate verschlechtern. Dabei kann die Ausprägung vom völligen Verstummen bis zum leichten Defizit der Sprachproduktion variieren. Die erworbene Aphasie tritt meist im Alter von 3–7 Jahren auf; ein Zusammenhang mit einem entzündlichen Prozess des Gehirns wird diskutiert. Bei etwa zwei Drittel der Betroffenen verbleibt ein unterschiedlich stark ausgeprägter rezeptiver Sprachdefekt, beim restlichen Drittel kann die Störung vollständig ausheilen.

GUT ZU WISSEN
Die **erworbene Aphasie mit Epilepsie** wird auch als **Landau-Kleffner-Syndrom** bezeichnet.

Diagnostik

Zur Diagnostik gehören eine ausführliche Eigen- und Fremdanamnese, eine genaue Verhaltensbeobachtung sowie testpsychometrische Untersuchungen (z. B. standardisierte Intelligenzmessung, spezielle Lesetests). Organische Ursachen für die Auffälligkeiten müssen durch eine gründliche medizinische Untersuchung ausgeschlossen werden.

Therapie

Die Behandlung erfolgt in der Regel durch gezielte Übungsprogramme, oft auch im Rahmen einzel- oder familientherapeutischer Verfahren, um Selbstwertverständnis und Beziehungsfähigkeit zu stärken. Es gilt insbesondere symptomverstärkende Einflüsse sowie Kritik am Sprechverhalten durch das Umfeld abzubauen. Zur Anwendung kommen Verfahren aus der Logopädie, Spiel- und Verhaltenstherapie, Heil- und Sprachheilpädagogik.

Sprechstörungen

Stottern

ICD-10: F98.5; **ICD-11:** 6A01.1

Hierbei handelt es sich um Störungen des sog. **Sprechwerkzeugs,** d. h., der Redefluss ist gestört. Dabei kommt es zu häufigen Wiederholungen oder Dehnungen von Lauten, Silben und Wörtern. Häufig wird während des Sprechens gezögert oder innegehalten. Mindestens die Hälfte der Kinder hat zusätzlich behandlungsbedürftige psychische Auffälligkeiten wie Ängste, Rückzugstendenzen, Depressivität, Aufmerksamkeitsstörungen, Hypermotorik und Aggressivität.

Die Störung beginnt in der Regel im Alter von 2–5 Jahren und betrifft 1 % aller Kinder. In vier von fünf Fällen kommt es zur Spontanremission oder deutlicher Besserung. Bei den übrigen Patienten erweist sich die Symptomatik häufig als hartnäckig und bleibt trotz Therapie über Jahrzehnte bestehen.

Im Erwachsenenalter sind Männer 4- bis 5-mal häufiger betroffen als Frauen. Oft sind für viele Betroffene die sozialen Folgen gravierender als die Störung selbst, sie entwickeln Erwartungsängste und erleben negative Reaktionen von Mitmenschen.

Beim Singen, Flüstern oder Sprechen im Chor besteht das Stottern nicht.

Logopädische, entspannende und verhaltenstherapeutische Verfahren werden bei der Behandlung mit Erfolg angewendet. Auch Singen, Atem- und Stimmtechniken haben sich bei der Therapie von stotternden Kindern und Erwachsenen bewährt.

Poltern

ICD-10: F98.6; **ICD-11:** 6A01.1

Die Sprachstörung „Poltern" ist durch einen überstürzten, hastigen oder fahrigen Redefluss gekennzeichnet (hohe Sprachgeschwindigkeit mit falscher Sprechflüssigkeit) und beeinträchtigt gemeinsam mit dem fehlerhaften Satzmuster die Sprechverständlichkeit. Dadurch kann es zu Veränderungen ganzer Wörter kommen und ist das Sprechen unregelmäßig und unrhythmisch mit schnellen, ruckartigen Anläufen.

Meistens besteht zusätzlich eine Sprachentwicklungsverzögerung und evtl. liegen impulsive Persönlichkeitszüge vor. Im Gegensatz zu den Stotterern können die Polterer bei Aufforderung den Redefluss verbessern.

Auch hier liegt der Fokus der Therapie auf logopädischen und verhaltenstherapeutischen Verfahren.

23.4.3 Entwicklungsstörungen des Lernens

ICD-10: F81; **ICD-11:** 6A03 (Lernentwicklungsstörung)

Umschriebene Entwicklungsstörungen schulischer Fertigkeiten (ICD-10) bzw. Lernentwicklungsstörungen (ICD-11) sind Störungen in frühen Entwicklungsstadien, die als **Teilleistungsschwächen** bezeichnet werden.

Keine Ursachen sind gemäß ICD-11 Störungen der intellektuellen Entwicklung, ein gestörtes Seh- oder Hörvermögen, neurologische oder motorische Störungen, fehlende Bildungsmöglichkeiten, eine mangelnde Beherrschung der Unterrichtssprache oder psychosoziale Einschränkungen. Vermutet werden Beeinträchtigungen der kognitiven Informationsverarbeitung. Die primären biologischen Faktoren (kognitive Fehlverarbeitung) können aber mit nichtbiologischen Faktoren wie der Gelegenheit zum Lernen, der Unterstützung beim Lernen und der Qualität des Unterrichts zusammenwirken und die Symptomatik erzeugen. Jungen sind häufiger betroffen als Mädchen.

Lese- und Rechtschreibstörung (Legasthenie)

ICD-10: F81.0; **ICD-11:** 6A03.0 (Lernentwicklungsstörung mit Lesebeeinträchtigung), 6A03.1 (Lernentwicklungsstörung mit Beeinträchtigung im schriftlichen Ausdruck)

FALL

Legasthenie – Lesen bereitet Bauchschmerzen

Die 8-jährige Sarah wird vom Kinderarzt in die kinder- und jugendpsychiatrische Ambulanz überwiesen. Sie sei bis zum Schulanfang ein fröhliches und altersgemäß entwickeltes Mädchen gewesen. In der 1. Klasse hätten Schwierigkeiten mit dem Erwerb des Lesens und Schreibens eingesetzt, obwohl sowohl die Lehrerin als auch die Mutter sie dabei sehr unterstützt hätten. Auffällig ist, dass Sarah dieselben Wörter auf derselben Seite sehr unterschiedlich schreibt und sogar Unsicherheiten dabei zeigt, ein Wort vom anderen abzuschreiben. Bei solchen Übungen träten häufig Fehler auf. In allen übrigen Fächern zeige sie nach Angaben der Eltern dagegen sehr gute Leistungen und beteilige sich auch aktiv und interessiert am Unterricht. Inzwischen zögen sich die Lese- und Schreibprobleme schon über 2½ Jahre hin, und Sarah habe immer weniger Freude an der Schule. Die Eltern äußern sich sehr besorgt, denn sie schlafe in letzter Zeit zudem häufig schlecht, und morgens nach dem Aufstehen klage sie sehr oft über Bauchweh, sodass sie manchmal nicht in die Schule gehen könne. Körperlich, so habe der Hausarzt den Eltern bescheinigt, sei das Mädchen aber ganz gesund.

Synonyme: Legasthenie, Entwicklungsdyslexie
Die Lese- und Rechtschreibstörung (LRS) ist durch das Auslassen, Ersetzen, Verdrehen oder Hinzufügen von Wortteilen oder Wörtern gekennzeichnet, wobei es keine **typischen Legastheniefehler** gibt. Entscheidend ist, dass die intellektuelle Begabung altersentsprechend und eher hoch ist, also keine Erklärung für die hohe Fehlerhaftigkeit liefert. Die übrigen Schulleistungen sind normal.

Die LRS ist die **häufigste Entwicklungsstörung** des Kindesalters. Etwa **6 %** aller Kinder leiden an einer Legasthenie, wobei Jungen 3- bis 4-mal häufiger betroffen sind als Mädchen. Die Legasthenie verläuft chronisch, aber durch gezielte und rechtzeitige Therapie kann das Ausmaß der Beeinträchtigung deutlich reduziert werden.

Symptomatik

- Anfangs Schwierigkeiten beim Aufsagen des Alphabets
- Fehler beim Vorlesen:
  - Auslassen, Ersetzen, Verdrehen oder Hinzufügen von Worten oder Wortteilen
  - Niedrige Lesegeschwindigkeit

- Startschwierigkeiten beim Vorlesen, langes Zögern oder Verlieren der Zeile, ungenaues Phrasieren des Textes
- Vertauschen von Wörtern im Satz oder Buchstaben im Wort
- Gestörtes Leseverständnis (Unfähigkeit, Gelesenes wiederzugeben)
- Im späteren Kindes- und Erwachsenenalter Dominanz der Rechtschreibschwäche

Bei Kindern tritt häufig ein zusätzliches **Aufmerksamkeitsdefizit** auf, das von Überaktivität und Impulsivität begleitet ist. Diese Verhaltens- und emotionalen Störungen führen auch zu einem beeinträchtigten Sozialverhalten.

Diagnostik

Zur Diagnostik gehören eine ausführliche Eigen- und Fremdanamnese, eine genaue Verhaltensbeobachtung sowie testpsychometrische Untersuchungen (z. B. standardisierte Intelligenzmessung, spezielle Lesetests). Organische Ursachen für die Auffälligkeiten müssen durch eine gründliche medizinische Untersuchung ausgeschlossen werden.

Therapie

Speziell geschulte Therapeuten können über einen **Legasthenie-Test** ein entsprechendes Förderprogramm, z. B. Funktionstraining zur Besserung der Konzentrations- und Wahrnehmungsfähigkeit sowie Lese- und Rechtschreibtraining, einleiten. So ist auch der Besuch einer höheren Schule möglich. Häufig suchen sich die Betroffenen später einen Beruf, bei dem ihre Störung nicht ins Gewicht fällt.

Rechenstörung

ICD-10: F81.2; **ICD-11:** 6A03.2 (Lernentwicklungsstörung mit Beeinträchtigung in Mathematik)

Die Rechenstörung oder **Dyskalkulie** bezeichnet eine unter der alters- und schulbedingten Norm liegende Leistungsfähigkeit im Rechnen. Betroffen sind die Grundrechenarten. Es handelt sich um eine sehr seltene Funktionsstörung (< 1 %).

Symptomatik

Beeinträchtigt sind z. B. der Zahlensinn (Nichterfassen der Relationen von Zahlen zueinander), das genaue und flüssige Durchführen von Standardrechenschritten, das Auswendiglernen von Zahlen (Einmaleins) und das genaue mathematische Denken. Dabei werden die grundlegenden Konzepte von Mathematik oder Arithmetik nicht verstanden.

Diagnostik

Zur Diagnostik gehören eine ausführliche Eigen- und Fremdanamnese, eine genaue Verhaltensbeobachtung sowie testpsychometrische Untersuchungen (z. B. standardisierte Intelligenzmessung, spezielle Rechentests). Organische Ursachen für die Auffälligkeiten müssen durch eine gründliche medizinische Untersuchung ausgeschlossen werden.

Therapie

Bei frühzeitiger Diagnose und zeitnahem Einleiten eines spezialisierten und gezielten Übungsprogramms, z. B. Funktionstraining zur Besserung der Konzentrations- und Wahrnehmungsfähigkeit sowie das Einüben von Rechenoperationen, können die Betroffenen Defizite besser ausgleichen und kommen im Schulalltag besser zurecht.

23.5 Autismus-Spektrum-Störung und Rett-Syndrom

ICD-10: F84 (tiefgreifende Entwicklungsstörungen); **ICD-11:** 6A02

23.5.1 ICD-Klassifikation

Der von der ICD-11 (sowie international) verwendete Begriff Autismus-Spektrum-Störung (ASS) fasst die in der ICD-10 noch als tiefgreifende Entwicklungsstörungen bezeichneten Störungen zusammen. Dadurch werden auch die Bezeichnungen frühkindlicher Autismus und Asperger-Syndrom ersetzt. Die ICD-11 unterteilt die Autismus-Spektrum-Störungen anhand des Vorliegens einer Intelligenzminderung und von Beeinträchtigungen der Sprachentwicklung und der Sprache.

23.5.2 Symptomatik

Frühkindlicher Autismus in der ICD-10

ICD-10: F84.0; **ICD-11:** 6A02 (Autismus-Spektrum-Störung)

Der frühkindliche Autismus (auch Kanner-Syndrom) manifestiert sich bereits in den ersten 3 Lj. mit pathologischer Selbstbezogenheit und sozialem Rückzug, wobei Sprache, Kontaktaufnahme, Empathie, Interessen und Entwicklungsfähigkeit gestört sind.

Kennzeichen sind (➤ Tab. 23.4):

- Extremes Abkapseln von der Umwelt (starke Selbstbezogenheit), ritualisiert erfolgende Kontaktaufnahme, kein Blickkontakt
- Unfähigkeit, soziale und emotionale Signale adäquat zu deuten und zu beantworten
- Frühe Störung der Sprachentwicklung (Sprache bleibt unmoduliert, affektarm)
- Stereotype Verhaltensmuster, ritualisierte Handlungsabläufe, starre Beschäftigung mit bestimmten Interessen (z. B. Daten, Fahrtrouten) oder motorische Stereotypien (z. B. Riechen oder Tasten von bestimmten, häufig harten Objekten)
- Ausgeprägte Veränderungsangst, sobald sich das vorliegende Umfeld nur geringfügig ändert
- Häufig Wutausbrüche und Aggressionen, Selbstverletzungen (Beißen)

Tab. 23.4 Unterschiede zwischen frühkindlichem Autismus nach Kanner und Asperger-Autismus (nach ICD-10)

	Frühkindlicher Autismus nach Kanner	Autistische Psychopathie nach Asperger
Früheste Auffälligkeiten	Beginn vor dem 36. Lm.	Beginn etwa ab dem 3. Lj.
Intellektuelle Leistungsfähigkeit	Überwiegend im Bereich der geistigen Behinderung	Durchschnittliche bis gute Intelligenz
Sprache	Häufig keine Sprachentwicklung (ca. 50 %) sowie kommunikative Funktion Später Sprechbeginn Häufig Auffälligkeiten wie Echolalie[1], Pronominalumkehr[2] und in der Sprachmelodie	Entwicklung einer kommunikativen Sprache (Seltener) Auffälligkeiten in Wortwahl und Sprachmelodie
Stereotypien	Häufig	Selten
Blickkontakt	Fehlt oft. Wenn vorhanden, sehr flüchtig oder ausweichend	Flüchtig, aber vorhanden

[1] Automatisches, zwanghaftes Nachsprechen, Wiederholung von Gehörtem
[2] Vertauschen von Ich und Du oder von sich selbst in der 3. Person sprechen

- Unspezifische Symptome wie Phobien, Schlafstörungen, Essstörungen
- Bei einem Drittel der an frühkindlichem Autismus Erkrankten besteht zusätzlich eine Intelligenzminderung

GUT ZU WISSEN

Die Störung gehört zu den bekanntesten psychiatrischen Störungen des Kindesalters, ist insgesamt aber selten (3–5 auf 10.000 Kinder). Sie tritt in den unterschiedlichsten sozialen Schichten auf. Jungen sind häufiger betroffen als Mädchen.

Asperger-Syndrom in der ICD-10

ICD-10: F84.5; **ICD-11:** 6A02 (Autismus-Spektrum-Störung)

Die Intelligenz ist normal entwickelt oder sogar besonders ausgeprägt. Die Sprachentwicklung erfolgt früh (oft noch vor dem Laufen) und ist auffällig differenziert, häufig geschraubt, affektiert und situationsinadäquat. Gleichzeitig liegt ein eingeschränktes Repertoire einseitiger Interessen und Aktivitäten vor, z. B. das Befassen mit technischem oder lexikalischem Wissen (z. B. Fahrpläne, Schaltungen). Die Kinder spielen kaum oder viel zu komplex und haben Probleme, sich bei Gleichaltrigen zu integrieren.

Der Asperger-Autismus ist weniger stark ausgeprägt als der frühkindliche Autismus (➤ Tab. 23.4), wobei Überschneidungen häufig sind und der Übergang fließend ist. Vor allem deswegen werden sie inzwischen nicht mehr als eigenständige Krankheitsbilder geführt.

23.5.3 Diagnostik

Die Diagnosestellung erfolgt klinisch. Grundsätzlich müssen eine Seh- und Hörprüfung sowie eine neurologische Untersuchung einschließlich EEG zum Ausschluss einer Epilepsie, die 30 % der Kinder mit frühkindlichem Autismus betrifft, durchgeführt werden.
Differenzialdiagnostisch sind auszuschließen:

- Kindliche Schizophrenie und Hospitalismus (Schädigungen nach Krankenhaus- oder Heimaufenthalten)
- Entwicklungs- und Bindungsstörungen
- Zwangsstörungen
- Deprivation: keine emotionale Kontaktfähigkeit zur Mutter (oder Primärperson) mit schweren psychischen Folgen

23.5.4 Therapie

Beim Asperger-Syndrom wird eine frühzeitige sensomotorische Übungsbehandlung empfohlen, um Empfinden und Feinmotorik zu entwickeln. Eine strukturierte Ausrichtung der Umgebung, in der das betroffene Kind lebt, ist ebenso von Vorteil wie die Minderung von familiären Belastungen und Fehlhaltungen. Es wird versucht, das soziale Verhalten des Kindes günstig zu beeinflussen und Stereotypien zu reduzieren. Eine klassische psychotherapeutische Behandlung ist nicht möglich, weil die Krankheitseinsicht meistens fehlt. Versuche einer medikamentösen Behandlung zeigen nur wenig Erfolg.

23.5.5 Rett-Syndrom

ICD-10: F84.2; **ICD-11:** LD90.4

Das Rett-Syndrom wurde erstmalig 1966 von dem Wiener Arzt und Jugendpsychiater Andreas Rett (1924–1997) beschrieben. Es ist eine angeborene, X-chromosomal vererbte neurodegenerative Erkrankung, die sich durch stereotype Bewegungsmuster und autistisches Verhalten auszeichnet. Betroffen sind fast nur Mädchen (1:10.000).

MERKE

Für das in der ICD-10 noch bei den tiefgreifenden Entwicklungsstörungen aufgeführte **Rett-Syndrom** wurde inzwischen die Ätiologie geklärt. Daher spricht man auch von einem syndromalen Autismus. Auslöser ist die Mutation eines bestimmten Gens auf dem X-Chromosom.

Symptomatik

Typischerweise folgt einer scheinbar normalen oder weitgehend **normalen frühen Entwicklung** ein teilweiser oder vollständiger Verlust von erworbenen Fähigkeiten im Gebrauch der Hände und der Sprache, zusammen mit einer Verlangsamung des Kopfwachstums zwischen dem 7. und 24. Lebensmonat.

Symptome im 7.–24. Lm.:

- Vollständiger oder teilweiser Verlust der Sprache
- Verlust zielgerichteter Handbewegungen und feinmotorischer Fähigkeiten

- Charakteristische stereotype wringende „Handwaschbewegungen" vor dem Oberkörper
- Mangelhaftes Kauen
- Hyperventilation
- Verlangsamung des Kopfwachstums, Kleinwuchs
- Verlust des sozialen Interesses (kaum noch Augenkontakt)

Symptome nach dem 2. Lj.:

- Starre Spastik, in der Regel mehr an den unteren als an den oberen Extremitäten
- Skoliose
- Spinale Atrophie mit starken motorischen Einschränkungen
- Epileptische Anfälle (Beginn vor dem 8. Lj.)

MERKE

Beim Rett-Syndrom sind im Gegensatz zum Autismus **Selbstbeschädigungen** und **komplexe stereotype Bewegungen** oder Gewohnheiten selten.

Therapien und Verlauf

Die Erkrankung führt in der Regel zu einer mehrfachen Behinderung und macht die Unterbringung in einer speziellen Pflegeeinrichtung nötig. Eine kausale Therapie gibt es nicht, die meisten Betroffenen versterben vor dem 40. Lj.

23.5.6 Desintegrative Störungen des Kindesalters in der ICD-10

ICD-10: F84.3 (andere desintegrative Störung des Kindesalters); **ICD-11:** 6A02.3 (Autismus-Spektrum-Störung mit Störung der Intelligenzentwicklung, mit Beeinträchtigung der funktionellen Sprache)

Die Bezeichnungen für die desintegrative Störung des Kindesalters sind Dementia infantilis, Heller-Syndrom, desintegrative Psychose.

Symptomatik

Nach normaler Entwicklung kommt es innerhalb weniger Monate zunächst zum Verlust erworbener Fähigkeiten im kognitiven Bereich und dann zu Störungen im sozialen und kommunikativen Verhalten.

Der fortschreitende intellektuelle Abbau beginnt vor dem Alter von 3 Jahren nach zunächst normaler Entwicklung mit zunehmender Schreckhaftigkeit, Unruhe, affektiven Verstimmungen, Wahnvorstellungen und Zwängen mit Wesensänderung, „Puppengesicht". Etwa 50 % der Betroffenen sind im Endzustand unfähig, sich sprachlich auszudrücken. Der Prozess verläuft über 9–12 Monate mit mittlerer bis schwerer Intelligenzminderung ohne Remission.

23

23.6 Aufmerksamkeitsdefizit- und Hyperaktivitätsstörung

ICD-10: F90; **ICD-11:** 6A05

FALL

Aufmerksamkeitsdefizit- und Hyperaktivitätsstörung – „Der Klassenkasper"

Luis wird auf Anraten der Schulpsychologin von seiner Mutter zum Kinder- und Jugendpsychiater gebracht. Er ist 7 Jahre alt und besucht die 1. Klasse einer Grundschule. Luis' Klassenlehrerin beklagt, dass er im Unterricht nicht stillsitzen könne, ständig störe und die anderen Schüler vom Unterricht abhalte. Aber nicht nur das „Herumkaspern" sei ein Problem; in den Pausen sei er regelmäßig Anstifter von Raufereien und Streitereien. Kollegen hätten sich schon bei ihr beschwert, weil Luis schnell „explodiere" und dann auch gegenüber den Lehrern sehr frech würde. Die Mutter berichtet, dass Luis, seit er laufen könne, ein sehr aktives Kind sei. Im Vergleich zu seinen Geschwistern (einer 2 Jahre älteren Schwester und einem 5 Jahre älteren Bruder) habe er kaum „Sitzfleisch". Er habe keinen Spaß am Puzzeln oder Malen, da werde er rasch ungeduldig und lasse sich von anderen Sachen leicht ablenken. Im Waldkindergarten, den er besucht habe, hätten die Erzieherinnen nur bemerkt, dass er sehr lebhaft sei und einen großen Bewegungsdrang habe. Auch dass er schnell „emotional" reagiere, sei ihnen aufgefallen, aber sie haben das nicht als bedenklich empfunden. Die Mutter nehme ihn oft zu ihrer Arbeitsstelle mit, sie arbeitet auf einem Pferdehof, da habe er viel Raum zum Austoben, und das tue ihm gut. Sie erkenne sich in ihrem Sohn wieder; auch sie sei in der Schule immer als zu „laut", „frech" und „umtriebig" gerügt worden und habe die Schule wegen schlechter Leistungen vorzeitig abgebrochen. Erst seit sie ihr Hobby zum Beruf gemacht habe, regelmäßig reiten und sich in frischer Luft bewegen könne, habe sich vieles verbessert. Auch die Unerschrockenheit, die Luis zeige, kenne sie von sich selbst. Im Gegensatz zu seinen Geschwistern klettere er überall herum und habe keine Angst vor großen Höhen. Allerdings habe er sich schon mehrfach verletzt, als er vom Baum und einem Dach gefallen sei.

23.6.1 Definition und Klassifikation

Die hyperkinetische Störung ist besser bekannt unter dem Begriff Aufmerksamkeitsdefizit- und Hyperaktivitätsstörung (ADHS). In der ICD-11 wird die in der ICD-10 noch verfolgte Unterscheidung in eine einfache Aktivitäts- und Aufmerksamkeitsstörung (F90.0) sowie eine hyperkinetische Störung des Sozialverhaltens (F90.1) aufgegeben (➤ Tab. 23.1). Stattdessen wird der Begriff der Aufmerksamkeitsdefizit-Hyperaktivitätsstörung (ADHS) eingeführt und nach den im Vordergrund stehenden Symptomen weiter unterteilt.

Das hyperkinetische Syndrom ist gekennzeichnet durch motorische Hyperaktivität, hohe Impulsivität bei niedriger Frustrationstoleranz, mangelnde Aufmerksamkeit und leichte Ablenkbarkeit mit fehlendem Lernerfolg. Hinzu kommen emotional und sozial störende Verhaltensweisen. Die Störung beginnt vor dem 5. Lj. und besteht bis ins Erwachsenenalter weiter. Häufig ändert sich dabei die Ausprägung der Symptome.

GUT ZU WISSEN

Obwohl es den Anschein hat, ADHS sei eine neu entdeckte Erkrankung, wurde sie bereits im 19. Jh. von Heinrich Hoffmann

(1809–1894), einem Neurologen und Psychiater aus Frankfurt, in seinem Werk „Struwwelpeter" beschrieben. Er selbst war von der Störung betroffen.

Die in der **ICD-10** noch vorgegebenen 18 **diagnostischen Kriterien,** von denen eine bestimmte Anzahl erfüllt sein musste, wurden verlassen. Damit wird dem Umstand Rechnung getragen, dass die Übergänge fließend sind. Die Symptomatik muss schon vor dem 12. Lj. situationsübergreifend (z. B. in der Schule, im Freundeskreis und in der Familie) vorhanden sein.

Da Unaufmerksamkeit, Hyperaktivität und Impulsivität vor allem in bestimmten Entwicklungsphasen bei vielen Kindern, Jugendlichen und Erwachsenen auftreten, müssen sie für die Diagnose eines ADHS über einen längeren Zeitraum bestehen (**ICD-11:** mind. 6 Monate), in verschiedenen Situationen auftreten, deutlich vom Entwicklungsstand abweichen und sich direkt negativ auf das schulische, berufliche oder soziale Funktionsniveau auswirken.

23.6.2 Symptomatik

Das ADHS wird bestimmt durch:

Aufmerksamkeitsstörung: Tätigkeiten werden vorzeitig abgebrochen. Häufiger, abrupter Wechsel von Aktivitäten bei geringer Konzentrationsfähigkeit, hochgradiger Ablenkbarkeit und geringer Ausdauer. Kann sich in Form von Konzentrationsstörungen, Desorganisiertheit und „geistiger Abwesenheit" äußern. Die Betroffenen wirken zerstreut und sprunghaft, sprudeln vor Ideen über und lassen sich leicht ablenken. Vor allem beim unaufmerksamen Subtyp ohne motorische Hyperaktivität ausgeprägte Neigung zu Tagträumereien.

Hyperaktivität: Die im Kindesalter häufig vorhandene motorische Hyperaktivität ist bei Erwachsenen oft nicht mehr oder nur in leichter Form nachweisbar (z. B. Wippen mit den Beinen). Häufig ständiges Gefühl von innerer Unruhe und Anspannung sowie ständig auf dem Sprung zu sein und nicht gut abschalten zu können.

Impulsivität: zeigt sich z. B. durch rasche, unbedachte Entscheidungen oder Aktivitäten, waghalsige sportliche Unternehmungen. Da die Betroffenen vor allem Aktivitäten wählen, die kurzfristig zu einer Belohnung führen, können sie nur schlecht priorisieren.

Schon betroffene Säuglinge sind leicht reizbar. Im Kleinkindalter kommt eine gewisse „Gefahrenblindheit" gegenüber Verletzungsgefahren z. B. im Straßenverkehr hinzu. Im Schulalter kommt es oft zu Konflikten mit Mitschülern und Lehrern und es kann sich eine Störung des Sozialverhaltens entwickeln.

ERLÄUTERUNGEN ZUM FALL

Hyperaktivität

Luis fällt es schwer, sich ruhig und still zu verhalten. Er hat einen starken Bewegungsdrang und eine Ruhelosigkeit, durch die er sich deutlich von seinen Altersgenossen unterscheidet. Diese **Hyperaktivität** ist charakteristisch für die hyperkinetische Störung. Viele Betroffene zappeln ständig mit den Armen oder Beinen. Ist die Umgebung so gestaltet, dass sie dem Bewegungsdrang gerecht wird, wie im Beispiel der Waldkindergarten oder der Pferdehof, fallen die Symptome u. U. weniger ins Gewicht. Erst wenn von den Betroffenen eine gewisse Diszipliniertheit und Ruhe verlangt wird, kann es zu Problemen und Konflikten kommen. Dies ist der Grund, warum die hyperkinetische Störung meist erst im Schulalter diagnostiziert und behandlungsbedürftig wird.

Störungen der Aufmerksamkeit und leichte Ablenkbarkeit

Hinzu kommen **Konzentrationsschwierigkeiten,** also Probleme, die Aufmerksamkeit länger auf eine Sache zu richten. Luis fallen Beschäftigungen wie Puzzeln oder Malen, die eine gewisse Konzentration erfordern, schwer; er lässt sich sehr schnell ablenken. Die Aufmerksamkeit bei der hyperkinetischen Störung springt schnell von einem Arbeitsgang zum nächsten. Es fällt dem Betroffenen schwer, etwas fertigzustellen. Dabei entstehen häufig **Flüchtigkeitsfehler.** Dazu kommt, dass unwichtige Signale nicht ausgeblendet werden können. Oft entsteht der Eindruck, dass die Kinder nicht zuhören und schon mit etwas anderem beschäftigt sind.

Impulsivität und starke Erregbarkeit

Ebenso verhält es sich mit den Impulsen, die ohne weitere Reflexion in Taten und Worte umgesetzt werden. In diesem Sinne sind die Raufereien und Streitereien bei Luis in der Schule zu interpretierten. Die schnelle Erregung, kombiniert mit der mangelnden Impulskontrolle und der niedrigen Frustrationstoleranz führen dazu, dass es betroffenen Schülern schwerfällt, sich in den geregelten und geordneten Schulalltag einzufügen, und es häufig zu Auseinandersetzungen mit den Lehrern kommt. Die Impulsivität bedingt auch eine **erhöhte Verletzungsgefahr.** Die Kinder verkennen Gefahren, v. a. im Straßenverkehr und im Spiel, sodass es hier gehäuft zu Verletzungen und Unfällen kommen kann.

Störungen der psychosozialen Anpassung

Aufgrund der geschilderten Symptome kommt es in verschiedenen sozialen Situationen zu Konflikten und Problemen. Hyperkinetischen Kindern fällt eine Anpassung an die konventionellen Normen viel schwerer als anderen. Mit dem Alter nimmt zwar die Hypermotorik ab, aber die Impulsivität und die Aufmerksamkeitsstörung bleiben erhalten. Die Betroffenen haben ein **erhöhtes Risiko,** Drogen zu nehmen, Unfälle (v. a. im Straßenverkehr) zu verursachen oder ein dissoziales Verhalten zu entwickeln.

Die Schilderung der Mutter, früher ebenfalls als zu „frech", „umtriebig" und „laut" aufgefallen zu sein, sowie ihre schlechten schulischen Leistungen, die möglicherweise ebenfalls auf Konzentrations- und Aufmerksamkeitsstörungen hinweisen, legen den Verdacht nahe, dass auch sie an einer hyperkinetischen Störung erkrankt sein könnte. Die von ihr beschriebene Waghalsigkeit unterstreicht diesen Verdacht. Dass sie derzeit weniger unter den Symptomen leidet als früher, kann durch das Alter und die Wahl eines passenden Berufs erklärt werden. Hyperkinetische Störungen zeigen eine familiäre Häufung und können sich im Alter durch eine Abnahme der Hyperaktivität und gewonnene soziale Anpassung abschwächen.

MERKE

Da die Hyperaktivität im Erwachsenenalter abnimmt, die Impulsivität und Aufmerksamkeitsstörung aber erhalten bleiben, ist die Diagnose der ADHS meist schwieriger zu stellen als im Kindesalter. Durch eine gewisse Anpassung an konventionelle Normen fällt die Störung im Erwachsenenalter weniger stark auf, die Betroffenen beklagen aber häufig eine **innere Leere oder Depressivität.**

23.6.3 Diagnostik

Die Diagnostik umfasst die Elternbefragung, die Verhaltensbeobachtung sowie verschiedene testpsychologische Untersuchungen. Durch medizinische Untersuchungen muss eine organische Ursache (z. B. Überfunktion der Schilddrüse) ausgeschlossen werden.

Leistungstests wie z. B. der Hamburg-Wechsler-Intelligenztest für Kinder (HAWIK) geben Aufschluss darüber, ob Schulleistungsschwächen auf mangelnde Intelligenz oder auf andere Faktoren wie z. B. ADHS zurückzuführen sind.

MERKE

Vor Diagnosestellung **muss** eine organische Ursache des ADHS ausgeschlossen werden!

Differenzialdiagnostisch ist bei ADHS Folgendes zu beachten:

- **Störung des Sozialverhaltens:** Da die ADHS mit vielfältigen sozialen Schwierigkeiten einhergeht, sind Störungen des Sozialverhaltens nicht leicht zu differenzieren. Sind beide Störungen gleichzeitig vorhanden, hat die Diagnose „hyperkinetische Störung" den Vorrang. Die ICD-10 sieht hierzu eine eigene Kategorie vor (hyperkinetische Störung mit Störung des Sozialverhaltens, F90.1).
- **Angststörung und depressive Störung:** Treten Unruhe und Hyperaktivität in Verbindung mit Angst oder Depression auf, haben diese in der Diagnose den Vorrang.

MERKE

Hyperaktivität als normale Reifungsvariante darf nicht als ADHS diagnostiziert werden.

23.6.4 Krankheitsverlauf

Unbehandelt entwickeln viele betroffene Kinder eine soziale Auffälligkeit oder sogar eine **Delinquenz.** Sie sind wesentlich stärker als andere gefährdet, eine Abhängigkeitserkrankung zu entwickeln. In der Regel bleiben sie in der Schule und somit auch später im Berufsleben deutlich hinter ihren Möglichkeiten zurück.

Psychosoziale Konsequenzen im Erwachsenenalter können sein:

- Abgebrochene Ausbildung, häufig wechselnde Arbeitsplätze oder Arbeitslosigkeit
- Verschuldung durch unüberlegte finanzielle Transaktionen
- Häufiger Partnerwechsel, unerwünschte Schwangerschaften
- Erhöhte Unfall- und Verletzungsgefahr
- Juristische Verfahren und Prozesse

23.6.5 Epidemiologie

Bei Kindern und Jugendlichen gehört die hyperkinetische Störung zu den häufigsten psychiatrischen Störungen. Man schätzt, dass **3–5 %** aller Kinder eine hyperkinetische Störung aufweisen. Jungen sind im Verhältnis **3- bis 8-mal** häufiger betroffen als Mädchen.

- **Häufige komorbide Störungen im Kindesalter:**
  - Ticstörungen
  - Störungen des Sozialverhaltens
  - Legasthenie
  - Sprech- und Sprachstörungen
  - Angststörungen
- **Häufige komorbide Störungen im Erwachsenenalter:**
  - Persönlichkeitsstörungen
  - Abhängigkeitserkrankungen
  - Depressive Störungen
  - Angststörungen

23.6.6 Ätiologie

Es gibt keine eindeutig bestimmbare Ursache für die hyperkinetische Störung. Am wahrscheinlichsten handelt es sich um ein **multifaktorielles Geschehen.** Genetische Einflüsse (familiäre Häufung der Erkrankung) und neurobiologische Faktoren (Ungleichgewicht in verschiedenen Neurotransmittersystemen im frontalen Bereich und in den Basalganglien) scheinen dabei eine Rolle zu spielen. Aber auch Geburtstraumen, toxische Einflüsse in der Schwangerschaft (z. B. Alkohol) und allergische Reaktionen auf bestimmte Nahrungsmittel werden als ätiologische Faktoren diskutiert.

23.6.7 Therapie

MERKE

Wegen ihrer großen Aktualität und Häufigkeit sollte die „hyperkinetische Störung" **gut** für die Prüfung vorbereitet werden. Der Lernende sollte sich vor der Prüfung eine fundierte Meinung zum Thema „Gabe von Medikamenten bei ADHS/Hyperkinetischer Störung" bilden.

Die Therapieform hängt vom Schweregrad der Symptomatik ab. Im Vordergrund steht die **Psychoedukation,** bei der die Eltern, das Kind und Bezugspersonen über die Erkrankung und die Behandlungsmöglichkeiten informiert werden und eine Entlastung von Schuldgefühlen erfahren sollen. Psychotherapie und Pharmakotherapie können weitere Behandlungsschritte sein. Eine medikamentöse Behandlung richtet sich nach dem Lebensalter des Kindes und der Bereitschaft der Eltern. Die Therapieeffizienz scheint in der Kombination von Psycho- und Pharmakotherapie zu liegen, die in 70–80 % der Fälle angewandt wird.

MERKE

Eine gezielte Information über die Erkrankung bewirkt häufig, dass ein Kind von den Eltern oder Bezugspersonen erstmals als **hilfsbedürftig** erkannt wird, während es bisher meist als störend und/oder sogar als „böswillig" empfunden wurde.

Pharmakotherapie

Das Mittel der 1. Wahl in der Behandlung der hyperkinetischen Störung ist **Methylphenidat,** in Deutschland z. B. als Ritalin® oder Concerta® auf dem Markt. Methylphenidat ist ein stimulierendes Medikament aus der Gruppe der Amphetamine und hat nur bei Patienten mit ADHS eine ausgleichende Wirkung. Laien meinen häufig, Kinder würden mit Drogen künstlich ruhiggestellt und in der Folge nur noch „betäubt in der Ecke sitzen". Diese Vorurteile entbehren jeglicher Grundlage. Es findet keine Beruhigung oder

Bewusstseinstrübung statt. Vielmehr gleicht Methylphenidat eine Stoffwechselstörung (Dopamin-Überschuss) im Gehirn aus.

GUT ZU WISSEN

„Lieber ein Kind mit Ritalin® in der Familie als eines ohne in einem Heim!" (Meinung von Prof. Dr. W. Felder, Leiter der Kinder- und Jugendpsychiatrie der Universität Bern)

Methylphenidat hat in Deutschland eine Zulassung zur Behandlung von hyperkinetischen Störungen bzw. ADHS bei Erwachsenen, bei Kindern ab 6 Jahren sowie zur Weiterführung der Therapie bei Jugendlichen im Rahmen einer therapeutischen Gesamtstrategie. Da es unter das Betäubungsmittelgesetz fällt, ist seine Verordnung umständlich. Es darf nur unter fachärztlicher Kontrolle und nach gründlicher Prüfung der Einnahmenotwendigkeit verschrieben werden. Unerwünschte Arzneimittelwirkungen sind Schlafstörungen und Appetitminderung. Bluthochdruck, Kopfschmerzen und Schwindel sind selten und bessern sich in der Regel nach einer kurzen Einnahmedauer.

Psychotherapie

Grundsätzliche Empfehlungen zum Umgang mit Kindern, die unter einem hyperkinetischen Syndrom leiden:

- Eindeutige, unmissverständliche Kommunikation
- Konsequenz in der Einhaltung von Regeln und Bestrafungen
- Vermeiden von lauten und wiederholenden Anklagen
- Bevor man mit dem Kind spricht, sich seiner Aufmerksamkeit versichern (z. B. nur sprechen, wenn es einen anschaut)
- Beziehung zum Kind pflegen, z. B. durch Spielzeiten, in denen es nur um die Bedürfnisse des Kindes geht und die das Kind aktiv gestaltet
- Loben, wenn das Kind etwas aktiv gestaltet

Studien aus jüngster Zeit belegen die Wirksamkeit einer **Verhaltenstherapie** bei ADHS. Diese sollte jedoch – wenn möglich – mit einer medikamentösen Therapie gekoppelt werden. Eine kombinierte Therapie ist einer reinen medikamentösen Therapie leicht überlegen.

Ziel der Therapie ist, dass Kinder ihr problematisches Verhalten erkennen und modifizieren lernen. Außerdem soll das Selbstwertgefühl, das v. a. bei Mädchen unter den ständigen Rügen und der Kritik leidet, gestärkt werden. Die Kinder lernen, ihre Aufgaben in einer bestimmten Reihenfolge und in zumutbaren Etappen durchzuführen. Belohnt werden sie mit einem Punktesystem, das ihnen nach einiger Zeit eine größere Belohnung ermöglicht. Erworbene Bonuspunkte sollten nicht gestrichen werden. Zudem wird das Führen von Listen trainiert, um dem Tag eine klare Struktur zu geben. Es werden Erinnerungssysteme eingeübt, zu denen Notizbücher und Merkzettel gehören.

In einem **Elterntraining** können ungünstige Verhaltensweisen in der Familie reduziert und die Eltern-Kind-Interaktion verbessert werden.

Weitere Therapieverfahren

Weitere Therapieverfahren, die bei der hyperkinetischen Störung zum Einsatz kommen, sind:

- Entspannungsverfahren (z. B. progressive Muskelentspannung nach Jacobson)
- Familientherapie: Es scheint, dass eine klassische systemische Familientherapie als alleinige Therapieform nicht ausreicht, um eine hyperkinetische Störung erfolgreich zu behandeln. Sie kann jedoch helfen, die meist belasteten Beziehungen innerhalb der Familie zu verbessern.
- Ergotherapie und heilpädagogische Verfahren (Verbesserung der Psychomotorik, sensorische Integration)
- Diätetische Maßnahmen (nur bei wenigen Betroffenen effektiv)

23.7 Ticstörungen

ICD-10: F95; **ICD-11:** 8A05

Ticstörungen sind unwillkürliche, unregelmäßige, plötzliche, schnell einschießende und wiederkehrende Muskelaktionen oder Lautäußerungen. Es gibt kurze, **vorübergehende** Tics und solche, die Tage oder Wochen andauern. Ab einer Dauer von 1 Jahr gelten sie als **chronisch.** Die häufigste Ursache für Tics im Kindesalter ist das Tourette-Syndrom. Es werden motorische und vokale Formen einfacher (meist im Gesicht: Blinzeln, Zuckungen, Räuspern, Grunzen) oder komplexer Art (Hüpfen, Springen, vokale Tics bezogen auf Wörter oder Sätze) unterschieden. Es gibt auch Mischformen.

Gilles-de-la-Tourette-Syndrom

Das Tourette-Syndrom gehört zu den Mischformen. E ist benannt nach dem französischen Arzt Georges Gilles de la Tourette (1857–1904), der die Symptomatik erstmals um 1885 beschrieb.

Symptomatik

Neben den Tics treten beim Tourette-Syndrom zusätzlich Echolalie (zwanghaftes Nachplappern), Koprolalie (spontanes Ausstoßen von Fäkalworten) und Palilalie (Satzwiederholungen) auf.

Häufigkeit

Vorübergehende Ticstörungen betreffen 4–12 % der Kinder im Grundschulalter, bei 3–4 % verläuft die Ticstörung chronisch und 0,05–3 % haben ein Gilles-de-la-Tourette-Syndrom. Kinder und Jugendliche sind fast 10-mal häufiger betroffen als Erwachsene und Jungen 3- bis 5-mal häufiger als Mädchen.

Ursache

Hinsichtlich der Ursachen gibt es keine gesicherten Erkenntnisse. Allerdings treten Ticstörungen familiär gehäuft auf. Auf jeden Fall sind psychogene Erklärungsmodelle allein nicht ausreichend; vermutet wird ein Dopamin-/Serotonin-Ungleichgewicht, evtl. auch autoimmune Antikörper gegen Basalganglienzellen.

Therapie

Empfohlen wird eine spezielle Verhaltenstherapie: das Habit Reversal Training. Dabei werden Muskelanspannungen eingeübt und automatisiert, die den motorischen Tics entgegen wirken. Überbrückend bis zur Aufnahme dieses Trainings kann Aripiprazol, ein atypisches Neuroleptikum, gegeben werden. Auch eine stützende und entlastende Psychotherapie unter Einbeziehung der Familie spielt bei der **Behandlung** eine Rolle.

23.8 Disruptives Verhalten oder dissoziale Störungen (Störungen des Sozialverhaltens)

ICD-10: F91; **ICD-11:** 6C9

Definition und Klassifikation

Synonyme: Dissozialität, antisoziales Verhalten

Gemäß ICD-11 sind **disruptives Verhalten oder dissoziale Störungen** anhaltende Verhaltensprobleme mit ausgeprägtem und anhaltend trotzigem, ungehorsamem, provozierendem oder gehässigem (d. h. störendem) Verhalten. Dabei werden auch die Grundrechte anderer oder wichtige altersgemäße gesellschaftliche Normen, Regeln oder Gesetze verletzt (d. h. dissozial).

Die ICD-10 versteht unter **Störungen des Sozialverhaltens** die tendenziell generalisierte Verletzung altersangemessener Normen, die schwerwiegender sind als die gewöhnlichen Streiche oder die übliche jugendliche Aufmüpfigkeit und die ein Eingreifen öffentlicher Institutionen wie Polizei und/oder Jugendamt notwendig macht.

Symptomatik

Leitsymptome sind:

- Wutausbrüche, häufiges Streiten und Reizbarkeit
- Aggressive Ablehnung und Zurückweisung der Bezugspersonen
- Gezieltes Lügen und Brechen von Vereinbarungen
- Gehässigkeit oder Rachsucht
- Körperliche Grausamkeit gegen andere und Tierquälerei
- Zerstörung oder Stehlen fremden Eigentums
- Schulschwänzen und Ungehorsam

Krankheitsverlauf und Epidemiologie

Betroffen sind meist Persönlichkeiten mit schwachem Willen und wenig ausgeprägter Ich-Stärke, deren **Kontaktfähigkeit** zudem **stark eingeschränkt** und/oder oberflächlich ist. Jungen neigen hier zu aggressiv-destruktivem Verhalten, Mädchen zur sexuellen Verwahrlosung. Etwa **2–10 %** der Kinder und Jugendlichen sollen ein dissoziales Verhalten zeigen, wobei Jungen und junge Männer häufiger betroffen sind. In städtischen Gebieten ist die Dissozialität stärker ausgeprägt. Insgesamt ist die Dunkelziffer allerdings hoch. Die Aufklärungsrate steigt mit Anzahl und Schweregrad der Delikte. Bereits mit 18 Jahren sind viele der Betroffenen mit dem Gesetz in Konflikt geraten.

Ätiologie

Ursachen sind meistens im biografischen und sozialen Umfeld zu suchen (z. B. Broken-Home-Situation). Man spricht von einem **Sozialisationsdefizit** (erzieherisch, konstitutionell, sozial). Es handelt sich um die Häufung ungünstiger Lebensbedingungen, die persönlichkeitsgebunden, familiär, schulisch und allgemein sozial begründet sein können und sich in der Regel in Familien mit geringen emotionalen und finanziellen Potenzialen nachteiliger auswirken als in anderen Familien.

Therapie

Die Behandlung erfolgt durch pädagogische und psychologische Maßnahmen. Die Korrektur von destruktiven Anteilen und die Stärkung positiver Eigenschaften sowie die Verbesserung des Schicksals betroffener Kinder und Jugendlicher haben dabei Vorrang.

23.9 Emotionale Störungen

ICD-10: F93; **ICD-11:** ➤ Tab. 23.5

Synonyme: affektive Störungen, milieureaktive Störungen

Emotionale Störungen umfassen auffällige Verhaltensmuster bei Kindern und Jugendlichen, bei denen Angst (Trennungsangst, Angst vor Tieren), Aggressivität (Geschwisterrivalität), Depressivität oder Gehemmtheit (Scheu vor Fremden) im Vordergrund stehen. Sie werden in der ICD-11 anderen Gruppen zugeordnet (➤ Tab. 23.5).

Tab. 23.5 Emotionale Störungen des Kindesalters nach ICD-10 und ICD-11 [W203-012, W798-008]

ICD-10		ICD-11	
F93.0	Emotionale Störung mit Trennungsangst des Kindesalters	6B05	Trennungsangst
F93.1	Phobische Störung des Kindesalters	6B03	Spezifische Phobie
F93.2	Störung mit sozialer Ängstlichkeit des Kindesalters	6B04	Soziale Phobie
F93.3	Emotionale Störung mit Geschwisterrivalität	QE92	Veränderung der Struktur der Familienbeziehungen in der Kindheit

Symptomatik

Die Schulphobie und die Schulangst sind typische Störungen, die in die Kategorie der emotionalen Störungen des Kindesalters fallen. Dabei ist die **Schulphobie** im eigentlichen Sinne eine Trennungsangst. Das Kind befürchtet schon morgens, dass der Bezugsperson (im Regelfall der Mutter) während seines Schulbesuchs etwas passieren könnte. Meist ist das Kind sehr ängstlich sowie depressiv verstimmt und zeigt deutliche körperliche Symptome als Zeichen der Somatisierung (Kopfschmerzen, Übelkeit, Bauchschmerzen etc.). Ein Kind mit **Schulangst** dagegen fürchtet den Schulbesuch an sich, also das Verhalten der Lehrer oder anderen Schüler oder die Leistungsanforderungen. Nicht selten geht die Schulangst mit einer reaktiven Lernstörung einher.

Diagnose

Kennzeichnend gemäß ICD-10 ist, dass die Störungen zwar ein erhebliches Ausmaß annehmen, sodass therapeutische Behandlung erforderlich ist, nie aber den Stellenwert einer Psychose erreichen. Die Störungen können sich spontan zurückbilden. Begleitend treten Kopf- und Bauchschmerzen sowie Übelkeit und Erbrechen auf.

Die ICD-11 fordert eine Dauer der Störung von mehreren Monaten und eine erhebliche Beeinträchtigung von Alltagsaktivitäten, Beziehungs- und Lebensgestaltung. Die **Behandlung** erfolgt meist durch Elternberatung und psychotherapeutische Konfliktberatung.

23.10 Ausscheidungsstörungen

23.10.1 Enuresis

ICD-10: F98.0; **ICD-11:** 6C00

Unwillkürliches Einnässen ohne organischen Befund **nach dem 5. Lj.**, meist während der Nacht (Enuresis **nocturna**), seltener tagsüber (Enuresis **diurna**), wird als **Enuresis** bezeichnet. Enuresis liegt vor, wenn ein Kind über einen Zeitraum von mindestens 3 Monaten mindestens 2-mal monatlich einnässt.

Ätiologie

Man unterscheidet die **primäre Enuresis** (das Kind war bisher nicht über einen längeren Zeitraum trocken) von der **sekundären Enuresis** (erneutes Einnässen nach einem trockenen Zeitraum von mind. **6 Monaten**). Neben genetischen (familiäre Häufung) und biologisch-physiologischen Faktoren (z. B. Blasenkapazität, Schlaftiefe) kommen bei der Entstehung auch psychosoziale Aspekte (z. B. schwierige familiäre Situation, Sauberkeitserziehung, belastende Lebensereignisse) zum Tragen.

MERKE
Differenzialdiagnostisch **muss** zunächst eine organische Ursache des Einnässens abgeklärt werden.

Häufigkeit

Enuresis nocturna ist mit insgesamt **80 %** die häufigste Form (Enuresis diurna 5 %), etwa **25 %** der 4- bis 7-Jährigen nässen nachts ein. Jungen sind von der Enuresis nocturna häufiger betroffen als Mädchen. Mädchen leiden eher unter Enuresis diurna.

Im Alter von 3 Jahren nässen noch etwa 63 % der Kinder ein, mit 5 Jahren noch etwa 11 %, mit 7 Jahren ungefähr 5 % und mit 8 Jahren noch 3 % der Kinder.

Therapie

Die Störung hat eine gute Prognose und bildet sich häufig spontan zurück. Wichtige Faktoren sind dabei die Unterstützung aus dem familiären Umfeld, die Reduktion psychosozialer Belastungen sowie eine konsequente Umsetzung der Therapie. Normalerweise reichen verständnisvolles Verhalten der Erziehungsberechtigten, positiv fördernde Reinlichkeitserziehung und verhaltenstherapeutische Verfahren (z. B. nachts zu festgelegten Zeiten zum Toilettengang wecken, evtl. „Klingelhose") aus, um das Einnässen des Kindes zu verhindern.

23.10.2 Enkopresis

ICD-10: F98.1; **ICD-11:** 6C01

Enkopresis ist das wiederholte unwillkürliche oder willkürliche Absetzen von Stuhl an unpassenden Stellen bei Kindern nach dem 4. Lj., meist tagsüber. Es muss mindestens 1-mal monatlich über 3 Monate auftreten. Wie bei der Enuresis wird auch hier zwischen primärer und sekundärer Enkopresis unterschieden.

Ätiologie

Die Enkopresis mit Obstipation hat eine deutliche genetische Komponente, außerdem wurden Störungen der muskulären Koordination der Stuhlentleerung nachgewiesen. Wichtige Faktoren sind zudem für das Kind belastende Lebensereignisse, aber auch somatische Auslöser wie eine schmerzhafte Defäkation. Außerdem spielen die sozialen Verhältnisse und die Interaktion in der Familie eine wesentliche Rolle.

MERKE
Vor der Diagnosestellung muss ein Einkoten aufgrund **organischer Ursachen** ausgeschlossen sein (z. B. Darmmotilitätsstörungen, neurologische Störungen).

Häufigkeit

Die Prävalenz der Enkopresis liegt für 7- bis 8-jährige Schulkinder bei 1,5–3 %. Sie tritt bei Jungen fast doppelt so häufig auf wie bei Mädchen.

Symptomatik

Enkopresis findet sich ebenfalls in Verbindung mit psychischen Störungen und Erkrankungen, am häufigsten mit Störungen des Sozialverhaltens und oppositionellem Verhalten, aber auch als Bestandteil der allgemeinen Symptomatik bei geistiger Behinderung, Zwangsstörungen, Phobien, Schizophrenie oder dem hyperkinetischen Syndrom.

Therapie

Die Beratung der Eltern und die Motivationsförderung beim Kind stehen bei der Therapie im Vordergrund. Belohnungs- und Verstärkerprogramme sowie ein systematisches Toilettentraining kommen dabei zum Einsatz. Spielen gehemmte aggressive Impulse bei der Entstehung und Aufrechterhaltung der Enkopresis eine Rolle, können diese in einer Spieltherapie bearbeitet werden.

Verständnisfragen

- Was ist der Unterschied zwischen einer Intelligenzminderung und einer Demenz?
- Welche Ursachen sind für die Intelligenzminderung verantwortlich? Findet sich immer eine Ursache?
- Wie unterscheiden sich expressive und rezeptive Sprachstörung? Wie unterscheidet sich eine rezeptive Sprachstörung von der Autismus-Spektrum-Störung?
- Was sind Teilleistungsschwächen? Nennen Sie Beispiele.
- Wie erklärt man sich das Zustandekommen von Teilleistungsschwächen, und wie werden sie behandelt?
- Nennen Sie die Unterschiede zwischen dem Kanner- und dem Asperger-Syndrom.
- Wodurch ist die Autismus-Spektrum-Störung im Kindesalter gekennzeichnet? Findet sich die Erkrankung auch bei Erwachsenen? Welche Folgen können durch eine unbehandelte Autismus-Spektrum-Störung für die Betroffenen entstehen?
- Werden Kinder mit Autismus-Spektrum-Störung mit Medikamenten wie Methylphenidat nur ruhiggestellt statt behandelt?
- Sind Legasthenie und Autismus-Spektrum-Störung bei Mädchen häufiger als bei Jungen?
- Was verstehen Sie unter dem Tourette-Syndrom?
- Welche Prognose haben emotionale und dissoziale Störungen im Kindesalter?
- Welche Störungen können das Sozialverhalten von Schulkindern beeinträchtigen?
- Welche Störungen gibt es im Bereich der Ausscheidungsfunktionen bei Kindern?

IV Neurologie

IV

KAPITEL

24 Suizidalität

Kapitelübersicht

Suizidalität drückt sich in Suizidgedanken und suizidalen Handlungen aus, die bis zur vollendeten Selbsttötung reichen. Sie ist eine häufige und lebensbedrohliche Komplikation psychischer Störungen.

Frauen wählen eher **weiche Suizidmethoden,** die häufiger im Suizidversuch enden, während Männer eher zu **harten Methoden** greifen, die zur tatsächlichen Selbsttötung führen. Bei der Einschätzung von Suizidalität ist es entscheidend, mögliche **Risikofaktoren** zu beachten: psychische oder körperliche Grunderkrankungen, belastende Lebensumstände, vereinsamte oder alleinstehende Menschen, höheres Alter, Suizide in der Vorgeschichte oder im Umfeld des Patienten oder der Patientin.

Jede Androhung eines Suizids und **jede** suizidale Handlung müssen als **Alarmzeichen** gewertet und ernst genommen werden, um das Leben der Betroffenen zu schützen. Zur Behandlung ist eine **Krisenintervention** das Mittel der Wahl. Dabei stehen die aktuelle Lebensproblematik und die Abwendung der Suizidalität im Zentrum der Therapie. Erst in einem weiteren Schritt können andere Therapieformen (z. B. aufdeckende, analytische Psychotherapie) angeboten werden. Bei akuter Suizidalität müssen die Betroffenen in eine psychiatrische Einrichtung gebracht werden, im Zweifelsfall auch gegen ihren Willen **per Unterbringungsgesetz (UBG).** Die Behandlung der **akuten Suizidalität** bleibt Fachärzten und Fachärztinnen für Psychiatrie vorbehalten.

24.1 Definitionen

- Unter **Suizidalität** versteht man alle Kräfte eines Menschen, die danach streben, dem eigenen Leben ein Ende zu setzen. Suizidalität umfasst im Allgemeinen den Wunsch nach Ruhe, Veränderung der Lebenssituation sowie Pause oder Unterbrechung im Leben mit dem grundsätzlichen Risiko zu sterben.
- **Suizididee:** gedankliche Auseinandersetzung mit der Suizidabsicht.
- **Suizidabsicht:** die Intention, sich das Leben zu nehmen.
- **Suizidhandlung:** Selbstschädigung mit Suizidabsicht.
- **Suizid:** die absichtliche Selbstschädigung mit dem Ziel eines tödlichen Ausgangs.
- **Suizidversuch:** eine in suizidaler Absicht ausgeführte Handlung (z. B. Einnehmen einer Überdosis an Medikamenten), die nicht zum Tod führt.
- **Parasuizid:** Suizidversuch ohne die vorwiegende Absicht des Suizids mit der Hoffnung auf Rettung. Der Parasuizid ist eine Form der Verzweiflungstat, um Aufmerksamkeit zu erlangen. Wird allerdings die Ursache des Parasuizids nicht erkannt und therapeutisch behandelt, so könnte auf den absichtlich missglückten ein ernst zu nehmender Suizidversuch erfolgen.
- **Erweiterter Suizid:** bei der Selbsttötung werden auch andere Personen gegen ihren Willen getötet.
- **Gemeinsamer Suizid:** einvernehmlicher Suizid von mindestens zwei Personen.

Es lassen sich unterschiedliche **Suizidformen** unterscheiden:

- **Bilanzsuizid:** sehr seltene Form, bei welcher der Suizid nach rationalen Kriterien ohne psychische Auffälligkeiten verübt wird, z. B. bei hoher Verschuldung oder Verlust der Ehre. In der Regel lassen sich auch bei scheinbaren Bilanzsuiziden psychopathologische Phänomene erkennen (z. B. depressive Verstimmung oder narzisstische Kränkung).
- **Chronischer Suizid:** häufige suizidale Krisen oder dauerhaft anhaltende Suizidalität, oft bei Persönlichkeitsstörungen oder Abhängigkeitserkrankungen.

24.2 ICD-Klassifikation

In der **ICD-10** wird der Begriff Parasuizid nicht verwendet, sondern als vorsätzliche Selbstbeschädigung klassifiziert, worunter Suizidhandlungen oder entsprechende Versuche sowie vorsätzlich selbstzugefügte Vergiftungen oder Verletzungen subsumiert werden. Zudem sind parasuizidale Gedanken zu berücksichtigen, die einen Wunsch nach Ruhe, Pause, Veränderung, Unterbrechung im Leben mit der potenziellen Möglichkeit zu sterben ausdrücken.

In der **ICD-11** sind die unterschiedlichen Aspekte der Suizidalität ebenfalls auf mehrere Gruppen verteilt (➤ Tab. 24.1): Symptome oder Zeichen mit Beteiligung des Erscheinungsbilds oder des Verhaltens (MB23) und Sterbeabsicht – Aspekt der Selbstbeschädigung (XE97V) mit der Absicht zu sterben.

GUT ZU WISSEN

Bevor der hl. Augustinus im 4. Jh. den Suizid zum Verbrechen erklärte, da dieser gegen das Sechste Gebot „Du sollst nicht töten" verstieß, wurde der Suizid in der europäischen Kultur nicht verurteilt. Der Philosoph Thomas von Aquin machte im 13. Jh. eine Todsünde daraus, weil sich der Mensch damit Gottes Macht über Leben und Tod aneignen würde. Obwohl weder Altes noch Neues Testament den Suizid verbieten, galt er in der christlichen Welt nunmehr als Verbrechen und Sünde. Dieses christliche Verbot des Suizids, das ursprünglich einem tiefen Respekt vor dem Leben entstammte, führte zur Verfolgung und Bestrafung derer, die sich zu suizidieren versuchten. Noch 1923 wurde in London jeder Suizident mit einem Pfahl im Herzen beerdigt, und erst seit 1961 ist der Suizidversuch in Großbritannien keine Straftat mehr. In Deutschland ist der Suizid ebenfalls **nicht** mehr strafbar.

Tab. 24.1 ICD-Klassifikation der Suizidalität [W203-012, W798-008]

ICD-10		ICD-11	
Z91.8	Suizidversuch	MB23.R	Suizidversuch
R45.8	Suizidalität, Suizidgedanken	MB23.S	Suizidales Verhalten
X84.9	Absichtliche Selbstbeschädigung	XE97V	Vorsätzliche Selbstbeschädigung, Person hatte die Absicht, zu sterben

24.3 Symptomatik

FALL

Suizidalität – „Eine Welt bricht zusammen"

Stefan, 17 Jahre, liegt nach einem Suizidversuch im Krankenhaus. Er hat versucht, sich durch eine Überdosis Schlaftabletten das Leben zu nehmen. Seine Mutter hatte sich gewundert, dass er morgens nicht zum Frühstück erschienen war, in seinem Zimmer nach ihm geschaut und ihn nicht ansprechbar mit einem Abschiedsbrief an sie gefunden. Glücklicherweise hat sie ihn rechtzeitig ins Krankenhaus bringen können, er schwebt seit wenigen Stunden nicht mehr in Lebensgefahr.

Ich habe keine Lust mehr, in dieser Welt zu sein, es erscheint mir alles so trist und so sinnlos. Erst haben sich meine Eltern scheiden lassen, dann ist mein Vater im letzten Jahr bei einem Arbeitsunfall von einem Gerüst gestürzt und gestorben. Meine Mutter war danach nur mit sich selbst beschäftigt und voller Schuldgefühle. Mir ging es in der Zeit ziemlich schlecht, ich hatte Albträume und konnte nachts nicht mehr schlafen. Meine Freunde hatten keinen Nerv auf meine dauernde ‚Depri-Stimmung'. Darum hab' ich versucht, alles mit mir allein auszumachen, aber dadurch habe ich mich irgendwann nur noch allein gefühlt. Bis Eva kam und wir uns ineinander verliebt haben. Es war so schön. Endlich war da jemand, mit dem ich sprechen konnte. Ich war allerdings auch ziemlich eifersüchtig – vor allem auf schöne, schlanke Typen. Ich habe ziemlich geklammert und wollte alles tun, um sie nur noch für mich zu haben. Plötzlich machte sie dann Schluss mit mir und fing etwas mit meinem besten Freund an. Das hat mir den Rest gegeben. Ich habe alles in mich reingefressen und dadurch stark zugenommen, bis ich mich wie ein dicker Sack fühlte. Ich habe mich gefragt, wozu ich mir den ganzen Mist eigentlich noch reinziehen muss. Daraufhin habe er versucht, sich von der ganzen Last zu befreien, einfach nicht mehr da zu sein, nichts mehr zu spüren und nur noch zu schlafen.

Die Suizidalität zeigt je nach ursächlichen Faktoren und zugrunde liegender Erkrankung eine große Bandbreite an psychopathologischen Symptomen:

- Affektstörungen, z. B. Deprimiertheit, Hoffnungslosigkeit
- Formale und inhaltliche Denkstörungen, z. B. Grübelneigung, Insuffizienzgefühle, Schuldgefühle, Ängste oder wahnhaftes Erleben
- Halluzinationen: imperative Stimmen, die zum Suizid aufrufen (z. B. Schizophrenie)
- Störungen des Antriebs und des sozialen Verhaltens, z. B. verminderter Antrieb mit Freud- und Interessenlosigkeit, sozialer Rückzug, bei agitierter Depression auch Antriebssteigerung
- Autoaggressive Tendenzen, die sich mit dem Wunsch nach Ruhe oder Zuwendung mischen
- Schlafstörungen
- Appetenzstörungen

THERAPEUTISCHE PRAXIS

Wenn sich in Ihrer Praxis ein suizidgefährdeter Patient vorstellt und mit der Aufnahme in eine psychiatrische Klinik einverstanden ist, reicht es nicht aus, ihn mit dem Versprechen, dass er sich in Behandlung begibt, zu entlassen. Sie sollten unbedingt sicherstellen, dass ihn z. B. eine Bezugsperson aus der Praxis abholt und in die Ambulanz begleitet. Die Gefahr, dass der Patient sich umentscheidet, ist während einer suizidalen Krise sehr hoch!

Tab. 24.2 Suizidmethoden

Suizidmethode	Beispiele	Epidemiologische Kriterien
Weicher Suizid	Vergiftungen durch Überdosierung von Medikamenten (Psychopharmaka, häufig in Kombination mit Alkohol), Gasvergiftungen und Tod durch Ertrinken	Eher Frauen, Methode endet häufiger im **Suizidversuch**
Harter Suizid	Erschießen, Erhängen, Stürze aus großer Höhe oder Tod durch Überfahren (Zug, Auto)	Eher (ältere) Männer, Methode endet häufiger im **Suizid**

24.4 Suizidmethoden

Suizide werden auf unterschiedliche Weise begangen (➤ Tab. 24.2).

Die Wahl der Methode ist von verschiedenen Einflüssen wie geschlechtsspezifischen und soziokulturellen Faktoren, Verfügbarkeit der Mittel und psychischen Erkrankungen abhängig. Harte Suizidmethoden führen häufiger zum vollendeten Suizid als weiche Methoden.

MERKE

Obwohl harte Methoden eher zum tatsächlichen Suizid führen, kann aus der Wahl der Suizidmethode **nicht** eindeutig auf die „Ernsthaftigkeit" der Suizidabsicht geschlossen werden. Jeder Suizidversuch und jede Androhung eines Suizids **müssen ernst genommen werden!**

24.5 Krankheitsverlauf

80 % aller Menschen, die einen Suizid begehen, kündigen ihn vorher an. Deswegen muss jede Ankündigung als **höchstes Alarmzeichen** gewertet werden. Das **Wiederholungsrisiko** ist im ersten Jahr nach einem Suizidversuch besonders hoch: **30–50 %** unternehmen in diesem Zeitraum einen weiteren Suizidversuch.

Wichtige Modelle, die für die Prävention eines Suizids von Bedeutung sind, sind die **Entwicklungsphasen der suizidalen Krise** nach Pöldinger und das **präsuizidale Syndrom** nach Ringel.

Entwicklungsphasen nach Pöldinger

Die Entwicklung der **suizidalen Krise** verläuft nach Pöldinger (1968) in 3 Phasen (➤ Abb. 24.1):

Erwägungsstadium: gedankliche Beschäftigung mit dem Suizid, gefördert durch lebenssituative, psychosoziale Faktoren (krisenhafte Zuspitzung der Lebenslage, unterdrückte oder blockierte Aggressionen, Existenzängste, soziale Isolierung) und suggestive Einflüsse von außen (z. B. Medienberichte über Suizid).

Ambivalenzstadium: länger dauernde Phase der Unentschlossenheit, des innerlichen „Hin- und Hergerissenseins", häufig begleitet von doppeldeutigen Mitteilungen, Hilferufen, Andeutungen, Drohworten; oft auch bewusste Thematisierung mit einer Person des Vertrauens. Bis zu 80 % aller Suizide werden in dieser Phase **direkt oder indirekt ange-**

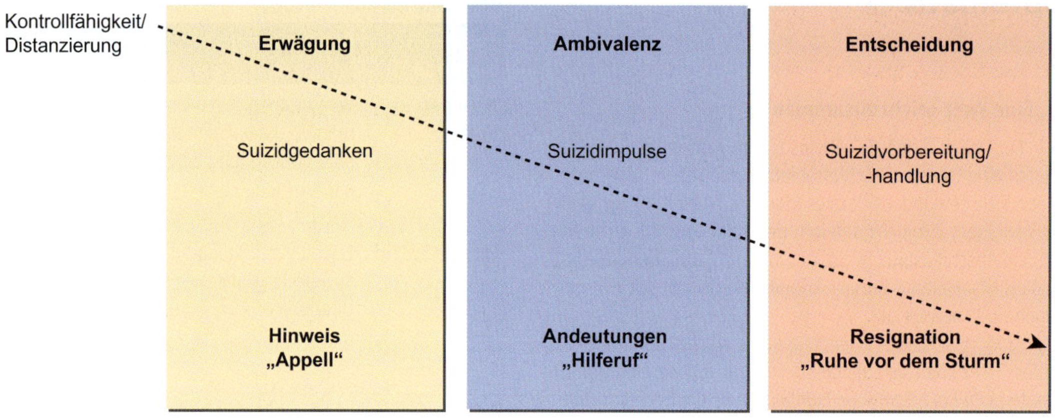

Abb. 24.1 Stadien und Dynamik der suizidalen Entwicklung (nach W. Pöldinger) [L157]

kündigt. Wird die Suizidgefahr in dieser Phase rechtzeitig festgestellt und ernst genommen, kann das Fortschreiten der Entwicklung bis hin zum Suizid durch therapeutisches Eingreifen aufgehalten werden. Dabei arbeitet der Therapeut v. a. mit Methoden der **„Krisenintervention".**
Entschlussstadium: ist die Entscheidung zum Vollzug des Suizids getroffen, wirken die Betroffenen nach außen hin oft sehr ruhig, gelöst und entspannt („Ruhe vor dem Sturm"). Tatsächlich befinden sie sich psychisch gesehen jedoch in einer absoluten Ausnahmesituation, in der aufgrund der zunehmenden gedanklichen Einengung auf den Suizid („Tunnelblick") eine wirklichkeitsnahe Einschätzung der persönlichen Situation nicht mehr möglich ist. Im schlimmsten Fall drängen sich dem Betroffenen die Suizidfantasien so sehr auf, dass er wie in einem tranceartigen Zustand auf äußere Reize nicht mehr reagiert. Er befindet sich „in seiner eigenen Welt" und ist für die Außenwelt „nicht oder kaum mehr zu erreichen" (→ in der mündlichen Prüfung wird auch häufig der Begriff „nicht mehr ansprechbar" verwendet). In einem solchen Fall besteht gemäß Unterbringungsgesetz (UBG) die Pflicht, ihn notfalls auch gegen seinen Willen unverzüglich in eine psychiatrische Klinik einweisen zu lassen.

MERKE

Weil es sich bei der Einweisung in eine psychiatrische Klinik laut UBG um einen massiven Eingriff in das Recht auf Freiheit handelt, ist dafür nicht primär der (Not-)Arzt, sondern je nach Ländergesetzen die **Verwaltungsbehörde** oder die **Polizei** zuständig. In jedem Bundesland gibt es dazu entsprechende Regelungen (➤ Kap. 24).

Präsuizidales Syndrom

Der Begriff **präsuizidales Syndrom** wurde 1953 von dem Wiener Psychiater **Erwin Ringel** (1921–1994) eingeführt. In den **1950er-Jahren** hatte Ringel an Personen, die einen Suizidversuch überlebt hatten, die dem Suizidversuch vorausgehende Phase untersucht. Bei der Mehrzahl der über 700 untersuchten Patienten fand er die folgenden 3 Merkmale, die nach Ringel regelmäßig einer Suizidhandlung vorausgehen:

1. **Einengung:** die Wahlmöglichkeiten in einer krisenhaften Situation werden als immer eingeengter erlebt, bis als letzte Möglichkeit scheinbar nur der Suizid bleibt. Die Einengung (siehe „Gut zu wissen") kann sich kognitiv abspielen, also vermehrte Gedanken an die Ausweglosigkeit und Hoffnungslosigkeit (wie z. B. bei der Depression) beinhalten, oder auch durch reale Faktoren (Isolation, Vereinsamung, Arbeitslosigkeit, Verluste, Krankheit) begünstigt werden.
2. **Aggressionsumkehr:** aggressive Tendenzen nehmen zu, können bei einer gehemmten Aggression aber nicht adäquat ausgedrückt werden und richten sich zunehmend gegen den Betroffenen selbst.
3. **Suizidfantasien:** das Gefühl, der Realität nicht gewachsen zu sein, führt zu einer Flucht in die Irrealität. Der Betroffene baut sich eine Scheinwelt auf, in der Gedanken an den Tod und schließlich an Suizid eine immer größere Rolle spielen und eine scheinbare Erleichterung in Aussicht stellen.

GUT ZU WISSEN

Man spricht auch von **lebenssituativen, psychosozialen, affektiven** und **kognitiven Einengungen:**

- Lebenssituationen, in denen der Betroffene nicht mehr ein noch aus weiß (z. B. bei existenzieller Bedrohung durch Verlust des Arbeitsplatzes, der Heimat, eines Organs, Scheidung, Tod)
- Psychosoziale Einengung (Rückzug, Isolierung und zunehmende Vereinsamung bei alten Menschen, Suchtkranken, Ausländern, Alleinstehenden)
- Einengung des Fühlens und Denkens (Angst, Verzweiflung, Hoffnungslosigkeit)
- Einengung der Wahrnehmung (der Betroffene sieht nur noch negative Dinge)
- Einengung der Wertewelt (es gibt scheinbar nichts mehr, wofür es sich zu leben lohnen könnte)

Das präsuizidale Syndrom hat eine Bedeutung in der Abschätzung der Suizidalität und damit der Vorhersagbarkeit eines Suizids. Das Auftreten der oben genannten Merkmale ist immer ein **ernst zu nehmendes Warnzeichen.**

24.6 Epidemiologie

Die wichtigsten **epidemiologischen Erkenntnisse** der Suizidforschung lauten:

- In Deutschland begeht alle 45 Minuten ein Mensch Suizid, das sind ca. 11.000 Suizide pro Jahr (entspricht etwa der Hälfte aller Verkehrstoten in Deutschland). Weltweit sind es nach Schätzungen der WHO ca. 1 Mio. Menschen pro Jahr.
- **90 %** aller Suizide werden auf dem Boden einer **psychischen Erkrankung** begangen. Pro Jahr versterben weltweit 1 Mio. Menschen an einem Suizid. Depressionen sind mit 40–70 % die häufigste Suizidursache.
- 3-mal so viele Frauen wie Männer versuchen, sich zu suizidieren, sterben jedoch nicht.
- Bei Männern liegt die Suizidrate ca. 4-mal so hoch wie bei Frauen.
- Suizidversuche sind 10- bis 100-mal häufiger als vollendete Suizide.
- Die Suizidrate steigt mit dem Alter an; besonders gefährdet ist die Altersgruppe der 75- bis 84-Jährigen, darunter vermehrt alleinstehende Männer. Bei den Suizidversuchen ist die Gruppe der 15- bis 30-Jährigen (Mädchen deutlich häufiger als Jungen) dem höchsten Risiko ausgesetzt.
- Etwa die Hälfte der Menschen, die Suizid begehen, hat zuvor mindestens einen Suizidversuch unternommen.
- Menschen mit psychischen Erkrankungen begehen 10- bis 30-mal häufiger einen Suizid als die Allgemeinbevölkerung.
- Geschieden oder verwitwet zu sein erhöht das Suizidrisiko um das 4- bis 5-Fache und kann zu einem Risikofaktor werden, der mit steigendem Alter stärker ins Gewicht fällt.
- Suizide werden in allen sozialen und wirtschaftlichen Schichten begangen, besonders jedoch in der Unter- und Oberschicht sowie unter Psychiatern, Ärzten, Rechtsanwälten und Psychologen. Auch bei Vollzugsbeamten, Musikern und Zahnärzten ist das Risiko erhöht.
- Keine andere Todesart hinterlässt bei Freunden und Verwandten so andauernde Gefühle von Schmerz, Scham, Schuld, Verwirrung und allgemeiner Verstörung. Die Hinterbliebenen sind selbst Opfer; unter ihnen ist die Sterblichkeitsrate im Jahr nach dem Suizid des geliebten Menschen besonders hoch.
- Der vollendete Suizid steht als Todesursache bei den erwachsenen Europäern insgesamt an 9. Stelle. Bei den 12- bis 24-Jährigen steht er nach Unfällen an 2. Stelle.
- Die Suizidrate steigt bei Kindern und Jugendlichen an. Suizidversuche werden bereits von 6-Jährigen unternommen. Die Suizidrate liegt aber weit unter der von Erwachsenen. Die Rate der Suizidgedanken ist wesentlich höher als die der tatsächlichen Versuche.
- Bei homosexuellen Jugendlichen ist das Suizidrisiko höher als bei heterosexuellen.
- In Kriegszeiten sinken die Suizidraten, und in Entwicklungsländern sind die Suizidraten niedriger als in Industrienationen.

MERKE

90 % der Suizide liegen psychische Erkrankungen zugrunde, diese sind v. a.:
- Depressive Episoden (40–60 %)
- Abhängigkeitserkrankungen (Alkoholismus 20 %)
- Schizophrene Psychosen (10 %)
- Persönlichkeitsstörungen (5 %)
- Schwere (chronische) körperliche Erkrankungen (bei 50 % der Suizide ebenfalls ein entscheidender Faktor)

24.7 Ätiologie

Suizidalität ist nicht grundsätzlich die Folge einer psychischen Krankheit, obwohl bei etwa 90 % aller Suizide eine solche zugrunde liegt (Epidemiologie). Menschen mit suizidaler Gefährdung befinden sich meist in einer Krise oder akuten Belastungssituation, in die sie aus unterschiedlichen Gründen geraten sind und aus der sie sich nicht mehr mit **adäquaten Bewältigungsstrategien** (sog. Copingmechanismen) befreien können, sodass sie mit einer Kurzschlusshandlung (Suizid) reagieren.

Wichtigste Voraussetzung für suizidales Verhalten ist in erster Linie die **Persönlichkeitsstruktur** (z. B. fehlende Copingstrategien, Neigung zur Selbstentwertung, Fokussierung auf das Negative). Die Persönlichkeitsstruktur ist durch genetische und lebensgeschichtliche Faktoren geprägt. Trifft eine bestimmte Persönlichkeitsstruktur auf ungünstige äußere Bedingungen (z. B. Partnerschaftskonflikt, Verlust der Arbeit, Tod einer Bezugsperson), kann sich das Erleben der betroffenen Person **krisenhaft** zuspitzen, und sie sieht den alleinigen Ausweg im Suizid. Ausschlaggebender Faktor ist dabei nicht so sehr die objektive Schwere der belastenden Lebenssituation, sondern vielmehr das **subjektive Erleben** und die Bewältigungsmöglichkeiten des Betroffenen.

Risikofaktoren für Suizidalität:
- Psychische oder andere chronische (lebensbedrohende) Erkrankungen
- Soziale Isolation und zunehmende Einsamkeit (z. B. bei alten Menschen, Arbeitslosen, Flüchtlingen, aber auch bei Alleinstehenden)
- Berufliche oder zwischenmenschliche Schwierigkeiten und Bedrängnisse oder existenzielle Notlagen (z. B. Konflikte und Versagensängste am Arbeitsplatz oder in der Berufsausbildung, andauernde Arbeitslosigkeit, sich auftürmende Schulden, zerbrochene Partnerschaften)
- Integrationsprobleme und Verlust der Heimat bei Aussiedlern und Flüchtlingen
- Biografische Faktoren (z. B. begangene oder versuchte Suizide in der Familie; Krisen in biologischen Übergangszeiten wie Pubertät, Klimakterium, Verlust eines geliebten Menschen durch Scheidung oder Tod)
- Klimatische Faktoren, welche die Stimmungslage beeinflussen können (Jahreszeiten wie Frühjahr und Herbst, Vollmond, Föhn)

Die **inneren Beweggründe,** sich das Leben zu nehmen, sind vielfältig. In der Regel kommt es zu einer Mischung aus **autoaggressiven Tendenzen,** die durch Selbstbestrafung oder Selbsthass ausgelöst werden, und **fremdaggressiven Impulsen,** sich an jemandem rächen oder ihn bestrafen zu wollen. Dabei kann gleichzeitig eine **scheinbar unlös-**

bare Lebenssituation bestehen, die den Wunsch nach einer Zäsur und Pause hervorruft. Ein Suizidversuch sollte dabei auch immer als **Hilfeschrei** verstanden werden. Der Betroffene sieht allein keine Möglichkeit, seine Situation zu verbessern oder erträglich zu machen.

GUT ZU WISSEN

Der **Werther-Effekt** beschreibt den historischen Fall des **Nachahmungssuizids.** Nach dem Erscheinen von Goethes „Die Leiden des jungen Werther" (1774) gab es eine Suizidwelle, bei der eine bestimmte Lesergruppe, die sich stark mit der Hauptfigur des Werks identifizierte, auf gleiche Weise Suizid beging.

24.8 Diagnostik

Das Abschätzen der Suizidalität eines Menschen ist eine schwierige Aufgabe.

MERKE

Grundsätzlich gilt: **Jeder Suizidversuch** ist ernst zu nehmen.

Aus der gewählten Suizidmethode darf nicht auf die Ernsthaftigkeit und Intensität der suizidalen Absicht geschlossen werden. Wie nachfolgend beschrieben, gibt es verschiedene Risikofaktoren, die zu einer suizidalen Handlung führen können. Auslösend sind häufig belastende Lebenssituationen und -ereignisse, wobei **Partnerschaftsprobleme** oder **Partnerverlust** im Vordergrund stehen. Bei der Beurteilung der Suizidalität sollten die Risikofaktoren berücksichtigt werden: depressive, suchtkranke, alte und einsame Menschen, deren Lebensgeschichte bereits einen Suizidversuch aufweist, und Personen, die einen Suizid ankündigen.
Die **diagnostische Beurteilung** von Suizidalität umfasst:

- Abschätzen des Ausmaßes der suizidalen Gefährdung
- Diagnostik psychischer Erkrankungen
- Einfühlen in die suizidalen Faktoren und Verstehen der jeweiligen Motivation

THERAPEUTISCHE PRAXIS

Um die Suizidgefährdung eines Menschen zu erkennen, **müssen** Sie das Thema **ansprechen!**

Entgegen der Befürchtung „Wenn ich mit dem Betroffenen über Suizid spreche, bringe ich ihn erst auf den Gedanken" ist es in einer therapeutischen Beziehung **besonders wichtig, Suizidgedanken behutsam anzusprechen.** Nur so fühlt sich der Patient in seinem Leiden ernst genommen und kann auf Hilfsangebote eingehen. Suizidale Menschen erleben es meist als große Entlastung, wenn sie über das Thema, das sie so sehr beschäftigt und bedrängt, reden können. Allerdings ist damit nicht gewährleistet, dass sie ihre Suizidabsichten nach dem Gespräch völlig aufgeben. Mit welchen Fragen Sie eine grobe Einschätzung von der Suizidalität eines Menschen vornehmen können, ist exemplarisch im nachstehenden Kasten zusammengestellt. Es gibt für die Forschung und Diagnostik auch spezielle Fragebogen, mit denen sich die Suizidalität einschätzen lässt (z. B. Gießen-Test, Selbsteinschätzungsskala).

THERAPEUTISCHE PRAXIS

- Haben Sie in Ihrer momentanen Situation noch Hoffnung, dass es Ihnen wieder besser gehen könnte?
- Ist Ihnen schon mal der Gedanke durch den Kopf gegangen, es wäre besser, nicht mehr am Leben zu sein? Müssen Sie häufig daran denken? Haben Sie sich mit jemandem darüber austauschen können?
- Handelt es sich um einen Gedanken wie „Ich möchte am liebsten gar nicht mehr aufwachen" (passiver Todeswunsch), oder haben Sie schon konkrete Gedanken, wie Sie Ihrem Leben ein Ende setzen wollen (aktive Suizidalität)? Wann haben Sie zuletzt darüber nachgedacht?
- Gibt es etwas, was Sie am Leben hält, etwas, das Sie von Ihrem Plan, sich das Leben zu nehmen, abbringen könnte?

Zukunftsperspektiven, religiöse oder andere Werte sind wichtige Faktoren, die Betroffene vom Suizidplan abhalten und in ihrem Lebenswillen bestärken können. Doch auch sie sind keine Garantie dafür, dass sie ihre Absichten nicht doch noch umsetzen.

MERKE

Passive Todeswünsche drücken den Wunsch nach Ruhe und einer „Auszeit" aus, ohne dass konkrete Handlungsabsichten bestehen müssen. Die **akute Suizidalität** ist dagegen durch die ständige Beschäftigung mit dem Suizid und tatsächlichen Suizidplänen gekennzeichnet.

24.9 Therapie

Im Vordergrund der Therapie der Suizidalität steht die **Prävention.** Dabei spielt die **Krisenintervention** eine entscheidende Rolle. Die Krisenintervention erfordert ein rasches aktives Vorgehen sowie die Festlegung des Schwerpunkts auf die aktuelle Problematik. Konfliktpartner sollten ggf. einbezogen werden.

Der Suizidgefährdete ist in seiner Situation vorbehaltlos zu akzeptieren und ernst zu nehmen, damit eine Vertrauensbasis zum Therapeuten geschaffen werden kann. Maßnahmen zur **Stützung des Selbstwertgefühls** und zur **Minderung der Schuldgefühle** können helfen, die subjektiv empfundene Ausweglosigkeit zu mildern. Aspekte, die das suizidale Verhalten motivieren, können dann deutlicher in Erscheinung treten und längerfristig sinnstiftend bearbeitet werden (z. B. der Wunsch nach Zuwendung und Verständnis, neuer Lebensorientierung).

Selbstverständlich sind suizidale Patienten intensiv psychotherapeutisch und psychosozial zu betreuen. Wichtig ist dabei, dass mit dem Klienten feste Termine vereinbart werden, die garantieren, dass die Therapie in Anspruch genommen wird. Anlaufstelle für suizidale Patienten können der Psychiater, der Psychotherapeut, der Hausarzt, der Heilpraktiker für Psychotherapie, psychosoziale Beratungsstellen oder die Telefonseelsorge sein.

MERKE

Bei **akuter Suizidalität** muss der Patient, ggf. auch gegen seinen Willen, einer beschützenden stationären Therapie zugeführt werden. Er gehört dann **nicht** in die Hände eines Heilpraktikers für Psychotherapie!

24.10 Krisenintervention bei Suizidgefahr

Die Krisenintervention gestaltet sich folgendermaßen:

- Sofortiger Beginn der Intervention
- Einbeziehung des Patientenumfelds
- Fokussierung auf den aktuellen Konflikt
- Freiwillige Einweisung in eine psychiatrische Klinik, ggf. Überweisung an einen Psychiater, bei akuter Suizidgefährdung „Zwangseinweisung" durch die Polizei

Ziel ist die Abwendung der Suizidalität und Einleitung einer langfristig stützenden Psychotherapie.

Konkret beinhaltet die Krisenintervention **folgende Schritte:**

- Aufbau eines vertrauensvollen Verhältnisses zum Therapeuten
- Klärung der entstandenen Krisensituation
- Behandlung etwaiger Grunderkrankungen durch Ärzte oder Psychiater (z. B. bei Depression, organischer Psychose oder Schizophrenie)
- Bei Bedarf Gabe einer beruhigenden Begleitmedikation
- Überlegungen zur Krisenlösung durch Überwindung
  - der **sozialen Einengung** durch Einbeziehen des sozialen Umfelds (Familie, Freunde, Verwandte),
  - der **gedanklichen Einengung** durch Planen und Organisieren der nächsten Stunden oder Tage (konkret oder in Gedanken),
  - des **Gefühls der Sinnlosigkeit** durch Sinngebung, z. B. durch gemeinsames Erarbeiten von Dingen oder Aufgaben, welche die Aufrechterhaltung des Lebens unbedingt erfordern und sinnvoll machen (Kinder, Partner, Sehnsucht nach Liebe, religiöse Auffassungen).
- Auf keinen Fall sollte bei einer akuten Suizidgefährdung therapeutisch **aufdeckend** gearbeitet werden, denn es bedarf in dem Fall konkreter Hilfen für die gegenwärtig bestehenden Probleme. Das einfühlsame, anteilnehmende Gespräch und tatsächliche Hilfestellungen für die Bewältigung des Alltags haben klaren Vorrang vor anderen therapeutischen Verfahren.
- Wenn die akute Suizidgefahr abgewendet ist, sollte eine weiterführende Psychotherapie oder Beratung angeboten werden.

FALL

Krisenintervention bei Suizidalität

Als Beispiel dient die Geschichte einer wohlhabenden, alleinlebenden College-Studentin, die schwanger war und Suizidpläne hatte. Das Einzige, woran sie außer dem Suizid noch denken konnte, war der Wunsch, nie schwanger geworden, ja sogar wieder jungfräulich zu sein.

Ihr Therapeut, der amerikanische Psychotherapeut Edwin S. Shneidman (1918–2009), schreibt dazu: *„Ich nahm ein Blatt Papier heraus und begann, ihre Sicht zu erweitern. Ich sagte: ‚Lassen Sie uns mal sehen, Sie könnten hier eine Abtreibung vornehmen lassen.' Sie antwortete: ‚Das könnte ich nicht.' Ich fuhr fort: ‚Sie könnten wegfahren und eine Abtreibung vornehmen lassen.' ‚Das könnte ich nicht.' ‚Sie könnten das Baby austragen und zur Adoption geben.' Weitere Möglichkeiten wurden abgelehnt. Als ich sagte: ‚Sie können immer noch Suizid begehen, aber es besteht offensichtlich keine Notwendigkeit, dies heute zu tun', erhielt ich keine Antwort. ‚Nun', sagte ich, ‚sehen wir uns die Liste an und bewerten die Möglichkeit nach Ihrer Präferenz. Dabei berücksichtigen wir, dass keine optimal ist.'*

Shneidman berichtet, bereits das Aufstellen der Liste habe einen beruhigenden Effekt gehabt. Ihre Lebensgefahr – der Drang, sich selbst bald zu töten – legte sich, und sie war in der Lage, die Punkte auf der Liste in eine Rangfolge zu bringen, obwohl sie an jeder Möglichkeit etwas auszusetzen hatte. Ein wichtiges Ziel war jedoch erreicht worden: Die Patientin war in der Lage, andere Handlungsmöglichkeiten in Betracht zu ziehen, als zu sterben oder wieder Jungfrau zu werden. *Dann haben wir einfach am Leben herumdiskutiert, was eine völlig zulässige Lösung ist* (Davison, Neale und Hautzinger, 2002)

MERKE

Die **Bereitschaft zur Therapie** ist in den ersten Stunden und Tagen nach einem Suizidversuch am höchsten. Wegen der Gefahr einer erneuten suizidalen Handlung sollten mit dem Patienten in dieser sensiblen Phase konkrete Therapiemöglichkeiten besprochen werden.

Empfehlungen für den Umgang mit suizidalen Patienten:

- Sprechen Sie **offen** und objektiv über den Suizid.
- **Vermeiden** Sie abwertende Äußerungen über suizidales Verhalten oder Motive.
- Bieten Sie eine Entstehungstheorie für das suizidale Verhalten an und machen Sie deutlich, dass der Suizid eine **unangemessene** und **unwirksame Lösung** ist.
- Beziehen Sie wichtige **Bezugspersonen** und andere Therapeuten mit ein.
- Planen Sie ausreichend **häufige Sitzungen** und halten Sie sich an den Plan, damit zumindest ein Teil der Therapiezeit für längerfristige Ziele verwendet wird.
- Seien Sie sich der Vielzahl der Einflüsse bewusst, die auf den Patienten einwirken, und vermeiden Sie, die Verantwortung für das suizidale Verhalten des Patienten zu übernehmen.
- Konsultieren Sie Kollegen.
- Treffen Sie **Vorkehrungen** für eine Krisenintervention.
- Überprüfen Sie ständig das **Risiko für Suizid** und suizidales Verhalten Ihres Patienten.
- Setzen Sie sich mit örtlichen Notfall-, Krisen-, Suizidzentren in Verbindung.
- Geben Sie Ihrem Patienten eine Karteikarte mit Ihren **Telefonnummern** sowie den Nummern von Polizei, Krisenzentren, Kliniken, Telefonseelsorge und weiteren Bezugspersonen.
- Schließen Sie einen **Antisuizidvertrag** (Non-Suizid-Vertrag) mit Ihrem Patienten ab, bei dem er verspricht, sich über einen bestimmten Zeitraum nichts anzutun.
- Nehmen Sie wegen der möglichen Gefahr einer Überdosierung von Medikamenten Kontakt zum Hausarzt Ihres Patienten auf.
- Zwingen Sie Ihren Patienten nicht dazu, sich durch Gespräche über Suizid Ihre Zuwendung zu verschaffen. Drücken Sie Ihre Zuwendung und Empathie **offen** aus; bringen Sie dem Patienten Wärme und Aufmerksamkeit entgegen.
- Klären und verstärken Sie nichtsuizidale Gedanken, Reaktionen und Probleme Ihres Patienten.
- Erläutern Sie Ihrem Patienten Ihre wahrscheinliche Reaktion auf sein suizidales Verhalten (z. B.: „Wenn Sie sterben, werde ich traurig sein, aber mein Leben dennoch weiterführen").
- Sorgen Sie dafür, dass Ihr Patient **realistische Erwartungen** an die Reaktion anderer auf sein künftiges suizidales Verhalten hat.
- Schalten Sie **Polizei** oder **Amtsarzt** ein, wenn Ihr Patient wenig kooperativ und suizidgefährdet ist.

MERKE

Gesetze und berufsethische Gründe **verpflichten** dazu, Menschen daran zu hindern, sich selbst Schaden zuzufügen – auch dann, wenn dies den Bruch des Vertrauensverhältnisses zwischen Therapeut und Patient bedeutet.

24.11 Unterbringung

Das **Unterbringungsgesetz** (UBG) regelt die Unterbringung psychisch kranker Patienten in einer psychiatrischen Anstalt. Die Unterbringung kann freiwillig oder auch zwangsweise (bei Eigen- oder Fremdgefährdung) erfolgen. Es handelt sich um Landesrecht, da dem Bund in diesem Rechtsgebiet die Regelungskompetenz fehlt.

Die Unterbringung ist in den einzelnen Bundesländern unterschiedlich geregelt, die jeweiligen Landesgesetze haben aber Ähnliches zum Inhalt. In den meisten Bundesländern wurden sie inzwischen durch ein Landesgesetz für psychisch kranke Personen oder das Psychisch-Kranken-Gesetz (PsychKG) abgelöst.

Für eine zwangsweise Unterbringung muss üblicherweise von einem Arzt eine schwerwiegende psychische Störung diagnostiziert worden und eine Eigengefährdung (z. B. suizidale Handlung) oder Fremdgefährdung (Bedrohung oder Schädigung von Dritten) belegt sein.

Nach einer daraufhin erfolgten stationären Aufnahme muss innerhalb einer festgelegten Frist anhand der gemachten Angaben gerichtlich über die endgültige Unterbringung entschieden werden. Diese ist immer begrenzt (> Kap. 27.4).

In einigen Bundesländern ist bei Nichterreichbarkeit des Gesundheitsamts auch eine Einlieferung durch die Polizei möglich. Die für das jeweilige Bundesland erlassenen Gesetzesgrundlagen für eine Unterbringung können im Internet nachgelesen werden. Der Wortlaut des bayerischen UBG als Gesetzesgrundlage für eine Einweisung findet sich in > Kap. 27.4.

Verständnisfragen

- Wie lässt sich die Suizidalität einer Person abschätzen?
- In wessen Kompetenzbereich gehört die Therapie der akuten Suizidalität?
- Welche Personen sind besonders suizidgefährdet?
- Welche psychischen Erkrankungen sind mit einem hohen Suizidrisiko verbunden?
- Was halten Sie von der Aussage: „Man sollte bei vermeintlich suizidalen Personen das Thema Suizid nicht offen ansprechen; man bringt sie sonst erst auf den Gedanken. Es ist besser, sich mit den Themen zu beschäftigen, welche die Person am Leben halten“?
- Welche Symptome und Verhaltensmerkmale signalisieren ein präsuizidales Syndrom?
- Welche epidemiologischen Gesichtspunkte zur Suizidalität kennen Sie?
- Welche Motive können sich hinter einer Suizidabsicht verbergen?
- Lässt die Art der Durchführung eines Suizidversuchs Rückschlüsse zu, wie ernst es den Betroffenen war?
- Was sind die spezifischen Merkmale der therapeutischen Krisenintervention bei suizidgefährdeten Personen?

KAPITEL

25 Neurologie

25

Kapitelübersicht

In diesem Kapitel wird auf anatomisches Basiswissen und wichtige neurologische Krankheitsbilder eingegangen, sofern sie für den Heilpraktiker bzw. die Heilpraktikerin für Psychotherapie von Bedeutung sind und nicht bereits in ➤ Kap. 9 besprochen wurden. Da es sich nur um eine orientierende Darstellung handelt, wird zum weiterführenden Studium auf Fachbücher der Neurologie verwiesen.

Die **Neurologie** ist die Lehre von den **Erkrankungen des Nervensystems,** bei denen psychische Symptome nicht im Vordergrund stehen. Das Nervensystem dient der Wahrnehmung von Sinnesreizen, der Integration der Reizinformation und der entsprechenden Reizantwort. Man unterscheidet nach der Lokalisation das **zentrale** und das **periphere Nervensystem** und nach der Funktion das **somatische** und **vegetative Nervensystem.**

Zu den häufigsten neurologischen Erkrankungen, die mit psychischen Symptomen verbunden sind und daher bekannt sein sollten, gehören **Epilepsie, Parkinson-Syndrom, Multiple Sklerose, Schädel-Hirn-Traumata** und **Chorea Huntington.**

Unspezifische neurologische Symptome (Schwindel, Kopfschmerzen, Kribbelmissempfindungen, Kraftverlust, Schmerzen z. B. von Gesicht, Rücken und Muskeln, Sehstörungen und Gleichgewichtsstörungen) **müssen** selbst bei Verdacht auf eine psychische Ursache von einem Neurologen abgeklärt werden. Nur so lassen sich gravierende neurologische Krankheitsbilder ausschließen.

25.1 Einteilung und Funktionen des Nervensystems

25.1.1 Gliederung

Anatomische Einteilung

Zentrales Nervensystem (ZNS, ➤ Kap. 25.1.2): Es besteht aus dem im Schädel liegenden Gehirn (Enzephalon) und dem im Wirbelkanal durch die Wirbelsäule verlaufenden Rückenmark (Medulla spinalis).
Peripheres Nervensystem (PNS, ➤ Kap. 25.1.3): Es besteht aus allen Nerven und Ganglien (knochenförmige Ansammlungen von Nervenzellen in der Peripherie, die während der Embryonalentwicklung dorthin gelangt sind) des Körpers.

Physiologische Einteilung

Somatisches Nervensystem: Dieses regelt die **willkürlichen Funktionen** des Organismus (z. B. Bewegungsabläufe). Die daran beteiligten Nerven befinden sich im zentralen und peripheren Nervensystem.
Vegetatives Nervensystem (➤ Kap. 25.1.4): Es steuert die **unwillkürlichen Funktionen** der inneren Organe und dient der motorischen Steuerung der glatten Muskulatur. Dadurch ist es für die Aufrechterhaltung des Körpermilieus verantwortlich.

25.1.2 Zentrales Nervensystem

Anatomie

Das zentrale Nervensystem (ZNS) besteht aus **Gehirn** und **Rückenmark,** die vom Schädelknochen bzw. von der Wirbelsäule geschützt und von **Hirn-** bzw. **Rückenmarkshäuten** (den Meningen) umgeben sind. Sie werden von **Nervenwasser (Liquor cerebrospinalis)** umspült, das eine Polsterung (als Flüssigkeitskissen) und die Ernährung gewährleistet. Innerhalb des Gehirns gibt es ein Hohlraumsystem, die **Ventrikel,** die untereinander in Verbindung stehen und ebenfalls mit Liquor gefüllt sind.

Das ZNS besteht aus der weißen und der grauen Substanz. Die **weiße Substanz** besteht hauptsächlich aus Nervenfasern bzw. Nervenzellfortsätzen (Axonen), die von weißlichem Myelin umhüllt und strangweise angeordnet sind (Leitungsbahnen). Die **graue Substanz** besteht vorwiegend aus Nervenzellkörpern (Perikarya). Grau erscheint dieser Bereich des ZNS nur in formalinfixierten Präparaten.

Das Rückenmark ist über 31–33 **Spinalnervenpaare,** die aus jedem Rückenmarksegment austreten und zwischen zwei Wirbelkörpern die Wirbelsäule verlassen (8 Hals-, 12 Brust-, 5 Lenden-, 5 Kreuzbein-, 1–3 Steißbeinnerven), mit dem Körper verbunden.

Funktion

Im ZNS laufen die Erregungen (Informationen) aus dem Körper zusammen und werden ausgewertet. Außerdem werden hier neue Erregungen erzeugt und über das periphere bzw. vegetative Nervensystem in den Körper geleitet. Das ZNS reguliert direkt (über Nerven) oder indirekt (über Hormone) alle Funktionen des Körpers. Es **steuert und reguliert** die Aktivitäten von Bewegungsapparat, Atmungssystem, Kreislaufsystem, Verdauungstrakt, Nieren und Harnwegen sowie Fortpflanzungsorganen. Außerdem steuert es die Funktion der endokrinen Drüsen, die Hormone produzieren, sowie teilweise auch die Funktion des Immunsystems.

Außerdem ist das ZNS, genauer genommen das Großhirn, verantwortlich für die sog. **höheren Leistungen** des Menschen, wie Gedächtnis, Lernen, Denken, Sprache und Sprechen sowie Urteilsfähigkeit. Inzwischen lassen sich manche dieser Funktionen zumindest grob bestimmten Gehirnregionen zuordnen. Von einem genauen Verständnis der höheren Gehirnfunktionen ist man jedoch noch weit entfernt.

Das Gehirn ist über 12 **paarige Hirnnerven,** die rechts und links aus dem Hirnstamm austreten, mit dem Körper verbunden.

25.1.3 Peripheres Nervensystem

Anatomie

Das periphere Nervensystem besteht aus den Nerven, die den Körper bis in seine Peripherie durchziehen und entweder Signale vom zentralen Nervensystem in die Peripherie senden **(motorische Bahnen)** oder Signale von der Peripherie zum zentralen Nervensystem **(sensible Bahnen)** leiten.

Funktion

Periphere **sensible Reize** werden durch Rezeptoren erfasst, in Nervenimpulse umgewandelt und über sensible Nervenfasern an das Rückenmark geleitet. Dort werden die ankommenden Signale verarbeitet und über aufsteigende Bahnen an das Gehirn weitergeleitet.

Soll eine **Anweisung** an die Peripherie gesendet werden, geschieht dies über absteigende Bahnen. In der entsprechenden Rückenmarkshöhe wird der Impuls auf die Spinalnerven umgeschaltet und an ein Erfolgsorgan (meist eine Muskelzelle oder eine Drüse) weitergeleitet, um entweder eine bestimmte Bewegung oder die Ausschüttung von Hormonen auszulösen.

MERKE
Afferente Nerven (Afferenzen) leiten Informationen aus der Peripherie (dem Körper) zum Rückenmark bzw. zum Gehirn. **Efferente Nerven** (Efferenzen) leiten Informationen vom zentralen Nervensystem in den Körper.

25.1.4 Vegetatives Nervensystem

Das **vegetative** (auch **autonome** oder **viszerale**) **Nervensystem** koordiniert die nicht willentlich beeinflussbaren Vitalfunktionen. Es innerviert die glatte Muskulatur der Eingeweide und der Blutgefäße, die Drüsen, Haarmuskeln (welche die Haare bei einer Gänsehaut aufrichten), das Herz und die Geschlechtsorgane. Somit steuert es Verdauung, Atmung, Stoffwechsel und Drüsenfunktionen. Es besteht aus zwei gegensinnig wirkenden Anteilen: dem **Sympathikus** und dem **Parasympathikus.**

MERKE
Psychische Störungen gehen häufig mit vegetativen Störungen einher, z. B. Depressionen mit einem gestörten Schlaf-Wach-Rhythmus oder Angstattacken mit Schwitzen, Herzrasen und Harndrang.

Sympathikus

Anatomie

Die Zellkörper des sympathischen Nervensystems liegen in den Seitenhörnern des Rückenmarks zwischen dem 1. Brustwirbelsäulensegment und dem 4. Segment der Lendenwirbelsäule. Die Nervenfasern dieser Zellkörper verlassen das Rückenmark über das Vorderhorn und treten in den so gennannten Grenzstrang ein. Dieses Geflecht aus Nervenfasern und Ganglien liegt vom Hals bis zum Kreuzbein auf der Vorderseite der Wirbelsäule. Von dort aus ziehen die sympathischen Nervenfasern mit dem Spinalnerv des entsprechenden Rückenmarkssegments oder als eigenständiger Nerv weiter oder bilden Nervengeflechte um Blutgefäße.

Funktion

Bei Erregung des Sympathikus wird der Körper sozusagen in Alarmbereitschaft (entwicklungsgeschichtlich: Flucht und Kampf) versetzt. Dazu werden Adrenalin und Noradrenalin ausgeschüttet.

Noradrenalin wird gezielt in den Zielorganen aus den synaptischen Endigungen der sympathischen Fasern freigesetzt und bindet an bestimmte Rezeptoren auf den Zielzellen (➤ Tab. 25.1).

Adrenalin hingegen wird Nebennierenmark gebildet und bei Aktivierung desselben durch sympathische Nervenfasern direkt in das Blut abgegeben, sodass es sich im gesamten Körper verteilen und ungezielt überall wirken kann.

Parasympathikus

Anatomie

Der Parasympathikus ist weniger kompakt gegliedert als der Sympathikus. Seine Nervenzellgebiete befinden sich im Hirnstamm (Kopfteil) und in den Seitenhörnern des Rückenmarksabschnitts im Kreuzbein (Sakralteil). Die Nervenfasern der im Hirnstamm liegenden

Tab. 25.1 Effekte von Parasympathikus und Sympathikus im Körper

Wie reagieren …?	Parasympathikus	Sympathikus
Herz	Bradykardie (verlangsamte Herzfrequenz < 60/Min.)	Tachykardie (gesteigerte Herzfrequenz)
Bronchien	Verengt	Erweitert (Körper braucht Energie)
Pupillen	Miosis (enggestellt)	Mydriasis (weitgestellt)
Blutgefäße	• Allgemein: erweitert • Herzkranzgefäße: verengt • Genitalbereich: erweitert (sexuelle Erregung)	• Allgemein: verengt • Herzkranzgefäße: erweitert • Genitalbereich: verengt (kein Gedanke an Sex)
Verdauung	• Anregung der Verdauung • Anregung der Magensekretion • Anregung der Darmperistaltik • Harnentleerung	• Hemmung der Verdauung • Hemmung der Magensekretion • Hemmung der Darmperistaltik • Harndrang möglich (Gewichtsverlust bei Flucht)
Transmitter	Acetylcholin	Adrenalin, Noradrenalin
Grundprogramm	**Regeneration**	**Aktion**

parasympathischen Nervenzellen (Kerngebiete) ziehen teilweise mit den Hirnnerven und innervieren unter anderem die Speicheldrüsen sowie als Vagusnerv Herz, Magen und andere Eingeweide. Der Sakralteil versorgt die Eingeweide des Beckens.

Funktion

Bei Erregung des Parasympathikus wird aus dessen Nervenendigungen an den Zielorganen Acetylcholin freigesetzt. Im Gegensatz zum Sympathikus versetzt der Parasympathikus den Körper eher in einen Ruhezustand, drosselt also viele Funktionen (➤ Tab. 25.1).

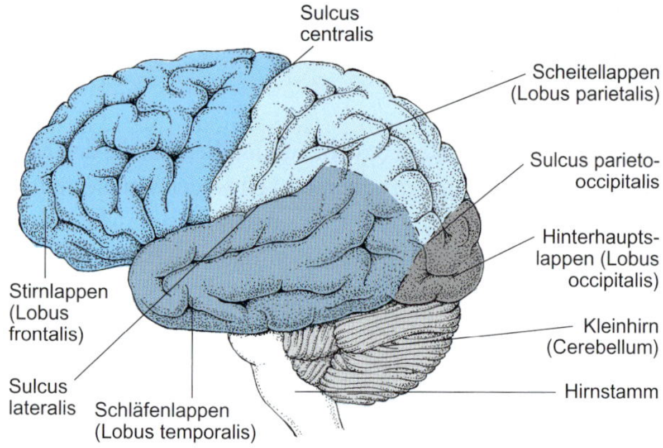

Abb. 25.1 Lappengliederung des Großhirns (Seitenansicht) [L106]

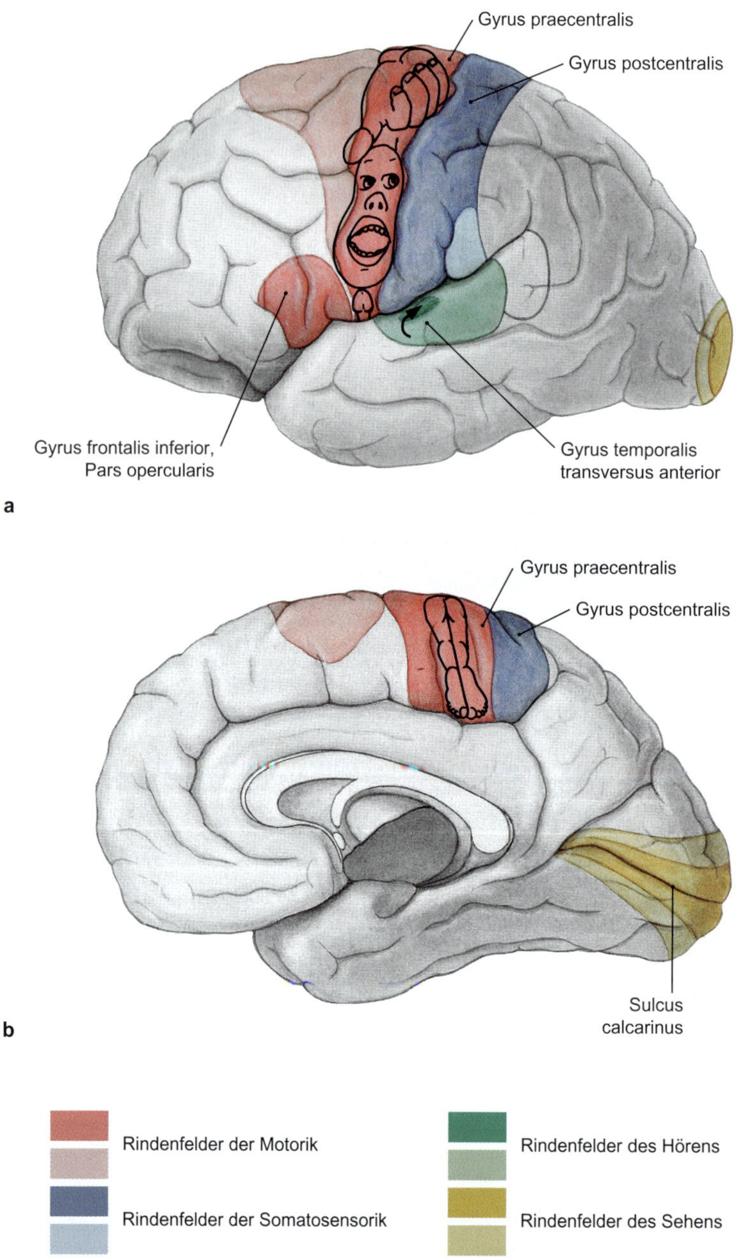

Abb. 25.2 Funktionelle Gliederung der Großhirnrinde [S007-1-22]: a) Ansicht von der Seite b) Medianschnitt

GUT ZU WISSEN

Viele **unerwünschte Wirkungen** (➤ Tab. 25.1) von Medikamenten, die in Gehirnfunktionen eingreifen, erklären sich durch die gleichzeitige Wirkung auf die Rezeptoren der Botenstoffe von Sympathikus (Adrenalin) und Parasympathikus (Acetylcholin). Da auch bei manchen Krankheiten die Erregung dieser Rezeptoren beeinflusst wird, können in deren Rahmen ebenfalls derartige Symptome als sog. **vegetative Störungen** auftreten:

- Störungen der Herz-Kreislauf-Funktion: Herzrhythmusstörungen, Schwindel, erhöhter Puls („Herzrasen")
- Störungen der Tränen-, Speichel- und Schweißdrüsenfunktion: Mundtrockenheit oder Speichelfluss, Schwitzen, vermehrter Tränenfluss
- Verdauungsstörungen: Appetitlosigkeit, Verstopfung oder Durchfall, Übelkeit, Erbrechen
- Störungen des Schlaf-Wach-Rhythmus
- Störungen der Geschlechtsfunktion: Libido- oder Potenzverlust, Amenorrhö (Ausbleiben der Menstruation)

25.2 Aufbau und Funktion des Gehirns

25.2.1 Lappengliederung

Das Großhirn ist entwicklungsgeschichtlich der jüngste Teil des Gehirns. Es ist in eine **linke** und **rechte Gehirnhälfte** (Hemisphäre) unterteilt, die über den **Balken** (Corpus callosum) miteinander in Verbindung stehen.

Die **Gehirnoberfläche** wird von Windungen, den **Gyri** (gr. *gyrus* = Windung), gebildet. Die dazwischen liegenden Furchen werden als **Sulci** (Singular: Sulcus) bezeichnet. Mithilfe der in Längsrichtung zwischen beiden Hemisphären verlaufenden Zentralfurche (Sulcus centralis) und der seitlichen Furche (Sulcus lateralis) wird jede Hemisphäre in 4 **Hirnlappen** unterteilt: **Stirn-**, **Scheitel-**, **Schläfen-** und **Hinterhauptslappen** (➤ Abb. 25.1, ➤ Abb. 25.2, ➤ Abb. 25.3, ➤ Abb. 25.4) , denen unterschiedliche Funktionen zukommen.

25.2.2 Großhirn

Großhirnrinde

Schneidet man des formalinfixierte Gehirn (ohne diese Fixierung wäre es zu flüssig) in Längs- oder Querrichtung durch, so erkennt man eine äußere, grau wirkende Schicht mit einer Breite von 2–5 mm. Dabei handelt es sich um die so genannte Großhirnrinde (Cortex cerebri), in der sich die Zellkörper der Nervenfasern befinden, die entweder z. B. aus der Körperperipherie Informationen empfangen oder selbst Reize erzeugen und diese z. B. an die Muskeln weiterleiten.

➤ Abb. 25.2 zeigt grob die somatotope Zuordnung, d. h., sie gibt die Zuständigkeiten der Großhirnrinde an. Die auf den Rindenfeldern der Motorik eingezeichnete Figur (der sog. Humunculus) zeigt an, wie viele Nervenfasern vom Kortex zu einer bestimmten Region ziehen. Je mehr Muskeln dort sind, umso mehr sind es. Daher sind die Finger sehr groß dargestellt: An ihrer Feinmotorik sind sehr viele Muskeln

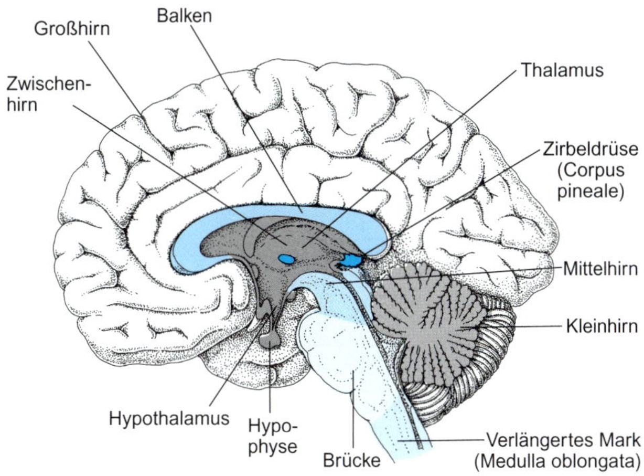

Abb. 25.3 Gliederung des zentralen Nervensystems (Medianschnitt) [L106]

beteiligt, die bei jeder Bewegung aufeinander abgestimmt werden müssen. Auf ähnliche Weise sind auch die Nervenzellkörper in der sensorischen Rinde angeordnet.

Großhirnmark

Das Mark des Großhirns, die weiße Substanz, enthält überwiegend Nervenbahnen. Diese gehen vom Kortex aus und verlaufen entweder im Rückenmark in den Körper, verbinden die beiden Hemisphären miteinander (Balken) oder verbinden innerhalb einer Hemisphäre verschiedene Rindenbezirke miteinander.

Außerdem enthält die weiße Substanz des Gehirns eingelagerte Bezirke grauer Substanz. Diese werden als subkortikale (unter der Rinde gelegene) Kerngebiete bezeichnet und enthalten ebenso wie der Kortex Nervenzellkörper. Die **Basalganglien** machen einen großen Anteil dieser Kerngebiete aus. Sie gehören zum extrapyramidalmotorischen System und kontrollieren willkürlich eingeleitete Bewegungen, damit diese zeitlich und räumlich abgestimmt ablaufen. Bei Erkrankungen der Basalganglien kommt es zu Bewegungsstörungen, wie sie beim Parkinson-Syndrom (➤ Kap. 22.4.2) typisch sind.

Limbisches System

Das **limbische System** ist keine umschriebene anatomische Struktur, sondern umfasst zahlreiche Kern- und Rindengebiete, die an der **Steuerung von Verhalten und Emotionen** beteiligt sind („emotionales Gehirn"). Dazu gehören beispielsweise:

Hippocampus: Diese paarige Struktur liegt im hinteren Teil des Schläfenlappens und besteht aus 3 Anteilen, von denen der funktionell wichtigste das Ammonshorn ist. Er ist entscheidend an der Bildung des Gedächtnisses beteiligt. Es wird vermutet, dass Schädigungen des Hippocampus z. B. an der Demenz vom Alzheimer-Typ, Schizophrenien und Epilepsien beteiligt sind.

Corpus amygdaloideum (Mandelkern, Amygdala): Es besteht aus mehreren Kernen (Zellkörpern), liegt an der mittleren Seite des

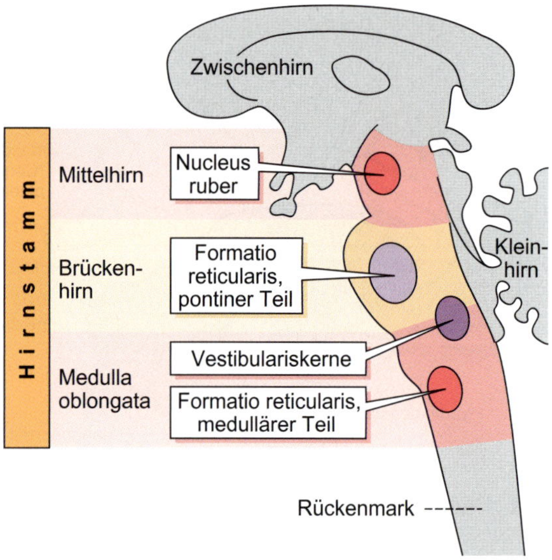

Abb. 25.4 Hirnstamm mit motorischen Zentren [L106]

Schläfenlappens und ist mit zahlreichen Hirnregionen vernetzt. Zu seinen Aufgaben gehören vor allem emotionale Reaktionen.

Corpora mamillaria: paarige Erhebungen an der Gehirnunterseite, die zum Zwischenhirn gehören. Sie gelten als markreicher Teil des Hypothalamus (➤ Kap. 25.2.3), obwohl sie funktionell nicht mit ihm verbunden sind. Ihre Funktion ist vor allem die Speicherung von Gedächtnisinhalten.

25.2.3 Stammhirn

Zwischenhirn

Das Zwischenhirn verbindet Großhirn und Hirnstamm (➤ Abb. 25.3). Wichtige Strukturen des Zwischenhirns sind **Thalamus, Hypothalamus** und **Corpus pineale** (Zirbeldrüse). Ihre Funktionen sind:

Thalamus: bildet den größten Teil des Zwischenhirns (➤ Abb. 25.3), besteht aus zahlreichen Kerngebieten und ist sehr gut mit der gesamten Großhirnrinde vernetzt. Er gilt als Integrationszentrum der Sensibilität (auch „Tor zum Bewusstsein") und filtert afferente Impulse aus der Peripherie. Informationen, die in das Bewusstsein dringen sollen, werden an die Großhirnrinde weitergeleitet.

Hypothalamus: liegt direkt unter dem Thalamus (➤ Abb. 25.3) und ist das oberste Regulationszentrum des vegetativen Nervensystems (z. B. Steuerung von Körperwärme, Kreislauf, Verdauung). Der Hypothalamus ist funktionell und anatomisch mit der **Hypophyse** (Hirnanhangdrüse) verbunden.

GUT ZU WISSEN

Der Hypothalamus produziert übergeordnete Steuerhormone, die über einen internen Kreislauf die Hypophyse erreichen. Dort steuern sie die Ausschüttung von Releasing-Hormonen, die z. B. an Eierstöcken bzw. Hoden die Produktion und Ausschüttung von Östrogen bzw. Testosteron oder an der Schilddrüse die Produktion und Ausschüttung von Schilddrüsenhormonen anregen oder drosseln.

Epiphyse (Glandula pinealis, Zirbeldrüse): Diese kleine endokrine Drüse liegt unterhalb des Balkens und sitzt dem Thalamus auf (➤ Abb. 25.3). Ihre Hauptaufgabe ist die Produktion des Neurohormons Melatonin zur Regulierung des Schlaf-Wach-Rhythmus.

Hirnstamm

Der Hirnstamm (➤ Abb. 25.4) ist der entwicklungsgeschichtlich älteste Teil des Gehirns. Er steuert **überlebenswichtige Vorgänge** wie Atmung, Herzfrequenz und Kreislauf. Dabei handelt es sich ausschließlich um reflektorische Vorgänge, d. h. um Reaktionen auf afferente Impulse ohne Spontaneität. Der Hirnstamm ist dementsprechend von vielen Leitungsbahnen durchzogen und verschaltet verschiedene Hirnzentren miteinander.

Mittelhirn (Mesenzephalon)

Das Mittelhirn bildet den oberen Abschnitt des Hirnstamms und grenzt an das Zwischenhirn (➤ Abb. 25.4). Es enthält den **Nucleus ruber** (➤ Abb. 25.4), der funktionell zum extrapyramidalmotorischen System gehört und eine Schaltstelle zwischen Kleinhirn, Basalganglien und Zwischenhirn bildet. Bei einer Schädigung des Nucleus ruber kommt es z. B. zu choreatisch-athetotischen Bewegungen, wie sie auch bei der genetisch bedingten Chorea Huntington (➤ Kap. 25.4.3) auftreten.

Ein weiteres wichtiges Kerngebiet ist die **Substantia nigra,** die funktionell den **Basalganglien** zugeordnet wird, weil sie in viele Schaltkreise des extrapyramidalmotorischen Systems eingebunden ist.

GUT ZU WISSEN

Zum **extrapyramidalmotorischen System** gehören der prämotorische Kortex, Basalganglien, Nucleus ruber, Substantia nigra sowie Teile der Formatio reticularis sowie ein Teil des Kleinhirns. Es stabilisiert den Rumpf und die Körperhaltung und vermittelt v. a. gröbere Bewegungen von Rumpf, Armen und Beinen. Es ist eng mit dem pyramidalmotorischen System verbunden, da feine Ausgleichsbewegungen ohne die Stützmuskulatur nicht möglich wären.
Der wichtigste Botenstoff im extrapyramidalmotorischen System ist Dopamin, bei dessen Mangel es zum Parkinson-Syndrom (➤ Kap. 25.4.2) kommt.

Brücke (Pons)

Sie besteht aus 2 Teilen: Der hintere (dorsale) Abschnitt enthält nur graue Substanz, der vordere (ventrale) Anteil bis auf die Brückenkerne nur weiße Substanz, also Nervenfasern. Demzufolge ist die Weiterleitung sensorischer Informationen an das Kleinhirn seine Hauptaufgabe. Die **Brückenkerne** (Nuclei ponti) sind an der motorischen Steuerung beteiligt und verbessern die Feinmotorik bei willkürlichen Bewegungen.

Medulla oblongata

Sie grenzt unten an die Brücke (Pons), verbindet diese also mit dem Rückenmark. Sie enthält die **Pyramidenbahn** (Tractus corticospinalis), in der efferente Bahnen vom Kortex aus ins Rückenmark ziehen, wo sie in entsprechender Höhe auf die Spinalnerven umgeschaltet werden.

GUT ZU WISSEN

Auf der Vorderseite der Medulla kreuzen fast 90 % der Fasern in der **Pyramidenbahnkreuzung** auf die Gegenseite. Deswegen kommt es bei Schlaganfällen immer zu motorischen Ausfällen auf der Gegenseite der Schädigung im Gehirn, also z. B. zu einer Lähmung des rechten Arms bei einem Schlaganfall in der linken Hemisphäre.

Außerdem befindet sich in der Medulla die **Formatio reticularis** (➤ Abb. 25.4). Diese graue Substanz ist diffus im Dach des gesamten Hirnstamms verteilt und enthält viele Kernsysteme, die funktionelle Zentren, wie das Kreislauf- und das Atemzentrum, bilden. Weitere Funktionen sind beispielsweise die Koordinierung wichtiger Schutzreflexe wie Würgreiz und Hustenreiz, die Steuerung von Schlaf-Wach-Rhythmus und Motorik sowie die Regulierung der kortikalen Aktivität.

25.2.4 Kleinhirn

Das Kleinhirn koordiniert **alle motorischen Aktionen** (Bewegungen, Gleichgewicht, Muskelspannung) und stimmt sie aufeinander ab. Dazu erhält es Kopien der motorischen Signale vom Großhirn und der relevanten sensorischen Signale aus der Peripherie. Kommt es zu Abweichungen der angestrebten Bewegungen, kann das Kleinhirn Korrekturen der Bewegungen auslösen.

GUT ZU WISSEN

Bei Ausfällen im Kleinhirn kommt es zu **Störungen der Feinabstimmung** von Bewegungen, z. B. zu Intentionstremor, Gangunsicherheit, überschießenden Bewegungen, verwaschener Sprache.

25.3 Nervengewebe

25.3.1 Aufbau und Funktion von Nervenzellen

Nerurone

Nervenzellen (Neuronen) bestehen aus einem **Zellkörper (Perikaryon),** der den **Zellkern** enthält, sowie **mehreren Fortsätzen.** Das Perikaryon ist die „Stoffwechselzentrale" der Nervenzelle, die fast alle Stoffe produziert und von dort aus in die Fortsätze transportiert.

MERKE

Die Nervenzellen beim erwachsenen Menschen können sich meist **nicht** teilen, d. h., beim Zelluntergang werden sie vom Körper nicht nachgebildet.

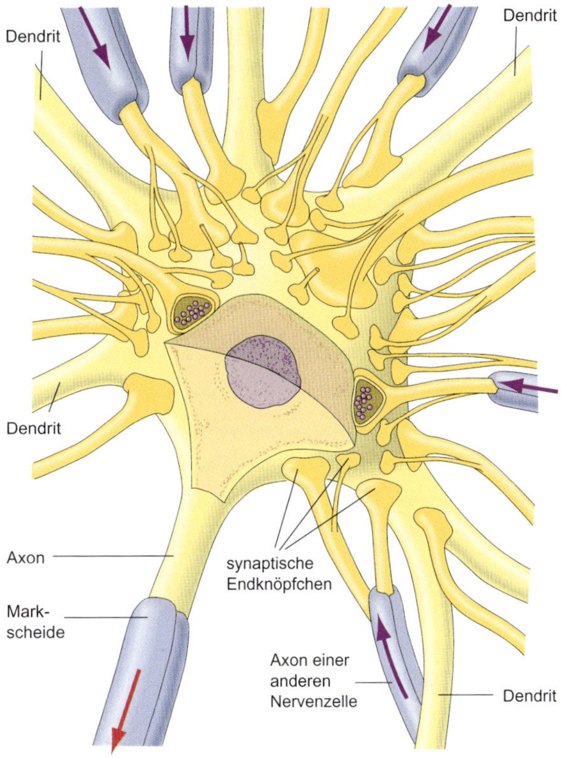

Abb. 25.5 Aufbau einer Nervenzelle [L190]

Periphere Nerven bestehen aus den Axonen und Dendriten von Nervenzellen, deren Zellkörper im ZNS oder in einem Ganglion nahe beim ZNS liegen.

Die meist sehr zahlreichen Fortsätze, die Impulse empfangen und zum Zellkern leiten, werden als **Dendriten** bezeichnet. Das **Axon** ist der Fortsatz, der diese Erregung an die **Zielzelle** (Nerven-, Muskel- oder Drüsenzelle) weiterleitet. Es entspringt dem Zellkörper und ist singulär (**1** Axon pro Neuron). Die axonalen oder dendritischen Fortsätze können bis zu 1 Meter lang sein (➤ Abb. 25.5) und enden in einer Synapse.

GUT ZU WISSEN

Im Gegensatz zu Nervenzellen, deren Neubildung nach der Geburt nicht mehr möglich ist, können sich die Synapsen im Laufe des Lebens auf unterschiedliche Weise **neu ausbilden.** Diese Fähigkeit der Neubildung ist ein zentrales Element von Lernvorgängen und bedingt die **Plastizität des Gehirns.** Die Neubildungsfähigkeit ist jedoch von den Hirnregionen abhängig, sodass manche Hirnregionen ihre Plastizität und damit ihre „Lernfähigkeit" nach bestimmten Entwicklungsperioden verlieren. Geht Gewebe dort zugrunde, kann dies nicht durch eine Neuaussprossung der Nervenzellfortsätze mit entsprechender Synapsenbildung kompensiert werden.

Gliazellen

Gliazellen sind der zweite Zelltyp des Nervensystems und werden in Man unterscheidet Astrozyten, Oligodendrozyten, Mikroglia und Ependymzellen unterteilt.

Astrozyten: Diese sternförmigen Zellen sind am häufigsten. Sie sind an der Bildung von Synapsen und der Blut-Hirn-Schranke beteiligt, versorgen die Neurone mit Nährstoffen, kontrollieren die Konzentration von Ionen im Extrazellulärraum und sind an der Wiederaufnahme von Neurotransmittern (v. a. Glutamat) beteiligt.
Oligodendrozyten: Diese Zellen bilden eine Hülle um die Axone und Neurone. Diese Hüllen werden als Mark- oder Myelinscheiden bezeichnet und bilden eine elektrische Isolierung der Nervenzelle. Die so umkleideten Nerven werden als markhaltig bezeichnet.

MERKE
Auch die Fortsätze der Neurone im peripheren Nervensystem besitzen oft Markscheiden (Myelinscheiden), die jedoch von den **Schwann-Zellen** gebildet werden. Diese abhängig von der Dicke eines Nervs unterschiedlich dicken Markscheiden isolieren die Nerven und beschleunigen die Erregungsweiterleitung. Da sie in bestimmten Abständen eingeschnürt sind **(Ranvier-Schnürringe),** springt die Erregung von einem Schnürring zum nächsten, wodurch die Leitungsgeschwindigkeit erheblich verlängert. Dementsprechend werden diese Nerven auch nach ihren Leitungsgeschwindigkeiten in mehrere Gruppen eingeteilt.

25.3.2 Synaptische Übertragung

Das Axon (auch: Neurit) hat am Ende eine Aufzweigung mit kleinen knötchenförmigen Auftreibungen **(synaptische Endknöpfchen).** Die synaptischen Endknöpfchen, die Zellmembran der nachfolgenden Zelle und der dazwischen liegende Spalt werden als **Synapse** bezeichnet (➤ Abb. 25.6).

An den Synapsen findet die Erregungsleitung von einer Nervenzelle zur anderen statt. Kommt eine Erregung in den Endknöpfchen der Nervenzelle an, verschmelzen **synaptische Vesikel** mit der **präsynaptischen Membran** und schütten die in ihnen befindlichen chemischen Botenstoffe **(Neurotransmitter)** in den synaptischen Spalt aus. Die Neurotransmitter wandern zur gegenüberliegenden Zellmembran der Erfolgszelle **(postsynaptische Membran)** und binden dort an **Rezeptoren,** die eine elektrische Erregung der Erfolgszelle auslösen. Abhängig vom Rezeptor kann der elektrische Impuls **erregend** oder **hemmend** auf die Zelle wirken.

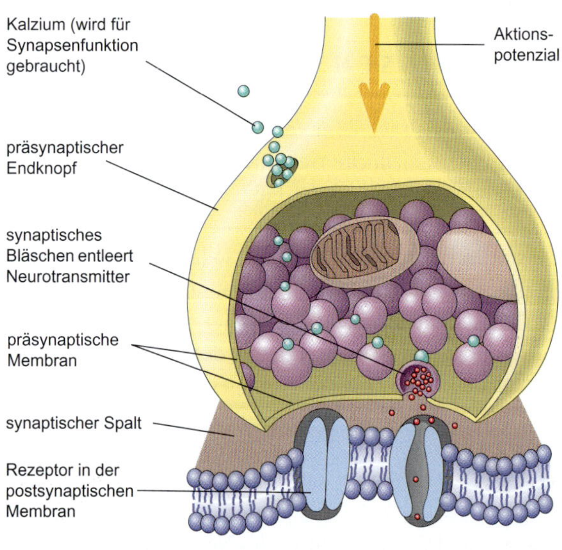

Abb. 25.6 Schematische Darstellung einer Synapse [L190]

Anschließend wird der **Neurotransmitter** entweder wieder in die präsynaptische Zelle aufgenommen oder von Enzymen im synaptischen Spalt abgebaut. In beiden Fällen ist seine Wirkung damit beendet.

MERKE
Am synaptischen Spalt wird die elektrische Erregung einer Nervenzelle in eine chemische Übertragung umgewandelt und an der Erfolgszelle erneut in einen elektrischen Impuls transformiert.

25.3.3 Neurotransmitter

Im ZNS gibt es verschiedene **Neurotransmittersysteme,** d. h. bestimmte Gruppen von Nervenzellen, die jeweils denselben Transmitter (➤ Tab. 25.2) verwenden. Man spricht dann z. B. von cholinergen, dopaminergen oder serotonergen Neuronengruppen. Die Transmitter kommen nicht unbedingt nur im Gehirn vor. Viele von ihnen (z. B. Adrenalin und Noradrenalin) zirkulieren auch im Blut. Damit sie nicht unkontrolliert in das Gehirn gelangen können, sind die Kapillaren der Blutgefäße im Gehirns besonders dicht. Für diese so genannte **Blut-Hirn-Schranke** sind Astrozyten verantwortlich, die sich von außen mit kleinen Füßen an den Zellen der Gefäßwand verbunden haben.

25.4 Neurologische Erkrankungen

25.4.1 Kopfschmerzerkrankungen

Migräne

ICD-10: G43.0 (ohne Aura), G43.1 (mit Aura); **ICD-11:** 8A80.0 (ohne Aura), 8A80.1 (mit Aura)

Definition und Klassifikation

Bei einer **Aura** entwickeln sich im Laufe weniger Minuten neurologische Symptome, wie Sehstörungen (Flimmerskotom), Ausfälle des Gesichtsfelds, Kribbeln auf einer Körperseite oder Sprachstörungen. Innerhalb von einer Stunde bilden sich die Symptome wieder zurück. Der Migräne geht nicht immer eine Aura voraus und auf eine Aura muss nicht immer eine Migräneattacke folgen. Auren gibt es auch bei anderen neurologischen Erkrankungen, wie epileptischen Anfällen (➤ Kap. 25.4.2)

Symptomatologische Einteilung

Migräne ohne Aura ist mit 80–90 % die häufigste Form. Die Kopfschmerzen treten einseitig auf, pulsieren, sind von mittlerer bis starker Intensität und verstärken sich bei körperlicher Aktivität. Sie halten für 4–72 Stunden an. Häufig treten Erbrechen und/oder Übelkeit, Lichtscheu und Geräuschempfindlichkeit auf.

Tab. 25.2 Die wichtigsten biogenen Amine (Neurotransmitter)

Transmitter	Hauptvorkommen	Funktion	Anmerkungen
Katecholamine			
• Dopamin	Einige Kerne des zentralen Nervensystems, z. B. Substantia nigra	Weitstellung der Nierengefäße (D1-Rezeptoren), Hemmung der Prolaktinbildung (D2-Rezeptoren)	Kann die Blut-Hirn-Schranke nicht passieren, daher Gabe als L-Dopa
• Noradrenalin	Synapsen des Sympathikus und überall im Körper, bindet an sog. Adrenozeptoren	Wichtigster Neurotransmitter des Sympathikus. Blutdruckerhöhung und Weitstellung der Herzkranzgefäße	Einsatz als Medikament in der Notfalltherapie (Reanimation, Schock) vor allem zur Anhebung des Blutdrucks
• Adrenalin	Nebennierenmark (Sympathikus) und überall im Körper, bindet an sog. Adrenozeptoren	Erhöhung von Gefäßtonus, Blutdruck und Herzfrequenz, Förderung des Abbaus von Glykogen und Glukose sowie des Abbaus von Triglyzeriden im Fettgewebe	Einsatz als Medikament in der Notfalltherapie (Reanimation, Schock). Bei Asthma und Anaphylaxie (lebensbedrohlicher allergischer Reaktion) Gabe zur Erweiterung der Bronchien
Serotonin	Fast überwiegend im enterischen Nervensystem (Darmschleimhaut); im Blut Transport in Thrombozyten und basophilen Granulozyten auch ins Gehirn (Raphe-Kern)	Beteiligung an Schmerzwahrnehmung, Schlafsteuerung Gedächtnis, Wärmeregulation; Beeinflussung von Emotionen wie Aggressivität und Angst	Kann die Blut-Hirn-Schranke selber nicht passieren, daher bei Mangel Gabe von Wiederaufnahmehemmern
Histamin	Fast überall in Mastzellen (Gewebshormon)	Weitstellung der Blutgefäße, Verengung der Bronchien, Steigerung der Säuresekretion im Magen	Kann Blut-Hirn-Schranke nicht überwinden, vermutlich Einfluss auf Schlaf-Wach-Rhythmus
Melatonin	Wird in der Epiphyse aus Serotonin hergestellt	Steuerung des Schlaf-Wach-Rhythmus	Produktion fast ausschließlich nachts; Hemmung der Produktion durch (Tages-)Licht, orale Gabe möglich (kann Blut-Hirn-Schranke überwinden)

Migräne mit Aura macht 10–20 % der Fälle aus. Nicht immer klingt die Aura noch vor beginn der Kopfschmerzen ab.
Aura ohne Kopfschmerz: Eine Aura bei bekannter Migräne mit Aura auch ohne nachfolgenden Kopfschmerz auftreten.
Chronische Migräne: Um als chronisch eingestuft zu werden, müssen in mindestens 3 Monaten an mindestens 15 Tagen Kopfschmerzen aufgetreten sein, davon an mindestens 8 Tagen typische Migränekopfschmerzen.

Diagnostik

Die Diagnose wird anhand der Symptome von einem Neurologen gestellt. Gelegentlich (z. B. bei Neuauftreten im Alter über 50 Jahren) können bildgebende Untersuchungen notwendig sein, um mögliche Differenzialdiagnosen (z. B. Hirntumoren, Entzündungen) auszuschließen.

Epidemiologie

Von Migräne sind laut der Deutschen Migräne- und Kopfschmerzgesellschaft in Deutschland 10–15 % der Bevölkerung betroffen, Frauen etwas häufiger als Männer. Meistens beginnt sie im 10.–40. Lebensjahr, am häufigsten ist sie im Alter von 35–45 Jahren.

Ätiologie

Migräne ist eine Gehirnerkrankung, bei der es vermittelt durch Neurotransmitter zu einer Entzündungsreaktion an den Blutgefäßen der Hirnhäute kommt. Der pulsierende Schmerzcharakter entsteht, weil die entzündeten Gefäßwände durch das einströmende Blut gedehnt werden. Eine genetische Komponente wird vermutet, weil bei einem Großteil der Betroffenen weitere Angehörige unter Migräne leiden.
Trigger: Die Mehrzahl der von Migräne Betroffen beschreibt bestimmte Auslöser der Attacken, am häufigsten (80 %) wird Stress genannt, gefolgt von Wetterumschwüngen, Hormonschwankungen (Menstruation, Schwangerschaft, Wechseljahre) und Veränderungen des Tagesrhythmus.

Therapie

Während der Attacke werden handelsübliche **Analgetika** (z. B. Acetylsalicylsäure, Ibuprofen) und Medikamenten gegen Übelkeit (z. B. Metoclopramid) eingesetzt. Die Schmerzmittel dürfen nicht länger als 2 Wochen pro Monat eingenommen werden, weil der Kopfschmerz sonst chronisch werden kann. Bei häufiger oder länger dauernder Migräne kommen daher **Triptane** zum Einsatz.

Auch eine Langzeitprophylaxe ist möglich. Dazu werden beispielsweise Betablocker und Kalziumantagonisten verwendet, die sonst bei Bluthochdruck gegeben werden,aber auch Substanzen wie Topiramat oder monoklonale Antikörper. Diese Therapie gehört jedoch in die Hand eines erfahrenen Neurologen.

Psychotherapie

Schmerzstärke und -häufigkeit lassen sich oft auch durch nichtmedikamentöse Verfahren beeinflussen. Dazu gehören regelmäßiger Ausdauersport und Muskelentspannungsverfahren sowie Biofeedback. Da viele der Betroffenen z. B. Stress, Schlafmangel und unregelmäßige Mahlzeiten als Auslöser angeben, sind Verhaltensmodifikationen und verhaltenstherapeutische Maßnahmen hilfreich.

25

Kopfschmerz vom Spannungstyp

ICD-10: G44.2; **ICD-11:** 8A81.0

Kopfschmerzen treten bei allen Menschen als normale Reaktion auf bestimmte Reize, wie eine Erkältung oder Schlafentzug, auf. Diese Form der Kopfschmerzen ist eher drückend und betrifft gleichmäßig den gesamten Kopf, ist aber nicht sehr stark und ohne Begleitsymptome Krankheitswert haben derartige Kopfschmerzen erst, wenn sie immer häufiger (regelmäßig während vieler Monate an mindestens 2 Tagen pro Monat) ohne einen ausreichenden Trigger auftreten.

Symptomatik

Die Kopfschmerzen treten beidseitige auf und werden als drückend beschrieben, als ob der Kopf in eine Schraubzwinge gespannt sei. Die Schmerzen halten 30 Minuten bis mehrere Tage an, sind aber meist leicht bis mittelstark und nehmen bei körperlicher Aktivität nicht zu. Es bestehen keine Aura und keine keine Übelkeit und höchstens leichte Licht- oder Lärmüberempfindlichkeit.

Meistens kommt es an weniger als 12 Tagen/Jahr zu Kopfschmerzen. Häufigere Spannungskopfschmerzen werden als chronisch bezeichnet.

Diagnostik

Die Diagnose wird anhand der Symptome von einem Neurologen nach Ausschluss sekundärer Kopfschmerzerkrankungen gestellt. Die wichtigste Differenzialdiagnose ist die Migräne. Gelegentlich (z. B. bei Neuauftreten im Alter über 50 Jahren oder ungewöhnlicher Symptomatik) können bildgebende Untersuchungen und eine Untersuchung des Liquors notwendig sein, um mögliche Differenzialdiagnosen (z. B. Hirntumoren, Entzündungen) auszuschließen.

Epidemiologie

Der Kopfschmerz vom Spannungstyp ist weltweit die häufigste Kopfschmerzform. Frauen sind etwas häufiger betroffen als Männer, die Spannungskopfschmerzen treten meistens im Alter von 25–30 Jahren erstmals auf.

Therapie

Bei akuten Kopfschmerzen kommen Analgetika (z. B. Paracetamol, Ibuprofen) zum Einsatz, die jedoch nicht öfter als 7–14 Tage pro Monat eingenommen werden dürfen, weil die Schmerzen sonst chronisch werden können. Zur Prophylaxe kann das Antidepressivum Amitriptylin eingesetzt werden.

Cluster-Kopfschmerz

ICD-10: G44.; **ICD-11:** 8A82

Syn.: trigeminoautonome Kopfschmerzen

Definition

Der Cluster-Kopfschmerz ist durch meist kurze Schmerzattacken und die nahezu immer vorhandenen vegetativen Begleitsymptome (fehlen in nur 3 % der Fälle), wie Tränenfluss, gerötete Konjunktiven, Naselaufen, nasale Verstopfung, vermehrtes Schwitzen, Hautrötung und Lidschwellung, auf derselben Seite gekennzeichnet.

Symptomatik

Es treten attackenartig und streng einseitig extrem heftiger Kopfschmerz auf, die hinter dem Augapfel als besonders stark empfunden werden. Männer sind 3 Mal häufiger betroffen als und Frauen. Grundsätzlich kommt es parallel und auf derselben Seite zu Tränen- und Naselaufen sowie zu Symptomen seitens des Auges. Die Kopfschmerzen treten bis zu 8 Mal am Tag mit fester tageszeitlicher (am häufigsten 1–3 Uhr nachts) und häufig auch jahreszeitlicher Bindung (meist 2–12 Wo.) auf und dauern 15 und 180 Minuten.

Als **Trigger** werden Alkohol, Histamin, Glyceroltrinitrat („Nitro-Spray") und ein Aufenthalt in großer Höhe genannt.

Diagnostik

Die Diagnose wird anhand der Symptome von einem Neurologen gestellt. Bei erstmaligem Auftreten oder neurologischen Ausfällen (z. B. Taubheitsgefühl) sind eine MRT der Schädels und eine Darstellung der Halsgefäße erforderlich.

Therapie

Während der akuten Kopfschmerzattacken werden Sauerstoff sowie Triptane (Sumatriptan oder Zolmitriptan) gegeben. Die Prophylaxe erfolgt mit Verapamil oder Lithium. Bei Unwirksamkeit kann eine Operation erfolgen, bei der bestimmte Nervenstrukturen gezielt stimuliert werden.

25.4.2 Fibromyalgiesyndrom

ICD-10: M79.70; **ICD-11:** MG30.01

Syn: Fibromyalgie, chronisches ausgedehntes Schmerzsyndrom

Definition

Gemäß der ICD-11 bestehen chronische, ausgedehnte, diffuse Schmerzen in mindestens 4 von 5 Körperregionen. Die Betroffenen klagen über eine starke emotionale Belastung durch depressive Verstimmung, Angst oder Frustration sowie über funktionelle Einschränkungen bei Aktivitäten des täglichen Lebens und sozialer Teilhabe.

Ätiologische Einteilung

Primäre Fibromyalgie: Die Ursache ist unbekannt und in mehr als 80 % der Fälle sind Frauen betroffen, bei denen sich die Erkrankung perimenopausal manifestiert. Da oft mehrere Personen derselben Familie betroffen sind, wird eine genetische Komponente vermutet, wobei bislang keine spezifischen Genveränderungen nachgewiesen werden konnte.
Sekundäre Fibromyalgie: Sie tritt bei bestimmten Autoimmunerkrankungen (z. B. Morbus Bechterew, Psoriasis-Arthritis, Morbus Crohn und Colitis ulcerosa) sowie seltener bei systemischem Lupus erythematodes und rheumatoider Arthritis auf, kann aber auch endokrin (Hypothyreose), infektiös und oder durch bösartige Tumoren ausgelöst werden.

MERKE
Die Fibromyalgie wird oft auch als anhaltende somatoforme Schmerzstörung eingestuft, was jedoch nicht zutrifft. Allerdings kann (bei ca. 50 % der Betroffenen) zusätzlich zur Fibromyalgie eine somatische Belastungsstörung vorliegen.

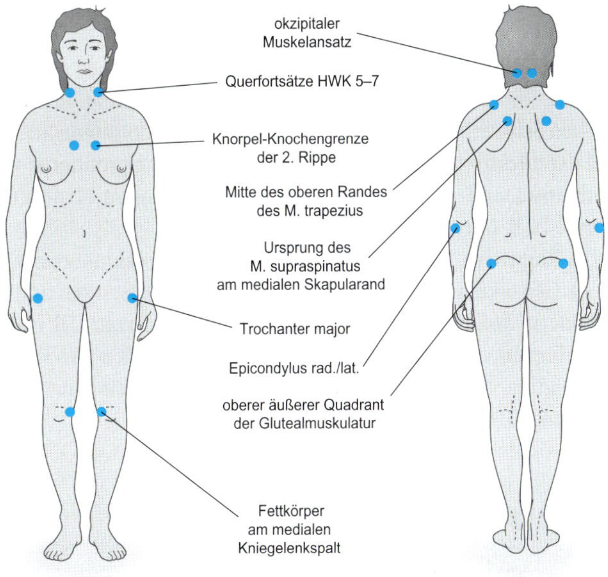

Abb. 25.7 Tender Points [L106]

Symptomatik

Es gibt **keine einheitliche Symptomatik,** am häufigsten sind jedoch ausgedehnte Schmerzen, starke Erschöpfung und Schlafstörungen bzw. nicht erholsamer Schlaf. Weitere Symptome sind beispielsweise Gedächtnisstörungen und **Fibro Fog** (ein dumpfes, leeres oder vernebeltes Gefühl im Kopf), eine Depression oder Angstzustände (30–50 % der Betroffenen), Migräne oder Spannungskopfschmerz, Verdauungsstörungen (z. B. Reizdarmsyndrom, Sodbrennen), eine überaktive oder Reizblase, Schmerzen im Becken und Gelenkschmerzen.

Diagnostik

Früher wurden bestimmte Sehnenansatzpunkte (➤ Abb. 25.7) auf Schmerzhaftigkeit überprüft. Die Diagnose einer Fibromyalgie wurde gestellt, wenn 11 der 18 Punkte druckschmerzhaft waren **(Tender Points).** Inzwischen gibt es aber neue diagnostische Kriterien, die diese Untersuchung nicht mehr fordern.
Gestellt wird die Diagnose inzwischen anhand von **2 Fragebögen:**
Regionaler Schmerzindex (WPI): In den letzten 7 Tagen Schmerz oder Berührungsempfindlichkeit in 19 definierten Körperregionen. Für die Diganose müssen Schmerzen in 4 von 5 Regionen (= 4 Punkte) aufgetreten sein.
Symptomschwere-Skala (SSS): umfasst zwei Teile:
- Häufigkeit von Erschöpfung (Fatigue), nicht erholsamem Schlaf und kognitiven Störungen in den letzten 7 Tagen: keine (0 Punkte.), leichte/intermittierende (1 Punkt), mäßige/häufige (2 Punkte.) oder schwere/beeinträchtigende (3 Punkte
- Weitere somatische Beschwerden (Kopfschmerzen, abdominale Schmerzen/Krämpfe, Depression (ja = 1 Punkt.) in den letzten 6 Mon.

Eine Fibromyalgie liegt vor, sofern im regionalen Schmerzindex mindestens 7 Punkte (oder 3–6 Punkte) und im Symptomschwere-Score mindestens 5 Punkte (oder mindestens 9 Punkte) erreicht wurden. Außerdem müssen die Schmerzen seit mindestens 3 Monaten in gleicher Intensität und Ausprägung bestehen und dürfen sich nicht durch eine andere Krankheit erklären lassen.

MERKE
Die Fibromyalgie ist **keine Ausschlussdiagnose** mehr. Sie kann unabhängig von anderen Erkrankungen und zusätzlich bestehen.

Epidemiologie

Das Fibromyalgiesyndrom betrifft etwa 2–4 % der Menschen, Frauen sind 2–5 Mal häufiger betroffen als Männer. Die meisten betroffenen sind 40–60 Jahre alt, selten entwickeln auch Kinder und Jugendliche eine Fibromyalgie. Menschen mit chronisch-entzündlichen Erkrankungen und Autoimmunerkrankungen sind häufiger betroffen als die Durchschnittsbevölkerung.

Ätiologie

Das Fibromyalgiesyndrom ist weder eine entzündliche noch eine autoimmune Erkrankung. Wissenschaftliche Untersuchungen legen nahe, dass die Reaktion im Gehirn auf schmerzhafte Reize durch Störungen der Neurotransmitter, wie Noradrenalin und Serotonin, verändert ist. In der Folge empfinden die Betroffenen schon bei weitaus geringeren Auslösern Schmerz als die Normalbevölkerung. Diesem Umstand wird in der ICD-11 durch die Umbenennung in chronisches ausgedehntes Schmerzsyndrom Rechnung getragen.

Auslöser bzw. Verstärker sind beispielsweise psychosoziale Ursachen, wie Somatisierungsstörungen, psychosozialer Stress, belastende Lebensereignisse oder auch affektive Störungen.

Therapie

Die **Behandlung ist langwierig** und muss auf den einzelnen abgestuft werden. Im Vordergrund steht zunächst die Linderung der chronischen Schmerzen, der Erschöpfung, des nicht erholsamen Schlafs und der affektiven Störungen. Viele der Betroffenen profitieren von medizinsicher Trainingstherapie und Behandluing mit trockener Wärme (z. B. Infrarot-Wärmekabine).

Die **kognitive Verhaltenstherapie** hilft dabei, schmerzverstärkende Gedankenmuster und Verhaltensweisen zu erkennen und zu verändern. Außerdem kann der Umgang mit Schmerzen z. B. durch das erlernen von Entspannungsverfahren, Methoden zur Stressbewältigung, Achtsamkeitstraining oder Fantasiereisen (Imaginationsübungen) verbessert werden.

25.4.3 Epileptische Anfälle

ICD-10: G40 (Epilepsie); **ICD-11:** 8A6 (Epilepsie oder Krampfanfälle)

THERAPEUTISCHE PRAXIS

Patienten mit epileptischen Anfällen gehören in der Regel nicht zu den Patienten eines Heilpraktikers für Psychotherapie. Da als Langzeitfolge der Epilepsie aber **psychische Veränderungen** (chronische Psychosen) auftreten können, sollten Sie in Grundzügen mit dem Krankheitsbild vertraut sein. Auch als **Ersthelfer** müssen Sie die Sofortmaßnahmen beim epileptischen Anfall kennen.

Definitionen und Klassifikation

Epilepsie (auch „Fallsucht", „Heilige Krankheit" oder „Morbus sacer") ist eine**plötzliche Übererregbarkeit vieler Nervenzellen**– also sozusagen um ein „Gewitter im Gehirn". Die plötzliche Entladung der Neuronen geht mit einer **Synchronisation** (Gleichschaltung) vieler Nervenzellen einher. Die abnorme Erregbarkeit geht mit unterschiedlichen (z. B. motorischen, psychischen) Symptomen einher. Erst wenn diese Anfälle wiederholt und gesichert auftreten, spricht man von **Epilepsie.**

Symptomatologische Einteilung

Generalisierte tonisch-klonische Anfälle: wurden früher als Grand Mal (franz. großer Anfall)bezeichnet. Die Entladungen betreffen von Anfang an die Hirnrinde beider Großhirnhemisphären. Typische Absencen sind wie viele myoklonische oder tonisch-klonische Anfälle primär generalisiert.
Absence-Anfälle: mit kurzem Bewusstseinsverlust, aber ohne Sturz oder Krampf, früher als Petit Mal (franz. kleiner Anfall) bezeichnet.
Fokale Anfälle: Die Entladung bleibt auf ein bestimmtes Hirnareal beschränkt. Gehen sie mit Bewusstseinsstörungen einher, werden sie als bewusst oder nicht bewusst erlebte Anfälle (früher: einfach oder **komplex**-partielle) bezeichnet. Fokale Krampfanfälle können sekundär generalisieren.

Ätiologische Einteilung

Akute symptomatische Anfälle sind auf eine akute Schädigung des Gehirns, z. B. ein schweres Schädel-Hirn-Trauma (posttraumatische Epilepsie), Sauerstoffmangel bei der Geburt, Tumor, Vergiftung (Drogen, Alkoholismus), Stoffwechselerkrankung oder Blutungen zurückzuführen.
Gelegenheitsanfälle hängen mit einem speziellen Auslöser zusammen, sodass bereits dessen Vermeidung Anfallsfreiheit garantiert. Mögliche Trigger sind beispielsweise Flackerlichtstimulation, Medikamente, Alkohol- oder Drogenexzess oder -entzug, Fieber.

Symptomatik

Generalisierter tonisch-klonischer Krampfanfall

Diese auch als Grand-Mal-Anfall bezeichneten Anfälle, verlaufen entweder zunächst fokal und breiten sich dann aus, oder primär generalisiert). Sie machen etwa ein Drittel aller Anfälle aus.

Ein generalisierter Krampfanfall kann sich durch eine **Aura** ankündigen, sie ist aber nicht obligat. Der Begriff „Aura" (gr. *aura* = Hauch) geht auf die historische Annahme zurück, aus dem Körper steige „Dampf" ins Gehirn auf und löse einen Anfall aus. Hierbei handelt es sich um abnorme Wahrnehmungen, die sich kurz vor einem epileptischen Anfall einstellen. Im Zustand der epileptischen Aura verspürt der Patient oft ein vom Magen aufsteigendes, nicht näher zu beschreibendes Gefühl („epigastrische Aura"), das von einem eigenartigen Gefühl der Entfremdung („dreamy state") sowie optischen, akustischen oder olfaktorischen Halluzinationen („sensorische Aura", z. B. Flecken, Punkte, Kreise, Lichter, Gerüche oder Geräusche) begleitet ist.

Nach der Aura folgt die **tonische Phase,** die etwa 10–30 Sekunden dauert. Der Körper nimmt eine angespannte Streckhaltung ein. Meist wird dies durch einen **Initialschrei** oder Stöhnen eingeleitet. Die Betroffenen stürzen zu Boden, die Augen sind oft verdreht und leicht geöffnet; die Pupillen sind weitgestellt. Rumpf und Nacken sind gebeugt, Arme und Beine werden erst angehoben und dann gestreckt. Es kommt zum Bewusstseinsverlust, vermehrtem Schwitzen und Herzrasen. Die Pupillen werden lichtstarr.

Daran schließt sich die **klonische Phase** an, die etwa 30–50 Sekunden dauert. Es kommt zu rhythmischen Zuckungen des gesamten Körpers (Tonusverlust mit wechselnden tonischen Beugekontraktionen). Während derartiger Zuckungen wird die Luft aus den Lungen gepresst, was mit (bei Zungenbiss blutigem) Schaum vor dem Mund einhergehen kann. Gelegentlich kann es in dieser Phase zu unwillkürlichem Harn- oder Stuhlabgang kommen.

Der Anfall endet, wenn die klinische Phase beendet ist. Es schließt sich die **postiktale Phase** an. Die Betroffenen atmen sehr tief, die vegetativen Symptome klingen langsam ab, schließlich erwachen sie allmählich. Oft kommt es hinterher zu Muskelkater, Desorientiertheit oder einem mehrere Stunden andauernden Schlaf (Terminalschlaf). An den Krampfanfall selbst besteht in der Regel keine Erinnerung.

MERKE

Generalisierte Krampfanfälle gehen mit einem Verlust des Bewusstseins einher und zeigen sich auf beiden Körperseiten.
Bisskeile, Beatmung oder Festhalten sowie eine medikamentöse Behandlung zur Unterbrechung des Anfalls sind nicht erforderlich. Die Betroffenen sollten aber durch das Wegräumen von Hindernissen vor Verletzungen geschützt werden.

GUT ZU WISSEN

Sonderformen generalisierter Krampfanfälle:

- **Blitz-Nick-Salaam-Anfall** (West-Syndrom): kurzer, Sekundenbruchteile dauernder Krampfanfall; dabei geht der Kopf blitzartig nach unten, die Arme werden verschränkt, die Beine angezogen (2.–8. Lebensmonat; kein Fieberkrampf!).
- **Fieberkrampf:** im frühen Kindesalter (6. Monat bis 6. Lj.) auftretende, meist tonisch-klonische Krämpfe mit Dämmerzustand, teilweise auch nur kurze Bewusstseinsstörungen. Auftreten in der Phase des Temperaturanstiegs bei fieberhaften Infektionen.

Kindliche Absencen-Epilepsie

ICD-10: G40.3; **ICD-11:** 8A61.21

Eine Absence ist eine geistige Abwesenheit oder Bewusstseinspause, die **5–15 Sekunden** dauert. Es treten bis zu 100 Absencen täglich auf. Meist haben die Kinder im Anfall einen starren, abwesenden Blick und eine Bewusstseinsstörung, oft auch Lidzuckungen. Sie stürzen aber nicht zu Boden und haben keine Amnesie. Generalisierte tonisch-klonische Anfälle sind möglich. Zwischen den Absencen sind die Kinder unauffällig. Als Ursache werden genetische Faktoren vermutet.

GUT ZU WISSEN

Früher wurden Krampfanfälle ohne Muskelzuckungen, wie die Absencen, als **Petit-mal-Anfälle** bezeichnet. Dieser Begriff gilt jedoch heute als überholt und wird nicht mehr verwendet.

Fokaler Krampfanfall

Ein fokaler Krampfanfall beginnt in der Regel mit einer **Aura** und kann von einer Einengung des Bewusstseins begleitet sein. Die Symptomatik ist auf eine Körperseite begrenzt und zeigt sich in **gleichförmigen Automatismen** (z. B. Schmatzen, Lecken, Nesteln an Kleidung oder Umherlaufen). Vegetative Begleiterscheinungen (Schwitzen, Herzklopfen etc.) können ebenfalls vorhanden sein. Der Krampfanfall dauert nur wenige Minuten.

Status epilepticus

ICD-10: G41.0 (Grand-Mal), G41.1 (Absencen); **ICD-11:** 8A66.0 (konvulsiv), 8A66.10 (Absencen)

Ein Status epilepticus, der mit generalisierten Krampfanfällen einhergeht (also ein Grand-mal-Status), wird als **konvulsiver Status epilepticus** bezeichnet und ist mit dem höchsten Risiko für Komplikationen behaftet oder gar tödlich. Daneben gibt es auch den **nichtkonvulsiven Status epilepticus:** den Absencen-Status und den (einfachen oder komplexen) fokalen Status.

Ein **Status epilepticus** liegt vor, wenn

- ein generalisierter Anfall länger als 5 Minuten dauert oder
- bei einem Patienten mit Bewusstseinstrübung dauerhaft Krampfaktivität im EEG nachweisbar ist oder
- wenn ein Patient zwischen 2 Grand-mal-Anfällen das Bewusstsein nicht wiedererlangt.

Sobald ein Krampfanfall länger als 10 Minuten dauert, liegt auf jeden Fall ein Status epilepticus vor. Es droht eine **Hirnschädigung** durch Hypoxie (Herabsetzung des Sauerstoffgehalts im Körpergewebe). Im Laufe des Lebens addieren sich die hypoxiebedingten Hirnschäden.

MERKE

Der **Status epilepticus** ist eine **Notfallsituation** und **lebensbedrohlich!** Verständigen Sie den Notarzt, wenn ein Patient 2-mal in Folge krampft.
Bei einer **Anfallsserie** treten innerhalb von Stunden oder einem Tag kurz aufeinander immer wieder Anfälle auf, zwischen denen sich alle neurologischen Funktionen wieder normalisieren. Da sich daraus ein Status epilepticus entwickeln kann, ist auch dies eine **Notfallsituation.**

Psychische Veränderungen bei Anfallspatienten

Es gibt keine für Menschen mit Epilepsien typischen Persönlichkeits- oder Wesensveränderungen. Die Mehrheit der Betroffenen unterscheidet sich psychisch nicht vom Rest der Bevölkerung, der keine Epilepsie hat. Auch die Intelligenz wird von einer Epilepsie nur selten beeinflusst. Allerdings haben Menschen mit Epilepsie abhängig von den betroffenen Hirnregionen ein 3- bis 5-mal höheres Suizidrisiko.

Die Ursachen für psychische Auffälligkeiten bei einer Epilepsie sind sehr unterschiedlich. Während des Krampfanfalls kommt es durch die elektrischen Entladungen zu psychischen Veränderungen, die nach dem Anfall weiterbestehen können. Die Betroffenen wirken dann verstimmt oder sind depressiv, evtl. besteht auch eine akute Psychose oder ein Delir. Außerdem können die Hirnschäden, welche die Epilepsie verursachen, auch in anfallsfreien Phasen zu psychischen Auffälligkeiten führen.

GUT ZU WISSEN

Bei der **Temporallappenepilepsie** treten psychische Störungen auf, weil der Schläfenlappen für bestimmte höhere Leistungen sehr wichtig ist. Welche Symptome auftreten, hängt von der betroffenen Hirnhälfte ab. Sie verstärken sich mit zunehmender Krankheitsdauer: Krampfpotenziale im EEG in der (bei Rechtshändern dominanten) linken Hemisphäre führen zu Störungen des sprachabhängigen Gedächtnisses, Depression oder paranoiden Denkstörungen. Solche in der rechten Hemisphäre verursachen vor allem Störungen von Wahrnehmung, Verarbeitung und Erinnerung nicht-sprachlicher Informationen.

Daneben sind es aber oft die unerwünschten Wirkungen der zur Unterdrückung der Krampfaktivität verabreichen Medikamente (Anfallssuppressiva, früher als Antiepileptika bezeichnet), die das auffällige Verhalten hervorrufen.

All dies kann verschlimmert werden, wenn die Betroffenen dadurch aktiv oder passiv sozial isoliert werden.

Diagnostik

Die Diagnostik wird in speziellen neurologischen Praxen oder Kliniken durchgeführt. Die wichtigste Befunderhebung erfolgt über das EEG; weitere entscheidende Bestandteile der diagnostischen Abklärung sind CT und MRT.

Differenzialdiagnostisch müssen **psychogene Krampfanfälle** von epileptischen Krampfanfällen abgegrenzt werden, die bei etwa 10 % der von Epilepsie Betroffenen auftreten.

GUT ZU WISSEN

Psychogene Anfälle lassen sich auf den ersten Blick nur schwer von epileptischen Anfällen unterscheiden, allerdings fehlt die klassische Abfolge aus tonisch-klonisch oder Aura, gefolgt von Automatismen. Typisch ist, dass die Sekunden bis Stunden dauernden Anfälle häufig in Gegenwart anderer auftreten. Die Betroffenen vollführen unkoordinierte, theatralische Bewegungen, fuchteln mit den Händen herum oder strampeln, überstrecken den Rücken oder bäumen sich nach hinten zur Brücke auf. Arme und Beine können zucken und die Patienten sinken eher zu Boden, als dass sie stürzen. Die Augen sind i. d. R. geschlossen.

Krankheitsverlauf und Epidemiologie

Die Epilepsie ist eine häufige neurologische Erkrankung, von der etwa **0,5–1 %** der Bevölkerung betroffen sind. **75 %** erkranken **vor dem 20. Lj.** Mit höherem Erkrankungsalter überwiegen die symptomatischen Epilepsien. Verlauf und Prognose der Epilepsie richten sich nach der Ursache. Auf Medikamente sprechen zwei Drittel der Patienten gut an (Anfallsfreiheit). Allerdings ist das **Suizidrisiko** bei Epileptikern erhöht.

Ätiologie

Ursachen der Epilepsie:

- Genetisch bedingt sind ca. 50 % der Fälle und überwiegend diejenigen mit generalisierten Anfällen.
- Symptomatische (sekundäre) Epilepsien sind immer auf eine Ursache zurückzuführen: Verletzungen (z. B. Schädel-Hirn-Trauma), perinatale Gehirnschädigungen, Gefäßveränderungen, Hirntumoren, Medikamente, Drogen und Alkohol (v. a. Entzug!), Infektionen (z. B. Enzephalitis) oder Stoffwechselstörungen (z. B. Hypoglykämie, Urämie).

Eine **Anfallsaktivierung** ist möglich durch blitzlichtartige Effekte (Stroboskop, schnelle Hell-Dunkel-Wechsel in Videospielen), Hyperventilation, Alkoholgenuss oder Ermüdung bzw. Schlafentzug sowie zahlreiche Medikamente.

Therapie

Die medikamentöse Behandlung erfolgt als Dauermedikation durch Antikonvulsiva (Medikamente gegen Krampfanfälle), im Notfall primär durch Benzodiazepine. Psychoedukative Therapieelemente zur Aufklärung der Patienten und ihrer Angehörigen, insbesondere über Auslösebedingungen und Behandlungsmöglichkeiten, sind sinnvoll.

MERKE

Erstmaßnahmen beim epileptischen Anfall:

- Gegenstände mit Verletzungsgefahr entfernen.
- Krampfenden **nicht** festhalten oder **keinen** Zungenkeil einschieben (Verletzungsgefahr!).
- Kleidung lockern (Krawatte, Kragen), um Atmung zu verbessern.
- Patient nach Krampfanfall in stabile Seitenlage bringen.
- **Notarzt rufen,** wenn der Anfall länger als 5 Minuten dauert oder wenn 2 Anfälle aufeinanderfolgen, der Patient blau anläuft oder die postiktale Verwirrtheit länger als 30 Minuten dauert.

25.4.4 Parkinson-Krankheit

ICD-10: G20.0–2; **ICD-11:** 8A00.00 (sporadisch), 8A00.01 (familiär)

THERAPEUTISCHE PRAXIS

Als Heilpraktiker für Psychotherapie ist das Parkinson-Syndrom von Bedeutung, weil es initial mit einer **depressiven Symptomatik** kombiniert sein und sich im Spätstadium eine **Demenz** entwickeln kann.

Definitionen

Der **Morbus Parkinson (idiopathisches Parkinson-Syndrom, Parkinson-Krankheit)** wurde erstmals 1817 von James Parkinson (1755–1824) als Schüttellähmung beschrieben. Dominiert wird das Krankheitsbild von einem **hypokinetisch-hypertonen Syndrom** mit der charakteristischen Trias **Tremor** (Zittern), **Rigor** (Steifigkeit) und **Akinese** (Bewegungsarmut). Es handelt sich um eine langsam und unaufhaltsam fortschreitende Erkrankung des ZNS, bei der **dopaminerge Nervenzellen** in der **Substantia nigra** (lat., schwarze Substanz) im Mittelhirn zugrunde gehen.

Symptomatik

MERKE

Leitsymptome sind Akinese, Rigor und Tremor.

Akinese (Hemmung der Bewegung, Bewegungsarmut): Die Bewegungsarmut zeigt sich in einer Verminderung der unwillkürlichen Bewegungen (z. B. eingeschränktes Mitschwingen der Arme beim Laufen), der Mimik („Maskengesicht") und der Gestik. Die Willkürmotorik ist verlangsamt, eine **Starthemmung** erschwert den Bewegungsablauf; der Gang ist **kleinschrittig,** eine Wendung nicht flüssig; es kommt zu **Bewegungsblockaden** und **Fallneigung.** Der Oberkörper ist starr nach vorn verlagert, und durch die Störung der

Haltungsreflexe stürzt der Patient schneller. Auch die **Sprache** kann von der Akinese betroffen sein. Artikulation und Phonation sind beeinträchtigt, das Sprechen wird monoton, und die Stimme verliert an Volumen. Klassischerweise verändert sich auch die **Schrift;** sie wird langsamer und zum Zeilenende hin kleiner (Mikrografie).

Rigor (Steifheit, Starre): Die Steifigkeit äußert sich zunächst häufig durch Muskelschmerzen im Nacken- und Schulterbereich, später durch Ungeschicklichkeiten in der Feinmotorik (z. B. Knöpfen, Essen mit Besteck). Typische Befunde sind:

- Hoher Muskeltonus: federnder Widerstand bei passiver Bewegung.
- Zahnradphänomen: ruckartiges Nachgeben der Muskulatur bei passiver Bewegung.
- Reduzierte Haltungsreflexe: bei geringfügigem Stoß an die Schulter im Stehen fehlen die korrigierenden Ausgleichsbewegungen, die Betroffenen drohen umzukippen. Alle Muskelbewegungen erfordern Nachdenken (bewusstes Konzentrieren).

Tremor (Zittern): 70 % der Betroffenen leiden unter einem **Ruhetremor,** der durch emotionale Anspannung verstärkt werden kann. Ein **Haltetremor** des Kopfes kann hinzukommen.

MERKE

Ein **Ruhetremor** ist charakterisiert durch einen relativ langsamen Takt der abwechselnden Bewegungen in Ruhe. Bei zielgerichteten Bewegungen (z. B. eine Tasse in die Hand nehmen) lässt der Tremor zunächst nach, bis das Ziel erreicht ist.

GUT ZU WISSEN

Der für das Parkinson-Syndrom typische Tremor in den Fingern wird auch als „Pillendreher-Tremor“ bezeichnet.

Psychische Begleitsymptome: Häufig bestehen depressive Symptome, Affektlabilität, Angstsymptome (Angst vor Stürzen), eine Verlangsamung der geistigen Funktionen (Bradyphrenie) und auch demenzielle Symptome (im Spätstadium).

Vegetative Begleitsymptome: Seborrhö (typisches „Salbengesicht“), Schwitzen, Harnverhalt, Verstopfung, Blutdruckabfall, vermehrter Speichelfluss.

Diagnostik

Die Ursachen eines **symptomatischen Parkinson-Syndroms** müssen abgeklärt und ausgeschlossen werden. Der Beweis für ein **idiopathisches Parkinson-Syndrom** kann erst nach dem Tod durch eine Untersuchung des Gehirns erbracht werden. Zu Lebzeiten erfolgt eine Diagnosestellung durch:

- Körperliche Untersuchung: Hinweise auf Rigor, Tremor, Akinese und Verminderung der Haltungsreflexe
- EEG und Bildgebung, wie CT, MRT oder PET
- Gegebenenfalls Therapieversuch mit L-Dopa (Ansprechen auf Therapie untermauert Diagnose)

Differenzialdiagnosen sind andere neurologische Erkrankungen mit Gangstörungen (z. B. Normaldruckhydrozephalus, Multisystematrophien), seniler Tremor („Alterszittern“), eine Depression und eine Demenz anderer Genese.

Epidemiologie

Der Morbus Parkinson ist eine der **häufigsten neurologischen Erkrankungen** mit einer Prävalenz von ca. 200 pro 100.000 Einwohner; er tritt meist nach dem 60. Lj. auf und betrifft eher Männer als Frauen. Erkrankungen vor dem 40. Lj. sind selten, kommen aber vor.

Krankheitsverlauf

Die Erkrankung verläuft fortschreitend und führt unbehandelt meist nach wenigen Jahren zum Tod. Durch Medikamente (L-Dopa) konnten Lebenserwartung und Lebensqualität zwar deutlich verbessert werden, es handelt sich aber nach wie vor um eine **unheilbare chronische Erkrankung.** In ca. 10 % der Fälle entwickelt sich eine Demenz.

Ätiologie

Die Parkinson-Krankheit oder das idiopathische Parkinson-Syndrom (ohne erkennbare Ursache, degenerativ, über 80 % der Fälle) entsteht durch den Untergang (Degeneration) dopaminerger Neuronen, die Dopamin als Neurotransmitter verwenden, in der Substantia nigra und im Striatum (Basalganglien) des Mittelhirns. Die Substantia nigra und das Striatum gehören zum **extrapyramidalmotorischen System,** das für die Bewegungssteuerung zuständig ist. Der durch den Nervenzelluntergang bedingte Dopaminverlust führt zu einem Ungleichgewicht der Neurotransmitter und damit zur charakteristischen Beeinträchtigung der Kontrolle und Koordination von Bewegungen.

GUT ZU WISSEN

Das **sekundäre** oder **symptomatische** Parkinson-Syndrom entsteht durch Medikamente (v. a. Antipsychotika der 1. Generation), Intoxikationen, Tumoren, Gefäßveränderungen im Gehirn, Enzephalitiden oder Stoffwechselerkrankungen, die jeweils Dopamin bei der neuronalen Signalübertragung im Gehirn blockieren. Im Allgemeinen kommt es dabei aber nicht zum Zelluntergang.

Therapie

Schwerpunkt der Therapie ist die **medikamentöse Behandlung** mit L-Dopa. Da in den geschädigten Nervenzellen der Botenstoff Dopamin fehlt, ist der Ersatz dieses Stoffs Hauptansatz und Eckpfeiler der Behandlung. Man verwendet L-Dopa, die chemische Vorstufe des Dopamins, weil Dopamin selbst die Blut-Hirn-Schranke nicht durchdringen kann. Aufgrund der Nebenwirkungen sollte man den Behandlungsbeginn mit dem Patienten abstimmen und ggf. andere Medikamente (Dopamin-Agonisten, Selegilin oder Amantadin) einsetzen oder mit L-Dopa kombinieren.

THERAPEUTISCHE PRAXIS

Nebenwirkungen der L-Dopa-Therapie

Nach 2- bis 5-jähriger Therapie mit L-Dopa lässt die Wirkung des Medikaments nach; der Wirkungsverlust führt zu **akinetischen Phasen** am Ende der Wirkzeit.
Unabhängig von der Dosisverteilung kann es zu **starken Schwankungen der Beweglichkeit** mit „On-Phasen" (gute Beweglichkeit) und „Off-Phasen" (schlechte Beweglichkeit) kommen. Außerdem können sich während der Wirkphasen überschießende Bewegungen von Kopf, Rumpf, Extremitäten oder Gesichtsmuskulatur entwickeln, die zur Dosisänderung zwingen. Auch **paranoid-halluzinatorisches Erleben** und **delirante Symptome** können Folge einer mehrjährigen L-Dopa-Therapie sein. Diese Nebenwirkungen machen deutlich, wie wichtig es ist, dass die Therapie von einem **erfahrenen Neurologen** durchgeführt wird.

Neben der medikamentösen Therapie gehören **Beratungsgespräche** mit Betroffenen und Angehörigen sowie Krankengymnastik, Ergotherapie, eine ausgewogene Ernährung (eiweißreiche Mahlzeiten behindern die L-Dopa-Aufnahme des Körpers) und ausreichende Flüssigkeitszufuhr zu den Bestandteilen der Behandlung. Eine begleitende Psychotherapie kann bei depressiver Symptomatik sinnvoll sein.

25.4.5 Huntington-Krankheit

ICD-10: G10; **ICD-11:** 8A01.10

THERAPEUTISCHE PRAXIS

Die Chorea Huntington sollte dem Heilpraktiker für Psychotherapie bekannt sein, weil der Bewegungsstörung meist psychopathologische Phänomene vorausgehen, ein hohes Suizidrisiko besteht und sie regelmäßig in Demenz mündet.

Definition

Die **Huntington-Krankheit** oder **Chorea Huntington (major)** wurde auch als **Veitstanz** (gr. *chorea* = Tanz) bezeichnet, weil sie sich in zuckenden, einschießenden Bewegungen äußert. Sie wurde erstmals von dem amerikanischen Arzt George Huntington (1850–1916) als **Erbkrankheit** beschrieben. Ihre Kennzeichen sind **choreatische Hyperkinesien, psychopathologische Phänomene** und **Demenz.**

Symptomatik

Zunächst treten **psychopathologische Phänomene** auf, die oft nicht erkannt oder übersehen werden, wie Affektlabilität, Reizbarkeit sowie Beeinträchtigung der kognitiven Fähigkeiten (z. B. Konzentrationsstörungen), ein depressives Syndrom (gelegentlich auch manisch oder paranoid-halluzinatorisch) und Suizidalität. Später im Krankheitsverlauf kommen aggressive Tendenzen und Enthemmung, Resignation und Gleichgültigkeit gegenüber der eigenen Person und der Umwelt sowie im Endstadium ein demenzielles Syndrom hinzu.

Die **typischen hyperkinetischen Bewegungsstörungen** sind dauernde, schnelle „grobe" Kontraktionen in wechselnden Muskelgruppen mit unterschiedlich wechselnd herabgesetztem Muskeltonus und dystonen Anteilen. Die Bewegungen sind unauffällig („Verlegenheitsbewegungen") oder grob ausfahrend und äußern sich z. B. mit Unruhe beim Sitzen, zunehmender manueller Ungeschicklichkeit, Grimassieren, Chamäleonzunge, Sprech- und Schluckstörungen. Typisch ist die Zunahme der Extremitätenhyperkinesien beim Gehen.

Zudem können **vegetative Begleitsymptome** (z. B. Stuhl- oder Harninkontinenz, vermehrtes Schwitzen) auftreten. Die Schluckstörungen, gepaart mit der ständigen Bewegungsunruhe, führen zu **Gewichtsverlust.** Im späteren Stadium der Erkrankung kann es zu **Verwahrlosung** kommen.

Diagnostik

Die Diagnose wird für gewöhnlich anhand der Symptome, einer positiven Familienanamnese und mittels Gendiagnostik gestellt. Bei Nachweis der CAG-Expansion im Huntingtin-Gen (≥ 36 Repeats) ist die Diagnose bei Menschen mit Symptomen bestätigt. Eine weiterführende Diagnose (EEG, CT, MRT, PET, Liquordiagnostik) ist in der Regel nur bei negativem Gentest erforderlich. Bei Nachweis der genetischen Veränderung wird den Nachkommen ein Gentest angeboten.

Differenzialdiagnostisch sind andere neurologische Erkrankung mit choreatischen Bewegungsstörungen (z. B. Wilson-Krankheit, Chorea minor, Enzephalitiden) abzugrenzen.

GUT ZU WISSEN

Die **Chorea minor Sydenham** tritt als Immunreaktion auf eine Streptokokkeninfektion auf, welche die Stammganglien beteiligt. Sie geht mit choreatischen Bewegungen der Gesichtsmuskulatur und der unteren Arm- und Beinabschnitte einher.

Krankheitsverlauf und Epidemiologie

Die Chorea Huntington hat eine Prävalenz von ca. 10 pro 100.000 Einwohner. Die Erkrankung beginnt meist zwischen dem 30. und 50. Lj. und zeigt keine Geschlechtspräferenz. Sie verläuft fortschreitend, ist nicht heilbar und führt innerhalb von 10–20 Jahren zum Tod. Im Endstadium sind die Betroffenen stark pflegebedürftig und körperlich ausgezehrt. Ateminsuffizienz und Pneumonien sind die eigentlichen Todesursachen.

Ätiologie

Die Chorea Huntington ist eine **Erbkrankheit** mit autosomal-dominantem Erbgang. Bei einem erkrankten Elternteil sind **50 %** der Nachkommen Genträger. Ist ein Nachkomme Genträger, manifestiert sich die Erkrankung auf jeden Fall. Die Genveränderung führt zum Untergang von Nervenzellen im Nucleus caudatus und im Putamen (Basalganglien).

Therapie

Eine kurative Therapie ist derzeit nicht verfügbar. Um die Symptomatik zu beeinflussen, sind folgende Maßnahmen möglich:

- Hyperkalorische Nahrung gegen die körperliche Auszehrung
- Zu Beginn der Erkrankung: Logopädie, Physiotherapie
- Antihyperkinetische Medikamente (Tiaprid)
- Antidepressiva
- Begleitende psychotherapeutische Behandlung
- Humangenetische Beratung und psychosoziale Betreuung

MERKE

Die genetische Beratung darf nur von **spezialisierten Ärzten** durchgeführt werden, weil sie eine schwierige ethische Situation darstellt und den Patienten ggf. in seinen Suizidabsichten bestärken kann.

25.4.6 Multiple Sklerose

ICD-10: G35.-; **ICD-11:** 8A40

THERAPEUTISCHE PRAXIS

Die Multiple Sklerose (MS) ist eine sehr häufige neurologische Erkrankung, in deren Folge **psychische Veränderungen** bis hin zur **Demenz** auftreten können. Deswegen sollte ein Heilpraktiker für Psychotherapie das Krankheitsbild kennen.

Definition

Die Multiple Sklerose ist eine **chronische Entzündung** des ZNS unklarer Ursache. Es entstehen zeitlich und räumlich wechselnde Entzündungsherde, die eine **Entmarkung** (Verlust der Markscheiden der Nervenzellen) des ZNS mit besonderer Bevorzugung von Sehnerv, Hirnstamm, Rückenmark, Kleinhirn und weißer Substanz (Substantia alba) bewirken. Dementsprechend treten Kleinhirnsymptome, Lähmungen, Sensibilitäts- und Blasenstörungen auf. In der Folge kommt es auch zu psychischen Veränderungen bis hin zur Demenz. Das erste Krankheitszeichen ist häufig eine Entzündung des Sehnervs.

GUT ZU WISSEN

Jean-Martin Charcot (1825–1893) beschrieb 1868 als Erster das Krankheitsbild mit der Symptomtrias aus Nystagmus (Augapfelzittern), skandierender Sprache und Intentionstremor **(Charcot-Trias).** Diese Trias ist Zeichen der Kleinhirnschädigung und tritt im Allgemeinen erst im späteren Krankheitsverlauf und selten isoliert auf.

Synonyme: Encephalomyelitis disseminata, disseminierte Sklerose

Symptomatik

Typische Symptome im Anfangsstadium sind rasche Ermüdbarkeit, ein Schweregefühl in den Beinen sowie Stolpern über kleine Hindernisse. Bei einem Drittel der Betroffenen tritt eine Entzündung des Sehnervs (**Optikusneuritis**) mit Sehverschlechterung auf. Dieses Symptom führt die Patienten häufig erstmals zum Arzt. **Sensibilitätsstörungen** (Kribbeln, Taubheitsgefühl oder Kälte- und Hitzeempfindungen in Händen und Füßen) oder **zentrale Paresen (spastische Lähmungen)** in den Beinen können hinzukommen.

Das **Gangbild** ist oft verändert. Die Patienten gehen steif und breitbeinig, sodass z. B. das Treppensteigen schwerfällt ist. Eine Ungeschicklichkeit der Hände beim Knöpfen oder beim Schreiben kann ebenfalls auffallen: Sie ist Zeichen der Kleinhirnbeteiligung, bei der es zu **Intentionstremor** (Zittern beim Ausführen einer Bewegung), **skandierender Sprache** (abgehackter Rhythmus und besondere Betonung) und **Nystagmus** (Augapfelzittern) kommen kann.

Auch Schmerzen (**Neuralgien**) können auftreten, häufig am N. trigeminus und N. facialis (Gesichtsschmerzen). Ist das Rückenmark beteiligt, entwickeln sich Blasen- und Sexualfunktionsstörungen.

Psychische Veränderungen: Bereits früh treten Störungen auf, wie eine zu langsame Informationsverarbeitung, Beeinträchtigungen von Aufmerksamkeit, Gedächtnis, visuell-räumlicher Wahrnehmung und Handlungsplanung, die aber zunächst kaum merklich sind. Später kommt eine vermehrte Erschöpfbarkeit und Energielosigkeit hinzu, häufig gefolgt von Affektlabilität. In späteren Stadien zeigen die Betroffenen organische psychische Störungen mit zunehmender psychomotorischer Verlangsamung, affektiven Störungen sowie Zwangslachen oder -weinen.

GUT ZU WISSEN

Besondere Symptome bei der Multiplen Sklerose sind:

- **Lhermitte-Zeichen** (Nackenbeugezeichen): bei Beugen des Nackens tritt ein elektrisches Kribbeln und Stechen entlang der Wirbelsäule und in den Beinen auf. Ursache sind Entmarkungsherde im Rückenmark.
- **Uhthoff-Phänomen:** Die Symptome nehmen bei steigender Körpertemperatur, z. B. bei körperlicher Anstrengung, zu.
- **Charcot-Trias:** die Kombination aus Intentionstremor, Nystagmus und skandierender Sprache.

Diagnostik

Entscheidende Befunde, die zur Diagnose führen, sind:

- Anamnese und Klinik (räumlich und zeitlich versetzte neurologische Symptome)
- MRT (Entmarkungsherde)
- Liquoruntersuchung (Nervenwasseruntersuchung) mit oligoklonalen Banden
- Elektrophysiologische Untersuchung (visuell, akustisch oder somatosensibel evozierte Potenziale)

Differenzialdiagnostische Überlegungen umfassen andere Entzündungen des Nervensystems (z. B. Neuroborreliose, Neurolues), Gefäßentzündungen mit Gehirnbeteiligung, Tumoren oder Autoimmunerkrankungen (z. B. Lupus erythematodes).

Krankheitsverlauf und Epidemiologie

Die Multiple Sklerose ist die häufigste chronisch-entzündliche Erkrankung des ZNS. Weltweit sind mehr als 2 Millionen Menschen an einer

Multiplen Sklerose erkrankt, die meisten in den gemäßigten Breiten der Nord- und Südhalbkugel. Am höchsten ist die Prävalenz in Europa und den USA. Die geografische Häufigkeit nimmt vom Äquator zu den gemäßigten Breiten hin zu. In Deutschland geht man von etwa 220.000 Erkrankten aus. Frauen sind 2- bis 3- mal häufiger betroffen als Männer (schubförmige Verlaufsform). Der Ersterkrankungsgipfel liegt bei **20–40 Jahren.**
Beschrieben sind 3 Verlaufsformen:

- **Schubförmig remittierend:** schubförmiger Verlauf mit teilweise vollständiger Rückbildung und symptomfreien Intervallen **(30 %).**
- **Primär chronisch-progredient:** chronisch-fortschreitender Verlauf mit stetig zunehmender Symptomverschlechterung **(10–15 %).**
- **Sekundär chronisch-progredient:** zunächst schubförmiger Verlauf, an den sich eine Phase der chronisch-fortschreitenden Verschlechterung anschließt und sich mit dieser vermischen kann **(40–60 %).**

Ätiologie

Seit Jahren wird über die Ursachen der MS diskutiert. Nachdem sich viele Theorien in den letzten Jahren als unzutreffend erwiesen haben (z. B. Bakterien oder Viren als Ursache), geht die Wissenschaft nach heutigem Stand von einer **Autoimmunkrankheit** aus. Dies bedeutet, dass bestimmte für die Immunabwehr zuständige Zellen des Blutes sich gegen die „Isolierschicht“ (Myelin) des ZNS richten und hier einen Entzündungsprozess in Gang setzen. Die Antikörper verursachen eine Demyelinisierung (Entmarkung) der Nervenzellen.

Die Entmarkung im ZNS ist das führende pathologische Kennzeichen. Sie hinterlässt eine Narbe, oft an mehreren Stellen. Daher stammt auch der zunächst irreführende historische Name der Erkrankung (**Sklerose:** Vernarbung). Die vielfältigen Erscheinungsformen erklären sich durch die Abhängigkeit der Symptome von der Lokalisation der Entmarkung. Eine Vererbbarkeit ist zwar nicht belegt, es gibt aber vereinzelt Familien mit gehäuftem Vorkommen.

Therapie

Die Therapie der MS erfolgt symptomatisch; eine kurative Therapie ist nicht verfügbar:

- Ausführliche Beratung und Aufklärung über die Erkrankung unter Einbeziehung der Angehörigen
- Medikamentöse Therapie: i. v. Glukokortikoide im Schub, immunmodulatorische Therapie im Intervall, antispastische Medikamente
- Physiotherapie
- Ggf. Eigen- oder Fremdkatheterisierung bei Blasenentleerungsstörungen
- Begleitende Psychotherapie bei depressiven und ängstlichen Patienten oder bei zusätzlichen Somatisierungsstörungen
- Psychosoziale Betreuung

THERAPEUTISCHE PRAXIS

Neuropsychoimmunologische Vorgänge spielen für den Verlauf der Multiplen Sklerose eine bedeutende Rolle und können über psychotherapeutische Interventionen positiv beeinflusst werden. Sie sollten aber nur von Therapeuten durchgeführt werden, die auf die Erkrankung spezialisiert sind und über die nötige Erfahrung verfügen.

25.4.7 Schädel-Hirn-Trauma

ICD-10: S06.9; **ICD-11:** NA07.x

THERAPEUTISCHE PRAXIS

Das Schädel-Hirn-Trauma ist ein notfall- und intensivmedizinisches Krankheitsbild, das für den Heilpraktiker für Psychotherapie von Bedeutung ist, weil als Folgeschäden **psychische Veränderungen** auftreten können.

Definition

Schädel-Hirn-Trauma (SHT) ist eine Sammelbezeichnung für Kopfverletzungen durch äußere Gewalteinwirkung, die mit Schädigungen der Kopfschwarte, des Schädels und/oder des Gehirns einhergehen. Früher wurde zwischen **Commotio cerebri** (Gehirnerschütterung) und **Contusio cerebri** (Gehirnprellung) unterschieden. Heute unterscheidet man 3 Schweregrade.

Klassifikation

Der **Schweregrad** wird anhand einer spezifischen Skala, der Glasgow Coma Scale (GCS), festgelegt, die in einem Punkteschema die Parameter „Augen öffnen“, verbale und motorische Antwort abbildet: je niedriger der Punktewert, desto größer die Schädigung.

Weiterhin werden **offene** und **geschlossene** Schädelverletzungen unterschieden, je nachdem, ob die Gehirnhäute intakt sind oder verletzt wurden.

MERKE

Offene Schädelfrakturen haben durch eine Verletzung der Dura mater eine Verbindung nach außen bzw. zu den venösen Sinus. Dadurch besteht **erhöhte Infektionsgefahr!**

Symptomatik

Die Symptomatik ist durch die Art der Schädel- und Hirnverletzung charakterisiert und kann folgende **akute Symptome** aufweisen:

- Bewusstseinsstörungen: je nach Schweregrad des SHT leichte Vigilanzstörung bis Koma
- Amnesie
- Kopfschmerzen, Schwindel, Übelkeit und Erbrechen
- Neurologische Ausfälle: Halbseitenlähmungen, Hirnnervenausfälle (z. B. veränderte Pupillenreaktion), Meningismus (Nackensteifigkeit), Wälzbewegungen, Streckbewegungen der Extremitäten

- Epileptische Anfälle
- Liquorfluss aus Mund, Nase oder Ohr beim Schädelbasisbruch (Austreten von Nervenwasser)
- Bluterguss um die Augen beim Schädelbasisbruch („Brillenhämatom")

Im Langzeitverlauf können weitere **Komplikationen** hinzutreten:

- Blutungen im Schädelinnenraum: epidurales, subdurales oder intrazerebrales Hämatom, Subarachnoidalblutung
- Hirnödem mit intrakraniellem Druckanstieg
- Entzündungen bei offenen Schädelverletzungen: Enzephalitis, Meningitis, Hirnabszesse

Die Symptome im **späten Krankheitsstadium** können dementsprechend sein:

- Symptomatische Epilepsie
- Apallisches Syndrom (Wachkoma)
- Chronische Psychose
- Wahnhafte oder affektive Störungen
- Demenz

Diagnostik

Die Diagnostik in der **Akutphase** erfolgt mittels klinisch-neurologischer Untersuchung, CT, MRT oder Röntgen sowie ggf. durch eine Hirndruckmessung.

Im weiteren Krankheitsverlauf können eine **psychiatrische Untersuchung** und **neuropsychologische Testung** erforderlich werden, wenn die psychischen Veränderungen in den Vordergrund treten.

Krankheitsverlauf und Epidemiologie

Schädel-Hirn-Traumen entstehen meist durch Verkehrs- oder Arbeitsunfälle. Männer sind mehr als doppelt so häufig betroffen wie Frauen. Jährlich kommen auf 100.000 Einwohner 800 Schädel-Hirn-Traumen. Der Erkrankungsverlauf richtet sich nach Art und Schwere des Traumas. Komplikationen wie Blutungen und Infektionen verschlechtern die Prognose. Häufig führt das SHT zu einer Behinderung oder – v. a. bei jungen Männern im Rahmen von Verkehrsunfällen – zum Tod.

Ätiologie

Das Schädel-Hirn-Trauma entsteht durch eine **direkte** oder **indirekte Gewalteinwirkung** auf den Kopf. Ursachen sind Unfälle (z. B. Verkehr, Sport), Stürze oder Schläge. Dabei kann es zu Knochenverletzungen des Schädels, zu Verletzungen von Hirnnerven oder -gefäßen, zu Einrissen der Hirnhäute sowie zu sichtbaren und unsichtbaren Schädigungen der Gehirnmasse kommen.

Therapie

Im Vordergrund der **Akuttherapie** steht die Notfall- bzw. Intensivbehandlung mit Erhalt von Hirnstrukturen und -funktionen. Komplikationen sollten verhindert bzw. adäquat behandelt werden. Abhängig vom Schweregrad des Schädel-Hirn-Traumas kommt bei der **langfristigen Therapie** eine Rehabilitation mit Ergo-, Logo- und Physiotherapie hinzu. Je nach psychischen Veränderungen kann auch eine begleitende Psychotherapie hilfreich sein.

Verständnisfragen

- Erklären Sie das Funktionsprinzip des Nervensystems.
- Wie ist das Nervensystem topografisch und funktionell eingeteilt?
- Was sind Sympathikus und Parasympathikus? Welche Funktionen kommen ihnen auf Organebene zu?
- Was ist das limbische System?
- Wie ist eine Nervenzelle aufgebaut, und was ist eine Synapse?
- Welche Neurotransmitter kennen Sie und welche Funktion haben sie?
- Welche Auslöser haben die Kopfschmerzen bei Migräne?
- Welche Schmerzen sind typisch für das Fibromyalgiesyndrom?
- Was ist Epilepsie? Welche Anfallstypen gibt es, und wie unterscheiden sie sich? Schildern Sie den Verlauf eines Grand-Mal-Anfalls. Welche Sofortmaßnahmen ergreifen Sie?
- Welche psychischen Veränderungen sind bei einer Epilepsie möglich?
- Welche Symptome sind typisch für die Parkinson-Krankheit? Wodurch entstehen die Symptome? Wie entstehen primäre und sekundäre Parkinson-Krankheit?
- Welche psychischen Veränderungen sind bei der Parkinson-Krankheit häufig zu beobachten?
- Was ist die Ursache der Chorea Huntington? Welche psychischen Veränderungen können auftreten?
- Wie erklärt sich die Symptomvielfalt der Multiplen Sklerose? Welches Symptom führt häufig erstmals zum Arztbesuch?
- Welche langfristigen Folgen kann ein Schädel-Hirn-Trauma haben?

V Gesetzliche Grundlagen

V

KAPITEL

26 Berufsordnung für Heilpraktiker (BOH)

Die Berufsordnung für Heilpraktiker ist am 16. Januar 2008 in Kraft getreten.

Artikel 1 – Berufsgrundsätze

1. Heilpraktiker dienen der Gesundheit des einzelnen Menschen sowie der gesamten Bevölkerung. Sie üben ihre berufliche Tätigkeit nach bestem Wissen und Gewissen sowie nach den Erfahrungen der heilkundlichen Überlieferungen und dem jeweiligen Erkenntnisstand der Heilkunde aus. Heilpraktiker haben den hohen ethischen Anforderungen ihres freien Heilberufs gerecht zu werden und alles zu vermeiden, was dem Ansehen des Berufsstandes schaden könnte.
2. Heilpraktiker üben einen freien Beruf aus und behandeln ihre Patienten eigenverantwortlich. Sie müssen in ihrer namentlichen Eigenverantwortlichkeit auf Schildern und Schriftstücken stets für den Patienten erkennbar sein.

Artikel 2 – Berufspflichten

1. Heilpraktiker verpflichten sich, ihren Beruf gewissenhaft auszuüben. Bei ihren Patienten wenden sie stets solche Heilmethoden an, die nach ihrer Überzeugung möglichst einfach und kostengünstig zu einem Heilerfolg oder zur Linderung der Krankheit führen können.
2. Heilpraktiker sind verpflichtet, sich über die für die Berufsausübung geltenden Vorschriften zu unterrichten und sie zu beachten (HPG, HWG, UWG, IfSG sowie die relevanten länderrechtlichen Vorschriften). Soweit ihnen gesetzlich die Untersuchung oder Behandlung einzelner Leiden und Krankheiten sowie andere Tätigkeiten untersagt sind, sind diese Beschränkungen unbedingt zu beachten.
3. Heilpraktiker sind in der Ausübung ihres Berufes frei. Sie können eine Behandlung ablehnen. Die Verpflichtung, in Notfällen zu helfen, bleibt davon unberührt (BGB).
4. Heilpraktiker dürfen laut HWG für Fernbehandlungen nicht werben. Bei einer Durchführung könnte sich ein Verstoß gegen die medizinische Sorgfaltspflicht ergeben. Eine Fernbehandlung liegt u. a. dann vor, wenn Heilpraktiker den Kranken nie gesehen noch untersucht haben. Es entspricht ebenso nicht der medizinischen Sorgfaltspflicht, Diagnosen zu stellen und Arzneimittel oder Heilverfahren zu empfehlen, wenn ausschließlich die Ergebnisse von eingesandtem Untersuchungsmaterial wie Blut, Urin oder andere Unterlagen zur Verfügung stehen.
5. In allen die Öffentlichkeit berührenden Standesfragen gelten die ethischen Grundsätze der Wahrung von Achtung, Sorgfalt, Takt und Zurückhaltung.

Artikel 3 – Schweigepflicht nach BGB

1. Heilpraktiker sind verpflichtet, über alles Schweigen zu bewahren, was ihnen bei der Ausübung ihres Berufes anvertraut oder zugänglich gemacht wird. Im Gegensatz zur ärztlichen Schweigepflicht haben Heilpraktiker kein Zeugnisverweigerungsrecht.
2. Heilpraktiker haben ihre Helfer, Praktikanten und Assistenten über die Pflicht zur Verschwiegenheit zu belehren und dies in schriftlicher Form festzuhalten.
3. Heilpraktiker haben die Verpflichtung zur Verschwiegenheit auch gegenüber ihren Familienangehörigen zu beachten.
4. Heilpraktiker dürfen vertrauliche Patientendaten nur dann weitergeben, wenn die Patienten sie von der Schweigepflicht entbunden haben. Dies gilt auch gegenüber den Angehörigen eines Patienten, wenn nicht die Art der Erkrankung oder die Behandlung eine Mitteilung notwendig macht.
5. Auskünfte über den Gesundheitszustand eines Arbeitnehmers an seinen Arbeitgeber dürfen nur mit Zustimmung des Arbeitnehmers erfolgen.
6. Notwendige Auskünfte an Krankenversicherungen müssen nach bestem Wissen und Gewissen gegeben werden. **Anmerkung:** Eine Schweigepflicht besteht in diesem Fall nicht, da Versicherte bei Versicherungsbeginn grundsätzlich ihre Behandler von der Schweigepflicht entbunden haben.

Artikel 4 – Aufklärungs-, Dokumentations- und Sorgfaltspflicht

1. Heilpraktiker stellen ihr ganzes Wissen und Können in den Dienst ihres Berufes und wenden jede mögliche Sorgfalt bei der Betreuung ihrer Patienten an.
2. Patienten sind über die Art ihrer Erkrankung sowie über die voraussichtliche Dauer der Behandlung nach bestem Wissen aufzuklären. Dabei entscheiden die behandelnden Heilpraktiker unter Berücksichtigung des körperlichen und seelischen Zustandes der Patienten nach ihrer Erfahrung, inwieweit die Patienten über ihren derzeitigen Zustand aufzuklären sind.
3. Patienten müssen bei einer vorgesehenen Behandlung auf mögliche Risiken aufmerksam gemacht werden.
4. Es wird dringend empfohlen, schon aus Rechtssituationsgründen alle Daten einer Behandlung zu dokumentieren. Dies gilt insbesondere unter den Prämissen einer möglichen Beweislastumkehr im Einzelfall. Danach könnte in Rechtsfällen dem Therapeuten eine mangelhafte Dokumentation seiner Behandlung bei umstrittenen Fakten stets zum Nachteil ausgelegt werden (Arzthaftungsrecht - §§ 833 ff. BGB; § 847 BGB).
5. Im Rahmen der wirtschaftlichen Aufklärungspflicht sind die Patienten nach bestem Wissen und Gewissen über die voraussichtlich entstehenden ungefähren Behandlungskosten zu unterrichten (siehe auch Artikel 2, Abs. 1).
6. Heilpraktiker haben sich stets ihrer erworbenen Fähigkeiten sowie den Grenzen ihres Wissens und Könnens bewusst zu sein. In diesem Zusammenhang wird auf das Urteil des Bundesgerichtshofes vom 29.01.1991 verwiesen (BGH VI ZR 206/90). Das diagnostische und therapeutische Handeln hat sich an diesen Grenzen zu orientieren.

Aus dem Urteil des BGH:

Sinngemäße Aussagen:

Heilpraktiker müssen die Voraussetzungen fachgemäßer Behandlungen kennen und beachten. Solange kein ausreichendes medizinisches Fachwissen und Können erworben wurden, dürfen keine Methoden

angewendet werden, deren Indikationsstellungen oder Risiken sonst eine medizinischwissenschaftliche Ausbildung erfordern.
Danach sind Heilpraktiker verpflichtet, sich eine ausreichende Sachkunde über die von ihnen angewendeten Behandlungsweisen, einschließlich ihrer Risiken, vor allem die richtigen Techniken für deren gefahrlose Anwendung anzueignen.
Wörtliches Zitat
„Darüber hinaus ist er selbstverständlich auch verpflichtet, sich über die Fortschritte der Heilkunde und auch anderweitig gewonnene Erkenntnisse von Nutzen und Risiken der von ihm angewendeten Heilverfahren zu informieren" (Grundsatzurteil Bundesgerichtshof v. 29.01.1991).

1. In Fällen, in denen eine Spezialuntersuchung, eine Operation oder eine sonstige therapeutische Maßnahme erforderlich ist, die vom Heilpraktiker nicht selbst vorgenommen werden kann, sollte rechtzeitig mit allem Nachdruck auf die Notwendigkeit einer solchen Maßnahme hingewiesen werden.
2. Führt auch ein neuer und eindringlicher Hinweis an den Patienten und dessen Angehörige nicht zum Ziel, so kann die Ablehnung der Behandlung bzw. Weiterbehandlung geboten sein. Dieser Vorgang sollte im Rahmen der Dokumentationspflicht schriftlich festgehalten werden.
3. Heilungsversprechen sind gesetzlich untersagt (HWG/UWG).
4. Die Ausstellung von Attesten ohne vorgenommene Untersuchung ist nicht zulässig (StGB – Strafrecht).
5. In Bescheinigungen und Befundberichten haben Heilpraktiker ihrer fachlichen Überzeugung gewissenhaft Ausdruck zu verleihen.
6. Im Rahmen einer möglichen gutachterlichen Tätigkeit für Gerichte, private Krankenversicherungen, Beihilfestellen oder andere Institutionen haben sich Heilpraktiker in ihren gutachterlichen Aussagen ausschließlich auf die sachliche Beurteilung der jeweiligen Behandlung zu beschränken.

Artikel 5 – Weiterbildungspflicht

1. Heilpraktiker sind zur ständigen Weiterbildung in den von ihnen ausgeübten Disziplinen verpflichtet (BOH Art. 4 Abs. 6 – BGH VI ZR 206/90. Danach beruht die Weiterbildungspflicht auf einer höchstrichterlichen Rechtsprechung und verpflichtet Heilpraktiker, „sich über die Fortschritte der Heilkunde und auch über anderweitig gewonnene Erkenntnisse von Nutzen und Risiken der von ihnen angewendeten Heilverfahren fortlaufend zu unterrichten").
2. Die Berufsorganisationen und ihre Beauftragten bieten nach ihren Satzungen fachlich qualifizierte Weiterbildungen an. Sie geben dazu Nachweise aus.

Artikel 6 – Praxisort

1. Heilpraktiker üben in der Regel ihre Tätigkeit am Ort ihrer Niederlassung aus. Hausbesuche sind jederzeit möglich. Es ist nicht zulässig, Patienten in Sammelbestellungen oder einzeln an einen anderen Ort als den der Niederlassung zur Behandlung zu bestellen (HPG).
2. Der Betrieb einer Zweigpraxis ist möglich.
3. Eine Änderung des Niederlassungsortes sollte unverzüglich unter Angabe der neuen Anschrift den zuständigen Behörden sowie dem zuständigen Berufsverband mitgeteilt werden.

Artikel 7 – Praxisräume

1. Die Praxisräume müssen stets den gesetzlichen und hygienischen Anforderungen entsprechen (Infektionsschutzgesetz).
2. Die Praxisräume sollten dabei so gestaltet sein, dass die Vertraulichkeit der Gespräche und Behandlungen gewährleistet ist.

Artikel 8 – Werbung

1. Heilpraktiker unterliegen keinem generellen oder gesetzlich normierten Werbeverbot. Sie sollten sich jedoch gemäß ihrem Berufsbild Selbstbeschränkungen auferlegen. Alle Veröffentlichungen sollten sich daher immer auf sachliche und berufsbezogene Informationen beschränken.
2. Jede anpreisende, irreführende oder vergleichende Werbung verstößt gegen die Bestimmungen des „Gesetzes über den unlauteren Wettbewerb – UWG – " und des Gesetzes über die „Werbung auf dem Gebiete des Heilwesens – HWG" und ist darüber hinaus auch standesunwürdig.
3. Insgesamt sind immer das HWG und das UWG sowie die laufende einschlägige Rechtsprechung zu beobachten und zu berücksichtigen. In Zweifelsfällen stehen alle Berufsverbände für Auskünfte zur Verfügung.
4. Insbesondere sollte eine Mitwirkung von Heilpraktikern an aufklärenden Veröffentlichungen medizinischen Inhaltes in Medien oder Vorträgen stets so erfolgen, dass sich diese Mitwirkung auf die Vermittlung sachlicher Informationen erstreckt (UWG/HWG).
5. Bei jeder unzulässigen Werbung, die ohne Kenntnis oder Mitwirkung der Heilpraktiker erfolgt ist, besteht die Verpflichtung, auf eine Richtigstellung oder Unterlassung hinzuwirken.

Folgende Werbeaktionen sollten aus ethischen und berufsständischen Gründen nicht erfolgen:

- Eigene Zeitungsbeilagen
- Plakatierungen, z. B. in Supermärkten
- Trikotwerbung, Bandenwerbung
- Werbung auf Kraftfahrzeugen

Folgende Informationsmöglichkeiten sind u. a. nicht zu beanstanden:

- Flyer, Patientenbroschüren oder andere Hinweise und Informationen über den eigenen Tätigkeitsbereich zur Auslage im Wartezimmer.
- Tage der offenen Tür zu veranstalten (auf die nicht eindeutige rechtliche Auslegung des HWG muss ausdrücklich verwiesen werden).
- Hinweise auf Ortstafeln, in kostenlos verteilten Stadtplänen, Info-Broschüren und in Bürgerinformationsstellen.

Artikel 9 – Praxisschilder

1. Die Art und Größe von Praxisschildern ist nicht gesetzlich geregelt. Sie sollten jedoch in Größe und Gestaltung unaufdringlich

sein und den Hinweisen in Artikel 8 entsprechen. Die Angabe des Namens sowie der Berufsbezeichnung Heilpraktiker/in ist zwingend (HPG/UWG). Für zusätzliche Angaben sind außerdem die einschränkenden gesetzlichen Bestimmungen, insbesondere des HWG und des UWG zu beachten. Zusätzliche Angaben sollten sich auf Sprechzeiten, Telefonnummer und Methoden, für welche die entsprechenden Qualifikationen vorhanden sind, beschränken.
2. Bei der Gestaltung des Praxisschildes ist darauf zu achten, dass keine irreführenden Bezeichnungen, wie beispielsweise „Zentrum", „Institut" oder „Tagesklinik" verwendet werden, wenn die Praxis in Ausstattung, Methodenangebot und Personalstärke einer solchen Einrichtung nicht entspricht.

Artikel 10 – Drucksachen und Stempel

Für Drucksachen und Stempel gelten sinngemäß die Angaben in Artikel 8 und 9.

Artikel 11 – Eintragung in Verzeichnisse und Sonderverzeichnisse

Für die Eintragung in Verzeichnisse gelten sinngemäß Artikel 8 und 9.

Artikel 12 – Inserate

1. Für den Anlass und die Größe von Insertionen bestehen keine gesetzlichen Vorschriften.
2. Jede anpreisende und reißerische Werbung ist als standesunwürdig anzusehen.
3. Insbesondere sind hier die Bestimmungen des HWG sowie des UWG zu beachten.
4. Auf die Artikel 8 und 9 wird sinngemäß verwiesen.

Artikel 13 – Besondere Bezeichnungen

1. Heilpraktiker benutzen keine anderen Zusatzbezeichnungen, die sie gegenüber ihren Standeskollegen wettbewerbswidrig hervorheben. Neben der Berufsbezeichnung „Heilpraktiker/in" dürfen keine Bezeichnungen wie beispielsweise „Akupunkteur", „Chiropraktiker", „Homöopath", „Psychologe", „Psychotherapeut", „Osteopath" u. a. geführt werden, da durch diese Koppelung der Eindruck einer ebenfalls gesetzlich und/oder behördlich genehmigten Berufsausübung bzw. Berufsbezeichnung wie der des Heilpraktikers entsteht (UWG/HWG).
2. Im beruflichen Umfeld dürfen akademische Grade und Titel nur in Verbindung mit der Fakultätsbezeichnung verwendet werden.
3. Die Führung von ausländischen akademischen Graden, Titeln und anderen Bezeichnungen unterliegt den jeweils geltenden gesetzlichen Vorschriften. Sie sind so zu führen, dass ihre ausländische Herkunft erkennbar ist.

Artikel 14 – Krankenbesuche

1. Bei Krankenbesuchen muss jeder Patient in seiner Wohnung oder dem vorübergehenden Aufenthaltsort behandelt werden (HPG).
2. Patienten in Kliniken, Kurheimen usw. können nur mit vorherigem Einverständnis des leitenden Arztes oder Heilpraktikers beraten, untersucht und behandelt werden (BGB Hausrecht – Sorgfaltspflicht).

Artikel 15 – Heilpraktiker und Arzneimittel

Die Herstellung sowie der Verkauf von Arzneimitteln oder sonstiger Präparate unterliegt den gesetzlichen Bestimmungen (AMG).

Artikel 16 – Verordnung von Arzneimitteln, Provisionen, Rabatte

1. Eine Verbandszugehörigkeit sollte auf Rezepten, Rechnungen u. a. durch Abdruck des Mitgliedsstempels kenntlich gemacht werden.
2. Heilpraktiker lassen sich für die Verordnung oder Empfehlung von Arzneimitteln, medizinischen Geräten usw. keine Vergütung oder sonstige Vergünstigungen gewähren (AMG).
3. Patienten dürfen nicht ohne hinreichenden Grund an bestimmte Apotheken verwiesen werden (Apothekengesetz).

Artikel 17 – Haftpflicht

1. Heilpraktiker verpflichten sich zum Abschluss einer ausreichenden Berufshaftpflichtversicherung. Der Abschluss einer zusätzlichen Strafrechtsschutzversicherung wird empfohlen.
2. Im eigenen Interesse sollten Heilpraktiker beim Eintritt von Personenschäden und vor der Einleitung von Strafverfahren und Schadenersatzansprüchen unverzüglich ihrem Berufsverband und ihrer Berufshaftpflichtversicherung (Verpflichtung!) Mitteilung machen. Alle erforderlichen Angaben sind dabei lückenlos und in aller Offenheit darzulegen.

Artikel 18 – Meldepflicht

Heilpraktiker haben ihre Praxisaufnahme nach den jeweils geltenden gesetzlichen Vorschriften anzuzeigen, wie: Gesundheits- bzw. Ordnungsamt, Berufsgenossenschaft für Gesundheitsdienst und Wohlfahrtspflege, Finanzamt.

Artikel 19 – Beschäftigung von Hilfskräften

Werden in der Praxis Angestellte, wie z. B. Assistenten, Sprechstundenhilfen oder Reinigungspersonal beschäftigt, so sind die für Beschäftigungsverhältnisse geltenden Vorschriften zu beachten (Berufsgenossenschaft – Finanzamt – Krankenversicherung).

Artikel 20 – Berufsinsignien

1. Heilpraktiker erhalten von ihrer Standesorganisation einen Berufsausweis sowie einen Mitgliedsstempel. Beide bleiben Eigentum des ausgebenden Verbandes und müssen bei Beendigung der Mitgliedschaft zurückgegeben werden. Unberechtigter Besitz und Gebrauch werden gerichtlich verfolgt. Die Berufsinsignien werden nur an Heilpraktiker ausgegeben.
2. Der Berufsausweis dient dazu, sich bei Behörden und in entsprechenden Situationen als Heilpraktiker/in ausweisen zu können.
3. Ausweis und Stempel müssen die Mitgliedsnummer und den Namen des Verbandes (Berufsorganisation) enthalten. Weitere Vorschriften über die Vergabe usw. sind den jeweiligen Verbandsstatuten zu entnehmen.

Artikel 21 – Berufsaufsicht

1. Heilpraktiker unterstellen sich im Interesse des Berufsstandes der Berufsaufsicht ihres Berufsverbandes.
2. Es liegt im eigenen Interesse der Heilpraktiker
   - von ihrem Berufsverband erbetene Auskünfte über ihre Praxistätigkeit wahrheitsgemäß zu erteilen.
   - den gewählten Vertretern ihrer Berufsorganisation bzw. deren autorisierten Beauftragten zu ermöglichen, sich ggf. über eine geordnete Berufstätigkeit an Ort und Stelle zu informieren.
   - notwendigen Anordnungen ihres Verbandes nachzukommen, wobei gegen Anordnungen, die nach Ansicht des Mitgliedes nicht gerechtfertigt sind, entsprechend der Satzung des zuständigen Verbandes Einspruch erhoben werden kann.
   - bei Ausübung spezieller Behandlungsmethoden wie Akupunktur, Chiropraktik, Neuraltherapie, Injektions- und Infusionstechniken, Osteopathie o. Ä., die besondere Kenntnisse und Fähigkeiten erfordern, im Bedarfsfall die entsprechende Befähigung nachzuweisen.

Artikel 22 – Standesdisziplin

1. Heilpraktiker verpflichten sich grundsätzlich zur Standesdisziplin. Kollegen begegnen sich stets mit Achtung und Kollegialität.
2. Herabsetzende Äußerungen über die Person, die Behandlungsweise oder das berufliche Können von Angehörigen der Heilberufe sind zu unterlassen.

Artikel 23 – Hinzuziehung eines zweiten Heilpraktikers

1. Falls vom Patienten oder dessen Angehörigen gewünscht oder wenn behandelnde Heilpraktiker unter Zustimmung des Kranken oder der Angehörigen dies für erforderlich halten, können weitere Heilpraktiker zur gemeinsamen Beratung und Behandlung zugezogen werden.
2. Von hinzugezogenen Heilpraktikern darf lediglich die Untersuchung durchgeführt werden. Weitere Behandlungen von hinzugezogenen Kollegen sollten nur erfolgen, wenn der Patient selbst, seine Angehörigen oder der bisher behandelnde Heilpraktiker im Einvernehmen mit dem Patienten diese Tätigkeit weiterhin wünscht.

Artikel 24 – Vertrauliche Beratung

1. Der Meinungsaustausch und die Beratung von mehreren zugezogenen Heilpraktikern müssen vertraulich bleiben und dürfen nicht in Gegenwart des Patienten stattfinden. Die Angehörigen sollten bei der Beratung nicht zugegen sein.
2. Das Ergebnis der gemeinsamen Beratung soll dem Patienten in der Regel vom behandelnden Heilpraktiker mitgeteilt werden.

Artikel 25 – Zuweisung gegen Entgelt

Die Zuweisung von Patienten gegen Entgelt ist standeswidrig (Arztrecht – Vertragsrecht).

Artikel 26 – Vertretung

Heilpraktiker sollten bei vorübergehender oder andauernder Verhinderung dafür sorgen, dass die notwendige Weiterbehandlung von Patienten in dringenden Krankheitsfällen sichergestellt ist.

Artikel 27 – Verstöße gegen die Berufsordnung

1. Verstöße gegen die Berufsordnung können im Wege eines satzungsgemäßen Verfahrens geahndet werden. Vorher sollte jedoch immer der Versuch einer kollegialen Bereinigung durch die zuständigen Berufsvertreter unternommen werden.
2. In einem solchen Verfahren kann auch darüber entschieden werden, ob ein Heilpraktiker im Interesse des Standes aus dem Verband auszuschließen ist.
3. Die Bestimmungen des Heilpraktikergesetzes vom 17.2.1939 sowie der Durchführungsverordnungen und anderer gesetzlicher Regularien werden durch die BOH nicht berührt.

Diese Berufsordnung wurde satzungsgemäß beschlossen.

KAPITEL

27 Forensische Psychiatrie

Kapitelübersicht

Bei der professionellen Arbeit mit Klientinnen und Klienten ist die Kenntnis der gesetzlichen Bestimmungen im Zusammenhang mit psychischen Erkrankungen **unerlässlich.** Im Umgang mit bestimmten psychischen Störungsbildern und ihren Folgeerscheinungen gibt es **fest definierte** Verfahrensweisen, die Sie **pflichtgemäß** beachten und einhalten müssen. Dies gilt insbesondere, wenn es um die Unterbringung und Betreuung psychisch kranker Menschen geht. Hier ist es von entscheidender Bedeutung, die gültigen Vorschriften und das korrekte Prozedere zu kennen. Eine genaue Kenntnis der Rechtslage bewahrt Sie davor, sich strafbar zu machen, und ist eine wichtige Voraussetzung dafür, weder sich selbst noch das Wohl Ihrer Klientin oder Ihres Klienten in irgendeiner Weise zu gefährden.

Darüber hinaus sind fundierte Kenntnisse der Rechtslage häufig im Rahmen der Psychoedukation und der Beratung und Betreuung von Angehörigen psychisch Erkrankter wichtig. Demzufolge sollten Sie sich unbedingt mit bestimmten Inhalten des Straf- und Zivilrechts, des Jugendrechts und des Bürgerlichen Rechts und v. a. mit dem Psychisch-Kranken-Gesetz vertraut machen. Die wichtigsten Bestandteile werden im Folgenden aufgeführt.

27.1 Definition

Die **forensische Psychiatrie** (lat. *forum* = Markt-, Gerichtsplatz) befasst sich mit der Feststellung der Straf- und Schuldfähigkeit und der Behandlung von Straftätern, die an psychischen Störungen leiden, sowie der Betreuung und Unterbringung von psychisch Kranken (➤ Kap. 27.4). Dieser psychiatrische Fachbereich weist große Überschneidungen zum Rechtswesen auf. Die Beurteilung obliegt psychiatrischen Gutachtern im Auftrag von Behörden und Gerichten, wenn diese für die (juristische) Entscheidungsfindung vonnöten ist. Für die forensische Psychiatrie sind die Gesetzesparagrafen in ➤ Tab. 27.1 von Bedeutung.

Tab. 27.1 Gesetzliche Grundlagen der forensischen Psychiatrie

Strafrecht (Strafgesetzbuch, StGB)	§ 20: Schuldunfähigkeit
	§ 21: Verminderte Schuldfähigkeit
	§ 323a: Rauschtat
	§ 63: Unterbringung in einem psychiatrischen Krankenhaus (psychisch kranke Rechtsbrecher)
	§ 64: Unterbringung in einer Entziehungsanstalt
Jugendrecht (Jugendgerichtsgesetz, JGG)	§ 3: Verantwortlichkeit
Bürgerliches Recht oder Zivilrecht (Bürgerliches Gesetzbuch, BGB)	§ 104: Geschäftsunfähigkeit
	§ 105: Nichtigkeit der Willenserklärung
	§§ 1896–1906: Betreuungsgesetz
	§ 2229: Testierfähigkeit (Errichtung eines Testaments)
Unterbringung in einem psychiatrischen Krankenhaus nach dem Unterbringungsgesetz (UBG)/ Psychisch-Kranken-Gesetz (PsychKG)	Länderspezifisch

27.2 Aufgaben

Die Aufgabe des forensischen Psychiaters ist die eines medizinischen Sachverständigen, der dem Gericht durch seine Begutachtung bei der Entscheidungsfindung hilft. Begeht z. B. ein Patient während einer schweren manischen Episode eine Straftat, so beauftragt der Richter einen Psychiater mit der Abfassung eines schriftlichen Gutachtens, das im Rahmen des Strafrechts auf folgende Gesichtspunkte eingehen muss:

- Psychischer und somatischer Zustand des Täters („Patient") zum Untersuchungszeitpunkt.
- Versuch, aus dem Zustand zum Untersuchungszeitpunkt auf den Zustand zum Zeitpunkt der Tat zu schließen.
- Erörterung, ob zum Tatzeitpunkt einer der vier in § 20 StGB genannten Zustände vorlag.
- Beurteilung, ob dadurch die Schuldfähigkeit aufgehoben oder erheblich vermindert ist.

Die Beurteilung der Schuldfähigkeit ist das Kernstück des Gutachtens, weil es über das Strafmaß entscheidet.

27.3 Feststellung der Schuldfähigkeit

Während der Richter über Strafe oder Nichtstrafe entscheidet, muss der Psychiater sich als Sachverständiger in seinem Gutachten zur vorhandenen oder eingeschränkten Schuldfähigkeit des Beklagten äußern.

SCHULDFÄHIGKEIT

Strafgesetzbuch in der Fassung der Bekanntmachung vom 13. November 1998 [BGBl. I S. 3322], das zuletzt durch Artikel 2 Absatz 2 des Gesetzes vom 7. November 2024 [BGBl. 2024 I Nr. 351] geändert worden ist.

§ 20 StGB: Schuldunfähigkeit

Ohne Schuld handelt, wer bei Begehung der Tat wegen einer krankhaften seelischen Störung, wegen einer tiefgreifenden Bewusstseinsstörung oder wegen einer Intelligenzminderung oder einer schweren anderen seelischen Störung unfähig ist, das Unrecht der Tat einzusehen oder nach dieser Einsicht zu handeln.

§ 21 StGB: Verminderte Schuldfähigkeit

Ist die Fähigkeit des Täters, das Unrecht der Tat einzusehen oder nach dieser Einsicht zu handeln, aus einem der in § 20 StGB bezeichneten Gründe bei

Begehung der Tat erheblich vermindert, so kann die Strafe nach § 49 StGB Abs. 1 gemildert werden.
§ 323a StGB: Vollrausch
(1) Wer sich vorsätzlich oder fahrlässig durch alkoholische Getränke oder andere berauschende Mittel in einen Rausch versetzt, wird mit Freiheitsstrafe bis zu 5 Jahren oder mit Geldstrafe bestraft, wenn er in diesem Zustand eine rechtswidrige Tat begeht und ihretwegen nicht bestraft werden kann, weil er infolge des Rausches schuldunfähig war oder weil dies nicht auszuschließen ist.
(2) Die Strafe darf nicht schwerer sein als die Strafe, die für die im Rausch begangene Tat angedroht ist.
(3) Die Tat wird nur auf Antrag, mit Ermächtigung oder auf Strafverlangen verfolgt, wenn die Rauschtat nur auf Antrag, mit Ermächtigung oder auf Strafverlangen verfolgt werden könnte.

MERKE
Als Faustregel bei der Beurteilung von Alkoholrausch gilt: Eine Blutalkoholkonzentration > 2 ‰ schränkt die Fähigkeit zum einsichtsgemäßen Handeln erheblich ein, während diese bei > 3 ‰ aufgehoben ist.

Der Sachverständige muss nach § 20 StGB folgende 4 juristische Krankheitsbegriffe berücksichtigen:
- **Krankhafte seelische Störungen:**
  - Organische psychische Störungen: z. B. Alzheimer-Demenz
  - Suchterkrankungen (Intoxikation, Delir, Korsakow-Syndrom, Restzustände)
  - Psychotische Störungen (Schizophrenie und wahnhafte Störung)
  - Affektive Störungen (nur schwere Formen, also bei rezidivierenden depressiven Störungen und bipolaren affektiven Störungen)
- **Tiefgreifende Bewusstseinsstörungen:**
  - Akute Belastungsreaktion/hochgradige affektive Erregung/ „Affektstörung" (Affektdelikt)
  - Dissoziative Störung (wenn ein Ausmaß erreicht wird, das die Kriterien eines Dämmerzustands mit Amnesie und wesensfremden Handlungen erfüllt)
- **Schwachsinn:** erhebliche Intelligenzminderung
- Schwere **andere seelische Abartigkeiten:**
  - Neurotische, Belastungs- und somatoforme Störungen
  - Schwere Persönlichkeits- und Verhaltensstörungen
  - Sexuelle Deviation

Der Sachverständige stellt im Gutachten fest, ob eine **seelische Störung** vorliegt, darüber hinaus aber auch, ob aufgrund dieser Störung eine Unfähigkeit oder erheblich geminderte Fähigkeit zur **Einsicht** oder zu **einsichtsgemäßem Handeln** vorliegt.
In der Begutachtungspraxis dominieren folgende **Strafbestände:**
- Alkoholstraftaten
- Affektdelikte
- Sexualdelinquenz
- Diebstähle

27.3.1 Jugendgerichtsgesetz (JGG)

Im rechtlichen Sinne ist der Mensch
- bis zum 14. Lj. strafunmündig,
- vom 14.–18. Lj. Jugendlicher und damit unter den in § 3 JGG festgelegten Voraussetzungen (bedingt) strafmündig,
- vom 19.–21. Lj. Heranwachsender und damit bei Vorliegen von Reifungs- und Entwicklungsrückständen Jugendlichen rechtlich gleichgestellt,
- ab dem 21. Lj. Erwachsener und damit nach dem Erwachsenenstrafrecht (StGB) voll strafmündig.

JUGENDGERICHTSGESETZ
§ 3 JGG: Verantwortlichkeit
Ein Jugendlicher ist strafrechtlich verantwortlich, wenn er zur Zeit der Tat nach seiner sittlichen und geistigen Entwicklung reif genug ist, das Unrecht der Tat einzusehen und nach dieser Einsicht zu handeln. Zur Erziehung eines Jugendlichen, der mangels Reife strafrechtlich nicht verantwortlich ist, kann der Richter dieselben Maßnahmen anordnen wie das Familiengericht. Jugendgerichtsgesetz in der Fassung der Bekanntmachung vom 11. Dezember 1974 [BGBl. I S. 3427], das zuletzt durch Artikel 21 des Gesetzes vom 25. Juni 2021 [BGBl. I S. 2099] geändert worden ist.

§ 3 JGG fragt nach dem Zustand der Reife, d. h. nach dem **Entwicklungsstand** des Jugendlichen, für dessen Beurteilung keine allgemein gültigen Kriterien angegeben werden können. Daher stellen solche Gutachten hohe Anforderungen an die Erfahrung des Sachverständigen.

Das Gutachten soll über die Schuldfähigkeit und den Entwicklungsstand des Jugendlichen ebenso eine Aussage machen wie über seine **Prognose** sowie geeignete Mittel und Wege für seine **soziale Wiedereingliederung** („Maßnahmen") benennen.

Kann der Jugendliche mangels Reife nicht für seine Tat verantwortlich gemacht werden, können vom Gericht folgende **Maßnahmen** veranlasst werden:
- **Erziehungsmaßregeln:**
  - Weisungen bezüglich des Aufenthalts in Familie, Heim, Arbeitsstätte
  - Heilerzieherische Behandlung
  - Schutzaufsicht
  - Fürsorgeerziehung
- **Zuchtmittel:**
  - Verwarnung
  - Auferlegung von Pflichten zur Wiedergutmachung
  - Jugendarrest (z. B. Wochenendarrest, Kurzarrest für max. 6 Tage, Dauerarrest für max. 4 Wochen)
- **Jugendstrafe:** in besonderen Jugendstrafanstalten für mindestens 6 Monate bis max. 5 Jahre (in schwersten Fällen bis 10 Jahre)

27.4 Unterbringung und Behandlung psychisch Kranker gegen ihren Willen

27.4.1 Psychisch-Kranken-Gesetz

Wenn ein psychisch kranker Mensch gegen seinen Willen behandelt werden soll, stellt dies im eigentlichen Sinne eine Freiheitsberaubung und Einschränkung der demokratischen Grundrechte des Betroffenen dar. Deswegen muss dieses Vorgehen fundiert begründet und gesetzlich gesichert sein. Geregelt ist dieser Tatbestand auf Länderebene in den **Psychisch-Kranken-Gesetzen.**

MERKE

Auf der Seite der Deutschen Gesellschaft für Psychiatrie und Psychotherapie, Psychosomatik und Nervenheilkunde findet sich neben einer Übersicht der Länderregelungen nach Bundesland und Regelung auch eine Linksammlung der Landesgesetze (www.dgppn.de/schwerpunkte/selbstbestimmung/uebersicht-psychKGs.html).

Am Beispiel des bayerischen Psychisch-Kranken-Hilfe-Gesetzes (BayPsychKHG) werden die Prinzipien der Unterbringung erklärt. Es regelt die öffentlich-rechtliche Unterbringung psychisch kranker Menschen und die Anwendung von Zwangsmaßnahmen. Gleichzeitig soll es die psychiatrische Versorgung verstärken.

BAYERISCHES PSYCHISCH-KRANKEN-HILFE-GESETZ (BAYPSYCHKHG) VOM 24. JULI 2018

Bayerisches Psychisch-Kranken-Hilfe-Gesetz (BayPsychKHG) vom 24. Juli 2018 (GVBl. S. 583, BayRS 2128-2-A/G), das zuletzt durch § 8 des Gesetzes vom 23. Dezember 2022 (GVBl. S. 718) geändert worden ist.

Art. 5: Voraussetzungen der Unterbringung, Verhältnismäßigkeitsgrundsatz

(1) *Wer auf Grund einer psychischen Störung, insbesondere Erkrankung, sich selbst, Rechtsgüter anderer oder das Allgemeinwohl erheblich gefährdet, kann ohne oder gegen seinen Willen untergebracht werden, es sei denn seine Einsichts- und Steuerungsfähigkeit ist nicht erheblich beeinträchtigt. 2Für eine Unterbringung nach diesem Gesetz anstelle einer Unterbringung nach den Vorschriften des Bürgerlichen Gesetzbuches (BGB) kann in Fällen der Selbstgefährdung insbesondere sprechen, dass die Unterbringung voraussichtlich nicht länger als sechs Wochen dauern wird und keine Betreuung und keine ausreichende Vorsorgevollmacht besteht. 3Bei Kindern und Jugendlichen ist eine Unterbringung nach § 1631b BGB vorrangig.*
(2) *Die Unterbringung darf nur angeordnet werden, wenn die Gefährdung nicht durch weniger einschneidende Mittel abgewendet werden kann, insbesondere auch nicht durch die Hinzuziehung eines Krisendienstes und durch Hinzuziehung der oder des gesetzlichen Vertreters. 2Sie darf nicht zu einem Nachteil führen, der zu dem angestrebten Erfolg erkennbar außer Verhältnis steht. 3Sie ist nur solange zulässig, bis ihr Zweck erreicht ist oder nicht mehr erreicht werden kann. 4Die Sätze 1 bis 3 gelten entsprechend für Maßnahmen während der Unterbringung. 5Von mehreren möglichen und geeigneten Maßnahmen ist diejenige zu wählen, die die untergebrachte Person voraussichtlich am wenigsten beeinträchtigt.*
(3) *Die Unterbringung kann nur vollzogen werden, wenn keine Maßnahmen nach den §§ 81, 126a der Strafprozessordnung oder den §§ 63, 64 und 67a des Strafgesetzbuches, gegebenenfalls in Verbindung mit § 7 Abs. 1 des Jugendgerichtsgesetzes, getroffen sind. 2Ist jemand auf Grund dieses Gesetzes untergebracht und werden Maßnahmen auf Grund der in Satz 1 genannten Bestimmungen getroffen, ist die Unterbringungsanordnung nach diesem Gesetz außer Vollzug zu setzen. 3Sie kann aufgehoben werden, wenn nach den Umständen nicht zu erwarten ist, dass die Unterbringungsanordnung später wieder vollzogen werden muss.*

Es müssen also mehrere Sachverhalte gleichzeitig vorliegen, damit eine **Einweisung gegen den Willen** der Betroffenen möglich ist:

- eine **psychische Störung,**
- eine erhebliche **Fremd- oder Selbstgefährdung** oder eine **Allgemeinwohlgefährdung,** und
- die **fehlende Möglichkeit,** die Gefahr anders abzuwenden (z. B. Krisendienst oder gesetzlicher Vertreter).

Zu beachten ist dabei, dass eine **freiwillige Unterbringung** Vorrang hat.

MERKE

Eine Fremdgefährdung **ohne** psychische Störung führt zu polizeilicher Ingewahrsamnahme, **aber nicht** zu einer Einweisung in die Psychiatrie.

Einweisung gegen den Willen des Erkrankten

BAYERISCHES PSYCHISCH-KRANKEN-HILFE-GESETZ (BAYPSYCHKHG) VOM 24. JULI 2018

Bayerisches Psychisch-Kranken-Hilfe-Gesetz (BayPsychKHG) vom 24. Juli 2018 (GVBl. S. 583, BayRS 2128-2-A/G), das zuletzt durch § 8 des Gesetzes vom 23. Dezember 2022 (GVBl. S. 718) geändert worden ist.

Art. 11

Sind dringende Gründe für die Annahme vorhanden, dass die Voraussetzungen für eine Unterbringung nach Art. 5 vorliegen, und kann eine gerichtliche Entscheidung nicht rechtzeitig ergehen, kann die Kreisverwaltungsbehörde die sofortige vorläufige Unterbringung anordnen und vollziehen. Zur vorrangigen Behandlung hoch akuter schwerer somatischer Erkrankungen ist eine Einlieferung in ein somatisches Krankenhaus zulässig.*
(* i. d. R. das Gesundheitsamt)

Der Ablauf einer **Einweisung gegen den Willen** oder **ohne das Einverständnis** des Patienten ist im BayPsychKHG in Art. 14 detailliert geregelt.

Wenn ein psychisch kranker Mensch wegen Eigen- oder Fremdgefährdung in eine psychiatrische Klinik eingewiesen werden soll, in diesen Behandlungsvorschlag aber nicht einwilligt, kann die Polizei verständigt werden. Dabei bleibt es der **Polizei** vorbehalten, die Situation einzuschätzen und die Einweisung durchzuführen oder sie abzulehnen (BayPsychKHG, Art. 12). Wird ein Patient gegen seinen Willen in eine psychiatrische Klinik eingewiesen, muss derjenige, der die vorläufige Unterbringung angeordnet hat, das zuständige Gericht und die zuständige Kreisverwaltungsbehörde unverzüglich (spätestens bis 12:00 Uhr des folgenden Tages) **von der Einlieferung verständigen** (BayPsychKHG, Art. 14, Abs. 1). Der Leiter der Klinik hat in diesem Fall die sofortige Untersuchung des Betroffenen zu veranlassen.

Laut Art. 14, Abs. 2 muss der **betroffenen Person** die Gelegenheit gegeben werden, einen **Angehörigen** oder eine **Person ihres Vertrauens** zu benachrichtigen, sofern das mit den Zielen der Unterbringung vereinbar ist. Der Anordnende hat die Benachrichtigung selbst zu übernehmen, wenn die betroffene Person nicht in der Lage ist, von diesem Recht Gebrauch zu machen und die Benachrichtigung ihrem mutmaßlichen Willen nicht widerspricht.

Ergibt diese Untersuchung, dass die **Voraussetzungen** des Art. 5, Abs. 1 **nicht vorliegen,** ist die Unterbringung von der fachlichen Leitung der Einrichtung oder der untersuchenden Ärztin oder dem untersuchenden Arzt zu beenden (BayPsychKHG, Art. 14, Abs. 4).

Sind diese **Voraussetzungen jedoch erfüllt** und lässt sich die Gefahr nicht anders abwenden, muss die fachliche Leitung der Einrichtung dies dem zuständigen Gericht und der zuständigen Kreisverwaltungsbehörde spätestens bis 12 Uhr des Tages, der dem Beginn des zwangsweisen Aufenthalts der betroffenen Person folgt, mitteilen (BayPsychKHG, Art. 14, Abs. 5). Wurde die Anordnung nach Art. 11 (BayPsychKHG) von einer anderen Kreisverwaltungsbehörde erlassen, ist auch dieser Mitteilung zu machen. Zur Vorbereitung der **gerichtlichen Entscheidung** ist ein ärztliches Zeugnis beizufügen. Die Ärztin oder der Arzt, die oder der das Zeugnis erstellt, muss Erfahrung auf dem Gebiet der Psychiatrie haben und soll Ärztin oder Arzt für Psychiatrie sein. Das **Zeugnis** umfasst:

1. das Vorliegen der Voraussetzungen für die Unterbringung nach Art. 5, Abs. 1 und 2 (BayPsychKHG),
2. Ausführungen, ob die betroffene Person offensichtlich nicht in der Lage ist, ihren Willen frei zu bilden und kundzutun, und
3. Ausführungen, ob von der persönlichen Anhörung der betroffenen Person durch das Gericht erhebliche Nachteile für ihre Gesundheit oder eine Gefährdung für den Anhörenden oder andere Personen zu besorgen sind.

Die betroffene Person ist unverzüglich, spätestens am Tag nach der Einlieferung oder dem Beginn des Festhaltens, der Richterin oder dem Richter vorzustellen. Kommt das Gericht bis zum Ablauf des auf die Einlieferung oder den Beginn des Festhaltens folgenden Tages zu keiner Entscheidung, regelt Art. 14, Abs. 6 (BayPsychKHG), dass die betroffene Person zu entlassen ist.

THERAPEUTISCHE PRAXIS

Was tun, wenn die Polizei eine akut suizidgefährdete Person nicht mitnimmt?

Wenn sich die Polizei weigert, eine suizidgefährdete Person sofort vorläufig unterzubringen, kann der Therapeut das Gesundheitsamt anrufen und den diensthabenden Arzt darum bitten, sofort zu kommen. Auch die Bescheinigung eines anderen Arztes kann die Polizei evtl. davon überzeugen, den Betroffenen gegen seinen Willen einzuweisen. **Letztendlich liegt die Verantwortung für eine Einweisung aber bei der Polizei.**

Selbsteinweisung

Ist jemand bereit, sich bei akuter Suizidalität oder bei einer psychotischen Episode selbst einzuweisen, geschieht dies ohne richterliche Anordnung, erfolgt also freiwillig. Der Betroffene kann die Psychiatrie dann jederzeit auf eigene Verantwortung wieder verlassen.

27.4.2 Unterbringung nach dem Betreuungsgesetz

FALL

Betreuungsgesetz – „Morbus Alzheimer"

Bei der 78-jährigen Frau P. stellt sich heraus, dass sie seit ca. 2 Jahren an einer Alzheimer-Demenz im mittleren bis fortgeschrittenen Stadium erkrankt ist. Weil sie alltägliche Aufgaben wie das Reinigen der Wohnung, Kochen, Baden, Anziehen nicht mehr selbstständig bzw. nur noch unvollständig erledigen kann und sich auch die Kontrolle über ihre Körperfunktionen zunehmend verschlechtert, veranlassen ihre drei Töchter mithilfe des Hausarztes die Einweisung in die psychiatrische Klinik. Die Grundlage dafür bildet ein dazu erstelltes medizinisches Gutachten. In der Klinik wird dieses durch umfangreiche Untersuchungen bestätigt, denen zufolge der leitende Arzt die Bestellung eines Richters des Betreuungsgerichts veranlasst, um eine Entscheidung über die gesetzlich vorgeschriebene Einsetzung eines gesetzlichen Betreuers einzuholen. Da diese positiv ausfällt, beraten sich die drei Töchter dazu, wer diese Aufgabe in Zukunft übernehmen soll. Die Wahl fällt auf die älteste Tochter, da diese selbst in einer amtlichen Behörde arbeitet und mit der Thematik am besten vertraut ist.

Als gesetzliche Betreuerin erhält sie die Vollmacht, Vermögenssorge, Aufenthaltsbestimmungsrecht und Gesundheitssorge zum Wohl und im Sinne der Mutter zu regeln. Für die weitere medizinische und pflegerische Versorgung von Frau P. bedeutet dies, dass jede Maßnahme, die keine Notfallbehandlung ist, der Zustimmung des gesetzlichen Vertreters (Betreuers) bedarf.

Die Unterbringung in einer psychiatrischen Klinik ist nur mit Genehmigung des Betreuungsgerichts zulässig, außer es handelt sich um einen dringenden Notfall. In diesem Fall ist die Genehmigung unverzüglich nachzuholen. Eine Einlieferung besorgt der Betreuer, **nicht** die Polizei, wenn ihm der Aufgabenbereich der Aufenthaltsbestimmung zugesprochen wurde. Gründe für eine derartige Unterbringung sind ausschließlich die **Gefährdung der Gesundheit** oder die **Gefahr eines Suizids.** Eine Einlieferung zum Schutz der öffentlichen Sicherheit und Ordnung ist **nicht** vorgesehen. Dafür ist das Unterbringungsgesetz zuständig.

BÜRGERLICHES GESETZBUCH

Bürgerliches Gesetzbuch in der Fassung der Bekanntmachung vom 2. Januar 2002 (BGBl. I S. 42, 2909; 2003 I S. 738), das zuletzt durch Artikel 14 des Gesetzes vom 23. Oktober 2024 (BGBl. 2024 I Nr. 323) geändert worden ist.

Voraussetzungen für die Betreuerbestellung § 1814 BGB

(1) Kann ein Volljähriger seine Angelegenheiten ganz oder teilweise rechtlich nicht besorgen und beruht dies auf einer Krankheit oder Behinderung, so bestellt das Betreuungsgericht für ihn einen rechtlichen Betreuer (Betreuer).
(2) Gegen den freien Willen des Volljährigen darf ein Betreuer nicht bestellt werden.
(3) Ein Betreuer darf nur bestellt werden, wenn dies erforderlich ist. Die Bestellung eines Betreuers ist insbesondere nicht erforderlich, soweit die Angelegenheiten des Volljährigen
1. durch einen Bevollmächtigten, der nicht zu den in § 1816 Absatz 6 bezeichneten Personen gehört, gleichermaßen besorgt werden können oder
2. durch andere Hilfen, bei denen kein gesetzlicher Vertreter bestellt wird, erledigt werden können, insbesondere durch solche Unterstützung, die auf sozialen Rechten oder anderen Vorschriften beruht.
(4) Die Bestellung eines Betreuers erfolgt auf Antrag des Volljährigen oder von Amts wegen. Soweit der Volljährige seine Angelegenheiten lediglich aufgrund einer körperlichen Krankheit oder Behinderung nicht besorgen kann, darf ein Betreuer nur auf Antrag des Volljährigen bestellt werden, es sei denn, dass dieser seinen Willen nicht kundtun kann.
(5) Ein Betreuer kann auch für einen Minderjährigen, der das 17. Lebensjahr vollendet hat, bestellt werden, wenn anzunehmen ist, dass die Bestellung eines Betreuers bei Eintritt der Volljährigkeit erforderlich sein wird. Die Bestellung des Betreuers wird erst mit dem Eintritt der Volljährigkeit wirksam.

Umfang der Betreuung § 1815

(1) Der Aufgabenkreis eines Betreuers besteht aus einem oder mehreren Aufgabenbereichen. Diese sind vom Betreuungsgericht im Einzelnen anzuordnen. Ein Aufgabenbereich darf nur angeordnet werden, wenn und soweit dessen rechtliche Wahrnehmung durch einen Betreuer erforderlich ist.

(2) Folgende Entscheidungen darf der Betreuer nur treffen, wenn sie als Aufgabenbereich vom Betreuungsgericht ausdrücklich angeordnet worden sind:
1. eine mit Freiheitsentziehung verbundene Unterbringung des Betreuten nach § 1831 Absatz 1,
2. eine freiheitsentziehende Maßnahme im Sinne des § 1831 Absatz 4, unabhängig davon, wo der Betreute sich aufhält,
3. die Bestimmung des gewöhnlichen Aufenthalts des Betreuten im Ausland,
4. die Bestimmung des Umgangs des Betreuten,
5. die Entscheidung über die Telekommunikation des Betreuten einschließlich seiner elektronischen Kommunikation,
6. die Entscheidung über die Entgegennahme, das Öffnen und das Anhalten der Post des Betreuten.
(3) Einem Betreuer können unter den Voraussetzungen des § 1820 Absatz 3 auch die Aufgabenbereiche der Geltendmachung von Rechten des Betreuten gegenüber seinem Bevollmächtigten sowie zusätzlich der Geltendmachung von Auskunfts- und Rechenschaftsansprüchen des Betreuten gegenüber Dritten übertragen werden (Kontrollbetreuer).

27

Einwilligungsvorbehalt

FALL

Einwilligungsvorbehalt

Ein manischer Patient neigt dazu, unkontrolliert Geld auszugeben, und hat sich bereits hoch verschuldet. Für Käufe ab einer Summe von 100 Euro wird ein Einwilligungsvorbehalt bestimmt. Das bedeutet, dass der Betreuer dem Kauf zustimmen muss; ansonsten ist er ungültig. Das gilt auch, wenn der Händler über den Einwilligungsvorbehalt seines Kunden nicht informiert ist, was in der Regel der Fall ist. Der manische Patient hatte bei einem Autohändler zwei Sportwagen gekauft. Aufgrund des Einwilligungsvorbehalts war der Kaufvertrag aber nicht rechtsgültig.

Um Gefahr für den Betroffenen selbst oder sein Eigentum durch sein eigenes Verschulden abzuwenden, kann das Betreuungsgericht einen sog. **Einwilligungsvorbehalt** anordnen (§ 1825 BGB). Dieser entspricht der früheren Entmündigung.

BÜRGERLICHES GESETZBUCH

Bürgerliches Gesetzbuch in der Fassung der Bekanntmachung vom 2. Januar 2002 (BGBl. I S. 42, 2909; 2003 I S. 738), das zuletzt durch Artikel 14 des Gesetzes vom 23. Oktober 2024 (BGBl. 2024 I Nr. 323) geändert worden ist.

Einwilligungsvorbehalt § 1825 BGB

(1) Soweit dies zur Abwendung einer erheblichen Gefahr für die Person oder das Vermögen des Betreuten erforderlich ist, ordnet das Betreuungsgericht an, dass der Betreute zu einer Willenserklärung, die einen Aufgabenbereich des Betreuers betrifft, dessen Einwilligung bedarf (Einwilligungsvorbehalt). Gegen den freien Willen des Volljährigen darf ein Einwilligungsvorbehalt nicht angeordnet werden. Die §§ 108 bis 113, 131 Absatz 2 und § 210 gelten entsprechend.
(2) Ein Einwilligungsvorbehalt kann sich nicht erstrecken
1. auf Willenserklärungen, die auf Eingehung einer Ehe gerichtet sind,
2. auf Verfügungen von Todes wegen,
3. auf die Anfechtung eines Erbvertrags,
4. auf die Aufhebung eines Erbvertrags durch Vertrag und
5. auf Willenserklärungen, zu denen ein beschränkt Geschäftsfähiger nach den Vorschriften dieses Buches und des Buches 5 nicht der Zustimmung seines gesetzlichen Vertreters bedarf.
(3) Ist ein Einwilligungsvorbehalt angeordnet, so bedarf der Betreute dennoch nicht der Einwilligung seines Betreuers, wenn die Willenserklärung dem Betreuten lediglich einen rechtlichen Vorteil bringt. Soweit das Gericht nichts anderes anordnet, gilt dies auch, wenn die Willenserklärung eine geringfügige Angelegenheit des täglichen Lebens betrifft.
(4) Auch für einen Minderjährigen, der das 17. Lebensjahr vollendet hat, kann das Betreuungsgericht einen Einwilligungsvorbehalt anordnen, wenn anzunehmen ist, dass ein solcher bei Eintritt der Volljährigkeit erforderlich wird.

Bei einem Einwilligungsvorbehalt besteht in bestimmten Fällen eine **Einschränkung der Geschäftsfähigkeit** und ist bei der Abwicklung von Rechtsgeschäften grundsätzlich die Einwilligung des Betreuers erforderlich. Nicht dazu zählen alltägliche geringfügige Geschäfte, höchstpersönliche Rechte (z. B. Wahlrecht, Verfassen eines Testaments) sowie nur rechtlich vorteilhafte Geschäfte (z. B. das Einlösen eines Gutscheins oder die Annahme einer Schenkung).

Die Einwilligung in eine ärztliche Behandlung setzt **Einwilligungsfähigkeit** voraus. Damit ist die sittliche und geistige Reife gemeint, die vorhanden sein muss, damit die Betroffenen Art, Bedeutung, Tragweite und Risiken der geplanten medizinischen Maßnahme nach einer umfassenden Aufklärung ermessen können.

Bei **einwilligungsfähigen Patienten** gilt die Entscheidung des Patienten, auch wenn eine Betreuung besteht. Ein Betreuer kann sich bei einem einwilligungsfähigen Patienten also nicht über dessen Willen hinwegsetzen.

Bei **nicht einwilligungsfähigen Patienten** (z. B. wegen einer akuten Erkrankung) muss der Betreuer eine etwaige Patientenverfügung dahingehend prüfen, *[…] ob diese Festlegungen auf die aktuelle Lebens- und Behandlungssituation des Betreuten zutreffen. Ist dies der Fall, hat der Betreuer dem Willen des Betreuten Ausdruck und Geltung zu verschaffen (BGB, §1827, Abs. 1). Liegt keine Patientenverfügung vor oder treffen die Festlegungen einer Patientenverfügung nicht auf die aktuelle Lebens- und Behandlungssituation des Betreuten zu, hat der Betreuer die Behandlungswünsche oder den mutmaßlichen Willen des Betreuten festzustellen und auf dieser Grundlage zu entscheiden, ob er in eine ärztliche Maßnahme nach Absatz 1 einwilligt oder sie untersagt (BGB, §1827, Abs. 2).*

Widerspricht eine Untersuchung des Gesundheitszustands, eine Heilbehandlung oder ein ärztlicher Eingriff dem natürlichen Willen des Betreuten **(ärztliche Zwangsmaßnahme),** so kann der Betreuer in die ärztliche Zwangsmaßnahme nur in bestimmten Fällen einwilligen, die in § 1832, Abs. 1 BGB benannt sind. Eine derartige Einwilligung muss durch das Betreuungsgericht genehmigt werden (BGB, §1832, Abs. 2).

Verständnisfragen

- Wer darf nach dem bayerischen Psychisch-Kranken-Hilfe-Gesetz die Unterbringung eines psychisch Kranken anordnen?
- Welche Voraussetzungen müssen erfüllt sein, um die Unterbringung eines psychisch Kranken in einer psychiatrischen Klinik gegen dessen Willen vornehmen zu können?
- Wie gehen Sie bei akuter Suizidgefahr vor?
- Was tun Sie, wenn die Polizei die Unterbringung eines psychisch Kranken verweigert, der Ihrer Einschätzung nach jedoch akut suizidgefährdet ist?
- In welchen Fällen ist die Bestellung eines Betreuers oder einer Betreuerin nach dem Betreuungsrecht sinnvoll?
- Welche Aufgabenbereiche können einem Betreuer oder einer Betreuerin zugewiesen werden?
- Inwieweit ist eine betreute Person geschäftsfähig?
- Unter welchen Voraussetzungen ist ein Einwilligungsvorbehalt eine sinnvolle Maßnahme?
- Bei welchen Erkrankungen wird häufig ein Einwilligungsvorbehalt angeordnet?
- Unter welchen Bedingungen darf ein Betreuer oder eine Betreuerin eine psychisch kranke Person in einer psychiatrischen Einrichtung (auch gegen ihren Willen) unterbringen lassen?

VI Zusammenfassung der zeitlichen Diagnosekriterien nach ICD-10

VI

KAPITEL

28 Zusammenfassung der zeitlichen Diagnosekriterien nach ICD-10

Kapitelübersicht

Das **Zeitkriterium** sind oft ein **maßgeblicher** Bestandteil der differenzialdiagnostischen Abklärung und sollte in der Heilpraktikerprüfung gewusst werden. Die nachfolgenden Tabellen geben eine systematische Übersicht der in ICD-10 und ICD-11 aufgeführten Erkrankungen, geordnet nach Beginn und Dauer.

28.1 Diagnosestellung anhand des Krankheitsbeginns

28.1.1 Krankheitsbeginn: akut bis 2 Wochen

➢ Tab. 28.1

Tab. 28.1 Differenzialdiagnosen bei akutem Krankheitsbeginn

Beginn	ICD-10	ICD-11	Störung	Dauer
Akut	F04	6D72.0	Akutes organisches Syndrom (Korsakow)	Reversibel
2–4 Tage nach OP	F05	–	Delir (postoperativ)	Innerhalb von ≤ 4 Wochen, bei fluktuierendem Verlauf bis 6 Monate.
Akut	F10.0	6C40.3	Akute Alkoholintoxikation (akuter Rausch)	Reversibel
10 h nach letztem Konsum	F10.3	6C40.4	Alkoholentzugssyndrom ohne Delir	Reversibel
• 48–72 h nach letztem Konsum während ausgeprägter Trinkphase als Kontinuitätsdelir • Nach nur geringem Alkoholkonsum	F10.4	6C40.41	Alkoholentzugssyndrom mit Delir (Delirium tremens oder Alkoholdelir)	Reversibel
Innerhalb oder während 2 Wo. nach Abstinenz	F10.5	–	Psychotische Störung	• Teilweise innerhalb von 1 Monat • Vollständig innerhalb von 6 Monaten
	F1x.5	6C40.60	Alkoholhalluzinose	
Akut	10.07	6C40.3	Pathologischer Rausch	Reversibel
10 Tage nach letztem Konsum	F13.4	6C44.5	Benzodiazepin-Entzugsdelir	Reversibel
Akut	F17.0	6C4A.3	Akute Nikotinintoxikation	Reversibel
	F1x.0	6C4D.3	Akute Intoxikation der psychotropen Substanz	
48 h – 2 Wo.	F23.0	6A23.0	Akute polymorphe psychotische Störung ohne Symptome der Schizophrenie	≤ 3 Monate
	F23.1	6A2Z	Akute polymorphe psychotische Störung mit Symptomen der Schizophrenie	≤ 1 Monat
	F23.2	6A2Z	Akute schizophreniforme psychotische Störung	≤ 1 Monat
48 h – 2 Wo.	F23.3	6A25.0	Sonstige akute vorwiegend wahnhafte Störungen	≤ 3 Monate
Innerhalb von Min.	F43.0	QE84	Akute Belastungsreaktion	Klingt nach etwa 3 Tagen ab
• Innerhalb von Stunden spätestens bis zur 2. Wo. nach Entbindung • Heultage: 2–4 Tage nach Geburt	F53.0	6E2Z	Leichte psychische und Verhaltensstörungen im Wochenbett	Reversibel

28.1.2 Krankheitsbeginn: 4 Wochen bis 12 Monate

➤ Tab. 28.2

Tab. 28.2 Differenzialdiagnosen bei Krankheiten, die seit 1 Monat bzw. bis zu 1 Jahr bestehen

Beginn	ICD-10	ICD-11	Störung	Diagnose/Dauer
Innerhalb von 4 Wo. bei subjektiver Belastung (Trauerfall, Trennung)	F43.2	6B43	Anpassungsstörungen (depressive Reaktion, Kulturschock)	• ≤ 6 Monate. Nur bei F43.21 längere depressive Reaktion (bis 2 Jahre) • Danach F34.1 (Dysthymie)
Innerhalb von 6 Wo. nach Geburt	F53.1	6E21	Wochenbettpsychose	Episodischer Verlauf
Direkt oder innerhalb von 6 Mon.	F43.1	6B40	Posttraumatische Belastungsstörung (traumatische Neurose, Kriegsneurose)	• Bis zu mehreren Jahren • Kann chronifizieren, dann F62.0 andauernde Persönlichkeitsänderung nach Extrembelastung
Innerhalb von 12 Mon. nach schizophrener Episode	F20.4	6AQ20.Z	Postschizophrene Depression	Episodischer Verlauf

28

28.2 Diagnosestellung anhand der Krankheitsdauer

28.2.1 Krankheitsdauer: 1 Woche

➤ Tab. 28.3

Tab. 28.3 Differenzialdiagnosen bei Krankheiten von 1-wöchiger Dauer

Beginn	ICD-10	ICD-11	Störung	Diagnose/Dauer
• 15.–30. Lj. • Späte Kindheit und 7./8. Lj.	F30.9	6A60.0	Manie ohne psychotische Symptome	• Mindestens 1 Woche • Hauptsymptom + mindestens 3 Nebensymptome • Unbehandelt 6–8 Monate
Adoleszenz und Erwachsenenalter	F50.8	6B82	Binge-Eating-Störung	Regelmäßig, d. h. 1×/Woche Essanfälle ohne gegensteuernde Maßnahmen
Jederzeit	F51.0		Nichtorganische Insomnie	Mindestens 3×/Woche

28.2.2 Krankheitsdauer: 2 Wochen

➤ Tab. 28.4

Tab. 28.4 Differenzialdiagnosen bei Krankheiten von 2-wöchiger Dauer

Beginn	ICD-10	ICD-11	Störung	Diagnose/Dauer
Innerhalb von 12 Mon. nach schizophrener Episode	F20.4	6A20.Z	Postschizophrene Depression	Mindestens 2 Wo.
Plötzlich oder schleichend	F32.0	6A70.0	Leichte depressive Episode	• Mindestens 2 Wo. 2 Haupt- + 2 Nebensymptome • Unbehandelt 6–8 Monate
Plötzlich oder schleichend	F 32.1	6A70.1	Mittelschwere depressive Episode	• Mindestens 2 Wo. 2 Haupt- + 4 Nebensymptome • Tägliche Aktivität schwierig • Unbehandelt 6–8 Monate
Plötzlich oder schleichend	F32.3	6A70.4	Schwere depressive Episode (agitierte Depression, Jammerdepression)	• mindestens 2 Wo. 3 Haupt- + 5 Nebensymptome • Tägliche Aktivität schwierig • Unbehandelt 6–8 Monate

Tab. 28.4 Differenzialdiagnosen bei Krankheiten von 2-wöchiger Dauer (*Forts.*)

Beginn	ICD-10	ICD-11	Störung	Diagnose/Dauer
Kindheit bis ins hohe Alter	F31.0	6A60	Bipolare Störung (manisch-depressive Krankheit, Psychose oder Reaktion)	• Depressiv: ca. 6 Monate • Manisch: beginnt abrupt, 2 Wochen – 4 Monate
Plötzlich oder schleichend	F31.6	6A60.9	Bipolare affektive Psychose, gegenwärtig gemischte Episode	Beide Symptomgruppen dauern mindestens 2 Wochen an
Plötzlich oder schleichend	F33.0	6A71.0	Rezidivierende depressive Störung, gegenwärtig leichte Episode	2 Episoden von mindestens 2 Wochen mit mehrmonatigem Intervall
	F33.1	6A71.1	Rezidivierende depressive Störung, gegenwärtig mittelgradige Episode	
	F33.2	6A71.3	Rezidivierende depressive Störung, gegenwärtig schwere Episode ohne psychotische Symptome	
	F33.3	6A71.4	Rezidivierende depressive Störung, gegenwärtig schwere Episode mit psychotischen Symptomen	
Adoleszenz	F42	6B20	Zwangsstörungen	An den meisten Tagen über mindestens 2 Wo.
• Innerhalb von Stunden, spätestens bis zur 2. Wo. nach Entbindung • Heultage: 2–4 Tage nach Geburt	F53.0	6E20	Leichte psychische und Verhaltensstörungen im Wochenbett	Episodischer Verlauf

28.2.3 Krankheitsdauer: 4 Wochen

➢ Tab. 28.5

Tab. 28.5 Differenzialdiagnosen bei Krankheiten von 4-wöchiger Dauer

Beginn	ICD-10	ICD-11	Störung	Diagnose/Dauer
Plötzlich oder schleichend	F2	6A20	Schizophrenie	• Mindestens 1 eindeutiges Erstrangsymptom nach Schneider • oder 2 Zweitrangsymptome nach Schneider für 4 Wo. • oder 1 Symptom der Gruppe 1a–d oder 2 der Gruppe 2a–d nach ICD-10 für 4 Wo.
	F20.0	6A20	Paranoide Schizophrenie	Symptomatik seit 4 Wo.
48 h – 2 Wo.	F23.1	6A20	Akute polymorphe psychotische Störung mit Symptomen der Schizophrenie	Nicht länger als 1 Monat
	F23.2	–	Akute schizophreniforme psychotische Störung	Nicht länger als 1 Monat
Schleichend oder plötzlich	F33.4	6A71.7	Rezidivierende depressive Störung, gegenwärtig remittiert	• Bestand im letzten Jahr 1×/4 Wochen • Episoden kürzer als 2 Wochen
Aus heiterem Himmel	F41.0	6B01	Panikstörung (PS)	• Leichte PS: mehrere Panikattacken in 4 Wochen • Mittlere PS: 4 Attacken in 4 Wochen • Schwere PS: 4 Attacken/Wo. in 4 Wochen
Jederzeit oder nach belastendem Lebensereignis	F51.1	7A26	Nichtorganische Hypersomnie	• Schlafstörung länger als 4 Wochen oder • in wiederkehrenden Perioden kürzerer Dauer
	F51.2	7A6Z	Nichtorganische Störung des Schlaf-Wach-Rhythmus	fast täglich mindestens 4 Wo. oder wiederkehrend für kürzere Zeiträume
Oft nach belastendem Lebensereignis	F98.1	6C01	Enkopresis (primär, sekundär)	• < 7 Jahre mindestens 2×/4 Wochen • > 7 Jahre mindestens 1×/4 Wochen

28.2.4 Krankheitsdauer: 3 Monate

➢ Tab. 28.6

Tab. 28.6 Differenzialdiagnosen bei Krankheiten von 3-monatiger Dauer

Beginn	ICF-10	ICD-11	Störung	Diagnose/Dauer
Plötzlich, unter Berücksichtigung des Vulnerabilitäts-Stress-Modells	F22.0	6A24	Wahnhafte Störung „Paranoia"	Besteht seit mindestens seit 3 Monaten, kann lebenslang bestehen
48 h – 2 Wochen	F23.0	–	Akute polymorphe psychotische Störung ohne Symptome der Schizophrenie	Nicht länger als 3 Monate
	F23.3	6A24	Andere akute vorwiegend wahnhafte Störungen	
Oft nach belastendem Lebensereignis	F98.0	6C00	Enuresis (primär, sekundär)	Besteht seit 3 Monaten

28.2.5 Krankheitsdauer: 6 Monate

➢ Tab. 28.7

Tab. 28.7 Differenzialdiagnosen bei Krankheiten von 6-monatiger Dauer

Beginn	ICD-10	ICD-11	Störung	Diagnose/Dauer
Vor 65. Lj.	F00	6D80.0	Demenz bei Alzheimer-Krankheit mit frühem Beginn	Mindestens 6 Monate
Nach 65. Lj.	F00.1	6D80.1	Demenz bei Alzheimer-Krankheit mit spätem Beginn (senile Demenz)	Mindestens 6 Monate
Kindheit bis ins hohe Alter	F31.0	6A61	Bipolare affektive Störung (manisch-depressive Krankheit, Psychose oder Reaktion)	• Etwa 6 Monate depressiv • Abrupt manisch 2 Wochen – 4 Monate
15.–25. Lj.	F41.1	6B00	Generalisierte Angststörung (Angstneurose oder Angstkrankheit)	Über 6 Monate
Innerhalb von 4 Wo. bei subjektiver Belastung (Trauerfall, Trennung)	F43.2	6B43	Anpassungsstörungen (depressive Reaktion, Kulturschock)	• Nicht länger als 6 Monate, außer bei F43.21 längere depressive Reaktion (bis 2 Jahre) • Danach F34.1 Dysthymie
Jederzeit	F45.2	6B23	Hypochondrische Störung Sonderfall: Dysmorphophobie (nicht wahnhaft)	Seit mindestens 6 Monaten
40.–50. Lj.	F45.4	–	Anhaltende somatoforme Schmerzstörung	Seit mindestens 6 Monaten
Adoleszenz	F50.8	6B82	Binge-Eating-Störung (Diagnose nach DSM-5-Kriterien)	1×/Wo. Essanfälle ohne gegensteuernde Maßnahmen, mindestens 3 Monate
Jederzeit	F51.0	7A00	Nichtorganische Insomnie	Mindestens 3×/Woche über 6 Monate
Vor dem 7. Lj.	F90	6A05	Hyperkinetische Störung (ADHS/ADS)	Seit mindestens 6 Monaten
Adoleszenz	F91	6C91.1	Störung des Sozialverhaltens	• Besteht seit 6 Monaten • Entwicklung zu F60.2 (dissoziale Persönlichkeitsstörung) ab 18. Lj. möglich

28.2.6 Krankheitsdauer: 12 Monate

➢ Tab. 28.8

Tab. 28.8 Differenzialdiagnosen bei Krankheiten von 12-monatiger Dauer

Beginn	ICD-10	ICD-11	Störung	Diagnose/Dauer
Schleichend	F10.2	6C40.2	Alkoholabhängigkeit	Während des letzten Jahres waren 3 von 6 Diagnosekriterien vorhanden.
Nach mehreren schizophrenen Episoden (Drittelregelung)	F20.5	6A20	Schizophrenes Residuum	Seit mindestens 1 Jahr
Schleichend	F20.6	6A20.Z	Schizophrenia simplex (Eigenbrötler)	• Seit mindestens 1 Jahr • Früheres Vorhandensein von mindestens 1 psychotischen Episode, meist chronisch progredient
Plötzlich (Vulnerabilitäts-Stress-Modell)	F31.8	6A6Y	Sonstige bipolare Störungen	F31.81: schneller Phasenwechsel, 4 Episoden/Jahr (Rapid Cycling)
Kindheit	F95.2	8A05.00	Gilles-de-la-Tourette-Syndrom	Länger als 1 Jahr
	F95.0	8A05.03	Vorübergehende Ticstörung des Kindesalters	Nicht länger als 1 Jahr
	F95.1	8A05.02	Chronische motorische oder vokale Ticstörung	Länger als 1 Jahr

28.2.7 Krankheitsdauer: 24 Monate

➢ Tab. 28.9

Tab. 28.9 Differenzialdiagnosen bei Krankheiten von 2-jähriger Dauer

Beginn	ICD-10	ICD-11	Störung	Diagnose/Dauer
Schleichend	F21	6A22	Schizotype Störung	3 oder 4 Symptome müssen mindestens 2 Jahre ständig oder episodisch vorhanden sein.
• Früher Beginn: späte Adoleszenz • Später Beginn: Frühes Erwachsenenalter	F34.0	6A62	Zyklothymie	Über 2 Jahre andauernde leichte Instabilität der Stimmung
• Typ I: früher Beginn • Typ II: später Beginn	F34.1	6A72	Dysthymie (Konfliktneurose)	Über 2 Jahre chronisch anhaltende depressive Verstimmung
Nach Anpassungsstörung	43.21	6A70	Längere depressive Reaktion, nach F43.2 Anpassungsstörung (bis 6 Mon.)	• Länger als 6 Monate, aber nicht länger als 2 Jahre • Danach 34.1 Dysthymie (länger als 2 Jahre)
Nach Extrembelastung	F62.0	6B40	Andauernde Persönlichkeitsänderung nach Extrembelastung	Über 2 Jahre oder länger
Nach psychischer Krankheit	F62.1	6B4Y	Andauernde Persönlichkeitsänderung nach psychischer Krankheit	

28.2.8 Krankheitsdauer: mehrere Jahre, chronische Erkrankung

➢ Tab. 28.10

Tab. 28.10 Differenzialdiagnosen bei Krankheiten von mehrjähriger Dauer

Beginn	ICD-10	ICD-11	Störung	Diagnose/Dauer
Schleichend	F00	6D80	Demenz durch Alzheimer-Krankheit	• Langsam chronisch progredient • Mindestens 6 Monate
Vor dem 65. Lj.	F00.0	6D80.0	Demenz bei Alzheimer-Krankheit mit frühem Beginn	Rasche Verschlechterung
Nach dem 65. Lj.	F00.1	6D80.1	Demenz bei Alzheimer-Krankheit mit spätem Beginn	Langsame Verschlechterung
Schleichend	F20.6	6A20.Z	Schizophrenia simplex (Eigenbrötler)	• Seit mindestens 1 Jahr • Früheres Vorhandensein von mindestens 1 psychotischen Episode • Meist chronisch progredient
Schleichend	F20.8	6A2Z	Sonstige Schizophrenie (zönästhetische Schizophrenie, Blutgerinner)	Meist chronisch progredient
Plötzlich	F22.0	6A24	Wahnhafte Störung (Paranoia)	• Besteht seit mindestens 3 Monaten • Kann lebenslang bestehen
Mind. 2 Personen mit enger Bindung	F24	6A24	Induzierte wahnhafte Störung (Folie à deux)	Bis Trennung
• Früher Beginn: späte Adoleszenz • Später Beginn: frühes Erwachsenenalter	F34.0	6A62	Zyklothymie	Über 2 Jahre andauernde leichte Instabilität der Stimmung
• Typ I: früher Beginn • Typ II: später Beginn	F34.1	6A72	Dysthymie (Konfliktneurose)	Über 2 Jahre chronische depressive Verstimmung

VII Anhang

VII

Lektüreempfehlungen

Allgemeine Literatur

Dilling H, Mombour W, Schmidt MH, Schulte-Markwort E (Hrsg.). Internationale Klassifikation psychischer Störungen. Klinisch-diagnostische Leitlinien. 10. Aufl. Bern: Huber 2015. *Dieses Fachbuch enthält die für die praktische psychotherapeutische Arbeit notwendigen klinischen Beschreibungen und diagnostischen Leitlinien. Auch für die Prüfung ist dieses Buch eine Bereicherung, da die Inhalte kurz und leicht verständlich beschrieben sind.*

Dörner K, Plog U, Bock T, Brieger P, Heinz A, Wendt F (Hrsg.). Irren ist menschlich. Lehrbuch für Psychiatrie und Psychotherapie. 25. Aufl. Köln: Psychiatrie-Verlag 2019. *Ein gutes Buch für alle psychiatrisch Tätigen, das zeigt, dass die Arbeit in der Psychiatrie auch Freude bereiten kann. Es stellt die Arbeit des psychiatrisch Tätigen, seine Motive, Wünsche und Ziele in diesem Arbeitsumfeld in den Mittelpunkt und sieht den Menschen nicht als gestörtes und isoliertes Individuum.*

Finzen A, Scherk H, Weinmann S. Medikamentenbehandlung bei psychischen Störungen. Leitlinien für den psychiatrischen Alltag. Köln: Psychiatrie-Verlag 2016. *Ein Fachbuch, das die Wirkungen und Nebenwirkungen sowie Voraussetzungen und Folgen des Medikamenteneinsatzes verständlich und in Kürze erklärt.*

Freyberger HJ, Dilling H (Hrsg.). Fallbuch Psychiatrie. 2. Aufl. Bern: Huber 2014. *Besonders hilfreich sind die diagnostischen Kriterien der ICD-10 mit Fallbeispielen. Durch die Angabe eines praktischen Beispiels fällt es dem Studierenden leichter, sich die Diagnoseziffer zu merken. Gut geeignet für die Vorbereitung auf die mündliche Überprüfung.*

Köhle K, Herzog W, Joraschky P, Kruse J, Langewitz J, Söllner W (Hrsg.). Uexküll. Psychosomatische Medizin. Theoretische Modelle und klinische Praxis. 8. Aufl. München: Elsevier 2016. *Dieses Buch erklärt die Psychosomatik umfassend und interessant und könnte für die Praxis des Heilpraktikers und des Heilpraktikers für Psychotherapie wichtig sein.*

Koeslin J, Streiber S. Prüfungsfragen Psychiatrie und Psychotherapie für Heilpraktiker. 2. Aufl. München: Elsevier Urban & Fischer 2016. *Fast 500 schriftliche und mündliche Original-Prüfungsfragen helfen bei der Prüfungsvorbereitung.*

Lieb K, Intensivkurs Psychiatrie und Psychotherapie. 10. Aufl. München: Elsevier Urban & Fischer 2023. *In die Tiefe gehendes Lehr- und Nachschlagewerk.*

Falkei PF, Laux G, Deister A. Duale Reihe Psychiatrie, Psychosomatik und Psychotherapie. 7. Aufl. Stuttgart: Thieme 2021. *Für alle, die gern tiefer in die Psychiatrie eintauchen möchten.*

Ofenstein CM . Lexikon Heilpraktiker für Psychotherapie. 2. Aufl. München: Elsevier Urban & Fischer 2021. *Mit mehr als 2.500 psychotherapeutischen, psychiatrischen, neurologischen und auch allgemeinmedizinischen Fachbegriffen ideal zum schnellen Nachschlagen.*

Ofenstein CM, Westphalen M. Prüfungswissen Heilpraktiker für Psychotherapie. 2. Aufl. München: Elsevier Urban & Fischer 2018. *Das kompakte „Prüfungswissen to go" ist eine Essenz des großen Lehrbuchs. Es beinhaltet alles, was Sie zum schnellen Lernen, sofortigen Vertiefen und fixen Nachschlagen brauchen.*

Schneider R. Heilpraktiker für Psychotherapie – Schriftliche Prüfung. 4. Aufl. München: Elsevier Urban & Fischer 2022. *Auf der Basis einer Auswertung aller bisherigen Prüfungsfragen nach Häufigkeit und aktuellen Tendenzen hat der Autor typische Fragen, wie sie in der Prüfung vorkommen könnten, neu formuliert.*

Schneider R, Adler S. Heilpraktiker für Psychotherapie – Mündliche Prüfung. 3. Aufl. München: Elsevier Urban & Fischer 2019. *Aufbereitung des für die mündliche Prüfung zum Heilpraktiker für Psychotherapie verlangten Wissens in 12 Lerneinheiten und Veranschaulichung anhand von 400 Fallbeispielen.*

Schneider R . Lernkarten Heilpraktiker für Psychotherapie. 3. Aufl. München: Elsevier Urban & Fischer 2022. *532 Originalprüfungsfragen mit kommentierten Lösungen.*

Streiber S . Kurzlehrbuch Heilpraktiker für Psychotherapie. 5. Aufl. München: Elsevier Urban & Fischer 2020. *Gutes Einführungsbuch für die Ausbildung mit vielen Therapieansätzen.*

Für die psychotherapeutische Praxis

Bäuml J, Pitschel-Walz G, Berger H, et al. Arbeitsbuch PsychoEdukation bei Schizophrenie (APES): Mit Manual für die Gruppenleitung. 2. Aufl. Stuttgart: Schattauer 2010. *Sehr gutes Buch zur Aufklärung über Schizophrenie und das therapeutische Arbeiten mit Schizophrenen.*

Boessmann U. Berichte an den Gutachter schnell und sicher schreiben:Kompendium und Repetitorium für Psychodynamische Psychotherapie. 2. Aufl. Berlin: Deutscher Psychologen Verlag 2017. *Ein wirklich gelungenes Buch. Gut erlernbar, gut strukturiert und verständlich praxisnah geschrieben.*

Brenner C . Grundzüge der Psychoanalyse. 2. Aufl. Frankfurt a. M.: Fischer 2017. *Der Leser bekommt einen guten Eindruck davon, worin die Unterschiede und Gemeinsamkeiten von psychoanalytischen und psychodynamischen Behandlungsformen bestehen.*

Burns DD. In 10 Tagen das Selbstwertgefühl stärken. 1. Aufl. Paderborn: Junfermann 2005. *Es werden interessante Ansätze zur Unterstützung bei Depression und mangelndem Selbstwertgefühl aufgezeigt.*

Cohn RC, Farau A . Gelebte Geschichte der Psychotherapie. 4. Aufl. Stuttgart: Klett-Cotta 2008. *Das Buch bietet eine ausgezeichnete Einführung in die Welt der Psychotherapie und die von Cohn entwickelte Themenzentrierte Interaktion.*

Erikson EH . Der vollständige Lebenszyklus. 1. Aufl. Frankfurt a. M.: Suhrkamp 1988. *In diesem Buch beschreibt Erikson seine Theorie von der psychosozialen Entwicklung vom Alter ausgehend in Richtung Urvertrauen. Spannend und leicht verständlich geschrieben.*

Fiedler P, Herpertz S. Persönlichkeitsstörungen. 8. Aufl. Weinheim: Beltz 2022. *Gut strukturiert werden die verschiedenen Persönlichkeitsstörungen beschrieben. Gerade Psychotherapeuten sowie auch Angehörige oder Betroffene schätzen dieses Werk.*

Fliegel S, Kämmerer A (Hrsg.). Psychotherapeutische S chätze I: 101 bewährte Übungen und Methoden für die Praxis. 7. Aufl. Tübingen: dgvt 2022. *In diesem Buch werden bewährte Übungen und Methoden für die Praxis anhand von Beispielen erklärt.*

Grawe K, Donati R, Bernauer F. Psychotherapie im Wandel: Von der Konfession zur Profession. 5. Aufl. Göttingen: Hogrefe 2001. *Die wichtigsten aktuellen Forschungen mit Defiziten und Entwicklungsmöglichkeiten der Psychotherapien werden in diesem Buch erklärt. Geeignet für alle, die sich für die Psychotherapieforschung, die Psychotherapie sowie die Effektivität verschiedener Psychotherapien interessieren.*

Heisterkamp G. Basales Verstehen. Handlungsdialoge in Psychotherapie und Psychoanalyse. 1. A. Stuttgart: Klett-Cotta 2002 [vergriffen]. *Enthält viele Praxisbeispiele zum Thema Beziehungsgestaltung in der Psychotherapie.*

Herman JL . Die Narben der Gewalt. 5. Aufl. Paderborn: Junfermann Verlag 2018. *Die Einführung in den komplexen Bereich der psychischen Traumatisierung ist gut lesbar.*

Mayer C. Hieroglyphen der Psyche – mit Patientenskizzen zum Kern der Psychodynamik. 1. Aufl. Stuttgart: Schattauer 2007. *Hier wird der Patient selbst einbezogen, und mit wenigen Skizzen zeichnet der Klient seine innere aktuelle Situation, die er dann dem Therapeuten anhand des Bildes schildern kann.*

McKay M, Fanning P. Selbstachtung – das Herz einer gesunden Persönlichkeit. 3. Aufl. Paderborn: Junfermann 2004 [vergriffen]. *Kognitive Techniken zur therapeutischen Unterstützung der Steigerung des Selbstwertgefühls der Klienten.*

Prior M. Beratung und Therapie optimal vorbereiten. Informationen und Interventionen vor dem ersten Gespräch. 9. Aufl. Heidelberg: Carl Auer 2022. *Für therapeutische Anfänger, Seelsorger sowie Berater vor der ersten Praxiseröffnung.*

Prior M. MiniMax-Interventionen. 15 minimale Interventionen mit maximaler Wirkung. 20. Aufl., Heidelberg: Carl Auer 2025. *Diese Interventionen lassen sich in die unterschiedlichsten Therapien einbauen.*

Rogers CR. Die klientenzentrierte Gesprächspsychotherapie. 23. Aufl., Frankfurt a. M.: Fischer 1983. *Ein gelungenes Werk zum Verständnis der Technik und Haltung der klientenzentrierten Gesprächspsychotherapie von C. Rogers.*

Satir V. Selbstwert und Kommunikation. Familientherapie für Berater und zur Selbsthilfe. 25. Aufl. Stuttgart: Klett-Cotta 2016. *Klassiker der Familientherapie. Therapeutisches Wissen wird hier klar und verständlich erklärt.*

Schulz von Thun F. Miteinander reden 1-4: Störungen und Klärungen – Stile, Werte und Persönlichkeitsentwicklung – Das „Innere Team" und situationsgerechte Kommunikation – Fragen und Antworten. Sonderausgabe Hamburg: Rowohlt 2014. *Für alle, die eine gute zwischenmenschliche Kommunikation (Selbstklärung, zur Sach- und Beziehungsklärung) erlernen möchten. Optimal für alle Berufszweige.*

Shapiro F. EMDR – Grundlagen und Praxis. Handbuch zur Behandlung traumatisierter Menschen. 3. Aufl. Paderborn: Junfermann 2022. *Die Entwicklerin der EMDR-Methode Francine Shapiro beschreibt übersichtlich die Grundlagen von EMDR sowie die 8 Phasen von EMDR. Besonders die Kapitel 1-3 und das Kapitel 8 eignen sich gut zu Beginn der EMDR-Ausbildung.*

Staemmler FM. Was ist eigentlich Gestalttherapie? 1. Aufl. Bergisch Gladbach: EHP – Edition Humanistische Psychologie 2009. *Gut geeignet, um einen Einblick in die Gestalttherapie zu bekommen. Sehr lebendig werden die therapeutischen Elemente der Gestalttherapie in Theorie und Praxis dargestellt.*

Yalom ID. Theorie und Praxis der Gruppenpsychotherapie. Ein Lehrbuch. 15. Aufl. Stuttgart: Klett-Cotta 2024. *Praxisbezogenes Buch mit umfangreichem Hintergrundwissen.*

Quellenverzeichnis

Annon JS. The PLISSIT model: a proposed conceptual scheme for the behavioral treatment of sexual problems. J Sex Educ Ther 1976; 2(1): 1-15.

Bandelow et al. S3-Leitlinie Behandlung von Angststörungen. AWMF-Registernr. 051-028. Stand 06.04.2021, gültig bis 05.04.2026.

Bandura A (Hrsg.). Lernen am Modell. Ansätze zu einer sozial-kognitiven Lerntheorie. Stuttgart: Klett 1979, S. 9-67.

Berger M . Psychische Erkrankungen. 6. Aufl. München: Elsevier Urban & Fischer; 2018.

Boesmann U . Struktur und Psychodynamik. 1. Aufl. Berlin: Deutscher Psychologen Verlag; 2006, 2022.

Bundesinstitut für Arzneimittel und Medizinprodukte. ICD-10-GM Version 2024.

Bundesinstitut für Arzneimittel und Medizinprodukte. ICD-11 in Deutsch – Entwurfsfassung. Version 2024-01.

Corona G, Lee DM, Forti G, O'Connor DB, Maggi M, O'Neill TW, et al. ; EMAS Study Group. Age-related changes in general and sexual health in middle-aged and older men: results from the European Male Ageing Study (EMAS). J Sex Med. 2010; 7(7 Pt 1): 1362-1380.

Epstein LH, Paluch RA, et al. The effect of reinforcement or stimulus control to reduce sedentary behavior in the treatment of pediatric obesity. Health Psychol 2004; 23(4): 371-380.

Heubrock D, Petermann F. Lehrbuch der klinischen Kinderneuropsychologie. Grundlagen, Syndrome, Diagnostik und Intervention. Göttingen: Hogrefe 2000, S. 189-190.

Jacobi F, et al. Psychische Störungen in der Allgemeinbevölkerung: Studie zur Gesundheit Erwachsener in Deutschland und ihr Zusatzmodul Psychische Gesundheit (DEGS1-MH) [Mental disorders in the general population : Study on the health of adults in Germany and the additional module mental health (DEGS1-MH)]. Nervenarzt. 2014 Jan;85(1):77-87. German. doi: 10.1007/s00115-013-3961-y. Erratum in: Nervenarzt. 2016 Jan;87(1):88-90. doi: 10.1007/s00115-015-4458-7. PMID:24441882.

Joines VS, Stewart I. Therapeutische Arbeit mit Persönlichkeitsstilen. Wie frühe Anpassungen uns prägen. Bd. 2: Transkripte von Therapiesitzungen. Originaltitel: Personality Adaptations. Paderborn: Junfermann 2008, S. 40-43.

Kassenärztliche Bundesvereinigung (KBV). KBV ICD Browser Version 2024 (4.0.2).

Klußmann R. Psychosomatische Medizin. Ein Kompendium für alle medizinischen Teilbereiche. 6. A. Berlin: Springer 2009, S. 226.

Laux G, Dietmaier O . Praktische Psychopharmakotherapie. 7. Aufl. München: Elsevier Urban & Fischer 2020.

Lieb K. Intensivkurs Psychiatrie und Psychotherapie. 10. Aufl. München: Elsevier Urban & Fischer 2023.

Pöldinger W. Zur Abschätzung der Suizidalität. Bern, Stuttgart, Wien: Huber 1968.

Reisberg B, Ferris SH, Leon MJ, Crook T. The Global Deterioration Scale for assessment of primary degenerative dementia. Am J Psychiatry 1982; 139(9): 1136-1139.

Schneider K . Klinische Psychopathologie. 8. Aufl. Stuttgart: Georg Thieme Verlag, 1967.

Schultz-Hencke H . Lehrbuch der analytischen Psychotherapie. 3. Aufl. Stuttgart: Georg Thieme Verlag, 1961, 1981.

Snyder S. Drogenwirkungen im Gehirn. Heidelberg: Springer 1988, S. 183-186.

Spitzer RL, Gibbon M, Gibbon AE, et al. DSM-III-R-Falldarstellungen. Diagnostisches und Statistisches Manual Psychischer Störungen. Weinheim: Beltz 1991.

Stalmann R. Geheimnis Psychosomatik. Wenn die Seele leidet, wird der Körper krank. München: Kindler 1979 (gekürzt).

Vorderholzer U, et al. S3-Leitlinie Zwangsstörungen. AWMF-Registernr. 038-017. Stand 30.06.2022, gültig bis 29.06.2027.

Register

Q

R

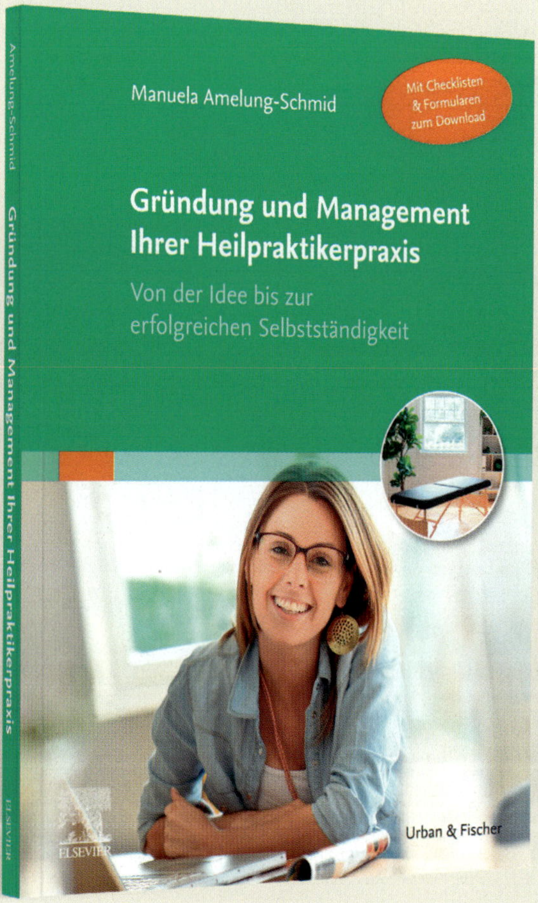
Manuela Amelung-Schmid
Mit Checklisten & Formularen zum Download
Gründung und Management Ihrer Heilpraktikerpraxis
Von der Idee bis zur erfolgreichen Selbstständigkeit
Urban & Fischer
ELSEVIER
Amelung-Schmid
Gründung und Management Ihrer Heilpraktikerpraxis